针灸临证古今通论

皮肉筋骨分册

主　编

刘立公　黄琴峰　胡冬裴

编　委

顾　杰　沈雪勇　纪　军　齐丽珍　刘　婕

夏　勇　张馥晴　张海蒙　邴守兰　牛　乾

张　欣

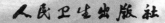

人民卫生出版社

图书在版编目（CIP）数据

针灸临证古今通论. 皮肉筋骨分册 / 刘立公，黄琴峰，胡冬裴主编.—北京：人民卫生出版社，2020

ISBN 978-7-117-29513-0

Ⅰ.①针… Ⅱ.①刘…②黄…③胡… Ⅲ.①针灸疗法 Ⅳ.①R246

中国版本图书馆 CIP 数据核字（2020）第 094853 号

人卫智网	www.ipmph.com	医学教育、学术、考试、健康，购书智慧智能综合服务平台
人卫官网	www.pmph.com	人卫官方资讯发布平台

针灸临证古今通论
皮肉筋骨分册

主　　编：刘立公　黄琴峰　胡冬裴
出版发行：人民卫生出版社（中继线 010-59780011）
地　　址：北京市朝阳区潘家园南里 19 号
邮　　编：100021
E - mail：pmph @ pmph.com
购书热线：010-59787592　010-59787584　010-65264830
印　　刷：三河市宏达印刷有限公司（胜利）
经　　销：新华书店
开　　本：850×1168　1/32　　印张：25.5
字　　数：639 千字
版　　次：2020 年 8 月第 1 版　2020 年 8 月第 1 版第 1 次印刷
标准书号：ISBN 978-7-117-29513-0
定　　价：88.00 元
打击盗版举报电话：010-59787491　E-mail：WQ @ pmph.com
质量问题联系电话：010-59787234　E-mail：zhiliang @ pmph.com

《针灸临证古今通论》编写说明

　　中华民族的历代医家多重视全面、准确地整理中医文献,《针灸甲乙经》《铜人腧穴针灸图经》《针灸聚英》《针灸大成》等即是针灸前辈们的心血之作。但由于采用手工整理,所收文献的全面性和准确性受到限制,前辈们的理想未能完全实现。当代电子计算机的出现,给解决这一难题带来了希望。本丛书利用已建成的"针灸古籍中腧穴主治的计算机检索系统"和"中国现代针灸信息数据库",分别对古今针灸临床文献进行了检索和统计,得到较为全面的文献资料和较为可靠的统计数据,并以此为依据进行分析对照,希求得到一个较为客观、公正、可靠的结论,从而起到提纲挈领的作用,为提高针灸临床疗效,攻克常见病症和疑难病症,提供文献基础,为推动针灸学术的发展,实现古代医家的理想,尽绵薄之力。

　　本套丛书共收入针灸临床较为常见的病症 100 余种,涉及内、外、妇、儿、伤、五官等科,分为五册。其中,《头面五官分册》收入的是头面和五官的病症;《心肺肝脾分册》收入的是心、肺、肝、胆、脾、胃病症及胸腹胁肋病症;《肾胞二阴分册》收入的是肾、膀胱、胞宫、二阴的病症;《皮肉筋骨分册》收入的是外科和伤科病症;《杂病分册》收入的是上述病症以外的病症。各分册的每一节收录一种病症的古今针灸文献,按照不同历史时期予以排列,并对其针灸治疗特点进行讨论和比较。

　　当临床上遇到急难病症时,本书可提供较为全面的文献资料和统计数据,展示出古今针灸临床丰富多彩的治疗方法和特点,供医者参考和选择。患者也可以从本书中找到治疗自己疾病的针灸方法,并择而试之,以减轻病痛,故本书具有相当的实用性。

以下就《针灸临证古今通论》编写中的若干问题作一说明。

一、古代文献的种类

这套丛书收入涉及针灸内容的古代中医文献共 135 种,来源于先秦至清代末年的重要中医著作(个别著作为同时代外国著作)。由于清代末期的许多学术内容被民国前期的著作所收录,故本书还收录了民国前期的部分针灸专著。这 135 种文献是:

《阴阳十一脉灸经》　　　　《杂证方书》

《足臂十一脉灸经》　　　　《外台秘要》

《五十二病方》　　　　　　《孙真人海上方》

《素问》　　　　　　　　　《铜人针灸经》

《灵枢经》　　　　　　　　《太平圣惠方》

《难经》　　　　　　　　　《医心方》

《伤寒论》　　　　　　　　《铜人腧穴针灸图经》

《金匮要略》　　　　　　　《苏沈良方》

《脉经》　　　　　　　　　《针灸神书》(又名《琼瑶

《针灸甲乙经》　　　　　　　　　　神书》)

《肘后备急方》　　　　　　《圣济总录》

《刘涓子鬼遗方》　　　　　《灸膏肓俞穴法》

《龙门石刻药方》　　　　　《西方子明堂灸经》

《诸病源候论》　　　　　　《子午流注针经》

《黄帝内经太素》　　　　　《普济本事方》

《备急千金要方》　　　　　《伤寒论著三种》

《千金翼方》　　　　　　　《扁鹊心书》

《火灸疗法》　　　　　　　《针灸资生经》

《吐番医疗术》　　　　　　《千金宝要》

《灸法图》　　　　　　　　《素问病机气宜保命集》

《新集备急灸经》　　　　　《医说》

《备急灸方》　　　　　《钱氏小儿直诀》

《儒门事亲》　　　　　《女科撮要》

《兰室秘藏》　　　　　《外科发挥》

《内外伤辨惑论》　　　《外科心法》

《脾胃论》　　　　　　《外科枢要》

《卫生宝鉴》　　　　　《外科精要》

《针灸四书》　　　　　《痈疽神秘验方》

《济生拔粹》　　　　　《外科经验方》

《世医得效方》　　　　《正体类要》

《丹溪手镜》　　　　　《疬疡机要》

《丹溪心法》　　　　　《医学入门》

《十四经发挥》　　　　《医学纲目》

《扁鹊神应针灸玉龙经》《奇经八脉考》

《医经小学》　　　　　《秘传眼科龙木论》

《神应经》　　　　　　《经络全书》

《针灸大全》　　　　　《杨敬斋针灸全书》

《奇效良方》　　　　　《针灸大成》

《灵枢经脉翼》　　　　《经络考》

《针灸集书》　　　　　《东医宝鉴》

《针灸捷径》　　　　　《寿世保元》

《续医说》　　　　　　《针方六集》

《针灸节要》　　　　　《经络汇编》

《针灸聚英》　　　　　《经穴指掌图书》

《外科理例》　　　　　《类经图翼》

《针灸问对》　　　　　《循经考穴编》

《神农皇帝真传针灸图》《针灸六赋》

《名医类案》　　　　　《十四经络歌诀图》

《古今医统大全》　　　《凌门传授铜人指穴》

《保婴撮要》　　　　　《身经通考》

《石室秘录》　　　　　《勉学堂针灸集成》

《太乙神针》　　　　　《刺疗捷法》

《医宗金鉴》　　　　　《灸法秘传》

《针灸则》　　　　　　《针灸摘要》

《罗遗编》　　　　　　《绘图痧惊合璧》

《续名医类案》　　　　《针法穴道记》

《重楼玉钥》　　　　　《育麟益寿万应神针》

《串雅全书》　　　　　《小儿烧针法》

《绘图针灸易学》　　　《西法针灸》

《采艾编翼》　　　　　《经学会宗》

《针灸逢源》　　　　　《周氏经络大全》

《针灸内篇》　　　　　《项氏耐安延寿针灸图》

《名家灸选三编》　　　《针灸秘授全书》

《疯门全书》　　　　　《针灸治疗实验集》

《太乙离火感应神针》　《中国简明针灸治疗学》

《神灸经纶》　　　　　　（又名《针灸简易》）

《针灸便用》　　　　　《金针百日通》

《太乙神针集解》　　　《金针秘传》

《疫喉浅论》

　　上述 135 种文献出自 119 种古医籍。这 119 种古医籍的名称，列于书末附录"主要引用书目"中。

二、古代文献的摘录

　　古代文献中用针灸治疗上述 100 余种病症的内容，本书均予收入；与针灸治疗学关系不甚密切的内容，如病机分析、腧穴定位、中药方剂等，一般不予摘录。对于古医籍中犀角、虎骨等现已禁止使用的药品，本次出版也未予改动，希冀读者在临证时使用相应的代用品。

腧穴主治文献中,每一腧穴往往有很多主治,各节内只摘录与该节病症相关的内容。

历代各书中内容相同者,一般只录其首见者,以免重复。词异而义同或文字稍有出入者,则选用目前较为流行者(如《针灸大成》等)。

同一古籍的文字在各种版本之间差异较大,本丛书所据版本即书后附录"主要引用书目"中列出者。

由于本丛书的特点是对已建成的"针灸古籍中腧穴主治的计算机检索系统"和"中国现代针灸信息数据库"的检索结果进行讨论,因此各节(每一个病症为一节)收录的与该节病症相关的文献中,不仅有治疗该节病症为主症的针灸文献,也包括该病症为非主症的针灸文献;而各节的统计数据也是对相关文献(包括非主症)内容的计算结果;并以此为基础对古今针灸特点进行了讨论比较。

本丛书所收入的"针灸方法",是通过经络腧穴治疗疾病的方法,故除了针刺、艾灸外,还收入刺血、熨法、烙法、敷贴、发泡、按摩、刮痧、拔罐等内容。其中,按摩(推拿)文献是与针灸相关文献中的按摩(推拿)内容,而其他文献(如按摩推拿专著、气功专著等)中的按摩(推拿)内容并未收录。由于"针灸古籍中腧穴主治的计算机检索系统"主要收入有关穴位主治的文献记载,故本书对于古代刺灸方法内容的收集尚不够齐全。

在摘录古代文献时,本丛书将繁体字改为简体字,异体字一般改为正体字,而对通假字、古今字一般未作改动。

三、古代文献的出处

各节"历代文献摘录"的古代与近代部分,本丛书尽量列出文献的来源,以方便读者查找。

历代文献的来源,均列于各条文献之前。或将书名及二级标题放在书名号内;或在书名后圆括号内标出二级和三级标题,若遇原文献的二三级标题较长,则摘取其要,仅为检索时提供指引。如《脉经》(卷二·第一)、《针灸甲乙经》(卷七·第一中)。古(近)代文献出处完全一致的条目,归入同一出处下。

敦煌医书所载文献标有"P·T""P""S""India Office"等字样,其后面标有数字,此为国内外图书馆、博物馆收集该文献的编号,均出自丛春雨主编的《敦煌中医药全书》(中医古籍出版社,1994年)。

历代文献中就同一内容所作的表述,词异而义同或文字稍有出入的情况较为普遍。本丛书为避免重复,选择其中目前较为流行者,属于这种情况的文献来源不一定是最早记载该内容的古代文献,其原始出处列于该文献末的方括号内。如《太平圣惠方》(卷九十九):"承筋……大小便不止。"[原出《铜人针灸经》(卷六)]

在各节关于古今针灸方法与特点比较的论述中,所引用的古代与近代文献一般仅列书名(一级标题);而古代的针灸歌赋或若干名篇(如《盘石金直刺秘传》等)多为人们所熟悉,故直接将其作为文献名。

四、古代文献的校勘

在各节"历代文献摘录"的古代文献部分,本丛书作者对若干文献作了少量校勘,在其后用方括号标出,以与文献中自带的圆括号内文字区别。其中包括以下几种情况。

其一,根据他人的古籍研究著作进行修正,方括号内注明"据某书……"如《铜人腧穴针灸图经》(卷五·足太阴):"地[原作池,据《圣济总录》改]机"。

其二,根据原始文献的其他版本作出校记,方括号内注为"一本作……"或"一本有……"如《针灸甲乙经》(卷七·第一下):"消中,小便不利,善哕[一本有'呕'字],三里主之。"至于"一本"是何版本,亦请查阅本丛书引用的版本及其他相关著作中的有关内容。

其三,本丛书作者径改原始文献的明显别字,在方括号内标示。如《医学纲目》(卷十四·小便不通):"血淋:气海、丹田［原作山,据义改］。"

另外,根据文献上下文内容,本丛书作者对相关文字作的补充说明,也置于方括号内。如《循经考穴编》(足阳明):"［足］三里……噫哕瘾遗。"据上下文,此处当为足三里,故补［足］。

五、现代文献的来源

《针灸临证古今通论》收入的现代文献包括 1949 年以来 74 种科技期刊内的针灸文献。这 74 种期刊是:

《安徽中医学院学报》(现名《安徽中医药大学学报》)

《按摩与导引》(现名《按摩与康复医学》)

《北京中医》(现名《北京中医药》)

《北京中医学院学报》(现名《北京中医药大学学报》)

《长春中医学院学报》(现名《长春中医药大学学报》)

《成都中医学院学报》(现名《成都中医药大学学报》)

《福建中医学院学报》(现名《福建中医药大学学报》)

《福建中医药》

《甘肃中医》

《甘肃中医学院学报》(现名《甘肃中医药大学学报》)

《广西中医学院学报》(现名《广西中医药大学学报》)

《广西中医药》

《广州中医学院学报》(现名《广州中医药大学学报》)

《贵阳中医学院学报》(现名《贵州中医药大学学报》)

《国医论坛》

《河北中医》

《河北中医学院学报》(现名《河北中医药学报》)

《河南中医》

《河南中医学院学报》(现名《中医学报》)

《黑龙江中医药》

《湖北中医学院学报》(现名《湖北中医药大学学报》)

《湖北中医杂志》

《湖南中医学院学报》(现名《湖南中医药大学学报》)

《湖南中医杂志》

《吉林中医药》

《江苏中医》(原《江苏中医杂志》,现名《江苏中医药》)

《江西中医学院学报》(现名《江西中医药大学学报》)

《江西中医药》

《辽宁中医学院学报》(现名《辽宁中医药大学学报》)

《辽宁中医杂志》

《内蒙古中医药》

《南京中医学院学报》(现名《南京中医药大学学报》)

《山东中医学院学报》(现名《山东中医药大学学报》)

《山东中医杂志》

《山西中医》

《陕西中医》

《陕西中医函授》(现名《现代中医药》)

《陕西中医学院学报》(现名《陕西中医药大学学报》)

《上海针灸杂志》

《上海中医学院学报》(现名《上海中医药大学学报》)

《上海中医药杂志》

《四川中医》

《天津中医》(现名《天津中医药》)

《天津中医学院学报》(现名《天津中医药大学学报》)

《新疆中医药》

《新中医》

《杏苑中医文献杂志》(现名《中医文献杂志》)

《云南中医学院学报》(现名《云南中医药大学学报》)

《云南中医杂志》(现名《云南中医中药杂志》)

《浙江中医学院学报》(现名《浙江中医药大学学报》)

《浙江中医杂志》

《针灸学报》(现名《针灸临床杂志》)

《针刺研究》

《中国民间疗法》

《中国心理卫生杂志》

《中国运动医学杂志》

《中国针灸》

《中国中西医结合急救杂志》

《中国中医急症》

《中国中医眼科杂志》

《中级医刊》(现名《中国医刊》)

《中西医结合肝病杂志》

《中西医结合实用临床急救》(现名《中国中西医结合急救杂志》)

《中西医结合心脑血管病杂志》

《中西医结合学报》

《中西医结合杂志》(现名《中国中西医结合杂志》)

《中医外治杂志》

《中医文献杂志》

《中医研究》

《中医药信息》

《中医药学报》

《中医药学刊》(原《中医函授通讯》,现名《中华中医药学刊》)

《中医杂志》

《中原医刊》(现名《中国实用医刊》)

在现代文献部分收录的"针灸方法",除了上述古代已用的方法外,还收录了穴位注射、激光照射、挑割结扎、埋藏、小针刀等通过经络穴位治疗疾病的现代方法。其中,按摩(推拿)文献也是与针灸相关文献中的按摩(推拿)内容。

六、古今文献的数据统计

《针灸临证古今通论》中古代中医文献的统计数据来源于"针灸古籍中腧穴主治的计算机检索系统",由计算机对 135 种古代文献中的内容累加得出。关于辨证取穴的文献,有些证型的资料不多,难以进行统计,故没有统计数据,只能根据现有文献内容试作若干分析,以供参考。各节所述的古代文献条目数均出自编写本书时对上述数据库的分类统计结果,而在本书编辑成稿时,作者根据古代文献的原貌等情况,对若干文献条目进行了合并与删节,因此各节病症涉及的确切的古代文献条目数与各节所述条目数有所出入。

本丛书现代文献的统计数据来源于"中国现代针灸信息数据库",由计算机对 74 种科技期刊中的针灸内容累加得出,时间跨度为 1949 年至 2006 年。对于上述文献中非临床内容(如有关经络腧穴、针法灸法、实验研究、理论推导、文献探讨、综述论述、针刺麻醉等内容),以及临床文献中经验医案、针灸意外、临床样本 5 例以下者、无疗效者、临床数据有误差者,一般不作统计。对一稿多用者,只计其中一稿的数据。由于现代文献的数据量浩大,早期文献一时不易找全,数据库的建设也在不断完善中,因此上述统计结果尚是初步的,仅供参考。而本书在引用文献时,有一部分内容由手工检索而得,也有一部分内容来自 2006 年以后的期刊,因此引用情况与上述统计结果有所出入。

各节的统计数据包括经脉的穴次、部位的穴次、穴位的次数(但不包括现代微针系统穴次),以及方法的条次(古代)或篇次(现代)。其中的"部位"共计 13 个,各部位所包含的穴位情况如下:

"头面"含头部、面部、颈项部的穴位；

"胸脘"含胸部与脘腹（即脐以上的腹，又名上腹）部的穴位；

"小腹"含脐以下的腹部（包括脐横纹上）的穴位；

"上背"含命门以上的背部穴位；

"下背"含命门以下的背部（包括命门横线上）的穴位；

"臂阳"含上臂与前臂的阳面穴位；

"臂阴"含上臂与前臂的阴面穴位；

"手背"含腕以下手的阳面（包括腕横纹上）的穴位；

"手掌"含腕以下手的阴面（包括腕横纹上）的穴位；

"腿阳"含大腿与小腿的阳面穴位；

"腿阴"含大腿与小腿的阴面穴位；

"足阳"含踝以下的足阳经（包括踝横纹上）的穴位；

"足阴"含踝以下的足阴经（包括踝横纹上）的穴位。

因为古今文献中各病症所涉及的经脉、部位、穴位很多，若全部列出则使人不易抓住重点，故上述项目仅列"常用穴次"；而古今所采用的针灸方法在归纳后并不很多，所以本书全部列出，名之为"治疗方法"，而不是"常用方法"，所统计的数值，在古代文献中为"条次"，在现代文献中为"篇次"。

七、古今针灸特点的分析与比较

首列 4 个古今文献对照表（即常用经脉的古今对照表、常用部位的古今对照表、常用腧穴的古今对照表、治疗方法的古今对照表）。表中"相同"一词，指名称相同而次数可相同或不同，以次数多少为序；"相似"一词，为部位或经脉相同，而腧穴名称不同，其中括号内的腧穴名，表示该腧穴已在"相同"中出现；"不同"一词，指名称、部位（或经脉）与次数均不同。

继而分【循经取穴比较】【分部取穴比较】【辨证取穴比较】【针灸方法比较】【结语】几个标题，归纳病症的针灸治疗特点，比较古今针灸文献在内容及表述方面等的异同，以期为寻找针灸临床治疗规律提供线索；各节所归纳出的针灸治疗常规方案，供临床医生参考。

在讨论中涉及的腧穴排列次序，一般按腧穴出现次数的多少排列；如果腧穴较多，为使文理清晰，视前后文情况，对腧穴按照经脉（或部位，或辨证）排列，同一经脉（或部位，或辨证）的腧穴之间用顿号间隔；不同经脉（或部位，或辨证）的腧穴之间用逗号间隔。

书稿中，本书作者叙述文字中的突出字体，旨在帮助读者快速浏览作者观点，或总结、把握内容要点和重点。

"针灸古籍中腧穴主治的计算机检索系统"和"中国现代针灸信息数据库"的研究编制，以及本丛书的编撰，先后得到上海市科学技术委员会、上海市教育委员会、上海市卫生局（现上海市卫生健康委员会）、上海中医药大学及其针灸推拿学院、上海市针灸经络研究中心、上海市针灸经络研究所等各级组织的资助；国家中医药管理局科教司的领导范吉平、洪净教授，上海市中医界和上海中医药大学的领导施杞、刘平教授，上海中医药大学针灸推拿学院的领导沈雪勇教授，中国针灸学会针灸文献专业委员会的老领导魏稼、李鼎教授，上海市针灸经络研究所的领导陈汉平、葛林宝、吴焕淦教授和全所的同仁们，对本课题的研究和本丛书的编写，始终给予了关怀和帮助。在此一并表示衷心的感谢！饮水思源，对于本项研究的早期指导老师黄羡明、奚永江、张令铮、吴绍德、王卜雄、杨仁德、刘长征等教授，以及顾耀芳、庄重九、王景寅、方保卫、孔陶华等专家，再次表示由衷的敬意。

虽然我们花费了大量的精力和时间，但毕竟才疏学浅，在编撰中挂一漏万之处，恳请广大读者和专家不吝赐教，以免贻误于人。

编者
2020 年 2 月于上海

14

目 录

第一节 痹证

　　痹证是指气血闭阻而引起的病证,常表现为肢体的筋骨、肌肉、关节等处发生感觉和运动症状,如疼痛、酸楚、重着、麻木、肿大、屈伸不利、僵硬、变形等。本节讨论泛指性的痹证,而局部性的痹证则在各局部病证的章节中讨论。历代文献中有"历节风""痛""四肢走注""走注风游走"等描述字样的内容,本节也予收入。有些文献中虽然有"痹"字样,但不一定属本节所述痹证,如清代《疯门全书》一书中所述"痹",然而又不能排除属本节痹证的可能性,对此类文献本节仍予收录。中医学认为痹证的病因是外邪入侵,或体内功能失调,导致气血运行不畅;临床可分为寒、热、风、湿、虚等证型。西医学中的风湿性关节炎、类风湿关节炎、痛风性关节炎、增生性关节炎等疾病当与本病相关。古代针灸文献中涉及痹证者共 160 条,合 357 穴次;现代针灸文献中涉及痹证者共 268 篇,合 2 545 穴次。将古今文献的统计结果相对照,可列出表 1-1~ 表 1-4(表中数字为文献中出现的次数)。

表 1-1　常用经脉的古今对照表

经脉	古代(常用穴次)	现代(常用穴次)
相同	胆经 69、膀胱经 61、经外奇穴 56、大肠经 38、胃经 25	膀胱经 445、胆经 365、大肠经 355、经外奇穴 317、胃经 220
不同	肺经 18、肝经 18	三焦经 220、督脉 195、小肠经 160

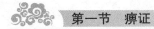

表1-2　常用部位的古今对照表

部位	古代（常用穴次）	现代（常用穴次）
相同	腿阳 97、臂阳 32、足阳 24、上背 24、手背 23、头项 20	腿阳 572、臂阳 481、上背 315、手背 176、足阳 123、头项 120
不同	足阴 23、臂阴 20	下背 253、腿阴 106

表1-3　常用穴位的古今对照表

穴位		古代（常用穴次）	现代（常用穴次）
相同		阿是穴 20、合谷 15、曲池 14、足三里 14、风市 13、委中 11、阳陵泉 11、环跳 9、肾俞 5、肩井 5、肩髃 4、昆仑 4、悬钟 4	阿是穴 144、曲池 104、肩髃 93、足三里 84、阳陵泉 82、环跳 72、肾俞 69、合谷 54、委中 42、昆仑 40、悬钟 38、风市 36、肩井 32
相似	下肢阴	太冲 5、膝关 5	血海 38
	下肢阳	阳辅 10、飞扬 8、足临泣 7、申脉 6	犊鼻 41
不同	上肢	尺泽 6、列缺 4、少海 4	外关 77、肩髎 64、手三里 44、阳池 40、天宗 34
	背部	膈俞 4、脾俞 4	大椎 63、夹脊 52、腰阳关 35、命门 31
	其他		风池 50

表1-4　治疗方法的古今对照表

方法	古代（条次）	现代（篇次）
相同	艾灸 21、针刺 12、刺血 8、熨法 3、敷贴 2、火针 2、推拿 2	针刺 98、艾灸 67、刺血 29、推拿 21、火针 14、敷贴 12、熨法 1
不同		穴位注射 38、器械 30、电针 29、拔罐 24、小针刀 8、耳穴 4、埋藏 3、刮搓 1、皮肤针 1、头针 1、腹针 1

根据以上各表,可对痹证的古今针灸治疗特点作以下比较分析。

【循经取穴比较】

1. 古今均取足三阳经穴 本病常表现为筋骨、肌肉、关节等处的感觉及运动症状,多归属西医学中的运动系统疾病,而中医学认为,阳主动,阴主静,阳部肌肉在运动功能中发挥主要作用;同时,阳部皮肤的毛孔较大,风、湿、寒、热等外邪易于入侵,致使气血阻闭;而足三阳经循行从头至足,行程长,穴位多,分布范围广,故足三阳经穴次较高,统计结果见表1-5。

表1-5 足三阳经穴次及其分占古、今总穴次的百分比和其位次对照表

	古代	现代
胆经	69(19.33%,第一位)	365(14.34%,第二位)
膀胱经	61(17.09%,第二位)	445(17.49%,第一位)
胃经	25(7.00%,第四位)	220(8.64%,并列第四位)

表1-5显示,就位次而言,**古代以胆经为第一位,现代以膀胱经为第一位**,古今有所不同,此当是现代受神经学说影响的缘故;而胃经同列古、今诸经之第四位,这是古今相合的。就穴位而言,表1-3显示,**古今均取胃经足三里,胆经风市、阳陵泉、环跳、肩井、悬钟,膀胱经委中、肾俞、昆仑**,这是相同的;古代还取胆经阳辅、足临泣,膀胱经飞扬、申脉,现代则取胃经犊鼻,这些是相似的;**古代又取膀胱经背部的膈俞、脾俞,现代则取胆经头项部的风池**,这有所不同。

2. 古今均取手阳明经穴 手阳明经"循臂上廉,入肘外廉,上臑外前廉,上肩,出髃骨之前廉",与上肢肘关节、肩关节运动相关,故本病临床亦取手阳明经穴,在古、今文献中,分别为38、355穴次,同列诸经之第三位,分占各自总穴次的10.64%、13.95%,显

示现代似比古代更多地选取大肠穴。就穴位而言,**古今均取合谷、曲池、肩髃,这是相同的**;现代还取手三里,这是相似的。

3. 古今均取经外奇穴 古今治疗本病均多取病变局部穴,而其中许多穴位(包括阿是穴)未被纳入十四经,故被归为经外奇穴,致使在古、今文献中,经外奇穴分别达 56、317 穴次,分别高于古、今诸经的第三、第四位,分占各自总穴次的 15.69%、12.46%,此又显示古代似比现代更重视取经外奇穴。就穴位而言,**古今均取阿是穴,这是相同的**。此外,**现代还取夹脊穴,而古代取之不多**,此当是现代受神经学说影响的缘故。

4. 古代选取手太阴、足厥阴经穴 人体运动除了需要阳部肌肉收缩舒展外,还需要阴部肌肉的拮抗,从而达到阴阳平衡,因此古代也选用阴经穴,其中手太阴、足厥阴经均为 18 穴次,同列古代诸经的第五位,均占古代总穴次的 5.04%,**常用穴为手太阴经尺泽、列缺,足厥阴经太冲、膝关**。而现代取手太阴、足厥阴二经分别为 20、24 穴次,分列现代诸经的第十三、第十二位,分占现代总穴次的 0.79%、0.94%,均未被列入常用经脉,不如古代。

5. 现代选取手少阳、手太阳经穴 手少阳经、手太阳经也循行于人体阳面,因此现代也选用该二经穴,分别为 220、160 穴次,分列现代诸经的第四(与胃经并列)、第六位,分占现代总穴次的 8.64%、6.29%,**常用穴为手少阳经外关、肩髎、阳池,手太阳经天宗**。而古代取手少阳、手太阳经分别为 11、7 穴次,分列古代诸经的第七(与脾经并列)、第九位,分占古代总穴次的 3.08%、1.96%,未被列入常用经脉,不如现代。

6. 现代选取督脉穴 中医学认为,督脉为"阳脉之海","总督诸阳";而西医学认为,控制肢体的外周神经均由脊髓发出,因此现代治疗本病也选用脊部督脉穴,共计 195 穴次,列现代诸经的第五位,占现代总穴次的 7.66%,**常用穴为大椎、腰阳关、命门**。而古代取督脉为 10 穴次,列古代诸经的第八位(与肾经并列),占古代总穴次的 2.80%,未被列入常用经脉,不如现代,此当是古代对神经学说尚未认识的缘故。

【分部取穴比较】

1. 古今均取四肢阳部穴 前面已述,治疗本病多取阳部穴,又因人体四肢活动较多,因此四肢阳部穴次较高(表1-6)。

表1-6 四肢阳部穴次及其分占古、今总穴次的百分比和其位次对照表

	古代	现代
腿阳	97(27.17%,第一位)	572(22.48%,第一位)
臂阳	32(8.96%,第二位)	481(18.90%,第二位)
足阳	24(6.72%,并列第三位)	123(4.83%,第六位)
手阳	23(6.44%,并列第四位)	176(6.92%,第五位)

表1-6显示,**古代比现代更重视腿阳部穴,现代比古代更重视臂阳部穴**;而足阳部和手阳部的百分比,古今分别相近。就穴位而言,表1-3显示,**古今均多取腿阳部足三里、风市、委中、阳陵泉、环跳、悬钟,臂阳部曲池、肩井、肩髃,足阳部昆仑,手阳部合谷**,这些是相同的;古代还取胆经阳辅、足临泣,膀胱经飞扬、申脉,现代则取胃经犊鼻,虽然均属下肢阳部,但所涉经脉有所不同;**现代还取臂阳部外关、肩髎、手三里、天宗,手阳部阳池,而古代取之不多,这有所不同的。**

古代取四肢阳部穴者,如《医宗金鉴》曰:足三里主"寒湿脚气及痹风"。《神灸经纶》云:"白虎历节风:风市。"《太平圣惠方》载:委中主"脚弱无力,风湿痹"。《马丹阳天星十二穴歌》道:阳陵泉主"冷痹与偏风"。《扁鹊神应针灸玉龙经》言:环跳主"血凝气滞、浑身、腰腿风寒湿痹"。《针灸歌》道:"历节痛风两处穴,飞扬绝骨可安痊。"《针灸集书》载:曲池穴主"皮肤痛麻,或搔痒,或不仁"。《神灸经纶》语:"五痹","膏肓、肩井、肩髃"。《灵枢

经·五邪》谓:"邪在肾,则病骨痛阴痹","取之涌泉、昆仑"。《标幽赋》云:"寒热痛痹,开四关而已之。"("四关"即合谷、太冲)《六十六穴歌》道:阳辅主"节痛无常处,诸风痹莫伸"。《铜人腧穴针灸图经》称:足临泣主"周痹,痛无常处"。《扁鹊神应针灸玉龙经》述:申脉主"治一身四肢拘挛痛肿,麻痹疼痛,历节风"。

现代取四肢部穴者,如奚永江等治疗类风湿关节炎,取委中、阳陵泉、足三里等穴,用轻捻浅刺补法,取天宗,用"合谷刺";尹百顺等则取委中、昆仑、外关、风市,及病变局部穴等,用针刺平补平泻法;段昭侠取肩髃、曲池、外关、合谷、环跳、阳陵泉、足三里、悬钟、昆仑等穴,注入当归注射液或丹参注射液;代国平等取阿是穴,肩部肩井、肩贞、肩髃、肩髎,肘部小海、曲池、曲泽、手三里,腕部阳谷、阳溪、阳池、外关,膝部鹤顶、膝眼、梁丘、血海、膝阳关、委中、曲泉、阳陵泉、阴陵泉、足三里,踝部解溪、丘墟、太溪、绝骨、昆仑、商丘、照海、申脉等,施针刺先补后泻。

2. 古今均取阿是穴　病变部位往往是病邪侵犯,气血闭阻之处,因此古今治疗本病多取该部阿是穴,在古、今文献中,分别为20、144穴次,同列古今诸穴的第一位,分占各自总穴次的5.60%、5.66%,古今百分比相近。如唐代《外台秘要》载:"夫历节风著人","但于痛处灸三七壮佳"。宋代《扁鹊心书》曰:"痹病","于痛处灸五十壮自愈"。现代殷克敬治疗痹证,取病变局部阿是穴,根据病情施予针刺、火针、温针、温灸、温熨、火罐等法;贺普仁治疗风湿性关节炎,选用病变局部阿是穴,据虚实施针刺补泻手法,对于慢性患者加用艾炷灸或艾条灸,对于急性患者在红肿局部施刺络拔罐;范钢等治疗急性痛风性关节炎,取阿是穴及其四周,用三棱针点刺出血。

3. 古今均取上背部穴　中医学认为本病与脏腑亦相关联;西医学认为本病或与脊神经相关,因而本病临床又取相应背俞穴。在古、今文献中,上背部分别为24、315穴次,同列各部的第三位(古代与足阳并列),分占各自总穴次的6.72%、12.38%,显示现代比古代更多地取上背部穴，此当是现代受神经学说影响的结果。就穴位而言，**古代取膈俞、脾俞等，现代则取大椎、相应夹脊等**，这是相似的。

如唐代《外台秘要》曰：膈俞主"周痹身皆痛"。清代《灸法秘传》云："倘三气痹痛，灸环跳，兼灸脾俞、肾俞。"现代刘康平治疗急性风湿性关节炎，取大椎，拔罐不针刺；陈桂玲等治疗类风湿关节炎，取大椎、身柱、神道、至阳、筋缩等穴，采用《内经》刺法；孙丽琴等则取颈、胸、腰椎华佗夹脊穴，用针刺；陈全新治疗痹证，取夹脊或病变部位，用梅花针叩刺。

4. 古今均取头项部穴　中医学认为，本病多由风邪所致，而风性轻扬在上，头先受之，故头项部常出现痹证的症状；西医学认为，颈部及上肢部感觉和运动功能多由颈部发出的脊神经控制，因此本病临床还取头项部穴，在古、今文献中分别为 20、120 穴次，分列各部的第五（与臂阴并列）、第七位，分占各自总穴次的5.60%、4.72%，古今百分比相近。就穴位而言，**古今均取风池穴**，这是相同的。如明代《神应经》言："历节风肿，恶风，发不能起床：风池。"现代杨甲三治疗行痹，取风池、风府等，用针刺泻法；王永亮治疗类风湿关节炎，取风池、大杼等，用火针。又如江有源治疗急性风湿热，取风府、哑门、下脑户等，用针刺，亦为取头项部穴之例。但古代取风池仅 3 穴次，未被纳入常用穴位之列，不如现代，这是不同的。

5. 古代选取足阴、臂阴部穴　前面已述，人体运动需要阴部肌肉的拮抗，因此古代也选用足阴、臂阴部穴。其中足阴部共计 23 穴次，列古代各部的第四位（与手背并列），占古代总穴次的6.44%，**常用穴为太冲**。如上述《标幽赋》云："寒热痛痹，开四关而已之。"即为例。虽然现代治疗本病也有取足阴部穴者，如丁锋治疗急性痛风性关节炎，取太冲、行间、大都、太白、公孙等穴，用温针灸。但现代取足阴部穴为 64 穴次，列现代各部的第十位，占现代总穴次的 2.51%，未被列入常用部位，不如古代。

古代选用臂阴部穴共20穴次,列古代各部的第五位(与头项部并列),占古代总穴次的5.60%,**常用穴为尺泽、列缺、少海**。如《神应经》语:"风痹:天井、尺泽、少海、委中、阳辅。"《薛真人天星十二穴歌》道:列缺主"遍身风痹麻"。虽然现代治疗本病也有取臂阴部穴者,如夏义仁等治疗类风湿关节炎,取尺泽等穴,用三棱针放血,但现代取臂阴部穴共76穴次,列现代各部的第九位,占现代总穴次的2.99%,未被纳入常用部位,不如古代。

6. 现代选取下背、腿阴部穴 如前所述,本病与脊神经相关,因此现代治疗也选用下背部穴,共计253穴次,列各部的第四位,占现代总穴次的9.94%,**常用穴为肾俞、腰阳关、命门**。如孙景胜等治疗类风湿关节炎,取腰阳关、肾俞、八髎等,注入追风速注射液并针刺;吴家萍等则取命门、肾俞等,用隔附子饼灸;黄迪君取肝俞、肾俞、命门等,用无瘢痕麦粒灸和叩刺拔火罐或药罐法。又如吴自力治疗痛风,针刺小肠俞,行泻法,而小肠俞也在下背部。表1-3显示,**古代也取肾俞穴**,如《儒门事亲》记:"骨痹","刺肾俞、太溪二穴"。但古代取下背部仅10穴次,列古代各部的第七位,占古代总穴次的2.80%,未被列入常用部位,不如现代,这是古代对神经学说尚未认识之故。

因为下肢运动需要阴部肌肉的拮抗,因此现代也选用腿阴部穴,共计106穴次,列现代各部的第八位,占现代总穴次的4.17%,**常用穴为血海**。如马璠等治疗痛风性关节炎,取血海,用针刺加拔罐;尹百顺等治疗类风湿关节炎,取血海、太溪、三阴交等,用针刺平补平泻法;张泽胜等则取血海、阴陵泉、太冲等,用温针灸。表1-3显示,**古代取腿阴部膝关穴**,如《类经图翼》曰:膝关主"寒湿走注,白虎历节风痛,不能举动"。但古代取腿阴部共计14穴次,列古代各部的第六位,占古代总穴次的3.92%,未被列入常用部位,不如现代。

综上所述,**古今治疗本病所取穴位中的多数位于关节部或其附近**,如委中、阳陵泉、犊鼻、血海、膝关在膝关节,环跳在髋关节,昆仑、申脉、足临泣在踝关节,太冲在跖趾关节,曲池、尺泽、少海在肘关节,肩井、肩髃、肩髎在肩关节,阳池、列缺在腕关节,合谷在掌指关节,这是本病常表现为关节部症状的缘故。又如明代《医学纲目》载:"白虎历节风痛:两踝尖。"宋代《太平圣惠方》记:"下昆仑","在外踝下一寸,大筋后内陷者宛宛中",治"冷痹"。现代徐彬治疗著痹,取下闪电穴(秩边外 3 寸),用针刺平补平泻加电针;刘累耕等治疗类风湿关节炎,取"指间穴"(各指关节两侧)、曲池、膝阳关、手阳关,用电针刺激;孟宪军则取三池穴(曲池、风池、阳池),用平补平泻针刺法;程丽华取肩三针、腕三针、踝三针等穴,用电针疗法,亦为取关节部穴之例。

【辨证取穴比较】

古代针灸文献内容表明,本病与寒、热、风、湿、虚等因素相关,通过检索与统计,可得到各类型的条目数、总穴次、各相关部位的穴次及其比值,兹列表 1-7 于下。

表 1-7　古代本病与辨证相关的穴次统计表

	条目数	总穴次	上部 / 下部	阳部 / 阴部	末部 / 本部	其他
与寒相关	40	83	27/54=0.5 $^{\triangle}$	65/18=3.61 *	30/51=0.59	经脉 2 穴次
与热相关	6	7	3/2=1.5 *	5/2=2.5	4/1=4 *	经脉 2 穴次
与风相关	55	138	58/72=0.81	102/28=3.64 *	43/87=0.49	患部 8 穴次
与湿相关	23	57	23/32=0.72	40/15=2.67	18/37=0.49	患部 2 穴次
与虚相关	4	9	3/5=0.6	3/6=0.5 $^{\triangle}$	0/8=0 $^{\triangle}$	经脉 1 穴次

注:上表中,* 为本列中最大(或接近最大)值;$^{\triangle}$ 为本列中最小值。

对各类型的上述统计结果及相关文献内容进行分析,可见对于各类型的古代取穴似有以下差异。

1. 与寒相关 表 1-7 显示,在本类型中,上下部穴次的比值为 0.5,小于其他诸类型;而阳部与阴部穴次的比值为 3.61,大于多数其他类型,显示古人**祛寒多取下部穴、阳部穴**。笔者推测,人体下半身藏有肝、脾、肾三脏,是制造与贮存营养的场所,故刺激下半身穴可以加快营养的制造与贮藏,并在一定条件下将其转化为热量,从而起到温煦肢体,驱逐寒邪的作用;又本类型或由外寒入侵所致,而人体阳部的毛孔较大,故阳部易受寒。如《马丹阳天星十二穴歌》道:阳陵泉主“冷痹与偏风”。《针灸集书》曰:环跳“治冷风湿痹,身体痛麻胀”。《类经图翼》云:风市为“风痹冷痛之要穴”。《循经考穴编》言:申脉主“瘫痪冷痹”。上述穴位均在人体的下部、阳部。又如《神应经》谓:“身寒痹:曲池、列缺、环跳、风市、委中、商丘、中封、临泣。”其中共 8 穴,下部占 6 穴,上部仅 2 穴;阳部共 5 穴,阴部仅 3 穴。《针灸捷径》语:“寒湿走注,白虎历节风痛:肩髃、腕骨、膝眼、膝关、阳泉、昆仑、曲池、环跳、髋骨。”其中共 9 穴,下部占 6 穴,上部仅 3 穴;多属阳部。

对于本类型,古人还辨证**选取相应的脏腑之穴**,如《太平圣惠方》治“小肠气不足”的“冷痹不遂”,取小肠之下合穴下巨虚。《琼瑶神书》曰:“冷痹肾俞三里提。”《类经图翼》云:命门主“耳鸣,手足冷痹”。后 2 条当有肾虚之象,故取肾俞、命门。

2. 与热相关 表 1-7 显示,在本类型中,上下部穴次的比值为 1.5,大于其他诸类型;而末部与本部穴次的比值为 4,大于其他类型,显示古人**清热多取上部穴、末部穴**。笔者推测,人体上半身藏有心、肺二脏,是人体消耗能量和散发热量的场所,故刺激上半身穴,可以加快能量的消耗和热量的散发;又热为阳邪,而“阳受气于四末”(《灵枢经·终始》),因此清热又取末部之穴。如《子午流注针经》曰:“合谷为原歧骨中,痹瘘漏下热生风。”《针灸聚英》载:“暴痹足心热,经渠刺得安。”《针灸集书》云:先刺申脉,后刺后溪,可治"手足痛麻热多惊"。上述合谷、经渠、申脉、后溪均属上部,多近末部。又《素问·四时刺逆从论》载:"阳明有余,病脉痹,身时热。"可见**清热还当取阳明经穴**,此当是阳明多气多血的缘故。

3. **与风相关**　表 1-7 显示,在本类型中,阳部与阴部穴次的比值为 3.64,大于其他诸类型,显示古人**祛风多取阳部穴**。笔者揣测,此当风性属阳,而人体阳部毛孔较大,阳邪易于入侵之故。如《太平圣惠方》载:消泺主"风痹"。《扁鹊神应针灸玉龙经》道:"历节痛风两处穴,飞扬绝骨可安痊。"《针灸大成》曰:足临泣配足三里、委中、命门、天应、曲池、外关,治疗"四肢走注"。《医宗金鉴》云:合谷主"风痹,筋骨疼痛";足三里主"痹风"。《采艾编翼》称:风市主"一切风痹",均为取阳部穴之例。

又风性轻扬在上,而头在人体最上部,最易受到风邪侵袭,因此古人还**考虑取头部穴**,如《循经考穴编》载:风府"主中风伤风,疬风风痹,一切风疾"。《针灸集书》云:"飞扬、涌泉、颔厌、后顶穴,以上治疬节风,诸风疼痛,游走无定,状如虫行。"上述风府、颔厌、后顶穴均在头部。

风善行而数变,故风痹往往是痛无定处,四处游行,而胆经、膀胱经均属阳,行程较长,穴位较多(胃经虽属阳,但行经胸腹部),因此在本类型的古代文献中**胆经、膀胱经穴次较高**,分别为 21、20 穴次,分列诸经的第一、第二位。其中取胆经穴者,如《铜人腧穴针灸图经》取足临泣,治疗"周痹,痛无常处";《针灸聚英》取阳辅,治疗"节痛无常处";《针灸大全》取足临泣,配天应、曲池、三里、委中,治疗"走注风游走,四肢疼痛"。取膀胱经穴者,如《针灸甲乙经》取至阴,治疗"风寒从足小指起,脉痹上下";《针方六集》取飞扬,治疗"走痹,手足不得屈伸";《圣济总录》取膈俞,"主周身痹大风";《针灸集书》取委中,主"风痹,身无汗"。上述穴位多数为该两经的特定穴。

4. **与湿相关**　表 1-7 显示,在本类型中,上部与下部穴次比

11

值为 0.72,下部穴次多于上部,显示古人**化湿多取下半身穴**,此当为湿性重着在下之故。如《太平圣惠方》载:下巨虚、委中均主"风湿痹"。《针灸集书》曰:"环跳穴:治冷风湿痹,身体瘫麻胀。"《类经图翼》云:膝关、髋骨均主"寒湿走注,白虎历节风痛"。《针灸聚英》道:"疬癖诸湿痹,太溪针便安。"又因脾胃运化水湿,而肾主水液代谢,故治疗与湿相关者还可考虑**取健脾和胃的穴位**,如《灵枢经·四时气》载:"著痹不去,久寒不已,卒取其三里。"《采艾编翼》云:"湿痹:膈俞。"上述健脾和胃之穴多属人体的本部。

5. 与虚相关 表 1-7 显示,在本类型中,末本部穴次的比值为 0,小于其他诸类型;而阳阴部穴次的比值为 0.5,亦小于其他诸类型,显示古人**补虚多取本部穴、阴部穴**。笔者揣测,虚证的原因多为脏腑的亏损,而脏腑位于人体躯干本部;与肌肤相比,脏腑属阴,因此治疗多取本部穴与阴部穴。如《素问·四时刺逆从论》曰,厥阴"不足,病生热痹",治疗当取厥阴经穴。《流注指要赋》云:"冷痹肾败,取足阳明之土。"《采艾编翼》载:"内虚受寒,痰气阻塞,手足厥冷,麻痹眩晕:膻中、肺俞、下脘、气海、足三里、列缺,灸后服陈皮姜葱汤。"上述穴位多属本部与阴部,对相关脏腑经脉有补益作用。

现代本病临床也有采用辨证取穴者,如李世珍治疗痹证,针泻患部腧穴或阿是穴,行痹加泻曲池,补合谷、三阴交;痛痹用烧山火或温针,可加灸曲池、阴陵泉,补关元;著痹用温针灸,补足三里、阴陵泉、脾俞,并可取病变局部用艾条灸,或用梅花针叩刺。高扬治疗风湿性关节炎,取近部与循经穴位,辅以阿是穴,行痹取风门、膈俞、血海,痛痹取肾俞、关元,著痹取脾俞、足三里、阴陵泉,热痹取大椎、曲池,对风、寒、湿痹针灸并用,配合红外线照射,热痹不灸可放血。文绍敦等治疗痛风,取患侧行间、太冲、内庭、陷谷,湿热蕴结加丘墟、大都、太白,瘀热阻滞加血海、膈俞,痰浊阻滞加丰隆、脾俞,肝肾阴虚加太溪、三阴交,用火针疾刺放血。

由上可见，**现代辨证所分类型较为细致，所取穴位较为明确，而古代不如**，孰是孰非，尚待临床实践加以检验。

此外，古人还**根据经脉进行辨证**，如《素问·四时刺逆从论》曰："厥阴有余，病阴痹；不足，病生热痹。""少阴有余，病皮痹隐轸；不足，病肺痹。""太阴有余，病肉痹寒中；不足，病脾痹。""阳明有余，病脉痹，身时热；不足，病心痹。""太阳有余，病骨痹身重；不足，病肾痹。""少阳有余，病筋痹胁满；不足，病肝痹。"对这些痹证当取"有余""不足"之经脉穴位进行治疗。

古人又**根据五体、五脏进行辨证**，如《医学纲目》载："冬感风寒湿者，为骨痹，久不已，则内入于肾，病肾胀，足挛，尻以代踵，身蜷，脊以代头，取太溪、委中；春感风寒湿者，为筋痹，久而不已，则内入于肝，病卧则惊，多饮，数小便，取太冲、阳陵泉；夏感风寒湿者，为脉痹，久而不已，则内入于心，病心下满，暴喘嗌干，善噫恐惧，取太陵、小海；长夏感风寒湿者，为肉痹，久而不已，则内入于脾，病四肢解堕，发咳呕汁，取太白、三里；秋感风寒湿者，为皮痹，久而不已，则内入于肺，病烦满喘呕，取太渊、合谷。"这里采用表里经的"原合相配"或"原络相配"进行治疗。

另外，对于脏痹，古人取地机（《针灸甲乙经》）；阴痹，取涌泉、昆仑（《灵枢经·五邪》）；肉痹，还取"第五椎"（《备急千金要方》）；脉痹，还取至阴（《针灸甲乙经》）；骨痹，则还取"三阴之经"（《灵枢经·寒热病》），商丘（《针灸甲乙经》），肾俞、太溪（《儒门事亲》），等等。

而现代又**根据病情的发展进行分期辨证**，如饶光涛等治疗原发性痛风之急性期，取患侧隐白、大敦，用三棱针点刺放血；恢复期，取太冲、三阴交、太白、太溪、照海、足三里、肝俞、肾俞，用针刺平补平泻法。何匡吾等治疗该病之急性期，取病变部位所过经脉之井穴及病变局部，用三棱针点刺或皮肤针叩刺出血；缓解期，取患侧足三里、阳陵泉、阴陵泉、三阴交、太白、八风、曲池、八邪，用针刺平补平泻法。张可欣治疗类风湿关节炎，取风池、三阴交、大椎、膈俞、足三里、天应穴,早期配脾俞、胃俞、膀胱俞,中晚期配肝俞、肾俞、大杼、膏肓俞、关元,缓解期配气海、关元、足三里、神阙,用平补平泻针刺手法,足三里、三阴交用温针灸。上述古代的经脉辨证、五脏五体辨证,现代的分期辨证,亦可供临床参考。

【针灸方法比较】

1. 古今均用艾灸 艾灸是将艾火的热力透入肌肤,从而发挥温经散寒、祛风胜湿的效果;同时局限性的灼伤又能激发人体潜在的生理功能,起到扶正祛邪的作用,故临床常用艾灸治疗风、寒、湿、虚之痹证。早在秦汉时期马王堆帛书《足臂十一脉灸经》中已有记载:"疾痹,诸病此物者,皆灸厥阴脉。"在本病的古、今文献中,涉及艾灸者分别为 21 条次、67 篇次,分列古、今诸法之第一、第二位,分占各自总条(篇)次的 13.13% 和 25.00%,可见**现代比古代更多地采用灸法**,此当是现代认识到灸法对本病治疗意义的缘故,这样的情况在其他疾病中尚不多见。

(1)**艾灸取穴**:古今艾灸均多取病变局部、背部、胸腹部,以及四肢部相应穴位,这在古今是基本相合的。其中**灸病变局部者**,古代达 7 穴次之多,列全身诸穴之首,较为突出。除前面"古今均取阿是穴"已述者外,又如明代《医学纲目》云:"世有勤工力学之士,久坐久立于湿地,不得动静,冷风来入经络,不觉成病也,若欲使之不成病者,初觉则灸患处二三十壮,则愈,不复发热。"现代贺普仁治疗慢性风湿性关节炎,选用病变局部穴位,用艾炷灸或艾条灸;何巍亦取关节病变部位的穴位,施温针灸;戚艳等治疗急性类风湿关节炎,取疼痛关节附近腧穴,用温针灸。

灸背俞穴者,如唐代《备急千金要方》曰:"肉痹不知人,灸第五椎,名曰藏输,百五十壮,三百壮。"宋代《圣济总录》言:"灸膈腧二穴","主周身痹大风"。清代《灸法秘传》语:"痹症","倘三气痹痛,灸环跳,兼灸脾俞、肾俞"。现代吴家萍等治疗类风湿关节炎,取大椎、命门、肝俞、脾俞、肾俞,用隔附子饼灸;刘媛媛等则取背部穴肝俞、肾俞、膈俞、大杼、脾俞、命门，予温针灸。

灸胸腹部穴者，如上述"与虚相关"中，清代《采艾编翼》灸膻中、下脘、气海。现代庞勇等治疗原发性骨质疏松患者，取关元，用温和灸；王永亮治疗类风湿关节炎，灸关元穴与最痛处；刘金芝等亦取关元、气海等穴，用温针灸。

灸四肢部穴者，如民国初期《针灸治疗实验集》谓："行痹"，"乃针右肩井，灸三壮，曲池、左阴陵、灸阳陵、灸膝眼、膝关、灸委中"。现代张泽胜等治疗类风湿关节炎，取曲池、外关、阳陵泉、足三里、合谷、血海、阴陵泉、太冲、八邪、八风、曲泽、委中等穴，用温针灸；徐晶萍等治疗风湿性关节炎，取内膝眼、外膝眼及阳陵泉，施温针灸。上述穴位多在四肢。

（2）**艾灸的方法**：古今治疗本病均用隔姜灸、太乙神针灸、直接灸；现代还采用熏灸、隔药灸、铺灸、温针灸等，以下分而述之。

1）**古今均用隔姜灸**：清代《疯门全书》认为"麻疯"亦为痹证，治疗当用灸法："先将痹处以墨点记，然后以生姜一片贴上，用艾丸灸之，觉痛即止，但痹少则可灸，痹多则不胜其灸。"现代王文娟等治疗类风湿关节炎，取关元，用隔姜灸；王伟明等治疗类风湿关节炎，取膻中、中脘、足三里、膈俞、肝俞等穴，用隔姜灸或隔附子饼。

2）**古今均用"太乙神针"灸**：如清代《太乙神针》载：脾俞治"痹痛"，环跳治"诸风寒湿，风痹"。《疯门全书》记："蕲艾叶放在箕内，擦成绒，以纸紧包成条，如笔管大，先以粗纸摺二三重，置各患处，以艾条燃火，按患处隔纸烧射，知痛即止，如泡起用针挑破，水干自愈，如烂即以松香膏贴之，外江呼为射火，医家又名雷火针，凡疯痹、鹤膝风、肿痛风之类皆用之。"此处的"雷火针"当与"太乙神针"相类。现代黄奎炎等治疗类风湿关节炎，取病变部穴位，用太乙雷火神针（由乳香、没药、红花、丁香、麝香、白芷、独活、穿山甲、皂角刺、肉桂等药研成细末，与艾绒卷制成）灸；陈周易治风寒湿痹，取病变局部，用雷火针（太乙神针）灸。

3）古今均用直接灸：清代《疯门全书》在"雷火针"段落中又曰："麻疯"，"凡疯痹、鹤膝风、肿痛风之类皆用之，服初次丸，即以艾擦条圈围，烧死肌肉，不可空一丝，勿烧穴火，服至第二次丸，便要灸穴火，上两肩井、两曲池、招摇、虎口，如风气已收，即要灸对眼二穴，下身两风门、三里、鱼肚、解肌、断根各穴，相时势，每穴三五壮或七八壮。"此处要求配合服用中药丸，第一次烧病变局部，用艾条圈围，烧死肌肉，不可有空隙，当属直接灸；第二次用"雷火针"灸穴位，上述"招摇"在手背，"虎口"为合谷，"对眼"在枕部，"下身两风门"当为风市，"鱼肚"为承山，"解肌"为解溪，"断根"为行间。现代陈兴华等治疗类风湿关节炎，取大椎、足三里、三焦俞、脾俞、肾俞及丰隆，用化脓灸，也为直接灸。

4）**现代采用熏灸**：如吴明霞等治疗骨质疏松症患者，取大杼、大椎、命门等穴，用补肾艾药条施温和灸；刘广霞等则取百会、大椎、至阳、腰阳关、命门等穴，用艾条温和灸，取疼痛局部，用艾盒温灸；赵晓蔷治疗风湿病，取至阳、灵台、背部督脉穴上的反应点，用熏灸器熏灸。

5）**现代采用隔药灸**：如诸葛文等治疗各类痹证和骨质增生，取病变局部阿是穴和邻近穴，用隔药饼灸，药饼中含祛风活血的苍术、白芷、没药、乳香、威灵仙、生川草乌、丁香、羊毛脂、透骨草、桂枝、干姜、防风，以及二甲亚砜等；张丽等治疗骨质疏松，取大椎、足三里、脾俞、命门、神阙、中脘等，施隔药饼灸，该饼含当归、熟地黄、蛇床子等；张针治疗慢性风湿性关节炎，取局部和循经的穴位，用衬垫灸，将干姜、草乌煎汁与面粉调成浆糊涂在数层白棉布上，粘好晒干剪成小衬垫，将衬垫放在穴位上，再将艾条点燃按在衬垫上。

6）**现代采用铺灸**：铺灸又名"长蛇灸"，即从督脉大椎至腰俞穴涂以蒜汁，再敷斑蝥粉，上铺大蒜泥条，接着铺艾炷1条，点燃艾炷头、身、尾三点，任其自然烧灸，连灸2~3壮，让其自然出泡。此法原用于强壮保健，而罗诗荣等用以治疗类风湿关节炎，在三伏天施灸,结果治疗后血沉明显下降,而血红蛋白则明显升高,类风湿因子亦有转阴;高汉媛等、岳宝安等、何继红等亦有类似报道。

7）**现代采用温针灸**:由于针具的进步,在针柄上装置艾绒变得较为容易,因此在现代临床上,温针灸得到较为普遍的应用。如刘鑫治疗痛风性关节炎,取足三里,用温针灸;唐韬等治疗类风湿关节炎,取背部督脉与膀胱经相应穴位,腹部中脘、关元,以及病变关节部穴,用温针灸;肖君等则取华佗夹脊穴、大椎、肾俞、曲池、外关、合谷、阳陵泉、足三里、三阴交,用温针灸。

此外,关于**艾灸的刺激强度**,前面已有"五十壮""百五十壮""三百壮"的记载。又如《针灸捷径》述:肩髃"若灸偏风不随,可至二百壮,若更多灸恐手臂细,若刺风痪、风痛、风病,当其火,不畏细也。"可见治疗"风痛"可多灸,不会出现不良反应。而现代临床的艾灸剂量一般较小,对古代的剂量可作参考。

2. 古今均用针刺 针刺可以促使人体产生内源性吗啡样物质,发挥止痛效果;又能调节血管功能,起到活血消肿的作用。因此在本病的古、今文献中,涉及针刺者分别为 12 条次、98 篇次,分列古、今诸法之第二、第一位,分占各自总条(篇)次的 7.50% 和 36.57%,可见**现代比古代更多地采用针刺疗法**,此当是现代针具进步和神经学说影响的结果。

（1）**古今均刺关节部、病变局部穴**:这是古今基本吻合的,除了前面已述例子外,又如清代《医宗金鉴》道:合谷治疗"痹痛筋急针止疼"。《针灸逢源》谓:"高骨二穴(此即手髓孔穴):在掌后寸部前五分(针一寸半,灸七壮),又脚髓孔二穴,在足外踝后一寸,俱治手足痿痹。"清末民初《西法针灸》载:"上肢手部,下肢足部,忽然同时麻痹,故手不能把握,足不能行动","于手腕关节部、腋窝前上部及足跗关节部、上腿后侧诸处,施行针刺,病机日有起色,至八月十日,全治去"。民国初期《针灸治疗实验集》记:"行痹","乃针左肩井、曲池、手三里、少海、合谷,右足三里、阳陵、阳辅、内庭、委中"。

现代刺关节部、病变局部穴者,如张逸萍治疗痛风,取病变局部穴,及丘墟、太白、八风、解溪、太冲、内庭等穴,用针刺捻转泻法加拔罐;尹百顺等治疗类风湿关节炎,取委中、昆仑、外关、太溪,及病变局部穴位等,用针刺平补平泻法;孙伊平则取曲池、合谷、中渚、足三里、阳陵泉、太冲、足临泣,及病变局部穴,用针刺平补平泻手法。

(2)**古今均用补泻手法:**古今均根据虚实采用补泻手法,如秦汉时期《灵枢经·寒热病》曰:"骨痹,举节不用而痛,汗注烦心,取三阴之经,补之。"唐代《千金翼方》云:商丘治"阴痹,针入三分,留三呼,泻出五吸,疾出之,忌灸。"后者补泻还配合呼吸。

现代采用补泻者,如贺普仁治疗风湿性关节炎,根据病变部位选用循经和局部穴位,并据虚实施予针刺补泻手法;王品山则用针刺补肾经,泻脾经;赵玉青治疗"着痹",取犊鼻、阳关、阳陵泉、足三里、梁丘、承山、委中、委阳、鹤顶、合谷、血海、曲泉、天突,用针刺泻法;钟岳琦治疗热痹,取大椎、风门、曲池、内关、神门、三阴交、阳陵泉、昆仑,用针刺泻法;奚永江治疗类风湿关节炎,取大椎、身柱、神道、至阳、筋缩、脾俞、肾俞、小肠俞、委中、阳陵泉、足三里、太溪,用轻捻浅刺补法;吴洲红治疗骨质疏松症,取命门、脾俞、胃俞、肾俞、悬钟、华佗夹脊、阿是穴等,用针刺捻转补法。总的来说,**现代采用泻法为多,补法为少**,可见本病以实证为多。

(3)**古人注意刺穴的先后次序:**如《针灸集书》道:先刺申脉,后刺后溪,治疗"手足痛麻热多惊"。现代冯润身亦认为改变所刺激穴位的先后顺序,将会取得不同的效应,因此对于取穴的先后次序问题尚需探讨。

(4)**现代采用的其他针法:**现代治疗本病还采用《内经》中的**扬刺、合谷刺、输刺、缪刺巨刺等方法**,如汤国娟治疗四肢筋痹,取阿是穴,用扬刺法(即中间1针,周围4针),然后施温针灸;陈兴华等治疗类风湿关节炎,取曲池、三阴交、关元等穴,用合谷刺

（一针多向刺）；奚永江治疗类风湿关节炎，取秩边，用"输刺"，使针感向下肢放射（即深刺输通之法）；宋生祥等治疗痛风性关节炎急性发作，针刺病变局部在健侧手部相对应点（即缪刺巨刺）。

现代还采用围刺、透刺、滞针等方法。如韩淑萍治疗痛风性关节炎，取病变局部穴，用围刺法；张云飞等治疗风湿痛痹证，用长针透刺法，大椎透身柱，身柱透至阳，腰阳关透长强，鸠尾透膻中，肩髃透极泉，曲池透外关，足三里透绝骨，阳陵泉透昆仑等；何巍等治疗类风湿关节炎，取膈俞、血海、肾俞、关元、足三里、商丘，以及病变部位局部穴等，用滞针疗法。

现代还有综合运用几种针刺方法者，如陈桂玲等治疗类风湿关节炎，早期、病变较浅、实证、热证用络刺；寒邪较盛、肌肉板滞拘急用浮刺；病程较长、肘膝关节拘急、屈伸不利者用恢刺；痛无常处、游走性关节疼痛者用报刺；病变部位较深、范围较广者用合谷刺。彭静山治疗痹证，取病变局部穴位压痛点，用针刺平补平泻、围刺、缪刺等方法。

现代针刺往往要求有放射感，此当是受现代神经学说影响的结果，如欧阳伟治疗痹证，针刺健侧三阳络，针感放射到肘以上，用4寸针直刺环跳穴，使针感放射至腿上下，并嘱咐病人活动患肢；张世雄治疗痹证，取脐周三穴天枢（双）、阴交、水分，用毫针提插捻转，要求天枢针感放射至腹股沟，阴交针感放射至阴器，水分针感放射至胃脘和脐下。而古代本病文献中未见类似记载。

3. **古今均用刺血** 刺血可以驱逐体内的寒、热、风、湿等致病因子，并能消除水肿与血肿，减轻压迫，缓解疼痛，故可治疗痹证中的邪盛者。在本病的古、今文献中，涉及刺血者分别为8条次、29篇次，分列古、今诸法之第三、第五（并列）位，分占各自总条（篇）次的5.00%和10.82%，可见现代比古代更多地采用刺血疗法，此当是刺血在当前本病临床上显示出良好疗效的缘故。刺血治疗本病所取穴位主要包括末部穴、关节穴、天应穴、局部血络，这也是古今基本相合的，因为这些部位往往是病邪聚集之处。

取末部穴者,如秦汉时期《灵枢经·五邪》曰:"邪在肾,则病骨痛阴痹","取之涌泉、昆仑,视有血者尽取之"。现代钟梅泉治疗痹证,取指端放血。

取关节部穴者,如明代《针灸集书》云:委中主"风痹,身无汗,脊膂痛肿,于此穴中出血,甚妙,刺者入五分。"现代李兆文等治疗痛风性关节炎,选取曲池、阳池、阳溪、太冲、丘墟、商丘、阳陵泉、血海,用三棱针点刺拔罐;陈雷亦取受累关节局部,用刺络拔罐法;文绍敦治疗足痛风,取内庭、陷谷,用火针直刺放血,出血量达 10~20ml。后者采用的是火针刺血法,出血量较大。

取天应穴者,如明代《针灸大全》言:"历节风疼痛","天应一穴(遇痛处针,强针出血)"。现代奚永江治疗类风湿关节炎,取关节肿胀部位,用三棱针点刺出血,或加拔火罐;贺普仁治疗急性风湿性关节炎,取红肿局部,用刺络拔罐;宋生祥等治疗痛风性关节炎急性发作,取病变局部,用三棱针点刺放血。

取局部血络者,如明代《医学纲目》语:"久痹不去身者,视其血络,尽出其血。"民国初期《针灸治疗实验集》记:"行痹","刺内踝静脉出血","刺腨肚微血管出血"。其中内踝又属关节部。现代夏义仁等治疗类风湿关节炎,取穴位周围显露的静脉血管,用三棱针针刺放血拔罐。

此外,《疯门全书》称:"麻疯","痹者,肉木而不痛,若不针出死血,势必溃烂,脓血淋漓,但针出黑血,不妨再针,若针出鲜血,即止。"可见该书认为"麻疯"亦属痹证,须用刺血疗法,**而血色当由黑变红方止**。是书又曰:"当于手弯、足弯或腿膝青筋处,针出黑血,实者五六日针一次,虚者半月、一月一次,针出紫黑血,不妨再针,若出鲜血即止,须一次针一处,不可连针数处。""恐去血过多,血尽而人亡也。"可见其所刺穴位多在四肢部大关节的血络("青筋")处;实者五六日针一次,虚者半月、一月一次;**出血不宜过多,以防意外**。这些观点可供当前临床参考。

4. **古今均用敷贴** 古今常将除痹通络的药物敷于穴位上,

使药物透入皮肤,以治疗本病,在古、今文献中,涉及敷贴者分别为 2 条次、12 篇次,分列古、今诸法之第五(并列)、第九位,分占各自总条(篇)次的 1.25% 和 4.48%,可见**现代比古代更多地采用敷贴疗法**,此可能是该法方便易行的缘故。如宋代《扁鹊心书》言:"痹病","轻者不必灸,用草乌末二两,白面二钱,醋调熬成稀糊,摊白布上,乘热贴患处,一宿而愈"。现代杨晋红等治疗急性痛风性关节炎,取患部,外敷中药痛风合剂(含秦皮、大黄、黄柏、苍术、牛膝、乳香、没药、丹皮等);张逸萍亦取病变局部穴,外敷清热解毒消瘀散肿中药(金黄加青黛膏,用水醋或蜂蜜调和);叶天申等治疗类风湿关节炎,取大椎、外关、足三里等穴,贴敷关节炎Ⅱ号中药酊剂(含雷公藤、地龙、蜈蚣、白花蛇等);杜秀兰等亦取患部,贴敷消痹膏(含雷公藤、生川乌、细辛、黄柏、血竭等);吴健民治疗寒痹,取压痛点,敷贴"治痹膏"(含斑蝥、血竭、重楼、肉桂、梅片、炮山甲、细辛、雄黄、生川乌、升麻等),使皮肤发泡,而此案通过敷贴促使皮肤发泡,又称"天灸"。

5. 古今均用火针 火针是针刺与艾灸相结合的产物,亦被用于治疗本病。在本病的古、今文献中,分别为 2 条次、14 篇次,分列古、今诸法之第五(并列)、第八位,分占各自总条(篇)次的 1.25% 和 5.22%,可见**现代比古代更多地采用火针**,此当是现代临床上火针有良效的缘故。

古代采用火针者,如《重楼玉钥》道:"火针主刺周身病,淫邪溢于肌体中,为风为水关节痹,关节一利大气通。"《东医宝鉴》语:"痹病,宜燔针劫刺,以知为数,以痛为俞,言针后以应效为度数,痛处为俞穴,非取诸经定穴也。"后者显示火针所刺穴位多为"以痛为俞",即局部的阿是穴,或天应穴;而火针的次数当以有效为度。

现代用火针者,如师怀堂治疗痹证(含风湿性关节炎、类风湿关节炎、退行性关节炎、创伤性关节炎等),用火针刺病变局部穴,加拔火罐使黄白色透明液体流出;殷庆兰治疗热、行、痛三痹,取病变局部及背部夹脊穴,用火针点刺;王夕花等治疗类风湿关节炎,于三伏天取肩髃、肩髎、肩贞、肩内陵、犊鼻、内膝眼、阳陵泉、鹤顶、压痛点,用火针快速深刺;袁国武等治疗痛风,取病变局部,用火针刺。

6. 古今均用推拿　推拿是医者将肢体之力作用于患者穴位上的治疗方法,通过经络或神经的传导,调整患者脏腑肢体的病理状态。在本病的古、今文献中,涉及推拿者分别为 2 条次、21篇次,分列古、今诸法之第五(并列)、第七位,分占各自总条(篇)次的 1.25% 和 7.84%,可见**现代比古代更多地采用推拿疗法**,此当是在现代临床上推拿得到推广普及的缘故。

古代用推拿者,如《西法针灸》谓:"上肢手部,下肢足部,忽然同时麻痹,故手不能把握,足不能行动","上肢则自肩胛腋窝以至于手,下肢则自臀部至足尖,均一一如法按摩"。"花风病","悲愤忧愁等精神之感动,几于变化不测,此外则发神经痛,运动知觉,两皆麻痹,痉挛卒倒","按摩胸、腹、腰部及头颈部"。此处"花风病"似为现代西医学中的癔症,亦有肢体麻痹之症。

现代用推拿者,如伦新治疗类风湿关节炎,取病变近部穴,循经穴、阿是穴,用木棒拍打疗法;王光宇等治疗痹证,根据辨证及病变部位取相应穴位,用指针点穴辅以局部按摩,再予拔罐;柴月华等治疗风寒湿痹,取患部,施予指摩法、一指禅推法、弹拨法治疗;李保金治疗寒湿型痹证,拿腰肌,叠掌按腰,揉腰眼,直摩腰部,掌分腰,指分腰。

7. 古今均用熨法　熨法亦属热疗范畴,与艾灸有相似功效,但其加热面积较灸法为大,亦被用于本病的古今临床。如宋代《千金宝要》载:"走疰,烧车钉,令热,暂入水,以湿布裹,熨之。"明代《古今医统大全》记:"治风毒历风,三年酽醋五升,热煎三五沸,切白葱二三斤,入醋内煮一沸,取出布帛,热裹患处,熨之瘥。"明代《寿世保元》称:"治诸风恶毒,冷痹麻木肿痛,或遍身骨痛,始觉肿痛,熨之,无不即效,苍术、羌活、独活、蛇床子、蔓荆子、川山甲、雄黄、硫黄、麝香。上为末,炒热,以绢包熨患处,一法以醋拌炒作饼,用绢包,烧秤锤,放饼上熨之。"现代吴春光治疗风湿性关节炎,取病变局部,用中药(伸筋草、透骨草、羌独活、附子、防风、乳香、红花、川椒、艾叶、忍冬藤、醋)炒热后熨烫。可见古今还将药物加热后敷于患部,此当是熨法和敷贴相结合,可增加皮肤对药物的吸收,而上述药物多有温阳除湿、祛风通络的作用。再如现代余宗南治疗痹证,在患部穴处贴以麝香风湿膏等,然后隔膏药予熏灸法,此与隔药熨法有相似功效。

8. 现代发展的方法 现代本病临床还采用穴位注射、器械、电针、拔罐、小针刀、埋藏、刮搓、皮肤针、微针系统(含耳穴、头针、腹针)等疗法。这些在古代文献中未见记载,当是现代针灸工作者的发展。

(1)**穴位注射**:如张瑞文治疗痹证,用艾叶制成针剂,施穴位注射;管遵惠等治疗风湿性关节炎、类风湿关节炎,取循经穴和局部穴,注入正清风痛宁;张针亦取局部穴,配循经及辨证之穴,注入普鲁卡因、泼尼松龙;鲍庆祥治疗风湿性关节炎之急性期,取局部压痛点,病情稳定期选用足三里、曲池、支沟等,注入蜂毒、氯化钠、盐酸利多卡因混合液;谢立娅治疗类风湿关节炎,取病变近道穴,注入当归、维生素 B_1、维生素 B_{12}、盐酸山莨菪碱注射液;何银洲等则取大椎、风池、肩井、肺俞、肝俞、委中、曲池、三阴交、阿是穴等,用蜂针疗法;刘心莲等则取华佗夹脊、大椎、肾俞、肩髃、曲池、外关、中渚、血海、足三里、阳陵泉、三阴交等穴,用温针或注入追风速,结果自然杀伤(NK)细胞活性及白细胞介素-2(IL-2)治疗升高($P<0.01$),同时还观察到温针组止痛消肿较迅速,而穴位注射可以提高 IL-2、NK 细胞活性。

(2)**器械**:如管遵惠等治疗风湿性关节炎、类风湿关节炎,取循经穴与局部穴,用 GZH 型热针电针综合治疗仪治疗;刘和春治疗类风湿关节炎,取三阴交、阴陵泉、足三里等穴,用超短波、直流电离子导入法,导入乌头或麻醉 1 号;杨晓勇治疗运动性损伤引起的关节肌肉疼痛,取患部两侧,用音频电疗仪治疗;汪斌等治疗痹证,取循经穴位与局部穴位,用氦-氖激光照射;王卫红等则取足三里、关元、曲池,及病变局部穴,用激光火针点射;么秋香等亦取病变部位穴位,用微波针灸仪治疗;康菊香亦取病变部相应穴位,用经络治疗仪进行刺激;王光宇等则根据辨证及病变部位,取相应穴位,用针刺加周林频谱仪治疗。

（3）电针:如韦莉莉治疗急性痛风性关节炎,取双侧足三里、三阴交,用电针连续波（300~400 次 /min）;常超等治疗类风湿关节炎,取委中、肾俞、华佗夹脊穴,针刺得气后,接 701 低频脉冲电麻仪;吴洲红治疗骨质疏松症,取命门、脾俞、胃俞、肾俞、悬钟、华佗夹脊、阿是穴等穴位,用电针,配合干涉治疗仪的干扰电治疗。

（4）拔罐:如刘康平治疗急性风湿性关节炎,取病变局部穴,针刺得气后用闪火法,将针扣留在火罐内;张羽治疗类风湿关节炎,针刺双侧曲池、外关、合谷、风市、血海、阳陵泉、足三里、绝骨,亦将药煮的竹罐趁热拔于施针的穴位上,结果患者的血沉、类风湿因子变化在治疗前后有明显改善;孙伊平治疗类风湿关节炎之气血不足、肝肾亏虚,在背部督脉腧穴及膀胱经背俞走罐。

（5）小针刀:如农泽宁等治疗骨痹,取关节部压痛最明显处,用小针刀进行松解和铲削手法;薛立功等则取结筋病灶点,用长圆针（类小针刀）施"关刺""恢刺""短刺"等法;吴克等治疗顽固性经络痹痛,以痛为腧,将针刀定向刺入,纵向切割,横向剥离,松解腧穴,适量放血;叶华棣治疗颈肩腰腿痛,取患处压痛点,用宽针（与小针刀相类似）施予上下提插、纵横剥离等操作。

（6）埋藏:如彭静山治疗痹证,取病变局部最痛点,埋入皮内针;王品山治疗风湿性关节炎,取肓俞,置入皮内针;王永亮治疗类风湿关节炎,取风池、大杼、肝俞、肾俞、大肠俞等,用埋线疗法。

（7）刮搓:如李保金治疗寒湿型痹证,取大肠俞、承扶、委中、承山、阿是穴等,用刮痧法。

（8）皮肤针:如钟梅泉治疗痹证,用梅花针叩打脊椎两旁和病变部位的阳性反应点,配以艾灸和拔罐;刘广霞等治疗老年性骨质疏松症,用皮肤针叩刺疼痛局部。

（9）**子午流注针**:如梁松柏治疗类风湿关节炎,上肢部病变,于戊日庚申时泻二间,庚日庚申时取商阳,壬日庚戌时取曲池,丁日庚子时取腕骨,丁日丙午时取中渚,己日戊辰时取支沟;病在脊柱,壬日丙午时取后溪;病在下肢部于乙日戊寅时取丘墟,己日甲子时取阳辅,壬日壬寅时取至阴,丁日壬寅时取昆仑,并随证配穴。

（10）**微针系统**:在现代,本病临床上也有采用**耳穴、头针、腹针**的相关报道。如奚永江治疗类风湿关节炎,取与疼痛部位相应的耳穴,用王不留行贴压;熊芳丽等治疗中老年妇女骨质疏松症,取耳穴子宫、肾、内分泌、卵巢、脾,用埋针法;崔景胜治疗痹证及扭伤疼痛,取方氏头皮针伏象相应部位,配倒象相应部位,用毫针刺;王樟连等治疗颈肩腰腿痛,根据腹针全息定位法,选用相应穴位,用韩氏穴位神经刺激仪施经皮电刺激。

【结语】

根据上述对古今文献的统计与分析结果,兹提出治疗痹证的参考处方如下(无下划线者为古今均用穴,下划曲线者为古代所用穴,下划直线者为现代所用穴):①病变局部阿是穴;②臂部穴曲池、肩髃、尺泽、列缺、少海、外关、肩髎、手三里、天宗等;③腿部穴足三里、风市、委中、阳陵泉、环跳、悬钟、膝关、阳辅、飞扬、血海、犊鼻等;④手部穴合谷、阳池等;⑤足部穴昆仑、太冲、足临泣、申脉等;⑥背部肾俞、肩井、膈俞、脾俞、大椎、夹脊、腰阳关、命门等;⑦头项部穴风池等。临床可根据病情,在上述处方中选用若干相关穴位。

治疗与寒相关者,可取下部穴、阳部穴,及相应的脏腑之穴;与热相关者,可取上部穴、末部穴,还可取阳明经穴;与风相关者,可取阳部穴、头部穴以及胆经、膀胱经穴;与湿相关者,可取下半身穴,以及健脾和胃的穴位;与虚相关者,可取本部穴、阴部穴。也可根据经脉辨证、五脏五体辨证、分期辨证,取相应之穴。

临床可采用灸法,包括隔姜灸、太乙神针灸、直接灸、熏灸、隔药灸、铺灸、温针灸等,艾灸的刺激强度可大一些;也可采用针刺,包括扬刺、合谷刺、输刺、缪刺巨刺、围刺、透刺、滞针、子午流注针,以及补泻等方法,针刺要求有放射感,还可考虑刺穴的先后次序;又可采用刺血、敷贴、火针、推拿、熨法,以及穴位注射、器械、电针、拔罐、小针刀、埋藏、刮搓、皮肤针、子午流注、微针系统(含耳穴、头针、腹针)等方法。

历代文献摘录

[唐代及其以前文献摘录]

《足臂十一脉灸经》:"足厥阴脉……疾痹,诸病此物者,皆灸厥阴脉。"

《素问·四时刺逆从论》:"厥阴有余,病阴痹;不足,病生热痹。""少阴有余,病皮痹隐轸。""太阴有余,病肉痹寒中。""阳明有余,病脉痹,身时热。""太阳有余,病骨痹身重。""少阳有余,病筋痹胁满。"

《灵枢经·四时气》:"著痹不去,久寒不已,卒取其三里。"

《灵枢经·五邪》:"邪在肾,则病骨痛阴痹……取之涌泉、昆仑,视有血者尽取之。"

《灵枢经·寒热病》:"骨痹,举节不用而痛,汗注烦心,取三阴之经,补之。"

《脉经》(卷十):"前部左右弹者,阳跷也……瘭痹,皮肤身体强,痹,直取阳跷,在外踝上三寸,直绝骨是也。"

《针灸甲乙经》(卷八·第一下):"痹,臂痛……少商主之。""暴痹内[一本作'喘'字]逆,刺经渠及天府,此谓之大俞。""目涩身痹,洒渐振寒……临泣主之。"

《针灸甲乙经》(卷十·第一下):"痹,会阴及太渊、消泺、照海主之。""骨痹烦满,商丘主之。""痹,胫肿[一本作重]……巨虚下廉主之。""肤痛痿痹,外丘主之。""风寒从足小指起,脉痹上下,[一本有'带'字]胸胁痛无常处,至阴主之。"

《针灸甲乙经》(卷十·第二下):"历节汗出而步[一本有'失'字]履……飞扬主之。"

《针灸甲乙经》(卷十一·第五):"脏痹,地机主之。"

《针灸甲乙经》(卷十二·第十):"酸[一本作胀]痹……期门主之。""乳痛惊痹,胫重……巨虚下廉主之。"

《备急千金要方》(卷八·第二):"肉痹不知人,灸第五椎,名曰藏输,百五十壮,三百壮。"

《备急千金要方》(卷三十·第一):"飞扬、涌泉、颌厌、后顶,主颈项疼,历节汗出。"

《千金翼方》(卷二十六·第七):"商丘在内踝前陷中,主偏风痹……阴痹,针入三分,留三呼,泻出五吸,疾出之,忌灸。"

《外台秘要》(卷十四·历节风方):"夫历节风著人……但于痛处灸三七壮佳,又防己汤。"

《外台秘要》(卷三十九·第十一):"合阳……痹厥。""膈俞……周痹身皆痛。"

《孙真人海上方》(痹癖):"大人小儿患痹癖,肠间一块硬如砖,捣将大蒜硝黄共,傅贴患处软如绵。"

[宋、金、元代文献摘录]

《太平圣惠方》(卷九十九):"伏兔……风[原作气]劳痹逆……通针,针入三分,禁灸。""委中……风湿痹。"[上二条均原出《铜人针灸经》(卷五)]"巨虚下廉……冷痹不遂,风湿痹。""下昆仑……一名内昆仑,在外踝下一寸,大筋后内陷者宛宛中,是穴,主刺风,胻[原作胙]风,热风,冷痹。""经渠……暴

痹[原作瘅]喘逆。""消渫……风痹。"[上四条均原出《铜人针灸经》(卷六),并据改]

《铜人腧穴针灸图经》(卷四·肩髆部):"曲垣……周痹气注肩髆,拘急疼闷。"

《铜人腧穴针灸图经》(卷五·足少阳):"[足]临泣……周痹,痛无常处。"

《铜人腧穴针灸图经》(卷五·足太阳):"飞阳……疬节风,足指不得屈伸。"

《琼瑶神书》(卷一·二十一):"冷痹肾俞三里提。"

《琼瑶神书》(卷三·六十三):"阳陵……举身飞不起,冷痹及偏风。"

《圣济总录》(卷一百九十二·治五脏中风):"灸膈腧二穴……主周身痹大风。"

《子午流注针经》(卷下·足阳明):"阳辅胆经四寸间,筋挛骨痛足肿寒,风痹不仁依此用,神针一刺不须难。"

《子午流注针经》(卷下·手阳明):"合谷……痹瘘漏下热生风。"

《子午流注针经》(卷下·手厥阴):"劳宫……中风挛痹口中腥。"

《扁鹊心书》(卷中·痹病):"于痛处灸五十壮自愈……轻者不必灸,用草乌末二两,白面二钱,醋调熬成稀糊,摊白布上,乘热贴患处,一宿而愈。"

《千金宝要》(卷三·第十二):"走疰,烧车釭,令热,暂入水,以湿布裹,熨之。"

《儒门事亲》(卷一·二):"遂作骨痹……又刺肾俞、太溪二穴,二日一刺。"

《卫生宝鉴》(卷七·中风针法):"足太阳辅阳:风痹不仁,四肢不举。"

《卫生宝鉴》(卷二十·流注指要赋):"冷痹肾败,取足阳明之土。"

《针灸四书》(针经指南·标幽赋)∶"寒热痛痹,开四关而已之。"

《扁鹊神应针灸玉龙经》(六十六穴治证)∶"环跳……浑身、腰腿风寒湿痹。""申脉……治一身四肢拘挛痛肿,麻痹疼痛,历节风。""飞扬……腰腿手足历节风。"

《扁鹊神应针灸玉龙经》(针灸歌)∶"历节痛风两处穴[原作灸,据《四库全书》本改],飞扬绝骨可安痊。"

[明代文献摘录](含同时代外国文献)

《神应经》(诸风部)∶"风痹∶天井、尺泽、少海、委中、阳辅。"

《神应经》(痹厥部)∶"风痹∶尺泽、阳辅。""积癖痰痹∶膈俞。""身寒痹∶曲池、列缺、环跳、风市、委中、商丘、中封、临泣。"

《神应经》(手足腰胁部)∶"历节风肿,恶风,发不能起床∶风池[《针灸大成》为风市]。"

《针灸大全》(卷一·马丹阳天星十二穴歌)∶"阳陵泉……冷痹与偏风。"[原出《扁鹊神应针灸玉龙经》(天星十一穴歌诀)]

《针灸大全》(卷四·八法主治病症)∶"申脉……中风,四肢麻痹不仁∶肘髎二穴、上廉二穴、鱼际二穴、风市二穴、膝关二穴、三阴交二穴。""足临泣……手足麻痹,不知痒痛∶太冲二穴、曲池二穴、大陵二穴、合谷二穴、三里二穴、中渚二穴。""足临泣……[《针灸大成》补'白虎'二字]历节风疼痛∶肩井二穴、三里二穴、曲池二穴、委中二穴、合谷二穴、行间二穴、天应一穴(遇痛处针,强针出血)。""足临泣……走注风游走,四肢疼痛∶天应一[原作二,据义改]穴、曲池二穴、三里二穴、委中二穴。"

《针灸集书》(卷上·偏枯)∶"列缺、下关、上关、完骨、承浆、地仓、迎香、环跳、肩髃、曲池、照海、阴跷、阳陵泉、委中、百会,以上穴并治……冷风湿痹,可选灸之。"

《针灸集书》(卷上·疬节风)∶"飞扬、涌泉、颔厌、后顶穴,以上治疬节风,诸风疼痛,游走无定,状如虫行,昼静夜剧,足指不伸,兼服麝香丸。"

《针灸集书》(卷上·马丹阳天星十一穴):"曲池穴……皮肤痛麻,或瘙痒,或不仁。""委中穴……风痹,身无汗,脊膂痛肿,于此穴中出血,甚妙,刺者入五分。""承山穴……拘挛痹痛。""环跳穴:治冷风湿痹,身体痛麻胀,膝连股痛,白虎疬节风,痛不能行步。"

《针灸集书》(卷上·八法穴治病歌):"手足痛麻热多惊[先申脉,后后溪]。"

《针灸捷径》(卷之上·肩膊部):"肩髃……若刺风痪、风瘙、风病,当其火,不畏细也。"

《针灸捷径》(卷之下):"寒湿走注,白虎历节风痛:肩髃、腕骨、膝眼、膝关、阳泉、昆仑、曲池、环跳、髋骨。"

《针灸聚英》(卷一上·手太阳):"肩外俞……周痹寒至肘。"

《针灸聚英》(卷四上·肘后歌):"风痹痿厥如何治?大杼曲泉真是妙。"

《针灸聚英》(卷四上·薛真人天星十二穴歌诀):"列缺……遍身风痹麻。"

《针灸聚英》(卷四下·六十六穴歌):"暴痹足心热,经渠刺得安。""冷痹身麻木,遍身筋骨疼,阳陵神妙穴,随手便安宁。""节痛无常处,诸风痹莫伸;胆经虽六穴,阳辅效如神。""痃癖诸湿痹,太溪针便安。"

《神农皇帝真传针灸图》(计开病源灸法):"男女头风眼,头晕,脚手麻痹,转筋霍乱者,灸之:风池二穴、百劳一穴、曲池二穴、合骨二穴、风市二穴、承山二穴、行间二穴、下三里二穴。"

《古今医统大全》(卷十二·易简诸方):"[历节风门]治风毒历风,三年酽醋五升,热煎三五沸,切白葱二三斤,入醋内煮一沸,取出布帛,热裹患处,熨之瘥。"

《医学入门》(卷一·治病要穴):"合谷……痹风,筋急,疼痛。""风市……浑身搔痒,麻痹。""阳陵泉:主冷痹,偏风。""足三里……痹风。"

《医学纲目》(卷十二·诸痹):"冬感风寒湿者,为骨痹……取太溪、委中。""春感风寒湿者,为筋痹……取太冲、阳陵泉。""夏感风寒湿者,为脉痹……取大陵、小海。""长夏感风寒湿者,为肉痹……取太白、三里。""秋感风寒湿者,为皮痹……取太渊、合谷。"

《医学纲目》(卷十二·行痹):"(怪)白虎历节风痛:两踝尖。"

《医学纲目》(卷十二·痛痹):"又久痹不去身者,视其血络,尽出其血。"

《医学纲目》(卷十五·头风痛):"久痹不去身,视其血络,尽出其血是也。"

《医学纲目》(卷二十八·脚气顽麻肿痛):"久坐久立于湿地,不得动静,冷风来入经络,不觉成病也,若欲使之不成病者,初觉则灸患处二三十壮,则愈,不复发热。"[原出《针灸集书》(卷上·脚气)]

《医学纲目》(卷三十一·少阴病·吐利续法):"(东)吐利上下俱出,藏痹脓血,头重臂痛:太白、地机、风府、长强、尺泽。"

《奇经八脉考》(卷三·证治本义):"阳维脉主病,王叔和曰:苦肌肉痹痒,皮肤痛。"

《奇经八脉考》(二维为病):"'苦僵仆,失音,肌肉痹痒'……取阳白、金门、仆参。"

《针灸大成》(卷五·八脉图并治症穴):"足临泣……四肢走注:三里、委中、命门、天应、曲池、外关。"

《针灸大成》(卷七·足少阳):"风市……浑身搔痒,麻痹。"

《寿世保元》(卷五·痛风):"治诸风恶毒,冷痹麻木肿痛,或遍身骨痛,始觉肿痛,熨之,无不即效,苍术、羌活、独活、蛇床子、蔓荆子、川山甲、雄黄、硫黄、麝香。上为末,炒热,以绢包熨患处,一法以醋拌炒作饼,用绢包,烧秆锤,放饼上熨之。"

《针方六集》(纷署集·第三十二):"伏兔……风湿,膝冷不温,风痹。"

《针方六集》(纷署集·第三十四):"飞扬……走痹,手足不得屈伸。"

《类经图翼》(卷八·足少阳):"阳辅……百节酸疼痿痹。"

《类经图翼》(卷八·足厥阴):"膝关……寒湿走注,白虎历节风痛,不能举动。"

《类经图翼》(卷八·督脉):"命门……手足冷痹挛疝。"

《类经图翼》(卷十·奇俞类集):"髋骨:在膝盖上,梁丘旁外开一寸,主治两脚膝红肿痛,寒湿走注,白虎历节风痛。""风市……风痹冷痛之要穴。"

《类经图翼》(卷十一·中风):"风痹不仁:天井、尺泽、少海、阳辅、中渚、环跳、太冲。"

《类经图翼》(卷十一·手足病):"五痹:曲池、外关、合谷、中渚。""白虎历节风:膝关。"

《循经考穴编》(足太阳):"飞扬……主痿软无力,痛风历节。""跗阳……瘫痪痿痹。""申脉……瘫痪冷痹。""金门……白虎历节风。"

《循经考穴编》(足少阳):"风市……主中风瘫痪,顽麻冷痹。""阳陵泉……主瘫痪痿痹。""阳辅……瘫痪痿痹,筋脉拘挛。"

《循经考穴编》(督脉):"风府……疬风风痹,一切风疾……咸宜刺之,能提下焦之气。"

[外国文献]

《东医宝鉴》(杂病篇二·风):"痹病,宜燔针劫刺,以知为数,以痛为俞,言针后以应效为度数,痛处为俞穴,非取诸经定穴也。"

[清代及民国前期文献摘录](含同时代外国文献)

《太乙神针》(背面穴道证治):"脾俞……痹痛[《育麟益寿万应神针》补:三阴交二穴]。""环跳……诸风寒湿,风痹风疹。"

《医宗金鉴》(卷八十五·手部主病):"合谷……痹痛筋急针

止疼。""合谷……风痹,筋骨疼痛。"

《医宗金鉴》(卷八十五·足部主病):"阴谷……疝痛阴痿及痹病。""足三里……寒湿脚气及痹风。""阳陵泉治痹偏风。""阳辅……肤肿筋挛诸痿痹。"

《重楼玉钥》(卷下·针法主治歌):"火针主刺周身病,淫邪溢于肌体中,为风为水关节痹,关节一利大气通。"

《采艾编翼》(卷一·胆经综要):"风市:一切风痹。"

《采艾编翼》(卷一·经脉主治要穴诀):"尺泽痹要穴。"

《采艾编翼》(卷二·中湿):"湿[原作温,据义改]痹,膈俞。"

《采艾编翼》(卷二·痰厥):"内虚受寒,痰气阻塞,手足厥冷,麻痹眩晕:膻中、肺俞、下脘、气海、足三里、列缺,灸后服陈皮姜葱汤。"

《针灸逢源》(卷四·经外奇穴):"高骨二穴(此即手髓孔穴):在掌后寸部前五分(针一寸半,灸七壮),又脚髓孔二穴,在足外踝后一寸,俱治手足痿痹,半身不遂。"

《针灸逢源》(卷五·手足病):"风痹:外关、天井、少海、尺泽、曲池、合谷、委中、阳辅。"

《针灸内篇》(足太阳膀胱络):"附阳……治痿厥风痹不仁。"

《疯门全书》(麻疯二十一论):"麻疯……痹者,肉木而不痛,若不针出死血,势必溃烂,脓血淋漓,但针出黑血,不妨再针,若针出鲜血,即止,须一次针一处,不可连针数处,恐去血过多,血尽而人亡也,大抵烂之则效速,不若针之效虽迟,较为稳当也。灸法,先将痹处以墨点记,然后以生姜一片贴上,用艾丸灸之,觉痛即止,但痹少则可灸,痹多则不胜其灸,当以服丸药为主。"

《疯门全书》(针法):"麻疯……服小神九一匕,即用灸法烧法,如痹处死肉不能尽烧,当于手弯、足弯或腿膝青筋处,针出黑血,实者五六日针一次,虚者半月、一月一次,针出紫黑血,不妨再针,若出鲜血即止,须一次针一处,不可连针数处。"

《疯门全书》(灸法):"麻疯……擦蕲艾成条,大者如笔管,小者如食箸,按痹处灸之,每处灸五六壮,艾丸宜长半寸以上。"

《疯门全书》(雷火针法)："麻疯……蕲艾叶放在箕内,擦成绒,以纸紧包成条,如笔管大,先以粗纸摺二三重,置各患处,以艾条燃火,按患处隔纸烧射,知痛即止,如泡起用针挑破,水干自愈,如烂即以松香膏贴之,外江呼为射火,医家又名雷火针,凡疯痹、鹤膝风、肿痛风之类皆用之。服初次丸,即以艾擦条圈围,烧死肌肉,不可空一丝,勿烧穴火,服至第二次丸,便要灸穴火,上两肩井、两曲池、招摇、虎口,如风气已收,即要灸对眼二穴,下身两风门、三里、鱼肚、解肌、断根各穴,相时势,每穴三五壮或七八壮。"

《神灸经纶》(卷三·证治本义)："[王叔和]曰:寸口脉后部左右弹者,阴跷也,苦颠痫寒热,皮肤淫痹。"

《神灸经纶》(卷三·中风灸穴)："手足挛痹,心神昏乱,将有中风之候,不论是风与气,可依次灸此则愈:合谷、风市、昆仑、手三里、关元、丹田。"

《神灸经纶》(卷四·手足证治)："五痹……膏肓[原作盲,据义改]、肩井、肩髃。""冷痹:阳陵泉。""浑身搔痒麻痹:风市、悬钟。""白虎历节风:风市。"

《针灸集成》(卷二·风部)："历节风:风池、绝骨、胆俞。"

《灸法秘传》(痹症)："痹症……倘三气痹痛,灸环跳,兼灸脾俞、肾俞。"

《西法针灸》(第三章·第七节)："花风病……悲愤忧愁等精神之感动,几于变化不测,此外则发神经痛,运动知觉,两皆麻痹……按摩胸、腹、腰部及头颈部,更针左列之部:中极、关元、气海、中脘、巨阙、哑门、大横、日月、心俞、肝俞、脾俞、肾俞、关元俞、胃仓、幽门、肩井。"

《西法针灸》(第三章·附录)："上肢手部,下肢足部,忽然同时麻痹,故手不能把握,足不能行动……上肢则自肩胛腋窝以至于手,下肢则自臀部至足尖,均一一如法按摩,复于手腕关节部、腋窝前上部及足跗关节部、上腿后侧诸处,施行针刺,病机日有起色,至八月十日,全治去。"

《针灸治疗实验集(第一期)》(16·4):"行痹……左肾酸疼,继之大痛,指掌皆肿,恶心呕吐……夜右足胫大痛……乃针左肩井、曲池、手三里、少海、合谷,右足三里、阳陵、阳辅、内庭、委中,刺内踝静脉出血,针后至半夜痛缓,翌日痊愈……因步行过早,筋骨疲乏,病复作……右手左足病也,乃针右肩井,灸三壮,曲池、左阴陵,灸阳陵,灸膝眼、膝关,灸委中,刺腨肚微血管出血。"

《针灸治疗实验集(第一期)》(46):"自觉四肢沉重而痹,眼目昏昏,至天明而面目四肢浮肿,四五日不退……在脾俞、曲池、合谷三穴针治,十五日施针,至十六日,而肿忽退。"

《金针秘传》(针验摘录·中风):"夜半睡醒,忽口眼歪斜,语言难出,而半身肢体同时麻痹……予谓病在少阴,痱症也,为针气海、环跳、肾俞等穴,顷刻之间,麻痹半身即能自行转侧,十日即完全告愈。"

[外国文献]

《针灸则》(附录):"小儿慢脾风,目直视,手足痹,口吐沫,则章门二穴灸五壮,或至十壮,有经验。"

[现代文献题录]

(限本节引用者,按首位作者首字的汉语拼音排序)

鲍庆祥.穴位注射蜂毒治疗风湿性类风湿性关节炎172例疗效观察.针灸临床杂志,1999,15(6):38-39.

柴月华,李自东,柴荣华.中药熏灸配合手法治疗风寒湿痹临床观察.中医外治杂志,2004,13(2):29.

常超,赵敏.针灸治疗类风湿性脊柱炎17例.针灸学报,1992,8(6):14.

陈桂玲,张中一.《内经》刺法治疗类风湿性关节炎40例.上海针灸杂志,1994,13(5):217.

陈雷.刺络拔罐法治疗急性痛风39例.上海针灸杂志,1999,18(5):30.

陈全新．标本兼治　祛风通络 // 胡熙明．针灸临证指南．北京：人民卫生出版社，1991：293.

陈兴华，姚文敏，邹春萍，等．合谷刺配合化脓灸治疗类风湿性关节炎活动期疗效观察．中国针灸，2009，29（11）：884-886.

陈周易．加药艾卷灸治风寒湿痹50例．四川中医，1988，6（2）：46.

崔景胜．头皮针治疗痹证及扭伤疼痛300例．陕西中医，1985，6（4）：171.

代国平，彭东升，马留德．针药结合治疗类风湿性关节炎83例．针灸学报，1992，8（6）：17.

丁锋．温针灸治疗急性痛风性踇趾关节炎31例．针灸临床杂志，1997，13（4，5）：70.

杜秀兰，孙素平，张忠春，等．消痹膏贴敷治疗类风湿性关节炎临床研究．山东中医杂志，1999，18（4）：150.

段昭侠．穴位注射治疗类风湿性关节炎的临床观察．贵阳中医学院学报，2005，27（4）：30-31.

范钢，姜风东，陈文光．三棱针点刺放血治疗急性痛风性关节炎54例．上海针灸杂志，1998，17（1）：32.

高汉媛，赵耀东，惠建萍，等．针刺加铺灸治疗类风湿性关节炎53例．甘肃中医学院学报，2006，23（1）：40-42.

高扬．针刺治疗风湿性关节炎疗效观察．上海针灸杂志，2001，20（2）：29.

管遵惠，陈莉莉，段晓蓉．正清风痛宁穴位注射治疗风湿、类风湿性关节炎69例．上海针灸杂志，1997，16（5）：6-7.

韩淑萍．刺络拔罐加针刺治疗痛风性关节炎38例．中国针灸，1999：19（12）：736.

何覆志．风寒湿痹汤合温针灸治疗风湿性关节炎124例．安徽中医学院学报，1995，14（2）：52.

何继红．王世彪．长蛇灸治疗类风湿性关节炎37例．浙江中医杂志,1994,29(3):126.

何匡吾,张奕.痛风性关节炎三种治法疗效观察.中国针灸,2000,20(1):29.

何巍,张吉,谷世喆,等.滞针法治疗风寒湿阻型类风湿性关节炎临床观察.中国针灸,2006,26(5):331-334.

何巍.温针灸治疗风湿性关节炎40例疗效观察.针刺研究,2004,29(4):296.

何银洲,王文远,王辉,等.蜂针治疗类风湿103例疗效分析.新中医,1995,27(10):33.

贺普仁.针灸治疗468例风湿性关节炎临床疗效分析.北京中医,1988,7(3):38.

黄迪君.黄氏疗法治疗类风湿关节炎.中医药学刊,2006,24(7):1203-1204.

黄奎炎,黄禹.太乙雷火神针治疗类风湿性关节炎60例.中国民间疗法,2008,16(8):17-18.

江有源.针刺治疗急性风湿热46例临床分析.中国针灸,1993,13(2):3.

康菊香.经络治疗仪治疗痹症120例.湖北中医杂志,2001,23(2):34.

李保金.推拿刮痧治疗寒湿型痹症118例.中国民间疗法,2004,12(4):26.

李世珍.随证选穴 灵活变通//胡熙明.针灸临证指南.北京:人民卫生出版社,1991:294.

李兆文,黄耀恒,林俊山,等.刺血疗法治疗痛风性关节炎23例对照观察.中国针灸,1993,13(4):11-14.

梁松柏.子午流注针刺疗法治疗类风湿性关节炎21例.中国针灸,2004,24(增):80-81.

刘广霞,张道宗.针灸督脉为主治疗老年性骨质疏松症28例临床报道.中国针灸,2000,20(9):529-530.

刘和春．针灸为主治疗类风湿性关节炎临床观察．上海针灸杂志,2009,28(4):224-225.

刘康平．针刺加拔火罐治疗急性风湿性关节炎．北京中医,1991,11(4):37.

刘累耕,刘岚,罗颂东,等．电针配合药物治疗急性类风湿性关节炎疗效观察．中国针灸,2003,23(12):712-714.

刘心莲,刘成贵,肖君,等．温针、穴位注射治疗类风湿性关节炎及其对细胞免疫功能的影响．中国针灸,1994,14(2):1.

刘鑫．温针灸治疗痛风性关节炎61例．中国针灸,2000,20(9):537.

刘媛媛,江钢辉．温针灸为主治疗类风湿性关节炎30例疗效观察．黑龙江中医药,2005,34(1):34-35.

伦新．拍打疗法治疗类风湿性关节炎85例．四川中医,1993,11(5):51.

罗诗荣．"铺灸"治疗类风湿性关节炎65例临床观察．中国针灸,1988,8(2):8.

马璠,王平,朱向东．针药结合治疗痛风性关节炎58例．针灸临床杂志,2000,16(5):32.

么秋香,李勇辉,王艳姝,等．痹证的微波针灸治疗与护理．四川中医,1992,10(9):51.

孟宪军．三池穴为主治疗类风湿性关节炎．光明中医,2008,23(10):1549-1550.

农泽宁,杨龙．小针刀治疗骨痹37例．广西中医药,2000,23(5):26.

欧阳伟．对应取穴　提插直刺//胡熙明．针灸临证指南．北京:人民卫生出版社,1991:295.

庞勇,赵利华,农泽宁,等．针灸治疗原发性骨质疏松症临床观察．上海针灸杂志,2008,27(12):15-16.

彭静山．病位不同　取穴各异//胡熙明．针灸临证指南．

北京:人民卫生出版社,1991:286.

戚艳,杨锐.温针灸配合药物治疗急性类风湿性关节炎.针灸临床杂志,2009,25(1):40-41.

饶光涛,陈德军,陈洪斌.针刺与药物对照治疗原发性痛风性关节炎109例疗效观察.中国针灸,1993,13(1):8.

师怀堂.火针点刺　拔罐放液//胡熙明.针灸临证指南.北京:人民卫生出版社,1991:285.

宋生祥,马生梅,祝慧.针刺治疗痛风性关节炎30例.上海针灸杂志,1996,15(1):15.

孙景胜,陈先风,马永军.针刺加穴位注射治疗类风湿性关节炎126例临床观察.针灸临床杂志,1993,9(4):21.

孙丽琴,刘心莲,肖君,等.温针灸治疗类风湿性关节炎434例疗效观察.针刺研究,1992,17(4):249.

孙伊平.针刺与刺络走罐结合治疗类风湿性关节炎35例.中国针灸,2004,24(增):81-82.

汤国娟.扬刺温针灸治疗四肢筋痹的临床观察.针刺研究,2004,29(4):293.

唐韬,赵敏奇,刘春城.温针治疗类风湿性关节炎58例.上海针灸杂志,2005,24(1):13-14.

汪斌,张小琴,许艾萍.氦-氖激光治疗痹症30例疗效分析.北京中医,1984,3(2):39.

王光宇,苏秀茹.针灸、拔罐、按摩治疗痹证40例.吉林中医药,1998,18(3):45.

王品山.王品山临证经验//陈佑邦,邓良月.当代中国针灸临证精要.天津:天津科学技术出版社,1987:29.

王伟明,杨臻,陈汉平.长期艾灸治愈类风湿性关节炎4例.上海针灸杂志,1995,14(5):229.

王卫红,刘刚.激光火针治疗痹症60例临床分析.中国针灸,2000,20(12):730.

王文娟,李莉.针灸配合中药汽疗仪汽浴法治疗类风湿性关节炎 85 例.针灸临床杂志,2005,21(9):17.

王夕花,窦理修,陈为友,等.三伏天火针治疗风湿性关节炎.中国针灸,2001,21(9):561.

王永亮.埋线配合火针治疗类风湿性关节炎 120 例.上海针灸杂志,2004,23(10):31.

王樟连,陈利芳,朱维明.腹针经皮电刺激对颈肩腰腿痛患者即时镇痛效应的观察.中国针灸,2007,27(9):657.

韦莉莉.取足三里、三阴交为主穴治疗急性痛风性关节炎.针灸临床杂志,1997,13(4-5):84.

文绍敦,赵国梁.火针放血治疗痛风 105 例疗效观察.中国针灸,1996,13(3):23-24.

吴春光.中药熨灸法治疗风湿性关节炎 456 例临床观察.针刺研究,1992,17(4):249.

吴家萍,边朝辉.针灸和甲氨蝶呤治疗类风湿性关节炎 90 例临床疗效对比.针刺研究,2006,31(4):235-237.

吴健民.自拟"治痹膏"穴位外贴治疗寒痹.江苏中医,1990,11(8):28.

吴克,郑庆瑞,李霞.针灸刀松解治疗顽固性经络痹痛 85 例.针灸临床杂志,2004,20(8):34.

吴明霞.针灸对骨质疏松患者骨密度作用的临床研究.福建中医学院学报,2000,10(4):33-34.

吴洲红.针灸配合干涉治疗仪治疗原发性骨质疏松症.针灸临床杂志,2007,23(11):28-29.

吴自力.针刺小肠俞对痛风镇痛效果观察.四川中医,1994,12(10):54.

奚永江,浦蕴星,陈桂玲,等.针刺治疗早期类风湿性关节炎 34 例临床观察.上海针灸杂志,1985,4(4):1.

夏义仁,吴俊.刺血疗法治疗类风湿性关节炎 43 例.实用中医药杂志,2008,24(12):784.

肖君,刘心莲,孙丽琴,等.针灸治疗41例类风湿性关节炎疗效分析及对白细胞介素2的影响.中国针灸,1992,12(6):26.

谢立娅.针灸配合药物穴位注射治疗类风湿关节炎.山西中医,2005,21(3):13.

熊芳丽,肖亚平.耳针治疗老年妇女骨质疏松症60例临床观察.贵阳中医学院学报,2000,22(2):33-34.

徐彬.徐彬临证经验 // 陈佑邦,邓良月.当代中国针灸临证精要.天津:天津科学技术出版社,1987:340.

徐晶萍,刘长征,邹佑云.中药内服配合温针灸治疗风湿性关节炎76例临床观察.浙江中医杂志,2008,43(10):592.

薛立功,张海荣.长圆针治疗腰椎骨痹60例.中国针灸,2000,20(10):597.

杨甲三.杨甲三临证经验 // 陈佑邦,邓良月.当代中国针灸临证精要.天津:天津科学技术出版社,1987:169.

杨晋红,罗永莉.针刺配合药物外敷治疗急性痛风性关节炎48例.中国针灸,2000,20(7):395.

杨晓勇.针刺结合音频电疗仪治疗运动性损伤297例.中国针灸,2003,23(3):182.

叶华棣.宽针治疗颈肩腰腿痛的体会.湖北中医杂志,1994,16(3):54.

叶天申,谢文霞,李建东,等.关节炎Ⅱ号穴位贴敷治疗类风湿性关节炎59例.浙江中医杂志,2000,35(2):64.

殷克敬.辨证选穴　针灸兼施 // 胡熙明.针灸临证指南.北京:人民卫生出版社,1991:292.

殷庆兰.火针治疗痹证60例临床观察.新疆中医药,1990,10(1):41.

尹百顺,张国强,刘月振.针灸治疗类风湿性关节炎62例.中国针灸,2007,27(9):698.

余宗南. 隔膏药灸治疗痹证96例. 福建中医药,1990,21（3）:26.

袁国武,张永峰,康世玉. 火针治疗痛风性关节炎42例. 针灸临床杂志,1997,13（9）:32.

岳宝安,毕宇峰. 长蛇灸治疗类风湿性关节炎172例. 陕西中医,2007,28（11）:1536-1537.

张可欣. 针灸配合中药辨治类风湿性关节炎108例临床观察. 云南中医中药杂志,2009,30（12）:50-51.

张丽. 隔药灸调节老年骨密度的研究. 中医函授通讯,1997,16（1）:35.

张瑞文. 艾叶针剂　穴位注射//胡熙明. 针灸临证指南. 北京:人民卫生出版社,1991:291.

张世雄. 脐周三穴治疗痹症. 中医杂志,1987,28（9）:50-51.

张逸萍,杨依方. 针药并用、内外同治法治疗痛风35例疗效观察. 针灸临床杂志1994,10（6）:16.

张羽. 竹罐针刺法治疗类风湿性关节炎64例. 天津中医,1992,9（6）:38.

张云飞. 巨针治疗风湿痛痹症1221例. 中国针灸,1991,11（3）:22.

张泽胜,陈千里. 温针灸治疗类风湿性关节炎48例疗效观察. 新中医,2005,37（7）:57.

张针. 衬垫灸治疗慢性风湿性关节炎500例. 云南中医中药杂志,1997,18（3）:40.

张针. 电针加穴位注射治疗慢性风湿性关节炎1000例. 陕西中医,1994,15（12）:553.

赵晓蔷. 熏灸治疗风湿病50例. 中国针灸,1989,9（3）:16.

赵玉青. 赵玉青临证经验//陈佑邦,邓良月. 当代中国针灸临证精要. 天津:天津科学技术出版社,1987:274.

钟梅泉. 梅花针叩打　配以放血艾灸//胡熙明. 针灸临证

指南.北京:人民卫生出版社,1991:289.

钟岳琦.钟岳琦临证经验//陈佑邦,邓良月.当代中国针灸临证精要.天津:天津科学技术出版社,1987:306.

诸葛文.祛风活血药饼灸的临床应用.上海针灸杂志,1983,2(1):32.

第二节　脊部病证

在针灸临床上,脊部病证常表现为该部的疼痛、拘急、强硬、活动困难等症状。在历代针灸文献的症状中,凡有"脊"字样的内容,本节均予收录。中医学认为,本病多由寒、热、风、湿等外邪,气滞、血瘀、痰湿等内邪,以及体质虚弱等因素所致;在针灸临床上常表现为寒、热、风、气、虚等证型。西医学认为,本病多由脊部骨骼(脊椎)和软组织(肌肉、肌腱、韧带等)的病变所致,临床常见的有脊部组织的外伤、劳损、骨质增生、椎间盘突出,以及强直性脊柱炎等。但是脊髓的病变,以及由大脑皮质功能紊乱所引起的"脊反张"不在本节讨论范围内。涉及本病的古代针灸文献共234条,合390穴次;现代针灸文献共99篇,合592穴次。将古今文献的统计结果相对照,可列出表2-1~表2-4(表中数字为文献中出现的次数)。

表2-1　常用经脉的古今对照表

经脉	古代(常用穴次)	现代(常用穴次)
相同	膀胱经172、督脉71	膀胱经209、督脉144
不同	肾经36	胆经78

表2-2　常用部位的古今对照表

部位	古代(常用穴次)	现代(常用穴次)
相同	下背79、上背60、腿阳56	下背192、腿阳120、上背111
不同	头面38、足背31、足阴24	

表 2-3　常用穴位的古今对照表

穴位		古代（常用穴次）	现代（常用穴次）
相同		委中31、腰俞10、肾俞7、大肠俞7	肾俞42、委中27、腰俞14、大肠俞11
相似	背督	长强10	命门29、大椎28、腰阳关27、至阳10
	背俞	膀胱俞9、白环俞8、小肠俞6、肺俞5、肩井5	夹脊67、阿是穴31、秩边18、大杼12、次髎11
相异	头面	水沟14	风池12
	下肢阳	昆仑11、申脉6、京骨5	阳陵泉24、环跳22、悬钟11、足三里11
	下肢阴	复溜7、涌泉5、大钟5	
	上肢	中渚7、合谷5	
	腹部	章门7	

表 2-4　治疗方法的古今对照表

方法	古代（条次）	现代（篇次）
相同	艾灸23、针刺18、刺血16	针刺40、艾灸28、刺血6
不同	点烙2	器械18、电针16、拔罐10、挑治8、穴位注射6、推拿6、火针5、敷贴5、埋线3、刮搓1、小针刀1

　　根据以上各表,可对脊部病证的古今针灸治疗特点作以下比较分析。

【循经取穴比较】

　　1. **古今均取膀胱经、督脉穴**　膀胱经、督脉循行于背部,与脊相关,因此古今均取该两经穴。统计结果见表 2-5。

表2-5　膀胱经、督脉穴次及其分占古、今总穴次的百分比和其位次对照表

	古代	现代
膀胱经	172（44.10%，第一位）	209（35.30%，第一位）
督脉	71（18.21%，第二位）	144（24.32%，第二位）

　　表2-5显示，**古代比现代更重视取膀胱经穴，现代比古代更重视督脉穴**，此可能是由于古代文献中或以脊代背（如"腰脊痛"），而现代针灸治疗本病则多集中于脊柱炎或脊柱病。就穴位而言，表2-3显示，**古今均多取膀胱经委中、肾俞、大肠俞，督脉腰俞，这是相同的**；古代还取督脉长强，现代则取该脉命门、大椎、腰阳关、至阳；古代又取膀胱经膀胱俞、白环俞、小肠俞、肺俞等，现代则取该经秩边、大杼、次髎，这些是相似的。**古代还取督脉水沟，膀胱经昆仑、申脉、京骨等，而现代取之不多，这些是不同的。**马王堆帛书《足臂十一脉灸经》载："足泰阳脉"治"挟脊痛"；《阴阳十一脉灸经》曰："足钜阳之脉"治"脊痛，腰似折"。《素问·骨空论》云："督脉为病，脊强反折。"《难经·二十九难》言："督之为病，脊强而厥。"《灵枢经·经脉》载：长强主"实则脊强"；《济生拔粹》云："治脊强反折，刺督脉哑门一穴，应时立愈。"均为古代取膀胱经、督脉穴之例。

　　2. 古今均取胆经穴　《灵枢经·经脉》载：胆经循行"下耳后，循颈，行手少阳之前，至肩上"，与督脉相邻近，因此古、今治疗本病亦取胆经穴，分别为18、78穴次，分列各部的第四、第三位，分占各自总穴次的4.62%、13.18%，**显示现代比古代更重视取胆经穴**。就穴位而言，古代选取肩井，现代则取风池，这是相似的；**现代又取阳陵泉、环跳、悬钟，古代取之不多，这是不同的**，此当是现代认识到脊神经支配下肢的感觉与运动功能之故。

　　3. 古代选取肾经穴　《灵枢经·经脉》载：肾经循行"贯脊属肾络膀胱"，因此古代治疗本病还选用肾经穴，共计36穴次，列

诸经的第三位,占古代总穴次的9.23%,**常用穴为复溜、涌泉、大钟等**。而现代取肾经为7穴次,列现代诸经的第六位(与脾经并列),占现代总穴次的1.18%,未被列入常用经脉,不如古代,**显示现代对经络学说的重视不够**。《足臂十一脉灸经》载:"足少阴脉"治"脊内廉痛"。《灵枢经·经脉》曰:足少阴肾经治"脊股内后廉痛"。《灵枢经·杂病》云:"心痛引腰脊,欲呕,取足少阴。"均为古代取足少阴经穴之例。

【分部取穴比较】

1. **古今均取背部穴** 脊属背部,因此古今治疗本病均取背部(含上背、下背)穴。统计结果见表2-6。

表2-6 背部穴次及其分占古、今总穴次的百分比和其位次对照表

	古代	现代
下背	79(20.26%,第一位)	192(32.43%,第一位)
上背	60(15.38%,第二位)	111(18.75%,第三位)

表2-6显示,无论是下背还是上背,现代的百分比均高于古代,可见**现代比古代更重视取背部穴**,显示现代更重视局部取穴。就穴位而言,表2-3显示,**古今均取腰俞、肾俞、大肠俞,这是相同的**;古代还取长强、膀胱俞、白环俞、小肠俞、肺俞、肩井,现代则取夹脊、阿是穴、命门、大椎、腰阳关、秩边、大杼、次髎、至阳,这是相似的。

古代取背部穴者,如《备急千金要方》曰:"神道、谷中、腰俞、长强、大杼、膈关、水分、脾俞、小肠俞、膀胱俞,主腰脊急强。"《针灸捷径》云:"背脊心红肿痛:肩井、风门、肺俞、尺泽、腰俞、五枢。"《针灸资生经》语:"腰脊伤,持重得病而入肾,灸肾俞可也。"《医学入门》言:大肠俞主"腰脊痛"。《外台秘要》称:白环俞主"腰脊以下至足不仁",均为例。又如《百证赋》道:"脊强兮,水道

筋缩。"《循经考穴编》载:命门主"脊强不能屈伸"。《神应经》语:"胁与脊引:肝俞。"《针灸甲乙经》谓:神堂主"脊背急强"。上述筋缩、命门、肝俞、神堂亦在背部。

现代取背部穴者,如杜小正等治疗强直性脊柱炎,针刺督脉大椎至腰俞之间所有腧穴,用郑氏温通法,针刺膀胱经第一侧线所有背部穴,用平补平泻法;刘维等则针刺华佗夹脊、肾俞穴,用平补平泻加温灸;高猛等先上后下地针刺至阳、筋缩、中枢、脊中、悬枢、命门、腰阳关、肾俞、气海俞、大肠俞、关元俞、八髎、秩边等穴,施补法;李国庆等治疗增生性脊柱炎,取椎体增生部位,或最明显的压痛点,用针挑法,并放血 10 滴,然后贴敷姜片,用纱布包扎固定。

2. 古今均取腿阳面穴 因治疗本病选取膀胱经、胆经穴,而膀胱经、胆经行经腿阳面,因此古、今取腿阳面穴分别为 56、120 穴次,分列各部的第三、第二位,分占各自总穴次的 14.36%、20.27%,可见**现代比古代更重视腿阳面穴**,此当是现代受神经学说影响,认为脊神经的病变可产生腿阳面症状的缘故。就穴位而言,**古今均取委中,这是相同的;现代还取阳陵泉、环跳、悬钟、足三里**,而古代取之不多,这是不同的。

古今取腿阳面穴者,如元明时代《马丹阳天星十二穴歌》道:委中主"腰重不能举,沉沉挟脊梁"。明代《神应经》载:"脊膂强痛:委中。"现代李林燕等介绍梁桢治疗脊柱结核的经验,取委中、足三里、阳陵泉、绝骨、太冲等,施温针灸;石跃等治疗强直性脊柱炎,针刺环跳、委中、承山、昆仑,用平补平泻法;何庆勇则针秩边、环跳、风市、足三里等穴,亦用平补平泻法。

3. 古代选取头项部穴 由于治疗本病选取督脉穴,而督脉行经头面部,因此古代也选用头面部穴,共计 38 穴次,列各部的第四位,占古代总穴次的 9.74%,**常用穴为水沟**。如《流注指要赋》道:"人中除脊膂之强痛。"《医学入门》言:"脊膂痛者,针人中尤妙。"又如《儒门事亲》曰:神庭、上星、囟会、前顶、百会五穴可治"腰脊强",上述5穴亦属头部督脉穴。前述《济生拔粹》"治脊强反折,刺督脉哑门一穴",亦为头项部之例。表2-3显示,现代治疗本病也取头部穴风池等,如刘维等治疗强直性脊柱炎,取风池等穴,施针刺捻转泻法;石跃等亦取风池、风府等穴,用针刺平补平泻法。但现代取头面部穴共16穴次,列现代各部的第四(并列)位,占现代总穴次的2.70%,未被列入常用部位,不如古代,显示现代对经络学说重视不够。

4. 古代选取足部穴 前面已述,古代治疗本病选用膀胱经、肾经穴,而该两经分别行经足之阳部和阴部,因此古代也选用足阳、足阴部穴,分别为31、24穴次,分列古代各部的第五、第六位,分占古代总穴次的7.95%、6.15%,**常用穴为昆仑、申脉、京骨,涌泉、大钟**。如《马丹阳天星十二穴歌》道:昆仑主"头疼脊背急"。《针灸聚英·八法手诀歌》道:"脊头腰背申脉攻。"《类经图翼》曰:京骨主"治腰脊痛如折,髀不可曲"。《备急千金要方》载:涌泉、阴谷主"身体腰脊如解"。《针灸内篇》云:大钟主"腰脊疼"。又如《针方六集》言:然谷主"脊臀股内后廉痛",然谷也属足阴部。而现代取足阳、足阴分别为18、8穴次,分列现代各部的第五、第六(与手背部并列)位,分占现代总穴次的1.69%、1.35%,未被列入常用部位,不如古代,亦显示现代对经络学说重视不够。

此外,表2-3显示,**古代还选取腿阴面的复溜,手背部的合谷、中渚,腹部的章门**。其中复溜为肾经的经穴;而合谷是大肠经的原穴,而该经"上出于柱骨之会上",与督脉相交会。如《济生拔粹》曰:"治腰脊内引痛不得屈伸,近上痛者,刺手阳明经合谷二穴;近下痛者,刺足太阳经昆仑二穴,次刺足少阴经伏白二穴,在足内踝上二寸陷中。"(此处"伏白"当为复溜)古人又取手背中渚穴,达7穴次之多,当为古人经验所得,如《流注指要赋》道:"脊间心后者,针中渚而立瘥。"治疗与腹部相关之本病,古人则取腹部穴章门等,如《针灸甲乙经》云:"腹中气胀,引脊痛","先取脾俞,后取季胁"。后人注释"季胁"即脾之募穴章门。而现代治疗本病取上述四穴不多。

【辨证取穴比较】

治疗各种类型的脊部病证，**古人选取背部、腿阳面与足部之穴**，这与前述本病总体取穴特点相合，各类之间似无很大差别。此外，治疗与辨证相关的各类脊部病证，古人取穴似还有以下差异。

1. **与寒相关** 对于外寒，**古人多取上背部穴**，如《针灸甲乙经》曰："侠脊有寒气，热汗不出，腰背痛，大杼主之。"《针灸内篇》云：陶道主"洒淅，脊强，项急"。**对于内寒，古人还取与肝、脾、肾相关之穴**，如《医学纲目》言："腰脊冷，溺多白浊，失精：脾募、曲泉。"《类经图翼》语：太溪主"腰脊痛，大便难，手足寒，并刺委中、大钟"。**对于半表半里之寒，古人兼取足太阳与足少阴之穴**，如《素问·刺疟》谓："肾疟者，令人洒洒然，腰脊痛宛转"，"手足寒，刺足太阳、少阴"。其中"洒洒然"乃恶寒之意。

2. **与热相关** 古人又取关节部穴，如《针灸甲乙经》曰："热病侠脊痛，委中主之。"《针灸集书》云：委中主"热病，风痹，身无汗，脊膂痛肿，于此穴中出血，甚妙，刺者入五分。"**对于表热，古人多取上背部穴、足太阳穴，以及手阳明合谷穴**，如上述"与寒相关"中《针灸甲乙经》言："侠脊有寒气，热汗不出，腰背痛，大杼主之。"又如《医学纲目》语："假令头项痛，腰脊强，发热，恶寒，足太阳膀胱受病，当治阳井至阴是也。"《济生拔粹》称："治伤寒在表，发热恶寒，头项痛，腰脊强，无汗，尺寸脉俱浮，宜刺手阳明经合谷二穴，依前法刺之，候遍体汗出即出针，此穴解表发汗大妙。"**对于里热，古人又取足少阴及其相关穴**，如《脉经》谓："右手关后尺中阴实者，肾实也，苦骨疼腰脊痛，内寒热，刺足少阴经治阴。"《医学纲目》述："肾热生骨痿，足不任身，腰脊不举，骨枯髓减，色黑而齿槁者，补其荥然谷，通其俞太溪，至冬病已。"《续名医类案》记："一儿年十四，痘后腰脊痛不能俯仰，午后潮热，此骨髓枯,少水不胜火,肾气热也,灸昆仑穴、申脉穴各三壮。"**对于半表半里之热,古人又取足太阳及足少阴之穴,**如《针灸大全》治"肾疟,令人洒热,腰脊强痛",取公孙,配大钟、肾俞、申脉。

3. 与风相关 古人还取头部穴,此为风性轻扬在上之故。如《循经考穴编》云:风池主"中风偏枯,脊膂强痛"。《杨敬斋针灸全书》言:"风痉证,腰脊强:风府、风门、肝俞。"上述风池、风府均在头部。

4. 与气相关 古人还根据气攻之部位,取相应经络及部位之穴,如《灵枢经·四时气》语:"小腹控睾,引腰脊,上冲心,邪在小肠者","取之肓原以散之,刺太阴以予之,取厥阴以下之,取巨虚下廉以去之,按其所过之经以调之"。《针灸甲乙经》称:"奔豚泄气,上下引腰脊痛,气穴主之。"《医宗金鉴》道:"肾经原络应刺病","脐下气逆脊背痛",此乃取太溪配飞扬。

5. 与虚相关 古人还取补虚之常用穴,如《类经图翼》谓:膏肓俞"治背脊痛风劳"。**古人又取与虚弱脏腑相关的经络及部位之穴,**如《针灸甲乙经》述:"腹中气胀,引脊痛,食饮多身羸瘦,名曰食㑊,先取脾俞,后取季胁。"食㑊为胃热脾虚之证,故取脾俞和章门。又如上述"与热相关"中《医学纲目》治疗"骨枯髓减","补其荥然谷,通其俞太溪"。《续名医类案》治疗"骨髓枯","灸昆仑穴、申脉穴各三壮"。

现代治疗本病用辨证取穴者,如何庆勇治疗强直性脊柱炎,针刺大椎、至阳、命门等穴,风邪盛加风池、风府,寒邪盛加肾俞、关元,痰浊甚加间使、丰隆、太冲,血瘀明显加血海、地机、膈俞,肾虚明显加曲泉、照海,阳虚明显加复溜,心肾阳虚者加大陵、神门;廉南等治疗增生性脊柱炎,针刺夹脊、腰阳关、命门及阿是穴,肾阴虚配肾俞、照海,气滞血瘀配行间、膈俞、委中,并用皮肤针叩刺出血少许;高增付治疗腰椎退行性脊柱炎,取阿是穴、病变椎体上下夹脊穴等,寒湿型配腰阳关,瘀滞型泻委中,肾虚型配命门,针刺得气后加红外线照射。

现代治疗本病还有根据病位而取穴者,如张华等治疗增生性脊柱炎,取腰部压痛点及其上下夹脊等穴,太阳型加秩边、臀中、委中、承山、飞扬、昆仑,少阳型加臀中、环跳、风市、阳陵泉、外丘、悬钟等,用针刺并通电;袁其伦亦取相应增生椎骨旁的夹脊穴为主,兼有上肢症者加风池、肩井、肩髃、曲池、外关等,兼有下肢症者加命门、腰阳关、委中、足三里等,用电针刺激。由上可知,**现代的辨证分型与取穴比古代更为精细明确**,两者孰为上,尚待临床实践加以检验。

【针灸方法比较】

1. 古今均用灸法　艾灸有温经通脉、散寒除湿、强身保健的作用,因此对于本病之瘀证、寒证、湿证、虚证等均当有疗效。在本病的古、今文献中,涉及艾灸者分别为 23 条次、28 篇次,分列古、今诸法之第一、第二位,分占各自总条(篇)次的 9.83% 和 28.28%,可见**现代比古代更多地采用艾灸疗法**,此当是现代临床发现灸法,尤其是温针灸和铺灸,对本病有效,故灸疗次数较高。

对于本病,**古人艾灸多取背部穴**,共 22 穴次,占艾灸总穴次的 46.81%,近 1/2,常用者为肾俞、大肠俞、肺俞、膀胱俞等。如《备急千金要方》载:大肠俞主"腰脊疼强","灸百壮";"腰脊痛","灸小肠俞五十壮"。《针灸资生经》曰:"腰脊伤,持重得病而入肾,灸肾俞可也。"《医宗金鉴》道:膀胱俞"更治腰脊强直痛,艾火多添疾自痊"。《针灸则》治疗脊痛:"灸:肺俞、脾俞。"又如《针灸秘授全书》云:"脊痛:独灸中空(肺俞下三寸,又开三寸)。"中空为背部奇穴。再如《针灸捷径》言:中膂内俞"主腰痛,侠脊膂痛,上下按之应者,从项后至此穴痛,皆灸之立愈"。可见在选用背部穴时,当在穴位上下寻找压痛点,以提高灸疗效果。

古人艾灸也取腹部、足部之穴,如《备急千金要方》称:"男子腰脊冷疼,溺多白浊,灸脾募百壮。"脾募为章门,在腹部。又如前面"与热相关"中,《续名医类案》"灸昆仑穴、申脉穴各三壮",

昆仑、申脉在足部。

古人艾灸还循经取相应经脉穴,如马王堆帛书《足臂十一脉灸经》载:"腰痛,挟脊痛","灸太阳脉";"脊内廉痛","灸足少阴脉"。

除了常规灸法外,**古人还采用"太乙神针"法**,此是灸法之一种,治疗时在穴位上铺数层布或纸,然后将点燃的艾条按在布或纸上,以防对人体肌肤的损伤。如《太乙神针》载:身柱主"脊膂强痛";腰俞主"腰胯脊痛,不能俯仰",即用"太乙神针"治疗本病。

现代艾灸治疗本病,除了常规灸法外,还采用隔物灸、化脓灸、温针灸和铺灸等疗法。如李林燕等介绍梁桢治疗脊柱结核的经验,取脊部凸部,用隔蒜灸,取至阳,施化脓灸;陈邦国治疗增生性脊柱炎,取大椎等督脉穴,以及肾俞、阳陵泉、足三里等穴,用隔姜灸法。

温针灸是针刺与艾灸相结合的产物,由于针具的进步,针尾更容易装置艾绒,故在现代临床上得到推广。如陆鸿飞治疗增生性脊柱炎,取病变椎体的膀胱经穴,用温针灸;陈有国治疗强直性脊柱炎,取风池、大椎、命门、脊柱关节阿是穴,用温针治疗;万小卫则取华佗夹脊、风池、环跳,亦用温针灸。

铺灸是在治疗时于背部督脉上铺以大蒜和/或中药药粉,上置艾绒捏成的长条,犹如长蛇,从头、尾、中三点同时开始点燃,故又名长蛇灸,在现代常被用来治疗本病。如胡秋生治疗强直性脊柱炎,取脊柱或骶髂关节处,采用长蛇灸;冯祯根亦于三伏天,取脊柱正中督脉穴,用铺灸法;何永准也采用麝蟾粉铺灸法。

2. 古今均用针刺　针刺可产生止痛等效应,因此古今均用针刺治疗本病,而现代研究发现,针刺可激活体内吗啡样止痛物质,为针刺疗效提供了科学依据。在本病的古、今文献中,涉及针刺者分别为 18 条次、40 篇次,分列古、今诸法之第二、第一位,分占各自总条(篇)次的 7.69% 和 40.40%,可见**现代比古代更多地采用针刺疗法**,此当是现代针具进步及受神经学说影响的结果。

古代用针刺者,如前面"与热相关"中,《济生拔粹》"刺手阳明经合谷二穴,依前法刺之,候遍体汗出即出针",此乃用针刺以促使发汗。又如《针灸甲乙经》载:"腰脊强,不得俯仰,刺脊中。"《针灸大成》治疗"腰目疼,脊痛",刺"足太阳井","不已,刺金门五分,灸三壮,不已,刺申脉三分"。《循经考穴编》云:"人病脊膂强痛","宜刺要穴人中"。《针灸则》治疗脊痛:"针:肩髃、肩井、曲池。"

现代用针刺者,如李和平治疗强直性脊柱炎,取脊柱及骶髂关节的痛点,用毫针针刺,并施以提插、捣刺、捻转等手法;曾莉亦取相应病变椎体部位的夹脊穴和骶髂关节痛点,用针刺扬刺法,施以提插捻转和刮柄法;白伟杰等则取腰阳关、命门、风市穴,施齐刺法,取肌肉-骨骼附着点症所致疼痛部位的阿是穴,施扬刺法;蒋向东针刺夹脊穴,T_2 透 T_7,T_8 透 T_{12},L_3 透向骶骨;何树槐治疗肥大性脊柱炎,取脊柱旁阿是穴,用短刺法(深刺直达骨部,并在骨骼上下提插);管遵惠等治疗增生性脊柱炎,取脊椎压痛点及其四周穴(称为"九宫穴"),根据"九宫数"行捻转补泻手法。上述捣刺、刮柄、扬刺、齐刺、透刺、短刺、"九宫数"刺法在本病的古代文献中未见记载。

古今针刺均根据虚实采用补泻手法,古代用泻法共 8 条,用补法仅 3 条,显示**本病在古代似以实证为多**;而现代报道中,补泻未有如此明确的差异,这是古今不同的。

古今用泻法者,如元代《玉龙歌》道:"强痛脊背泻人中。"明代《医学纲目》言:"脾脊后心疼痛:中渚(泻之忌补)。"《针方六集》语:人中治"腰疼脊痛,单泻"。又如前面"与气相关"中,秦汉时期《灵枢经·四时气》"取厥阴以下之,取巨虚下廉以去之";前面"与热相关"中,《医学纲目》"通其俞太溪",均为例。再如《医学纲目·脊痛脊强》谓:"脊膂并腰疼:人中(口含水突处,针入三分,略向上些,但泻无补,留三呼)、委中、三里(泻)、五枢。"此处在针刺人中时,先要在口中含水,找到人中突出部位,然后向上刺入3分,用泻法,此法可在现代临床上试用。现代用泻法者,如王伟治疗强直性脊柱炎,取夹脊穴与督脉穴,用深刺泻法;李洵则取阿是穴,用泻法;万学文治疗强直性脊柱炎之寒湿痹阻证,取病变椎体的棘间隙、横突间隙,用提插捻转的针刺泻法。

古今用补法者,如前面"与气相关"中,《灵枢经·四时气》"刺太阴以予之";前面"与热相关"中,《医学纲目》"补其荣然谷",皆为例。又如宋元时期《琼瑶神书》道:"脊脊强痛要升阳,闪搓腰痛气下忙,委中升阳即使下,复使加弹即便康。"此处"升阳"当属补法,至于如何操作,尚待探讨。现代用补法者,如焦国瑞介绍郑魁山治疗脊柱关节炎的经验,取大椎、风门、肝俞、大杼、脊中、命门、肾俞、关元俞、膀胱俞、次髎、秩边、环跳、曲池、委中,用针刺"进火法",该法为呼吸、提插相结合之补法;杜小正等治疗强直性脊柱炎,取脊柱局部督脉穴,亦采用上述郑氏温通针法;张杰等治疗强直性脊柱炎,取脾俞、肾俞、膈俞、京门、章门、三阴交、大椎、气海,用针刺补法。

古今用补泻结合者,如清代《医宗金鉴》道:"大肠俞治腰脊疼","先补后泻要分明"。又如宋元时期《琼瑶神书》云:"治腰脊强仰俯不得","至阴用泻灸无妨,血取委中即便康,肾俞加三从其补,刮提七次正相当"。其中取至阴用泻法和灸法,委中用刺血法,肾俞用补法,并用刮提之法,亦为补泻结合之例。现代用补泻结合者,如王凡星等治疗腰部增生性脊柱炎与强直性脊柱炎,针刺命门、腰阳关、肾俞、腰俞、腰眼,用提插捻转开合补法,针刺相应的华佗夹脊穴,用泻法。

现代针刺重视感应与强度,如袁志太治疗强直性脊柱炎,针刺"王氏夹脊穴',配后溪,用泻法,以有针感上下传导为佳;侯冬芬治疗增生性脊柱炎,针刺夹脊穴,用提插手法,使感应向四周扩散,以向对侧脊柱或肢体传导为佳;陆鸿飞则针刺环跳,施强刺激。而在本病的古代文献中,则未见类似的感应与强刺激的记载。

3. 古今均用刺血　治疗与瘀血相关之本病,古、今均用刺血疗法,分别为 16 条次、6 篇次,同列古、今诸法之第三位,分占各自总条(篇)次的 6.84% 和 6.06%,百分比相近。古代刺血多取关节部、末部、背部穴,或根据经络辨证取相应经穴,以下试述之。

(1)**取关节部穴**:此乃邪瘀往往滞于该部之故。在关节部诸穴中,委中达 11 条次之多,十分瞩目。如《灵枢经·杂病》曰:"腰脊强,取足太阳腘中血络。"《针灸则》云:委中"腰脊甚痛不可忍者,刺之出血,顿愈"。《医学纲目》言:"如脊背痛者","委中(七分,见血立效)"。

(2)**取末部穴**:末部亦为邪气瘀血聚集之处,古人亦刺之出血。如《灵枢经·热病》语:"身体腰脊如解,不欲饮食,先取涌泉见血,视跗上盛者,尽见血也。"《针灸内篇》载:长强治"脊强","泻血俱效"。前面《儒门事亲》取神庭、上星、囟会、前顶、百会五穴治疗"腰脊强",又曰:"出血皆愈"。上述涌泉、"跗上盛者"在下肢末部,长强为背部下端,头顶五穴为人体上端。

(3)**取背部穴**:此当为局部取穴。如《针灸则》治疗脊痛:"出血:膏肓"。

(4)**根据经络辨证,刺相应经脉穴**:如《灵枢经·癫狂》谓:"癫疾始作而反僵,因而脊痛,候之足太阳、阳明、太阴、手太阳,血变而止。"其中,"血变而止"显示出血量之大。

《医学纲目》又云:刺委中当"于四畔紫脉上去血,如藤块者不可出血,出血,血不止,令人夭"。《针灸甲乙经》曰:"腰痛引脊内廉,复溜主之,春无见血,出血(若)太多,虚不可复。"可见,对于委中处紫脉"如藤块者",以及复溜穴在春天,均不宜刺血,以防"血不止"和"虚不可复",此当是古人临床经验教训所得,在现代临床上报道不多,可作借鉴。

现代用刺血者,如陈有国治疗强直性脊柱炎,取风池、大椎、命门、脊柱关节阿是穴,用梅花针重叩或挑刺,再拔火罐,吸尽瘀血;李洵治疗强直性脊柱炎,取大椎、命门、腰俞、夹脊穴、阿是穴,用刺络拔罐放血疗法;万学文治疗强直性脊柱炎寒湿痹阻证,取病变椎体的棘间隙、横突间隙,病变的骶髂关节部位,取委中,针后加以拔罐,以拔出瘀血痰湿。总之,现代刺血亦取背部与关节部穴,而取末部穴与经脉穴的报道不多;现代刺血多用刺络拔罐法,这在本病的古代文献中未见记载。

4. 现代发展的方法　现代还采用器械、电针、拔罐、挑治、穴位注射、推拿、火针、敷贴、埋线、刮搓、小针刀等方法,其中不少是与现代科学技术相结合的产物,当是现代针灸工作者的发展。

（1）**器械**:如李邦雷等治疗强直性脊柱炎患者,取颈、背部脊柱两侧旁开 1.5cm 处及脊柱间隙及臀部、骶髂关节、膝关节的 5~10 个压痛点,用短波进行治疗;管遵惠等治疗增生性脊柱炎,取脊椎压痛点及其四周"九宫穴",用热针仪加热治疗,温度控制在 40~70℃;侯文凤亦取相应夹脊穴,用电针治疗,并施中药离子导入,其中药包括川草乌、威灵仙、乳香、没药、红花、川芎、延胡索、羌独活、天南星、白芷、蒲公英、伸筋草、透骨草等,煮液浸润药垫,接通"电泳治疗仪";桂清民等则取肾俞、命门、腰阳关、大肠俞、腰夹脊,刺入激光针进行治疗。

（2）**电针**:如高猛等治疗强直性脊柱炎,取灵台、至阳、筋缩等督脉穴,膈俞、肝俞、胆俞等膀胱经穴,施以电针刺激;徐占英等则取夹脊、次髎、环跳、秩边、股骨大转子侧 3 穴、委中、阳陵泉、绝骨等,用电针刺激;郭艳明亦取背部夹脊、督脉、膀胱经穴,用电针刺激;金建明等治疗肥大性脊柱炎,取压痛点及其上下夹脊等穴,用低频率疏密波的电针刺激。

（3）**拔罐**:如曾莉治疗强直性脊柱炎,取相应病变椎体部位的夹脊穴和骶髂关节痛点,施以针刺加拔罐;曲宝萍亦从大杼穴开始,依次取肝俞、脾俞、肾俞、小肠俞等背部两侧穴,行刮痧加拔罐术;王凡星等治疗强直性脊柱炎与腰部增生性脊柱,针刺相应的华佗夹脊穴,以及秩边、环跳、承扶、阳陵泉、委中等穴,并用闪罐法反复吸拔。

（4）**挑治**:如余志辉等治疗强直性脊柱炎,取背部膀胱经、夹脊穴、督脉共 7 条线中最痛部位 3~4 穴,用挑筋法;罗键等亦取背部的膀胱经背俞穴、华佗夹脊穴、督脉穴、阿是穴等,用岭南挑筋方法,并发现治疗后患者的免疫球蛋白 A(IgA)、免疫球蛋白 G(IgG)、C 反应蛋白(CRP)、血沉(ESR)以及微血管形态、流态、总积分值,与治疗前相比,有显著好转,可见现代还对挑刺进行了实验室检验,使研究更为客观和准确,并有助于分析疗效产生的机制,这样的研究在古代是没有的。

（5）**穴位注射**:如袁其伦治疗增生性脊柱炎,取增生椎骨旁的夹脊穴等,注入葡萄糖水或生理盐水,必要时加红花液或维生素 B_1 等药物;管遵惠等亦取脊椎压痛点及其四周穴,注入复方丹参、复方当归等药物;陈志煌等治疗强直性脊柱炎外周关节肿痛,取患部附近穴位,注入蛇毒注射液;蒋向东治疗强直性脊柱炎,取夹脊穴,注入当归寄生注射液、维生素 B_1、维生素 B_6、维生素 B_{12};伦新等亦取病变脊柱及其附近夹脊穴,用蜂针疗法,而蜂螫中含有类激素成分,故蜂针也可归入穴位注射中。

（6）**推拿**:如王凡星等治疗强直性脊柱炎,取腰背骶部穴,用㨰、揉、一指禅、弹拨、按等按摩手法;袁志太则在脊柱两侧足太阳膀胱经线之间,先用㨰法,再在脊柱棘突两侧施一指禅推法,或加用捏脊法;陆鸿飞治疗增生性脊柱炎,取腰背部穴,用揉、按、㨰等推拿手法,最后拍打脊柱;樊宝华则采用运气推拿法,施以推脊柱法、㨰脊柱法、拇指运气点按揉夹脊法、双掌交叉分推脊柱法、叠掌颤压脊柱法、拇指运气点患者俞穴法、掌分腰法、掌拍脊柱法、侧扳腰法及屈膝屈髋牵拉法,治疗本病。

（7）**火针**:如师怀堂等治疗类风湿脊柱炎、增生性脊柱炎与脊柱结核,均取病变脊柱两侧的夹脊穴,用细火针深刺;王秋云治疗强直性脊柱炎外周关节红热肿痛,取阿是穴,用火针点刺 3~5 针;高猛等治疗强直性脊柱炎,以病变侵及部位为依据,选取 4~5 个背俞穴,用火针刺入 1~1.5 寸;朱少可等亦取相应部位及夹脊穴,用火针刺入 1 寸左右。

（8）**敷贴**:如杜小正等治疗强直性脊柱炎,取脊柱局部督脉穴,贴敷中药膏剂(含附子、桂枝、细辛、白芥子、冰片、姜汁和蜂蜜等);牛文民等亦取背部督脉穴、膀胱经背俞穴与阿是穴,敷贴用中药(含乳香、没药、皂刺、白芥子、川草乌、威灵仙、透骨草、穿山甲、吴茱萸等,用白酒调成药糊);戚艳等则取夹脊穴,外敷用醋蒸热的中药(含附子、桂枝、桑枝、伸筋草、透骨草、土虫、防己、土茯苓等);张旸等取膈俞、脾俞、肾俞、腰阳关、关元、筋缩,外敷"伏九贴"(含白芥子、甘遂、延胡索、细辛、半夏等,用姜汁调和)。

(9)**埋线**:如高广忠等治疗强直性脊柱炎,取双侧肾俞、白环俞,予以埋线疗法;江杰士等治疗增生性脊柱炎,取相应颈、腰椎的夹脊穴,采用羊肠线埋藏疗法。

(10)**刮搓**:如曲宝萍治疗强直性脊柱炎,取大杼、肝俞、脾俞、肾俞、小肠俞等背俞穴,用牛角刮板依次进行刮拭。

(11)**小针刀**:如李邦雷等治疗强直性脊柱炎患者,取颈、背部脊柱两侧旁开 1.5cm 处及脊柱间隙及臀部、骶髂关节、膝关节的 5~10 个压痛点,用针刀治疗。

此外,《太平圣惠方》中点烙"三十六黄"涉及本病,因此古代点烙为 2 篇次。

【结语】

根据上述对古今文献的统计与分析结果,兹提出治疗脊部病证的参考处方如下(无下划线者为古今均用穴,下划曲线者为古代所用穴,下划直线者为现代所用穴):①背部督脉穴腰俞、长强、命门、大椎、腰阳关、至阳,膀胱经穴肾俞、大肠俞、膀胱俞、白环俞、小肠俞、肺俞、秩边、大杼、次髎,以及肩井、夹脊、阿是穴等;②腿阳面穴委中、阳陵泉、环跳、悬钟、足三里等;③头面部穴水沟、风池等;④足阳部穴昆仑、申脉、京骨,足阴部穴涌泉、大钟等。此外,还可考虑取复溜、中渚、合谷、章门等。临床可根据病情,在上述处方中选用若干相关穴位。

治疗本病与外寒相关者,可取上背部穴;与内寒相关者,可取与肝、脾、肾相关之穴;与半表半里之寒相关者,可兼取足太阳与足少阴之穴。与热相关者,可取关节部穴;与表热相关者,可取上背部穴、足太阳穴,以及手阳明合谷穴;与里热相关者,可取足少阴及其相关穴;与半表半里之热相关者,可取足太阳及足少阴之穴。与风相关者,可取头部穴。与气相关者,可根据气逆之部位,取相应经络及部位之穴。与虚相关者,可取膏肓俞等常用补虚穴,又可取与虚弱脏腑相关的经络及部位之穴。

临床可用艾灸,包括"太乙神针"、隔物灸、化脓灸、温针灸、铺灸等;亦可用针刺,根据虚实施予补泻手法,当重视针刺感应与刺激强度;还可采用刺血,以及器械、电针、拔罐、挑治、穴位注射、推拿、火针、敷贴、埋线、刮搓、小针刀等方法。

历代文献摘录

［唐代及其以前文献摘录］

《足臂十一脉灸经》:"足泰阳脉……腰痛,挟脊痛。""足少阴脉……腹街、脊内廉痛。"

《阴阳十一脉灸经》:"足钜阳之脉……脊痛,腰似折。"

《素问·热论》:"伤寒一日,巨阳受之,故头项痛,腰脊强。"

《素问·刺疟》:"肾疟者,令人洒洒然,腰脊痛宛转……刺足太阳、少阴。""刺疟者……先腰脊痛者,先刺郄中出血。"

《素问·刺腰痛》:"足太阳脉令人腰痛,引项脊尻背如重状,刺其郄中太阳正经出血,春无见血。""足少阴令人腰痛,痛引脊内廉,刺少阴于内踝上二痏,春无见血,出血太多,不可复也。""腰痛侠脊而痛至头几几然,目晄晄欲僵仆,刺足太阳郄中出血。""腰痛……引脊内廉,刺足少阴。"

《素问·脉解》:"厥阴所谓癫疝……腰脊痛不可以俯仰。"

《素问·骨空论》:"督脉为病,脊强反折……治在骨上,甚者在脐下营。"

《灵枢经·邪气脏腑病形》:"小肠病者,小腹痛,腰脊控睾而痛……取之巨虚下廉。"

《灵枢经·经脉》:"膀胱足太阳之脉……是动则病……项如拔,脊痛腰似折。""肾足少阴之脉……是主肾所生病者……脊股内后廉痛。""长强……实则脊强。"

《灵枢经·经筋》:"足太阴之筋……引膺中脊内痛。治在燔针劫刺,以知为数,以痛为输。"

《灵枢经·四时气》:"小腹控睾,引腰脊,上冲心,邪在小肠者……取之肓原以散之,刺太阴以予之,取厥阴以下之,取巨虚下廉以去之,按其所过之经以调之。"

《灵枢经·癫狂》:"癫疾始作而反僵,因而脊痛,候之足太阳、阳明、太阴、手太阳,血变而止。"

《灵枢经·热病》:"男子如蛊,女子如怚,身体腰脊如解,不欲饮食,先取涌泉见血,视跗上盛者,尽见血也。"

《灵枢经·厥病》:"厥头痛,项先痛,腰脊为应,先取天柱,后取足太阳。"

《灵枢经·杂病》:"厥,挟脊而痛至顶……腰脊强,取足太阳腘中血络。""心痛引腰脊……取足少阴。"

《难经》(二十九难):"督之为病,脊强而厥。"

《脉经》(卷二·第一):"右手关后尺中阴实者,肾实也,苦骨疼腰脊痛,内寒热,刺足少阴经治阴。"

《针灸甲乙经》(卷七·第一中):"侠脊有并[一本作寒]气……大杼主之。""脊背急强,神堂主之。""脊强俯仰难……扁俞主之。"

《针灸甲乙经》(卷七·第一下):"脊胁相引,忽忽善忘,涌泉主之。""腰脊不可俯仰……京骨主之。""热病侠脊痛,委中主之。"

《针灸甲乙经》(卷七·第四):"痉,脊强里急[一本作紧]……水分主之。""痉,脊强……石关主之。""痉,脊强……昆仑主之。"

《针灸甲乙经》(卷八·第一下):"腰脊痛,肺俞主之。""跟厥膝急,腰脊痛引腹……合阳主之。"

《针灸甲乙经》(卷八·第二):"小腹与脊相控暴痛,时窘之后,中极主之。"

《针灸甲乙经》(卷九·第七):"腹中气胀引脊痛,食饮而身羸瘦,名曰食㑊,先取脾俞,后取季胁。""脊急痛,筋挛,食不下,胃俞主之。"

《针灸甲乙经》(卷九·第八):"实则脊急强,长强主之。""小腹痛,控睾引腰脊……腰脊强……小肠俞主之。""腰脊痛强引背少腹,俯仰难……膀胱俞主之。""腰脊[一本作足]痛而清,善伛……上髎主之。""腰以下至足不仁,入脊,腰背寒,次髎主之。先取缺盆,后取尾骶与八髎。""腰痛脊急……志室主之。""腰脊痛……胞肓主之。""[一本有'腰脊相引如解'六字]……腰脊痛……大钟主之。""腰痛引脊内廉,复溜主之。春无见血,出血[此二字一本作若]太多,虚不可复。""腰痛侠脊至头,几几然……委中主之。""腰脊[一本有痛字]尻[一本有脊字]股臀阴寒大痛……承扶[一本作扶承]主之。"

《针灸甲乙经》(卷十·第二下):"腰脊强,不得俯仰,刺脊中。""脊背尻重不欲起……昆仑主之。"

《针灸甲乙经》(卷十·第六):"腰清脊强……章门主之。"

《针灸甲乙经》(卷十一·第二):"脊急强……筋缩[一本作俞]主之。"

《针灸甲乙经》(卷十一·第七):"男子脊急目赤,支沟主之。""脊内廉痛……阴谷主之。"

《针灸甲乙经》(卷十二·第十):"奔豚泄气,上下引腰脊痛,气穴主之。""月水至则腰脊痛……水道主之。"

《针灸甲乙经》(卷十二·第十一):"脊急强,目转上插,筋缩主之。""瘈疭脊强,互相引,长强主之。"

《肘后备急方》(卷一·第六):"五尸者……或挛引腰脊。兼治之方,灸乳后三寸,十四壮,男左,女右。"

《备急千金要方》(卷八·第二):"大肠俞……腰脊疼强……灸百壮。"

《备急千金要方》(卷十·第六):"凡灸疟者……从腰脊发者,灸肾俞百壮。"

《备急千金要方》(卷十九·第一):"大钟……脊股内后廉痛。"

《备急千金要方》(卷十九·第四):"男子腰脊冷疼……灸脾募百壮。"

《备急千金要方》(卷二十·第五):"腰脊痛……灸小肠俞五十壮。"

《备急千金要方》(卷三十·第三):"神道、谷中、腰俞、长强、大杼、膈关、水分、脾俞、小肠俞、膀胱俞,主腰脊急强。""小肠俞、中膂俞、白环俞,主腰脊疝痛。""次髎、胞肓、承筋,主腰脊痛,恶寒。""志室、京门,主腰痛脊急。""昆仑主脊强,背尻骨重。""涌泉主腰脊相引如解。""膈关、秩边、京骨,主背恶寒痛,脊强,难以俯仰。"

《备急千金要方》(卷三十·第八):"涌泉、阴谷……身体腰脊如解,不欲食。"

敦煌医书《灸法图》S·6168:"大肠俞……腰脊疼强……灸百壮,善。"

《外台秘要》(卷三十九·第十一):"白环俞……腰脊以下至足不仁。""悬枢……腰脊强。"

[宋、金、元代文献摘录]

《太平圣惠方》(卷五十五·三十六黄点烙方):"黑黄者……腰脊拘急……烙百会穴,及舌下黑脉、口角两旁、玉泉穴、绝骨二穴、足阳明穴、章门二穴,次烙心俞二穴。""脊禁黄者,腰背急硬……烙百会、心俞二穴、上管穴、肝俞二穴、承浆穴、魂舍二穴、气海穴、下廉二穴、绝骨二穴,次烙鼻柱,及大椎骨上。"

《太平圣惠方》(卷九十九):"腰俞……脊强不得回转。""肺俞……脊强。""白环俞……理腰[原无此字]脊挛急痛。"[上三条均原出《铜人针灸经》(卷四)]"胃仓……背脊[原无此二字]不能俯仰。"[本条原出《铜人针灸经》(卷五)]

《太平圣惠方》(卷一百):"至阳……脊急强。""胃俞……背中气上下行,腰脊痛。""长强……腰脊急强,不可俯仰。""三焦俞……腰脊急强。""神堂……腰脊急强。""白环俞……腰脊急强,不能俯仰,起坐难。"

《铜人腧穴针灸图经》(卷四·背腧部):"次髎……腰脊痛不得转摇。"

《铜人腧穴针灸图经》(卷五·足太阳):"承扶……腰脊相引如解。"

《琼瑶神书》(卷一·二十一):"夹脊后心中渚刮。"

《琼瑶神书》(卷二·一百六十九):"脊膂强痛要升阳,闪搓腰痛气下忙,委中升阳即使下,复使加弹即便康。"

《琼瑶神书》(卷二·二百三十四):"治腰脊强仰俯不得二百三十四法:至阴用泻灸无妨,血取委中即便康,肾俞加三从其补,刮提七次正相当。"

《琼瑶神书》(卷三·四十一):"列缺二穴、尺泽二穴:治筋紧急、腰脊胁肋间疼。"

《琼瑶神书》(卷三·四十四):"液门二穴、中冲二穴:治脊疼手臂。"

《琼瑶神书》(卷三·六十四):"申脉穴下出阳跷,腰疼脊痛胫还高。"

《西方子明堂灸经》(卷三·脊中):"长强……脊痛寒。""志室……脊强,两脊急痛。"

《西方子明堂灸经》(卷六·足太阳):"委中……脊强。"

《子午流注针经》(卷下·足少阳):"委中……腰脊沉沉溺失频,髀枢痛及膝难屈,取其经血使能[原作其,据《针灸四书》改]平。"

《针灸资生经》(卷五·腰脊痛)："腰脊伤,持重得病而入肾,灸肾俞可也。"

《儒门事亲》(卷一·八)："其前五穴……腰脊强,外肾囊燥痒,出血皆愈[神庭、上星、囟会、前顶、百会]。"

《卫生宝鉴》(卷二十·流注指要赋)："人中除脊膂之强痛。""脊间心后者,针中渚而立瘥。"

《济生拔粹》(卷三·治病直刺诀)："治腰脊内引痛不得屈伸,近上痛者,刺手阳明经合谷二穴;近下痛者,刺足太阳经昆仑二穴,次刺足少阴经伏白二穴,在足内踝上二寸陷中。""治脊强反折,刺督脉哑门一穴,应时立愈。""治伤寒在表,发热恶寒,头项痛,腰脊强,无汗,尺寸脉俱浮,宜刺手阳明经合谷二穴,依前法刺之,候遍体汗出即出针,此穴解表发汗大妙。"

《扁鹊神应针灸玉龙经》(六十六穴治证)："太冲……腰脊肘[原作跗,据《四库全书》本改]肿。""承山……腰脊腿足拘挛。"

《扁鹊神应针灸玉龙经》(磐石金直刺秘传)："气攻腰背脊疼:肩井、委中。""风湿相搏,脊膂连腰强痛,痛则灸筋缩,麻木补肩井。"

《扁鹊神应针灸玉龙经》(针灸歌)："赤白痢下中膂取,背脊三焦最宜主。"

《扁鹊神应针灸玉龙经》(针灸歌·又歌)："要知脊痛治人中。""脊心如痛针中渚。"

[明代文献摘录]

《神应经》(胸背胁部)："胁与脊引:肝俞。""腰脊痛楚:委中、复溜。""脊膂强痛:委中。""脊内牵疼不能屈伸:合谷、复溜、昆仑。""脊强浑身痛,不能转侧:疟门。"

《神应经》(手足腰胁部)："腰脊强痛:腰俞、委中、涌泉、小肠俞、膀胱俞。"

《针灸大全》(卷一·马丹阳天星十二穴歌)："委中……腰重

不能举,沉沉挟脊梁。”“昆仑……头疼脊背急。”[上二条均原出《琼瑶神书》(卷三·治病手法歌)]“阳陵泉……面肿胸中满,冷痹与偏风。”[本条原出《扁鹊神应针灸玉龙经》(天星十一穴歌诀)]

《针灸大全》(卷一·席弘赋):“手连肩脊痛难忍,合谷针时要太冲。”

《针灸大全》(卷四·八法主治病症):“公孙……肾疟,令人洒热,腰脊强痛:大钟二穴、肾俞二穴、申脉二穴。”“申脉……腰脊项背疼痛:肾俞二穴、人中一穴、肩井二穴、委中二穴。”

《针灸集书》(卷上·偏枯):“列缺、下关、上关、完骨、承浆、地仓、迎香、环跳、肩髃、曲池、照海、阴跷、阳陵泉、委中、百会,以上穴并治……屈身难,腰胯痛,不能转……可选灸之。”

《针灸集书》(卷上·马丹阳天星十一穴):“委中穴……脊膂痛肿,于此穴中出血,甚妙,刺肤入五分。”“承山穴:治腰背脊痛。”“昆仑穴:治头痛鼻衄,脊背腰尻痛。”

《针灸捷径》(卷之上·背二行):“中膂内俞……主腰痛,侠脊膂痛,上下按之应者,从项后至此穴痛,皆灸之立愈。”

《针灸捷径》(卷之下):“背脊心红肿痛:肩井、风门、肺俞、尺泽、腰俞、五枢。”

《针灸聚英》(卷一上·手阳明):“合谷……头痛脊强……腰脊内引痛。”

《针灸聚英》(卷一上·足太阳):“委阳……主腰脊痛不可俯仰。”“昆仑……腰脊内引痛。”

《针灸聚英》(卷一下·足少阴):“中注……泄气,上下引腰脊痛。”

《针灸聚英》(卷一下·督脉):“长强……腰脊痛。”“身柱……腰脊痛。”

《针灸聚英》(卷四上·玉龙赋):“肩脊痛兮,五枢兼于背缝。”“人中委中,除腰脊痛闪之难制。”

《针灸聚英》(卷四上·百证赋):“脊强兮,水道筋缩。”

《针灸聚英》(卷四上·天元太乙歌):"背脊俱疼针肩井,不泻三里令人闷,两臂并胂俱疼痛,金针一刺如圣神。""闪挫脊膂腰难转……复溜一刺人健美。"

《针灸聚英》(卷四下·八法手诀歌):"脊头腰背申脉攻。"

《神农皇帝真传针灸图》(图十四):"膀胱俞:治腰脊强,腰下酸重……可灸七壮。"

《医学入门》(卷一·杂病穴法):"脊间心后称中渚。""脊膂痛者,针人中尤妙。"

《医学入门》(卷一·治病要穴):"大肠俞:主腰脊痛。""膀胱俞:主腰脊强。"

《医学纲目》(卷十二·行痹):"如脊背痛者:人中、大椎节下、委中(七分,见血立效)。"

《医学纲目》(卷十六·心痛):"(撮)脾脊后心疼痛:中渚(泻之忌补)

《医学纲目》(卷十七·妊孕咳唾血):"妊孕寒热往来……乳脊相应痛……风门、魂户、支沟、间使。"

《医学纲目》(卷十七·诸痿):"肾热生骨痿,足不任身,腰脊不举,骨枯髓减……补其荥然谷,通其俞太溪,至冬病已。"

《医学纲目》(卷二十一·痉):"假令头项痛,腰脊强,发热,恶寒,足太阳膀胱受病,当治阳井至阴是也。"

《医学纲目》(卷二十八·腰痛):"(东)腰脊如痓:涌泉、阴谷、京骨、行间。"

《医学纲目》(卷二十八·脊痛脊强):"(王)脊膂并腰疼:人中(口含水突处,针入三分,略向上些,但泻无补,留三呼)、委中(二寸半,忌灸,又于四畔紫脉上去血,如藤块者不可出血,出血,血不止,令人夭)、三里(泻)、五枢。"

《医学纲目》(卷二十九·梦遗):"腰脊冷……脾募、曲泉。"

《杨敬斋针灸全书》(下卷):"风痉证,腰脊强:风府、风门、肝俞。""伤寒腰脊强痛:人中、委中。"[上二条均原出《针灸捷径》

（卷之下）]

《针灸大成》（卷三·玉龙歌）："强痛脊背泻人中,挫闪腰酸亦可攻。"[原出《扁鹊神应针灸玉龙经》（玉龙歌）]

《针灸大成》（卷五·十二经井穴）："足太阳井:人病头项、肩背、腰目疼,脊痛……不已,刺金门五分,灸三壮,不已,刺申脉三分。""手少阳井……脊间心后疼甚……不已,复刺少阳俞中渚穴。"

《针灸大成》（卷五·十二经治症主客原络）："脊间心后痛相从……阳池、内关。"

《针灸大成》（卷六·手太阴）："尺泽……腰脊强痛。"

《针灸大成》（卷九·治症总要）："第五十九.腰脊强痛:人中、委中……复刺后穴:昆仑、束骨、支沟、阳陵泉。"

《针方六集》（神照集·第二十）："督脉……是病脊强而厥。"

《针方六集》（纷署集·第七）："长强……腰偻脊痛。"

《针方六集》（纷署集·第八）："大杼……脊痛。""白环俞……腰脊髋骨不利。"

《针方六集》（纷署集·第九）："胞肓……脊背引痛伛偻。"

《针方六集》（纷署集·第三十一）："然谷……脊臀股内后廉痛。"

《针方六集》（纷署集·第三十四）："殷门……腰脊、尻、臀、股阴寒痛。"

《针方六集》（兼罗集·第十七）："人中……腰疼脊痛,单泻。"

《类经图翼》（卷七·足太阳）："白环俞……腰脊痛不得坐卧。""膏肓俞……治背脊痛风劳。""志室……背脊强。""京骨……治腰脊痛如折,髀不可曲。"

《类经图翼》（卷七·足少阴）："太溪……腰脊痛……并刺委中、大钟。"

《循经考穴编》（足太阳）："膀胱俞……风劳脊强,腰腿疼痛。""白环俞……脊膂脚膝强疼不遂。""意舍……脊膂酸痛。"

《循经考穴编》(足少阳):"风池……脊脊强痛。"

《循经考穴编》(督脉):"腰腧……主一切腰痛,脊脊强疼。""命门……脊强不能屈伸。""神道……脊脊强痛。"《要穴补遗》云:人病脊脊强痛……斯乃督脉起于下极,由尾闾并脊而上行于风府,故生是病,宜刺要穴人中。""水沟……脊强腰痛。"

［清代及民国前期文献摘录］(含同时代外国文献)

《太乙神针》(背面穴道证治):"身柱……脊脊强痛[《育麟益寿万应神针》补:环跳穴、膏肓穴]。""腰胯脊痛,不能俯仰……针腰俞穴。"

《医宗金鉴》(卷七十九·十二经表里原络总歌):"肾经原络应刺病……脐下气逆脊背痛。"

《医宗金鉴》(卷八十五·背部主病):"腰俞主治腰脊痛,冷痹强急动作难。""大肠俞治腰脊疼……先补后泻要分明。""膀胱俞……更治腰脊强直痛,艾火多添疾自瘥。"

《续名医类案》(卷二十七·腰痛):"一儿年十四,痘后腰脊痛不能俯仰,午后潮热,此骨髓枯,少水不胜火,肾气热也,灸昆仑穴、申脉穴各三壮。"

《周氏经络大全》(经络分说·五十):"督脉……实则脊强虚头重。"

《采艾编翼》(卷一·膀胱经综要):"合阳:代委中治腰脊强,引腹痛。"

《针灸内篇》(手少阳三焦经):"中渚……治夹脊后心痛。"

《针灸内篇》(足太阳膀胱络):"五处……脊强。""大肠[俞]……治腰脊强。""小肠俞……腰脊疼。""白环[俞]……治腰腿疼痛。""神堂……脊强,寒热。""膈关……治肩背,脊强。""胞肓……治腰脊疼。""秩边:治腰脊痛,不能俯仰。""承扶……腰脊阴股疼痛,痔疾。""委阳……腰疼,脊强。""殷门……治腰脊痛,不可俯仰。""京骨……脊、背、头项强痛。"

《针灸内篇》(足少阴肾经络):"大钟……腰脊疼。""复溜……主腰脊痛。"

《针灸内篇》(足厥阴肝经络):"章门……宜灸……脊强等症。"

《针灸内篇》(督脉经络):"陶道……脊强,项急。""神道……治腰脊强。""[腰]阳关……脊脊强痛。""腰俞……脊强,不得转侧。""长强……脊强……泻血俱效。"

《神灸经纶》(卷三·证治本义):"督脉主病,实则脊强。"

《神灸经纶》(卷三·身部证治):"五痉脊强:身柱、大椎、陶道。"

《神灸经纶》(卷四·外科证治):"腹疽……痛甚牵引脊背:箕门。"

《针灸集成》(卷二·积聚):"小腹积聚,腰脊周痹……肾俞以年壮,肺俞、大肠俞、肝俞、太冲各七壮,中泉、独阴、曲池。"

《针灸集成》(卷二·腰背):"腰脊疼痛溺浊:章门百壮,膀胱俞、肾俞、委中、次髎、气海百壮。"

《针灸集成》(卷二·伤寒及瘟疫):"挟脊痛:太冲、内庭、委中、昆仑。"

《刺疗捷法》(治疗歌):"背脊疗属督脉经,尾骶委中百劳灵。"

《针灸秘授全书》(腰痛):"脊痛:独灸中空(肺俞下三寸,又开三寸)。"

《针灸秘授全书》(肾虚肿痛):"连脊而痛:人中、腰俞。"

《针灸简易》(前身针灸要穴图):"委中……治腰脊疼痛。"

《针灸简易》(穴道诊治歌·后身部):"大肠俞……腰脊疼痛便不利,针三泄泻并痫疾。""膀胱俞居十九椎,各开二寸腰脊疼。"

《针灸简易》(穴道诊治歌·足部):"委中穴住腘中央,腰脊疼痛两脚难,两腿转筋针半寸,此处禁灸足太阳。"

[外国文献]

《针灸则》(七十穴·肩背部):"腰眼……腰脊冷痛。"

《针灸则》(七十穴·手足部):"[足]三里……腰脊强痛。"
"委中……腰脊甚痛不可忍者,刺之出血,顿愈。"

《针灸则》(脊痛):"针:肩髃、肩井、曲池;灸:肺俞、脾俞;出血:膏肓。"

[现代文献题录]

(限本节引用者,按首位作者首字的汉语拼音排序)

白伟杰,谭吉林.扬刺、齐刺法为主治疗强直性脊柱炎疗效观察.中国针灸,2006,26(7):495-497.

陈邦国.隔姜灸治疗增生性脊椎炎86例.陕西中医,1997,18(10):469.

陈有国.重刺络放血为主治疗强直性脊柱炎50例.江苏中医药,2002,23(7):35.

陈志煌,韦嵩,沈鹰.蛇毒注射液穴位注射治疗强直性脊柱炎外周关节肿痛25例.中国中医急症,2007,16(10):1274.

杜小正,田永萍,秦晓光.针刺加穴位贴敷治疗强直性脊柱炎32例.云南中医学院学报,2002,25(3):11.

樊宝华.推拿治疗增生性脊柱炎50例.中国疗养医学,1998,7(6):47.

冯祯根.铺灸治疗强直性脊柱炎36例.上海针灸杂志,2004,23(1):20.

高广忠,马小平.穴位埋线治疗强直性脊柱炎50例临床分析.四川中医,2003,21(5):78-79.

高猛,刘源香.火针并电针治疗强直性脊柱炎117例.山东中医杂志,1997,16(7):310-311.

高增付.针刺加红外线照射治疗腰椎退行性脊柱炎21例.安徽中医学院学报,2005,24(2):19.

管遵惠.热针治疗增生性脊椎炎100例临床观察.云南中医杂志,1991,12(2):26.

桂清民,吕传波.激光针刺治疗腰椎增生性脊椎炎120例.中国针灸,2004,24(4):268.

郭艳明.针灸配合穴位注射治疗强直性脊柱炎38例.山西中医,2007,23(2):34.

何庆勇.针刺配合中药内服治疗强直性脊柱炎30例临床观察.江苏中医药,2006,27(8):43-44.

何树槐.何树槐临证经验//陈佑邦,邓良月.当代中国针灸临证精要.天津:天津科学技术出版社,1987:176.

何永淮.麝螯粉铺灸治疗强直性脊柱炎30例.上海中医药杂志,2002,36(8):33.

侯冬芬.夹脊刺治疗增生性脊柱炎77例.山西中医,1991,7(1):25.

侯文凤.电针配合中药离子导入治疗增生性脊椎炎1200例.陕西中医,2002,23(1):65.

胡秋生.长蛇灸治疗强直性脊柱炎89例.中国针灸,2002,22(3):176.

江杰士,李玉智.埋线治疗增生性脊柱炎50例.中国针灸,1994,14(增):56.

蒋向东.针灸配合穴位注射治疗强直性脊柱炎.黑龙江中医药,2002,31(3):55.

焦国瑞.针灸临床经验辑要.北京:人民卫生出版社,1981:137.

金建明,严伟,殷建权.电针结合推拿治疗肥大性脊椎炎的临床观察.针灸临床杂志,2006,22(2):9.

李邦雷,李征.针刀与短波治疗强直性脊柱炎94例.中国针灸,2006,26(7):501.

李国庆,王玉芬,王建军,等.挑刺放血合姜片贴敷治疗增生性脊柱炎.中医外治杂志,2002,11(3):41.

李和平.以痛为输报刺法治疗强直性脊柱炎.针灸临床杂

志,2002,18(4):37-38.

李林燕,潘亚英.梁桢医师化脓灸临床验案举隅.浙江中医学院学报,1997,21(6):41.

李洵.温针及刺络放血治疗强直性脊柱炎43例.针灸临床杂志,2005,21(5):53.

廉南,雷中杰.皮肤针结合体针治疗增生性脊柱炎疗效观察.四川中医,2002,20(2):73.

刘维,张磊,刘滨,等.针灸治疗强直性脊柱炎60例疗效观察.中国针灸,2002,22(10):665-666.

陆鸿飞.温针配合推拿治疗增生性脊柱炎78例.上海针灸杂志,2003,22(10):10.

伦新,李万瑶,林剑鸣.蜂针治疗强直性脊柱炎30例.四川中医,2000,18(2):41.

罗健,孔令深,黄柳和,等.挑筋法对强直性脊柱炎免疫蛋白和甲襞微循环的影响.中国针灸,2001,21(1):51-52.

罗健.针挑治疗强直性脊柱炎21例疗效观察.中国针灸,1995,15(3):13.

牛文民,刘海洋.穴位敷贴治疗强直性脊柱炎66例.上海针灸杂志,2000,19(4):47.

戚艳,杨锐.针刺加药熥治疗强直性脊柱炎96例疗效分析.针灸临床杂志,2008,24(7):18.

曲宝萍.刮痧拔罐治疗强直性脊柱炎27例.新中医,2001,33(10):49.

师怀堂.师怀堂临证经验//陈佑邦,邓良月.当代中国针灸临证精要.天津:天津科学技术出版社,1987:94.

石跃,宋晓光,赵欣纪.针灸配合中药熏蒸治疗强直性脊柱炎30例.中国民间疗法,2006,14(5):56.

万小卫.针灸推拿治疗强直性脊柱炎疗效观察.针灸临床杂志,2003,19(12):7.

万学文．针罐结合治疗强直性脊柱炎临床观察．中国针灸，2005，25（8）：551-552．

王凡星，袁明．针刺拔罐治疗增生性脊柱炎80例．中国针灸，1998，18（8）：462．

王凡星，王广思，曹淑芹．针灸拔罐按摩综合治疗早期强直性脊柱炎48例．中国针灸，2003，23（9）：518．

王秋云．火针为主治疗强直性脊柱炎外周关节肿12例．江苏中医药，2005，26（1）：20．

王伟．深刺夹脊穴加拔罐治疗强直性脊椎炎．中国针灸，1997，17（11）：691．

徐占英，骆方．针刺治疗晚期强直性脊柱炎5例．新疆中医药，1996，14（2）：19．

余志辉，胡建芳，黄国明，等．挑筋法治疗强直性脊柱炎39例临床观察．中国针灸，2004，24（6）：375-377．

袁其伦．复合针灸法治疗增生性脊柱炎115例报告．针灸临床杂志，1998，14（9）：23．

袁志太．针刺夹脊穴配合推拿治疗强直性脊柱炎23例．上海针灸杂志，2003，22（6）：35．

曾莉．扬刺夹脊穴治疗强直性脊柱炎．湖北中医杂志，2006，28（2）：46．

张华，苏鸿波，邹勇．电针治疗增生性脊柱炎．针灸临床杂志，2003，19（4）：25．

张杰，玉璐．针刺治疗强直性脊柱炎36例．中国针灸，2007，27（1）：22．

张旸，吕福全．"伏九贴"配合针刺治疗强直性脊柱炎16例．上海针灸杂志，2013，32（2）：137-138．

朱少可，祁秀荣．火针为主内服五香丸治疗强直性脊柱炎120例临床观察．针灸临床杂志，1997，13（2）：26．

第三节　项强痛

项强痛为临床常见症状,发作时疼痛难忍,活动困难。古代针灸临床文献中凡有项强、项痛、头项急、头项几几、项挛强、项似拔、失枕、挫枕、大杼骨疼、项不可以顾等描述字样的内容,本节均予收入。中医学认为,本病由筋骨肌肉感受风寒、气血受阻等引起,而内科的外感热病、痉证、外科项部的疮疡等也会产生项强或项痛之症,临床常分为风、寒、热、气、瘀等证型。西医学认为,本病常由颈部组织病变所致,包括颈项部软组织的损伤、痉挛、炎症、钙化,颈椎的骨质增生或疏松,椎间盘的突出或病变,颈部神经的病变等。临床上的颈椎病、项背软组织损伤、落枕、强直性脊柱炎、颈部神经的炎症、肿瘤、损伤等均可出现项强痛,其中以颈椎病最为常见,因此本节中的现代统计数据是对颈椎病的计算结果。涉及古代项强痛共257条,合413穴次;现代颈椎病共1 203篇,合7 592穴次。将古今文献的统计结果相对照,可列出表3-1~ 表3-4(表中数字为文献中出现的次数)。

表 3-1　常用经脉的古今对照表

经脉	古代(穴次)	现代(穴次)
相同	膀胱经 96、督脉 57、小肠经 56、胆经 53、三焦经 23	胆经 1 229、督脉 867、膀胱经 762、小肠经 704、三焦经 537
不同	任脉 20	大肠经 1 171

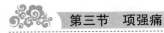

表 3-2 常用部位的古今对照表

部位		古代（穴次）	现代（穴次）
相同		头颈 145、手背 48、上背 47、臂阳 28、腿阳 21	头颈 2 179、上背 2 167、臂阳 1328、手背 626、腿阳 393
不同		足背 45	

表 3-3 常用穴位的古今对照表

穴位		古代（穴次）	现代（穴次）
相同		风府 22、后溪 21、天柱 10、风池 9、肩井 9、大椎 8、大杼 6、外关 4、百会 4	风池 680、大椎 391、外关 327、肩井 298、百会 275、天柱 209、后溪 170、大杼 128、风府 106
相似	项	哑门 5	夹脊 692、阿是穴 368
	背	天髎 4	天宗 189
	顶	通天 4、后顶 4	（百会）
不同	上肢	前谷 10、少海 6、少泽 4、支正 4、小海 4、消泺 4、列缺 4	肩髃 246、曲池 377、合谷 332、内关 120、手三里 100
	下肢	委中 7、申脉 7、束骨 6、昆仑 5、至阴 5、京骨 5、足通谷 4、足临泣 4	足三里 128
	面	颊车 4	太阳 106
	颏	承浆 16	

表 3-4 治疗方法的古今对照表

方法	古代（条次）	现代（篇次）
相同	灸法 23、针刺 21、刺血 11	针刺 637、灸法 157、刺血 37
不同	缪刺 1	推拿 267、电针 225、穴位注射 173、器械 130、拔罐 84、小针刀 65、敷贴 31、刮搓 26、耳穴 23、挑治 21、埋藏 18、头针 8、手足针 6、火针 6、皮肤针 2、腹针 2、鼻针 1、眼针 1

根据以上各表,可对本病的古今针灸治疗特点作以下比较分析。

【循经取穴比较】

　　1. 古今均取手、足太阳经穴　《灵枢经·经脉》曰:手太阳小肠经"从缺盆循颈上颊";足太阳膀胱经"还出别下项",因此本病临床多取手、足太阳经穴。统计结果见表 3-5。

表 3-5　手、足太阳经穴次及其分占古、今总穴次的百分比和其位次对照表

	古代	现代
足太阳经	96(23.24%,第一位)	762(10.04%,第四位)
手太阳经	56(13.56%,第三位)	704(9.27%,第五位)

　　表 3-5 显示,**古代比现代更重视手、足太阳经穴。**表 3-3 显示,就穴位而言,**古今均取足太阳经天柱、大杼,手太阳经后溪,这是相同的。古代又取足太阳经委中、申脉、束骨、昆仑、京骨、至阴、通天、足通谷,而现代选用不多;古代选取上肢部手太阳经前谷、少泽、支正、小海,而现代则取肩部手太阳经天宗,这些是不同的,**显示古代更重视循经远道取穴。《灵枢经·经脉》中足太阳的"是动病"有"目似脱,项如拔"之证。《灵枢经·杂病》谓:"项痛不可俯仰,刺足太阳;不可以顾,刺手太阳也。"《针灸大成》取足太阳经原穴京骨,配表里经的络穴大钟,治疗"项腰足腿痛难行";取手太阳经原穴腕骨,配表里经的络穴通里,治疗"项颈强疼难转侧"。《医宗金鉴》道:"膀胱原络应刺病,目脱泪出头项疼。"均为古人取手、足太阳经穴之例。

　　2. 古今均取督脉穴　《难经·二十八难》曰:督脉循行"并于脊里,上至风府"。因此,本病临床亦取督脉穴,在古、今文献中,分别为 57、867 穴次,分列各部的第二、第三位,分占各自总穴次的 13.80%、11.42%,古今百分比相近。就穴位而言,**古今均**

77

取风府、大椎、百会,这是相同的;古代还取哑门、后顶,这是相似的。《循经考穴编》曰:"大杼骨酸疼,斯乃督脉起于下极,由尾闾并脊而上行于风府,故生是病,宜刺要穴人中。"乃古人取督脉穴之例。

3. **古今均取手、足少阳经穴** 《灵枢经·经脉》曰:手少阳经"上出缺盆,上项,系耳后";足少阳经"下耳后,循颈,行手少阳之前",因此本病临床亦取手、足少阳经穴。统计结果见表 3-6。

表 3-6 手、足少阳经穴次及其分占古、今总穴次的百分比和其位次对照表

	古代	现代
足少阳经	53(12.85%,第四位)	1 229(16.19%,第一位)
手少阳经	23(5.57%,第五位)	537(7.07%,第六位)

表 3-6 显示,**现代比古代更多选取足少阳经穴**,而古、今手少阳经的百分比相近。就穴位而言,**古今均取足少阳经风池、肩井,手少阳经外关,这是相同的;古代又取手少阳经消泺、天髎,足少阳经足临泣,现代取之不多,这是不同的**。就穴次而言,现代风池、肩井较为集中,致使现代足少阳的穴次高于古代。《素问·厥论》谓:"少阳厥逆,机关不利,机关不利者,腰不可以行,项不可以顾。"治疗当取少阳经穴,乃古代取少阳经之例。

4. **古代选取任脉穴** 《素问·骨空论》曰:任脉循行"至咽喉"。因此,古代治疗本病也选用任脉穴,共计 20 穴次,列诸经的第六位,占古代总穴次的 7.84%,**常用穴为承浆**。而现代取任脉89 穴次,列现代诸经的第十二位,占现代总穴次的 1.17%,未被列入常用经脉,不如古代。

5. **现代选取手阳明经穴** 手阳明经循行"上出于柱骨之会上","从缺盆上颈,贯颊",因此现代治疗本病也选用手阳明经穴,共计 1 171 穴次,列诸经的第二位,占现代总穴次的 15.42%,可见对手阳明经穴的重视。**常用穴为曲池、合谷、肩髃、手三里**。而古

代取手阳明仅经 11 穴次,列古代诸经的第九位,占古代总穴次的
2.66%,未被列入常用经脉,不如现代。

《针灸大成》谓:"颈项患核肿痛,药不愈,召予问其故? 曰:
项颈之疾,自有各经原络井俞会合之处,取其原穴以刺之,后果
刺,随针而愈,更灸数壮,永不见发。"此案显示古人对循经取穴
的重视,可供现代临床参考。

【分部取穴比较】

1. **古今均取头面颈项部穴** 根据局部取穴的原则,治疗本
病多取颈项部穴,致使头面颈项部穴在古、今文献中分别为 145、
2 179 穴次,同列古今各部的第一位,分占各自总穴次的 35.11%、
28.70%,此又显示**古代比现代更重视头面颈项部穴**。就穴位而
言,表 3-3 显示,**古今均取风府、天柱、风池、百会,这是相同的**;古
代还取哑门、通天、后顶,现代则取相应夹脊、阿是穴,这是相似
的;**古代又取面部承浆、颊车,现代则取太阳,这是有所不同的**。

古代取头面颈项部穴者,如《针灸大成》载:"昔魏武帝患风
伤项急,华佗治此穴(风府)得救。"《铜人腧穴针灸图经》称:天
柱"治颈项筋急,不得回顾"。《针灸甲乙经》载,风池主治"颈
痛项不得顾",哑门治"项强",通天治"头项痛重",后顶治"项颈
痛"。《神应经》曰:"头项俱痛:百会、后顶、合谷。"《循经考穴编》
记:颊车治"颈项疼"。

在头面诸穴中,**古代取口部穴较多**,根据前后对应的观点,口
部与项背部相对应,因此取口部穴可以治疗本病。**其中最高穴次
者属承浆**,达 16 次之多,列全身诸穴第三位,十分突出。如《流
注通玄指要赋》谓:"头项强承浆可保。"《针灸歌》曰:"承浆偏疗
项难举。"《玉龙歌》道:"头项强痛难回顾,牙疼并作一般看,先向
承浆明补泻,后针风府即时安。"古人又取口部水沟、龈交治疗本
病。除了前后对应关系外,该两穴又是督脉末端部位之穴,刺灸
之可激发督脉经气,循经抵达项背,起到调整作用。例如上述取

督脉穴段落中,《循经考穴编》载"宜刺要穴人中",《铜人腧穴针灸图经》曰龈交主治"颈项急不得回顾",即为例。又因为前后对应,上胸部与项背部亦相对应,故《百证赋》道:"胸满项强,神藏璇玑已试。"

现代取头面颈项部穴者,如刘月芝治疗颈椎病,取 $C_{3\sim7}$ 夹脊穴、风池、风府、大椎、脑户、后顶、百会、前顶、神庭等穴,用针刺;王光月等则取风池、颈夹脊、阿是穴,注入复方丹参注射液与维生素 B_{12} 注射液;张剑秋取手三里和阿是穴,用点压按穴法;张永臣治疗颈椎病之椎动脉型,取风池、天柱、完骨及风府,神经根型取 $C_{4\sim6}$ 夹脊穴,皆用针刺;张卫治疗颈椎病之椎动脉型,取率谷、上星、风池、百会、太阳等穴,据虚实施针刺补泻;金百仁进行实验研究,结果提示,在夹脊穴部位不同的深浅层次中有多种游离神经末梢,针刺对其产生的冲动通过躯体神经传递到脊髓后角,然后沿传导痛温觉的腹外侧索上传,最终到达大脑,从而产生相应的针刺效应。

2. 古今均取上背部穴 上背部与项部相连,因此本病临床亦取上背部穴,在古、今文献中,分别为47、2 167穴次,分列各部的第三、第二位,分占各自总穴次的 11.38%、28.54%,此又显示**现代比古代更多地选取上背部穴**。就穴位而言,**古今均取肩井、大椎、大杼**,这是相同的。就穴次而言,现代选取大椎、肩井、大杼、天宗的穴次较为集中,致使现代上背部穴次高于古代。

古今取上背部穴者,如明代《神农皇帝真传针灸图》载:肩井治"项强不得回顾"。《针灸集书》言:"项强背膊痛,针大椎五分。"晋代《针灸甲乙经》记:大杼主"颈项痛不可以俯仰"。现代张文明等治疗颈椎病,取阿是穴、大椎、大杼、巨骨等穴,用电针刺激;唐琼则取大椎、大杼、肩井等穴,用针刺;胡卡明等取肩井、秉风、天宗、肩髃等穴,用针刺捻转补泻法;王文远等取大椎、肩井等穴,用点、揉、压,及药物离子导入法;王道全治疗落枕,指揉双侧天宗穴。

3. 古今均取上肢阳面穴　手三阳经循行经颈项部,因此本病临床亦取上肢阳面穴。统计结果见表3-7。

表 3-7　上肢阳面穴次及其分占古、今总穴次的百分比和其位次对照表

	古代	现代
手阳	48(11.62%,第二位)	626(8.25%,第四位)
臂阳	28(6.78%,第五位)	1 328(17.49%,第三位)

表 3-7 显示,古代似比现代更重视手阳面穴,而**现代比古代更重视臂阳面穴**。就穴位而言,**古今均多取手阳面后溪,臂阳面外关,这是相同的**;古代还取肩部天髎,现代则取肩髃,这是相似的;**古代又取手太阳经前谷、少泽、支正、小海,手少阳经消泺,现代则取手阳明经合谷、曲池、手三里,这有所不同**。就穴次而言,现代取曲池、外关、肩髃、手三里等的穴次较为集中,致使现代臂阳面的穴次高于古代。在古代文献中,手阳面后溪、前谷分别达21、10穴次,分列古代诸穴的第二、第四位,十分突出。现代奚永江等提出“二级全息元”,其中该二穴位于项部投影区,为该二穴治疗本病提供了又一种解释。

古代取上肢阳面穴者,如《流注通玄指要赋》道:“头项痛,拟后溪以安然。”《八法八穴歌》道:外关主“头项眉棱皆痛”。《循经考穴编》曰:天髎主“项筋强急,项肿大”。《医宗金鉴》云:前谷治“颈项肩臂痛难堪”。《备急千金要方》载:“少泽、前谷、后溪、阳谷、完骨、昆仑、小海、攒竹,主项强急痛,不可以顾。”《针灸甲乙经》曰:支正主“实则肘挛头项痛”。《铜人腧穴针灸图经》称:消泺主“项痛,肩背急”。

现代取上肢阳面穴者,如李延芳治疗颈椎病,取双侧后溪穴,用针刺;蔡红则取肩髃、曲池、外关、合谷穴,用电针配合艾灸或神灯;雷秀珍取天宗、曲池、外关、合谷,用针刺平补平泻手法,配合神灯照射;张剑秋取手三里和阿是穴,用点按压法;苏锦花治疗落

枕,令患者举臂,针刺手三里穴,施提插捻转泻法,并嘱患者活动颈部;归成则取合谷,用针刺强刺激手法;王远华用拇指尖掐压双侧阳溪穴,其中阳溪亦在上肢阳面。

4. 古今均取腿阳面穴 足阳经亦循行经颈项部,因此临床亦取足阳经在腿部之穴,致使在古、今文献中,腿阳面分别为21、393穴次,分列各部的第六、第五位,分占各自总穴次的5.08%、5.18%,古今百分比相近。就穴位而言,**古代取太阳经委中,现代则取阳明经足三里**,这有所不同。

古今取腿阳面穴者,如晋代《针灸甲乙经》曰:委中主"腰痛侠脊至头,几几然",其中"侠脊至头"当包括项部。现代于颂华等治疗颈性眩晕,取足三里、丰隆、三阴交等穴,用针刺平补平泻法;周智梁等亦取足三里、阳陵泉、丰隆等穴,用针刺提插捻转手法;旷秋和治疗交感型颈椎病,针刺内关、神门、足三里;盛红光等治疗落枕,针刺足三里。现代还常将足三里用于辨证配伍,如高锋治疗颈椎病之气血虚弱与痰浊上扰型,均取足三里,用针刺。此外,王文远等治疗颈椎病,取中平穴(足三里下 1 寸,偏腓侧,位于腓骨粗隆与外踝连线的上 1/3 处),用巨刺法;高家亮治疗落枕,按压健侧承山穴 5 分钟。其中中平穴与承山穴也在下肢阳面。

5. 古代选取足阳部穴 足太阳、少阳经循行经颈项部,终止于足阳部末端,因此古代治疗本病也取足阳部穴,共计 45 穴次,列古代各部的第四位,占古代总穴次的 10.90%,**常用穴为申脉、束骨、昆仑、至阴、京骨、足通谷、足临泣**。如《针灸大全》载:申脉主"腰脊项背疼痛"。《子午流注针经》曰:束骨主"耳聋项急"。《针灸甲乙经》载:昆仑主"目如脱,项如拔";至阴主"项痛";京骨主"颈项强"。《针灸聚英·六十六穴歌》道:"头风并项痛,通谷可回生。"《八法八穴歌》云:足临泣主"头风痛肿项腮连"。而现代取足阳部 61 穴次,列现代各部的第十一位,占现代总穴次的0.008%,未被列入常用部位,不如古代。可见古代重视循经远道穴,现代不如之。

在本病的古代针灸文献中,申脉、束骨分别为 7、6 穴次,分列古代诸穴的第七、第八位,较为突出,而在现代奚永江等提出的"一级、二级全息元"中,该二穴皆对应于项部。《百证赋》曰:"项强多恶风,束骨相连于天柱",乃取下肢"二级全息元"中的项部投影点束骨,配颈项局部穴天柱(远近相配)。而《针灸逢源》谓:"头面颈项四肢风,后溪申脉当详核",这是取上肢"二级全息元"中的项部投影点后溪,配下肢"一级全息元"中的项部投影点申脉(上下相配,一二级相配)。就经络而言,该申脉、后溪又分别是督脉和阳跷脉的八脉交会穴,其中督脉循行于项部正中,阳跷从足跟发出,循外踝上行,进入项部风池穴,而《针灸大全》认为该两穴属"夫妻"关系,故两穴相配可治疗本病。

6. 古今还取臂阴面穴　在古、今文献中,臂阴面分别为 13、255 穴次,分列古、今各部的第八、第六位,分占各自总穴次的 3.15%、3.36%,均未被纳入常用部位。但表 3-3 显示,**古代选取手少阴经少海、手太阴经列缺,而现代则取手厥阴经内关**,可见本病临床还是取臂阴面穴的,此当是手三阴经上行邻近颈部的缘故。如明代《医学入门·杂病穴法》载:"项连肘痛,针少海。"《四总穴歌》道:"头项寻列缺。"现代张卫秋治疗颈椎病急性发作,针内关,施捻转提插复式泻法;张华平治疗落枕,针刺外关透内关,施捻转手法。

【辨证取穴比较】

1. 古代的辨证取穴　前面已述,本病多由项部肌肉筋骨病变所致,此类病变导致颈项局部气血的壅滞阻塞,当与气血相关,但从直接的文字表述来看,**古代针灸文献中与气血相关的条目不多**,仅数条。如《太平圣惠方》曰:玉枕主"失枕,头痛"。《扁鹊神应针灸玉龙经》谓:"挫枕项强,不能回顾:少商、承浆、后溪、委中。"其中"失枕""挫枕"当属气血瘀滞类。上述记载表明,治疗与气血相关者,古人选取常规的病变局部、口部、及相关经脉穴,似无特殊之处。

古代针灸文献中**与风、寒、热相关者较多**,分别达17条、13条、24条。对它们的治疗,除取常规部穴位外,就经络而言,**古人选取手、足太阳经穴**,此当风寒风热之邪侵袭人体,首先犯表,而太阳主表之故。其中**与风相关者**,如《子午流注针经》道:"小海为合肘上中,寒热风寒项头痛。"《针灸逢源》语:"头面颈项四肢风,后溪申脉当详核。"**与寒相关者**,如《针灸甲乙经》言:"颈项强,身寒,头不可以顾,后溪主之。"《针灸甲乙经》称:"颈项强,腰脊不可俯仰","身寒从胫起,京骨主之"。**与热相关者**,如《扁鹊神应针灸玉龙经》曰:前谷主"伤风,发热无汗,项急背强"。《医学纲目》云:"假令头项痛,腰脊强,发热,恶寒,足太阳膀胱受病,当治阳井至阴是也。"上述小海、后溪、申脉、京骨、前谷、至阴均属太阳经,这是共同的。

就部位而言,治疗与风、寒、热相关者,**古人均取上背部穴**,因背部毛孔较大,风寒之邪易入;又颈项强痛是"伤寒外感热病"常见症状之一,该病属表证,而上背部属太阳,主表,故治疗选取上背部穴。如《铜人腧穴针灸图经》语:附分主"风冷客于腠,颈项强痛,不得回顾"。《循经考穴编》称:秉风主"项强不得回顾,腠理不得致密,风邪易入"。《伤寒论》曰:"太阳与少阳并病,头项强痛或眩冒","当刺大椎第一间、肺俞、肝俞,慎不可发汗"。《太平圣惠方》载,肩外俞主"发寒热引项强急"。《针灸甲乙经》曰:"寒热,项强难以反顾,汗不出,陶道主之。"

除上述共同之处外,治疗与风、热相关者的取穴似还有以下特点。

(1)**与风相关者**:古人治疗**多取项部穴**,此当是风性轻扬在上的缘故,而项与头的相连处(西医学中的枕骨大孔),当是风邪入脑之门户,**其中尤以风府穴次为高**,达11穴次之多,远远高于其他诸穴,占本类型总穴次21穴次的52.38%,十分突出。如《素问·骨空论》称:"大风颈项痛,刺风府。"《流注指要赋》道:"风伤项急,始求于风府。"《针灸大成》言:"中风头项急,不能回顾:风府(针)。"古人祛风也取风府旁的风池穴,如《针灸内篇》谓:"风池,左针透右风府,右针透左风府,主一切风气","项强"。

（2）**与热相关者**:古人治疗**选取头部穴**,此当是"头为诸阳之会"的缘故。如敦煌医书《杂证方书第五种》载:"头院一穴,主治天行黄热,头痛项强","灸二七壮";《针灸内篇》记:哑门"治阳气热盛,头痛,项强"。

古人治热亦根据病情的**经脉辨证取相应穴**,如《素问·刺热》曰:"肾热病者","热争则项痛而强","刺足少阴、太阳"。对于伤寒所致发热,古人还**取肺经穴**,此当是"肺主皮毛"的缘故,如《肘后歌》道:"或患伤寒热未收,牙关风壅药难投,项强反张目直视,金针用意列缺求。"古人还**取阳明经穴**,此当是阳明多气多血,主热的缘故,如《济生拔粹》云:"治伤寒在表,发热恶寒,头项痛,腰脊强,无汗,尺寸脉俱浮,宜刺手阳明经合谷二穴,依前法刺之,候遍体汗出即出针,此穴解表发汗大妙。"《百证赋》道:"审他项强伤寒,温溜期门而主之。"其中合谷、温溜属手阳明。

2. 现代的辨证、辨症、辨病取穴　现代不但有采用辨证取穴者,还有根据症状、或根据现代对颈椎病的分型,采用辨症取穴,或辨病取穴者,其中后两者在本病的古代文献中未见记载,当是现代医者对古代辨证取穴的发展。

（1）**辨证取穴**:如高锋治疗颈椎病,取崇骨、$C_{5\sim6}$夹脊,用针刺平补平泻法,并用艾条温灸,肝肾亏虚加肝俞、肾俞;气血虚弱加足三里、气海;痰浊上扰加丰隆、足三里。任小群等则取颈部夹脊穴(或压痛点、结节点),用针刺补泻,结合电针、温针、神灯治疗,气血不足加 L_1 夹脊;肝肾不足加 T_7、L_2 夹脊;瘀血阻络加针 T_7 夹脊,且拔火罐。石红等治疗椎动脉型颈椎病,取 $C_{3\sim5}$ 夹脊及风池,用针刺,痰湿中阻加丰隆、内关,用泻法;肝肾阴虚加太冲、太溪,用泻法;气虚血瘀加血海、足三里,用补法;肾阳不足加命门、肾俞,用补法。可见由于加入了脏腑气血辨证,**现代临床的分类比古人更细致,取穴更明确,治疗更规范**。至于古、今医者的辨证取穴,何者为上,尚待进一步研究考察。

(2)辨症取穴:即根据症状选穴,如任义钟治疗神经根型颈椎病,取风池、合谷、后溪、压痛点,用电针刺激,伴头痛加太冲、率谷;肩胛痛加秉风、天宗;上肢麻木疼痛加肩髃、曲池。纪晓平治疗颈肩痛,将辨别证候与症状相结合,取风池、肩井、肩中俞、肩外俞,用针刺,气血两虚加三阴交;气滞血瘀加阿是穴、夹脊穴;风寒湿加大椎;臂痛麻加臂臑、曲池、外关;指麻加合谷、八邪;肩痛加曲垣、天宗;颈痛甚加百劳、天柱等。

(3)辨病取穴:西医学将颈椎病分为颈型、神经根型、椎动脉型、交感型、脊髓型等,现代针灸临床根据不同类型选取不同穴位。如李延芳治疗颈椎病,取后溪,用针刺,取大杼、悬钟,用麦粒灸,颈型加针风池、天柱;神经根型加针夹脊、肩井、曲池、外关、八邪,灸大椎;脊髓型加灸大椎、身柱;椎动脉型加灸大椎、百会,针风池;交感型加针合谷、太冲、太溪。欧阳八四则取颈夹脊,用短刺法,接通连续脉冲波,对于神经根型配肩井、肩髃、曲池、手三里、外关、合谷、后溪;椎动脉型配头维、百会、太阳、四神聪、三阴交、行间等;混合型配天柱、肩髃、肩髎、曲池、合谷、百会、太阳、太冲;交感型配百会、四神聪、太阳、大椎、肝俞、心俞;脊髓型配太阳,根据上下肢症状,循经取阳明等经穴。

【针灸方法比较】

1. **古今均用艾灸** 艾灸的温热刺激可令气血运行加快,使水肿得以消散和吸收;对于内科痉证、外科项部疮疡等所产生的项强或项痛,艾灸则有消炎抑菌的作用,因此在本病的古、今文献中,涉及艾灸者分别为23条次、157篇次,分列古、今诸法之第一、第五位,分占各自总条(篇)次的 8.95% 和 13.05%,此又显示**现代比古代更多地采用灸法**,此当是现代认识到灸法对本病的良好疗效,故广泛采用的缘故。

（1）**艾灸的取穴**:古代灸治本病所取穴位**以颈项背部穴为最多**,共 21 穴次,占艾灸总穴次的 52.50%。如明代《神农皇帝真传针灸图》称:"大杼:治颈项痛,不可俯仰,左右不顾,目眩,项强急,卧不安席,可灸五壮。"《类经图翼》曰:"项上偏枕:风门二七壮。"唐代《外台秘要》云:"头项背痛,随身痛即灸,不在正穴也。"**现代治疗颈椎病也多灸取颈项背部穴**,如王增聚等取病变椎体邻近穴位,用艾炷灸,以有热感或有热传导者为良;颜少敏取颈夹脊穴,用隔姜温针灸;张华等取大椎穴,上置半湿的纱布,用艾炷隔布灸七壮;陈敏取大椎、风池、颈椎病夹脊、肩井、天宗等,用艾条施温和灸和回旋灸。

古今也有人**循经灸取远道穴**,如唐代《备急千金要方》载:"喉痹颈项强","灸绝骨五十壮"。《外台秘要》曰:"从头至连背痛","灸委中"。现代李延芳治疗颈椎病,取悬钟等穴,施麦粒灸;戴守成等则取阴谷穴,用艾条灸;何永昌取神阙,用艾绒填平脐孔,用大艾炷施无瘢痕灸;陈敏取肩髃、肩贞、曲池、内关、合合等,用艾条施温和灸和回旋灸;杜玉兰取肩井、曲池、外关、昆仑、天宗、足三里、三阴交、内关、合谷等穴,施隔姜灸。

此外,现代还灸头部穴,如朱爱军治疗椎动脉型颈椎病,取百会,用灸架施艾条灸 50~60 分钟;何悦硕则取百会、四神聪区的压痛点或敏感点,用麦粒压灸法;袁秀丽等亦取百会、上星,施雀啄灸。因椎动脉型颈椎病患者的脑部血供不足,故灸头部穴以改善脑的血供。

（2）**艾灸的方法**:除了常规灸法外,**古人还采用"太乙神针"灸**,即在穴位上铺数层布或纸,将加有中药的艾条点燃后按在布或纸上,以取疗效。如《太乙离火感应神针》载:百会主"一切头面肩项外杂等症",肩髃主"头项木强",即用此法。此外,《串雅外篇》用"百发神针"治疗"对口发";《育麟益寿万应神针》用"万应神针"治疗"对口疔疮",也属"太乙神针"之法,而其所治者则为项部的外科疮疡。

现代艾灸还采用直接灸、艾条熏灸、运动灸、隔物灸、化脓灸、温针灸等方法,其中不少是现代针灸工作者的发展。现代采用直接灸者,如庄礼兴治疗颈性眩晕,用黄豆大艾炷压灸百会穴五壮;吴家满等治疗椎动脉型颈椎病,取百会,施麦粒灸;李延芳治疗颈椎病,取大杼等穴,施麦粒灸。

采用艾条熏灸者,如向贤德等治疗椎动脉型颈椎病,取大椎,用 8cm 长的艾条熏灸;张雅萍治疗颈椎病,取颈部夹脊穴,用艾条施雀啄灸。为了方便艾条灸,现代还制作了不少艾灸器具,如张道武等治疗颈椎病,取颈椎病部穴,用自制灸箱施艾条熏灸,每次连续灸 2 支艾条;蔡圣朝则取百会,用熏灸器熏灸,取颈部穴,用艾盒温灸;钟彦华取风池、颈夹脊,用自制多功能艾灸器施灸。

采用运动灸者,如薛亮等治疗椎动脉型颈椎病,取枕后至肩背部穴,用浸药之红布包裹点燃的艾条,在穴位上施按压、推、点、揉、抖等运动灸。运动灸乃艾条灸、"太乙神针"灸与按摩相结合的产物。

采用隔物灸者,如杜玉兰治疗颈椎病,取颈夹脊等穴,施隔姜灸;刘敏勇等则取压痛点,施隔饼(含白术、白芍等)灸;梁宝慧取大椎、夹脊,铺上白芥子粉,上置中药糊(葛根、白芍、威灵仙、炮山甲、川乌、醋),再放上艾绒,施隔药灸;李艳庭等取风府、天柱、大椎、陶道及痛点,上置浸泡过中药(含白胡椒、栀子、川芎、草乌、元胡、红花、醋)的姜片,用艾条施无瘢痕隔姜雀啄灸;裴林等在特制的容器中放入"温通灸药散"(含黄芪、当归、细辛、威灵仙、附子、艾绒、姜酊等),将其置于大椎上,施以熏灸。

采用化脓灸者,如张策平治疗颈性眩晕,取百会穴,施麦粒化脓灸 11~19 壮;岳艳等则取大椎穴,用化脓灸,贴以淡膏药。

采用温针灸者,如林迎春治疗神经根型颈椎病,针刺颈椎夹脊穴与养老穴,用温针灸;王光月等治疗颈椎病,取风池、颈夹脊穴、阿是穴,用温针灸;宋毅勤等亦取颈椎夹脊穴,用温针灸;而常静玲等取风池、大椎、颈夹脊穴、颈部阿是穴、外关等穴,用针刺,并在针上用艾灸盒熏烤,则是温针灸与艾盒熏灸的结合。

关于**艾灸的刺激强度**,古代灸量较大,如前面有"五壮""二七壮""五十壮"等记载,又如敦煌医书《灸法图》则曰:大杼"主风劳,头项强","灸一百壮"。而现代灸量较小,往往仅数壮,远不如古代。唐代《千金翼方》载:大杼"主头项痛不得顾","灸随年壮"。其中"随年壮"是根据不同的年龄,施予不同的壮数。笔者以为,根据不同情况采用不同的刺激量,当是比较合理的。

(3)**艾灸的主治**:前已述及,艾灸可治疗肌肉筋骨病变引起的本病,包括现代的颈椎病、落枕等。此外,古人还用灸法治疗**内科痉证所引起的"项强"**,如《扁鹊心书》载:"破伤风,牙关紧急,项背强直,灸关元穴百壮。"《卫生宝鉴》治疗"惊痫"所致"项背强急":"昼发取阳跷申脉,夜发取阴跷照海,先各灸二七壮。"《痧惊合璧》称:"扳春惊症:今有小儿遍身发热,气急咳嗽,头仰在后,唇紫目定,不论男女,两手伸开,对中一火,心上下两火,攒脐四火,俱离一指,背后当心上下各一火。"上述治疗中古人多取胸腹和四肢阴面之穴,此当是"阴主内"的缘故。

对于**外科疮疡所引起的项痛**,古人亦采用灸法,如《名医类案》记:"一妇人项核肿痛(瘰疬)","未成脓者,灸肘尖,调经解郁,及隔蒜灸多日,稍有脓即针之"。《寿世保元》载:"一妇人项核肿痛(瘰疬)","灸肘尖、肩髃二穴"。可见治疮选取的是疮疡局部及肩肘部相应经脉之穴。而在现代临床上,用灸法治疗痉证"项强"与疮疡"项痛"的报道较少,当是多用抗生素治疗的缘故。

2. **古今均用针刺** 现代认识到,本病常由神经受压,肌肉痉挛所致,进而引起血液循环障碍,产生局部水肿,这又进一步加重对神经的压迫,使疼痛加剧,导致恶性循环。而针刺可使机体在较短时间内产生内源性吗啡样物质,出现镇痛效应,从而打破上述恶性循环,使肌肉松弛,症状缓解,故能治疗本病。在本病的古、今文献中,涉及针刺者分别为 21 条次、637 篇次,分列古、今诸法之第二、第一位,分占各自总条(篇)次的 8.17% 和 52.95%,可见**现代比古代更多地采用针刺**,此当是现代针具进步和神经学说影响的结果。

（1）**针刺所取穴位**:古代多刺颈项局部穴,共计 17 穴次,占针刺总穴次的 53.13%。如《伤寒百证歌》道:"项强当刺大椎间。"《医宗金鉴》曰:"哑门风府只宜刺","颈项强急及瘰疬"。《针灸治疗实验集》载:"头项强痛不能转侧","针风池、风府、脑空、脑户,针起稍松"。《针灸集成》曰,对于项强当"详其经络治之,兼针阿是穴",均为例。现代治疗颈椎病亦多针刺颈项部穴者,如周志杰取哑 1~4 穴(哑门下 1 寸、哑门下 2 寸及其夹脊穴,大椎上 1 寸),深针 1~2.5 寸,用提插或捣针强刺激,不留针;田永红等则取大椎、平大椎及其上 3 个椎间盘水平线与小关节外缘连线的交叉点 6 穴,用针刺;吴家满等取颈部"风"穴风府、风池、翳风、风门,用针刺;殷之放取颈三针(风池、百劳、大椎旁),行平补平泻针刺法。又如刘炳权治疗落枕,取患侧天容、完骨、天鼎、天牖四穴,用针刺,且双手各持其中一针同时捻转,加大局部针感,然后加悬灸,配合针后溪,并在大椎处拔罐。

古今亦**刺足部穴**,如明代《针灸大成》言:"足太阳井:人病头项、肩背、腰目疼","不已,刺金门五分,灸三壮,不已,刺申脉三分"。现代朱吕杰治疗落枕,依据颈背部压痛点,循经选取京骨、丘墟等阳经原穴,用针刺,施快速捻转;王玉华则在落枕患者颈部寻压痛点,并根据压痛点所在经络,取足临泣等相应远道穴,施针刺,用 200 次 /min 频率快速捻转;吕景山取后溪配束骨,用针刺泻法。

古今还**刺头面部穴**,如前面取督脉穴段落中,明代《循经考穴编》"刺要穴人中"。现代章振永等治疗颈性眩晕,除针项三针(天柱、完骨、枕大神经皮下浅出点)外,还刺四神聪、太阳、率谷穴,用针快速刺入,使之产生酸胀感。

现代多刺上肢阳面穴,这当是现代受神经学说影响的结果,如刘晓敏治疗颈椎病,取患侧的肩井、肩髃、曲池等穴,用针刺反复捻转,使针感向病所传导;王明佳等则取肩井、曲池、外关、合谷、后溪、阿是穴等,用针刺平补平泻,针感向颈肩臂放射;唐琼针刺肩井、曲池、外关、合谷等穴;滕斌权等治疗神经根型颈椎病,取肩髃、曲池、外关、合谷、肩髎、小海、外关、中渚等穴,用针刺并通电;赵子莲等治疗落枕,取外关、中渚穴,用针刺提插捻转泻法,并令患者活动颈部。而在本病的古代针刺文献中,取上肢部穴仅3次,远不如现代。

（2）针刺所用方法

1）古今均用补泻手法:如明代《针灸聚英》载:内关主"虚则头强补之。"元代《济生拔粹》语:"治头风面肿,项强不得回顾,刺手少阳经天牖二穴","不宜补亦不宜灸",此当可用泻。明代《神应经》言:"头痛项强,重不能举,脊反折,不能反顾:承浆(先泻后补)、风府。"《针方六集》称:承浆主"颈项强痛,牙齿虚疼,先泻后补。"

而**现代治疗本病用补法者不多,用泻法者较多**,显示本病以实证为多。如周鼎兴治疗颈椎病,取大杼、天柱、风池、后溪、肩外俞、颈臂(奇穴)、颈夹脊等,用针刺捻转泻法;方红等则取颈三针(即大椎穴及增生颈椎的夹脊穴),用提插泻法;傅丰瑾治疗落枕,根据症状,从列缺、外关、后溪、悬钟、承浆、风府等穴中循经取穴,用针刺捻转泻法,再结合提插。现代用补法者,如陈幸生治疗神经根型颈椎病,用1.5寸针施项丛刺,行提插捻转补法,另针刺绝骨,用捻转补法。

现代采用补泻结合者,如张卫秋治疗颈椎病急性发作,针内关,施捻转提插复式泻法,刺人中,施雀啄泻法,刺风池、完骨、天柱,施小幅度高频率捻转补法,刺颈夹脊,施捻转补法;发作程度减轻后,刺上星透百会,施小幅度高频率捻转补法,横刺印堂0.3寸,施雀啄手法,刺四神聪,施捻转补法,刺风池、完骨、天柱,小幅度高频率捻转补法,刺颈夹脊穴,施捻转补法(本案中补法多于泻法)。

2)**古今均加强刺激**:为了提高临床疗效,古今治疗本病往往加强刺激,如宋元时代《琼瑶神书》道:"头项强痛难回顾,百会加搓承浆揩,后用气下使吕细,风府搓热头时安。"其中"加搓""揩""气下"均为加强刺激之举,而"搓热"则属补法。现代加强刺激者,如芮兴国治疗椎动脉型颈椎病,在枕下区找到阳性反应点,用针向下颌方向刺入0.8寸,施以快速捻转手法,使患者有强烈的针感,不留针;邵康吉治疗落枕,俯首困难针列缺、后溪,不能回顾加针悬钟,用强刺激;梁宝玉等则取风池穴及大椎穴旁开1寸处,用针刺强或中刺激,同时活动患者颈部;王登旗治疗落枕,针刺养老穴,缓慢进针,持续捻针,保持较强针感。

3)**古今均用透刺**:透刺亦可看做加强刺激量的一种手段,古今均有采用者。如上述"与风相关"中,清代《针灸内篇》言:"风池,左针透右风府,右针透左风府。"现代刘雅超治疗神经根型颈椎病,用3根3~5寸长的不锈钢针,分别从第1颈椎棘突及横突部进针分别沿皮透刺至第7颈椎棘突及横突;陈幸生则用8寸芒针从大椎穴透肩髃;裴孝先治疗落枕,针支沟透间使。

4)**古今均用交叉针刺**:人体左右对称,经络又互相交错,故对于一侧的病痛,可刺对侧相应部位的穴位。《标幽赋》所云"交经缪刺,左有病而右畔取",即为此意。如秦汉时期《素问·缪刺论》曰:"邪客于足太阳之络,令人头项肩痛,刺足小指爪甲上,与肉交者","不已,刺外踝下三痏,左取右,右取左"。现代白新敏等治疗落枕,取健侧悬钟穴,用针刺提插捻转泻法,令患者活动颈部,同时按摩其患部;李长森治疗颈椎病,针刺健侧后溪,辅以拔罐。又王文远等治疗颈椎病,取健侧腋前、腋后、手三里、中渚,用点、揉、压,及药物离子导入法,亦属交叉取穴法。

5)**古代讲究刺穴的先后**:《针灸集书·八法穴治病歌》道,先刺足临泣后刺外关,治"喉痹牙疼并项强,足疼臂冷与痹瘫";先刺照海后刺列缺,治"项强盗汗及反胃"。现代冯润身等亦认为,改变所刺激穴位的先后顺序,将会取得不同的效应。但在现代治疗颈椎病的报道中,讲究针刺穴位先后者不多。

6）**现代针刺所用的其他方法**:现代治疗本病还采用扬刺傍针刺、输刺短刺、雀啄刺、推压手法、摇拨针体、同步操作等方法,并讲究针感的传导、针刺的时辰,还配合呼吸、配合活动颈部等措施。这些在本病的古代文献中未见记载,是现代针灸工作者的临床体会。

扬刺傍针刺:扬刺、傍针刺均出自《灵枢经·官针》,前者为中间一针,四周四针;后者为中一针,旁一针。现代孙远征等治疗颈椎病,以颈椎增生部为中心,用针从上下左右刺入,得气后接电针仪;刘明军则取大椎穴,用双针法,使针感明显增强,这些与扬刺、傍针刺相类似。

输刺短刺:输刺、短刺亦出自《灵枢经·官针》,两者皆为深刺至骨,治疗骨痹,现代亦用之。如王希琳治疗颈椎病,取病变部夹脊穴,配大椎、后溪、外关,用输刺法,深至椎骨,得气后接电;陈英炎等则取颈椎棘突,配合天宗、肩贞、阿是穴,用输刺法,将铍针直入直出一直深刺至骨,然后拔罐出血,配合电针治疗;欧阳八四取颈夹脊穴,用短刺法,得气后,接以连续脉冲波。

雀啄刺:雀啄法为针刺时一上一下,做垂直的点刺。现代刘公望等治疗颈椎病,取天牖、天容、天窗、天鼎,进行针刺,施雀啄手法,使针感扩散,即为例。而明代《神应经》载:"面肿项强、鼻生息肉:承浆（三分,推上复下）。"其中"推上复下",似亦为雀啄刺。

推压手法:推压手法为现代杨甲三所创,即医者手指通过针柄持续对针体施压,使针体前行,反复数次。刘月芝治疗椎动脉型颈椎病,即用此法,取脑户、后顶、百会、前顶、神庭,均沿督脉,针尖向后平刺,并连续采用该手法。

摇拨针体:即在针刺时摇晃或拨动针体。如乔成安治疗颈椎病,取两侧斜方肌外缘颈椎棘突下压痛点（通常平颈4~7棘突）,

用毫针刺入,针尖经斜方肌前向椎间孔方向做横向透刺,行捻转摇晃;刘建华则针夹脊穴,用短刺法,将针缓慢刺入至骨刺边缘,边刺边摇,近骨时上下提插;陈松泉针刺颈椎夹脊穴,斜向至骨边,再顺肌肉韧带走向拨动,遇肌肉纤维明显粘连、肌紧张或痉挛者,再顺肌肉韧带走行的垂直方向拨动,不留针;宋毅勤等取颈椎夹脊穴,施以针刺短刺法,助指拨法(用中指在针根处,前后来回地拨动)。

同步操作: 即在针刺2个穴位时,医者双手同时操作,其捻转、提插等手法须同步,以提高疗效,此与《灵枢经·官针》中的"阴刺"有相似之处。如吕景山治疗胸锁乳突肌痉挛之项痛,针刺列缺、后溪,施以同步针刺手法操作。

讲究针感传导: 古人重视经络学说,但在本病的古代文献中,有关针感传导的记载不多,而现代临床则往往讲究针感的传导。如张仁等介绍张桐卿治疗颈椎病的方法,针刺大椎,得气后针尖向下,做小幅度提插,使针感沿督脉下行,继而改为自上向下有节奏捻转,使针感如拨动琴弦放射;仲跻尚则针刺颈夹脊、大椎,使针感向患肢和脊柱上下放射,并辅以电针和按摩;郗增旺等治疗椎动脉型颈椎病,取手三里、大杼、身柱、后溪,用针刺激发经络感传,结果血管痉挛得以缓解,血管紧张度和阻塞程度得以降低,使颈动脉、椎动脉血流量明显增加,可见现代还通过实验证实针感传导的效果,这在古代是没有的。

根据时辰针刺: 即子午流注针法,如龚丹取病变部位的夹脊穴,配合"纳络取穴法",即取值时经和对称经上的络穴,用针刺。

配合呼吸: 古人认为呼吸可推动气血运行,现代也有人在针刺时配合呼吸,如陈克勤治疗落枕,针刺液门透中渚,左右捻转,并令患者做缓慢的腹式呼吸,同时活动头项,并与针之捻转相配合。

配合活动颈部: 现代治疗本病在针刺远道穴的同时,多嘱患者配合活动颈部,以促进气血流动,使颈项部的病理状态得以改善。如关吉多治疗颈项疼痛,取手三里、外关、肩髃、肩井、阳陵泉、绝骨等,用针刺,配合转动颈部;董建治疗颈椎病,单取外关穴,用针刺小幅度快速捻转,并令患者旋转头颈部;戴铁城治疗落枕,独取中渚,用针刺泻法,并嘱患者活动颈部;王胜等则单取患侧液门穴,施捻转泻法,并令患者活动颈部;杨日和取养老穴,用针刺捻转泻法,并令患者活动颈部;崔嵩山针刺患侧悬钟穴,用轻刺捻转手法,并令患者转动头部。

3. 古今均用刺血　本病常由内外邪气侵犯项部所致,引起该部的气滞血瘀,而刺血则可逐瘀行气,因此在本病的古、今文献中,涉及刺血者分别为 11 条次、37 篇次,分列古、今诸法之第三、第十位,分占各自总条(篇)次的 4.28% 和 3.08%,百分比相近。

古代用刺血治疗本病者,如《素问·刺腰痛》曰:"腰痛侠脊而痛至头几几然","刺足太阳郄中出血"。《医学纲目》云:"肩背颈项腋前痛,与胸相引者:涌泉(一分,见血,妙)。"《针灸简易》道:"背腰颠项均胀痛,足太阳痧膀胱经(放足小指外侧)。"上述文献均在辨证基础上,**选取四肢部相应经脉之穴**,属远道取穴。又《灵枢经·五邪》言:"邪在肾,则病骨痛阴痹","肩背颈项痛,时眩,取之涌泉、昆仑,视有血者尽取之"。可见古人还**选取远道相应穴位附近瘀阻的血脉**,予以刺血。

现代用刺血疗法者,如傅永民等治疗颈椎病,取病变局部压痛点、阳性反应物、颈椎病夹脊、大椎,用七星针叩刺拔罐出血;丛德滋则取第 4~5 颈椎之间凹陷处、大杼、天宗、三角肌抵止点、曲池、阳池、太阳、百会、上星、印堂等,用宽针速刺速起,然后拔罐放血;陈英炎等取颈椎棘突、天宗、肩贞、阿是穴,用铍针直入直出直刺深至骨处,然后拔罐出血;叶强等根据杨永璇的经验,取颈椎棘突、大椎、风门、肺俞等穴,用七星针叩刺拔罐,结果发现肌电图得到明显改善,异常电位逐渐减弱,甚至消失。又洒玉萍治疗椎-基底动脉供血不足,取大椎穴,用刺络拔罐,症状得以改善,可见对于本病之供血不足者也可考虑用刺血疗法。总之,**古代常刺远道**

穴出血,现代则多在项背局部用刺络拔罐放血,古今有所不同。

此外,在古代文献中,刺血(脓)治疗项部的外科疮疡较多,相关文献占本病刺血总条次的1/2。如《外科理例》载:"一老冬月头面耳项俱肿,痛甚","遂砭患处,出黑血"。《名医类案》记:"一妇人项核肿痛(瘰疬)","稍有脓即针之"。《薛氏医案》曰:"一小儿项间患毒","至胀痛始针脓出"。可见古人治疗疮疡常在局部刺血,以驱逐邪毒。而现代治疗本病的临床上,类似报道较少,当是现代治疗外科疮疡多用抗生素的缘故。

4. 现代发展的方法　现代治疗颈椎病还采用推拿、电针、穴位注射、针灸器械、拔罐、小针刀、敷贴、刮搓、挑治、埋藏、火针、皮肤针,以及微针系统等疗法。这些在本病古代文献中未见记载,当是现代工作者的贡献。

(1)推拿:如彭支莲等治疗颈椎病,施推拿手法,用捏法和拿揉法松弛颈部肌肉和软组织,再弹拨颈项部肌肉,点按双侧风池和颈部阿是穴,最后用活络关节手法运摇双上肢;吴健则用双手中指指尖交叉点按双侧阴谷穴,并令患者活动颈部;王红等用木棒沾药液(主要成分为血竭、红花、川草乌等)机械叩打天柱穴,由点及面,至局部皮肤灼热发红为止;杜玉兰取督脉颈部穴、颈夹脊、肩井、曲池、外关、昆仑、天宗、风池、大椎、足三里、三阴交、内关、合谷等穴,用橡胶槌敲打;李兴洲等治疗椎动脉型颈椎病,按揉风池、风府穴,拿肩井,按揉天宗,再按、拔、揉颈项部及其两侧和颈肩部,摇扳按揉颈椎病部,按揉、拍击肩部,再行颈椎关节拔伸手法,另施颈椎牵引持续1小时,每日3次;郑智等则取风池、肩中俞,施龙氏推拿手法,予以放松、复位、强壮;吴穆治疗颈源性头痛,取天牖,或配合天容、阿是穴,用指针顶推;旷秋和治疗上段颈椎错位采用低头摇正法,中、下段颈椎错位采用卧位定点成角复位法。

(2)电针:如佘瑞平治疗颈性眩晕,取颈枕部八穴(奇穴),针尖刺至椎体关节突或枕骨,轻提插使之得气,并通以连续波型脉冲电流;王升旭等治疗颈椎病,取相应夹脊穴,用 2~2.5 寸毫针直刺,以针感向颈、臂部放散为宜,然后接电,频率 15Hz,电流强度以患者耐受为度;张玉珍等则选取病变部位颈夹脊穴,针刺得气后,加 70IDM-B 型电麻仪,用疏密波;林迎春治疗神经根型颈椎病,针刺颈椎夹脊穴与养老穴,使针感向手腕和肩肘放散,并接电针仪,并认为电针最适用于急性期的剧痛。

（3）**穴位注射**:如吕红霞等治疗颈椎病,取 $C_{6~7}$ 夹脊穴,注入复方丹参注射液;关强则取 $C_{5~6}$ 夹脊穴,注入复方当归注射液和骨宁注射液;张密保等取风池、大椎、颈夹脊,注入健颈注射液(含防风、羌活、独活、川芎、红花、当归、元胡等);孙丽筠等取颈夹脊,配风池、天窗、肩井、肩贞等,注入维生素 B_{12} 与当归寄生液;王志义等取颈夹脊和阿是穴,注入颈宁 A、颈宁 B 和复方丹参注射液;徐明英取风池、双侧夹肌痛点,注入醋酸确炎舒松和奴夫卡因(普鲁卡因);陈丽君等选用肩甲冈上窝或下窝,注入高渗盐水泼尼松龙混合液;旷时恩等取新设穴(风池直下,后发际下 1.5寸),注入维生素 E;林迎春治疗神经根型颈椎病,取夹脊穴,注入葡萄糖溶液 10ml;王宗江治疗颈性眩晕,取风池、百会、$C_{2~7}$ 夹脊穴,注入红花注射液、利多卡因、维生素 B_{12} 注射液;杨常青等治疗椎-基底动脉供血不足综合征,取风池、颈夹脊,注入香丹注射液。

（4）**针灸器械**:如谢可永等治疗颈椎病,取列缺、肩髃、压痛点,用氦-氖激光照射;单秋华则取 $C_{4~7}$ 夹脊穴,将光导纤维穿入专用的空心激光针中,刺入穴位皮下 1.2~1.5 寸,用激光刺激;吴志明等取颈椎病变部位,用骨质增生治疗仪进行中药离子导入(中药包括川草乌、威灵仙、赤芍、红花、地龙、乳香、没药、独活、秦艽、木爪、透骨草等);余维豪等取颈痛部穴接负极,取外关、承山接正极,用经络疏通治疗仪施以低频矩形波脉冲刺激;侯升魁取增生的关节部,用"电磁针灸仪"治疗;沈素娥等取大椎、百劳、夹脊、风池等穴,用多功能治疗仪(含有中药),施低频脉冲加穴位温灸;晏明治疗颈肩痛,取新穴——颈肩痛穴,用自制微电子止痛器产生的弱电,进行点穴致颈肌抽动法治疗。

（5）**拔罐:**如李长森治疗颈椎病,取大椎穴,用针刺辅以拔罐,配合运动患部;钟山则取颈夹脊、天柱、大椎、天宗等穴,用电针加走罐;李建萍等分别以 C_7 及双侧肩胛骨内上角为中心,拔 3 个自制药罐,将备好的自制 45℃的中药(活血通络)剂 60ml 倒入罐内用抽气法将药罐吸于皮肤上;余梅英等治疗神经根型颈椎病患者,取大椎穴,用七星针叩刺拔罐出血;裴孝先治疗落枕,在颈部压痛点,拔火罐。

（6）**小针刀:**小针刀是近三四十年发展起来的新疗法,对软组织损伤有良好疗效,故被用于本病临床。如张永富治疗颈椎病,取项韧带、斜方肌、头夹肌、肩胛提肌、菱形肌及颈椎棘突的压痛点、机化点、弹响点、挛缩点,用小针刀行切开松解切割术;马军光等则取压痛部位的夹脊穴,将针刀刺入约 1cm,以松解软组织,解除粘连;陈梅等治疗神经根型颈椎病,取 C_{4-7} 横突尖的压痛点,颈椎关节突部阳性反应点,用针刀进行铲切、摆动;周西清则取颈椎棘突、颈椎横突、颈椎小关节、肩胛内上角、肩胛脊柱缘,用针刀行切割剥离松解术;刘仁毅等治疗椎动脉型颈椎病,取病变颈椎夹脊穴处的压痛点或条索结节等阳性反应点,用小针刀行切割剥离;张全杰治疗项韧带钙化,取病变部位压痛点,用针刀行纵行疏通剥离,再行横铲。

（7）**敷贴:**如杨晋红治疗颈椎病,取大椎、压痛点,寒湿瘀滞者外敷身痛逐瘀汤的药末,肾虚血亏者外敷独活寄生汤的药末;张毅明等则取 C_{4-6} 夹脊穴,外敷代温灸膏;顾健华将活血化瘀、通络止痛的中药(千年健、威灵仙、路路通、桂枝、附子、红花、桃仁等)煎汁,用绒布浸吸药汁,敷于颈项部,用控温仪调节温度;赵新芳等在颈部置以蒸透的中药通疗包(含艾叶、川草乌、麻黄、伸筋草、葛根、川桂枝、路路通、白芷、松节、桃仁、红花);吴军君等治疗椎动脉型颈椎病,取 C_{2-6} 夹脊穴,外敷产热药袋(含羌活、独活、麻黄、桂枝、细辛、杜仲、牛膝、桑枝、五加皮、桃仁、川草乌、制附子、土鳖虫);关玉波等治疗颈椎间盘突出症,取大椎、颈夹脊,外敷佗僧膏(含蜈蚣、天麻、僵蚕、全虫、生川草乌、山甲、乳香、没药、桃仁、红花等);王永茂治疗落枕,在颈部用米醋热敷。

(8)**刮搓**:如任义钟治疗神经根型颈椎病,取督脉与其他相应经脉,用刮痧法;沙岩治疗颈型颈椎病,取风府至身柱,风池至肩井,天柱至膈俞,用多功能砭板厚刃边实施推法和刮法;李佶庆治疗颈椎病,取颈项部的督脉与膀胱经,用刮痧板刮磨;胡文熙则取脑户至大椎、脑空、风池至肩井、完骨至对侧完骨、风池至对侧风池、肩井至对侧肩井,用电员针刮拨。

(9)**挑治**:如符文彬等治疗颈椎病,取百劳、大椎、肩井、新设($C_{3~4}$之间旁开1.5寸)、大杼,用钩状挑治针挑断皮下纤维组织;张明志、曹淑润则分别在病变椎体附近找到"党参切片花样斑",用挑针挑断浅表纤维,每次选3~4个点;虞成英在颈夹脊部位找到反应点、敏感点,配肩部相关穴位,用针挑拨剔刺,并在上述针刺点处注入松解液(含透明质酸酶、三磷酸腺苷、地塞米松、确炎舒松、利多卡因等);陈栋等治疗椎动脉型颈椎病,取颈2与颈5旁开1.5~2寸处、天柱、大椎,用挑针做牵拉运针。

(10)**埋藏**:如张捷治疗椎动脉型颈椎病,取病变颈夹脊穴,埋入经当归、丹参、山莨菪碱等浸泡过的肠线;赵利军则取病侧$C_{3~7}$夹脊穴,埋入医用可吸收线;王守永等治疗颈源性眩晕,取风池、大椎、夹脊、阿是穴等,埋入羊肠线;徐三文等治疗颈椎病,取双侧C_5和C_7棘突旁开1.5寸,用埋线治疗;宋正廉则取天柱、定喘、颈夹脊等,埋入皮内针。

(11)**火针**:如师怀堂治疗颈椎病,取病部夹脊穴,用细火针施深而速刺法;旷秋和则取颈夹脊、风池、大椎、天宗、阿是穴,用火针疗法;彭冬青等治疗神经根型颈椎病,取颈夹脊、大椎、大杼、天宗,及颈部压痛点,用贺氏三通中的火针疗法。

(12)**皮肤针**:如方针治疗颈椎病,取颈夹脊穴,用梅花针叩刺;高泉福则用磁圆针循经叩打:1 从素髎穴沿督脉至命门穴,2 从攒竹穴向后沿膀胱经第 1 侧线至肾俞穴,再从攒竹穴沿膀胱经第 2 侧线至志室穴,3 从瞳子髎穴沿头部胆经路线至肩井,4 伴有手臂麻木、疼痛者,肩臂部诸经由上向下叩击,5 重叩颈部双侧臂丛;李积敏治疗落枕,用梅花针叩刺颈部、肩部,痛甚者可叩刺出血。

(13)**微针系统:**现代治疗本病采用的微针系统包括耳穴、头针、手足针、腹针、鼻针、眼针等。

1)**耳穴:**如刘士佩治疗落枕,取耳廓颈区阳性反应点或压痛点,用针刺,并取耳穴颈、肩、枕、神门等,用王不留行贴压;张连生则用食、拇指由下至上用力推压耳穴,从颈、颈椎、枕区推向胸椎、肩区,同时嘱患者活动颈部;刘秀萍取病侧耳穴颈、肩、肾、脾、神门,用王不留行贴压,同时用 3~4 粒集中贴压在乳突的"增效穴"(乳突最突起部位),大幅度按摩 5 分钟;宋同等报道发现颈椎病患者耳部"颈椎区"有阳性反应物,诊断准确率达 94%。

2)**头针:**如夏阳等治疗颈椎病,取顶枕带上 1/3、顶后斜带(健侧)、额中带、顶中带等,用针斜刺,施小幅度提插泻法,行针时嘱患者头部自主运动,留针 2~12 小时;周智梁等治疗颈性眩晕,取顶中线、顶斜一线、顶旁线、顶斜二线,用针刺提插捻转手法。

3)**手足针:**如陈世忠治疗颈椎病患者,取双侧腕踝针上 4、上 5、上 6,针尖呈 30° 角刺入皮肤后将针放平,平刺 1.4 寸;陈松泉则针刺阿是穴及腕踝针外关;郭会卿等治疗落枕,针刺患侧第 2 掌骨侧生物全息"颈穴",快速捻转,并令患者活动颈椎病变部位。

4)**腹针:**如薄智云等治疗颈椎病,取腹针天地针(中脘、关元)、石关、商曲、滑肉门,配下脘上,上肢麻木、疼痛加患侧滑肉门三角,头痛、头晕、记忆力减退加气穴,耳鸣、眼花加气旁,选用腹针专用针,采用捻转不提插或轻捻转、慢提插的手法,施术时采用候气、行气、催气三步手法。

5）**鼻针**：如姜莉芬等治疗颈椎病,取鼻针颈背穴、上肢穴,用毫针刺向鼻中线。

6）**眼针**：如邹开建等治疗颈椎病,取眼针上焦、肝、肾等,用针向眶壁方向刺入。

【结语】

根据上述对古今文献的统计与分析结果,兹提出治疗项强痛的参考处方如下(无下划线者为古今均用穴,下划曲线者为古代所用穴,下划直线者为现代所用穴):①项背部风府、天柱、风池、肩井、大椎、大杼、哑门、天髎、夹脊、阿是穴、天宗等穴;②上肢阳面后溪、外关、前谷、少海、少泽、支正、小海、消泺、肩髃、曲池、合谷、手三里等穴;③上肢阴面列缺、内关等穴;④下肢阳部委中、申脉、束骨、昆仑、至阴、京骨、足通谷、足临泣、足三里等穴;⑤头面部百会、承浆、通天、后顶、颊车、太阳等穴。临床可根据病情,在上述处方中选用若干相关穴位。

治疗与风、寒、热相关者,多选取手足太阳经穴、上背部穴,其中与风相关者,多取项部穴,尤其是风府穴;与热相关者,可取头部穴,并根据经脉辨证取相应穴,如肺经穴、阳明经穴等。此外,又可以根据症状,或根据现代对颈椎病的分型,采用辨症取穴,或辨病取穴。

临床可用灸法,包括"太乙神针"灸、直接灸、艾条熏灸、运动灸、隔物灸、化脓灸、温针灸等;也可采用针刺,包括补泻、强刺激、透刺、交叉针刺、扬刺傍针刺、输刺短刺、雀啄刺、推压手法、摇拨针体、同步操作等方法,并讲究刺穴的先后、针感的传导、针刺的时辰,还配合呼吸和活动颈部等措施;亦可采用刺血法,针刺远道穴出血,或在项背局部刺络拔罐;此外,又可采用推拿、电针、穴位注射、针灸器械、拔罐、小针刀、敷贴、刮搓、挑治、埋藏、火针、皮肤针,以及微针系统(包括耳穴、头针、手足针、腹针、鼻针、眼针)等疗法。

历代文献摘录

[唐代及其以前文献摘录]

《足臂十一脉灸经》:"足泰阳脉……项痛,首痛,颜寒。"

《阴阳十一脉灸经》:"足钜阳之脉……是动则病,冲头痛,目似脱,项似拔。""足钜阳之脉……其所产病,头痛,耳聋,项痛,枕强。"

《素问·热论》:"伤寒一日,巨阳受之,故头项痛,腰脊强。"

《素问·刺热》:"肾热病者……热争则项痛而强……其逆则项痛员员淡淡然……刺足少阴、太阳。"

《素问·疟论》:"巨阳虚则腰背头项痛。"

《素问·刺疟》:"刺疟者……先项背痛者,先刺之。"

《素问·刺腰痛》:"腰痛侠脊而痛至头几几然……刺足太阳郄中出血。"

《素问·骨空论》:"大风颈项痛,刺风府。""失枕在肩上横骨间,折使揄臂,齐肘正,灸脊中。"

《素问·缪刺论》:"邪客于足太阳之络,令人头项肩痛,刺足小指爪甲上,与肉交者……不已,刺外踝下三痏,左取右,右取左。"

《灵枢经·经脉》:"膀胱足太阳之脉……是动则病冲头痛,目似脱,项如拔。""膀胱足太阳之脉……是主筋所生病者,痔疟狂癫疾,头囟项痛……项背腰尻腘踹脚皆痛,小指不用。"

《灵枢经·经筋》:"足太阳之筋……脊反折,项筋急,肩不举……治在燔针劫刺,以知为数,以痛为输。"

《灵枢经·五邪》:"邪在肾,则病骨痛阴痹……肩背颈项痛,时眩。取之涌泉、昆仑,视有血者尽取之。"

《灵枢经·厥病》:"厥头痛,项先痛,腰脊为应,先取天柱,后取足太阳。"

《灵枢经·杂病》:"项痛不可俯仰,刺足太阳;不可以顾,刺手太阳也。"

《伤寒论·辨太阳病脉证并治下》:"太阳与少阳并病,头项强痛……当刺大椎第一间、肺俞、肝俞,慎不可发汗。""太阳、少阳并病,心下鞕,颈项强而眩者,当刺大椎、肺俞、肝俞,慎勿下之。"

《针灸甲乙经》(卷七·第一中):"颈项强急……本神主之。""头项痛重……通天主之。""头项[一本有'痛'字]恶风,汗不出……头重项痛,玉枕主之。""项强刺喑门。""[《外台秘要》有'项强难以反顾'六字]汗不出,陶道主之。""颈项痛不可以俯仰……大杼主之。""项背痛引颈,魄户主之。""挟项强急,不可以顾,阳白主之。""项椎[《黄帝明堂经辑校》补'强']不可左右顾……攒竹主之。"

《针灸甲乙经》(卷七·第一下):"项背急,消泺主之。""项痛不可顾,少泽主之。""颈项强,身寒,[一本有'头不可以顾'五字]后溪主之。""项急不可以左右顾及俯仰……阳谷主之。""实则肘挛头项痛……支正主之。""项痛……至阴主之。""颈项强……京骨主之。"

《针灸甲乙经》(卷七·第四):"项强……大杼[一本作椎]主之。"

《针灸甲乙经》(卷七·第五):"项痛引肘腋……小[一本作少]海主之。""目如脱,项如拔,昆仑主之。"

《针灸甲乙经》(卷八·第一下):"肩痛引项……天髎主之[原作缺盆主治,据《黄帝明堂经辑校》改]。""肩[一本有'痛'字]引项,[一本有'臂'字]不举,缺盆中痛……缺盆主之。"

《针灸甲乙经》(卷九·第八):"腰痛侠脊至头,几几然……委中主之。"

《针灸甲乙经》(卷十·第二下):"头重项[一本作顶]痛……刺脑户主之。""头痛项急,不得顾侧[一本作倒]……刺风府主之。""头项摇瘲[一本有'痛'字],牙车急,完骨主之。""目如脱,项似拔……项直不可以顾……天柱主之。""肩臂颈痛,项急……腕骨主之。""腰痛,颈项痛……飞扬主之。"

《针灸甲乙经》(卷十·第五):"颈项肩背痛……天井主之。""颈肿不可以顾,头项急痛……前谷主之。""头项痛……前谷主之。"

《针灸甲乙经》(卷十一·第二):"项[一本有'直'字]颈痛,后顶主之。"

《备急千金要方》(卷十八·第五):"喉痹颈项强……灸绝骨五十壮。穴在外踝上[《千金翼方》:'内踝上']三寸宛宛中。"

《备急千金要方》(卷三十·第一):"少泽、前谷、后溪、阳谷、完骨、昆仑、小海、攒竹,主项强急痛,不可以顾。""消泺、本神、通天、强间、风府、哑门、天柱、风池、龈交、天冲、陶道、外丘、通谷、玉枕,主项如拔,不可左右顾。""天容、前谷、角孙、腕骨、支正,主颈肿,项痛不可顾。""飞扬、涌泉、颔厌、后顶,主颈项疼,历节汗出。"

《备急千金要方》(卷三十·第五):"支正、少海……身热项痛而强。"

《千金翼方》(卷二十七·第一):"第一椎名大杼……主头项痛不得顾,胸中烦急,灸随年壮。"

敦煌医书《火灸疗法》P·T127:"瘟热聚积于头顶,颈项左右转动时疼痛……使患者正立,左右平衡,脚根着地,一脚向上,挺胸后仰,从手能触及处向腓骨量一拃,再由此量四指,火灸七壮,即可治愈。""黄水侵入头部,一切风痛疾病,颈项僵直,于枕骨向下,至第一节脊椎,割刺放血,或火灸五壮,即可治愈。""颈筋僵直,于耳背软骨突起处的外侧,下压有卵石状处,火灸七壮,即可治愈。"

敦煌医书《火灸疗法》P·T1044:"若于颧骨外侧和拇指以上手腕硬筋络间,及按时有痛感的后颈筋络三处灸之,对头晕、后颈僵硬、流鼻血不止等病,均有疗效,各灸十九次即可。"

敦煌医书《灸法图》S·6168:"大杼……头项强……灸一百壮,善。"

敦煌医书《杂证方书第五种》:"头院一穴,主治天行黄热,头痛项强……灸二七壮。"

《外台秘要》(卷十九·论阴阳表里灸法):"脚气……若从头至连背痛,寒热如疟,及腰痛者,灸委中。头项背痛,随身痛即灸,不在正穴也。"

《外台秘要》(卷三十九·第四):"[头]窍阴……项痛引颈,痈肿。"

《外台秘要》(卷三十九·第八):"天窗……肩痛引项。"

《外台秘要》(卷三十九·第十一):"[足]通谷……头眩项痛。"

《外台秘要》(卷三十九·第十二):"中渚……项痛。"

[宋、金、元代文献摘录]

《太平圣惠方》(卷九十九):"大椎……项强不得回顾。""玉枕……失枕。""完骨……风眩项痛,头强寒热。""风门热府……伤寒项强。"[上四条均原出《铜人针灸经》(卷四)]"魄户……项强不得回顾。"[本条原出《铜人针灸经》(卷五)]"天髎……项强不得回转。"[本条原出《铜人针灸经》(卷六)]

《太平圣惠方》(卷一百):"脑空……引项强急。""曲发[疑为'鬓'之误]……颈项急强,不得顾引。""肩外俞……引项急强,左右不顾。"

《铜人腧穴针灸图经》(卷三·偃伏头):"天柱……今附治颈项筋急,不得回顾。""正营……头项偏痛。"

《铜人腧穴针灸图经》(卷三·侧头部):"[头]窍阴……项痛,引头目痛。"

《铜人腧穴针灸图经》(卷三·正面部):"龈交……颈项急不得回顾。"

《铜人腧穴针灸图经》(卷四·背腧部):“附分……风冷客于腠,颈项强痛,不得回顾。”

《铜人腧穴针灸图经》(卷四·侧颈项部):“气舍……颈项强,不得回顾。”

《铜人腧穴针灸图经》(卷五·手少阳):“消泺……项痛,肩背急。”

《铜人腧穴针灸图经》(卷五·足少阳):“外丘……颈项痛。”

《琼瑶神书》(卷一·二十一):“颈项之疾手后溪。”

《琼瑶神书》(卷二·一百六十一):“头项强痛难回顾,百会加搓承浆揣,后用气下使吕细,风府搓热头时安。”

《琼瑶神书》(卷二·二百七十四):“项强头疼痛不禁,试针须使后溪寻。”

《琼瑶神书》(卷三·六十四):“[足]临泣……雷风头紧项强踬。”“后溪……头疼项强并冷泪。”

《圣济总录》(卷一百九十三·治骨蒸):“章门……头项强。”

《西方子明堂灸经》(卷三·伏人头):“天柱……项疼急。”

《西方子明堂灸经》(卷六·手太阳):“前谷……颈项痛。”

《子午流注针经》(卷下·足少阳):“前谷……颈项臂痛汗不出。”

《子午流注针经》(卷下·手太阳):“少泽……臂痛咳嗽连项急。”

《子午流注针经》(卷下·足阳明):“束骨……耳聋项急本穴寻,恶风目眩并背痛,针之必定有神功。”“小[原作少,据《针灸四书》改]海为合肘上中,寒热风寒项头痛……建时针刺有神灵。”

《子午流注针经》(卷下·足太阴):“少海……头项痛时涕与笑,用针一刺管惊人。”

《子午流注针经》(卷下·足太阳):“侠溪……寒热目赤颈项痛,耳聋一刺便闻声。”

《伤寒百证歌》(第三十七证):"项强当刺大椎间。"

《扁鹊心书》(卷上·窦材灸法):"破伤风,牙关紧急,项背强直,灸关元穴百壮。"

《卫生宝鉴》(卷九·惊痫治验):"四岁……因而大恐,遂惊搐……项背强急,喉中有声,一时许方省。后每见衣皂之人,辄发……取天柱穴……洁古老人云:昼发取阳跷申脉,夜发取阴跷照海,先各灸二七壮。"

《卫生宝鉴》(卷二十·流注指要赋):"风伤项急,始[一本作便]求于风府。""头[原作颈,据《针灸大成》改]项强承浆可保。""头强痛,拟后溪以安然。"

《针经指南》(流注八穴):"外关……头项痛(小肠)。""后溪……伤寒项强或痛(膀胱)。"

《济生拔粹》(卷三·治病直刺诀):"治伤寒在表,发热恶寒,头项痛,腰脊强,无汗,尺寸脉俱浮,宜刺手阳明经合谷二穴,依前法刺之,候遍体汗出即出针,此穴解表发汗大妙。""治头风面肿,项强不得回顾,刺手少阳经天牖二穴……不宜补亦不宜灸。"

《扁鹊神应针灸玉龙经》(六十六穴治证):"少海……头疼,项急。""前谷……伤风,发热无汗,项急背强。""后溪……项急膊痛。""蠡沟……项急。""[足]窍阴……头昏项疼。""丘墟……头项强。""束骨……项急。""京骨……头项腰胯筋挛骨瘘诸疾。""飞扬……颈项强痛。"

《扁鹊神应针灸玉龙经》(磐石金直刺秘传):"挫枕项强,不能回顾:少商、承浆、后溪、委中。"

《扁鹊神应针灸玉龙经》(针灸歌):"项强天井及天柱。"

《扁鹊神应针灸玉龙经》(针灸歌·又歌):"风伤项急风府寻。""头强项硬刺后溪。"

[明代文献摘录](含同时代外国文献)

《神应经》(头面部):"头强痛:颊车、风池、肩井、少海、后溪、前谷。""头项俱痛：百会、后顶、合谷。""头痛项强，重不能举，脊反折，不能反顾：承浆（先泻后补）、风府。""面肿项强、鼻生息肉：承浆（三分，推上复下）。""颈[一本作头]项强急：风府。"

《神应经》（胸背胁部）："背膊项急：大椎。"

《针灸大全》（卷一·四总穴歌）："头项寻列缺。"

《针灸大全》（卷一·千金十一穴歌）："胸项如有痛，后溪并列缺。"

《针灸大全》（卷四·八法主治病症）："后溪……颈项强痛，不能回顾：承浆一穴、风池二穴、风府一穴。""后溪……头项拘急，引肩背痛：承浆一穴、百会一穴、肩井二穴、中渚二穴。""申脉……腰脊项背疼痛：肾俞二穴、人中一穴、肩井二穴、委中二穴。""申脉……腰疼，头项强，不得回顾：承浆一穴、腰俞一[原作二，据义改]穴、肾俞二穴、委中二穴。""足临泣……头项红肿强痛：承浆一穴、风池二穴、肩井二穴、风府一穴。""外关……下片牙疼，及颊项红肿痛：阳溪二穴、承浆一穴、颊车二穴、太溪二穴。"

《针灸集书》（卷上·针灸杂法）："项强背膊痛，针大椎五分。"

《针灸集书》（卷上·八法穴治病歌）："喉痹牙疼并项强……先刺临泣后外关。""项强盗汗及反胃[先照海，后列缺]。"

《针灸聚英》（卷一上·足太阳）："束骨……头囟项痛。"

《针灸聚英》（卷一下·手厥阴）："内关……虚则头强补之。"

《针灸聚英》（卷一下·手少阳）："消泺……颈项强急肿痛。""角孙……头项强。"

《针灸聚英》（卷一下·督脉）："后顶……头项强急。"

《针灸聚英》（卷四上·肘后歌）："或患伤寒热未收，牙关风壅药难投，项强反张目直视，金针用意列缺求。"

《针灸聚英》（卷四上·百证赋）："审他项强伤寒，温溜期门而主之。""项强多恶风，束骨相连于天柱。""胸满项强，神藏璇玑已试。"

《针灸聚英》（卷四上·天元太乙歌）："项强肿痛屈伸难……

宜向束骨三里取。"

《针灸聚英》(卷四下·八法八穴歌):"头风痛肿项腮连……[足]临泣。""头项眉棱皆痛……外关。""项强伤寒不解……后溪。"

《针灸聚英》(卷四下·六十六穴歌):"头项痛难忍……小海便宜针。""头风并项痛,通谷可回生。""癫痫并项强……一刺后溪穴,神功妙不轻。"

《外科理例》(卷三·一百):"一老冬月头面耳项俱肿,痛甚……遂砭患处,出黑血,仍投前药,即应……恶血既去,其药自效。"

《神农皇帝真传针灸图》(图十三):"肩井:治臂膊疼,项强不得回顾。""大杼:治颈项痛,不可俯仰,左右不顾,目眩,项强急,卧不安席,可灸五壮。"

《名医类案》(卷十·瘰疬):"一妇人项核肿痛……未成脓者,灸肘尖,调经解郁,及隔蒜灸多日,稍有脓即针之……如不应,亦灸肘尖。"

《薛氏医案》(保婴撮要·卷十五·用刀针法):"一小儿项间患毒……至胀痛始针脓出。"

《薛氏医案》(外科发挥·卷三·鬓疽):"一男子因怒后发际肿痛,发热……脓成针之。"

《薛氏医案》(口齿类要·五):"素阴虚,因怒忽喉痛,寒热头痛,项强目直,小便自出,此皆肝火之症……遂刺患处出毒血。"

《医学入门》(卷一·杂病穴法):"头风目眩项捩强,申脉金门手三里。""二陵二跷与二交,头项[一本作顶]手足互相与。""项连肘痛,针少海。"

《医学纲目》(卷二十一·痓):"假令头项痛,腰脊强,发热,恶寒,足太阳膀胱受病,当治阳井至阴是也。"

《医学纲目》(卷二十七·肩背痛):"(东)肩背颈项腋前痛,与胸相引者:涌泉(一分,见血,妙)、前腋;又法:气舍、天髎、曲池、天井。"

《杨敬斋针灸全书》（下卷）："伤寒头项强：承浆、后溪。"〔原出《针灸捷径》（卷之下）〕

《针灸大成》（卷三·玉龙歌）："头项强痛难回顾……先向承浆明补泻，后针风府即时安。"〔原出《扁鹊神应针灸玉龙经》（玉龙歌）〕

《针灸大成》（卷三·胜玉歌）："头项强急承浆保。"

《针灸大成》（卷五·十二经井穴）："手太阳井：人病颔肿，项强难顾。""足太阳井：人病头项、肩背、腰目疼……不已，刺金门五分，灸三壮，不已，刺申脉三分。""足少阳井……颈项瘿瘤强硬。"

《针灸大成》（卷五·十二经治症主客原络）："项颈强疼难转侧……腕骨、通里。""项腰足腿痛难行……京骨、大钟。"

《针灸大成》（卷五·八脉图并治症穴）："后溪……头项强硬：承浆、风府、风池、合谷。"

《针灸大成》（卷七·督脉）："昔魏武帝患风伤项急，华佗治此穴〔风府〕得效。"

《针灸大成》（卷八·中风瘫痪针灸秘诀）："中风头项急，不能回顾：风府（针）。"

《针灸大成》（卷九·医案）："颈项患核肿痛……曰：项颈之疾，自有各经原络井俞会合之处，取其原穴以刺之，后果刺，随针而愈，更灸数壮，永不见发。"

《寿世保元》（卷九·瘰疬）："一妇人项核肿痛……灸肘尖、肩髃二穴。"

《针方六集》（纷署集·第五）："〔头〕窍阴……项强，颔痛。"

《针方六集》（纷署集·第六）："风池……颈项强急。"

《针方六集》（纷署集·第十）："颔厌……颈项强急。"

《针方六集》（纷署集·第十一）："翳风……项强。"

《针方六集》（纷署集·第十八）："渊液……肩、项缺盆痛。"

《针方六集》(纷署集·第三十四):"昆仑……头、项、肩、背、腰、尻、股、膝痛。""附阳……头、项、背、脊、髀枢、膝、胫皆痛,反张。"

《针方六集》(兼罗集·第五):"承浆……颈项强痛,牙齿虚疼,先泻后补。"

《经络汇编》(足太阳膀胱经):"足太阳经膀胱……项似拔。"

《类经图翼》(卷七·足太阳):"肝俞……一传治气痛项痦吐酸。"

《类经图翼》(卷八·足少阳):"阳辅……头项痛。"

《类经图翼》(卷八·督脉):"囟会……头风肿痛,项痛。"

《类经图翼》(卷十一·手足病):"后溪:项强肘痛。"

《循经考穴编》(足阳明):"颊车……颈项疼。""缺盆……项强咽肿。"

《循经考穴编》(手太阳):"秉风……项强不得回顾,腠理不得致密,风邪易入。"

《循经考穴编》(足太阳):"通天……颈项强戾。"

《循经考穴编》(手少阳):"天髎……项筋强急,项肿大。"

《循经考穴编》(足少阳):"肩井……颈项强。"

《循经考穴编》(督脉):"灵台……背痛项强。""脑户……主颈项强痛。""大杼骨酸疼,斯乃督脉起于下极,由尾闾并脊而上行于风府,故生是病,宜刺要穴人中。"

[外国文献]

《东医宝鉴》(外形篇二·颈项):"项强,取承浆、风府。""颈项痛,取后溪。"

[清代及民国前期文献摘录]

《医宗金鉴》(卷七十九·十二经表里原络总歌):"胃经原络应刺病,项膺股胻足跗疼。""膀胱原络应刺病,目脱泪出头项疼。"

《医宗金鉴》(卷八十五·头部主病):"哑门风府只宜刺……颈项强急及瘰疬。"

《医宗金鉴》(卷八十五·手部主病):"前谷……颈项肩臂痛难堪。""前谷……颈项颊肿,引耳疼痛。"

《串雅全书》(外篇·卷二·针法门):"百发神针……对口发、痰核初起不破烂,俱可用针,按穴针之,真神妙,百中,乳香、没药、生川附子、血竭、川乌、草乌、檀香末、降香末、大贝母、麝香、母丁香、净蕲艾绒,作针[另有消癣神火针、阴症散毒针]。"

《采艾编翼》(卷二·痉痓):"项强:大杼。"

《针灸逢源》(卷五·八脉交会八穴歌):"头面颈项四肢风,后溪申脉当详核,二穴督脉阳跷通,兼属夫妻自和悦。"

《针灸内篇》(手太阳小肠络):"阳谷……治项强。""支正……治头疼,颈肿,项强。""[肩]外俞……项强急,不能顾人。""天窗……项强。""天容……治头项肿痛。"

《针灸内篇》(手少阴心经络):"少海……项强,羊痫吐舌。"

《针灸内篇》(手少阳三焦经):"天髎……头项痛。""天牖……治头项疼。"

《针灸内篇》(手阳明大肠络):"臂臑……项急。"

《针灸内篇》(足太阳膀胱络):"曲差……项强。""通天……治项强。""天柱……项强,肩背急。""附分……治风寒客于腠理,头项强。""魄户……头项强。""京骨……脊、背、头项强痛。""束骨……头项强。""[足]通谷……治头疼,项强。"

《针灸内篇》(足少阳胆经络):"浮白……治头项痛肿,痛引肩背。""正营……治头项偏痛。""风池,左针透右风府,右针透左风府……项强。""肩井……头项强,两手不能上头。""外丘……颈项痛。"

《针灸内篇》(足阳明胃经络):"颊车……项强。""气舍……项强,肩肿。"

《针灸内篇》(督脉经络):"风府……治头痛,项急,不得回顾。""哑门……治阳气热盛,头痛,项强。""大椎……背膊拘急,颈强。""陶道……脊强,项急。"

《针灸内篇》(任脉经络):"天突……并治颈项痛引于肩。"

《太乙离火感应神针》:"百会……一切头面肩项外杂等症。""肩髃……头项木强。"

《针灸集成》(卷二·颊颈):"项强:风门、肩井、风池、昆仑、天柱、风府、绝骨,详其经络治之,兼针阿是穴,随痛随针之法,详在于手臂酸痛之部,能行则无不神效。"

《针灸集成》(卷二·伤寒及瘟疫):"项强目眴:风门、委中、太冲、内庭、下三里、三阴交。"

《痧惊合璧》:"天吊痧:刺左右口角两针,结后下骨上一针,刺中脘[原作腕,据图改]一针,刺后枕天中骨上,刺两侧胁梢各一针。此症头仰面青。""扳春惊症……头仰在后,唇紫目定,不论男女,两手伸开,对中一火,心上下两火,攒脐四火,俱离一指,背后当心上下各一火。"

《育麟益寿万应神针》(六十二种穴法):"对口疔疮……各于患处针之,痛者针至不痛,不痛针至痛,即愈。"

《针灸秘授全书》(中暑中风):"中风,头项紧急不能回顾:大椎、风府。"

《针灸简易》(放痧分经诀):"背腰颠项均胀痛,足太阳痧膀胱经(放足小指外侧)。"

《针灸简易》(脑后针灸要穴图):"玉枕:在项后发上三寸,与山根相对,专治七十二痧、头痛、项疼,灸三壮,禁针。"

《针灸简易》(穴道诊治歌·头部):"玉枕项后发际间,七十二痧头项强,灸三禁刺当注意,此为督脉经属阳。""风府项后发上寸,哑门项发上五分,两道督脉均禁灸,针三中风头项疼(风府与哑门同治)。"

《针灸治疗实验集第一期》(29·6):"头项强痛不能转侧……针风池、风府、脑空、脑户,针起稍松,补助以葛根汤,次日全愈。"

［现代文献题录］

（限本节引用者，按首位作者首字的汉语拼音排序）

白新敏，海敏，路平江．悬钟穴治疗落枕．河南中医，1993，13（6）：280.

薄智云，牛庆强，朱文是，等．腹针治疗神经根型颈椎病多中心对照研究．中国针灸，2005，25（6）：387-389.

蔡红．夹脊穴治疗颈腰椎骨质增生100例疗效观察．中国针灸，1994，14（5）：15.

蔡圣朝．颈丛五针配合温灸治疗颈椎病312例疗效观察．中国针灸，1996，16（5）：19.

曹淑润．挑中法治疗颈椎病560例．中国针灸，1991，11（2）：5.

常静玲，李凤婷，宋兰萍．针刺及局部穴位涂药加灸治疗颈椎病68例．中国针灸，1999，19（6）：341.

陈栋，洪衍波，陈大典．牵旋手法结合针挑治疗椎动脉型颈椎病临床研究．江苏中医药，2005，26（8）：32.

陈克勤．液门透中渚　左右捻转／／胡熙明．针灸临证指南．北京：人民卫生出版社，1991：514.

陈丽君，韩金祥，赵献忠，等．腰腿痛及颈肩痛的疗效分析．针刺研究，1991，16（3-4）：245.

陈梅，施晓阳，李玉堂．针刀与针刺、牵引治疗神经根型颈椎病的对照研究．上海针灸杂志，2005，24（7）：5.

陈敏．艾灸加手法推拿治疗颈椎病．针灸临床杂志，1995，11（1）：48.

陈世忠．腕踝针治疗颈椎病105例．中国针灸，1999，19（5）：318.

陈松泉．针刺治疗颈椎综合征58例．浙江中医杂志，1994，29（11）：496.

陈幸生．项丛刺配合芒针治疗颈椎病67例．陕西中医，

1990,11（2）:85.

陈英炎,马小仙.铍针输刺拔罐法治疗颈椎综合征100例.云南中医杂志,1984,5（3）:34.

丛德滋,朱庚智.宽针为主治疗颈椎病243例.上海针灸杂志,1991,9（4）:23.

崔嵩山.针刺悬钟穴治疗落枕50例.新疆中医药,1994,12（1）:24.

戴守成,孙兴杰.艾灸配合针刺治疗颈椎病50例疗效观察.针灸临床杂志,2003,19（9）:41.

戴铁城.独取中渚　针用泻法//胡熙明.针灸临证指南.北京:人民卫生出版社,1991:513.

董建.针刺外关穴治疗神经根型颈椎病.中国针灸,2000,20（1）:38.

杜玉兰.艾灸配合橡胶槌治疗颈椎病.中医外治杂志,2004,13（1）:17.

方红,邢文堂.针刺颈三针治疗颈椎骨质增生54例.陕西中医,1995,16（9）:413.

方针.针刺风池、絮刺夹脊治疗颈椎病.江西中医药,1995,26（2）:48.

冯润身.针灸论治时-空结构初探.内蒙古中医药,1987,6（1）:15.

符文彬,张洪来,朱晓平.针挑治疗颈椎病的随机对照研究.中国针灸,2005,25（9）:607-609.

傅丰瑾.循经取穴　治疗落枕//胡熙明.针灸临证指南.北京:人民卫生出版社,1991:516.

傅永民.梅花针配合拔罐治疗颈椎病66例.陕西中医,1990,11（10）:467.

高锋.齐刺法配合艾灸治疗椎动脉型颈椎病.针灸临床杂志,2008,24（12）:34.

高家亮.指压承山穴治疗落枕.四川中医,1992,10(3):49.

高泉福.磁圆针为主治疗颈椎病67例疗效观察.新疆中医药,1992,10(2):33-34.

龚丹.针刺夹脊穴加"纳络取穴法"治疗神经根型颈椎病46例.中国针灸,1998,18(7):445.

顾健华.针刺结合中药热敷治疗颈椎病临床观察.上海针灸杂志,2006,25(6):11.

关吉多.关吉多临证经验//陈佑邦,邓良月.当代中国针灸临证精要.天津:天津科学技术出版社,1987:133.

关强,张慰民.穴位注射治疗颈椎病518例临床观察.中国针灸,1990,10(1):10.

关玉波,马秉楠.针刺、拔罐、膏帖治疗颈椎间盘突出症65例临床观察.黑龙江中医药,2007,36(1):37.

归成.针刺合谷穴治疗落枕500例.广西中医药,1992,15(5):47.

郭会卿,孙科.生物全息针刺法治疗落枕19例.江苏中医,1993,14(10):25.

何永昌.针灸推拿结合治疗椎动脉型颈椎病50例.浙江中医杂志,2006,41(5):266.

何悦硕.挑刺、压灸治疗椎动脉型颈椎病50例.中国针灸,2007,27(4):290.

侯升魁,江洋.磁针治疗骨质增生临床疗效观察.中国针灸,1986,6(5):13.

胡卡明,金平林.针刺颈夹脊穴治疗德国人颈椎病神经根型30例.成都中医药大学学报,1998,21(4):32.

胡文熙.电员针疏经法治疗颈椎病96例.内蒙古中医药,2005,24(1):32.

纪晓平.针刺治疗颈肩痛62例.中医杂志,1987,28(2):52.

姜莉芬,刘长盛.鼻针加体针治疗颈椎病疗效观察.河南中医,1995,15(3):179.

旷秋和.火针配合整脊手法治疗颈椎病临床疗效观察.针灸临床杂志,2008,24(9):19-21.

旷时恩,艾阳清.维生素E穴注配合按摩治疗颈椎综合征.四川中医,1986,4(2):24.

雷秀珍.针刺治疗颈椎病36例.上海针灸杂志,1995,14(增刊):65.

李长森.巨刺运动疗法治疗关节运动系统疾病578例的临床观察.中国针灸,1984,4(6):1.

李积敏.梅花针治疗落枕327例.陕西中医,1993,14(5):223.

李佶庆.针刀刮痧疗法治疗颈椎病.中医外治杂志,2005,14(2):31.

李建萍,张慧,蔡俊,等.特色水药罐治疗颈型颈椎病临床观察.中国针灸,2007,27(11):804-806.

李兴洲,张峰,陈犬利,等.针推牵引综合治疗椎动脉型颈椎病95例.陕西中医,2007,28(3):344-345.

李延芳.针灸治疗颈椎病162例.上海针灸杂志,1995,14(2):67.

李艳庭,张岩,魏丽华.隔姜药灸治疗颈椎病.中国针灸,2000,20(8):512.

梁宝慧.药饼灸治兼推拿治疗颈椎病96例.中医外治杂志,2006,15(6):44.

梁宝玉,丘锦泉.针刺配合活动治疗落枕307例.中国针灸,1993,13(5):20.

林迎春.针刺夹脊配养老穴治疗神经根型颈椎病138例.浙江中医杂志,1987,22(2):69.

刘炳权.患侧四穴　针后加灸∥胡熙明.针灸临证指南.北京:人民卫生出版社,1991:512.

刘公望,王秀云,孟向文,等.四天穴针刺法治疗神经根型颈椎病临床观察.上海针灸杂志,2009,28(1):25-28.

刘建华.通督刺骨法治疗颈椎病42例.山西中医,1995,11(5):34.

刘敏勇,聂容荣,周如钢,等.颈三针合隔药饼灸治疗颈椎骨质增生疗效观察.中国针灸,2008,28(12):877-879.

刘明军,李守业.电针巨刺治疗颈椎病100例.吉林中医药,1994,14(6):17.

刘仁毅,刘伯龄.小针刀配合旋牵手法治疗椎动脉型颈椎病48例.中医杂志,2005,46(7):524.

刘士佩.耳穴针刺压丸//胡熙明.针灸临证指南.北京:人民卫生出版社,1991:514.

刘晓敏.对应颈夹脊穴治疗颈椎病临床观察.中国针灸,1998,18(10):598.

刘秀萍.耳压治疗落枕61例.江苏中医,1990,11(8):29.

刘雅超,史晓林,王桂媛.针刺配合中药治疗神经根型颈椎病48例.针灸临床杂志,1995,11(5):11.

刘月芝.通调督脉治疗椎动脉型颈椎病.中国针灸,2007,27(4):255-257.

吕红霞,张振辉.穴位注射治疗颈椎病100例.中国针灸,1995,15(增刊):10.

吕景山.吕景山临证经验//陈佑邦,邓良月.当代中国针灸临证精要.天津:天津科学技术出版社,1987:113.

吕景山.手足配穴 后溪束骨//胡熙明.针灸临证指南.北京:人民卫生出版社,1991:511.

马军光,刘海潮.针刀垂直浅刺法治疗椎动脉型颈椎病.针灸临床杂志,2008,24(11):19-20.

欧阳八四.电针治疗颈椎病185例.针灸临床杂志,1994,10(6):18.

裴林,刘亚欣,王荣英.温通药灸治疗颈椎病145例.中国针灸,2002,22(10):656.

彭冬青,董玉喜,刘云霞.贺氏针灸三通法治疗神经根型颈椎病26例临床观察.中医杂志,2009,50(3):231.

彭支莲,黄剑.针刺配合推拿治疗椎动脉型颈椎病疗效观察.上海针灸杂志,2009,28(1):29-30.

乔成安.透刺法治疗颈椎病86例.四川中医,1999,17(4):53.

裘孝先.针刺治疗落枕20例.河北中医,1990,12(3):48.

任小群,刘秀华.针刺夹脊穴为主治疗颈椎病96例疗效观察.针灸临床杂志,1995,11(6),14.

任义钟.针灸刮痧治疗神经根型颈椎病.中国针灸,1995,15(1):4.

芮兴国.采用肝肾俞原配穴为主治疗椎动脉型颈椎病疗效观察.上海针灸杂志,2008,27(7):15-16.

洒玉萍.大椎刺络拔罐为主治疗椎-基底动脉供血不足35例.河北中医,2007,29(1):46.

沙岩.针砭罐综合疗法治疗颈型颈椎病疗效观察.上海针灸杂志,2007,26(8):19.

单秋华.激光针刺颈夹脊穴治疗颈椎病102例疗效观察.中国针灸,1993,13(3):15-16.

邵康吉.顺次进针 三穴可愈 // 胡熙明.针灸临证指南.北京:人民卫生出版社,1991:515.

佘瑞平.针刺颈枕八穴治疗颈性眩晕临床观察.上海针灸杂志,2008,27(11):14-15.

沈素娥,曾红,高立群.低频脉冲加穴位温灸治疗颈椎病148例临床观察.江苏中医药,2007,39(5):48.

盛红光,陈问潭,林宪新.针刺足三里治疗落枕80例.陕西中医学院学报,1991,14(1):45.

师怀堂．师怀堂临证经验//陈佑邦,邓良月．当代中国针灸临证精要．天津:天津科学技术出版社,1987:93.

石红,庄海春．针药结合治疗椎动脉型颈椎病的疗效观察．上海针灸杂志,2004,23(9):16.

宋同．耳穴"颈推区"形态变化与颈椎病．安徽中医学院学报,1985,4(1):42.

宋毅勤,浦蕴星．温针夹脊穴针灸治疗颈椎病46例．中国针灸,1988,8(6):6.

宋正廉．针灸治疗颈椎病60例临床疗效观察．中国针灸,1981,1(2):12.

苏锦花．针刺手三里穴治疗落枕．中国针灸,1994,14(1):22.

孙丽筠,杜文美,孔晓红．穴位药物注射与扣针拔罐治疗颈椎综合症312例临床观察．中国针灸,1988,8(1):12.

孙远征,崔玉莹,刘妹娜．颈部夹脊电针治疗颈椎病78例临床报告．黑龙江中医药,1992,21(2):41.

唐琼．针刺、醋敷、按摩并治颈椎病86例临床体会．江西中医学院学报,1998,10(4):155.

滕斌权,邹淑凡,孙丽英．夹脊与循经取穴加电针治疗神经根型颈椎病48例．针灸临床杂志,1998,14(1):21.

田永红,刘祁梅．针刺治疗颈椎病．内蒙古中医药,1998,17(2):37.

王道全．指揉天宗穴治疗落枕50例．江西中医药,1992,23(5):49.

王登旗．针刺养老穴治疗落枕75例．广西中医药,1995,18(1):31.

王光月,屈凤林．穴位注射配合温针灸治疗颈椎病482例．中医杂志,1998,39(12):741.

王红,袁盛彩．针刺配合药棒治疗颈椎病112例．北京中医,1990,9(1):40.

王明佳,于慧娟.针刺为主治疗神经根型颈椎病30例.上海针灸杂志,2008,27(6):32.

王升旭,赖新生.电针夹脊穴治疗颈椎病的临床研究.针刺研究,1999,24(3):227.

王胜,胡金凤.针刺液门治疗落枕.中国针灸,1993,13(5):51.

王守永,王守星,李德宪.穴位植线法治疗颈源性眩晕108例临床观察.吉林中医药,2006,26(1):46.

王文远,刘伟,刘伯敏,等.278例颈肩综合征的综合治疗.上海针灸杂志,1990,9(1):17.

王希琳.输刺为主治疗神经根型颈椎病疗效观察.中国针灸,2008,28(7):497-498.

王永茂.针刺加米醋热敷治落枕.四川中医,1991,9(5):52.

王玉华.一针治疗落枕100例.中国针灸,1992,12(4):52.

王远华.指针阳溪治落枕.浙江中医杂志,1993,28(8):374.

王增聚,苏振波,金勇,等.艾灸配合颈通冲剂治疗椎动脉型颈椎病16例的临床报告.针灸临床杂志,1999,15(1):54.

王志义,王桂荣,梁玉杰.药物穴位注射治疗颈椎病350例疗效观察.中国针灸,1989,9(3):14.

王宗江.穴位注射治疗颈性眩晕疗效观察.上海针灸杂志,2009,28(2):90-91.

吴家满,邓小娟.颈部"风"穴为主配合麦粒灸治疗椎动脉型颈椎病50例.针灸临床杂志,2007,23(8):29.

吴健.点按阴谷穴治疗颈椎病.中国针灸,1989,9(1):3.

吴军君,王海燕,金远林.针刺颈夹脊穴配合中药外敷治疗椎动脉型颈椎病.湖北中医杂志,2006,28(9):51.

吴穆.指针天牖穴治疗颈源性头痛461例疗效观察.中国针灸,1986,6(3):7.

吴志明,石瑜.针刺与中药离子导入治疗颈椎病42例.云南中医学院学报,1997,20(2):42-43.

奚永江,杨仁德,王卜雄,等.《针灸大成》中俞穴功效的计算机分析.上海针灸杂志,1988,7(2):36.

郗增旺,程凤宽,程连瑚,等.针刺激发感传对颈动脉和椎动脉血流量作用的观察.中西医结合杂志,1991,11(1):31.

夏阳,王朝阳,王端义,等.头针治疗椎动脉型颈椎病56例.针灸临床杂志,1999,15(9):41.

向贤德,冯斌.针灸加穴位注射治疗椎动脉型颈椎病90例临床观察.上海针灸杂志,2004,23(11):13.

谢可永,赵光复,陆健民.氦氖激光照射治疗颈肩综合征.上海针灸杂志,1988,7(3):16.

徐明英.穴位注射醋酸确炎舒松A治疗颈椎病70例临床观察.中国针灸,1987,7(2):37.

徐三文,汪厚根,李芝兰,等.穴位埋线治疗颈椎病的临床研究.中国针灸,1998,18(5):267.

薛亮,庞根生,马罕怿.针刺加运动灸治疗椎动脉型颈椎病62例.上海针灸杂志,2006,25(8):30.

颜少敏.温针隔姜灸治疗椎动脉型颈椎病89例.中国针灸,2007,27(2):83.

晏明.弱电点穴致颈肌抽动法治疗颈肩痛42例.针刺研究,1989,14(1-2):262.

杨常青,张秋菊,袁菲.穴位注射治疗椎-基底动脉供血不足综合征34例.陕西中医,2006,27(2):221-222.

杨晋红.针刺加穴位敷贴治疗颈椎病86例的临床观察.针灸临床杂志,1999,15(1):14.

杨日和.针刺养老穴配按摩治疗落枕120例.针灸学报,1990,6(2):46.

叶强,周国林,张洪度,等.用肌电图研究著名针灸专家杨永旋治疗颈椎病的经验.上海中医杂志,1981,15(10):12.

殷之放.颈三针为主治疗颈椎病疗效观察.上海针灸杂志,

2008,27（10）:50.

于颂华,吉学群,薛莉."调理脾胃"针法治疗颈性眩晕33例疗效观察.天津中医药,2005,22（3）:211.

余梅英,柴兆璋.七星针叩刺拔罐治疗神经根型颈椎病50例.上海针灸杂志,1998,17（2）:46.

余维豪,范维铭,王玲,等.低频矩形波脉冲穴位治疗神经根型颈椎病105例临床疗效观察.中国针灸,1992,12（2）:19.

虞成英.针拨松解综合疗法治疗颈椎病.中国针灸,1992,12（2）:17.

袁秀丽,刘驰,李培.活血通窍刺灸法治疗椎动脉型颈椎病的临床研究.上海针灸杂志,2006,25（1）:11.

岳艳,陶立俊,董才钦.化脓灸治疗颈椎病眩晕50例.上海针灸杂志,2006,25（6）:22.

张策平.化脓灸百会穴治疗颈性眩晕28例.上海针灸杂志,2003,22（8）:17.

张道武,张小瑞,梁晓菲.针推结合治疗颈椎病的临床观察.上海针灸杂志,2001,20（1）:21.

张华,姜翠明,石芬.隔布灸大椎穴治疗颈椎病疗效观察.中国针灸,1994,14（1）:21.

张华平.针刺外关透内关治疗落枕128例.新中医,1994,26（8）:36.

张剑秋.指压疗法治疗颈肩痛和腰腿痛.上海针灸杂志,1986,5（1）:17.

张捷.穴位埋药线治疗椎动脉型颈椎病50例疗效观察.山西中医,2005,21（1）:32.

张连生.按压耳穴治疗落枕.河北中医,1990,12（5）:25.

张密保,蔡拉平,赵芳,等.健颈针穴注治疗颈椎病650例报告.河北中医,1990,12（2）:40.

张明志.挑灸治疗颈型颈椎病50例.山东中医杂志,1988,7

（3）:22.

张仁,王立新.张桐卿老中医得气手法治疗颈椎病疗效观察.辽宁中医杂志,1985,9(3):28.

张卫.针刺为主治疗椎动脉型颈椎病52例.陕西中医,1998,19(10):463.

张卫秋.醒脑开窍针刺法治疗椎动脉型颈椎病80例.河北中医,2008,30(6):619.

张文明,王香雨,苗曼玲,等.电针治疗颈椎病30例疗效观察.上海针灸杂志,1985,4(4):9.

张雅萍,尚亚婷,来进花.针灸配合颈部制动治疗颈椎病的远期疗效观察.上海针灸杂志,2007,26(3):10-11.

张毅明,熊飚,单永华.针刺夹脊穴治疗颈椎病疗效分析.上海针灸杂志,1998,17(1):19.

张永臣.针刺配合华佗药枕治疗颈椎病疗效观察.上海针灸杂志,2008,27(10):20-21.

张永富.推拿结合小针刀疗法治疗颈椎病420例.河南中医,2005,25(5):59.

张玉珍,胡超巍.电针治疗颈椎病54例.黑龙江医药,1999,12(4):248.

章振永,张巧玲,付晓红.针药并用治疗颈性眩晕30例.上海针灸杂志,2008,27(11):25.

赵利军.穴位埋线治疗椎动脉型颈椎病疗效观察.中西医结合心脑血管病杂志,2007,5(12):1252.

赵新芳,张俊卿.中药通疗结合针灸治疗神经根型颈椎病.新疆中医药,2005,23(5):27.

赵子莲.针刺治疗落枕30例.内蒙古中医药,1995,14(3):30.

郑智,文胜,蔡章健,等.针刺配合推拿治疗椎动脉型颈椎病临床观察.上海针灸杂志,2008,27(7):17-19.

钟山.电针配走罐治疗颈椎病72例.针灸临床杂志,1999,

15(5):28.

钟彦华．多功能艾灸器治疗颈椎病144例．中国针灸,1990,
10(4):28.

仲跻尚．电针加按摩治疗颈椎综合征65例．上海针灸杂志,
1992,10(1):27.

周鼎兴．针灸配合牵引治疗神经根型颈椎病144例临床观
察．中国针灸,1989,9(4):19.

周西清．针刀松解为主综合治疗神经根型颈椎病60例．四
川中医,2005,23(8):103.

周志杰．哑1-4穴深刺治疗颈椎病1337例．陕西中医,
1988,9(5):197.

周智梁,刘艳萍．调神通络针法配合颈夹脊治疗中枢性眩晕
疗效观察．河北中医,2005,27(5):370.

朱爱军．大灸百会、大椎刺血治疗椎动脉型颈椎病．针灸临
床杂志,2007,23(6):29.

朱吕杰．针刺阳经原穴治疗落枕235例．中国针灸,1995,15
(增刊):54.

庄礼兴,童娟,李月梅．压灸百会穴为主治疗颈性眩晕的临
床研究．针刺研究,2000,25(2):124-126.

邹开建,阎红,吴旭．眼针治疗颈椎病52例．中国针灸,
1996,16(12):12.

第四节　腰痛

腰痛在针灸临床上十分常见。古代文献中凡有腰痛、腰疼、折腰、腰欲折、腰挫闪等描述字样的内容，本节均予收录；文献表述为"腰病"者，亦予收录。中医学认为，本病由跌仆扭伤、感受外邪、肾亏体虚等原因所引起；由于"腰为肾之府"，故在五脏中，本病与肾的关系最为密切；临床可分为寒、热、风、湿、气、血、虚、实等证型。西医学认为，腰部肌肉骨骼的急慢性损伤（包括腰椎间盘突出、腰椎增生、腰椎及其软组织退行性改变、腰椎小关节紊乱、腰肌劳损、急性腰扭伤、臀上皮神经损伤等）、风湿病、类风湿病、泌尿生殖系统疾病等均可产生腰痛。涉及本病的古代针灸文献共591条，合1 078穴次；现代针灸文献共260篇，合988穴次。将古今文献的统计结果相对照，可列出表4-1~ 表4-4（表中数字为文献中出现的次数）。

表 4-1　常用经脉的古今对照表

经脉	古代（穴次）	现代（穴次）
相同	膀胱经436、胆经135、督脉88、肾经67	膀胱经519、督脉164、胆经79、肾经45
不同	胃经59、肝经50	

表 4-2　常用部位的古今对照表

部位	古代（穴次）	现代（穴次）
相同	腿阳267、下背239、头面50	下背464、腿阳224、头面54
不同	足阳127、足阴70、小腹53	上背65

表 4-3 常用穴位的古今对照表

穴位		古代（穴次）	现代（穴次）
相同		委中 97、肾俞 63、昆仑 49、环跳 31、腰俞 25、水沟 20、命门 16、阳陵泉 16、承山 12、太溪 10	肾俞 113、委中 103、命门 45、阳陵泉 28、太溪 28、环跳 27、水沟 21、昆仑 19、腰俞 13、承山 10
相似	下背	膀胱俞 12、白环俞 11	阿是穴 127、腰阳关 52、大肠俞 48、夹脊 34、次髎 23、志室 22、气海俞 21、关元俞 21、秩边 21
	腹部	气海 11、章门 10	关元 11
不同	下肢	申脉 24、足三里 23、束骨 13、复溜 12、风市 11、行间 11	悬钟 10
	上肢	尺泽 11、合谷 10	后溪 15、养老 12
	上背	肩井 13	膈俞 17、肝俞 10
	头面		风府 10

表 4-4 治疗方法的古今对照表

方法	古代（条次）	现代（篇次）
相同	艾灸 95、针刺 65、刺血 36、敷贴 8、推拿 2、火针 2	针刺 148、艾灸 29、推拿 27、刺血 19、火针 7、敷贴 2
相似	熨法 2	热敷 3
不同	点烙 2、缪刺 1	拔罐 33、穴位注射 30、器械 26、电针 20、小针刀 10、手足针 8、刮痧 7、埋藏 4、眼针 3、挑治 2、头针 2、耳穴 2、鼻针 2

　　根据以上各表，可对腰痛的古今针灸治疗特点作以下比较分析。

【循经取穴比较】

1. 古今均取膀胱经穴 膀胱经循行于背部,"挟脊抵腰中","从腰中下挟脊"(《灵枢经·经脉》),因此本病临床多取膀胱经穴,在古、今文献中分别为 436、519 穴次,同列诸经的第一位,分占各自总穴次的 40.45%、52.53%,此又显示**现代比古代更多地选取膀胱经穴**,此当是现代受神经学说影响之故。就穴位而言,表4-3 显示,**古今均取委中、肾俞、昆仑、承山,这是相同的**;古代还取下背部膀胱俞、白环俞,现代则取大肠俞、次髎、志室、气海俞、关元俞、秩边,这些是相似的;**古代又取足部申脉、束骨,现代则取上背部膈俞、肝俞,这些是不同的**。《灵枢经·经脉》中膀胱经"是动病"即有"脊痛腰似折"之证;"所生病"也有"项背腰尻腘踹脚皆痛"之证;《针灸大成》载:膀胱经原穴京骨,配表里经络穴大钟,治"项腰足腿痛难行",皆为古代取膀胱经穴之例。

2. 古今均取胆经穴 胆经循行"横入髀厌中","下合髀厌中"(《灵枢经·经脉》),与腰部相关,因而本病临床亦取胆经穴,在古、今文献中,分别为 137、79 穴次,分列诸经的第二、第三位,分占各自总穴次的 12.52%、8.00%,此又显示**古代比现代更多地取胆经穴**。就穴位而言,**古今均取环跳、阳陵泉,这是相同的**;古**代还取肩井、风市,现代则取悬钟,这是不同的**。

3. 古今均取督脉穴 督脉循行于背脊正中,经过腰部,因此本病临床亦取督脉穴,在古、今文献中,分别为 88、164 穴次,分列诸经的第三、第二位,分占各自总穴次的 8.16%、16.60%,此又显示**现代比古代更多选取督脉穴**,此当是现代受神经学说影响的结果。就穴位而言,**古今均多取腰俞、水沟、命门,这是相同的**;现代还取腰阳关、风府,这是相似的。《脉经》载:"直上下痛者,督脉也,动苦腰背膝寒。"乃古代取督脉穴之例。

4. 古今均取肾经穴 《灵枢经·经脉》曰:肾经"贯脊属肾"。因此,本病临床亦取肾经穴,在古、今文献中,分别为 67、45 穴次,同列诸经的第四位,分占各自总穴次的 6.22%、4.55%,古代百分比略高于现代。就穴位而言,**古今均取太溪,这是相同的**;古代还取复溜,这是相似的。在下述"与虚相关"段落中,《脉经》治疗"肾病"之腰痛,刺涌泉、伏留(复溜)、阴谷、然谷、太溪,则为古代取肾经穴之例。

5. **古代选取胃经、肝经穴** 胃经的经筋"直上结于髀枢,上循胁,属脊"(《灵枢经·经筋》);肝经之"支别者,与太阴、少阳结于腰髁"(王冰注《素问·刺腰痛》),因此古代也选用胃经、肝经穴,分别为 59、50 穴次,分列古代诸经的第五、第六位,分占古代总穴次的 5.47%、4.64%,**常用穴为足三里,章门、行间**。而现代取胃经、肝经分别为 25、7 穴次,分列古代诸经的第六、第十一位,分占现代总穴次的 2.53%、0.71%,未被列入常用经脉,不如现代。《灵枢经·经脉》曰:肝经"是动则病,腰痛不可以俯仰";《针灸大成》载:肝经原穴太冲,配表里经络穴光明,治"丈夫癀疝苦腰疼",皆为古代取肝经穴之例。

【分部取穴比较】

1. **古今均取腿阳面穴** 前面已述,古今临床均取膀胱经、胆经穴,古代还取胃经穴,而该三经均行经腿阳面,致使腿阳面穴次较高,在古、今文献中,分别为 267、224 穴次,分列各部的第一、第二位,分占各自总穴次的 24.77%、22.67%,百分比相近。就穴位而言,表 4-3 显示,**古今均取委中、环跳、阳陵泉、承山,这是相同的;古代又取足三里、风市,现代则取悬钟**,这是不同的。其中委中穴次较为突出,古代达 97 穴次,列全身诸穴之首;现代为 103 穴次,占全身诸穴第三位。

古代取腿阳面穴者,如《流注通玄指要赋》曰:"腰背疼,在委中而已矣。"《玉龙歌》云:"更有委中之一穴,腰间诸疾任君攻。"《马丹阳天星十二穴歌》道:环跳主治"折腰莫能顾,冷风并湿痹";承山"善理腰疼痛"。《儒门事亲》载:女僮"病腰胯大痛,里急后重,痛则见鬼神,戴人曰:此少阳经也","乃刺其阳陵穴"。《济生拔粹》治"气冲腰痛不得俯仰","针三里二穴而愈"。《磐石金直刺秘传》称:"腰股瘫痪痛,内痛针血海,外疼针风市"。此外,表4-3显示,古代还选用腿阴面复溜等穴,此当为古人选用肾经等阴经穴之故。如《天元太乙歌》道:"闪挫脊膂腰难转","复溜一刺人健羡"。

现代取腿阳面穴者,如康丽华治疗急性腰扭伤,只取委中穴,用上海产 G6805 治疗仪通电;衣华强亦取双侧委中,于站立位用刺络拔罐,配合腰部活动(在本病的现代报道中,针刺远道穴位时,多嘱患者配合活动腰部,而本文在以下所举例子中从略,以精简文字);陈龙等治疗腰肌劳损,取患侧腘三针(委中、委阳、阴谷),用针刺治疗;丁习益治疗腰椎间盘突出症,取患侧环跳,用针刺提插捻转,令下肢有麻电感,继用小幅度雀啄提插,以加强刺激;叶成鹄治疗腰扭伤,针刺绝骨、阳陵泉等穴,施捻转补泻;卓培炎治疗急性腰扭伤,单取承山穴,注入当归注射液;郑晓辉等则用电针刺激条口透承山;陶群治疗臀上皮神经损伤,取绝骨穴,点刺出血;俞勤龙治疗腰椎间盘突出症,取病变椎间隙及其旁穴,以及臀点、殷门、委中,太阳经型配腓后点、承山、昆仑,少阳经型配阳陵泉、绝骨、环跳,用针刺复合震颤法,使针感传至足部,起针后拔罐。

2. 古今均取下背部穴 取下背(即腰背)穴乃局部取穴,在古、今文献中,分别为 239、464 穴次,分列各部的第二、第一位,分占各自总穴次的 22.17%、46.96%,此又显示**现代比古代更多地取下背部穴**,此当是现代神经学说影响的结果。就穴位而言,**古今均取肾俞、腰俞、命门,这是相同的**;古代还取膀胱俞、白环俞,现代则取阿是穴、腰阳关、大肠俞、夹脊、次髎、志室、气海俞、关元俞、秩边,这些是相似的。

古代取下背部穴者,如《琼瑶神书》道:"若是腰疼肾俞取,搓搓急按数刮多。"《卫生宝鉴》曰:"灸腰痛法:肾俞二穴","中膂俞二穴"，"腰俞一穴"。《肘后备急方》载："葛氏治卒腰痛不得俯仰方：正立倚小竹，以度其人足下至脐，断竹，及以度之背后当脊中，灸竹上头处，随年壮。"（此穴当在命门附近）《针灸甲乙经》记：膀胱俞主"腰脊痛强引背少腹，俯仰难，不得仰息"。《百证赋》言："背连腰痛，白环委中曾经。"又如《济生拔粹》载："凡腰痛刺之不已者，刺八髎穴而愈。"八髎亦属下背部。

现代取下背部穴者，如姜淑明治疗腰痛，针补肾俞、志室；陈俊杰治疗腰肌劳损，取腰俞穴或痛点，注入红茴香注射液；杨晓军等治疗腰椎间盘突出症，取命门、带脉穴，用艾条悬灸；邵明月则取腰部阿是穴、夹脊、腰阳关等穴，用温针灸；郑龙妹治疗腰三横突综合征，取横突阿是穴，用针刺加火罐疗法；李志道治疗慢性腰痛，取肾俞、志室、大肠俞、夹脊穴，用捻转手法；王健雄则取肾俞、大肠俞、次髎，用针刺加拔罐；张永生等治疗腰椎间盘突出症，针刺大肠俞、白环俞、气海俞、关元俞、上髎等穴，用 4 寸毫针刺入，出针后拔罐；李德程等治疗臀上皮神经损伤，取气海俞、大肠俞、秩边等穴，用针刺。

3. 古今均取头面部穴　前面已述，治疗本病选取督脉穴，而督脉循行至头面部，致使头面部穴亦被选用，在古、今文献中，分别为 50、54 穴次，分列各部的第六、第四位，分占各自总穴次的 4.64%、5.47%，百分比相近。就穴位而言，**古今均取人中，这是相同的**，其为督脉末端之穴，刺激之可以疏通督脉；西医学认为，人中部位的神经末梢十分丰富，刺激之可以产生强烈的感觉，从而兴奋大脑皮质的相应区域，进而抑制腰部疼痛在大脑皮质的兴奋灶。**现代还取风府等，古代取之不多，这是不同的。**

古今取头面部穴者，如明代《针方六集》曰，水沟主治"一切腰痛"。清代《针灸逢源》载："凡腰痛不能立者，须刺人中。"现代彭静山治疗腰痛，针刺人中，以 30° 角向上斜刺 3 分，轻轻捻转；石学敏治疗久病不愈之腰痛，针刺内关、人中，双侧同施捻转手法，小幅度则高频率，大幅度则低频率；吕景山治疗腰扭伤疼痛，针刺人中、哑门,行双手同步捻转和雀啄术;王振华治疗腰椎骨错缝,取单穴风府,用针刺捻转;曹文忠等治疗急性腰痛之游走性疼痛者,针风府、风市等穴。又如张党红等治疗急性腰扭伤,针刺龈交穴,行强刺激快速捻转;姚伟则针刺患侧攒竹穴,得气后施捻转手法。其中龈交、攒竹亦在头面部。

4. 古代选取足部穴 前面已述,古代治疗本病选取足三阳经与肾、肝经穴,致使足部穴次较高,其中包括足阳、足阴部,分别为 127、70 穴次,分列各部的第三、四位,分占古代总穴次的 11.78%、6.49%。**常用穴为昆仑、申脉、束骨,行间、太溪等。**如《马丹阳天星十二穴歌》曰:昆仑主治"膊重腰尻痛"。《八法八穴歌》云:申脉主治"腰背强痛腿肿"。《针灸聚英·六十六穴歌》道:束骨主治"腰背腘如结"。《子午流注针经》称:行间主治"腰痛心疼如死状"。《针灸大成》取太溪配飞扬,治疗"腰痛足疼步难履,若人捕获难躲藏"。表 4-3 显示,现代也选取昆仑、太溪等足部穴,如于书庄治腰痛,取昆仑穴,用弹拨法;项葛霖等治疗急性腰扭伤,取太溪穴,用指压法。但现代取足阳、足阴分别为 29、36 穴次,分列现代各部的第七、第五位,分占现代总穴次的 2.94%、3.64%,均未被列入常用部位,不如古代。可见古代重视循经远道取穴,现代重视不够。

5. 古代选取小腹部穴 本病与肾关系密切,而小腹部拥有"肾间动气",刺激之则可治疗肾疾腰痛;根据"气街"学说,腰背与小腹相联系;根据经络学说,带脉起于季肋下方,经带脉、五枢、维道等穴,横绕脐腹(小腹)周围;西医学亦证实,控制小腹部的脊神经有相当一部分是从腰椎发出的。因此古代治疗本病亦取小腹部穴,共计 53 穴次,列各部的第五位,占古代总穴次的 4.92%,**常用穴为气海等。**如《济生拔粹》曰:"治闪著腰疼错出气,腰疼及本脏气虚,以圆利针刺任脉气海一穴。"又如《玉龙歌》道:"五枢亦治腰间痛,得穴方知疾顿轻。"其中五枢亦在小腹部。

现代也有取小腹部关元等穴者,如李志道治疗慢性腰痛,取腹部气海、关元、水分、天枢、带脉,用针刺捻转手法;姜玲文治疗急性腰扭伤,用3寸毫针刺入建里穴,直刺腹腔,使针感至后脊柱,不捻转即刻出针;于书庄治疗子宫脱垂之腰痛,针关元、子宫,针尖向曲骨方向刺入,使患者感觉子宫上抽;吕景山、冯纯礼、彭静山治疗腰痛,均取腰部压痛点在腹部的相应点,用针刺入后施相应手法。但现代取小腹部22穴次,列各部的第八位,占现代总穴次的2.23%,未被列入常用部位,不如古代。

此外,表4-3显示,古人还选取上腹部肝经穴章门,如《针灸甲乙经》曰:"腰痛不得转侧,章门主之。"该穴为脾经募穴,位于第11肋下端,与腰部相近,故亦取之。

6. 现代选取上背部穴　中医学认为"肝肾同源",而与肝相关的背俞穴多在上背部,因此现代治疗本病也取上背部穴,共计65穴次,列各部的第三位,占现代总穴次的6.58%,**常用穴为膈俞、肝俞**。如张容治疗腰椎间盘突出症后期取肝俞、肾俞等穴,施以针灸并用;荆建国等治疗腰椎间盘突出症血瘀型,针刺血海、膈俞;陈全新治疗腰椎扭挫伤,取腰天应、肾俞、肝俞等穴,用针刺平泻法,久留针;蒿立山治疗扭伤坠仆腰痛,取膈俞、肝俞、肾俞等穴,用针刺。虽然古代也选用上背部穴肩井等(参见后面取关节部穴段落),但古代取上背部共43穴次,列古代各部的第八位,占古代总穴次的3.99%,未被列入常用部位,不如现代。

7. 古今均取肢体末端部穴　前面"古今均取头面部穴"中已述,人中部位的神经末梢十分丰富,同样肢体末端部穴的神经末梢亦十分丰富,刺激之能产生镇痛效果,因此治疗本病也取肢体末端部穴。如《肘后歌》道:"腰腿疼痛十年春,应针不了便惺惺,大都引气探根本,服药寻方枉费金。"《备急千金要方》云:"热病先腰胫酸","先取涌泉及太阳井荥"。《琼瑶神书》道:"治腰脊强仰俯不得","至阴用泻灸无妨"。《名医类案》记:一妇人来经时"腰腹时痛","先为灸少冲、劳宫、昆仑、三阴交"。上述大都、涌泉及太阳井荥、至阴、少冲均在肢体末端部。此外,《儒门事亲》载:

头顶五穴神庭、上星、囟会、前顶、百会治"腰脊强,外肾囊燥痒,出血皆愈"。头顶五穴则在人体上端。

　　现代治疗急性腰扭伤亦取末端部穴,如崔世运针刺患侧睛明、至阴穴,垂直针刺,行中等刺激;刘宝华等针刺行间 3~5 分,中强度捻针刺激;王淑燕等取头穴腰区(百会后 1 寸),沿头皮向脊柱方向斜刺 1.5 寸,捻转得气;申秀兰取顶中穴(百会穴达前顶),逆督脉方向进针斜刺 1.2 寸,快速捻针使局部有痛热胀感;欧建雯等针刺头临泣 0.5 寸,施捻转泻法或平补平泻法;张党红等针刺龈交穴,行强刺激快速捻转(龈交穴在上唇内,位于督脉之末端)。此外,周新华治疗退行性腰背痛,亦取攒竹穴,向百会方向刺入 1~2 分,提插捻转,使有滞针样针感,并向眉周和印堂放散。总的来说,现代取头顶及其附近穴较多,取四肢末端穴相对较少。

　　8. 古今选取肢体关节部穴　统计结果显示,在古人治疗本病所取四肢部穴位中,名列各部前茅者包括髋部环跳,膝部委中、足三里、阳陵泉,踝部昆仑、申脉、太溪、大钟、丘墟,跖趾部束骨、京骨、太冲、太白、足临泣,肩部肩井、肘部尺泽、曲池、腕部列缺、掌指部合谷等。上述穴位多数属特定穴(其中以五输穴为多),亦多在关节部位。前面已述治疗本病多取肢体末端部穴,笔者揣测,根据全息生物学的观点,每根骨骼的两端,可被视为躯干四肢末端的全息投影点,因此刺激关节部(即骨端部)穴,犹如刺激躯干四肢末端穴,有较强烈的刺激作用;关节又是肢体曲折的部位,经脉之气的运行在此受到阻碍,而在此进行针灸刺激,则可加强经气的运行,故而《灵枢经·终始》曰:"病在腰者取之腘。"在奚永江等提出的"一级全息元"中,腰分别投影于膝、肘关节部,在"二级全息元"中,腰分别投影于踝、腕关节部,亦为取肢体关节部穴提供佐证。

　　除前面"古今均取腿阳面穴"中取委中、环跳、阳陵泉,"古代选取足部穴"中取昆仑、申脉、束骨、太溪等例子外,古代取关节部穴者,又如《济生拔粹》曰:"治腰胯疼痛不得转侧,刺足少阳经环跳二穴","次针丘墟二穴"。《席弘赋》语:"腰连胯痛急必大,便于三里攻其隘。""耳内蝉鸣腰欲折,膝下明存三里穴,若能补泻五会间,且莫逢人容易说。"《素问病机气宜保命集》称:"腰痛:身之前,足阳明原穴冲阳;身之后,足太阳原穴京骨;身之侧,足少阳原穴丘墟。"《马丹阳天星十二穴歌》言:太冲"亦能疗腰痛,针下有神功"。《针灸大全》载:足临泣"腰胯疼痛""虚损湿滞腰痛""肾虚腰痛""闪挫腰痛"。《磐石金直刺秘传》谓:"气攻腰背脊疼:肩井、委中。"《琼瑶神书》载:尺泽"刺入一寸半,医瘿腰胁疼"。《肘后歌》道:"腰背若患挛急风,曲池一寸五分攻。"《八法八穴歌》道:列缺治"腰痛血疾脐寒"。《济生拔粹》曰:"治腰脊内引痛不得屈伸,近上痛者,刺手阳明经合谷二穴;近下痛者,刺足太阳经昆仑二穴。"此外,《杂病穴法(歌)》道:"腰连腿疼腕骨升。"《天元太乙歌》言:"久患腰痛背胛劳,但寻中渚穴中调。"其中,腕骨在腕关节部,中渚在掌指关节部。《针灸逢源》则综合选用了肢体末端及关节部穴:"腰痛太溪血郄妙,冲阳厉兑太冲齐。""腰痛委中髎穴宜,昆仑束骨白环随,太溪原穴飞扬络,申脉如针病即除。"

现代亦取关节部穴,其中**取膝部穴者**,如孙德斌治疗腰椎间盘突出症,单取委阳穴,用针刺提插捻转。**取踝部穴者**,如陈随社等治疗急性腰扭伤,针刺昆仑等穴,用强刺激。**取跖趾部穴者**,如郭双健治疗急性腰扭伤,针刺束骨穴,施捻转泻法;陈功泽则取"国老穴"(足背第3~4跖骨间,本节上约1.5寸处压痛点),用食指按压揉按弹拨;王品山治疗分娩后腰痛,取足背压痛点足临泣,刺双侧,施捻转手法。**取肩部穴者**,如王文远等用平衡针治疗腰椎间盘突出症,取健侧臀痛穴(肩贞上1寸),用针向极泉方向斜刺透2.5寸,使感觉酸胀并向肘腕放射。**取肘部穴者**,如孔祥春治疗急性腰扭伤,针刺曲池下1~2寸压痛点,施提插捻转手法;聂红旗则针扭伤穴(曲池下3.5~4寸,在桡骨桡侧握拳有一凹陷处),呈15°角向曲池方向透刺,待酸麻胀感至腋下后停针,行提插捻转手法;孙永春治取"腰宁穴"(相当于曲池、五里、侠白三穴之间,肘关节上方前缘凹内压痛点),进针 1 寸,强捻转 20 秒;曹圣荣等取双侧手三里穴,向上呈 45°~60° 角快速进针 1~1.5 寸,用提插捻转强刺激泻法。**取腕部穴者**,如姜淑明治疗腰痛,针刺患侧养老穴,呈 45° 角向肘部方向刺入 1.7 寸,用捻转手法。**取掌指部穴者**,如石辉琼治疗急性腰扭伤,用毫针直刺后溪穴,行捻转泻法,使有强烈的针感;戴铁城取双侧中渚,施针刺捻转泻法;郭健民针刺后溪透合谷,以不穿透对侧皮肤为度。此外,高立山治疗扭伤坠仆腰痛,兼取肘部尺泽(上半身瘀,出血)与膝部委中(下半身瘀,出血);刘翠亭治疗急性腰扭伤,兼取跖趾部太冲与腕部经渠,注入维生素 B_1;吕景山则兼取上下同名经掌指部和踝部穴后溪、昆仑,用针刺。

值得注意的是,**现代较多取用手背部奇穴"腰痛穴"**。该穴位于手背腕横纹前 1 寸,第 2、4 指伸肌腱尺侧缘各 1 穴,与上述掌指关节部的中渚、合谷等相近。如戴秋孙治疗腰痛,针刺健侧手背腰痛点;陈全新治疗急性腰肌扭伤,取手背腰痛点,用平泻法;聂红旗亦针手背腰痛点,呈 30° 角向上斜刺 1.5 寸,针感酸麻胀至腕上侧及指尖。又徐峰炳治疗急性腰扭伤,针刺健侧精灵、威灵两穴,行强刺针法激泻法。精灵、威灵也与"腰痛穴"相近。

前面"古今均取腿阳面穴"中已述,**现代针刺远道穴位时,多嘱患者配合活动腰部**,而上述肢体末端和关节部穴均位于远道,故现代报道在针刺时,亦多注明嘱患者配合活动腰部,有的还要求用手掌拍打患处,或配合呼吸,以促进腰部气血流动,使病理状态得以改善。

【辨证取穴比较】

对于诸类型的腰痛,古人均取下肢阳部、下背部等穴,这是共同的,与上述本病的总体取穴特点也相合。《古今医统大全》曰:"腰痛,有风寒、湿热、血虚,皆宜灸:肾俞、昆仑、命门。"亦显示各类型之间差异不大。此外,各类型的取穴似还有各自倾向,以下试作探讨。

1. **与寒相关**　治疗与寒相关者,**古人取与肝、脾、肾相关之穴**。该三脏属阴,阴盛则寒,故取其穴。如《脉经》称:"厥阴之脉急弦,动摇至六分已上,病迟脉寒,少腹痛引腰","刺足厥阴,入五分"。《备急千金要方》谓:大钟主"肾生病","虚则膀胱寒,寒则腰痛";"男子腰脊冷疼,溺多白浊,灸脾募百壮"。《铜人腧穴针灸图经》载:中封主"寒疝,引腰中痛"。《扁鹊神应针灸玉龙经》述:太白主"手足冷,腰尻痛"。《金针秘传》记:"年久腰痛","惟阴雨之先,节气之前,不但不能转侧,且腰部肤冷如冰","针肾俞,腰部立觉奇暖,去针后即起立如常,谓十余年之痛苦,去于一针"。由于肝、脾、肾与足三阴经相联,因而治疗与寒相关者**下半身穴次较高**,共计 68 穴次,占本类型总穴次的 83.95%,高于总体取穴中相应的百分比 74.21%。

古人祛寒也取下肢阳部、下背部等穴,此与总体取穴特点相合。如《素问·刺腰痛》云:"腰痛上寒,刺足太阳、阳明。"(据黄龙祥考证,该二穴当在外踝附近)《针灸甲乙经》曰:承扶主"腰脊尻股臀阴寒大痛"。《备急千金要方》言:"腹疾腰痛膀胱寒,澼饮注下,灸下极输,随年壮。"(《千金翼方》注:"第十五椎")《针灸集书》语:"腰俞、居髎、白环俞、阳辅、京门、肾俞、束骨、飞扬、承筋、殷门,以上并治腰痛,不可俯仰,如坐水中。"《医宗金鉴》称:环跳主"腰、胯、股、膝中受风寒湿气,筋挛疼痛"。《针灸则》谓:"腰眼"主"腰脊冷痛"。

2. **与热相关**　治疗与热相关者,**古人选取末端部穴**。《灵枢经·终始》曰:"阳受气于四末。"故末端部为阳中之阳,而末端部又是邪气积滞之处,取之则可清热祛邪。如《针灸大全》云:"黑痧,腹痛头疼,发热恶寒,腰背强痛,不能睡卧:百劳一穴、天府二穴、委中二穴、十宣十穴。"《针灸甲乙经》言:"寒热腰痛如折,束骨主之。"上述十宣位于手指末端,而束骨邻近足小趾末端。

　　古人又取关节部穴,关节为骨之末端部,阳气亦较旺盛,也是邪浊积滞之处,刺激之亦可清热逐邪。如《针灸甲乙经》语:"腰痛不能举足少坐,若下车踬地,胫中烆烆然,申脉主之。"《磐石金直刺秘传》谓:"伤寒一二日,头目、腰背,百节疼痛不可转侧,气喘,睡卧不安,虚汗不止,上体热,下体寒战:曲池(泻)、复溜(补)、委中(刺不愈)、合谷(泻)。"上述申脉在踝关节部,曲池在肘关节部,委中在膝关节部,合谷在掌指关节部。

　　古人还取与病变脏腑相关的经脉之穴。如《素问·刺热》曰:"脾热病者","热争则腰痛,不可用俯仰","刺足太阴、阳明"。"肾热病者,先腰痛胻酸","刺足少阴、太阳"。《素问·刺腰痛》云:"腰痛","中热而喘,刺足少阴,刺郄中出血"。"腰痛","上热,刺足厥阴"。又如《针灸甲乙经》言:"热争则腰痛不可以俯仰","先取三里,后取太白、章门主之"。"腰脊痛引腹,篡阴股热","合阳主之"。上述足三里属足阳明,太白属足太阴,章门属足厥阴,合阳属足太阳。

　　对于外感热病及劳热所涉之腰痛,古人则考虑选用与肺相关之穴。如《针灸甲乙经》曰:"热汗不出,腰背痛,大杼主之。"《济生拔粹》载:"治热劳上气喘满,腰背强痛,刺足太阳经肺俞二穴","次针手太阴经尺泽二穴"。上述大杼、肺俞、尺泽均在人体上半身,致使古代本病与热相关的上半身穴为 7 穴次,占本类型总穴次的 21.88%,高于与寒相关者中相应的百分比 8.64%,也高于总体取穴中相应的百分比 18.74%。

　　3. 与风相关　　风性属阳,腰在下焦,故治疗与风相关者,古人多取下半身阳部之穴(含下肢阳部与下背部穴),共计 34 穴次,占本类型总穴次的 79.07%,高于总体取穴中相应的百分比 58.72%。如《薛真人天星十二穴歌》道:委中主治腰脊"酸疼筋莫展,风痹复无常";环跳主治"腰折莫能顾,冷风并湿痹"。《针灸大成》述:腰"风痛不能转侧,举步艰难:环跳、风市、昆仑、居髎、三里、阳陵泉","复刺后穴:五枢、阳辅、支沟"。《诸病源候论》称:

"肾中风,踞而腰痛","急灸肾俞百壮"。《扁鹊心书》谓:腰俞"治久患风腰疼,灸五十壮"。《太平圣惠方》载:关元俞、膀胱俞均治"风劳腰痛"。

4. 与湿相关 湿性重着,因此治疗与湿相关者古人多取**下半身穴**,共计 27 穴次,占本类总穴次的 90%,高于总体取穴中的相应百分比 74.21%。如《普济本事方》载:许知可"腰痛不可屈折",自思"此必水气阴盛,肾经感此而得,乃灸肾俞三七壮"。《灸法秘传》述:"腰痛","湿气下注,不能俯仰,灸腰俞穴"。《扁鹊神应针灸玉龙经》曰:丘墟主治"腰胯腿膝脚寒湿,酸疼红肿";昆仑主治"腰尻膝足,风寒湿痹肿痛"。《古今医统大全》云:"常有妇人因湿气,腿肿至腰胯大痛,连将油纸满胯贴之(麒麟竭膏),又前法赶下,又贴脚心,数日间脚心膏药下发水泡,出黄水数日,至老不发。"上述肾俞、腰俞、丘墟、昆仑、脚心(涌泉)均在下半身。

5. 与气滞相关 对于腰部气滞或岔气(含急性扭伤、跌仆伤等)所致疼痛,古人**取背部穴**,此为局部取穴。如《太平圣惠方》言:胃俞主"背中气上下行,腰脊痛"。《针灸大全》曰:"闪挫腰痛,起止艰难:脊中、腰俞、肾俞。"

腰背通过"气街"与腹部相联,因此**古人又取腹部穴**。如前面"古代选取小腹部穴"中,《济生拔粹》治疗"闪著腰疼错出气","以圆利针刺任脉气海一穴"。对于奔豚气所致腰痛,尤多取胸腹部穴,此当属局部取穴。如《针灸甲乙经》称:"奔豚泄气,上下引腰脊痛,气穴主之。"《济生拔粹》载:"治腹有逆气上攻心,腹胀满上抢心,痛不得息,气冲腰痛不得俯仰,灸足阳明经气冲二穴","禁针,次针三里二穴而愈"。《针灸集书》述:"章门、气海、期门、关元、中极、中府、四满、阴交、石门、天枢、中脘、气穴,以上穴并治贲豚气,上腹膜痛,茎肿先引腰,后引小腹腰髋。"

前面已述,取肢体末端穴可以抑制腰部疼痛,因此**古人治疗本病之气阻者也取末端部穴**。如《席弘赋》道:"气滞腰疼不能立,横骨大都宜救急。"《济生拔粹》曰:"治忽然气滞腰疼,不可俯仰,刺足太阳络神关二穴","即志室也,次针足厥阴经行间二穴"。上述大都、行间均属肢体末部(横骨则属小腹部,志室则属下背部)。人中为督脉之末端,亦用于治疗本病。如《针灸便用》云:"气滞腰疼,针人中、委中。"《玉龙歌》道:"强痛脊背泻人中,挫闪腰酸亦可攻。"

前面又述,委中等腘部穴治疗本病,而肘与腘相对应,因此**古人也取肘部穴治疗本病之气阻者**。如前面取关节部穴的段落中,《肘后歌》治疗"腰背若患挛急风,曲池一寸五分攻"。又如《针灸聚英》曰:天井主治"扑伤腰髋疼"。

古人还循经取其他远道相应之穴。如《太平圣惠方》载,肩井主"或因马拗伤,腰髋疼"。《席弘赋》道:"复溜气滞便离腰。"《循经考穴编》载:三阳络治"挫闪腰疼,宜弹针出血"。《治病十一证歌》曰:"腿膝腰疼痹气攻,髋骨穴内七分穷,更针风市兼三里,一寸三分补泻同,又去阴交泻一寸,行间仍刺五分中。"

《针灸大成》载:"挫闪腰胁痛:尺泽、委中、人中","复刺后穴:昆仑、束骨、支沟、阳陵泉"。此方兼取了肘部、腘部、末部以及相应经脉之穴。

6. 与血瘀相关　根据经脉之瘀血阻滞情况,古人**刺相应经脉的远道穴出血**。如《素问·刺腰痛》曰:"衡络之脉令人腰痛,不可以俯仰,仰则恐仆,得之举重伤腰,衡络绝,恶血归之,刺之在郄阳筋之间,上郄数寸衡居,为二痏出血。"《针灸甲乙经》云:"腰痛得俯不得仰,仰则恐仆,得之举重,恶血归之,殷门主之。"《丹溪心法》记:"腰痛","血滞于下,委中穴刺出血,妙"。因血与气的关系十分密切,气能行血,血为气母,伤血多及气,因此治疗与瘀血相关的腰痛,也可参考上述"与气阻相关"中的内容。

7. 与虚相关　肾藏精,肾是人体生命的原动力,因此古人补虚选取与肾相关的经脉、背部、小腹部之穴。其中**取肾经穴者**,如《灵枢经·经脉》曰:大钟主"虚则腰痛"。《脉经》云:"肾病,其色黑,其气虚弱,吸吸少气,两耳苦聋,腰痛","春当刺涌泉,秋刺伏留,冬刺阴谷,皆补之;夏刺然谷,季夏刺太溪,皆泻之;又当灸京门五十壮,背第十四椎百壮"。

取与肾相关的腰背、腹部穴者,如《胜玉歌》道:"肾败腰疼小便频,督脉两旁肾俞除。"《医宗金鉴》云:"命门老虚腰痛证。"《扁鹊心书》载:"中年以上之人,腰腿骨节作疼,乃肾气虚惫也,风邪所乘之证,灸关元三百壮。"《续名医类案》记:"一男子年十八,痘后四十日外,忽腰痛极","此恣欲房劳,而阴阳离决也,以艾灸气海六十二壮,四肢活动"。

此外,《幼科铁镜》曰:"肩井穴是大关津,掐此开通血气行。"故补虚也取肩井穴,如《济生拔粹》曰:"治肾虚腰痛久不已,刺足少阳经肩井二穴,次针足太阳经肾俞二穴。"前面已述,人中则如上所述是督脉末端穴,刺激之则可通行督脉气血,因此补虚又取人中穴,如《针方六集》取人中,治"肾虚(腰)痛,先泻后补"。

现代治疗本病也有采用辨证取穴者,如高立山治疗风寒湿腰痛,取腰阳关、肾俞、大肠俞、委中、承山,风盛加风池、风府、风市、阴市;寒盛加大椎、后溪、阳陵泉、昆仑;湿盛加中脘、天枢、足三里、阴陵泉、三阴交;扭伤坠仆取攒竹、人中、尺泽(上半身瘀,出血)、委中(下半身瘀,出血)、膈俞、肝俞、血海、肾俞。刘群治疗腰椎间盘突出症,气滞血瘀型取气海俞、环跳、委中、大肠俞、承山、悬钟、阿是穴,用针刺泻法;气血两虚型取三焦俞、关元俞、环跳、委中、血海、足三里、三阴交、绝骨、阿是穴,用针刺补法;肝肾亏虚型取肾俞、委中、阿是穴,用针刺补法或温针灸。张少云治疗腰椎间盘突出症,取肾俞、环跳,用电针刺激,肾虚寒湿加关元俞、腰夹脊、命门、殷门、足三里、绝骨、阳陵泉,并注入当归注射液、丹参注射液、黄芪注射液;气滞血瘀加大肠俞、秩边、承扶、委中、阳陵泉,并注入当归注射液、丹参注射液;气血失调加关元俞、气海俞、殷门、足三里、三阴交,并注入当归注射液、黄芪注射液。由上可知,古今均有用辨证取穴者,这是共同的;但现代比古代辨证更细,取穴更为明确,这是不同的。

现代还有采用辨病取穴者,如陈克勤治疗腰痛中的急性扭伤,针人中、后溪;扭捩伤络,刺委中出血;慢性腰肌劳损,取肾俞或腰部夹脊穴,施温针灸;脊柱炎,取人中、后溪、肾俞、大钟、大椎、病灶处夹脊穴,施火针或温针灸,取大杼、阳池,施隔姜灸;内脏疾病所致腰痛,针灸其相关腧穴或其近处相关穴;全身性疾病所致腰痛,针刺足三里、三阴交、关元、肾俞;老年腰痛取关元、肾俞、命门,用温和灸;情志因素所致腰痛,针太冲、百会、内关、足三里。陈全新治疗寒湿腰痛,取肾俞、委中,用平补平泻针刺法;急性腰肌扭伤,取手背腰痛点、委中,用平泻法;腰椎扭挫伤,取腰天应、夹脊穴、肾俞、肝俞、委中、环跳、秩边,用针刺平泻法,久留针;腰椎间盘突出症则配合腰部牵引和手法复位。成培印等治疗腰椎间盘突出症,髓核旁突者取人中、健侧腰痛点、通里、外关、支正,用针刺强刺激;前突者取患侧夹脊、血海、五枢下 2 寸、冲门、阴廉,用电针强刺激;后突者取肾俞、气海俞、大肠俞、关元俞、八髎、秩边、中膂俞、环中、承扶、殷门、委中、承筋、承山、飞扬、跗阳、昆仑等,用电针。上述辨病取穴多数是根据现代西医理论发展而成的,在古代是没有的。

【辨经取穴比较】

对于腰痛,除了上述辨证取穴外,古今还根据经络循行进行辨经取穴。如《素问·刺腰痛》曰:"足太阳脉令人腰痛,引项脊尻背如重状,刺其郄中太阳正经出血。""少阳令人腰痛,如以针刺其皮中,循循然不可以俯仰,不可以顾,刺少阳成骨之端出血。""阳明令人腰痛,不可以顾,顾如有见者,善悲,刺阳明于胻前三痏,上下和之出血。""足少阴令人腰痛,痛引脊内廉,刺少阴于内踝上二痏。""厥阴之脉令人腰痛,腰中如张弓弩弦,刺厥阴之脉,在腨踵鱼腹之外,循之累累然,乃刺之。"

现代采用辨经取穴者,如李占东等治疗腰椎间盘突出症,取大肠俞、关元俞、环跳为主穴,太阳型配承扶、委中、承山;少阳型配风市、阳陵泉、悬钟;混合型配委阳、外丘、阿是穴,行提插法手法,要求下肢远端有麻胀触电感,后接 G6805 电针仪。俞勤龙治疗腰椎间盘突出症,取病变椎间隙及其旁每隔 0.5 寸一穴,共 4穴,以及臀点、殷门、委中,太阳经型配腓后点、承山、昆仑;少阳经型配阳陵泉、绝骨、环跳,用针刺复合震颤法,使针感传至足部,起针后拔罐。赵嘉颖等治疗急性腰扭伤,疼痛部位在足太阳经脉者针刺后溪穴,施捻转补泻法;病在督脉者针刺人中穴,施雀啄刺;病在足太阳和足少阳两经者针刺手背腰痛穴,施捻转法。由上可知,古今治疗腰痛均有辨经取穴者,这是相吻合的;**但古代所取以相应经脉名为多,而现代则落实到具体穴名**。

【针灸方法比较】

1. **古今均用艾灸** 艾灸为热性刺激,对于瘀血、寒湿、肾虚引起的腰痛均有治疗作用,致使在本病的古、今文献中,涉及艾灸者分别达 95 条次、29 篇次,分列古、今诸法之第一、第四位,分占各自总条(篇)次的 16.07% 和 11.15%,此又显示**古代比现代更重视艾灸**。

(1)艾灸的取穴:古代文献中用艾灸治疗本病共计 162 次,其中常用部位及其穴次为下背部 71、足阳部 14、头项部 14、腿阳部 13;常用穴位及其穴次为肾俞 21、命门 9、腰背奇穴 9、昆仑 8、腰俞 8、气海 5,可见**灸治本病以下背部穴为多,其中以肾俞穴次为最高**。如《玉龙歌》道:"肾弱腰疼不可当,施为行止甚非常,若知肾俞二穴处,艾火频加体自康。"又如《名家灸选三编》言:"《千金方》疗腰痛不能俯仰者法,惟灸竹上头处(命门),随年壮,予常合二法(加两肾俞),灸三处,殊妙。"《肘后备急方》载:"肾腰痛","灸腰眼中,七壮"。《备急千金要方》曰:"腰痛","灸腰目髎七壮,在尻上约左右是"。《玉龙经·针灸歌》道:"腰俞一穴最为奇,艾灸中间腰痛愈。"

现代治疗本病也灸下背部穴,如何聪治疗腰三横突综合征,取患侧肾俞一穴,用多针温针灸;钟岳琦治疗腰肌劳损,取肾俞、腰阳关、命门、足三里,用艾炷施直接灸,每穴 5~7 壮;王道奇治疗腰腿痛,取最痛点及其对侧相应点,两点连线与督脉的交点,用齐刺温针灸。

古今治疗本病也灸取膝踝等关节部穴,如明代《神农皇帝真传针灸图》云:"昆仑:治腰尻痛,足痛不能履地,肩背拘急,可灸七壮。"唐代《备急千金要方》治腰痛:"灸脚跟上横纹中白肉际十壮良,又灸足巨阳七壮,巨阳在外踝下","又灸八髎及外踝上骨约中"。明代《神应经》曰:"腰痛不能举:仆参(二穴,在跟骨下陷中,拱足取之,灸三壮)。"宋代《太平圣惠方》载张文仲疗腰痛方:"灸曲蹉两纹头,左右脚四处各三壮,每灸一脚,两火齐下,艾炷才烧到肉,初觉痛,便用二人两边齐吹至火灭。"现代邵明月治疗腰椎间盘突出症,取腰部阿是穴,以及委中、昆仑等穴,用温针灸;蒋松鹤等则取夹脊穴及下肢反应点,用自制蛇鳖软膏涂布,上置艾炷施灸。

古今还灸小腹部穴,如清代《灸法秘传》语:"腰痛","偶然欲跌则闪挫,灸气海穴"。宋代《扁鹊心书》记:"一老人腰脚痛,不能行步,令灸关元三百壮。"现代安培祯治疗急性腰扭伤,采用俞募配穴法,艾灸神阙穴。

此外,明代《针灸捷径》载:中膂内俞"主腰痛,侠脊膂痛,上下按之应者,从项后至此穴痛,皆灸之立愈"。可见古人认为**艾灸应选取穴位周围的敏感点**,此当比"按图索骥"的死板取穴当有更好的疗效。现代也有灸敏感点者,此与古代相似,如张海发等治疗腰椎间盘突出症,取患椎间隙水平的督脉、夹脊、膀胱经上的敏感点,施麝香丹灸(该丹用麝香、硫黄、朱砂、雄黄等制成)。

(2)艾灸的主治:除了前述涉及伤科的腰痛外,古人还用灸法治疗内、外、妇、儿、老年等科疾病涉及的腰痛。

1)内科腰痛:对于咳嗽、癃闭、奔豚、脚气、房劳等内科疾病所引起或伴有的腰痛,古代均有采用灸治者。如《玉龙歌》道:

"忽然咳嗽腰背疼,身柱由来灸便轻。"《备急千金要方》言:"腰痛,小便不利,苦胞转,灸玉泉七壮,穴在关元下一寸","又灸第十五椎五十壮,又灸脐下一寸,又灸脐下四寸各随年壮"。"奔豚,上下腹中与腰相引痛,灸中府百壮。"《扁鹊心书》记:"一人患脚气,两胻骨连腰日夜痛,不可忍,为灸涌泉穴五十壮。"《灸法秘传》称:"腰痛","如因房劳过度,则肾虚,灸肾俞穴"。

2)**外科腰痛:**如《针灸逢源》治疗痈疽生于"胸腹腰臀"之疼痛,"铺艾灸之,亦效"。

3)**妇科腰痛:**如前面取肢体末端部穴的段落中,《名医类案》治疗妇人月经期间"腰腹时痛","灸少冲、劳宫、昆仑、三阴交"。

4)**儿科腰痛:**如《续名医类案》记:"一儿年十四,痘后腰脊痛不能俯仰,午后潮热,此骨髓枯,少水不胜火,肾气热也,灸昆仑穴、申脉穴各三壮。"

5)**老年腰痛:**如《针灸集成》谓:"老人腰痛:命门三壮,肾俞年壮。"

而现代灸治的本病多属伤科,灸治其他各科引起或伴有的腰痛的报道较少。

(3)**艾灸方法:**在本病的艾灸文献中,除了常规灸法外,还有以下内容可供讨论。

1)**古今均用隔物灸:**隔物灸是在穴位上安置某些药物,在其上进行艾灸,可发挥艾灸与药物的双重作用;这又是一种间接灸,可避免皮肤的烫伤,古今均用其治疗本病。如《东医宝鉴》记载:"腰背苦痛,川椒为细末,醋和为饼,贴痛处,用熟艾铺饼上,发火烧艾,痛即止。"现代康莉娣等治疗腰椎间盘突出症,取肾俞、命门,施隔附子饼灸;万剑峰治疗腰椎间盘突出症,取患椎处,采用药饼灸(药饼含骨碎补、生大黄、没药、延胡索、伸筋草、川续断等)。

2)**古代所用其他灸法**

委中立定灸:《备急灸方》云:"治腰疼,甚至不可抬举者,名委中穴","两脚齐灸三壮即愈,仍倚物立定取穴并灸,或痛发时灸尤验"。此处要求在灸委中时,患者处站立位,以有利于经络之气的传输,这在目前临床上较为少见,可供参考。

"横三间寸灸":《备急千金要方》曰:"腰痛连胸,灸团冈穴百壮,穴在小肠俞下二寸,横三间寸灸之。"该书卷二十九又曰:"横三间寸者,则是三灸两间,一寸有三灸,灸有三分,三壮之处即为一寸。"该法由于增加灸疗面积和刺激量,故能取得良好疗效

"太乙神针"灸:"太乙神针"是灸法之一种,其在艾条中加入若干有行气活血等作用的中药,治疗时在穴位上铺数层布或纸,然后将点燃的艾条按在布或纸上。该法安全、操作方便,又可发挥药物与艾灸的双重作用。如《太乙神针》载:气海治"闪著腰痛",腰俞治"腰胯脊痛",命门治"腰腹引痛",肾俞治"腰痛如折";《太乙离火感应神针》载:头临泣治"腰腋下疼",涌泉治"腰脚酸疼,足不履地",均采用该法。

《串雅外篇》载:"百发神针"治疗"痞块腰痛","按穴针之,真神妙,百中,乳香、没药、生川附子、血竭、川乌、草乌、檀香末、降香末、大贝母、麝香、母丁香、净蕲艾绒,作针"。此当亦为"太乙神针"之灸。

另外,《古今医统大全》治"腰痛",用"雷火针法,五月五日,东引桃枝削去皮尖,两头如鸡子样,长寸用尖,针时以针向灯上点着","用纸三层或五层,贴在患处,以针按纸上,患深者再燃立愈"。此处"雷火针法"与"太乙神针"相类似,但其所用者并非艾条,而是点燃的桃枝。

3)现代所用其他灸法

温灸:温灸是将艾材点燃后离开穴位皮肤一定距离进行熏灸,皮肤不易烫伤,现代运用较多。如王兆霞治疗腰椎间盘突出症,取肾俞、气海俞、大肠俞、关元俞、八髎、秩边、环跳、委中、承山,以针刺配合艾条循经温灸;黄贤武等治疗腰椎间盘突出症,选肾俞、命门、腰阳关、关元俞、$L_3 \sim S_1$ 夹脊穴、阿是穴、秩边、环跳、殷

门、风市、委中、阳陵泉、承山,用药艾悬灸,药艾含白芷、陈皮、桂枝、威灵仙、川椒、透骨草、降香、乳香、丹参、没药、生草乌、桑寄生;赵艳等治疗腰椎骨质增生症,取夹脊穴、压痛点,用针刺加艾箱熏灸;王云琳治疗脊柱病变,取病变节段督脉穴,用梅花针叩刺,然后将消炎痛粉或炎痛喜康粉撒于叩刺面上,外用麝香膏敷贴,再用灸盒温灸。

发泡灸、化脓灸与长蛇灸:艾灸发泡甚至化脓均可提高机体免疫力,增强自身调节功能,古人也用以治疗本病,而"长蛇灸"后背部督脉也会起泡。如刘秀萍治疗腰椎骨质增生,取压痛点,用药艾(含乳香、没药、破故纸、透骨草等)隔姜灸,使发泡,过 10 日、20 日后在原穴上下各 2cm 处分别再灸 2 次;朱琪治疗顽固性腰酸,取命门穴,用化脓灸;罗诗荣治疗腰肌劳损,取背部督脉,施"长蛇灸"。

温针灸:温针灸是在针尾装上艾材后点燃的灸法,兼有针刺和艾灸的作用,由于现代针具的进步,艾材较为容易被装置在针尾,故在现代临床得到推广。如徐福田治疗急性腰扭伤,取大椎,用针刺加灸法,肾俞用温针;涂慧英等治疗臀上皮神经疼痛综合征,取腰 3~5 夹脊穴、疼痛点(齐刺),用温针灸;张天伟治疗腰椎间盘突出症,取压痛点等穴,以长银针施温针灸;王炫京等治疗腰椎间盘突出症,选取病变椎间隙和椎旁压痛点,将麝香、桃仁、红花、当归、川芎、丁香、枳壳混合研末置姜片上,再放于穴位表面,将特制银针穿过药片刺入穴位,并用自制药条燃烧针柄;梁镇宏治疗腰椎间盘突出症,取双侧肾俞、大肠俞、脊旁阿是穴,以及患侧环跳、阳陵泉、委中、足三里、承山、悬钟、昆仑,用短刺法,然后用温针灸,结果表明肌电图异常自发电位减少,运动单位电位数和电压增加,F 波传导速度改善,可见现代还通过实验证实了温针灸的疗效,这在古代当然是没有的。

2. 古今均用针刺 针刺可以刺及神经血管,激发机体自身的调节功能;又可使体内产生吗啡样物质,出现镇痛效应,因而在本病的古、今文献中,涉及针刺者分别为 65 条次、148 篇次,分列古、今诸法之第二、第一位,分占各自总条(篇)次的 11.00% 和 56.92%,可见**现代远比古代更多地采用针刺法**,此当是现代针具进步和神经学说影响的结果。

（1）**针刺取穴**:古代针刺治疗本病的常用部位及其穴次为腿阳 43、下背 22、头项 12;常用穴位及其次数为委中 16、足三里 9、环跳 8、肾俞 7、水沟 7、风市 6。可见古人**针刺治疗本病以远道穴为多**,而前述艾灸则以腰背局部穴为多,两者明显不同。笔者揣测,针刺腰背穴位若不适当,可使该部肌肉产生痉挛,反而加剧疼痛,所以针刺常取远道穴;而艾灸对深部肌肉的刺激不如针刺强,无产生痉挛之虞,故可多取腰背局部穴位。古代针刺远道穴及肾俞者,如《针灸逢源》曰:"腰痛","瘀血作痛,昼轻夜重,便黑溺清,刺委中"。"凡腰痛不能立者,须刺人中。"《针灸治疗实验集》载:"腰疼痛难动,针委中、风市、足三里,一二日即愈。""腰痛不能眠,入夜更甚,起坐立眠,皆须人扶恃,肾亏腰痛,第一次刺环跳、委中,第二次刺灸肾俞,第一次针后疼痛大减,第二次灸后行走如常。"

现代治疗本病也针刺远道穴,如李志道治疗慢性腰痛,针刺下肢承扶、殷门、委中、承山、风市、阿是等穴,用捻转手法;杨永璇治疗腰脊强痛,取人中,用针刺;乐旭华等治疗腰椎间盘突出症,针刺秩边、环跳、委中、承山、绝骨、昆仑等;朱秋芬等治疗急性腰扭伤,针刺双侧殷门穴,进针 2~3 寸,行捻转补泻手法;毕福高则取合阳穴,针刺 2 寸,施泻法,这些穴位亦属远道。

（2）**针刺方法**:除了常规针刺方法外,本病的古今针刺文献中还有以下内容可供讨论。

1）**古今均用补泻**:古今均根据病情的虚实而采用针刺补泻手法。

采用泻法:本病的古代文献统计结果显示,用泻法 16 条、合 24 穴次,补法 12 条、合 15 穴次,可见古代用泻法多于补法,提示在古代针刺所治腰痛中,实证多于虚证。古代用法者,如《流注指要赋》曰:"肾俞把腰痛而泻尽。"《天元太乙歌》云:"腰背连脐痛不休,手中三里穴堪求,神针未出急须泻,得气之时不用留。"《针方六集》言:人中治"腰疼脊痛,单泻"。《针灸治疗实验集》治疗"腰痛,疼异常,不能坐立","针泻环跳、委中二穴,每日针治一次","第一次施治后,无甚现象,第二次施治后,夜间腰部发热,疼痛较前更甚,次日即愈云云"。后一例显示在治疗后疼痛加剧,这是起效前出现的症状,不必过虑。

现代也有用泻法者,尤其是治疗急性腰扭伤,如齐守成取双侧跗阳穴,令针感上传,用快速提插捻转强刺激泻法,起针时摇大针孔;梁清湖则针刺后溪、耳穴腰骶区、腰部压痛点,用针刺强刺激泻法;舒洪文单取人中穴,用针刺九六补泻中的泻法;李长清取后溪穴,用透天凉针刺手法。此外,楼百层治疗腰痛,取委中,也用捻转泻法。

采用补法: 古今均有采用补法者,如晋代《脉经》语:"尺脉沉,腰背痛,宜服肾气圆,针京门补之。"民国初期《金针秘传》记:甘夫人"病腰痛,不能辗转","乃刺肾俞,一补而瘥","甘夫人乃肾虚腰痛,如认为实证,用力去邪,殆矣"。现代于书庄治疗子宫脱垂腰痛,针三阴交,用热补法;杨晓军等治疗腰椎间盘突出症,针刺患侧阳交、跗阳、照海,行补法;杨卓欣则取双侧肾俞,及患侧秩边、委中、承山、昆仑、阿是穴,行针刺"烧火山"手法。

采用补泻结合法: 古今也有补泻兼施者,如明代《杂病穴法(歌)》道:"腰连腿疼腕骨升,三里降下随拜跪。"其后注:"补腕骨,泻足三里。"又道:"腰连脚痛怎生医?环跳行间与风市。"其后注:"补环跳,泻风市、行间、足三里。"《针方六集》称:人中主"肾虚(腰)痛,先泻后补"。《医宗金鉴》道:"大肠俞治腰脊疼","先补后泻要分明"。《类经图翼》谓:白环俞"主治梦遗白浊,肾虚腰痛,先泻后补"。现代徐福田治疗急性腰扭伤,取手部腰痛点,足部昆仑穴,用针刺泻法,取足三里用补法;何京等治疗腰椎间盘突出症,取患侧肾俞、气海俞、大肠俞,健侧肾俞、大肠俞,用针刺,根据脊柱弯曲方向施行补泻。

　　对于本病之补泻,尚有若干问题似待探讨。如元代《磐石金直刺秘传》曰:"腰胯疼痛,转侧难,痛则补曲池,泻环跳;麻木则泻曲池、补环跳。"明代《医学入门》治疗腰痛:"甚者补环跳,泻委中。"因此,在环跳穴上何时施补? 何时施泻? 为什么? 似不十分明了,类似问题还有一些。又如明代《类经图翼》取风市治"腰腿酸痛,足胫麻顽","先泻后补",治"风痛,先补后泻"。"腰腿酸痛"与"风痛"如何区别? 为何采用"先泻后补"和"先补后泻"的不同手法? 似也需讨论。

　　2)古今均用交叉刺穴:人体的左右相对称,经络又互相交错,因此古今治疗本病也有针刺对侧相应穴者,即"左刺右,右刺左",《素问》称之为缪刺或巨刺。如《素问·缪刺论》言:"邪客于足太阴之络,令人腰痛,引少腹控䏚,不可以仰息,刺腰尻之解,两胂之上是腰俞,以月死生为痏数,发针立已,左刺右,右刺左。"(其中"以月死生为痏数"即根据月亮的圆缺,施予一定的针刺量,乃根据时间进行针灸操作)现代丁习益治疗腰椎间盘突出症,取健侧 L_{4-5} 夹脊穴,注入维生素 B_1 加维生素 B_{12};霍国荣则取健侧手针腰痛点、中渚、后溪,用强刺激捻转;丁兰庆等针刺健侧飞扬穴,施中等捻转刺激。前面取关节部穴的段落中,王文远等用平衡针治疗腰椎间盘突出症,取健侧臀痛穴(肩贞上1寸),亦为例。

　　3)古代所用其他刺法

　　配合呼吸:古人认为呼吸可推动气血运行,而呼吸次数的多少亦表明留针或手法操作的时间长短,这在缺乏钟表的古代当是常用的计时方法,因此古代针刺常配合呼吸。如前面"古代选取小腹部穴"中,《济生拔粹》以圆利针刺气海"治闪着腰疼",其后又云:"肥人针入一寸,瘦人针入五分,三补三泻,令人觉脐上或脐下满,腹生痛,停针候二十五息,左手重按其穴,右手进针三息,又停针二十五息,依前进针,令人觉从外肾热气上入小腹满肚,出针神妙。"本案将针刺、补泻、呼吸、留针等方法相结合,使患者获得"热气上入小腹满肚"之感,从而提高疗效。又如《琼瑶神书》道"头疼眉揩腰脚痛","先针后溪并申脉,呼吸补泻妙神功",将呼吸用于补泻。现代也有配合呼吸者,如叶成鹄治疗急性腰扭伤,针刺人中,施呼吸补泻强刺激。但总的来说,现代针刺配合呼吸者不多。

刺穴有序:古代有人强调刺穴的先后次序。如《针灸集书》载:先刺照海,后刺列缺治"头旋目眩并痰盛,踝痛腰疼苦不仁";先刺后溪,后刺申脉治"腿痛腰疼连小腹,头旋目眩病膏肓"。"五种腰痛,先针尺泽,后针清冷渊。"现代冯润身亦认为改变所刺激穴位的先后顺序,将会取得不同的效应,但在现代本病报道中,强调刺穴先后顺序者不多。

按时针刺:前面"与虚相关"中《脉经》治疗本病:"春当刺涌泉,秋刺伏留,冬刺阴谷,皆补之;夏刺然谷,季夏刺太溪,皆泻之。"上述交叉刺穴段落中,《素问·缪刺论》言"以月死生为痏数"。可见古人根据不同的时间,施予不同的针刺。现代研究亦证实,针灸与时间相关联,故对上述《脉经》《素问》的记载尚可作进一步探讨。

此外,宋代《琼瑶神书》治疗本病运用了搓、捻、弹、刮、盘等手法,又采用了升阳、升阴、下气、先提后摄等方法,后四者的具体操作尚不十分明了,姑且录以备考:"腰疼腿硬急升阳,委中升阳再升阳,升阳三次停呼至,后用搓搓取热康,委中取血多为妙,再取升阴搓急弹,若有虚人忌取血,实人取血痛即安。""脊膂强痛要升阳,闪搓腰痛气下忙,委中升阳即使下,复使加弹即便康。""肾虚腰痛要升阳,即取升阳又升阳,肾俞二穴如有汗,复使下气即安康。""治腰腿酸疼二百三十二法:委中气下血相应,补刮昆仑七次通,左取七盘精宫处,重加法补在人用。""治肾虚腰疼二百三十三法:肾俞先提后摄针,搓搓捻捻用其心,委中气下出血愈,再补承山指内循。"治闪挫腰胁痛二百三十五法:腰间闪挫泻人中,尺泽先将气下冲,肾俞泻先刮先后,委中气下血流通。"

4)现代所用其他刺法

运用古典针法:包括龙虎交战、苍龟探穴、短刺、恢刺、搓针等法。如张华治疗腰椎间盘突出症,以病变腰椎夹脊穴、秩边、环中等穴,用针刺龙虎交战法;王进等治疗腰三横突综合征,取阿是穴、肾俞、委中,用苍龟探穴针刺法;倪瑞军等则取该横突尖压痛点,用2支2寸毫针同时刺入,施轻轻提插捻转的"短刺法",取上穴水平向外旁开1.5cm处,用2支4寸毫针同时刺入,向第4、第5腰椎横突方向施"恢刺法",行大幅度捻转小幅度提插;牛京权等治疗腰椎间盘突出症足底麻木,取然谷、太白,足趾麻木,取隐白、大都,用搓针法。

重视针刺感应:此当是受现代神经理论及经络感传学说影响之故。如蒋幼光治急性腰痛,针刺殷门穴2.5寸,针尖偏向大腿外侧,使针感从大腿窜至足,用提插强刺激;孟杰治疗腰椎间盘突出症,取患椎旁开3寸、1寸、0.5寸、髂后嵴直下2寸四穴,用针向椎体方向45°斜刺或直刺2.5~3寸,令针感向足部放射;曹文忠等治疗急性腰痛,针刺大椎透向至阳,施以捻转使针感向下传至腰部并出现感应。

采用强刺激:为了提高疗效,现代又有采用强刺激者,如熊光天治疗急性腰扭伤,取健侧后溪穴,施提插捻转强刺激手法;任钦明亦深刺后溪透合谷,并施以大幅度提插捻转。为了加强刺激,现代采用雀啄、捣针、刮针柄等方法,如丁习益治疗腰椎间盘突出症,取患侧环跳,用针刺提插捻转,令下肢有麻电感,继用小幅度雀啄提插,以加强刺激;刘东等治疗腰三横突综合征,针刺阿是穴及其上下左右各旁开1.0cm处,起针时先起旁开4针,然后将阿是穴单向捻转至滞针,并于横突尖部行捣针法,然后稍用力快速向上提针2次,再反向捻针至针下松弛后起针;杨春成治疗急性腰扭伤,取双侧睛明穴,刺入0.5~1.5寸,并刮针柄法加强刺激。

选用芒针：芒针较长，不但可增强刺激，而且可一针透数穴，以提高疗效。如廉玉鳞治疗病程长的腰椎间盘突出症者，用芒针刺大肠俞、秩边、阿是穴，施提插泻法，使有酸胀热感，并向下肢放射，不留针；王梅等则将芒针深刺病变椎体旁压痛点 5 寸，至炎症水肿部位，用提插泻法，不留针。

　　采用表皮刺与浮针疗法：表皮刺与浮针是将针刺于皮下，乃现代临床经验。如杨安府以表皮针治疗急性腰扭伤，取压痛点，垂直于经络方向沿表皮平刺，左右交错对刺，使针身位于表皮下清晰可见为度，针刺间隔 2 寸，要求无针刺疼痛感，然后嘱患者顺着腰部疼痛方向活动，用胶布固定针柄于皮肤上留针 2~3 小时；李昌生治疗腰椎间盘突出症，选取腰部病变痛点旁开 6~10cm 处，刺入浮针，并做扫散动作，24 小时后拔出留于皮下的软套管。

　　应用"十字刺"：刘香勤治疗腰肌劳损，取三焦俞、肾俞、气海俞、大肠俞、关元俞、白环俞、委中穴、L_{1-5} 夹脊，用 3 寸针向脊椎方向斜向透刺，再在腰部俞穴相应的夹脊穴垂直刺 1 针，与透刺针在腰部肌层中下部呈"+"字交叉，加重得气针感，根据虚实行捻转提插补泻手法。

　　运用牵拉针法：李志道治疗急性腰痛，取阿是穴，针 2 寸，捻转数周，至针体被肌纤维缠绕，然后施大幅度提插，使肌纤维被拉断，再将针斜向上、下、左、右，施同样操作；赵征宇等治疗腰三横突综合征，取患侧该横突尖端压痛点，用长 150mm 的毫针垂直刺入痛点，得气后向单方面捻转缠定针身，待针感向下传至疼痛区域时猛力甩拉牵掣针柄，以患者耐受为限，不留针；李维法等则用粗针刺入该横突周围阳性反应物，用针尖刮动横突板，弹拨分离阳性反应物，再使针带动皮肤在横突上环转 3~5 圈后牵拉拔针。

　　3. 古今均用刺血　本病常有气滞血瘀之病理变化，因此常用刺血疗法以活血化瘀，理气止痛。在本病的古、今文献中，涉及刺血者分别为 36 条次、19 篇次，分列古、今诸法之第三、第八位，分占各自总条（篇）次的 6.09% 和 7.31%，可见古今百分比相近。

（1）刺血的取穴

1）古代循经取穴：古人常根据经脉的循行线路取相应穴位予以刺血。如《素问·刺腰痛》载："解脉令人腰痛如引带","刺解脉，在郄中结络如黍米，刺之血射以黑，见赤血而已"。"会阴之脉令人腰痛","刺直阳之脉上三痏，在跷上郄下五寸横居，视其盛者出血"。上述【辨经取穴比较】中，治疗"足太阳脉令人腰痛","刺其郄中太阳正经出血";"少阳令人腰痛","刺少阳成骨之端出血";"阳明令人腰痛","刺阳明于胻前三痏，上下和之出血"。上述"与瘀血相关"段落中，治疗"衡络之脉令人腰痛","刺之在郄阳筋之间，上郄数寸衡居，为二痏出血"，均为例。而现代刺血取经脉穴的报道较少。

2）古今均刺血络明显者：脉络明显或突出，显示彼处瘀滞严重，脉内压力高，于此针刺则可获得较大出血量，取得更好疗效。上述《素问·刺腰痛》中"在郄中结络如黍米""衡络绝，恶血归之""视其盛者"，均为例。又如《灵枢经·杂病》治"腰痛","取足少阴、腘中血络"。唐代《备急千金要方》曰："腰臀痛，宜针决膝腰句画中青赤路脉，出血便差。"亦为例。现代叶荣跃治疗急性腰扭伤，也从腰部至委中处寻找血管充盈处，予点刺放血并拔罐，这也可看作是对古人经验的继承。

3）古今均刺委中：古代治疗本病用刺血者共36条次，其中委中占24条次，远高于其他诸穴。因腰部受伤，膀胱经气受阻，瘀血往往积滞于该经之大关节部，而于此刺血，也体现出"腰背委中求"的思想。如《素问·刺腰痛》云："腰痛侠脊而痛至头几几然，目䀮䀮欲僵仆，刺足太阳郄中出血。"《针灸则》言：委中治"腰脊甚痛不可忍者，刺之出血，顿愈"。《类经图翼》谓：委中治"肾与膀胱实而腰痛者，刺出血妙"。其中《内经》用刺血治疗腰痛达9条之多，可见早在《内经》时代，刺委中出血就已得到广泛应用。现代也常取委中穴刺血，如贺普仁治疗腰痛，取委中缓刺放血；喻喜春治疗急慢性腰痛，取委中，用注射器抽血；缪金华治疗腰椎间盘突出症,取委中,用三棱针点刺拔罐出血。

4)**现代点刺头面部穴**:如喻喜春治疗急慢性腰痛,取攒竹点刺出血;宋振芳治疗急性腰扭伤,取印堂穴,用三棱针点刺出血;贺普仁治疗腰痛,取人中速刺放血。而古代治疗本病刺头面部穴出血的记载较少。

(2)**刺血的主治**:除上述经脉病变引起的腰痛外,**古人也用刺血治疗因内脏疾病引起的腰痛。**如《灵枢经·五邪》语:"邪在肾,则病骨痛阴痹,阴痹者,按之而不得,腹胀腰痛","取之涌泉、昆仑,视有血者尽取之"。《针灸治疗实验集》记:"左肾酸疼,继之大痛,指掌皆肿,恶心呕吐","刺内踝静脉出血","刺腨肚微血管出血"。对于痧证所致腰痛,《针灸简易》用"放痧"(刺血)治疗"背腰颠项均胀痛,足太阳痧膀胱经(放足小指外侧)。"

古人也用刺血治疗腰痛之虚者。如上述《素问·脏气法时论》曰:"心病者","虚则胸腹大,胁下与腰相引而痛,取其经,少阴、太阳,舌下血者"。《济生拔粹》云:"今附久虚人腰痛,刺而复发者,腰重不能举体,刺足太阳经委中二穴,在腘中央约文中动脉,取经血而愈。"因为气虚可导致血瘀,表现为本虚标实之证,"急则治其标",故用放血救急止痛;对于由瘀血阻滞,经脉不通引起的气血不足,更当采用刺血疗法。此外,上述"针刺方法"之末尾段落中,《琼瑶神书》"治肾虚腰疼二百三十三法"所云"委中气下出血愈",亦为刺血治虚之例;但其前该书又曰"若有虚人忌取血",前后意见相左,姑且录以备考。**而现代用刺血治疗内科腰痛和虚证腰痛的报道较少。**

(3)**刺血的方法**:除了常规刺血方法外,古今文献中还有以下内容可予探讨。

1)**古今均将刺血与艾灸相结合**:《丹溪心法》载:"腰痛","血滞于下,委中穴刺出血,妙,仍灸肾俞、昆仑,尤佳"。可见在刺血后加用艾灸则可提高疗效。现代何祖书等治疗棘间韧带损伤,取病变局部,用刺络拔罐加艾盒熏灸。

2）古代强调"血射以黑"：前面循经取穴刺血的段落中，《素问·刺腰痛》治"解脉令人腰痛如引带"，"刺之血射以黑，见赤血而已"。可见出血如喷射状，量较大，色较黑，直到血色变红方止，刺血量若不足则效不著。而在现代本病的治疗中，这样的报道不多。

3）现代采用刺络拔罐法：现代用刺络拔罐治疗本病的报道较多，这是该法操作简单，使用安全的缘故。如喻喜春治疗急慢性腰痛，取肾俞、阿是穴、大肠俞、天枢、命门、腰阳关，用三棱针点刺拔罐放血；廖辉治疗腰椎间盘突出症，用特制钢针点刺脊柱两侧压痛点，然后拔罐使之充分出血；李国庆等治疗腰三横突综合征，用三棱针直刺横突尖，稍加剥离后，拔罐出血。此外，任日业等治疗腰椎间盘突出症，取患椎双侧夹脊穴及阿是穴，施予穴位埋线，再予拔罐出血，本案是在埋线后再予拔罐出血。

4）古代刺血禁忌：《医学纲目》治疗"脊膂并腰疼"："委中（二寸半，忌灸，又于四畔紫脉上去血，如藤块者不可出血，出血，血不止，令人夭）"。"藤块"当为静脉曲张成团者，于此针刺可使出血不止，当慎之，但在其四周紫脉上则可予以刺血。

此外，古人认为刺血的采用当与季节相关。如《素问·刺腰痛》认为，治疗"足太阳脉令人腰痛"，"春无见血"；"阳明令人腰痛"，"秋无见血"。《针灸甲乙经》云："腰痛引脊内廉，复溜主之。春无见血，出血太多，虚不可复。"显示在不同的季节，有不同的刺血禁忌，兹供临床参考。而现代类似的报道较为少见。

4. 古今均用敷贴　敷贴之法通过穴位皮肤吸收药物以发挥治疗作用，治疗本病所用药物多为行气活血、化湿祛寒、补肾益精之品，古今均有采用者。如清代《针灸逢源》载："跌仆伤而腰痛者"，"用酒糟葱姜捣烂罨之最效"。《串雅内篇》谓："贴腰膏：治腰痛，生姜一斤，捣汁四两，水胶一两，同煎成膏，厚纸摊贴腰眼，甚效。"明代《奇效良方》用"神仙太乙膏"治疗"腰膝痛者，患处贴之"，该膏由玄参、白芷、当归、赤芍、肉桂、大黄、生地等药组成。

对于内脏疾病所致腰痛,古代所敷的药物则有调理内脏的作用。如明代《奇效良方》用"代灸膏"治疗"老人元气衰弱虚冷,脏腑虚滑,除寒积腰疼","贴腰眼,一方煎成膏,摊于纸上,临睡贴脐",该膏含附子、吴茱萸、马蔺花、蛇床子、肉桂、木香等。《古今医统大全》将"保真种子膏""贴肾俞,暖丹田","治腰腿寒湿,风气疼痛,半身不遂,五劳七伤,下元虚冷,不成胎息",该膏含蛇床子、人参、天冬等38味中药,具温阳强肾、益气养阴、活血走窜、解毒消肿等作用。清代《续名医类案》记:"忽腰大痛,不可转侧","二便仍秘,且呕恶发呃","外以田螺、独蒜捣烂系脐下,二便既行,呕呃遂止",该案二便不通,而田螺具清热利水之功。又如前面"与湿相关"中,《古今医统大全》治疗湿气所致腰痛,将"麒麟竭膏"贴于胯部和脚心,亦为例,该膏含当归、木鳖子仁、知母、五倍子、细辛、白芷、槐条、柳条、血竭、轻粉、当门子、雄黄、乳香、没药、松香等。

现代也有用敷贴穴者,如刘天骥等治疗寒湿腰痛,在病变部穴处贴以杜仲膏;胡运光等治疗慢性腰肌劳损,取阿是穴,外敷"经穴药压贴";袁群生治疗梨状肌综合征,取患侧环跳、承扶、委中、阳陵泉压痛点,将麝香糊剂涂在穴位上,用梅花针叩打,再涂麝香糊剂;吴友平治疗背肌筋膜炎,取患部,用刺络拔罐,外敷追风散;祁锡玉等治疗腰痛,取肾俞、委中、命门、阿是穴,用马钱子贴埋;王华则将自拟方(生川草乌、羌独活、白芷)研粉,用酒调成饼状,敷于患部穴,用隔药蜡灸。但现代用敷贴治疗内科腰痛的报道不多。

5. 古今均用推拿　推拿是将物理之力作用于经络穴位,以起疏通经络、行气活血之效,针灸临床亦常用之,这是古今相同的。如明代《针灸大成》载一腰痛医案:"性畏针,遂以手指于肾俞穴行补泻之法。"可见对于恐惧针灸,或无法针灸,或针灸疗效不明显者,可用穴位按摩疗法。又如元代《济生拔粹》载:"治腰背俱疼不可忍","凡痛勿便攻之,先以正痛处针之,穴名天应穴,针名决痛针,针讫,以手重按捻之,而随经刺穴即愈"。其中"针讫,以手重按捻之"若理解为针刺天应穴结束后,用手按摩捻捏穴位,则是在起针后按摩天应穴,再循经针刺远道穴位,此可供临床参考。

现代配合采用推拿者,如夏粉仙治疗腰椎间盘突出症,取病变腰椎夹脊穴,并辨经取相应远道穴,用揉、擦、振动、斜扳等推拿手法;康莉娣等则取肾俞、命门,用推拿擦、按、揉、点、擦、拿、单腿屈伸、一指禅推等手法;赵健治疗臀上皮神经损伤,取臀上穴,予揉按、弹拨、理顺等按摩手法;王绪前治疗腰三横突综合征,按揉弹拨该横突周围,再点按环跳、承扶、殷门、委中,然后用擦法沿骶棘肌纤维方向直擦,继之牵拉两足踝部,点揉阳陵泉、足三里;王伟等治疗腰肌劳损,用双手拇指与食指、中指提捏患者脊背膀胱经,先从尾骶部开始向上,沿脊柱两侧膀胱经捏至大椎穴水平,以皮肤充血潮红为度;贾锐治疗急性腰扭伤,用拇指按压天应穴及对侧相应点 1~2 分钟。

6. 古今均用火针　火针乃针刺与烧灼相结合的方法,古今亦用以治疗本病,这是古今一致的。如宋代《针灸资生经》记:"舍弟腰疼,出入甚艰,予用火针微微频刺肾俞,则行履如故。""有妇人久病而腰甚疼,腰眼忌灸,医以针置火中令热,谬刺痛处,初不深入,既而疼止。"(古代"缪"通"谬",故本案是交叉选取健侧穴)现代李晓清等治疗臀上皮神经疼痛综合征,取阿是穴,用火针刺条索状物 3~5 针;刘晓琴治疗腰肌劳损,取腰部明显压痛及其上下左右的膀胱经、督脉经腧穴,用火针点刺;章明忠治疗腰三横突综合征,取病变局部压痛点,行火针加拔罐;林凌治疗腰痛,取肾俞、大肠俞、阿是穴,用火针焠刺。

7. 古代采用熨法、现代采用热敷　灸法的治疗接触面较小,当本病的病变累及面较大时,临床采用较大面积的热疗法,古人采用的是熨法,现代采用的是热敷法,这是相似的。如宋代《医心方》载:"治妊身腰痛方:熬盐令热,布裹与熨之。"现代杨秀兰等治疗腰痛,取阿是穴或病灶夹脊穴,用中药(当归、川芎、白芍、熟地、川断、杜仲、牛膝、骨碎补、附子、川草乌等)湿热敷;余静治疗亦取病变局部穴,用中药(桂枝、威灵仙、防风、细辛、红花、花椒、五加皮、荆芥、没药、水蛭、赤芍、乳香)湿热敷;陈庆华治疗腰棘间韧带损伤,取患部穴位,用中药(当归、川芎、秦艽、赤芍、老葱、羌活、土元、乳没、川草乌、地龙、川断、狗脊、红花等)施湿热敷。

8. 现代发展的方法　现代治疗本病还采用拔罐、穴位注射、针灸器械、电针、小针刀、刮痧、埋藏、挑治,以及微针系统等疗法。这些在本病古代文献中未见记载,当是现代工作者的贡献。

(1)**拔罐**:现代所用拔罐,除了常规方法外,还有针罐、走罐、刺络拔罐、拔罐起泡等方法。如王绪前治疗腰三横突综合征,针刺肾俞、委中、阳陵泉、腰阳关、足三里,局部拔罐;陈作霖治疗急性腰扭伤,刺疼痛局部,加拔罐;张文元治疗急性腰扭伤,取阿是穴及其对侧相应点,均用针直刺 1 寸,用大号火罐套入针柄吸拔;周永红等治疗腰椎间盘突出症,取疼痛部位,均匀涂抹药液(含桂枝、当归、白芥子、细辛、胡椒、樟脑、白芷、元胡等),施予走罐;缪金华则在腰部及痛侧下肢施予走罐;王伟等治疗腰肌劳损,在腰背部涂上适量按摩乳,行走罐疗法;何祖书等治疗棘间韧带损伤,取病变局部,用刺络拔罐加艾盒熏灸;余瑞平治疗功能性腰痛,取阿是穴、肾俞、大肠俞,用拔罐发泡疗法。

(2)**穴位注射**:现代穴位注射所用的药物包括利多卡因、普鲁卡因、地塞米松、泼尼松、维生素 B_1、维生素 B_{12}、甲钴胺、糜蛋白酶、胎盘组织液、碳酸氢钠、丹参、当归等,还有人注射空气。如霍国荣治疗腰椎间盘突出症,取病变部位夹脊穴,注入利多卡因、地塞米松、维生素 B_1、糜蛋白酶;潘海根等则取 $L_4 \sim S_1$ 夹脊、肾俞、阿是穴等,注入甲钴胺注射液;乐旭华等取患椎上下双侧的华佗夹脊穴,注入丹参注射液;戴自明治疗腰三横突综合征,取阿是穴、肾俞,注入泼尼松龙或当归注射液,交替使用;黄丽芳治疗腰肌劳损,取患侧肾俞、腰阳关、委中、腰夹脊、命门、昆仑,注入当归针、胎盘组织液、维生素 B_{12};张国祥则取双侧腰骶部夹脊穴或腰椎旁阿是穴,注入碳酸氢钠加当归加普鲁卡因;杨秀兰等治疗腰痛,取阿是穴或病灶夹脊穴,注入当归、川芎、红花、丹参、木瓜、祖师麻、维生素 B_1、维生素 B_{12} 等针剂;杨必成治疗急性腰扭伤,取腰阳关、命门、腰眼三穴,注入空气 5~10ml。

（3）**器械**:现代所用器械包括激光、微波、低频、中频、高频、电兴奋治疗机、热针治疗仪、电热银针、红外灯、TDP(特定电磁波治疗仪)等。如张苏鲁等治疗腰三横突综合征,取该横突阿是穴、肾俞、大肠俞、委中,将氦-氖激光针刺入并照射;郭宗录治疗臀上皮神经损伤,取大椎、秩边、阳陵泉,施予针刺,并用微波照射;裴爱国治疗急性腰扭伤,取天柱、肾俞、委中、命门、阿是穴,使用中频灸疗机刺激;荆建国等治疗腰椎间盘突出症,取命门、肾俞、大肠俞、委中、承扶、殷门等穴,用针刺,配合低频干扰、高频电火花疗法;孙法轩等治疗急性腰扭伤,取命门、腰阳关、肾俞、压痛点等,用 DL2 型电兴奋治疗机进行按摩刺激,并用红外灯照射;董怀仁等则采用 WZ-Ⅱ型电热银针治疗仪;管遵惠等治疗腰椎间盘突出症,以病变腰椎棘突间为中宫,取脊椎九宫穴,用 GZH-ZB 型热针治疗仪行热针刺激;张少祥等则取 L_1~S_1 两旁夹脊穴、患侧秩边,外涂艾灸液,用红外线灯照射,结合牵引正骨;尤阳等治疗腰肌劳损,取肾俞、委中、夹脊、阿是穴、次髎,用针刺加 TDP 照射。

（4）**电针**:电针是现代电子技术与古老针刺技术相结合的产物,在目前临床上使用十分广泛,其所治具有腰痛症状的疾病包括腰肌劳损、腰三横突综合征、臀上皮神经损伤、急性腰扭伤、腰椎间盘突出症等。如李会新治疗腰肌劳损,取腰部足太阳经所过之处最敏感的压痛点,及健侧腰部对应点,施针刺捻转手法,并接通 ZYZ20GZ1 型电针治疗仪;王升旭等治疗腰三横突综合征,针刺 L_1、L_2 夹脊穴直刺抵达椎板,捻转至滞针状,使针感向 L_3 横突方向传导,另针刺 L$_3$ 横突压痛点,施提插捻转泻法,连 G6805 电针仪;侯宝兴等则用针灸绝缘针逐一刺入该横突压痛点 3~5 针,得气后,将电凝器尖端瞬时、间断碰及绝缘针尾导电处,使患者有麻胀重酸等感觉,不留针;仲跻尚治疗臀上皮神经损伤,取腰 2 夹脊穴、阿是穴,用针刺泻法,并接电;贾远望治疗急性腰扭伤,取手穴的腰痛点,将针刺入,接通 626 医疗机的脉冲直流电;杨全勇治疗腰椎间盘突出症,取夹脊、关元俞、环跳,用电针,早期用高频持续波,后期用低频疏密波;赖新生等则取病变椎体及上下各 1 个椎体两侧的夹脊穴,采用深刺电针疗法。

（5）**小针刀**:小针刀是近三四十年来产生的新疗法,是针刺与外科手术相结合的产物,对一些难治性腰痛有良好疗效,但较外科手术简单和安全,故得到推广。在腰三横突综合征、腰肌劳损、腰椎间盘突出症等病的治疗中,均有采用小针刀的报道。如姜席赋治疗腰三横突综合征,用斜刃针刀刺入皮下至该横突端痛性结节上,按顺时针和逆时针方向提插切割,并同时向外侧拨离;高武科等治疗腰肌劳损,在腰椎脊柱周围酸胀痛处找准压痛点,将针刀沿痛点直入肌肉,有硬结和条索者可纵行或横行通透剥离;覃崇宁治疗腰椎间盘突出症,取病变椎间盘的棘间点、横突间压痛点、腰臀部软组织损伤之压痛点,用小针刀切开、切割、剥离;刘星等则取患病椎间隙一侧和上、下棘突间,用小针刀直接松解棘间韧带、椎旁横突间韧带和横突间肌,在下肢或臀部的顽固性痛点或穴位上亦用小针刀松解。

（6）**刮痧**:对于腰肌劳损现代常用刮痧疗法,如周晓良取脊椎两旁,用刮痧疗法;赵凡平等取三焦俞、肾俞、关元俞、志室、委中、阿是穴等,用刮痧疗法;夏俊博等取人中、风府、膈俞、肝俞、志室、肾俞、命门、次髎、腰阳关、委中、阳陵泉、太溪、照海、足三里、昆仑、关元,用刮痧法。

（7）**埋藏**:现代治疗本病,在穴位处所埋的物品有皮内针、羊肠线等。如黄端彬治疗慢性腰肌劳损,取命门、腰阳关、肾俞、志室、气海俞、关元俞、十七椎下、夹脊穴14~17、腰眼等，用皮内针埋藏法，留针1~2天；王品山治疗分娩后腰痛，取命门，置皮内针；任日业等治疗腰椎间盘突出症，取患椎双侧夹脊穴及阿是穴，施予穴位埋线；柏树祥治疗腰椎间盘突出症，在用针刀后，又于阿是穴处埋线，以巩固疗效。

（8）**挑治：**如师怀堂治疗腰肌劳损疼痛，用锋钩针割断皮下脂肪及肌纤维；蒋国华治疗急性腰扭伤，用眼科手术剪，轻缓地剪破龈交穴处结节，使之出现少许渗血；傅振干治疗腰椎间盘突出症，取病变局部皮肤异常点，用挑针法，并拔罐出血。

（9）**微针系统：**包括手足针（含腕踝针）、眼针、头针、耳穴、鼻针等。

1）**手足针：**如郭贵生治疗急性腰扭伤，取第2掌骨侧全息穴的腰（第2掌骨桡侧靠近第2掌骨近心端处），用针直刺1.5~2寸，得气后边行针；欧阳崇等治疗腰肌劳损，取双侧腕踝针下6穴，针体与皮肤呈30°，留针30分钟。也有人将前述手背部"腰痛穴"归入手针范畴。

2）**眼针：**如彭静山治疗腰痛（腰椎间盘突出症、梨状肌损伤），针刺双侧眼针中、下焦区；何希俊治疗腰椎间盘突出症，选患侧眼针的膀胱区、肾区、下焦区，用毫针小幅度捻转刺入；仲跻尚治疗急性腰扭伤，取眼针下焦穴，并配在眼球区血管变化最明显的经区取穴，用平刺或斜刺，捻针频率在150次/min以上，得气为止。

3）**头针：**如方云鹏治疗腰肌劳损疼痛，针刺头针伏象腰背区；王淑燕等治疗急性腰扭伤，取头穴腰区（百会后1寸），沿头皮向脊柱方向斜刺1.5寸，用捻转手法；丁金榜等则取头针足运感区，用针刺。

4）**耳穴：**如李兆瑞等治疗急性腰扭伤，取患侧耳穴神门、皮质下、腰骶椎或相应敏感点，快速进针，强刺激手法；沈志忠治疗急性腰扭伤，取耳穴的肝、肾、腰痛点、腰椎、皮质下、神门、膀胱七穴,用王不留行贴压。

5)**鼻针**:如孟庆良治疗急性腰扭伤,取鼻针腰三点(在鼻骨下端中央一点,鼻翼上方左右各一点),将毫针垂直刺入,用中等刺激手法;常进阳治疗急性腰扭伤,督脉与阳明经在鼻下端的"腰三点",用针刺。

上述微针系统均属远道取穴,而前面已述,针刺远道穴位时,多嘱患者配合活动腰部,故而在针刺上述微针穴位时,现代报道亦多令患者配合活动腰部。

此外,北宋《太平圣惠方》的"三十六黄点烙方"中"肾黄""房黄"均有腰痛之症,因此古代用点烙为 2 条次。

【结语】

根据上述对古今文献的统计与分析结果,兹提出治疗腰痛的参考处方如下(无下划线者为古今均用穴,下划曲线者为古代所用穴,下划直线者为现代所用穴):①下肢阳面穴委中、昆仑、环跳、阳陵泉、承山、申脉、足三里、束骨、风市、悬钟,以及阴面复溜等;②下背部穴肾俞、腰俞、命门、膀胱俞、白环俞、阿是穴、腰阳关、大肠俞、夹脊、次髎、志室、气海俞、关元俞、秩边等;③头面部穴水沟、风府等;④小腹部穴气海、关元,以及上腹部章门等;⑤上背部穴肩井、膈俞、肝俞等;⑥关节部的其他穴位太溪、行间、尺泽、合谷、后溪、养老等。临床可根据病情,在上述处方中选用若干相关穴位。

治疗与寒相关者,可取与肝、脾、肾相关之穴;与热相关者,可取末端部、关节部,以及与病变脏腑相关的经脉之穴;与风相关者,可取下半身阳部之穴;与湿相关者,可取下半身穴;与气滞相关者,可取背部、腹部、末端部、膝肘部,或其他循经远道的相关之穴;与血瘀相关者,可刺相应经脉的远道穴出血;与虚相关者,可取与肾相关的经脉、腰背、腹部之穴,又可取人中。还可采用辨病取穴和辨经取穴的方法。

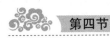

　　临床可用艾灸法,包括隔物灸、委中站立灸、"横三间寸灸""太乙神针"灸,以及温灸、发泡灸、化脓灸、长蛇灸、温针灸;也可采用针刺法,包括补泻法、缪刺法(交叉刺穴)、呼吸法、刺穴顺序法、按时针刺法,以及龙虎交战、苍龟探穴、短刺、恢刺、搓针、表皮刺、浮针刺、"十字刺"、牵拉针等,当重视针刺感应,用强刺激,亦可选用芒针;还可采用刺血疗法(含刺络拔罐)。此外,又可采用敷贴、推拿、火针、熨法、热敷,以及拔罐、穴位注射、针灸器械、电针、小针刀、刮痧、埋藏、挑治,以及微针系统(含手足针、眼针、头针、耳穴、鼻针)等疗法。

历代文献摘录

［秦、汉代及其以前文献摘录］

　　《足臂十一脉灸经》:"足泰阳脉……其腰痛,挟脊痛。"

　　《阴阳十一脉灸经》:"足钜阳之脉……是动则病……脊痛,腰似折。""足钜阳之脉……其所产病……背痛,腰痛,尻痛。""足厥阴之脉……是动则病……腰痛,不可以仰。"

　　《素问·脏气法时论》:"心病者……虚则胸腹大,胁下与腰相引而痛,取其经,少阴、太阳,舌下血者。"

　　《素问·刺热》:"脾热病者……热争则腰痛,不可用俯仰……刺足太阴、阳明。""肾热病者,先腰痛胻酸……刺足少阴、太阳

　　《素问·疟论》:"巨阳虚则腰背头项痛。"

　　《素问·刺疟》:"足太阳之疟,令人腰痛头重……刺郄中出血。""足厥阴之疟,令人腰痛……刺足厥阴。""肾疟者,令人洒洒然,腰脊痛宛转……刺足太阳、少阴。""刺疟者……先腰脊痛者,先刺郄中出血。"

　　《素问·刺腰痛》:"足太阳脉令人腰痛,引项脊尻背如重状,刺其郄中太阳正经出血,春无见血。""少阳令人腰痛,如以

针刺其皮中，循循然不可以俯仰，不可以顾，刺少阳成骨之端出血。""阳明令人腰痛，不可以顾，顾如有见者，善悲，刺阳明于骱前三痏，上下和之出血，秋无见血。""足少阴令人腰痛，痛引脊内廉，刺少阴于内踝上二痏，春无见血，出血太多，不可复也。""厥阴之脉令人腰痛，腰中如张弓弩弦，刺厥阴之脉，在腨踵鱼腹之外，循之累累然，乃刺之，其病令人善言，默默然不慧，刺之三痏。""解脉令人腰痛，痛引肩……刺解脉，在膝筋肉分间，郄外廉之横脉出血，血变而止。""解脉令人腰痛如引带，常如折腰状，善恐，刺解脉，在郄中结络如黍米，刺之血射以黑，见赤血而已。""同阴之脉令人腰痛，痛如小锤居其中，怫然肿，刺同阴之脉，在外踝上绝骨之端，为三痏。""阳维之脉令人腰痛，痛上怫然肿，刺阳维之脉，脉与太阳合腨下间，去地一尺所。""衡络之脉令人腰痛，不可以俯仰，仰则恐仆，得之举重伤腰，衡络绝，恶血归之，刺之在郄阳筋之间，上郄数寸衡居，为二痏出血。""会阴之脉令人腰痛，痛上漯漯然汗出……刺直阳之脉上三痏，在跷上郄下五寸横居，视其盛者出血。""飞阳之脉令人腰痛，痛上怫怫然……刺飞扬之脉，在内踝上五寸，少阴之前，与阴维之会。""昌阳之脉令人腰痛，痛引膺……刺内筋为二痏，在内踝上大筋前，太阴后上踝二寸所。""散脉令人腰痛而热，热甚生烦，腰下如有横木居其中，甚则遗溲，刺散脉，在膝前骨肉分间，络外廉束脉，为三痏。""肉里之脉令人腰痛，不可以咳，咳则筋缩急，刺肉里之脉为二痏，在太阳之外，少阳绝骨之后。""腰痛侠脊而痛至头几几然……刺足太阳郄中出血。""腰痛上寒，刺足太阳、阳明；上热，刺足厥阴；不可以俯仰，刺足少阳；中热而喘，刺足少阴，刺郄中出血。""腰痛……大便难，刺足少阴；少腹满，刺足厥阴；如折不可以俯仰，不可举，刺足太阳；引脊内廉，刺足少阴。""腰痛引少腹控䏚，不可以仰，刺腰尻交者，两髁胂上，以月生死为痏数，发针立已，左取右，右取左。"

《素问·厥论》："厥阴厥逆，挛腰痛。"

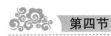

《素问·脉解》:"太阳所谓肿腰脽痛者……此肾虚也。"

《素问·骨空论》:"腰痛不可以转摇,急引阴卵,刺八髎与痛上。"

《素问·缪刺论》:"邪客于足太阴之络,令人腰痛,引少腹控眇,不可以仰息,刺腰尻之解,两胂之上是腰俞,以月死生为痏数,发针立已,左刺右,右刺左。"

《灵枢经·邪气脏腑病形》:"小肠病者,小腹痛,腰脊控睾而痛……取之巨虚下廉。"

《灵枢经·终始》:"病在腰者取之腘。"

《灵枢经·经脉》:"膀胱足太阳之脉……是动则病……脊痛腰似折。""膀胱足太阳之脉……是主筋所生病者……项背腰尻腘踹脚皆痛。""肝足厥阴之脉……是动则病,腰痛不可以俯仰。""大钟……虚则腰痛。"

《灵枢经·五邪》:"邪在肾,则病骨痛阴痹,阴痹者,按之而不得,腹胀腰痛……取之涌泉、昆仑,视有血者尽取之。"

《灵枢经·厥病》:"厥头痛,项先痛,腰脊为应,先取天柱,后取足太阳。"

《灵枢经·杂病》:"腰脊强,取足太阳腘中血络。""腰痛,痛上寒,取足太阳、阳明;痛上热,取足厥阴;不可以俯仰,取足少阳;中热而喘,取足少阴、腘中血络。""心痛引腰脊,欲呕,取足少阴。"

［晋代文献摘录］

《脉经》(卷二·第一):"右手关后尺中阳实者,膀胱实也,苦少腹满,引腰痛,刺足太阳经治阳。""右手关后尺中阴实者,肾实也,苦骨疼腰脊痛,内寒热,刺足少阴经治阴。"

《脉经》(卷二·第三):"尺脉沉,腰背痛,宜服肾气圆,针京门补之。"

《脉经》(卷五·第二):"厥阴之脉急弦,动摇至六分已上,病迟脉寒，少腹痛引腰……刺足厥阴，入五分。"

《脉经》(卷六·第九)："肾病，其色黑，其气虚弱，吸吸少气，两耳苦[一本作若]聋，腰痛……春当刺涌泉，秋刺伏留，冬刺阴谷，皆补之；夏刺然谷，季夏刺太[一本作大]溪，皆泻之；又当灸京门五十壮，背第十四椎百壮。"

《脉经》(卷十)："前部左右弹者，阳跷也，动苦腰背痛……取阳跷。""前部左右弹者，阳跷也，动苦腰痛……直取阳跷，在外踝上三寸，直绝骨是也。""寸口中脉躁竟，尺关中无脉应，阳干阴也，动苦腰背腹痛……刺足太阳、少阴，直绝骨入九分，灸太阴五壮。""初持寸口中脉，如躁状，洪大，久按之，细而坚牢，动苦腰腹相引痛……刺肾俞，入四分，至五分亦可，灸胃管七壮。"

《针灸甲乙经》(卷七·第一中)："腰腹相引痛，命门主之。""腰背痛，大杼主之。"

《针灸甲乙经》(卷七·第一下)："热争则腰痛不可以俯仰……先取三里，后取太白、章门主之。""腰两胁痛，脚酸转筋，丘墟主之。""腰背[一本有'脊'字]痛，脚腨酸重……承山主之。"

《针灸甲乙经》(卷七·第四)："腰痛不可以顾，顾而有似拔者，善悲，上下取之出血，见血立已。"

《针灸甲乙经》(卷七·第五)："腰痛引少腹，四肢不举，小[一本作少]海主之。""腰痛不能俯仰，目如脱，项如拔，昆仑主之。""疟，实则腰背痛……飞扬主之。"

《针灸甲乙经》(卷八·第一下)："腰脊痛，肺俞主之。""腰引少腹痛，暴惊，狂言非常，巨虚下廉主之。""胁腰腹膝外廉痛，临泣主之。""寒热腰痛如折，束骨主之。""腰脊痛引腹……合阳主之。"

《针灸甲乙经》(卷八·第二)："腰髎[一本有'少腹'二字]坚痛，下引阴中……石门主之。""[一本有'腰'字]背脐痛，[一本有'下'字]引阴……关元主之。""寒疝，下至腹腠膝腰痛，如清

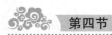

水……阴市主之。"

《针灸甲乙经》(卷九·第七):"腰痛不得卧,手三里主之。"
"大肠实则腰背痛……虚则鼻衄癫疾,腰痛溅溅然汗出……承筋
主之。取脚下三折,横视盛者出血。"

《针灸甲乙经》(卷九·第八):"腰痛上寒,实则脊急强,长
强主之。""腰脊强,溺[一本有'难'字]黄赤,口干,小肠俞主
之。""腰脊痛强引背少腹,俯仰难,不得仰息……腰以下至足清
不仁,不可以坐起,膀胱俞主之。""腰痛不可以俯仰,中膂内俞主
之。""腰脊[一本作足]痛而清……上髎主之。""腰痛怏怏不可
以俯仰,腰以下至足不仁,入脊,腰背寒,次髎主之。先取缺盆,后
取尾骶与八髎。""腰痛……腰尻中寒,中髎主之。""腰痛脊急,
胁中满……志室主之。""腰脊痛,恶风……胞肓主之。""腰痛
骶寒,俯仰急难……秩边主之。""腰痛控睾,小腹及股……刺气
街。""腰痛不得转侧,章门主之。""腰痛不可以久立俯仰,京门
及行间主之。""腰痛[一本有'引'字]少腹痛,居[一作下]髎主
之。""腰痛,不可俯仰,阴陵泉主之。""腰痛……太冲主之。""腰
痛,少腹痛,阴包主之。""腰痛大便难,涌泉主之。""[一本有'腰
脊相引如解'六字],实则闭癃,凄凄[一本有'然'字]腰脊痛……
虚则腰痛……大钟主之。""腰痛引脊内廉,复溜主之。春无见
血,出血[此二字一本作若]太多,虚不可复。""腰痛不能举足少
坐,若下车踬地,胫中娇娇然,申脉主之。""腰痛如小锤居其中,
怫然肿痛,不可以咳……阳辅主之。""腰痛不可举……仆参主
之。""腰痛侠脊至头,几几然……委中主之。""腰痛得俯不得仰,
仰则恐仆,得之举重,恶血归之,殷门主之。""腰脊[一本有'痛'
字]尻[一本有'脊'字]股臀阴寒大痛……承扶[一本作扶承]
主之。"

《针灸甲乙经》(卷九·第九):"腰痛不可以俯仰……行间
主之。"

《针灸甲乙经》(卷九·第十一):"腰中痛,中封主之。""阴跳

腰痛……蠡沟主之。""暴痛引腰[一本作髀]下节……曲泉主之[此条目主症原属涌泉,据《黄帝明堂经辑校》改属曲泉]。""腰痛引腹,不得俯仰,委阳主之。"

《针灸甲乙经》(卷十·第一下):"腰胁相引急痛……环跳主之。"

《针灸甲乙经》(卷十·第二下):"腰髀枢痛,善摇头,京骨主之。""大风,头多汗,腰尻腹痛……昆仑主之。""腰痛,颈项痛……飞扬主之。"

《针灸甲乙经》(卷十二·第十):"腰痛不可俯仰,[一本有'次髎主之'四字],先取缺盆,后取尾骶。""奔豚泄气,上下引腰脊痛,气穴主之。""月水至则腰脊痛……水道主之。"

《肘后备急方》(卷四·第三十二):"葛氏治卒腰痛[一本有'诸方'二字]、不得俯仰方,正立倚小竹,[一本有'以'字]度其人足下至脐,断竹,及以度[一本有'之背'二字]后,当脊中,灸竹上头处,随年壮,毕,藏竹,勿令人得矣。""肾腰痛……灸腰眼中,七壮。""[一本有'治腰'二字]胁痛如打方……去穷骨上一寸,灸七壮,其左右[一本有'各'字]一寸,[一本有'又'字]灸七壮。"

[隋、唐代文献摘录]

《诸病源候论》(卷一·中风候):"肾中风,踞而腰痛,视胁左右未有黄色如饼粢大者可治,急灸肾俞百壮。"

《备急千金要方》(卷八·第二):"大肠俞……腰脊疼强……灸百壮。"

《备急千金要方》(卷十三·第四):"胸中痛引腰背……灸上门,随年壮,穴在侠巨阙两边,相去各半寸。"

《备急千金要方》(卷十五上·第二):"腰疼不得俯仰……灸第十一椎上及左右各一寸五分,三处各七壮。"

《备急千金要方》(卷十五上·第六):"腰痛连胸,灸团冈百壮,穴在小肠俞下二寸。横三间寸灸之。"

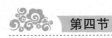

《备急千金要方》(卷十七·第五):"奔豚,上下腹中与腰相引痛,灸中府百壮。"

《备急千金要方》(卷十九·第一):"大钟……主肾生病……虚则膀胱寒,寒则腰痛。"

《备急千金要方》(卷十九·第四):"男子腰脊冷疼,溺多白浊,灸脾募百壮。"

《备急千金要方》(卷十九·第七):"腰臀痛,宜针决膝腰句画[一本作勾划]中青赤路脉,出血便差。""腰痛,灸脚跟上横文中白肉际,十壮,良。又灸足巨阳七壮,巨阳在外踝下。又灸腰目髎七壮,在尻上约左右是。又灸八髎及外踝上骨约中。"

《备急千金要方》(卷二十·第三):"腰痛,小便不利,苦胞转,灸玉泉七壮,穴在关元下一寸……又灸第十五椎五十壮,又灸脐下一寸,又灸脐下四寸各随年壮。"

《备急千金要方》(卷二十·第五):"腰脊痛,小便不利,妇人带下灸小肠俞五十壮。""腰背疼……灸三焦俞随年壮。""腹疾腰痛膀胱寒……灸下极输[《千金翼方》:'第十五椎'],随年壮。"

《备急千金要方》(卷三十·第二):"环跳、至阴……腰胁相引急痛。"

《备急千金要方》(卷三十·第三):"腰俞、长强、膀胱俞、气冲、上髎、下髎、居髎,主腰痛。""小肠俞、中膂俞、白环俞,主腰脊疝痛。""次髎、胞肓、承筋,主腰脊痛,恶寒。""志室、京门,主腰痛脊急。""三里、阴市、阳辅、蠡沟,主腰痛不可以顾。""束骨、飞扬、承筋,主腰痛如折。""申脉、大冲、阳跷,主腰痛不能举。""委中……凡腰脚重痛,于此刺出血。""委阳、殷门、太白、阴陵泉、行间,主腰痛不可俯仰。"

《千金翼方》(卷二十七·第六):"腰背痛……随年壮;又灸心下二寸名胃管,百壮至千壮,佳。"

《千金翼方》(卷二十八·第九):"治冷痹,胫膝疼,腰脚挛急……即宜灸之,当灸悬钟穴。"

敦煌医书《火灸疗法》P·T127:"受风疼痛,肾脉肿硬,腰痛……于短肋之间胸链交叉处,灸九壮即可。""肾腰疼痛,小腿肚发抖,脚关节脱臼,肺肝病症,于大腿粗大处,火灸九壮,即可治愈。"

敦煌医书《火灸疗法》P·T1044:"从后颈骨向下数至第十九节脊椎骨,并于其左右各量一寸三分处灸之……肾和脚疼痛[此五字一本作'肾病,腰腿疼痛'],皆有疗效,灸七次即可。"

敦煌医书《灸法图》S·6168:"大肠俞,在十六椎两相,相去二寸三分……腰脊疼强……灸百壮,善。""大小肠俞,在十七椎两相,相去二寸三分……亦主腰痛,大小便不利,及妇人带下,灸一百壮,亦不五百壮。"

《外台秘要》(卷十七·卒腰痛方):"必效疗积年腰痛方:取一杖令病人端腰立杖,以杖头当脐中分,以墨点讫,回杖于背,取墨点处当脊,量两口吻,折中分灸两头,随年壮妙。"

《外台秘要》(卷十九·论阴阳表里灸法):"脚气……及腰痛者,灸委中。"

《外台秘要》(卷二十六·灸痔法方):"令疾者平坐解衣,以绳当脊大椎骨中向下量,至尾株骨尖头讫,再折绳更从尾株尖头向上量,当绳头正下即点之,高虢州初灸至一百壮得差,后三年复发,又灸之便断,兼疗腰脚。"

《外台秘要》(卷三十九·第四):"始素:在腋胁下廉下二寸,骨陷者中,主胁下支满,腰痛引腹。"

《外台秘要》(卷三十九·第十一):"肾俞……腰痛不可俯仰反侧。"

[宋、金、元代文献摘录](含同时代外国文献)

《太平圣惠方》(卷五十五·三十六黄点烙方):"肾黄者,面色青黄,腰背疼痛……烙肾俞二穴、膀胱俞二穴、章门二穴、魂舍二穴、百会穴、三里二穴,及两足心。""房黄者……腰脚酸疼,小便

171

黄赤,烙肾俞二穴、膀胱俞二穴、足三里二穴、关元穴、气海穴。"

《太平圣惠方》(卷九十九):"肝俞……腰痛胸[原作肩]疼。""肾俞……肾虚,及水脏胀,挛急腰痛。""气海俞……腰痛,痔痛,泻血。通灸之。""关元俞……风劳,腰痛。""膀胱俞……风劳腰痛。""白环俞……理腰[原无此字]脊挛急痛……腰髋疼,脚膝[原无此二字]不遂,温疟,腰中冷。"[上六条均原出《铜人针灸经》(卷四),并据改]"肩井……或因马拗伤,腰髋疼。"[原出《铜人针灸经》(卷五)]"下昆仑……一名内昆仑,在外踝下一寸,大筋后内陷者宛宛中……冷痹,腰疼。"[原出《铜人针灸经》(卷六)]

《太平圣惠方》(卷一百):"章门……腰背肋[原作肋,据《黄帝明堂灸经》改]间痛,不可转侧。""胃俞……背中气上下行,腰脊痛。""悬钟……膝胫连腰痛,筋挛急。""地机……腰痛不可俯仰。""环跳……腰胯疼痛。""胞肓……腰痛不可忍,俯仰难。""附阳……腰痛不能久立。""张文仲传神仙灸法,疗腰重痛,不可转侧,起坐难,及冷痹,脚筋挛急不可屈伸,灸曲踿两文头,左右脚四处各三壮,每灸一脚,二火齐下,艾炷才烧到肉,初觉痛,便用二人两边齐吹至火灭。""腰俞……腰疼不能久立……腰重如石,难举动也。"

《铜人腧穴针灸图经》(卷四·背腧部):"上髎……腰膝冷痛。""次髎……腰脊痛不得转摇,急引阴器,痛不可忍。""中髎……丈夫五劳七伤六极,腰痛。""下髎……腰痛不得转侧。"

《铜人腧穴针灸图经》(卷五·足厥阴):"中封……寒疝,引腰中痛。""阴包……腰尻引少[原作中,据《针灸大成》改]腹痛。"

《琼瑶神书》(卷一·二十一):"委中腰脚要须知。"

《琼瑶神书》(卷二·九十七):"若是腰疼肾俞取,搓搓急按数刮多。"

《琼瑶神书》(卷二·一百二十四):"腰疼腿硬急升阳,委中升阳再升阳,升阳三次停呼至,后用搓搓取热康,委中取血多为妙,再取升阴搓急弹,若有虚人忌取血,实人取血痛即安。"

《琼瑶神书》(卷二·一百六十九):"脊膂强痛要升阳,闪搓腰痛气下忙,委中升阳即使下,复使加弹即便康。"

《琼瑶神书》(卷二·一百七十一):"肾虚腰痛要升阳,即取升阳又升阳,肾俞二穴如有汗,复使下气即安康。"

《琼瑶神书》(卷二·二百三十二):"治腰腿酸疼二百三十二法:委中气下血相应,补刮昆仑七次通,左取七盘精宫处,重加法补在人用。"

《琼瑶神书》(卷二·二百三十三):"治肾虚腰疼二百三十三法:肾俞先提后摄针,搓搓捻捻用其心,委中气下出血愈,再补承山指内循。"

《琼瑶神书》(卷二·二百三十五):"治闪挫腰胁痛二百三十五法:腰间闪挫泻人中,尺泽先将气下冲,肾俞泻先刮先后,委中气下血流通。"

《琼瑶神书》(卷二·二百七十四):"腰膝疼痛委中瘳。"

《琼瑶神书》(卷三·四十一):"列缺二穴、尺泽二穴:治筋紧急、腰脊胁肋间疼。"

《琼瑶神书》(卷三·五十二):"束骨二穴:治腰痛不得屈伸、脚气虚肿。""京骨二穴……腰背腿疼、俯仰不得。""昆仑二穴:治腰脚疼痛、气脉不和。""委中二穴:治一切腰腿脚疾等证。"

《琼瑶神书》(卷三·六十三):"昆仑……腨肿腰尻痛,腿脚及连阴。""环跳……腰腿连腨痛。"

《琼瑶神书》(卷三·六十四):"内关……肠冷腰疼并泻痢。""列缺……腰心后痛心烦满,下针有如汤浇雪。""申脉穴下出阳跷,腰疼脊痛胫还高。"

《琼瑶神书》(卷三·六十五):"头疼眉搐腰脚痛……先针后溪并申脉,呼吸补泻妙神功。"

《琼瑶神书》(卷四·流注六十穴道):"尺泽……刺入一寸半,医瘳腰胁疼。"

《圣济总录》(卷一百九十三·治咳嗽):"咳而腰背相引痛,甚则咳涎者,太溪主之。"

《圣济总录》(卷一百九十四·治腰痛):"腰痛不已者,灸环腧。"

《子午流注针经》(卷下·足太阳):"京骨……寒疟腰疼针下安。"

《子午流注针经》(卷下·足少阴):"行间……腰痛心疼如死状。"

《子午流注针经》(卷下·手太阳):"昆仑……腰疼脚重更难行。"

《子午流注针经》(卷下·手太阴):"阴陵泉……霍乱疝瘕及腰疼,小便不利针时过。"

《普济本事方》(卷二·腰痛):"腰痛不可屈折……予后思之,此必水气阴盛,肾经感此而得,乃灸肾俞三七壮。"

《扁鹊心书》(卷上·扁鹊灸法):"腰腧……治久患风腰疼,灸五十壮。"

《扁鹊心书》(卷上·窦材灸法):"中年以上之人,腰腿骨节作疼,乃肾气虚惫也,风邪所乘之证,灸关元三百壮。""寒湿腰痛,灸腰俞穴五十壮。"

《扁鹊心书》(卷中·足痿病):"一老人腰脚痛,不能行步,令灸关元三百壮,更服金液丹,强健如前。"

《扁鹊心书》(卷中·脚气):"一人患脚气,两胕骨连腰日夜痛,不可忍,为灸涌泉穴五十壮,服金液丹,五日全愈。"

《针灸资生经》(卷五·腰痛):"有妇人久病而腰甚疼,腰眼忌灸,医以针置火中令热,谬刺痛处,初不深入,既而疼止,则知火不负人之说犹信云。""舍弟腰疼,出入甚艰,予用火针微微频刺肾俞,则行履如故。"

《素问病机气宜保命集》(卷下·第三十二):"腰痛:身之前,足阳明原穴冲阳;身之后,足太阳原穴京骨;身之侧,足少阳原穴丘墟。""腰痛不可忍,针昆仑及刺委中出血。"

《医说》(卷二·针葛愈鬼):"秋夫日,汝是鬼,何所须? 答曰:我姓斛,名斯,家在东阳,患腰痛死,虽为鬼,而疼痛不可忍……君但缚葛为人,索孔穴针之,秋夫如其言为针腰四处,又针肩井三处,设祭而埋之,明日一人来谢。"

《备急灸方》(竹阁经验):"治腰疼,甚至不可抬举者,名委中穴……两脚齐灸三壮即愈,仍倚物立定取穴并灸,或痛发时灸尤验。"

《儒门事亲》(卷六·二十六):"病腰胯大痛,里急后重,痛则见鬼神,戴人曰此少阳经也……乃刺其阳陵穴,以伸其滞。"

《卫生宝鉴》(卷十五·灸腰痛法):"灸腰痛法:肾俞二穴……中膂俞二穴……腰俞一穴。"

《卫生宝鉴》(卷二十·流注指要赋):"肾俞把腰痛[原作疼,据《针灸大全》改]而泻尽。""腰背[原作脚,据《针灸大全》改]疼,在委中而已矣。"

《针灸四书》(针经指南·标幽赋):"阳跷阳维并督脉,主肩背腰腿在表之病。"

《针经指南》(流注八穴):"外关……腰背肿痛(肾)。""外关……腰胯痛(肾)。""后溪……腰背强痛(肾)。""申脉……腰背强痛(膀胱)。""列缺……产后腰痛(肾肝)。"

《济生拔粹》(卷三·治病直刺诀):"治忽然气滞腰疼,不可俯仰,刺足太阳络神关二穴……即志室也,次针足厥阴经行间二穴。""今附久虚人腰痛,刺而复发者,腰重不能举体,刺足太阳经委中二穴,在腘中央约文中动脉,取经血而愈。""凡腰痛刺之不已者,刺八髎穴而愈。""治腰背俱疼不可忍,刺足少阳经风池二穴,次针手阳明经合谷二穴,次足太阳经昆仑二穴……凡痛勿便攻之,先以正痛处针之,穴名天应穴,针名决痛针,针讫,以手重按捻之,而随经刺穴即愈。""治肾虚腰痛久不已,刺足少阳经肩井二穴,次针足太阳经肾俞二穴。""治腰脊内引痛不得屈伸,近上痛者,刺手阳明经合谷二穴;近下痛者,刺足太阳经昆仑二穴,次刺足少阴经伏白二穴,在足内踝上二寸陷中。""治腰胯疼痛不得转侧,刺足少阳经环跳二穴……次针丘墟二穴。""治热劳上气喘满,腰背强痛,刺足太阳经肺俞二穴……次针手太阴经尺泽二穴。""治腹有逆气上攻心……气冲腰痛不得俯仰,灸足阳明经气冲二穴……禁针,次针三里二穴而愈。""治闪著腰疼错出气,腰疼及本藏气虚,以圆利针刺任脉气海一穴,肥人针入一寸,瘦人针入五分,三补三泻,令人觉脐上或脐下,满腹生痛,停针候二十五息,左手重按其穴,右手进针三息,又停针二十五息,依前进针,令人觉从外肾热气上入小腹满肚,出针神妙。"

《世医得效方》(卷三·腰痛):"腰痛不得俯仰者……灸肾腧穴亦可。"

《丹溪心法》(卷四·七十三):"腰痛……血滞于下,委中穴刺出血,妙,仍灸肾俞、昆仑,尤佳。"

《扁鹊神应针灸玉龙经》(六十六穴治证):"尺泽……五般腰疼。""曲泉……腰脚冷痛。""丘墟……腰胯腿膝脚寒湿,酸疼红肿。""阳陵泉……腰腿膝脚诸病。""绝骨……腰胯急痛寒湿。""太白……手足冷,腰尻痛。""京骨……头项腰胯筋挛骨痿诸疾。""昆仑……腰尻膝足,风寒湿痹肿痛。""委中……身重腰痛。""跗阳……腰腿胯胫急,酸痛。"

《扁鹊神应针灸玉龙经》(磐石金直刺秘传):"伤寒一二日,头目、腰背,百[原作面,据义改]节疼痛不可转侧……曲池(泻)、复溜(补)、委中(刺不愈)、合谷(泻)。""腰背杂证:人中、委中。""肾虚腰疼:肾俞(灸)、委中。""气攻腰背脊疼:肩井、委中。""腰胯疼痛,转侧难,痛则补曲池、泻环跳;麻木则泻曲池、补环跳。""腰脊反折强,疼连两臂或风劳气:人中、肩井。""风湿相搏,脊脊连腰强痛,痛则灸筋缩,麻木补肩井。""五种腰疼:尺泽。""腰股瘫痪痛,内痛针血海,外疼针风市。"

《扁鹊神应针灸玉龙经》(针灸歌):"腰痛昆仑曲跱里。""腰俞一穴最为奇,艾灸中间腰痛愈。"

　　《扁鹊神应针灸玉龙经》(针灸歌·又歌):"委中肾俞治腰行。"
　　[外国文献]
　　《医心方》(卷廿二·第廿一):"《僧深方》云:治妊身腰痛方:
熬盐令热,布裹与熨之。"

［明代文献摘录］(含同时代外国文献)

　　《神应经》(腹痛胀满部):"脐痛……引腰痛:太冲、太白。"
　　《神应经》(胸背胁部):"腰脊痛楚:委中、复溜。""腰背牵[原
作俱,据《针灸大成》改]疼难转:天牖、风池、合谷、昆仑。"
　　《神应经》(手足腰胁部):"腰痛:肩井、环跳、阴市、三里、委
中、承山、阳辅、昆仑、腰俞、肾俞[原无此四字,据《针灸大成》
补]。""挫闪腰疼,胁肋痛:尺泽、曲池、合谷、手三里、阴陵、阴交、行
间、足三里。""腰疼难动:风市、委中、行间。""腰脊强痛:腰俞、委
中、涌泉、小肠俞、膀胱俞。""腰脚痛:环跳、风市、阴市、委中、承山、
昆仑、申脉。""腰痛不能久立,腿膝胫酸重及四肢不举:附阳。""腰
痛不能举:仆参(二穴,在跟骨下陷中,拱足取之,灸三壮)。"
　　《针灸大全》(卷一·长桑君天星秘诀歌):"耳鸣腰痛先五会,
次针耳门三里内。"
　　《针灸大全》(卷一·千金十一穴歌):"腰背痛相连,委中昆
仑穴。"
　　《针灸大全》(卷一·马丹阳天星十二穴歌):"承山……善
理腰疼痛。"[本条原出《琼瑶神书》(卷三·治病手法歌)]"太
冲……亦能疗腰痛,针下有神功。""昆仑……膊重腰尻痛,阳踝
更连阴。"[本条原出《扁鹊神应针灸玉龙经》(天星十一穴歌诀)]
　　《针灸大全》(卷一·四总穴歌):"腰背委中求。"
　　《针灸大全》(卷一·治病十一证歌):"腿膝腰疼痞气攻,髋骨
穴内七分穷,更针风市兼三里,一寸三分补泻同,又去阴交泻一
寸,行间仍刺五分中。"

《针灸大全》(卷一·灵光赋):"五般腰痛委中安。"

《针灸大全》(卷一·席弘赋):"气滞腰疼不能立,横骨大都宜救急。""耳内蝉鸣腰欲折,膝下明存三里穴,若能补泻五会间,且莫逢人容易说。""委中专治腰间痛。""委中腰痛脚挛急,取得其经血自调。""腰连胯痛[此二字原作膝肿,据《针灸大成》改]急必大,便于三里攻其隘,下针一泻三补之,气上攻噎只管在,噎不住[原作在,据《针灸大成》改]时气海灸,定泻一时立便瘥。"

《针灸大全》(卷四·八法主治病症):"公孙……肾疟,令人洒热,腰脊强痛:大钟二穴、肾俞二穴、申脉二穴。""足临泣……腰胯疼痛,名曰寒疝:五枢二穴、委中二穴、三阴交二穴。""足临泣……肾虚腰痛,举动艰难:肾俞二穴、脊中一穴、委中二穴。""足临泣……闪挫腰痛,起止艰难:脊中一穴、腰俞一[原作二,据义改]穴、肾俞二穴、委中二穴。""足临泣……虚损湿滞腰痛,行动无力:脊中一穴、腰俞一[原作二,据义改]穴、肾俞二穴、委中二穴。""申脉……肢节烦痛,牵引腰脚疼:肩髃二穴、曲池二穴、昆仑二穴、阳陵泉二穴。""申脉……腰脊项背疼痛:肾俞二穴、人中一穴、肩井二穴、委中二穴。""申脉……腰痛,起止艰难:然谷二穴、膏肓二穴、委中二穴、肾俞二穴。""申脉……腰疼,头项强,不得回顾:承浆一穴、腰俞一[原作二,据义改]穴、肾俞二穴、委中二穴。""照海……室女脉不调,淋沥不断,腰腹痛:肾俞二穴、关元一穴、三阴交二穴。""列缺……黑痧,腹痛头疼,发热恶寒,腰背强痛,不能睡卧:百劳一穴、天府二穴、委中二穴、十宣十穴。"

《奇效良方》(卷二十一):"代灸膏……腰脚冷痛沉重,饮食减少,手足逆冷,不能忍者,此灸方其功不能尽述,附子、吴茱萸、马蔺花、蛇床子、肉桂、木香……摊在纸上,贴脐并脐下,觉腹中热为度……如腰痛依前法制,贴腰眼,一方煎成膏摊於纸上,临睡贴脐……除寒积腰疼。"

《奇效良方》(卷五十四):"神仙太乙膏[由玄参、白芷、当归、赤芍药、肉桂、大黄、生地黄等制成]……腰膝痛者,患处贴之。"

《针灸集书》(卷上·偏枯):"列缺、下关、上关、完骨、承浆、地仓、迎香、环跳、肩髃、曲池、照海、阴跷、阳陵泉、委中、百会,以上穴并治……屈身难,腰胯痛,不能转,或冷风湿痹,可选灸之。"

《针灸集书》(卷上·虚损):"中髎、肩井、大椎、肺俞、肾俞、膏肓、三里、谚语、气海、下焦俞等穴,治丈夫五劳七伤六极,腰痛。"

《针灸集书》(卷上·贲豚气):"章门、气海、期门、关元、中极、中府、四满、阴交、石门、天枢、中脘、气穴,以上穴并治贲豚气,上腹膜痛,茎肿先引腰,后引小腹腰髋。"

《针灸集书》(卷上·腰痛):"腰俞、居髎、白环俞、阳辅、京门、肾俞、束骨、飞扬、承筋、殷门,以上并治腰痛,不可俯仰,如坐水中。"

《针灸集书》(卷上·针灸杂法):"五种腰痛,先针尺泽,后针清冷渊。"

《针灸集书》(卷上·马丹阳天星十一穴):"委中穴:治腰痛,腿股疼……于此穴中出血,甚妙,刺者入五分。""承山穴:治腰背脊痛,战栗,脚转筋。""昆仑穴:治头痛鼻衄,脊背腰尻痛。"

《针灸集书》(卷上·八法穴治病歌):"踝痛腰疼苦不仁[先照海,后列缺]。""腿痛腰疼连小腹[先后溪,后申脉]。"

《针灸捷径》(卷之上·背二行):"中膂内俞……主腰痛,侠脊脊痛,上下按之应者,从项后至此穴痛,皆灸之立愈。"

《针灸聚英》(卷一上·手阳明):"合谷……腰脊内引痛。"

《针灸聚英》(卷一上·足阳明):"髀关……腰痛,足麻木。""梁丘……膝脚腰痛,冷痹不仁,难跪。"

《针灸聚英》(卷一上·足太阴):"大都……腰痛不可俯仰。""八髎总治腰痛。""下髎……腰不得转,痛引卵。""委阳……主腰脊痛不可俯仰,引阴中不得小便。""谚语……胸中痛引腰背。""昆仑……腰脊内引痛。""京骨……腰痛不可屈伸。"

《针灸聚英》(卷一下·足少阴):"中注……泄气,上下引腰脊痛。"

《针灸聚英》(卷一下·手少阳):"天井……扑伤腰髋疼。"

《针灸聚英》(卷一下·足少阳):"风池……腰背俱疼。""肩井……肾虚腰痛。""丘墟……腰胯疼。"

《针灸聚英》(卷一下·督脉):"长强……腰脊痛。""宋,徐秋夫闻鬼斛斯泣腰痛,缚草作人,令依之针腰俞、肩井,明日一人谢云,蒙君救济,忽不见。""身柱……腰脊痛。"

《针灸聚英》(卷一下·任脉):"气海……闪着腰疼。"

《针灸聚英》(卷二·杂病):"腰痛……血滞于下,委中出血、灸肾俞、昆仑。"

《针灸聚英》(卷二·玉机微义):"腰痛……灸者宜肾俞、腰俞。"

《针灸聚英》(卷四上·玉龙赋):"人中委中,除腰脊痛闪之难制。"

《针灸聚英》(卷四上·肘后歌):"腰膝强痛交信凭。""腰腿疼痛十年春,应针不了便惺惺,大都引气探根本,服药寻方枉费金。"

《针灸聚英》(卷四上·百证赋):"背连腰痛,白环委中曾经。"

《针灸聚英》(卷四上·天元太乙歌):"久患腰痛背胛劳,但寻中渚[原作注,据《席弘赋》改]穴中调,行针用心须寻觅,管取从今见识高。""腰背连脐痛不休,手中三里穴堪求,神针未出急须泻,得气之时不用留。"

《针灸聚英》(卷四上·薛真人天星十二穴歌诀):"委中……[腰脊]酸疼筋莫展,风痹复无常。""昆仑……转筋腰尻痛。""环跳……腰折莫能顾,冷风并湿痹。"

《针灸聚英》(卷四下·八法八穴歌):"腿膝背腰痛遍……后溪。""腰背强痛腿肿……申脉。""腰痛血疾脐寒……列缺。"

《针灸聚英》(卷四下·六十六穴歌):"腰尻疼莫任,昆仑如刺毕,即便免呻吟。""腰背脽如结……束骨穴中穷。""疝引腰间痛,中封刺可差。""腰背苦难禁；只可刺京骨，休于别处寻。"

《针灸聚英》(卷四下·八法手诀歌)："脊头腰背申脉攻。"

《神农皇帝真传针灸图》(图十)："申脉：治腰疼，可灸五壮。""昆仑：治腰尻痛，足痛不能履地，肩背拘急，可灸七壮。"

《神农皇帝真传针灸图》(图十四)："肾俞：治五劳七伤，腰疼，可灸二十一壮。"

《神农皇帝真传针灸图》(计开病源灸法)："男女肩膊腰节骨酸疼者，灸：肩井二穴、百劳一穴、承山二穴、肾俞二穴、下三里二穴、曲池二穴。"

《名医类案》(卷十一·经水)："经来时必先小腹大痛……腰腹时痛……先为灸少冲、劳宫、昆仑、三阴交。"

《古今医统大全》(卷七·诸证针灸经穴)："伤寒……腰痛，有风寒、湿热、血虚，皆宜灸：肾俞、昆仑、命门。"

《古今医统大全》(卷四十六·灸法)："肾俞……治虚劳耳聋，肾虚水肿腰痛。"

《古今医统大全》(卷五十八·针灸法)："腰痛……雷火针法，五月五日，东引桃枝削去皮尖，两头如鸡子样，长寸用尖，针时以针向灯上点着，随后念咒三遍，用纸三层或五层，贴在患处，以针按纸上，患深者再燃立愈。"

《古今医统大全》(卷九十三·保真种子膏)："此膏……贴肾俞，暖丹田，子午既济，百病自除，一膏能贴六十日……又治腰腿寒湿，风气疼痛……用红纻丝摊贴肾俞，每个重七钱，丹田每个重四钱，贴六十日揭去，入房即孕。"

《古今医统大全》(卷九十三·麒麟竭膏)："常有妇人因湿气，腿肿至腰胯大痛，连将油纸满胯贴之，又前法赶下，又贴脚心，数日间脚心膏药下发水[原作下，据义改]泡，出黄水数日，至老不发。"

《医学入门》(卷一·杂病穴法)："腰痛环跳委中神，若连背痛昆仑武。轻者，委中出血，便愈。甚者，补环跳，泻委中，久者俱补。腰连背痛者,针昆仑、委中。""腰连腿疼腕骨升,三里降下随拜跪(补腕骨,泻足三里)。""腰连脚痛怎生医? 环跳行间与风市。补环跳,泻风市、行间、足三里。"

《医学入门》(卷一·治病要穴):"命门:主老人肾虚腰疼。""肾俞……腰痛。""大肠俞:主腰脊痛。""环跳:主中风湿,股膝挛痛,腰痛……委中治同环跳。"

《医学纲目》(卷十二·痛痹):"腰脚痛:委中、昆仑、人中。"

《医学纲目》(卷十四·胁痛):"腰胁痛:环跳、至阴、太白、阳辅。"

《医学纲目》(卷二十八·腰痛):"腰痛上寒不可顾,刺足阳明;上热,刺足太阴。""(撮)腰强痛:命门(灸二七壮)、昆仑(泻之,灸亦泻)。""腰痛……(桑)又法,风池、承山、合谷、吕细、三间。"

《医学纲目》(卷二十八·脊痛脊强):"(玉)脊膂并腰疼:人中(口含水突处,针入三分,略向上些,但泻无补,留三呼)、委中(二寸半,忌灸,又于四畔紫脉上去血,如藤块者不可出血,出血,血不止,令人夭)、三里(泻)、五枢。"

《奇经八脉考》(二跷为病):"腰痛不可举者,申脉、仆参举之。"

《杨敬斋针灸全书》(下卷):"伤寒腰脊强痛:人中、委中。""伤寒阴毒,腰背重痛……气海、神阙、关元、三阴交。"[上二条均原出《针灸捷径》(卷之下)]

《针灸大成》(卷三·玉龙歌):"更有委中之一穴,腰间诸疾任君攻。""肾弱腰疼不可当,施为行止甚非常,若知肾俞二穴处,艾火频加体自康。""五枢亦治腰间痛,得穴方知疾顿轻。""忽然咳嗽腰背疼,身柱由来灸便轻。"[上三条均原出《扁鹊神应针灸玉龙经》]

《针灸大成》(卷三·胜玉歌):"腰痛中空穴最奇。""肾败腰疼小便频,督脉两旁肾俞除。"

《针灸大成》(卷五·十二经井穴)："足太阳井:人病头项、肩背、腰目疼,脊痛……不已,刺金门五分,灸三壮,不已,刺申脉三分。"

《针灸大成》(卷五·十二经治症主客原络)："腰痛足疼步难履……太溪、飞扬。""项腰足腿痛难行……京骨、大钟。""丈夫癞疝苦腰疼……太冲、光明。"

《针灸大成》(卷六·手太阴)："尺泽……腰脊强痛。"

《针灸大成》(卷八·中风瘫痪针灸秘诀)："中风腰胯疼痛,不得转侧,腰胁相引:环跳。"

《针灸大成》(卷九·治症总要)："第五十六.[腰]风痛不能转侧,举步艰难:环跳、风市、昆仑、居髎、三里、阳陵泉……复刺后穴:五枢、阳辅、支沟。"[本条原出《医学纲目》(卷十二·痛痹)]"第五十七.腰脚疼痛:委中、人中……复刺后穴:昆仑、束骨、支沟、阳陵泉。""第五十八.肾虚腰痛:肾俞、委中、太溪、白环俞……复刺后穴:昆仑、束骨、支沟、阳陵泉。""第五十九.腰脊强痛:人中、委中……复刺后穴:昆仑、束骨、支沟、阳陵泉。""第六十.挫闪腰胁痛:尺泽、委中、人中……复刺后穴:昆仑、束骨、支沟、阳陵泉。"[本条原出《医学纲目》(卷二十八·腰痛)]"第一百四十四.重舌,腰痛:合谷、承浆、金津、玉液、海泉、人中。"

《针灸大成》(卷九·医案)："患腰痛之甚……性畏针,遂以手指于肾俞穴行补泻之法,痛稍减。"

《针方六集》(纷署集·第七)："长强……腰偻脊痛。"

《针方六集》(纷署集·第十)："水沟……一切腰痛。"

《针方六集》(纷署集·第三十三)："[足]窍阴……腰、髀、膝、胻、踝、跗红肿,转筋痛痹。""[足]临泣……肩、胁、腰、膝、外踝节痛,不能转侧。""外丘……腰、膝、外踝皆痛。""阳陵泉……腰膝肿痛,风痹不仁,筋紧拘挛,不得屈伸。"

《针方六集》(纷署集·第三十四)："昆仑……头、项、肩、背、腰、尻、股、膝痛。""承山……腰、股、膝、腨、足踝肿痛,风痹。""殷门……腰脊、尻、臀、股阴寒痛。"

《针方六集》(兼罗集·第十七):"人中……腰疼脊痛,单泻。""人中……肾虚[腰]痛,先泻后补。"

《经络汇编》(手少阴经心):"手少阴经心,其见证也,消渴,两肾内痛,后廉腰背痛。"

《类经图翼》(卷六·足阳明):"水道……月经至则腰腹胀痛。"

《类经图翼》(卷七·足太阳):"白环俞……腰脊痛不得坐卧。""白环俞……肾虚腰痛,先泻后补。""志室……背脊强,腰胁痛。""委中……凡肾与膀胱实而腰痛者,刺出血妙。""京骨……治腰脊痛如折,髀不可曲。""束骨……腰膝痛。"

《类经图翼》(卷七·足少阴):"太溪……腰脊痛……并刺委中、大钟。"

《类经图翼》(卷八·足少阳):"五枢……腰腿痛。""阳辅……腰胻酸痛,不能行立。""悬钟……腰膝痛,脚气筋骨挛。""丘墟……腰腿酸痛。"

《类经图翼》(卷八·足厥阴):"太冲……肝疟令人腰痛。"

《类经图翼》(卷八·督脉):"命门……治腰痛,可灸七壮。"[原出《神农皇帝真传针灸图》十五图]

《类经图翼》(卷十·奇俞类集):"十七椎穴:《千金翼》云,转胞腰痛,灸十七椎五十壮。""风市……主治腰腿酸痛,足胫麻顽……先泻后补,风痛先补后泻。"

《类经图翼》(卷十一·胸背腰膝痛):"腰挫闪疼,起止艰难:脊中、肾俞(三壮、七壮)、命门、中膂内俞、腰俞(俱七壮)。""腰背重痛难行:章门、腰俞、委中、昆仑(七壮)。""腰膝酸痛:养老、环跳、阳陵泉、昆仑、申脉。"

《循经考穴编》(足阳明):"伏兔……腰胯痛。"

《循经考穴编》(足太阳):"肾俞……或中风寒湿气,致腰疼痛,其寒如冰,其重如石。""膀胱俞……腰腿疼痛。""会阳……妇人赤白带,经行腰腿疼痛。""志室……主腰强背痛。""秩边……

肾虚腰痛。""承山……腰疼筋急。""飞扬……腰腿腨脚一切肿疼,筋急不能屈伸。""跗阳……腰尻髀枢股胻痛。"

《循经考穴编》(足少阴):"交信……寒腰枢股胻内廉痛。""中注……腰腹疼痛。"

《循经考穴编》(手少阳):"三阳络……挫闪腰疼,宜弹针出血。"

《循经考穴编》(足少阳):"五枢……主腰背痛,曲不能伸。""维道……主腰腿一切痛。""中渎……腿叉风痛连腰胯。"

《循经考穴编》(督脉):"长强……腰尻骨痛。""腰腧……主一切腰痛,脊膂强疼。""[腰]阳关……主劳损腰胯痛。""水沟……脊强腰痛。"

《经学会宗》(附录·经外奇穴):"十四椎下旁开一寸,主腰痛肾虚,灸七壮。"

[外国文献]

《东医宝鉴》(外形篇三·胸):"一切心、腹、胸、胁、腰、背苦痛,川椒为细末,醋和为饼,贴痛处,用熟艾铺饼上,发火烧艾,痛即止。"

《东医宝鉴》(外形篇三·腰):"腰强痛,命门、昆仑、志室、行间、复溜(《纲目》)。"

[清代文献摘录](含同时代外国文献)

《经脉通考》(卷一·十三):"如腰痛,灸肾俞、昆仑、命门。"

《太乙神针》(正面穴道证治):"闪著腰痛,小儿遗尿,针气海穴。"

《太乙神针》(背面穴道证治):"命门……腰腹引痛[《育麟益寿万应神针》补:涌泉穴、复溜穴、环跳穴]。""腰胯脊痛,不能俯仰……针腰俞穴。""肾俞……肾经急虚[此四字一本无],腰痛如折[《育麟益寿万应神针》补:环跳穴、阳陵穴、三阴交穴、涌泉穴]。"

《医宗金鉴》(卷七十九·十二经表里原络总歌):"心经原络应刺病,消渴背腹引腰疼。""小肠原络应刺病……痛不能转腰似折。"

《医宗金鉴》(卷八十五·背部主病):"腰俞主治腰脊痛,冷痹强急动作难。""命门老虚腰痛证。""肾俞……兼灸吐血聋腰痛。""大肠俞治腰脊疼……先补后泻要分明。""膀胱俞……更治腰脊强直痛,艾火多添疾自痊。""身柱……咳嗽痰喘腰背疼。"

《医宗金鉴》(卷八十五·足部主病):"复溜……气滞腰疼贵在针。""环跳主治中风湿,股膝筋挛腰痛疼,委中刺血医前证,开通经络最相应。""环跳……腰、胯、股、膝中受风寒湿气,筋挛疼痛。""丘墟主治胸胁痛,牵引腰腿髀枢中。"

《续名医类案》(卷十九·腰痛):"至夜忽腰大痛,不可转侧……二便仍秘,且呕恶发呃……外以田螺、独蒜捣烂系脐下,二便既行,呕呃遂止。""痘后四十日外,忽腰痛极……此恣欲房劳,而阴阳离决也,以艾灸气海六十二壮。""一儿年十四,痘后腰脊痛不能俯仰,午后潮热,此骨髓枯,少水不胜火,肾气热也,灸昆仑穴、申脉穴各三壮。"

《串雅全书》(内篇·卷一):"贴腰膏:治腰痛,生姜一斤,捣汁四两,水胶一两,同煎成膏,厚纸摊贴腰眼,甚效。"

《串雅全书》(外篇·卷二·针法门):"百发神针……痞块腰痛……按穴针之,真神妙,百中,乳香、没药、生川附子、血竭、川乌、草乌、檀香末、降香末、大贝母、麝香、母丁香、净蕲艾绵,作针〔另有消癖神火针、阴症散毒针〕。"

《周氏经络大全》(经络分说·二十八):"上髎……此下五穴〔上髎、次髎、中髎、下髎、会阳〕……挟脊骨,凡腰痛多治此。"

《采艾编翼》(卷一·经脉主治要穴诀):"腰痛委阳合阳事。"

《采艾编翼》(卷二·腰痛):"腰痛……肾俞、合阳、委阳、气穴。"

《针灸逢源》(卷三·症治要穴歌):"腰痛太溪血郄妙,冲阳厉兑太冲齐。""腰痛委中髎穴宜,昆仑束骨白环随,太溪原穴飞扬络,申脉如针病即除。"

《针灸逢源》(卷五·腰痛):"凡腰痛不能立者,须刺人中。""通治腰痛穴:肾俞、白环俞、腰俞、委中、昆仑。"

《针灸逢源》(卷五·痈疽门):"流注:生于四肢关节,或胸腹腰臀,初发漫肿不红,用葱头细切杵烂,炒热敷患处,冷则用热物熨之,多熨为妙,或铺艾灸之,亦效,若热痛渐至透红一点,即宜用针开破出脓。"

《针灸逢源》(卷五·八穴主客证治歌):"手足背腰疼痛……后溪。"

《针灸逢源》(卷六·腰痛):"腰痛……瘀血作痛,昼轻夜重,便黑溺清,刺委中。""跌扑伤而腰痛者……用酒糟葱姜,捣烂罨之,最效。"

《针灸内篇》(足太阴脾经络):"太白……腰疼。""地机……腰疼,股膝皆疼。"

《针灸内篇》(足太阳膀胱络):"三焦[俞]……治头疼,积聚,肩、背、腰。""肾俞……治聋,腰、脚、膝。""气海[俞]……治腰痛。""关元俞……治风疾,腰痛。""小肠俞……腰脊疼。""膀胱[俞]:治风劳,腰痛。""中膂内俞……腰胁疼。""白环[俞]……治腰腿疼痛,脚膝不遂,风劳虚损。""上髎……腰疼。""下髎……主腰痛。""中髎……男子五劳七伤,腰痛等症。""次髎……腰足不仁,恶寒作痛。""胞肓……治腰脊疼。""秩边:治腰脊痛,不能俯仰。""承扶……腰脊阴股疼痛。""委阳……腰疼,脊强。""殷门……治腰脊痛,不可俯仰。""合阳:治腰膝痛。""承筋……腰疼,脚挛。""飞扬……腰痛。""申脉……治腰、背、足,痫症。""束骨……头项强,腰疼。"

《针灸内篇》(足少阴肾经络):"大钟……治淋涩,腰脊疼。""复溜……主腰脊痛。""四气穴……冲心疼,腰膝痛。"

《针灸内篇》(足少阳胆经络):"肩井……跌仆损伤,腰股疼。""京门……腰腹痛。""光明……腰痛,膝肿。""阳辅……治腰胁疼。"

《针灸内篇》(足厥阴肝经络):"行间……厥逆,腰痛。""中封……腰痛绕脐。""阴包……治腰膝肿痛,腿股酸,湿痹不仁。""章门……宜灸……腰痛。"

《针灸内篇》(足阳明胃经络):"伏兔……治腰胯疼痛,麻痹不仁。""阴市……腰痛,鹤膝风。"

《针灸内篇》(督脉经络):"腰俞……治腰髋骨痛,脊强,不得转侧。"

《太乙离火感应神针》:"[头]临泣……伤风流泪及腰腋下疼。""涌泉……腰脚酸疼,足不履地。"

《神灸经纶》(卷三·证治本义):"督脉……腰背强痛不得俯仰……尺寸中央三部皆浮,且直上直下,为强长之象,故主外邪。"[本条原出《奇经八脉考》(督脉为病)]"寸口脉后部左右弹者,阴跷也……腰及髋髎下连阴痛。""阴维脉沉大而实……脉如贯珠者,男子胁下实,腰中痛。"

《神灸经纶》(卷三·身部证治):"腰背重痛:腰俞、大肠俞、膀胱俞、身柱、昆仑。"

《神灸经纶》(卷四·外科证治):"裤裆痈……痛连腰背:三阴交。"

《针灸便用》:"腰疼症,针中空(……命门直下三寸,再外开三寸是中空)、上髎、中髎、次髎、下髎、委中、人中。""气滞腰疼,针人中、委中。"

《针灸集成》(卷二·腰背):"腰痛不能屈伸:肾俞、委中、尾穷骨上一寸七壮,自处左右各一寸七壮。""腰脊疼痛溺浊:章门百壮、膀胱俞、肾俞、委中、次髎、气海百壮。""腰痛腹鸣:胃俞年壮、大肠俞、三阴交、太溪、太冲、神阙百壮。""老人腰痛:命门三壮、肾俞年壮。""腰肿痛:昆仑、委中、太冲、通里、章门。"

《灸法秘传》(腰痛):"腰痛……如因房劳过度,则肾虚,灸肾俞穴;偶然欲跌则闪挫,灸气海穴;负重损伤,不能转侧,灸环跳穴；湿气下注，不能俯仰，灸腰俞穴；偏连腹而引痛者，灸命门穴则安。"

《痧惊合璧》："卷肠痧：刺喉结下窝近骨涯，刺两肩窝一针，刺两腋下一针，刺小腹中脐上一寸，刺脐上皮角。此症肚痛，面色青，眼白多珠少，腰眼胀痛。""缠腰痧：刺太阴，刺太阳，刺中脘一针，刺胁梢三针。此症面青，两颧红，肚痛至腰。"

[外国文献]

《针灸则》(七十穴·肩背部)："肾俞……肾虚腰痛。""腰眼……腰脊冷痛。"

《针灸则》(七十穴·手足部)："[足]三里……腰脊强痛。""委中……腰脊甚痛不可忍者，刺之出血，顿愈。"

《针灸则》(腰痛)："针：腰眼、三里、阳陵泉、阿是；灸：肾俞、阴陵泉；出血：委中。"

《名家灸选三编》(中部病·腰痛)："《千金方》疗腰痛不能俯仰者法，惟灸竹上头处[命门]，随年壮，予常合二法[加两肾俞]，灸三处，殊妙。"

[民国前期文献摘录]

《针灸秘授全书》(腰痛)："腰痛：至阳、环跳、刺委中、肾俞、腰俞。"

《针灸秘授全书》(双蛊胀)："挫闪腰痛：尺泽、委中、人中、肾俞、中空(二椎下三寸开三寸)。"

《针灸简易》(放痧分经诀)："背腰颠项均胀痛，足太阳痧膀胱经(放足小指外侧)。"

《针灸简易》(前身针灸要穴图)："筋会：在足后跟陷中，治七十二痧，腰背疼痛……针五分，灸五壮，重者刺穿。""委中……治腰脊疼痛，两腿转筋，及两足痛。"

《针灸简易》(审穴歌)："腰痛肾虚命门属。""昆仑可医腰尻痛。""便秘腰疼大肠俞。"

《针灸简易》(穴道诊治歌·后身部):"身柱项下三椎安,腰背疼痛及咳痰。""命门洽在十四椎,老人肾虚腰痛奇……针五灸三最为宜。""大肠俞……腰脊疼痛便不利,针三泄泻并痢疾。""膀胱俞居十九椎,各开二寸腰脊疼。"

《针灸简易》(穴道诊治歌·足部):"筋会少阳足后跟,七十二痧腰背疼。""委中穴住腘中央,腰脊疼痛两脚难,两腿转筋针半寸,此处禁灸足太阳。""昆仑……腰尻疼痛喘足肿,针三三壮[原作状,据义改]少阳通。"

《针灸治疗实验集第一期》(16·4):"行痹……左肾酸疼,继之大痛,指掌皆肿,恶心呕吐……乃针左肩井、曲池、手三里、少海、合谷,右足三里、阳陵、阳辅、内庭、委中,刺内踝静脉出血,针后至半夜痛缓,翌日痊愈……因步行过早,筋骨疲乏,病复作……右手左足病也,乃针右肩井,灸三壮,曲池、左阴陵,灸阳陵、灸膝眼、膝关,灸委中,刺腨肚微血管出血。"

《针灸治疗实验集第一期》(21·3):"一人腰疼背酸,针环跳、风市、阴市、委中、承山、昆仑、申脉等而愈。"

《针灸治疗实验集第一期》(27·一):"偶患口眼向左斜喎之症,并右脚腿腰疼痛……先针无病右面,灸颊车、地仓之穴,后泻左面颊车、地仓,并针人迎、合谷、环跳、风市、足三里、阳陵等穴,以治腰腿疼痛,次日复针,腰腿部全愈,而口眼略效,仍照前法灸颊车、地仓各五壮,共疗三次而愈。"

《针灸治疗实验集第一期》(29·1):"得腰痛不能俯仰,针委中、环跳,下午即愈。""俱得腰痛不能伸,针委中,出血,次日全愈。"

《针灸治疗实验集第一期》(29·2):"得腰疼痛难动,针委中、风市、足三里,一二日即愈。"

《针灸治疗实验集第一期》(31·一):"腰痛不能眠,入夜更甚,起坐立眠,皆须人扶侍,肾亏腰痛,第一次刺环跳、委中,第二次刺灸肾俞,第一次针后疼痛大减,第二次灸后行走如常。"

《针灸治疗实验集第一期》(36·四):"年五十岁,因患腰痛,疼异常,不能坐立……针泻环跳、委中二穴,每日针治一次……第一次施治后,无甚现象,第二次施治后,夜间腰部发热,疼痛较前更甚,次日即愈云云。"

《金针秘传》(针验摘录·腰痛):"夫人病腰痛,不能辗转……乃刺肾俞,一补而瘳……甘夫人乃肾虚腰痛,如认为实证,用力去邪,殆矣。""年久腰痛……惟阴雨之先,节气之前,不但不能转侧,且腰部肤冷如冰……其为肾阳衰败无疑,宜温通肾府以去寒湿而助元阳,即针肾俞,腰部立觉奇暖,去针后即起立如常,谓十余年之痛苦,去于一针。"

［现代文献题录］

(限本节引用者,按首位作者首字的汉语拼音排序)

安培祯.神阙穴的综合探究.上海针灸杂志,1987,6(3):39.

柏树祥.小针刀配合埋线治疗腰椎间盘突出症.针灸临床杂志,2001,17(3):23.

毕福高.合阳阿是　泻法速刺 // 胡熙明.针灸临证指南.北京:人民卫生出版社,1991:229.

曹圣荣,王惠英.针刺手三里穴治疗急性腰扭伤121例.新疆中医药,1993,11(1):21.

曹文忠,冯秀河,杜艳玲.不同针灸法治疗急性腰痛疗效观察.中医杂志,2001,42(11):658.

常进阳.鼻针治疗急性腰扭伤231例.山东中医杂志,1994,13(4):158.

陈功泽.腰痛奇穴——"国老".四川中医,1985,3(1):42.

陈俊杰,陈方帆,马镇川,等.红茴香注射液穴位注射治疗腰肌劳损100例.浙江中医杂志,2000,35(10):431.

陈克勤.究其原因　从本治疗 // 胡熙明.针灸临证指南.北京:人民卫生出版社,1991:216.

陈龙,王五杏,杨淑珲.腘三针治疗腰肌劳损126例观察.中国针灸,1997,17(11):674.

陈庆华.穴位注射加中药外敷治疗腰棘间韧带损伤疗效观察.山西中医,2007,23(6):43.

陈全新.病因不同　治法各异 // 胡熙明.针灸临证指南.北京:人民卫生出版社,1991:219.

陈随社,石泽兴.针刺昆仑悬钟治疗急性腰扭伤94例.陕西中医,1995,16(8):366.

陈作霖.陈作霖临证经验 // 陈佑邦,邓良月.当代中国针灸临证精要.天津:天津科学技术出版社,1987:237.

成培印,周国芳,王兰芳.正骨加针刺治疗腰椎间盘突出症2009例.上海针灸杂志,1994,13(1):22.

崔世运.针刺睛明至阴穴治疗急性腰扭伤30例.中国针灸,1982,2(5):31.

戴秋孙.经穴奇穴　各有特效 // 胡熙明.针灸临证指南.北京:人民卫生出版社,1991:230.

戴铁城.扭闪腰痛　中渚求治 // 胡熙明.针灸临证指南.北京:人民卫生出版社,1991:225.

戴自明.穴位注射治疗腰三椎横突综合征30例.中国针灸,1996,16(6):17-18.

丁金榜,丁辉.针刺加拔罐治疗急性腰扭伤200例.陕西中医函授,1997,17(5):4.

丁兰庆,丁洪丽.针刺健侧飞扬穴治疗急性腰扭伤.中国针灸,1992,12(2):28.

丁习益.缪刺法治疗腰椎间盘突出症的临床观察.上海针灸杂志,2002,21(4):24-25.

董怀仁,王福根.WZ-Ⅱ型电热银针治疗颈肩腰腿痛患者100例疗效观察.中国针灸,1986,6(5):10.

方云鹏.方云鹏临证经验 // 陈佑邦,邓良月.当代中国针灸临证精要.天津:天津科学技术出版社,1987:38.

冯纯礼.腰痛针腹治疗358例的初步观察.中国针灸,1982,2(1):24.

冯润身.针灸论治时-空结构初探.内蒙古中医药,1987,6(1):15.

傅振干.针挑为主治疗腰椎间盘突出症138例.浙江中医杂志,1998,33(8):369.

高立山.辨证取穴配合应急取穴//胡熙明.针灸临证指南.北京:人民卫生出版社,1991:223.

高武科,赵小昆.针刀治疗腰肌劳损54例.针灸临床杂志,2003,19(11):37.

管遵惠,陈莉莉.热针治疗腰椎间盘突出症436例临床观察及影像学分析.中国针灸,1997,17(7):391.

郭贵生.针刺第2掌骨侧的全息穴治疗急性腰扭伤32例.甘肃中医,1993,6(5):35.

郭建民.后溪透合谷治疗急性腰扭伤500例.中国针灸,1990,10(5):31.

郭双健.针刺束骨穴治疗急性腰扭伤.中国针灸,1992,12(2):28.

郭宗录.针刺并微波治疗臀上皮神经损伤46例.上海针灸杂志,2005,24(11):32.

何聪."一穴多针"温针法治疗第3腰椎横突综合征.针灸临床杂志,1997,13(11):37.

何京,于法景,李振东.平衡补泻治疗腰椎间盘突出症60例.中国针灸,1998,18(8):456.

何希俊.眼针治疗腰椎间盘突出症68例.上海针灸杂志,2000,19(3):31.

何祖书,何厚璋.梅花针拔罐艾灸合用治疗棘间韧带损伤32例.中国民间疗法,1999,7(12):12.

贺普仁．贺普仁临证经验 // 陈佑邦，邓良月．当代中国针灸临证精要．天津：天津科学技术出版社，1987：320．

侯宝兴，杨志良．针灸电灼治疗腰3横突综合征．上海针灸杂志，1994，13（1）：20．

胡运光，马界，陈广勇．经穴药压贴治疗慢性腰肌劳损60例临床观察．四川中医，2007，25（5）：106．

黄端彬．皮内针治疗慢性腰肌劳损30例．黑龙江中医药，1988，17（6）：35．

黄丽芳．穴位注射治疗腰肌劳损120例疗效观察．新中医，2004，36（5）：50-51．

黄贤武，邹小华．针刺加药艾灸治疗腰椎间盘突出症80例．中国针灸，2002，22（11）：751．

霍国荣．手针加穴位注射治疗腰椎间盘突出症126例．中国针灸，1997，17（7）：439．

贾锐．指针天应穴治疗腰扭伤1601例．陕西中医，1995，16（2）：83．

贾远望．电针手穴治疗急性腰扭伤120例．中国针灸，1983，3（2）：16．

姜玲文．针刺临床点滴心得．中国针灸，1982，2（6）：42．

姜淑明．养老穴为主配合肾俞志室 // 胡熙明．针灸临证指南．北京：人民卫生出版社，1991：224．

姜席赋．针刀切割拨离法治疗难治型 L_3 横突综合征．上海针灸杂志，1996，15（1）：19．

蒋松鹤，郁引飞，陈凌飞，等．蛇鳖软膏灸治疗腰椎间盘突出症临床观察及机理探讨．中国针灸，1999，19（2）：72．

蒋幼光．殷门穴强刺治急性腰痛 // 胡熙明．针灸临证指南．北京：人民卫生出版社，1991：218．

荆建国，薛索芬，王孝艳，等．四联疗法治疗腰椎间盘突出症150例临床疗效观察．针灸临床杂志，1998，14（2）：28．

康莉娣,关建敏. 推拿结合艾灸治疗腰椎间盘突出症 17 例.上海针灸杂志,2001,20(4):31.

康丽华. 针灸治疗 350 例腰扭伤的体会.福建中医药,1983,14(3):60.

孔祥春. 针灸为主治疗急性腰扭伤 65 例.中国针灸,1994,14(增刊):341.

赖新生,王升旭,老锦雄,等. 电针夹脊穴与常规取穴治疗腰椎间盘突出症的临床对照研究.新中医,1999,31(1):21-22.

乐旭华,傅莉萍. 穴位注射为主治疗腰椎间盘突出症 56 例.上海针灸杂志,2002,21(4):36.

李昌生. 浮针治疗腰椎间盘突出症疗效观察.中国针灸,2001,21(9):529-530.

李长清. 针刺后溪穴治疗腰肌急性扭伤 100 例.中国运动医学杂志,1994,13(2):123.

李德程,邢孟涵. 综合治疗臀上皮神经损伤 40 例.中国针灸,2002,22(3):188.

李国庆,王玉芬. 针罐放血疗法治疗第三腰椎横突综合征 76 例.上海针灸杂志,1997,16(6):22.

李会新. 电针配合强腰功治疗腰肌劳损 53 例.中国针灸,1998,18(6):373-374.

李维法,张荣. 粗针疗法治疗第三腰椎横突综合征.针灸临床杂志,2000,16(3):38.

李晓清,刘明. 火针治疗臀上皮神经疼痛综合征 30 例.中国针灸,2005,25(11):767.

李占东,俞大佩,陈斌,等. 针刺治疗腰椎间盘突出症 481 例.上海针灸杂志,1998,17(4):32.

李兆瑞,于敏. 耳针治疗急性腰扭伤.四川中医,1992,10(4):51.

李志道. 急痛取阿是　久痛取腹背//胡熙明. 针灸临证指

南．北京：人民卫生出版社，1991：226.

廖玉鳞．长短针配合治疗腰椎间盘突出症116例临床观察．针灸临床杂志，1999，15（8）：36.

梁清湖．三针刺法治疗急性腰扭伤 // 胡熙明．针灸临证指南．北京：人民卫生出版社，1991：231.

梁镇宏．温针治疗腰椎间盘突出症的肌电图分析．新中医，1998，30（8）：22-32.

廖辉．特制钢针点刺放血治疗腰椎间盘突出症68例临床观察．针灸临床杂志，1997，13（3）：45.

林凌．焠刺治疗腰痛58例疗效观察．贵阳中医学院学报，1995，17（4）：38.

刘宝华．针刺行间穴治疗急性腰扭伤102例观察．中国针灸，1994，14（增刊）：248.

刘翠亭．穴位封闭治疗急性腰痛效果良好．中医药信息，1986，3（4）：34.

刘东，许向东，孙良金．扬刺滞针法治疗第三腰椎横突综合征56例．吉林中医药，2000，20（6）：48.

刘群．综合治疗腰椎间盘突出症50例．北京中医，1995，14（2）：46.

刘天骥，董庆梅．杜仲膏贴穴治疗寒湿腰痛200例．中医外治杂志，1996，5（6）：9.

刘香勤．火罐加针刺治疗腰肌劳损55例．针灸临床杂志，1996，12（12）：12.

刘晓琴．火针治疗腰肌劳损84例小结．甘肃中医，2000，13（2）：50-51.

刘星，张安莉．小针刀为主治腰椎间盘突出症60例．江西中医药，1999，30（3）：40.

刘秀萍．斑痕灸治疗腰椎骨质增生30例报告．针灸临床杂志，1998，14（10）：25.

楼百层．肾俞委中 重在手法 // 胡熙明．针灸临证指南．北京：人民卫生出版社，1991：221．

吕景山．急性腰痛 治法三种 // 胡熙明．针灸临证指南．北京：人民卫生出版社，1991：227．

吕景山．吕景山临证经验 // 陈佑邦，邓良月．当代中国针灸临证精要．天津：天津科学技术出版社，1987：113．

罗诗荣．罗诗荣临证经验 // 陈佑邦，邓良月．当代中国针灸临证精要．天津：天津科学技术出版社，1987：246．

孟杰．针刺为主治疗腰椎间盘突出症110例临床观察．中国针灸，1997，17（10）：613．

孟庆良．鼻针治疗急性腰扭伤300例．上海针灸杂志，1993，12（4）：162．

缪金华．走罐加手法等综合治疗腰椎间盘突出症100例．中国针灸，2001，21（4）：249．

倪瑞军，吴长岩．双针恢短刺治疗第3腰椎横突综合征54例．中国针灸，2000，20（1）：8．

聂红旗．手针配合针刺扭伤穴治疗急性腰扭伤120例．河南中医，1993，13（6）：283．

牛京权，季榕，刘胜．搓针治疗腰椎间盘突出症足部麻木32例．中国针灸，1997，17（10）：629．

欧建雯，周玉艳．针刺头临泣治疗急性腰扭伤116例．陕西中医，1993，14（5）：225．

欧阳崇，宫焰．腕踝针治疗腰肌劳损20例．湖北中医杂志，1995，17（2）：46-47．

潘海根，刘霞，袁浩明．穴位注射甲钴胺在腰椎间盘突出症中的应用．中国针灸，2003，23（4）：210．

彭静山．彭静山临证经验 // 陈佑邦，邓良月．当代中国针灸临证精要．天津：天津科学技术出版社，1987：397．

彭静山．人中疗法与缪刺法 // 胡熙明．针灸临证指南．北京:人民卫生出版社,1991:217.

祁锡玉,于海斌,赵艳茹.马钱子穴位埋压治疗腰痛26例小结.湖南中医杂志,1999,15(3):35.

齐守成.针刺跗阳穴治疗急性腰扭伤107例.上海针灸杂志,1995,14(4):171.

覃崇宁.小针刀治疗腰椎间盘突出症32例.广西中医药,2000,23(5):24-25.

裘爱国.中频灸疗机治疗活动障碍性疾病120例临床观察.中国针灸,1987,7(3):11.

任钦明,任志凯.针刺治疗急性腰扭伤1000例.中国针灸,1987,7(2):40.

任日业,李京乐.穴位埋线治疗腰椎间盘突出症.中国针灸,2001,21(3):157.

邵明月.温针灸治疗腰椎间盘突出症临床观察.针刺研究,1997,22(3):220.

佘瑞平.拔泡法治疗功能性腰痛临床观察.四川中医,1996,14(5):52.

申秀兰.针刺顶中线治疗急性腰扭伤.河南中医,1986,6(6):33.

沈志忠.耳穴加压贴膏法治验急性腰肌扭伤36例.江苏中医杂志,1986,7(3):5.

师怀堂.师怀堂临证经验 // 陈佑邦,邓良月.当代中国针灸临证精要.天津:天津科学技术出版社,1987:86.

石辉琼.针刺后溪穴治疗急性腰扭伤.中国针灸,1992,12(2):28.

石学敏.石学敏临证经验 // 陈佑邦,邓良月.当代中国针灸临证精要.天津:天津科学技术出版社,1987:44.

舒洪文.针刺水沟穴治疗急性腰扭伤129例.上海针灸杂志,1994,13(3):108.

宋振芳.针刺"印堂"穴治疗急性腰扭伤.针灸临床杂志,1993,9(2-3):22.

孙德斌.针灸委阳穴结合手法治疗腰突症的临床观察.上海针灸杂志,1998,17(6):12.

孙法轩,唐巧云,朱继光.电兴奋穴位治疗急性腰肌扭伤248例.中国针灸,1987,7(2):17.

孙永春."腰宁穴"治疗急性腰损伤100例临床观察.中西医结合杂志,1986,6(7):412.

陶群.综合疗法治疗臀上皮神经损伤.针灸临床杂志,1999,15(11):9.

涂慧英,秦保和,李涛.温针灸治疗臀上皮神经疼痛综合征20例.上海针灸杂志,2009,28(8):465.

万剑峰,蔡磊,金兰.药饼灸治早期腰椎间盘突出症60例报告.江西中医药,1992,23(5):36.

王道奇.督脉齐刺温针治疗腰腿痛163例小结.针灸临床杂志,1997,13(8):26-27.

王华.隔药蜡灸治疗痹痛353例.上海针灸杂志,1997,16(6):21.

王健雄.针刺治疗腰痛492例.上海针灸杂志,1996,15(5):28.

王进,高晓红.苍龟探穴法配合推拿治疗腰三椎横突综合征64例.中国针灸,1997,17(6):438.

王梅,唐正祥.芒针为主治疗腰椎间盘突出症临床观察.四川中医,2007,25(5):107.

王品山.王品山临证经验 // 陈佑邦,邓良月.当代中国针灸临证精要.天津:天津科学技术出版社,1987:30.

王升旭,赖新生,老锦雄.等.电针夹脊穴治疗第3腰椎横突综合征临床研究.中国针灸,1999,19(11):654-655.

王淑燕,范立恒.头针治疗急性腰扭伤23例.河北中医,1992,14(5):封四.

王伟,陈勇,张奕.针刺捏脊走罐相结合治疗腰肌劳损76例.辽宁中医杂志,2004,31(8):682.

王文远,郭兰,魏素英,等.平衡针灸疗法治疗腰椎间盘脱出180例.中国骨伤,1994,7(4):47.

王绪前.第三腰椎横突综合征的治疗.湖北中医杂志,2001,23(6):43.

王炫京,王小平,王炫逊,等.药针治疗腰椎间盘突出症43例.中国针灸,2002,22(2):85.

王云琳.针灸加敷药治疗脊柱病变31例体会.中国针灸,1997,17(3):179.

王兆霞.循经灸治疗腰椎间盘脱出症.中国针灸,1994,14(4):24.

王振华.单穴治疗椎骨错缝50例.新中医,1998,30(10):30.

吴友平.刺络拔罐加敷追风散治疗背肌筋膜炎180例.中医药学报,1999,27(3):封二.

奚永江,杨仁德,王卜雄,等.《针灸大成》中俞穴功效的计算机分析.上海针灸杂志,1988,7(2):36.

夏粉仙.综合疗法治疗腰椎间盘突出症41例.上海针灸杂志,1997,16(5):17.

夏俊博,马玉娟,张光辉.刮痧、拔罐治疗腰肌劳损38例.河南中医,2006,26(3):61.

项葛林,陈建平.指揉太溪穴治疗急性腰扭伤.浙江中医杂志,1982,17(7):325.

熊光天.针刺单侧后溪穴治疗腰扭伤及胸胁挫伤150例.中国针灸,1987,7(3):24.

徐峰炳.针刺精灵威灵治疗急性腰扭伤93例.福建中医药,1992,23(5):54.

徐福田.针刺治疗腰病验案五则.上海针灸杂志,1983,2(1):36.

杨安府.皮针治疗急性腰扭伤 36 例.陕西中医,1993,14(12):557.

杨必成.空气针治疗腰部扭伤 60 例.陕西中医,1986,7(2):71.

杨春成.针刺晴明穴治疗腰扭伤.四川中医,1984,2(3):34.

杨全勇,吴文虎.针药结合治疗腰椎间盘突出症 148 例.江苏中医,1998,19(8):41.

杨晓军,陈延新.调整奇经治疗腰椎间盘突出症 89 例.中国针灸,1998,18(6):346.

杨秀兰,李阳霞.穴位注射配合中药热敷法治疗腰痛 180 例.贵阳中医学院学报,1994,16(2):53.

杨永璇.腰脊强痛 取人中委中 // 胡熙明.针灸临证指南.北京:人民卫生出版社,1991:231.

杨卓欣."烧山火"法治疗腰椎间盘突出症 106 例.中国针灸,1997,17(7):428.

姚伟.针刺攒竹穴治疗急性腰扭伤.中国针灸,1992,12(2):28.

叶成鹄.人中为主 辨痛配穴 // 胡熙明.针灸临证指南.北京:人民卫生出版社,1991:228.

叶荣跃.循经刺血加推拿治疗急性腰扭伤.针灸临床杂志,1996,12(9):52.

衣华强.委中刺络拔罐治疗急性腰扭伤.山东中医杂志,1998,17(4):166.

尤阳,孙晓军.针灸加 TDP 治疗腰肌劳损疗效观察.针灸临床杂志,2001,17(2):17.

于书庄.弹拨昆仑治腰痛 // 胡熙明.针灸临证指南.北京:人民卫生出版社,1991:225.

于书庄.于书庄临证经验 // 陈佑邦,邓良月.当代中国针灸临证精要.天津:天津科学技术出版社,1987:9.

余静.针刺配合中药湿热敷治疗急慢性腰痛 47 例.中医外

治杂志,2001,10(6):43.

俞勤龙.针灸治疗腰椎间盘脱出症40例.江苏中医,1994,15(6):29.

喻喜春.急慢性腰痛　刺络放血//胡熙明.针灸临证指南.北京:人民卫生出版社,1991:221.

袁群生.麝香梅花针治疗梨状肌综合征126例.江苏中医,1997,18(7):26.

张党红,赵佩兰.针刺龈交穴治疗急性腰扭伤.中国针灸,1992,12(2):28.

张国祥.碱性药物穴位注射治疗腰肌劳损.中国针灸,1994,14(增刊):341.

张海发,王孜优,刘伟中,等.麝香丹灸治腰椎间盘突出症332例临床观察.中国中西医结合杂志,1993,13(11):692.

张华.电针治疗腰椎间盘突出症71例.上海针灸杂志,1996,15(2):11.

张容,王维荣.针灸分期治疗腰椎间盘脱出症35例.针灸临床杂志,1998,14(4):36.

张少祥,戴宁,刘德春,等.针灸正骨法治疗急性腰椎间盘突出症58例.安徽中医学院学报,2000,19(2):31.

张少云.针药并用治疗腰椎间盘突出症31例疗效观察.云南中医中药杂志,1996,17(5):35.

张苏鲁,王京利,许玉香.穴位激光照射治疗第三腰椎横突综合征.中国针灸,1997,17(2):113.

张天伟.长银针综合疗法治疗腰椎间盘突出症78例.上海中医药杂志,1999,33(8):36.

张文元.针罐并用治疗急性腰扭伤.中国针灸,1992,12(2):29.

张永生,秦桂英,陈颖,等.针刺拔罐治疗腰椎间盘脱出症383例疗效分析.中国针灸,1993,13(5):17.

章明忠.火针结合拔罐治疗腰三横突综合征58例观察.针

灸临床杂志,1998,14(2):33.

赵凡平,吴军,沈安,等.刮痧治疗腰肌劳损疗效观察.上海针灸杂志,2012,31(7):506-507.

赵嘉颖,赵贵捷,李宜中.针刺治疗急性腰扭伤300例临床疗效分析与体会.天津中医,1994,11(3):29.

赵健.针刺按摩治疗臀上皮神经损伤120例疗效观察.中国针灸,1989,9(3):18.

赵艳,白清林.针刺加艾箱灸治疗腰椎骨质增生症80例.针刺研究,1997,22(3):220.

赵征宇,许广义,兰世祯.甩挂针法治疗第三腰椎横突综合征35例.辽宁中医杂志,1996,23(9):426.

郑龙妹.针刺治疗腰三横突综合征230例.中国针灸,1997,17(10):599.

郑晓辉,王霞.电针条口透承山治疗急性腰扭伤.中国针灸,1992,12(2):29.

钟岳琦.钟岳琦临证经验//陈佑邦,邓良月.当代中国针灸临证精要.天津:天津科学技术出版社,1987:303.

仲跻尚.眼针治疗软组织损伤302例.中国针灸,1990,10(3):5.

仲跻尚.针刺治疗臀上皮神经损伤40例.上海针灸杂志,1987,6(4):13.

周晓良.推拿加针刺刮痧治疗腰肌劳损.中国民间疗法,2000,8(5):27.

周新华.攒竹穴为主治疗退行性腰背痛230例.浙江中医杂志,1993,28(5):214.

周永红,刘敏勇.针刺配合走罐治疗腰椎间盘突出症60例.中国针灸,1998,18(7):424.

朱琪.命门穴化脓灸临床应用举隅.针灸临床杂志,1996,12(10):33.

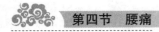

朱秋芬,潘兴旺.针刺殷门穴治疗急性腰扭伤.陕西中医函授,1992,12(6):35.

卓培炎.当归穴位注射治疗腰扭伤52例的体会.福建中医药,1983,14(3):9.

第五节　肩部病证

肩部病证在针灸临床上是常见的,往往表现为酸痛、拘急、活动困难等感觉和运动症状。在历代针灸文献的症状中,凡有"肩""胛"("甲")等字样的内容,或虽无"肩""胛"字样,但属于肩部症状的内容,如"手不能上举""挽弓不开"、手三阳经之"当脉所过者"等;或在肩部穴位的主治文献中,无明确部位的"屈伸难""风痹"等症状,但当此穴有治疗肩部该类病证的功效者,本节均予收入。中医学认为,本病多由风、寒、热等外邪,及体内气滞、血瘀、痰湿等内邪所致,而体质虚弱也可导致本病的产生,在临床上可分为寒、热、风、瘀、虚等证型。西医学认为,本病多由肩部骨骼和软组织(包括肌肉、肌腱、滑囊等)的病变所致,常见的有肩关节周围炎(简称肩周炎,在本文中包含冈上肌肌腱炎、肱二头肌肌腱炎、肩峰下滑囊炎、肩袖损伤、喙突炎、肩锁关节病变、冻结肩等)、肩部扭挫伤等,而风湿性关节炎或类风湿关节炎等全身性疾病也会在肩部出现炎症等病理改变,其中肩周炎在目前针灸临床上最为多见,故本节将古代肩部病证与现代肩周炎的针灸治疗作一比较。涉及的古代针灸文献共331条,合525穴次;现代针灸文献共975篇,合5 595穴次。将古今文献的统计结果相对照,可列出表5-1~表5-4(表中数字为文献中出现的次数)。

表 5-1　常用经脉的古今对照表

经脉	古代(穴次)	现代(穴次)
相同	大肠经116、小肠经74、三焦经72、胆经39、肺经36	大肠经1 785、小肠经1 124、三焦经778、胆经330、肺经278

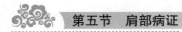

续表

经脉	古代(穴次)	现代(穴次)
不同	膀胱经 70	胃经 205

表 5-2 常用部位的古今对照表

部位	古代(穴次)	现代(穴次)
相同	肩部 135、臂阳 85、手背 74、臂阴 37	肩部 2 823、臂阳 1 187、手背 515、臂阴 212
不同	上背 44	腿阳 401

表 5-3 常用穴位的古今对照表

	穴位	古代(穴次)	现代(穴次)
	相同	肩髃 40、曲池 21、肩井 21、中渚 13、合谷 10、后溪 10、尺泽 9、列缺 9、肩贞 8、手三里 7、巨骨 7	肩髃 613、曲池 404、肩贞 404、合谷 257、肩井 166、后溪 122、手三里 103、尺泽 86、中渚 74、巨骨 73、列缺 53
相似	肩部	肩外俞 7、天髎 6	阿是穴 418、肩髎 372、天宗 279、肩前 233、臑俞 83
	上肢阳面	腕骨 11、支沟 10、天井 7、清冷渊 7、养老 6	臂臑 271、外关 233、臑会 55
	臂阴	太渊 8	(列缺)
相异	上背	谚语 7、大杼 6、膏肓俞 6	
	腿阳		条口 133、阳陵泉 96、承山 87

206

表 5-4　治疗方法的古今对照表

方法	古代（条次）	现代（篇次）
相同	艾灸 37、针刺 32、刺血 13、火针 1、推拿 1	针刺 534、推拿 216、艾灸 131、刺血 37、火针 16
不同		穴位注射 178、电针 117、器械 115、拔罐 111、小针刀 44、刮痧 18、敷贴 16、耳穴 15、腕踝针 12、头针 6、埋藏 5、皮肤针 3、眼针 3、挑治 3

　　根据以上各表,可对古今针灸治疗肩部病证的特点作以下比较分析。

【循经取穴比较】

　　1. 古今均取手三阳经穴　手三阳经从手走头,经肩部,因此古今治疗本病均取该三经穴。统计结果见表 5-5。

表 5-5　手三阳经穴次及其分占古、今总穴次的百分比和其位次对照表

	古代	现代
大肠经	116（22.10%,第一位）	1 785（31.90%,第一位）
小肠经	74（14.10%,第二位）	1 124（20.09%,第二位）
三焦经	72（13.71%,第三位）	778（13.91%,第三位）

　　表 5-5 显示,**现代比古代更多地选取大肠经和小肠经穴**,而三焦经的百分比古今相近。就穴位而言,表 5-3 显示,**古今均取大肠经肩髃、曲池、合谷、手三里、巨骨,小肠经后溪、肩贞,三焦经中渚,这些是相同的**;古代还取小肠经腕骨、肩外俞、养老,三焦经支沟、天井、清冷渊、天髎,现代则取大肠经臂臑,小肠经天宗、臑俞,三焦经肩髎、外关、臑会,这些是相似的。马王堆《阴阳十

一脉灸经》将小肠经命名为"肩脉";《灵枢经·经脉》中大肠经的"所生病"有"肩前臑痛"之证,小肠经的"是动病"有"肩似拔,臑似折"之证,三焦经的"所生病"有"肩臑肘臂外皆痛"之证;《针灸大成·十二经治症主客原络》取大肠经合谷配肺经列缺治疗"喉痹肩前痛莫当",取小肠经腕骨配心经通里治疗"肩似拔兮臑似折",取三焦经阳池配心包经内关治疗"肩背风生连臑肘",皆为古代取手三阳经之例。

2. **古今均取胆经穴** 胆经循行路线从头至足,行"至肩上",因此治疗本病也取胆经穴,在古、今文献中,分别为39、330穴次,分列各部的第五、第四位,分占各自总穴次的7.43%、5.90%,古今百分比相近。就穴位而言,**古今均取肩井,这是相同的;现代还取阳陵泉,而古代取之不多,这是不同的**。《灵枢经·经脉》中胆经的"所生病"即有"缺盆中肿痛,腋下肿"之证,乃为古代取胆经穴之例。

3. **古今均取肺经穴** 肺经循行路线"从肺系横出腋下,下循臑内",亦经肩部;本病又常由风寒外袭所致,而肺主皮毛,因此治疗本病亦取肺经穴,在古、今文献中,分别为36、278穴次,分列各部的第六、第五位,分占各自总穴次的6.86%、4.97%,古今百分比相近。就穴位而言,**古今均取尺泽、列缺,这是相同的**;古代还取太渊等穴,这是相似的。《灵枢经·经脉》中肺经"所生病"即有"肩背痛风"之证;《针灸大成·十二经治症主客原络》取肺经太渊,配大肠经偏历,治疗"肩内前廉两乳疼",均为古代取肺经穴之例。

4. **古代选取膀胱经穴** 膀胱经"循肩髆内,挟脊抵腰中",因此古代治疗本病也选用膀胱经穴,共计70穴次,列诸经的第四位,占古代总穴次的13.33%,**常用穴为譩譆、大杼、膏肓俞、昆仑**。《灵枢经·经筋》中"足太阳之筋"病有"项筋急,肩不举,腋支,缺盆中纽痛,不可左右摇"之证,即为古代取膀胱经之例。虽然现代治疗本病也取膀胱经**承山穴**,但现代取膀胱经穴共计190穴次,列现代诸经的第七位,占现代总穴次的 3.40%,未被列入常用经脉,不如古代,显示现代对膀胱经穴重视不够。

5. 现代选取胃经穴　胃经循行"入缺盆",缺盆与肩相邻,因此现代也选用胃经穴,共计 250 穴次,列诸经的第六位,占现代总穴次的 4.47%;**常用穴为条口**,此为现代临床经验所得。而古代取胃经穴共 15 穴次,列古代诸经的第八位,占古代总穴次的 2.86%,未被列入常用经脉;而古代取条口为 0 穴次,显示古人未认识到此穴对本病的疗效。

6. 古代选取奇经八脉穴　《标幽赋》曰:"阳跷阳维并督脉,主肩背腰腿在表之病。"因此古人治疗本病也取奇经八脉中的阳脉穴,如《针灸大全》取带脉交会穴足临泣,配肩井、曲池、中渚,治疗"臂膊痛连肩背";取督脉交会穴后溪,配承浆、百会、肩井、中渚,治疗"头项拘急,引肩背痛"。古人又将八脉穴中相应两穴相配,如《针灸集书》取阳跷脉交会穴申脉,配督脉交会穴后溪,治疗"鼻衄耳聋肩角痛";《针灸逢源》取带脉交会穴足临泣,配阳维脉交会穴外关,治疗"气贯耳颊肩颈目"。

【分部取穴比较】

1. 古今均取肩部穴　根据局部取穴原则,古、今治疗本病均多取肩部穴,分别达 135、2 823 穴次,同列各部的第一位,分占各自总穴次的 25.71%、50.46%,此又显示**现代比古代更多地选用肩部穴**,即现代更重视局部取穴。就穴位而言,表 5-3 显示,**古今均多取肩髃、肩井、肩贞、巨骨,这是相同的**;古代还取肩外俞、天髎,现代则取阿是穴、肩髎、天宗、肩前、臑俞,这些是相似的。

古代取肩部穴者,如《玉龙歌》云:"肩端红肿痛难当,寒湿相争气血旺,若向肩髃明补泻,管君多灸自安康。"《针灸资生经》言:"予尝肩背痛,已灸膏肓,肩痛犹未已,遂灸肩井三壮而愈。"《神灸经纶》曰:"肩风,生肩上,青肿甚者,痛连两胁:肩贞。"《针灸甲乙经》载:肩外俞主"肩胛中痛,而寒至肘"。《外台秘要》言:

巨骨主"肩臂不得屈伸而痛"。《针灸聚英》语:天髎主"肩臂酸疼"。古人也取肩部奇穴,如《备急千金要方》载:"前腋主肩腋前痛,与胸相引"。《奇效良方》载:"肩柱骨二穴,在肩端超骨尖上","治手不能举动,可灸七壮"。《针灸资生经》云:"它日复连肩上疼,却灸肩疼处愈,方知《千金方》之阿是穴犹信云。"其中前腋、肩柱骨、背缝、阿是穴均为经外奇穴。

　　现代取肩部穴者,如姜定气等治疗肩周炎,取肩髃穴,用自制8cm 长的不锈钢针快速进针到肱骨的表层;林秀芬等则取患侧肩三针(肩髃、肩前、肩后)、天宗、肩中俞、新设,配以臂臑、肩外俞、肩井、曲池、阿是穴,施平补平泻;陈国芬取肩髃、肩髎、臑俞、曲池、曲垣、巨骨、天宗、外关、阿是穴,针刺得气后,做捻转提插平补平泻,针后加灸;陶首亚取患侧肩髃、肩贞、肩前、曲池,用温针灸。

　　2. 古今均取上肢阳面穴　除了肩部穴之外,古今治疗本病还取上肢阳面(含臂阳、手背)的其他穴,此当为邻近取穴与循经取穴之故。统计结果见表 5-6。

表5-6　上肢阳面穴次及其分占古、今总穴次的百分比和其位次对照表

	古代	现代
臂阳	85(16.19%,第二位)	1 187(21.22%,第二位)
手背	74(14.10%,第三位)	515(9.20%,第三位)

　　表 5-6 显示,**古代比现代更重视手背穴,现代比古代更重视臂阳面穴**,显示古代比现代更重视远道取穴,现代更重视近道取穴。就穴位而言,**古今均多取臂阳面曲池、手三里,手背部合谷、中渚、后溪**,这些是相同的;古代还取手背腕骨,臂阳面支沟、天井、清冷渊、养老,现代则取臂阳面臂臑、外关、臑会,这些是相似的。

　　古代取上肢阳面穴者,如《马丹阳天星十二穴歌》道:曲池治"弯弓开不得,臂痪怎梳头"。《流注指要赋》曰:"肩背疼,责肘

前之三里。"《席弘赋》云:"手连肩脊痛难忍,合谷针时要太冲。"
(上下相应部位穴相配,亦即开四关)《肘后歌》语:"肩背诸疾中
渚下。"《针灸聚英·八法手诀歌》曰:"后溪前上外肩背。"《针灸
甲乙经》载:腕骨主"肩臂颈痛,项急";支沟主"肩臂酸重";天井
主"肘痛引肩不可屈伸,振寒热,颈项肩背痛";清冷渊主"肩不可
举,不能带衣";养老主"肩痛欲折,臑如拔,手不能自上下"。

　　现代取上肢阳面穴者,如阎润茗治疗肩外侧痛者,取手阳明
经穴肩髃、曲池、手三里、合谷等;肩背痛者,取手太阳经穴天宗、
肩贞、臑俞、后溪等,用针刺捻转提插复合泻法。姜希志治疗肩
前、臑臂内廉酸疼者,取肩前、尺泽、列缺;肩后痛引肩胛、颈项及
臑外后疼者,取天宗、肩髃、外关、养老;肩外侧疼引拇食指者,取
巨骨、肩髃、臂臑、曲池、合谷,注入复方当归注射液。李延芳等治
疗肩周炎,针刺肩髎透臂臑,肩贞透极泉,肩髎透臑会,曲池透少
海,施捻转提插,针后拔罐,反复吸多次,拔至皮肤潮红为度。在
上肢阳面穴中,中渚穴时被选用,如龙得森用毫针刺健侧中渚穴,
针尖向腕部斜刺0.5~1.5寸,用强刺激持续运针,并嘱患者患肩不
停地活动;王永录、尹德馨、薛传疆等治疗本病亦以斜刺中渚穴为
主;而今人又发现手背第2、3掌骨小头后缘有一"落枕"穴可治
疗肩背痛,此与中渚位置相近。再如邵翠蛟取健侧二间穴,用毫
针刺向肩部,施雀啄手法寻找敏感点,得气后行捻转泻法,并嘱患
者活动患肩;魏启亮取患侧三间穴,用针刺平补平泻手法,并嘱患
者活动患肢,上述二间、三间亦属上肢阳面。

　　3. 古代选取上背与臂阴面穴　上背部与肩部相近,而本病
或由外感风寒等邪所致,上背部穴又有祛风解表的作用,因此古
代治疗本病还取上背部穴,共计44穴次,列各部的第四位,占古
代总穴次的8.38%,**常用穴为谚譆、大杼、膏肓俞**。如《针灸玉龙
经·针灸歌》道:"巨骨更取穴谚譆,肩背痛兼灸天柱。"《针灸聚
英》云:"肩能负重,以骨会大杼也。"《针灸资生经》曰:"肩背酸
疼","当灸膏肓俞"。虽然现代治疗肩周炎也有取上背穴者,如

李刚等取膏肓、巨骨等穴,用温针配合穴位注射;张文兵等取大杼、天宗等穴,用火针疗法;张云飞等取 8 寸长巨针,由大椎沿皮下组织透刺到至阳。但现代取上背部共 115 穴次,列现代各部的第六位,占现代总穴次的 2.06%,未被列入常用部位,不如古代。

此外,古代治疗本病也取臂阴面穴,此当也是循经与邻近取穴的缘故,共计 37 穴次,列各部的第五位,占古代总穴次的 7.05%,**常用穴为尺泽、列缺、太渊**。如《针灸大成》载:尺泽主治"肩臂痛,汗出中风";《针灸聚英》载:列缺主治"肩痹";《类经图翼》载:太渊主治"肩背痛引臂膊"。而现代虽也选取尺泽、列缺,如苏新铭治疗肩周炎,取尺泽、小海等穴,用针刺;阎润茗治疗肩内侧痛者,取手太阴经穴天府、侠白、尺泽、孔最等,用捻转提插复合泻法。但现代取臂阴面共 212 穴次,列现代各部的第五位,占现代总穴次的 3.79%,未被列入常用经脉,不如古代。

4. **现代选取腿阳面穴** 现代临床发现,**针刺条口透承山,或阳陵泉等穴**对肩周炎有良效,致使现代本病文献中腿阳面达 401 穴次之多,列各部的第四位,占现代总穴次的 7.17%。而古代取腿阳面 13 穴次,列各部的第九位,占古代总穴次的 2.48%,未被列入常用部位,显示古代对条口、承山、阳陵泉等穴治疗本病的认识不足。

现代取条口、承山等穴者,如谢绪昌针刺条口透承山,用巨刺法;田剧宝亦针刺条口穴透承山;楼星煌针刺健侧条口透承山,悬钟透三阴交,昆仑透太溪,施强刺激捻转泻法;宁致荣取健侧肩痛穴(条口与丰隆二穴连线之中点),用 3~4 寸毫针刺入,以行气法使针感沿胃经上行至气街部。上述治疗多要求患者配合活动患侧肩关节。

现代取阳陵泉等穴者,如吕景山取阳陵泉、太冲,用针刺泻法;刘光亭取健侧阳陵泉穴,施针刺补泻法;骆文增取患侧阳陵泉,施针刺提插泻法,使麻胀感迅速传至足底;王波取患侧阳陵泉下 2cm 处,进针 1.5~2 寸,用震颤法运针,要求针感传至患肩及上肢末端；薛利军针刺患侧陵下穴，施提插捻转弹拨震颤等手法，使针感向患肩处传导。上述治疗亦多令患者配合活动患肩。

现代还取腿阳面其他穴，如杜萍取下巨虚穴，用针刺捻转泻法；许文涛等取中平穴（足三里下 1 寸，偏腓骨侧），用针刺。

总之，现代治疗本病常采用"上病下治"的远道取穴法。中医学认为，人体上下通过经络相联，上下部位又有对应性（如人体上下肢相对应）。《素问·五常政大论》即曰："病在上，取之下；病在下，取之上。"现代临床实践也为这一论点提供了证据。而腿阳面肌肉丰厚，针刺感应强，通过异神经节段的强刺激，产生全身性镇痛效应，此当也是临床取效的机制之一。

5. 古今均交叉取穴　古今治疗本病常交叉取穴，即取健侧穴位。如秦汉时期《素问·缪刺论》语："邪客于足太阳之络，令人头项肩痛，刺足小指爪甲上，与肉交者"，"不已，刺外踝下三痏，左取右，右取左"（本案为针刺）。明代《类经图翼》称：商阳主治"肩背肢臂肿痛相引，缺盆中痛，灸三壮，左取右，右取左"（本案为艾灸）。

现代治疗肩周炎用交叉取穴者，如杨翠芳等用巨刺法，针健侧肩部肩髃、肩前、肩髎等穴，并通电；李文发用缪刺法，针健侧远道外关、偏历、列缺、丰隆、光明、飞扬等穴，施大幅度提插捻转，以患者能忍受为度；蔡晓刚针刺健侧下肢阳陵泉，以及与患肩痛点相对应的健侧肩部阿是穴，用提插捻转平补平泻法；李存新针健侧下肢陵下穴（阳陵泉穴下 2 寸），施捻转法；许玉民在辨证分经基础上，针健侧膝关节周围相对应的经穴及其附近压痛点；陈以国令患者正坐，针健侧居髎穴，施小幅捻转；王文远取健侧下肢中平穴（足三里下 1 寸），用毫针施大幅度提插捻转，以泻为主，针感闪电式远距离传导，并针刺健侧肩内、外陵，手三里、健侧相应痛点。上述治疗多也要求患者配合活动患侧肩关节。

中医学认为，人体左右侧的经络穴位相对称，各自有对应关系，左右侧经络又有交叉联系。《素问·缪刺论》曰："夫邪客大络者,左注右,右注左,上下左右,与经相干。""邪客于经,左盛则右病,右盛则左病。"《标幽赋》道:"交经缪刺,左有病而右畔取;泻络远针,头有病而脚上针。"即为此意。西医学认为,神经系统具有左右交叉的支配功能,大脑可接受对侧肢体的感觉冲动,并管理对侧肢体的运动功能。综上所述,人是一个平衡的整体,上下、左右各自对应,并互相联系,所以在针灸时可通过"上病下取""左病右取",以激发人体潜在的生理功能,进行自我调整,纠正机体失衡状态,恢复整体平衡,故现代王文远称之为"平衡针"。

【辨证取穴比较】

对于各种类型的肩病,古人大都选取肩部、臂部、手部之穴,此与前面本病总体取穴特点相合,各类之间亦无很大差别。此外,治疗与本病相关之热、寒、风、气、瘀、虚诸类型,古人取穴似还各有特点,试论于下。

1. **与热相关**　治疗与热相关者,古代以大肠经与小肠经的穴次为高,此当阳明多气多血,小肠属火之缘故。其中**取大肠经穴者**,如《灵枢经·经脉》载:大肠经主"气有余则当脉所过者热肿"。《铜人腧穴针灸图经》述:肩髃"刺即泄肩臂热气"。《循经考穴编》云:臂臑主"肩端红肿"。**取小肠经穴者**,如《针灸甲乙经》云:"引缺盆肩中热痛,麻痹不举,肩贞主之。"《针灸聚英》言:曲垣主"肩痹热痛"。又如《灵枢经·邪气脏腑病形》曰:"小肠病者","若独肩上热甚","取之巨虚下廉",下巨虚虽属胃经,但又为小肠之下合穴。此外,《灵枢经·邪气脏腑病形》语:"肩上热","取委中"。委中位于腘关节部,而关节恰骨之末端部,阳气较为旺盛,且是邪浊积滞之处,故清热逐邪亦**可取关节部穴**。

2. **与寒相关**　治疗与寒相关者,古代以膀胱经与肺经穴次为高,此当该两经均主表寒,膀胱经还主里寒之故。其中**取膀胱经穴者**,如《备急千金要方》谓:"膈俞、譩譆、京门、尺泽,主肩背寒痉,肩甲内廉痛。"《铜人腧穴针灸图经》述:附分主"肩背拘急,风冷客于膝"。《循经考穴编》曰:大杼主"背胛酸疼,腠理不密,易感风寒"。《神灸经纶》云:"肩臂冷痛","灸膏肓、肩井。"**取肺经穴者**,如《针灸甲乙经》言:列缺主"虚则肩背寒栗,少气不足以息";尺泽主"肩寒,少气不足以息"。《针灸聚英》语:太渊主"肩背痛寒"。

3. **与风相关** 治疗与风相关者,古代膀胱经与肺经穴次亦较高,因风为阳邪,其性开泄,易伤肌表,而该两经均主表,故取之。其中**取膀胱经穴者**,如上述"与寒相关"中,附分主"肩背拘急,风冷客于膝";大杼主"背胛酸疼,腠理不密,易感风寒",皆为例。**取肺经穴者**,如《灵枢经·经脉》称:肺经主"气盛有余则肩背痛风"。《针灸甲乙经》谓:中府主"肩背风汗出"。《备急千金要方》记:列缺主"肩背痛,风汗出"。《针灸大成》录:尺泽主"肩臂痛,汗出中风"。

4. **与气相关** 治疗与气相关者,古人选取肺、大肠、三焦经穴,此当肺主气,大肠与肺相表里,三焦总司气化功能的缘故。如《灵枢经·经脉》曰:肺经主"气盛有余则肩背痛风";大肠经主"气有余则当脉所过者热肿";三焦经主"气所生病者","耳后肩臑肘臂外皆痛"。

5. **与瘀相关** 治疗与瘀相关者,古人选取**肩关节局部穴**,如《针灸甲乙经》云:"肩背痹痛臂不举,血瘀肩中,不能动摇,巨骨主之。"

6. **与虚相关** 治疗与虚相关者,古人选取补肾与补肺的穴位,此当肾为先天之本,肺气虚弱可导致本病的缘故。其中**取补肾穴者**,如《席弘赋》道:"更有三间肾俞妙,善除肩背消风劳。"**取补肺穴者**,如《针灸甲乙经》言:"肩背寒热,脱色,目泣出,皆虚也。刺鱼际补之。"列缺主"虚则肩背寒栗"。《外台秘要》语:尺泽主"虚则肩背寒"。

现代治疗肩周炎也有用辨证取穴者,如李桂兰用巨刺法,针刺健侧阳陵泉,施捻转提插强刺激,同时活动患侧肩关节,对于风寒型,加肩髃、风池,用温针灸;风热型,加大椎、曲池、合谷;瘀血型,加膈俞、肩髃,施温针灸。张国瑞治疗肩周炎,除六经分治外,风盛者加风池、外关,并予局部闪罐;寒盛者,加太冲、合谷,用局部深刺加灸;湿盛者,加足三里、阴陵泉;热盛者,加大椎、合谷、曲池;气血虚者,加三阴交、太溪。这些与古代的辨证取穴不完全相同。

【辨经取穴比较】

古今治疗本病亦根据病变的部位选取相应经脉之穴,即辨经取穴,或称分经取穴。如清代《针灸便用》言:"治肩前廉疼,针合谷、列缺。""治肩内廉疼,针尺泽、太渊。""治肩外廉疼,针后溪、小海。"即为例。

现代分经取穴者,如马应乖治疗肩周炎,取相应经脉之原穴,治疗手太阳型,取腕骨等;手少阳型,取阳池等;手阳明型,取合谷等,用电针疗法。王登旗则选取相应经脉中的郄穴(温溜、会宗、养老、孔最、郄门、阴郄),将针尖向上臂斜刺,使针感向上或下放射,持续捻针。孟庆良循经针刺经脉起止两端穴,阳明经病,取商阳、迎香;太阴经病,取少商、中府;太阳经病取少泽、听宫,施针刺中等刺激,同时令患者做肩部活动。上述穴位均在上肢部。

现代还根据病情的分经选取下肢部相应穴,如张国瑞治疗手阳明型,针条口等穴;手少阳型,针阳陵泉等穴;手太阳型,针承山等穴;手太阴型,针阴陵泉等穴;手厥阴型,针曲泉等穴;手少阴型,针筑宾等穴,采用提插捻转手法。周光涛用远道辨经巨刺法,痛在手太阴者,针阴陵泉透阳陵泉;痛在手阳明者,针条口透承山,痛在手太阳经者,针飞扬透漏谷,均取健侧穴位。现代又有综合选取上下肢相应穴者,如赵海红等介绍郑魁山治疗肩周炎的经验,太阴处痛取肩缝、尺泽、阴陵泉;阳明处痛取肩髃透极泉、曲池、巨骨、条口透承山,太阳处痛取肩贞、后溪、申脉,少阳处痛取臑俞、外关、阳陵泉透阴陵泉,均采用热补针法。总之,古今均根据病情,分经选取相应穴位,而现代的相关报道比古代更多。

【针灸方法比较】

1. 古今均用艾灸　本病常由风、寒、瘀、虚等因素所致,而艾灸为热性刺激,有祛风温阳、活血补虚的功效,因此在本病的古、今文献中,涉及艾灸者分别为 37 条次、131 篇次,分列古、今诸法之第一、第四位,分占各自总条(篇)次的 11.18% 和 13.44%,可见现代百分比略高于古代,这在其他疾病的治疗中较为少见,显示艾灸在现代临床上被广泛采用,当其有良好疗效之故。清代《名家灸选三编》曰:“肩冷臂痛者”,“若不预为之治,恐中风不随等证由此而成也,须灸肩髃二穴方免此患”,“此不可不灸,轻者七壮,风寒盛者十四壮为率”。《针灸集书》云:“肩背酸疼,当灸膏肓、肩井、肩髃,无有不愈云。”《针方六集》称:臂臑治“肩背引痛;一方云:宜多灸,不宜针”。均显示艾灸有良好疗效,后者还认为艾灸疗效优于针刺。

(1)**艾灸的取穴:**对于本病,**古代艾灸以肩关节局部穴为多**,共计 24 穴次,占艾灸总穴次的 37.5%。其中又以**肩髃频次为高**,共计 9 穴次,列全身艾灸诸穴之首。如《针灸资生经》谓:“予中年每遇寒月,肩上多冷,常以手掌心抚摩之,夜卧则多以被拥之,仅能不冷,后灸肩髃,方免此患。”《神农皇帝真传针灸图》载:肩髃治“手臂肩膊疼痛,可灸七壮”。古人**也灸肩井、肩贞、阿是穴**等,如敦煌医书《新集备急灸经》言:“患肩膊重,抬手不起,取左右膊井上灸,各二七壮,名膊肩井穴。”《循经考穴编》曰:肩贞“治肩骨一点大疼”,“灸之,亦立愈”。而前面“古今均取肩部穴”中《针灸资生经》灸阿是穴,亦为灸之例。古人还**灸膏肓俞**,统计显示共 5 穴次,与肩井并列为艾灸诸穴之第二位,此当是邻近取穴和补虚强壮之故,如《针灸则》治疗肩痛:“灸:膏肓。”

现代艾灸也多取肩关节局部穴,如高映辉取肩髃、肩前、肩贞、曲池等穴,将艾炷直接放在穴位上点燃,待感觉灼热时去掉,共灸 4~5 壮;王满增等取病变局部穴,用雀啄灸法;李扬缜针刺肩髃透极泉,配合艾条悬灸或熏灸器温和灸;陈培良取肩部痛点,置自制简易温灸架,点燃艾炷熏灸;张琼玉取抬肩、肩贞、臑俞、肩髃、臂臑、肩井,将艾绒与中药粉装在温灸器内,点燃熏灸。总之,艾灸多取肩部穴,这是古今一致的。

（2）艾灸的主治:古人艾灸除治疗前述肩部感觉与运动症状外,还治疗肩部疮疡,如清代《神灸经纶》载:"髃疽,发于肩腋相连肿:会宗。"明代《外科理例》记:"髀胛患毒已半月,头甚多,大如栗许,内痛如刺","遂灸二十余壮","瘀肉不溃,此阳气尚虚也,用桑柴火灸"。该案采用桑柴火灸,与普通艾灸有所不同,用以治疗阳气不足之证。而现代检索统计的是肩关节周围炎的针灸治疗,故未有肩部疮疡的内容。

（3）艾灸的方法:除了常规灸法外,本病临床还采用了隔物灸、"太乙神针"灸、化脓灸、温针灸、药绳灸等方法。

1）古今均用隔物灸:治疗本病古人尚**施隔蒜灸**,主要用于肩部疮疡,盖大蒜可解毒杀菌之故。如明代《薛氏医案》云:"少司冠周玉严,背患疽在胛已四日,疮头如粟,重如负石,坚硬不起","隔蒜灸二十余壮,乃知痛,又十余壮,背觉少和"。宋元时代《备急灸方》曰:"治发背、发肩","凡觉有患,便用大蒜切片如钱厚（如无蒜,用净水和泥,捻如钱样用之）,贴在疮头上（如疮初生,便有孔,不可覆其孔）先以绿豆大艾炷灸之,勿令伤肌肉,如蒜焦更换,待痛稍可忍,即渐放炷大,又可忍,便除蒜,灸之数不拘多少,但灸至不痛即住","每患一个疮,或灸三百壮、五百壮至一二千壮,方得愈者,亦有灸少而便愈者"。可见该案采用的壮数较多,直到"灸至不痛",可多达数百甚至上千壮。

现代用隔物灸治疗的是肩周炎,**所用药物有姜,以及活血通络之品**,与古代隔蒜灸有所不同。如现代杨庆林取患侧肩髃、肩贞、臂臑、合谷、外关、中渚,施隔姜灸;王赞芝取患侧肩周痛点,以及肩贞、肩髃、肩髎、肩前等穴,用浅入疾出的半刺法,并用大活络丸制成药饼,施隔药饼灸;李琳等将威灵仙、苏木、姜黄、红花、细辛、丝瓜络煎煮加入陈醋,用纱布在药液中浸透,敷于相应腧穴上,用灸盒施灸。

2)古今均用"太乙神针"灸:"太乙神针"是在艾条中加入若干行气活血等作用的中药,治疗时在穴位上铺数层布或纸,然后将点燃的艾条按在布或纸上。清代《太乙离火感应神针》载:百会治"一切头面肩项外杂等症",即用此法。清代《串雅外篇》记:"百发神针:治偏正头风、漏肩","俱可用针,按穴针之,真神妙,百中、乳香、没药、生川附子、血竭、川乌、草乌、檀香末、降香末、大贝母、麝香、母丁香、净蕲艾绒,作针"。此法当亦"太乙神针"灸。而现代耿昊等治疗肩周炎,取肩髃、大椎、肩贞、曲池、合谷、条口,也用"太乙神针"灸;朱月伟等介绍罗诗荣治疗肩周炎的经验,用雷火针治疗,其与"太乙神针"灸相类同。总之。古今均用"太乙神针"灸,这是相同的

3)古代采用化脓灸:元代《卫生宝鉴》谓:"右肩臂膊痛无主持,不能举动","肩井穴内,先针后灸二七壮,及至疮发","再灸肩井,次于尺泽穴,各灸二十八壮,引气下行"。此处云"及至疮发",即是运用化脓灸法促使灸疮发脓,从而大大地提高机体免疫内分泌功能,调整机体的病理状态。而现代肩周炎临床用化脓灸的报道较少。

4)现代采用温针灸和药绳灸:由于针具的进步,温针灸在现代得到推广应用,如回克义治疗肩周炎,取肩髃、肩贞、中渚,用温针灸;林秀芬则取患侧肩三针、天宗、肩中俞、新设等穴,用温针灸;陆念祖取肩髎透肩贞,肩髃、肩贞、臑会、曲池、手三里,用特制的银温针灸。现代还有人采用药绳灸,如邵亚萍取压痛点,将胶布贴在压痛点上,以药绳(含麝香和雄黄等中药)灸之。而在本病的古代文献中,未见有温针灸和药绳灸的记载。

2. 古今均用针刺　现代研究证实,针刺可使人体产生吗啡样物质,起到止痛作用,因而针刺被广泛应用于本病临床。在

本病的古、今文献中，涉及针刺者分别为 32 条次、534 篇次，分列古、今诸法之第二、第一位，分占各自总条（篇）次的 9.67% 和 54.77%，可见**现代比古代更多地采用针刺**，此当是现代针具进步及神经学说影响的结果。

古代采用针刺者，如《备急千金要方》载："库狄钦患偏风不得挽弓，针肩髃一穴，即得挽弓，甄权所行。"《治病十一证歌》道："肩背并和肩膊疼，曲池合谷七分深，未愈尺泽加一寸，更于三间次第行，各入七分于穴内，少风二府刺心经。"《天元太乙歌》道："久患腰痛背胛劳，但寻中渚穴中调，行针用心须寻觅，管取从今见识高。"《针灸治疗实验集》记："肩胛内痛，于胛缝痛处针之，隔一宿愈。"

现代治疗肩周炎亦常采用古代经典的针刺方法，如冷文取肩部压痛点，用《内经》"短刺"法，针至骨处，再改变方向，施"合谷刺"；黄东取肩三针，用"合谷刺"法；史永奋等取肩内陵，用"傍针刺"法；王麟鹏取肩部疼痛最明显处，用"齐刺"和"扬刺"法，并通电；苏新铭针刺痛点，行"龙虎交战"手法；丛国红取肩髃、肩髎，用"苍龟探穴"刺法；韩冰根据子午流注法纳甲法，选取当日当时所开之穴，施以迎随补泻法，均为例。此外，在针刺治疗本病的古今文献中，还有以下内容可予讨论。

（1）**古今均用补泻手法**：古人治疗本病采用针刺泻法者共 9 条，用补法者仅 1 条，显示古人认为本病以实证为多。其中**用泻者**，如《针方六集》云："甲缝二穴：在肩胛缝尖尽处"，"肩背膊臂痛（泻）"；肩髃配腕骨治疗"肩背红肿痛，单泻"。前面"辨证取穴比较"中《铜人腧穴针灸图经》取肩髃，"刺即泄肩臂热气"，当亦用泻法。**用补者**，如前面"与虚相关"中，《针灸甲乙经》治疗"肩背寒热"，"刺鱼际补之"。

古代也有采用**补泻结合者**，共计 4 条，如《医学纲目》述："肩端肿：肩髃（二寸半，泻九吸）、腕骨（七分，先泻后补）。"《类经图翼》语：腕骨治"肩背冷痛，先泻后补"。《循经考穴编》称：肩髃治肩"冷风痛痹,先泻后补"。《针灸便用》谓:"手不能举,弯弓不开,不能及头,针肩髃、曲池、阳池,灸,先泻后补。"可见古人所施的补泻结合法多为先泻后补,因本病多由风寒外邪入侵所致,以邪实为主,故治疗宜先泻去邪气,然后才补其不足。

现代采用泻法者,如纪清山取漏肩穴(位于胫骨粗隆下缘水平线上,胫骨内侧后缘凹陷中)、巨骨、肩三针、天宗、中渚,用针刺泻法;方幼安治疗肩前痛取天鼎,肩后痛取天柱,用针刺捻转泻法;王晓燕取天鼎穴,用针刺提插泻法,使针感传至同侧指尖。

现代采用补法者,如朱慧芳针刺肩髃、肩髎、臂臑、举臂、肩井、曲池、压痛穴,用平补法,起针后用白酒浸老姜擦;赵海红等介绍郑魁山经验,取肩髃、肩髎、天宗等穴,用热补针法(烧山火的简化)。

现代采用补泻结合者,如陈东水采用"上补下泻"法,即对患侧肘以上穴(肩三针、臂臑、天应等)用烧山火补法,肘以下穴(肩前侧痛取尺泽、太渊,肩外侧痛取曲池、合谷,肩后侧痛取天井、外关)用透天凉泻法;李扬缜针刺肩髃透极泉,先用捻转提插泻法,后用"烧山火"或捻转补法。可见,现代治疗本病补泻兼有,但总的来说,**现代治疗肩周炎也以泻法为多**,这与古代是大体相合的。

(2)**古今均用深刺法**:本病病位多在肌肉筋骨,而《素问·调经论》曰:"病在肉,调之分肉;病在筋,调之筋;病在骨,调之骨。"《灵枢经·邪气脏腑病形》称之为刺"肉节"。即在治疗本病而取肩部穴时,针刺宜深,须达病变部位。如明代《循经考穴编》曰:肩贞"直刺入二寸五分,治肩骨一点大疼,宜单泻之"。本案肩贞及上述古代补泻结合段落中的肩髃,针刺均达"二寸五分",当是比较深的。又如清代《针灸集成》云:"肩痛累月,肩节如胶连接,不能举:取肩下腋上两间空虚针刺,针锋几至穿出皮外,一如治肘之法,慎勿犯骨,兼刺筋结处,神效。"该案当是透刺肩关节,刺及"筋结",针刺也颇深,然文中又曰"慎勿犯骨",意即不要针刺伤骨,盖为古人经验之谈。

现代也在肩部采用深刺法,如张宏发治疗肩周炎,以肩背部阿是穴为中心,用 3~5 寸长针沿皮肤向四周辐状斜刺,不留针;易宏荣用 3 寸长毫针,由肩髃分别向极泉、臂臑、肩内陵、肩髎方向透针 2~2.5 寸;张士银等用肩"六透"针法,即肩髃透臂臑,肩前缝透臂臑,肩后缝透臂臑,腋前透腋后,腋后透腋前,极泉透肩髃;张正针刺肩髃透极泉、肩前(腋前皱襞尽头)、肩后(腋后皱襞尽头),采用提插捻转泻法,各穴强刺激 1 分钟,出针后各穴拔罐。可见,古今本病临床均采用深刺法,这是基本相同的。

（3）古今均用速刺法:即治疗本病采用强刺激而不留针,如明代《席弘赋》道:"肩上痛连脐不休,手中三里便须求,下针麻重即须泻,得气之时不用留。"现代杨庆林治疗肩周炎,针刺患侧肩髃、肩贞、臂臑、合谷、外关、中渚,用强刺激使其得气,不留针;梁清湖针刺肩痛穴(肩锁关节点,向肩部透刺)、三角肌中点(向上、内、外透刺)、臂中穴(在桡、尺骨之间,腕横纹与肘横纹连线中点),针刺得气即止,不留针,加拔火罐;庄文颖取天窗穴,用针刺捻转提插泻法,针感达肩部疼处,循上臂前臂到手指,若肩胛部疼,将针提至皮下,转向后侧,施同样手法,针感达肩胛后部,不留针。可见古今治疗本病均有采用速刺法者,而对于针刺敏感者,速刺法尤为适宜。

（4）古今刺穴先后有序:古今均有人按照先后次序针刺相应穴位,如明代《针灸集书》称:"如手麻,背胛痛,先刺合谷,后泻太冲、大都。"该书中《八法穴治病歌》治疗"鼻衄耳聋肩角痛",先刺申脉,后刺后溪。现代赵亚莉等治疗肩周炎,先取健侧条口透承山,用捻转提插泻法,再刺健侧阳陵泉,用平补平泻法,最后依次针刺患侧合谷、曲池、肩髃穴,配以阿是穴,用平补平泻法,在针刺下肢穴时嘱患者活动患侧上肢;现代冯润身亦认为改变所刺激穴位的先后顺序,将会取得不同的效应,因此对于取穴的先后次序问题尚可探讨。

（5）古今采用循经续刺法:在针刺远道穴未效时,古今均有人沿经脉朝病变部位逐步加取穴位而续刺,以激发经气,如明代《针灸大成》语:"足太阳井:人病头项、肩背、腰目疼","不已,刺金门五分,灸三壮,不已,刺申脉三分"。现代卢静治疗肩周炎,取肩部痛点及其经络穴位,用经络导气仪做多级电脉冲"接力"刺激。可见运用连续"接力"刺法,这在古今临床上是相合的。

（6）古人针刺配合呼吸:古人认为呼吸可推动气血运行,而呼吸次数的多少亦表明留针或手法操作的时间长短,这在缺乏钟表的古代当是常用的计时方法,因此古代针刺常配合呼吸。如《千金翼方》谓:肩髃治"手不上头,捉物不得,挽弓不开,臂冷酸疼无力,针入八分,留三呼,泻五吸,在膊骨头陷中,平手取之","又针曲池,入七分,得气即泻,然后补之","又针列缺,入三分,留三呼,泻五吸,亦可灸之"。而现代采用呼吸法者较少。

（7）古人刺肩井的方法:肩井是本病的常用要穴,但该穴近肺尖,针刺有一定的危险性,易造成气胸,因此古人认为不宜久留针,如《医学纲目》载:"两胛痛:肩井(二寸半,不宜久停针)、支沟。"古代也有人在针刺肩井时配合泻足三里,以防气胸,如《天元太乙歌》曰:"背脊俱疼针肩井,不泻三里令人闷,两臂并胛俱疼痛,金针一刺如圣神。"泻足三里对气胸是否有作用? 尚需探讨。

（8）现代要求强刺激及放射感:为了提高治疗效果,现代常用针刺强刺激,并要求有放射感。如李文发取外关、偏历、列缺、丰隆、光明、飞扬等穴,施大幅度针刺提插捻转,以患者能忍受为度;苏新铭针刺肩痛点行大幅度快速震颤法,及龙虎交战手法;蒋利用 4 寸长毫针针入肩贞穴约 2 寸,使较强的酸麻胀感向前臂、手指放散,针肩髃透臂臑,使肩关节有酸胀麻感;吕彦宗用毫针针刺颈中穴(在天鼎穴向外斜下 1 寸),进针至 1 寸左右,然后针尖朝向大椎穴方向,施以雀啄手法,针感麻至指尖为宜,不留针;王波针刺患侧阳陵泉下 2cm 处,针尖斜向肩部,使针感传到患肩及上肢末端,用震颤法运针 15 分钟。上述治疗也多要求患者配合

223

活动患肩。而在古代本病文献中,关于强刺激和针感放射的描述较少。

（9）**现代针刺配合运动肩关节**:前面"现代选取腿阳面穴""古今均交叉取穴""现代要求强刺激及放射感"等段落已述,针刺远道穴时医者多要求患者配合活动患侧肩关节。又如董天恩取健侧条口穴,进针深,施强刺激,边针边活动肩部;杜萍取下巨虚,用捻转泻法,并让患者活动肩部,同时配合按摩;龙得森用毫针快速刺入中渚穴,针尖向腕部斜刺,持续运针强刺激,并使患肢不停活动;魏启亮等取病侧三间穴,用毫针施平补平泻,以能忍受为度,患者自动或被动地反复做上肢抬举、外展、后伸动作;王钊用原络配穴法,取患侧太渊、列缺、合谷、偏历,用毫针浮刺法,施捻转手法,并令患者活动肩部。

现代在针刺肩部附近穴时,也有要求患者活动患肩者,如胡世刚等针刺缺盆穴 0.5~1 寸,针感传至拇食指;针刺腋下点(位于背阔肌中点处),针尖刺向肩峰,进针 2~2.5 寸,治疗时边捻转边令患者向上高举上肢,然后将针尖提到皮下,上肢还原落下,反复3 次。

笔者揣测,针刺配合运动患侧肩关节可疏通经络,运行气血,并促使经气到达病所,从而激发肩部肌肉、肌腱、骨骼等组织潜在的神经内分泌调节功能,改善其生理病理状况;而运动引起的传入信号又能进一步激活脊髓上位中枢,加强下行抑制,故可提高临床疗效。

（10）**现代采用的其他新刺法**:现代本病临床还发现并采用了一些新的刺法,包括浮针法、阻力针法、雀啄刺法、动态针刺法、小宽针法等。如陆瑾等采用浮针法,在痛点与肘关节连线的上2/3 处进针,向最痛点刺入浮针的 4/5,扫散 3 分钟,拔去针芯,用胶布固定套管,留管 20 分钟;吴立红亦用浮针疗法,针刺痛点;侯春英用阻力针法,取三间、中渚、后溪,即用毫针浅刺并捻转 360°后,行雀啄刺,以针下沉紧酸胀为宜,并令患者带针活动肩部,然后针刺颈夹脊阳性点,行捻转泻法;蔡红取肩背部压痛点或有板滞感、牵拉感的部位,用雀啄刺法,点刺深层病变组织,施泻法;俞剑虹用动态针刺法,即令患肩活动,在达到疼痛极限时,针刺其痛点,使病灶在最大牵张下接受针刺,而行针手法宜轻柔;黄巍等亦令患者在保持肩部最疼痛的姿势时,寻找最痛点,针刺并施高频震颤法,得气后把针提至皮下,令患者再做最疼痛的动作,再施高频震颤法;张红英取肩井、抬肩、天宗、解凝等穴,用小宽针配合拔罐疗法。这些方法在古代文献中未见记载,是现代针灸工作者的发展。

3. 古今均用刺血 本病常由风、寒、热、瘀等邪气所致,而用刺血疗法则可将这些邪气逐出体外,因此在本病的古、今文献中,涉及刺血者分别为 13 条次、37 篇次,分列古、今诸法之第三、第九位,分占各自总条(篇)次的 3.93% 和 3.79%,古今百分比相近。本病刺血选取肩关节局部穴、远道穴,以及相关经脉之穴,而古代的刺血量往往较大。

(1) **古今均取局部穴**:在肩部刺血可将局部邪气逐出,因此古今刺血均取肩部穴。如明代《针方六集》曰:肩贞治疗"肩端红肿,宜弹针出血"。明代《薛氏医案》载:"疽发背胂,若有瘀肉腐烂,脓水淋漓,肿痛仍作者,此处有筋一层间隔,内脓不出故也,宜用针引之。"其中后一例治疗的是疮疡,用针刺出脓液,与刺血相类似。

现代刺血取局部穴者,如石学敏治疗肩周炎,取肩髃、臑俞,施刺络拔罐,每穴每次出血 5~10ml;李凤岐则取肩髃、肩髎、肩贞、尺泽、天宗、阿是穴,以三棱针快速点刺,并拔罐吸出血液 10~20ml;冷文取肩部压痛点,施刺络拔罐泻血;裴景春治疗肱二头肌长头腱鞘炎,取压痛点,用梅花针叩刺加拔罐出血;徐强华取阿是穴、肩髃、肩前、天宗、曲垣等穴,用刺血拔罐法。

(2) **古今均取远道穴**:明代《针方六集》语:少冲治"肩腋肘臂酸痛","宜三棱针出血"。明代《医学纲目》称:"肩背颈项腋前痛，与胸相引者：涌泉（一分，见血，妙）。"清时期《针灸则》治"肩痛"："出血：肺俞。"现代王秀珍治疗肩周炎，取尺泽、曲泽、曲池等穴，用刺血疗法。上述少冲在手背，涌泉在足底，肺俞在上背，尺泽、曲泽、曲池在肘关节，均可归入远道取穴范围，临床常根据病情与经脉的关系，取以刺血。

又如清代《刺疗捷法》道："肩井生疗刺龙舌，后溪窍阴是要穴，地合缺盆与曲池，发际印堂尾闾决。"此诀治疗肩部疗疮，其中"龙舌"乃位于上臂内侧面的奇穴，"地合"乃位于下颏中央的奇穴。该书于此前曾曰：疗疮治法，"先看疗之发于何处，翻阅歌诀，用小镰刀或三棱针，按穴轻刺，略为出血，随以麻油和食盐点穴上，以透泄其毒，切勿将疗头刺破为要。"可见，取上述穴位均须采用刺血法，其中多数远离肩关节。

（3）古代选取相应经脉之"血"：如《素问·脏气法时论》载："心病者"，"膺背肩甲间痛，两臂内痛"，"取其经，少阴、太阳，舌下血者"。"肺病者，喘咳逆气，肩背痛"，"取其经，太阴、足太阳之外，厥阴内血者"。《灵枢经·五邪》曰："邪在肾，则病骨痛阴痹"，"肩背颈项痛，时眩，取之涌泉、昆仑，视有血者尽取之"。上述《内经》条文均根据肩痛所涉及的脏腑，取相应的经脉之穴，其中"血者"当作"瘀血阻滞者"解，即临床须寻找体表的青紫脉，予以刺血，此乃对症取穴下针，胜于"千人一穴"的死板方法。现代黄龙祥认为，上述所取经脉当称为"经脉穴"，是十二经脉在腕、踝部的相应穴位。而在现代临床上，刺经脉之"血"的报道不多见。

（4）古人的刺血量往往较大：如《素问·刺腰痛》云："解脉令人腰痛，痛引肩"，"刺解脉，在膝筋肉分间，郄外廉之横脉出血，血变而止"。《续名医类案》治疗"肩痈"："急砭患处，出黑血盏许。""缺盆始痛，针出清脓二碗许。"上述"血变而止""出黑血盏许""出清脓二碗许"均显示刺血（脓）量之大，此当逐邪务尽之意。现代治疗肩周炎也有刺血量大者，如上述王秀珍治疗肩周炎的出血量可达30~100ml，但一般来说现代刺血量较小，不如古代。

4. 古今均用推拿 推拿疗法将运动之力作用于体表肌肤穴位,使肩部的气血得以畅通,瘀血水肿得以消散,疼痛酸胀得以消失,运动功能得以恢复,因此古今治疗本病多采用推拿疗法。如清末民初《西法针灸》载:"一病妇年五十岁,去年九月上旬,自肩胛部、上膊部至手腕部,俱发偻麻质斯状之疼痛,上肢之动作艰涩","按摩肩胛、上膊、前膊、手腕诸部"。其中"偻麻质斯"为英语"风湿"一词在清末民初的中译文。

现代针灸治疗肩周炎配合推拿者,如徐建勇等针刺生物全息第2掌骨侧的上肢穴,并令患者活动患肩,起针后配合推拿疗法,施以揉、㨰、摇、拔伸、抖等手法;张昌林除用针刺提插捻转与电针外,并按揉手三里、曲池、肩髃、肩前、肩贞、天宗等穴,配合肩关节活动;廖伯年等取"肩应穴"(天宗附近最痛点),注入维生素 B_{12} 与地塞米松,并㨰、揉肩部穴,点压肩井、肩髃、肩髎、肩贞、肩前、臂臑、曲池、合谷等穴,弹拨粘连处,活动肩关节,再施拿揉搓拌等手法;孙继成取阿是穴、肩贞、肩髃、肩髎、臂臑、曲池、手三里,用推拿之运膊、指旋、揉拿法;李健良针刺患侧"靳氏肩三针"等穴,配合揉、㨰、分筋、弹拨、摇肩旋转等推拿手法;丁成标等针刺双侧中平穴、阳陵泉透阴陵泉、绝骨透三阴交,配合肩部活动,并在患肩处施松解手法推拿,并从多角度施予扳法。

5. 古今均用火针 火针乃针刺与烧灼相结合的方法,古今亦用以治疗本病。如《卫生宝鉴》言:"右臂膊肿盛,上至肩,下至手指,色变,皮肤凉,六脉沉细而微,此乃脉证俱寒","此乃附骨痛","以燔针起之"。

现代用火针治疗肩周炎者,如贺普仁取肩部压痛点,用火针疗法;朱桂玲等取最敏感的压痛点及周围4点,用火针疗法;夏晓川则用粗针或缝衣针代替火针,取患侧臑俞穴,用棉线包裹针根部,烧红发白后,快速刺入,迅速出针;张文兵等治疗慢性冈下肌劳损,取大杼、天宗、臑俞,用火针点刺;陈静治疗粘连型肩周炎,取肩前、肩髃、肩贞、臑俞附近压痛点,用火针刺激;吴峻治疗肩胛提肌劳损,取局部阿是穴(患侧第 1~4 颈椎棘突旁 1.5 寸及肩胛骨内上角处),用火针加拔罐及艾条熏灸。可见上述《卫生宝鉴》用火针治疗的是肩部"附骨痈",而现代用火针治疗的是肩周炎,古今火针治疗的病种有所不同。

6. 现代发展的方法 现代治疗肩周炎还采用穴位注射、电针、器械、拔罐、小针刀、刮痧、敷贴、埋藏、皮肤针、挑治,以及微针系统等疗法。这些在古代本病文献中未见记载,可谓是现代针灸工作者的发展。

(1)**穴位注射:**如刘建洪取肩髃穴,注入普鲁卡因、维生素 B_{12}、当归注射液、骨宁注射液;吴映书等取天宗穴,注入维生素 B_{12}、地塞米松;李刚等取膏肓、巨骨、肩髃透臑俞、手三里,注入 10% 葡萄糖注射液加当归注射液;周永辉取患肢对侧的条口穴,注入祖师麻注射液;张和平取健侧中平穴(足三里穴下 1 寸),注入丹参注射液;李浩琦等取患侧手三里穴,注入安痛定;彭启琼取肩三针(肩髃、肩前、肩后)等,注入普鲁卡因、醋酸泼尼松龙(或当归注射液、黄瑞香注射液)。又如李伟洁等取肩内陵、肩髃、阿是穴、条口、阳陵泉,用蜜蜂螫刺,因蜂螫中含有类激素成分,故也可归入穴位注射中。

(2)**电针:**如张娜娜等针肩髃、肩贞、肩髎、天宗、臑俞、曲池,连接韩氏多功能电治疗仪;车涛等取肩髃穴,用电针治疗;高玄根取患侧肩三针(肩髃、肩后皱襞尽头上 1 寸、腋前皱襞尽头上 1 寸)、曲池、条口等穴,通电 20 分钟;仲跻尚取双侧第 5 颈椎夹脊穴,用 3 寸针刺入,针尖向下沿皮刺,与脊柱平行,使针感放散至肩部或背部,接 G6805 电疗仪,并活动患肩。

(3)**器械:**如谢可永取肩髃、肩贞,用 He-Ne 激光治疗;罗平等取阿是穴、肩井、肩髃、肩贞、肩髎等,用激光针灸针治疗;沈玲取阿是穴、肩髃、肩髎、肩内陵、天宗、肩贞、外关等,用曼迪森-500型半导体激光治疗;周江川治疗肩前型取肩内陵、尺泽,肩侧型取肩髃或肩髎、曲池,肩后型取肩贞、臑俞、天髎、曲垣,用微波针治疗;周建媛取肩髃、肩贞、天宗、肩外俞、肩中俞、肩髎、阳池、外关等穴,用电针配合微波治疗;党凤鸣治疗肩周炎,取肩部痛点及其相应穴位,施予特定电磁波 TDP 温针治疗。前面"古今采用循经续刺法"中卢静使用经络导气仪,亦为例。

（4）**拔罐**:如彭启琼取肩三针（肩髃、肩前、肩后）等穴,用针刺加拔罐;王玉明在疼痛明显处,施以闪罐或走罐;高春梅以肩峰端为中心,用走罐疗法,向四周做环形推动;苏新铭取肩三针、臂臑、巨骨等穴,用针刺加拔药水罐法（药水中含桂枝、红花、苍术、乌梢蛇、羌活、独活、威灵仙、木瓜、乳香、没药）;游昌华取患肩的疼痛部位,将竹罐放在沸腾的当归、川芎、羌活、寄生、红花、独活、牛膝、细辛之药液中煎煮,擦干罐内水分,趁热把竹罐扣在穴位上;李宗俊取阿是穴、肩髃、肩前、肩贞、臂臑、曲池等穴,用多功能罐治疗。

（5）**小针刀**:小针刀是近三四十年发展起来的新疗法,对本病有良好疗效,故被推广使用。如张铁英、田平等分别取肩部最明显压痛点,用小针刀施纵行疏通、横行剥离法;何业斌等取痛点予以针灸,再将小针刀刺入周荣穴,推进至臑俞皮下,行左右前后剥离术数次,出针拔罐吸出瘀血;刘星在喙突外喙肱肌和肱二头肌短头附着点、冈上肌抵止端、肩峰下冈下肌和小圆肌的抵止端,用针刀做切开剥离法或纵行疏通剥离法,在肩峰下滑囊做通透剥离法。

（6）**刮痧**:刮痧可以疏通经气,活血祛瘀;现代认为刮痧可以使皮下微血管破裂,改善微循环障碍,因此在现代肩周炎的临床上,刮痧常被使用。如徐定潮取后颈、肩上、肩胛、肩后、肩前等处穴位,予以刮痧疗法;谭慧取后颈、肩胛骨内侧、肩胛骨中间、肩胛骨下角、侧颈部、腋后线、腋前线、上肢外侧等处穴位,用刮板刮拭;樊虹彦取斜方肌、三角肌、肩胛提肌、冈上肌、冈下肌、大小圆肌、肱二头肌、肱三头肌的体表区,用刮痧板刮拭。

（7）**敷贴**：如侯树峰将吴茱萸、薏苡仁、莱菔子、菟丝子、紫苏子、生食盐在铁锅炒至微变色,用布包缠垫烫患肩,同时活动肩关节;刘路明将当归、川芎、姜黄、羌活、红花、白芷、防风、乳香、没药、续断、木瓜、透骨草、威灵仙、桂枝、细辛制成粗末,洒白酒和水,装入布袋内扎紧,干蒸 35 分钟后换敷患处;张宏太用醋调川乌、草乌、樟脑末成糊状,敷于压痛点上,外裹纱布,用热水袋热敷;尤菊松取肩三针穴与阿是穴,用白芥子、斑蝥等,加入二甲基亚砜调成软膏,贴于穴位上发泡;章进取太渊穴,用白芥子、川乌、细辛、桂枝、肉桂、白芷、山柰作天灸。后二则为敷贴发泡疗法,与前述"化脓灸"有相似功效。

（8）**埋藏**：如郑魁山取肩髃、肩髎、天宗、阿是穴,用埋线疗法;陈荷光取阿是穴和健侧阳陵泉,用埋线法;孙治东等取肺俞穴,留置皮内针;刘宝华等取风门、肩井、天宗、肩髃、曲池、阳池等穴,埋入皮内针。

（9）**皮肤针**：如凌楠等取肩髃、肩髎、肩井、阿是穴及其经络,用磁圆梅针叩刺;倪晓琦取肩髃、肩前、肩后、天宗、曲池、大椎,用梅花针加火罐疗法;师怀堂用磁圆针循经叩刺患肩周围穴及压痛点,用磁梅花针刺激耳廓相应穴区及敏感点。

（10）**挑治**：如桂云超等取压痛点,用锋钩针挑刺,然后拔罐,出血少许;宁晓军等取肩髃、肩贞、臂臑、肩井、肩外俞、天宗、曲池等穴,以外科巾钳作针挑工具,钳住穴位皮肤约 1~1.5cm,深入皮下,进行有节奏的交替横向挑拉,左右摇摆或上下挑提。

（11）**微针系统**：现代治疗肩周炎还采用耳穴、腕踝针、头针、眼针等微针系统的疗法。

1）**耳穴**：如贾春生等取耳穴肩、锁骨等穴(左右耳交替选用),将毫针沿皮透刺,配合活动患侧肩关节运动;陶天遵针刺耳部"抬肩穴";孙继成取耳穴肩关节、神门、皮质下,用针刺捻转手法;张玉夫针健侧耳穴外鼻,配肩、肝、肾、心、小肠、神门、肾上腺,用针刺捻转补法。

2）**腕踝针**：如王爱国取患侧腕踝针上4、上5、上6,将毫针沿皮下浅层平刺1.5寸;王义朝等取腕针上4、6点处,用毫针沿皮下直线进针;费梅取腕踝针患侧上5,用针刺;田韵根据"上对上,下对下,左对左,右对右"等原则,在腕踝针上1、上2、上3、上4、上5、上6中选取相应进针点,用毫针浅刺1.3寸,留针期间令患者做自主运动。

3）**头针**：如朱明清取健侧头皮针顶颞前斜线,从中1/3节段进针约1寸,用抽气法运针,同时运动患肩,幅度由小到大;胡晓东取头针对侧顶旁Ⅰ线、顶旁Ⅱ线、顶颞前斜线中2/5,施中强刺激的快速捻转;孔尧其取对侧头皮针顶颞前斜线中1/3段,留针1小时,并令患者活动肩关节;方贤成取患者健侧头皮运动区、感觉区的中下1/3处,用一根针在运动区由上向下竖刺深达帽状腱膜下层,另一根针从该点后方向前横刺入头皮下,与前根针呈"十"字交叉状,留针或捻转时嘱患者活动患肢。

4）**眼针**：如李怀安取眼针双侧上焦及肝胆区,并根据辨证取相应区域,或选眼球血管颜色变化明显的经,用针刺;阴盛奎取眼针双上焦区、双肝区,边针边活动患肩;李云香取眼针上焦区,配以大肠区、小肠区,用针刺。

【结语】

根据上述对古今文献的统计与分析结果,兹提出治疗肩部病证的参考处方如下(无下划线者为古今均用穴,下划曲线者为古代所用穴,下划直线者为现代所用穴):①肩部穴肩髃、肩井、肩贞、巨骨、肩外俞、天髎、阿是穴、肩髎、天宗、肩前、臑俞等;②臂阳面穴曲池、手三里、支沟、天井、清冷渊、养老、臂臑、外关、臑会等;③手背部穴中渚、合谷、后溪、腕骨等;④臂阴面穴尺泽、列缺、太渊等;⑤上背部穴谚语、大杼、膏肓俞等;⑥腿阳面穴条口、阳陵泉、承山等。临床可根据病情,在上述处方中选若干相关穴位,并可以左右交叉取健侧相应穴位。

治疗与热相关者,可取大肠经、小肠经及关节部穴;与寒、风相关者,可取膀胱经、肺经穴;与气相关者,可取肺经、大肠经、三焦经穴;与瘀相关者,可取肩关节局部穴;与虚相关者,可取补肾和补肺之穴。此外,还可根据病变的部位选取相应经脉之穴,即辨经取穴。

临床可用艾灸法,包括隔物灸、"太乙神针"灸、化脓灸、温针灸、药绳灸等;也可采用针刺法,包括补泻法、深刺法、速刺法、循经续刺法等,要求施强刺激及有放射感,并配合运动患侧肩关节,还可考虑刺穴的先后及呼吸的配合;还可采用刺血、火针、推拿等疗法,以及穴位注射、电针、器械、拔罐、小针刀、刮痧、敷贴、埋藏、皮肤针、挑治,以及微针系统(含耳穴、腕踝针、头针、眼针)等现代所用方法。

历代文献摘录

［晋代及其以前文献摘录］

《阴阳十一脉灸经》:"肩脉……是动则病……肩似脱,臑似折,是肩脉主治。"

《素问·脏气法时论》:"心病者……膺背肩甲间痛,两臂内痛……取其经,少阴、太阳,舌下血者。""肺病者,喘咳逆气,肩背痛……取其经,太阴、足太阳之外,厥阴内血者。"

《素问·刺腰痛》:"解脉令人腰痛,痛引肩……刺解脉,在膝筋肉分间,郄外廉之横脉出血,血变而止。"

《素问·缪刺论》:"邪客于足太阳之络,令人头项肩痛,刺足小指爪甲上,与肉交者……不已,刺外踝下三痏,左取右,右取左。"

《灵枢经·邪气脏腑病形》:"小肠病者……若独肩上热甚,及手小指次指之间热……取之巨虚下廉。""膀胱病者……肩上热……若脉陷,取委中央。"

《灵枢经·经脉》:"肺手太阴之脉……气盛有余则肩背痛风,汗出……气虚则肩背痛寒。""大肠手阳明之脉……是主津所生病者……肩前臑痛。""大肠手阳明之脉……气有余则当脉所过者热肿。""小肠手太阳之脉……肩似拔,臑似折。""小肠手太阳之脉……是主液所生病者……颈颔肩臑肘臂外后廉痛。""三焦手少阳之脉……是主气所生病者……耳后肩臑肘臂外皆痛。"

《灵枢经·经筋》:"足太阳之筋……肩不举,腋支,缺盆中纽痛,不可左右摇。治在燔针劫刺,以知为数,以痛为输。""手太阳之筋……腋下痛,腋后廉痛,绕肩胛引颈而痛……治在燔针劫刺,以知为数,以痛为输,其为肿者,复而锐之。""手少阳之筋……其病当所过者即支,转筋,舌卷。治在燔针劫刺,以知为数,以痛为输。""手阳明之筋……其病当所过者支痛及转筋,肩不举,颈不可左右视。治在燔针劫刺,以知为数,以痛为输。""手太阴之筋……其病当所过者支转筋痛……治在燔针劫刺,以知为数,以痛为输。"

《灵枢经·五邪》:"邪在肾,则病骨痛阴痹……肩背颈项痛,时眩。取之涌泉、昆仑,视有血者尽取之。"

《脉经》(卷二·第一):"右手关前寸口阴实者,肺实也……与肩相引,刺手太阴经治阴。"

《针灸甲乙经》(卷七·第一中):"肩膊间急……魄户主之。""肩痛胸腹满……神堂主之。""肩甲内廉痛,不可俯仰……譩譆主之。""肩背痛……天髎主之。""肩背寒热……皆虚也,刺鱼际补之。"

《针灸甲乙经》(卷七·第一下):"肩髃痛寒……背痛[一本作肩疼],二间主之。""虚则气鬲满,肩不举,阳溪主之。""肩不举,温溜主之。""肩臑肘臂痛……后溪主之。""肩弛肘废……阳谷主之。""肩背相引,如从后触之状……京骨主之。"

《针灸甲乙经》(卷八·第一下):"肩背寒痛……膈[一本作

腨]俞主之。""肩痛引项……天髎主之[原为缺盆主治,据《黄帝明堂经辑校》改]。""寒热肩肿,引胛中痛,肩臂酸,臑俞主之。""引缺盆肩中热痛,[一本有'手臂'二字]麻痹不举,肩贞主之。""肩[一本有'痛'字]引项,[一本有'臂'字]不举……缺盆主之。""颈[一本作项]肿肩痛……天突主之。""肩背风汗出……中府主之。""臂厥,肩膺胸满痛……太渊主之。""虚则肩背寒粟……实则肩背热痛……列缺主之。""肩臂痛不可举,臂臑主之。"

《针灸甲乙经》(卷九·第二):"肩肉麻木,天井主之。"

《针灸甲乙经》(卷九·第三):"肩[一本有'背'字]寒……尺泽主之。"

《针灸甲乙经》(卷十·第二下):"肩背痛不可顾,关冲主之。""肩不举……支沟主之。""肩臂颈痛,项急……腕骨主之。"

《针灸甲乙经》(卷十·第五):"肩痛不可举,天容及秉风主之。""肩背痹[一本作髀]痛,臂不举……肩井主之。""肩肿不得顾,气舍主之。""肩背痹[一本作髀]痛臂不举,血瘀肩中,不能动摇,巨骨主之。""肩中热,指[一本有'痹'字]臂痛,肩髃主之。""肩重不举,臂痛,肩髎主之。""肩重,肘臂痛不可举,天宗主之。""肩胛中[一本作甲]痛,[一本有'热'字]而寒至肘,肩外俞主之。""肩胛周痹,曲垣主之。""肩痛不可举,引缺盆痛,云门主之。""肩痛[一本作肿]引缺盆,商阳主之。""肩肘中痛,难屈伸,手不可举重……曲池主之。""肩肘节酸重……肘髎主之。""肩痛不能自举……阳池主之。""肘痛引肩不可屈伸……天井主之。""肩不可举,不能带衣,清冷渊主之。""肩胛小指痛,前谷主之。""肩痛不可自带衣……阳谷主之。""肩痛欲折,臑如拔,手不能自上下,养老主之。""肩背头痛时眩,涌泉主之。"

《针灸甲乙经》(卷十·第六):"肩不可举……章门主之。"

《针灸甲乙经》(卷十一·第二):"肩臂酸重……支沟主之。"

［唐、宋、金、元代文献摘录］

《备急千金要方》(卷八·第二)："心俞穴在第五节……肩头胁下痛，小腹急，灸二三百壮。"

《备急千金要方》(卷八·第四)："库狄钦患偏风不得挽弓，针肩髃一穴，即得挽弓，甄权所行。"

《备急千金要方》(卷十三·第四)："肩臂痛不得上头，灸肩髃百壮。"

《备急千金要方》(卷十七·第一)："列缺……气盛有余，肩背痛，风汗出……病则肩背寒痛。"

《备急千金要方》(卷三十·第三)："曲池、天髎，主肩重痛不举。""肩贞、关冲、肩髃，主肩中热。""支沟、关冲，主肩臂酸重。""清冷泉、阳谷，主肩不举，不得带衣。""养老、天柱，主肩痛欲折。""天牖、缺盆、神道、大杼、天突、水道、巨骨，主肩背痛。""膈俞、谚语、京门、尺泽，主肩背寒痉，肩甲内廉痛。""前腋主肩腋前痛，与胸相引。"

《备急千金要方》(卷三十·第五)："温留主……肩不举。"

《千金翼方》(卷二十六·第七)："肩髃……刺风，手不上头，捉物不得，挽弓不开，臂冷酸疼无力，针入八分，留三呼，泻五吸，在膊骨头陷中，平手取之，偏风不随时可灸至二百壮，过多则臂强……又针曲池，入七分，得气即泻，然后补之，太宜灸日十壮至一百壮止……又针列缺，入三分，留三呼，泻五吸，亦可灸之，日七壮至一百，总至三百壮。"

敦煌医书《火灸疗法》P·T127："肩背痨疾，风郁骨眼窜痛，于短肋之间胸链交叉处，灸九壮即可。""肩关节黄水积聚，上肢不能举起，肺区痉挛刺痛，肩关节脱臼……于肩背外侧，肩胛骨相连的凹陷处(肩胶穴)，火灸十一壮，即可治愈。""因投掷套绳，抻伤肩胛骨，骨关节淤积黄水……于肩眼、锁骨和肩胛骨三者会合处，下压时有一椭圆小疙瘩，火灸十一壮，即可治愈。"

敦煌医书《新集备急灸经》:"患肩髆重,抬手不起,取左右髆井上灸,各二七壮,名髆肩井穴。"

《外台秘要》(卷十二·癥癖痃气):"又灸闪癖法:其癖有根,其根有著背者,有著髆上者,遣所患人平坐,熟看癖头,仍将手从癖头向上寻之,当有脉筑筑然,向上细细寻至髆上,至筑筑头,当髆即下火,还与前壮数无别。"

《外台秘要》(卷三十九·第一):"尺泽……实则肩背热痛,汗不出,四肢暴肿;虚则肩背寒。"

《外台秘要》(卷三十九·第二):"巨骨……肩髆痛,胸中有瘀血,肩臂不得屈伸而痛。"

《外台秘要》(卷三十九·第四):"浮白……肩背不能举。""居髎……主肩前痛,与胸相引,臂裹挛急,手不得上举至肩。"

《外台秘要》(卷三十九·第八):"天窗……肩痛引项,汗出。""臑俞……肩痛,不可举臂。"

《外台秘要》(卷三十九·第十一):"譩譆……肩背寒热。"

《太平圣惠方》(卷九十九):"魄户……背胛[原作脾]闷。"[原出《铜人针灸经》(卷五)]

《太平圣惠方》(卷一百):"魂户……背甲满闷。""青灵……肩不举,不能带衣也。""神堂……肩背连胸痛,不可俯仰。""肩外俞……肩中痛。""扁[疑为'髃'之误]骨二穴:在肩端上两骨间陷者中,灸三壮,主肩中热,指臂痛也。"

《铜人腧穴针灸图经》(卷四·肩髆部):"肩髃……刺即泄肩臂热气。""肩贞……风痹。""天宗……肩胛痛,臂肘外后廉痛。""曲垣……肩痛,周痹气注肩髆,拘急疼闷。"

《铜人腧穴针灸图经》(卷四·背腧部):"三焦腧……肩背拘急。""附分……肩背拘急,风冷客于腠。""譩譆……肩背痛。"

《铜人腧穴针灸图经》(卷五·手阳明):"商阳……肩背急相引,缺盆痛。"

《铜人腧穴针灸图经》(卷五·手少阳):"清冷渊……臑纵,肩臂不举。""消泺……肩背急。"

《铜人腧穴针灸图经》(卷五·足太阳):"昆仑……肩背拘急。"

《琼瑶神书》(卷一·二十一):"肩井只针手三里。"

《琼瑶神书》(卷二·一百七十九):"肩背红肿痛难当,寒热相传吐法强,若是肩髃提搓战,升阳一次灸无妨。"

《琼瑶神书》(卷二·二百七十四):"背中臂膊肩中痛,中渚如针真万金。"

《圣济总录》(卷一百九十三·治咳嗽):"阴阴引肩背,甚则不可动者,太白主之,浮肿则治在商丘[脾咳]。"

《西方子明堂灸经》(卷一·胸):"中府……肩背痛,风汗出。"

《西方子明堂灸经》(卷二·手少阴):"少海……主肩臂不举,不能带衣。"

《西方子明堂灸经》(卷六·手太阳):"腕骨……臂肩疼。"

《子午流注针经》(卷下·足阳明):"二间……肩背疼时依此用。"

《针灸资生经》(卷一·肩髆部):"肩髃……刺即泄肩臂热气。"

《针灸资生经》(卷五·背痛):"它日复连肩上疼,却灸肩疼处愈,方知《千金方》之阿是穴犹信云。"

《针灸资生经》(卷五·肩背酸疼):"肩背酸疼……当灸膏肓俞。""予尝肩背痛,已灸膏肓,肩痛犹未已,遂灸肩井三壮而愈,以此知虽灸膏肓,而他处亦不可不灸云。"

《针灸资生经》(卷五·肩痹痛):"予屡见将中风人臂骨脱臼,不与肩相连接,多有治不愈者,要之,才觉肩上冷疼,必先灸肩髃等穴,毋使至于此极可也。""予中年每遇寒月,肩上多冷,常以手掌心抚摩之,夜卧则多以被拥之,仅能不冷,后灸肩髃,方免此患。"

《备急灸方》(一):"治发背、发肩……凡觉有患,便用大蒜切片如钱厚(如无蒜,用净水和泥,捻如钱样用之),贴在疮头上(如疮初生,便有孔,不可覆其孔)先以绿豆大艾炷灸之,勿令伤肌肉,如蒜焦更换,待痛稍可忍,即渐放炷大,又可忍,便除蒜,灸之数不拘多少,但灸至不痛即住,若住灸后又肿又痛,即仍前灸之,直候不肿不痛,即住,每患一个疮,或灸三百壮、五百壮至一二千壮,方得愈者,亦有灸少而便愈者。”

《卫生宝鉴》(卷八·风中腑):“右肩臂膊痛无主持,不能举动,多汗出……肩臂上肩井穴内,先针后灸二七壮,及至疮发……再灸肩井,次于尺泽穴,各灸二十八壮,引气下行。”

《卫生宝鉴》(卷十三·舍时从证):“右臂膊肿盛,上至肩,下至手指,色变,皮肤凉,六脉沉细而微,此乃脉证俱寒……此乃附骨痛……以燔针起之,脓清稀解,次日肘下再开之。”

《卫生宝鉴》(卷十九·疖瘘):“章门……肩背不举。”

《卫生宝鉴》(卷二十·流注指要赋):“肩背疼[原作痛,据《针灸大全》改],责肘前之三里。”

《针灸四书》(针经指南·标幽赋):“阳跻阳维并督脉,主肩背腰腿在表之病。”

《扁鹊神应针灸玉龙经》(六十六穴治证):“二间……肩背强痛。”“少海……肩膊手臂麻木难举。”“后溪……项急膊痛。”“养老……肩背强急。”“支沟……肩背胁肋疼痛。”

《扁鹊神应针灸玉龙经》(针灸歌):“肩如反弓臂如折,曲池养老并肩髃。”“肩髃相对主瘘留,壮数灸之宜推求。”“巨骨更取穴谵譆,肩背痛兼灸天柱。”

《扁鹊神应针灸玉龙经》(针灸歌·又歌):“肩背患时手三里。”

[明代文献摘录]

《神应经》(胸背胁部):“肩背酸疼:风门、肩井、中渚、支沟、后溪、腕骨、委中。”“肩背相引:二间、商阳、委中、昆仑。”“肩痹痛:肩髃、天井、曲池、阳谷、关冲。”

《神应经》(手足腰胁部):“肩臂酸重:支沟。”“肩膊烦疼:肩髃、肩井、曲池。”

《针灸大全》(卷一·马丹阳天星十二穴歌):"曲池……弯弓开不得,臂瘫怎梳头。"[原出《琼瑶神书》(卷三·治病手法歌)]

《针灸大全》(卷一·治病十一证歌):"肩背并和肩膊疼,曲池合谷七分深,未愈尺泽加一寸,更于三间次第行,各入七分于穴内,少风[原作海,据《针灸大成》改]二府刺心经。"

《针灸大全》(卷一·席弘赋):"手连肩脊痛难忍,合谷针时要太冲。""更有三间肾俞妙,善除肩背消风劳。""久患伤寒肩背痛,但针中渚得其宜。""肩上痛连脐不休,手中三里便须求,下针麻重即须泻,得气之时不用留。"

《针灸大全》(卷四·八法主治病症):"后溪……头项拘急,引肩背痛:承浆一穴、百会一穴、肩井二穴、中渚二穴。""足临泣……臂膊痛连肩背:肩井二穴、曲池二穴、中渚二穴。"

《奇效良方》(卷五十五·奇穴):"肩柱骨二穴,在肩端超骨尖上……治手不能举动,可灸七壮。"

《针灸集书》(卷上·背痛):"巨骨、天井、后溪、青灵、腕骨、大杼、肩外俞,以上并治肩背痛。""肩背酸疼,当灸膏肓、肩井、肩髃,无有不愈云。"

《针灸集书》(卷上·针灸杂法):"如手麻,背胛痛,先刺合谷,后泻太冲、大都。"

《针灸集书》(卷上·八法穴治病歌):"鼻衄耳聋肩角痛[先申脉,后后溪]。"

《针灸捷径》(卷之下):"肩端红肿痛,又治肩端软弱无力:肩井、肩髃。""肩膊两髀痛疼,治臂背膊温痛,不能屈伸者并皆治之:肩井、肩髃、胛缝[肩缝尖尽处]、肩外俞、曲池。"

《针灸聚英》(卷一上·手太阴):"列缺……肩痹。""太渊……肩背痛寒。"

《针灸聚英》(卷一上·手阳明):"肘髎……肩重腋急。""肩髃……肩臂疼痛。"

《针灸聚英》(卷一上·足阳明):"不容……咳则引肩痛。"

《针灸聚英》（卷一上·手太阳）："小海……颈、颔、肩、臑、肘、臂外后廉痛……肩似拔，臑似折。""曲垣……肩痹热痛。""肩外俞……肩胛痛，周痹寒至肘。"

《针灸聚英》（卷一上·足太阳）："袁氏曰：肩能负重，以骨会大杼也。"

《针灸聚英》（卷一下·手少阳）："清冷渊……肩痹痛。""臑会……肩肿引胛中痛。""天髎……肩臂酸疼。"

《针灸聚英》（卷二·杂病）："肩臂痛……灸肩髃、曲池。"

《针灸聚英》（卷四上·玉龙赋）："肩脊痛兮，五枢兼于背缝。""风湿搏于两肩，肩髃可疗。"

《针灸聚英》（卷四上·肘后歌）："肩背诸疾中渚下。"

《针灸聚英》（卷四上·天元太乙歌）："背脊俱疼针肩井，不泻三里令人闷，两臂并胛俱疼痛，金针一刺如圣神。""久患腰痛背胛劳，但寻中渚[原作注，据《席弘赋》改]穴中调。"

《针灸聚英》（卷四下·六十六穴歌）："如逢肩背重，中渚刺安康。"

《针灸聚英》（卷四下·八法手诀歌）："后溪前上外肩背。"

《外科理例》（卷四·一百九）："肩臂麻木，手心瘙痒，遂瞀闷不自知其故，但手有一泡，此疗毒也，急灸患处五十余壮而苏，又五十余壮知痛。"

《外科理例》（卷五·一百十六）："背疽……髀胛患毒已半月，头甚多，大如粟许，内痛如刺……遂灸二十余壮……瘀肉不溃，此阳气尚虚也，用桑柴火灸。""发背三日，肉色不变，头如粟许，肩背重……又隔蒜灸五十余壮，毒始发，背始轻。"

《神农皇帝真传针灸图》（图四）："支沟：治肩酸疼拘急，胁肋疼，可灸七壮至十四壮。"

《神农皇帝真传针灸图》（图七）："肩髃……手[原为半，据义改]臂肩[原为户，据义改]膊疼痛，可灸七壮。"

《神农皇帝真传针灸图》（图十）："昆仑……肩背拘急，可灸七壮。"

《神农皇帝真传针灸图》(计开病源灸法):"男女肩膊腰节骨酸疼者,灸:肩井二穴、百劳一穴、承山二穴、肾俞二穴、下三里二穴、曲池二穴。"

《薛氏医案》(外科心法·卷三·疮疡里虚去后似痢):"背患疽在胛已四日,疮头如粟,重如负石,坚硬不起……隔蒜灸二十余壮,乃知痛,又十余壮,背觉少和。"

《薛氏医案》(外科精要·卷中·第三十):"疽发背胛,若有瘀肉腐烂,脓水淋漓,肿痛仍作者,此处有筋一层间隔,内脓不出故也,宜用针引之。"

《医学入门》(卷一·杂病穴法):"曲池、合谷……二穴又治肩背肘膊疼痛及疟疾。""申脉、金门、手三里:头风连项肿,或引肩者,针此三穴。""手指连肩相引疼,合谷太冲能救苦。""手三里治肩连脐。"

《医学入门》(卷一·治病要穴):"肩髃:主瘫痪,肩肿,手挛。""中渚……肩臂连背疼痛。"

《医学纲目》(卷二十七·肩背痛):"(世)肩背胛痛:昆仑、悬钟、肩井。""(东)肩背颈项腋前痛,与胸相引者:涌泉(一分,见血,妙)、前腋;又法:气舍、天髎、曲池、天井。"

《医学纲目》(卷二十七·肩痛):"(东)肩不可动,臂不可举:肩髃、巨骨、清冷渊、关冲。""(玉)肩端肿:肩髃(二寸半,泻九吸)、腕骨(七分,先泻后补)。""两胛痛:肩井(二寸半,不宜久停针)、支沟。"

《针灸大成》(卷三·玉龙歌):"肩端红肿痛难当,寒湿相争气血旺,若向肩髃明补泻,管君多灸自安康。""肩背风气连臂疼,背缝二穴用针明。"[上二条均原出《扁鹊神应针灸玉龙经》(玉龙歌)]

《针灸大成》(卷五·十二经井穴):"手太阴井……掌热,肩背疼。""手太阳井……肩似拔,臑似折。""足太阳井:人病头项、肩背、腰目疼……不已,刺金门五分,灸三壮,不已,刺申脉三分。"

《针灸大成》(卷五·十二经治症主客原络):"肩内前廉两乳疼……太渊、偏历。""喉痹肩前痛莫当……合谷、列缺。""颊肿肩疼两臂旁……腕骨、通里。""肩似拔兮臑似折……腕骨、通里。""肩背风生连膊肘……阳池、内关。"

《针灸大成》(卷五·八脉图并治症穴):"申脉……背胛生痈:委中、侠溪、十宣、曲池、液门、内关、外关。"

《针灸大成》(卷六·手太阴):"尺泽……肩臂痛,汗出中风。"

《针灸大成》(卷九·治症总要):"第四十四.肩背红肿疼痛:肩髃、风门、中渚、大杼……复刺后穴:膏肓、肺俞、肩髃。"

《针方六集》(神照集·第二十八):"腋缝二穴:在肩柱骨前,缝尖是穴……肩胛疼痛。""甲缝二穴:在肩胛缝尖尽处……肩背膊臂痛(泻)。"

《针方六集》(纷署集·第五):"浮白……肩背痛。"

《针方六集》(纷署集·第八):"三焦俞……肩背痛。"

《针方六集》(纷署集·第十三):"肩井……肩膊闪挫。""肩贞……如肩端红肿,宜弹针出血。""天髎……肩肘痛。""天宗……肩痹。""肩外俞……肩痹寒热至肘痛引曲颊。"

《针方六集》(纷署集·第十八):"渊液……肩、项缺盆痛。"

《针方六集》(纷署集·第二十一):"不容……心切痛引肩胁。"

《针方六集》(纷署集·第二十五):"少冲……肩腋肘臂酸痛……宜三棱针出血。""阴郄……肩臂腕骨冷痛。"

《针方六集》(纷署集·第二十六):"二间……颔颈、肩背、臑臂痛。""臂臑……肩背引痛;一方云:宜多灸,不宜针。"

《针方六集》(纷署集·第二十七):"中渚……耳后、肩臑、肘臂、外眦痛,无名指不用。""支沟……肩臑肘臂外痛。""清冷渊……肩臑肘臂外痛,不能举。""消泺……肩肿痛,臂痛不能举。"

《针方六集》(纷署集·第二十八):"支正……肩背痛。"

《针方六集》(纷署集·第三十三):"[足]临泣……肩、胁、腰、膝、外踝节痛,不能转侧。"

《针方六集》(纷署集·第三十四):"昆仑……头、项、肩、背、腰、尻、股、膝痛。"

《针方六集》(兼罗集·第三十二):"肩髃……肩背红肿痛,单泻……应穴腕骨。"

《经络汇编》(手太阴肺经):"手太阴经肺……肩背痛。"

《经络汇编》(手阳明大肠经):"手阳明经大肠……肩、臑、肘、臂外皆痛。"

《经络汇编》(足少阴肾经):"足少阴经肾……脐左胁下、背、肩、髀间痛。"

《类经图翼》(卷六·手太阴):"太渊……肩背痛引臂膊。"

《类经图翼》(卷六·手阳明):"商阳……肩背肢臂肿痛相引,缺盆中痛,灸三壮,左取右,右取左。"

《类经图翼》(卷六·足阳明):"水道……肩背强急酸痛。"

《类经图翼》(卷六·手太阳):"腕骨……肩背冷痛,先泻后补。"

《类经图翼》(卷七·足太阳):"譩譆……肩背胁肋痛急。"

《类经图翼》(卷八·督脉):"大椎……治热不至肩。"

《循经考穴编》(手阳明):"偏历……又治肩膊肘腕酸疼。""上廉……主肩膊酸疼髓冷。""臂臑……主肩端红肿。""肩髃……若肩膊肿疼,泻之;冷风痛痹,先泻后补。"

《循经考穴编》(手少阴):"极泉……肩膊不举。""青灵……主肩臂红肿。"

《循经考穴编》(手太阳):"养老……肩臂酸麻,冷风疼痛。""小海……主肩项瘰疬。""肩贞……直刺入二寸五分,治肩骨一点大疼,宜单泻之,或弹针出血,灸之,亦立愈。""肩中俞……肩胛痛疼。"

《循经考穴编》(足太阳):"大杼……背胛酸疼。""厥阴俞……两胛痛楚。"

《循经考穴编》(手少阳):"天井……肩肘疼,握物不得。""臑

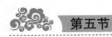

会……肩巨骨肿疼，臂臑不仁。""天牖……主肩臑及两肺痛。"

《循经考穴编》(足少阳)："肩井……两肩畏冷。"

[清代及民国前期文献摘录](含同时代外国文献)

《医宗金鉴》(卷七十九·十二经表里原络总歌)："肺经原络应刺病……木痛皮肤肩缺盆。""大肠原络应刺病，大(大指)次(次指)不用肩臂疼。""小肠原络应刺病……肩臑肘臂内外廉，痛不能转腰似折。""三焦原络应刺病……自汗肩臑内外疼。"

《医宗金鉴》(卷八十五·手部主病)："肩髃主治瘫痪疾，手挛肩肿效非常。""前谷……颈项肩臂痛难堪。""中渚……肘臂连肩红肿痛。"

《续名医类案》(卷三十一·肩痛)："肩痛……失物发怒，缺盆内微肿……缺盆始痛，针出清脓二碗许。""肩患毒……因怒动肝火，风热上壅，头面赤肿，燃痛饮冷，以荆防败毒散加芩、连、薄荷，二剂不应，急砭患处，出黑血盏许，仍以一剂，势退大半，再进人参败毒散，四剂而愈。"

《串雅全书》(外篇·卷二·针法门)："百发神针：治偏正头风、漏肩……俱可用针，按穴针之，真神妙，百中，乳香、没药、生川附子、血竭、川乌、草乌、檀香末、降香末、大贝母、麝香、母丁香、净蕲艾绵，作针[另有消癖神火针、阴症散毒针]。"

《采艾编翼》(卷二·中湿)："肩痹，曲垣。"

《针灸逢源》(卷五·手足病)："肩臂痛：肩髃、天井、尺泽、少海、曲池、三里、合谷、外关、中渚。"

《针灸逢源》(卷五·八脉交会八穴歌)："临泣……气贯耳颊肩颈目，四肢风痛病如失。"

《针灸内篇》(手太阴肺经络)："尺泽……肩痛，肢肿，臂不举。"

《针灸内篇》(手太阳小肠络)："养老……肩欲拔。""臑俞……治肩肿，臂酸无力……天宗与上同。""秉风……治肩背不能举。""曲垣……治肩髀中风，拘挛疼痛。""[肩]外俞……治肩髀痛。"

《针灸内篇》(手少阴心经络):"少海……肩臂不举。""通理……治两肩不举。"

《针灸内篇》(手少阳三焦经):"支沟……肩髀酸,手臂软。""会宗治同支沟。""清冷渊……治肩臂不举,疼痛难忍。""肩髎……治肩臂重痛不可举。""天髎……治肩肘疼。"

《针灸内篇》(手厥阴心包络):"天泉……肩□疼。"

《针灸内篇》(手阳明大肠络):"温溜……肩不举。""曲池……治肩肘疼痛不仁。""臂臑……肩痛不举。""肩髎……偏风不遂,手臂拘挛,筋骨酸疼。""巨骨……治背膊疼,肩不举。"

《针灸内篇》(足太阳膀胱络):"天柱……肩背急。""大杼……肩背疼。""三焦[俞]……肩、背、腰。""附分……肩背疼痛。""神堂……治肩背疼。""谚语……肩背寒。"

《针灸内篇》(足少阳胆经络):"浮白……治头项痛肿,痛引肩背。""风池穴兼主肩背伛偻。""肩井……肩背疼,头项强,两手不能上头。""渊液……肩不举。""京门……治肩背寒。""居髎……肩引胸、胁、肘、臂疼。"

《针灸内篇》(足阳明胃经络):"气舍……项强,肩肿。"

《针灸内篇》(任脉经络):"天突……并治颈项痛引于肩。"

《太乙离火感应神针》:"百会……一切头面肩项外杂等症。"

《神灸经纶》(卷四·手足证治):"肩臂冷痛……灸膏肓[原作盲,据义改]、肩井。"

《神灸经纶》(卷四·外科证治):"髎疽,发于肩腋相连肿:会宗。""臑痛,生臂上连肩,青肿长而坚者:少海。""肘痛,生肘尖上不能舒伸,令人肩背痛:间使。""肩风,生肩上,青肿甚者,痛连两胁:肩贞。"

《针灸便用》:"肩背麻木,针肩髃、曲池、合谷、肘髎。""治肩前廉疼,针合谷、列缺。""治肩内廉疼,针尺泽、太渊。""治肩外廉疼,针后溪、小海。""手不能举,弯弓不开,不能及头,针肩髃、曲池、阳池,灸,先泻后补。"

《针灸集成》(卷二·手臂)："肩痛累月,肩节如胶连接,不能举:取肩下腋上两间空虚针刺,针锋几至穿出皮外,一如治肘之法,慎勿犯骨,兼刺筋结处,神效。"

《刺疗捷法》(治疗歌)："肩井生疗刺龙舌,后溪窍阴是要穴,地合缺盆与曲池,发际印堂尾间决。"

《灸法秘传》(偏风)："偏风……倘痛甚不能提物,灸肩髃。"

《西法针灸》(第三章·附录)："自肩胛部、上膊部至手腕部,俱发倭麻质斯状之疼痛,上肢之动作艰涩……按摩肩胛、上膊、前膊、手腕诸部,并针刺天髎、肩髎、极泉、天泉、肩髃、臂臑、中府诸穴,约八日,全治去。"

《针灸治疗实验集第一期》(14)："年四十八,壬申岁六月间起,患腹胀,甚则肩背俱胀……勉为灸胃俞、中脘、神阙、关元等穴,拟归脾汤加减煎服,患腹胀症随愈,而背胀更甚,次日再为之灸大肠俞、脾俞,背胀亦瘥。"

《针灸治疗实验集第一期》(16·2)："手腕肿痛症……寸口肿连手掌,长可二寸,极坚实,询之,痛连肩膊,乃先针太渊穴,捻五分钟,觉极酸楚,续用隔姜灸法,灸六壮,迨揭姜视之,见针孔内有滋水流出,连滴廿余点于地,起粘丝,随覆以丁桂散,与平安散膏药而去。"

《针灸治疗实验集第一期》(24)："肩胛内痛,于胛缝痛处针之,隔一宿愈。"

《金针秘传》(针验摘录·肩背痛)："患肩背痛,由颈循督脉而下七八寸,转侧不能……先泻其肺俞,当夜即能安睡,再针肩井、肩髃、曲池而愈。"

[外国文献]

《针灸则》(七十穴·手足部)："后溪……肩臑痛,不能动摇。""外关……肩重臂痛。"

《针灸则》(肩痛)："针:肩井、风池、肩髃;灸:膏肓;出血:肺俞。"

《名家灸选三编》(上部病·臂痛)："肩冷臂痛者……若不预

为之治,恐中风不随等证由此而成也,须灸肩髃二穴方免此患,盖肩髃系两手之安否,环跳系两足之安否,此不可不灸,轻者七壮,风寒盛者十四壮为率。"

［现代文献题录］

（限本节引用者,按首位作者首字的汉语拼音排序）

蔡红.雀啄刺治疗肩凝症40例.南京中医药大学学报,1997,13(5):291-292.

蔡晓刚.巨刺阿是穴为主治疗肩周炎临床观察.针刺研究,2001,26(3):184.

车涛,裴敏雷,忻志平,等.电针肩髃穴治疗肩关节周围炎疗效观察.上海针灸杂志,2006,25(1):21-22.

陈东水."上补下泻"法治疗肩周炎102例疗效观察.浙江中医学院学报,1990,14(1):50.

陈国芬.针灸治疗肩周炎100例.浙江中医杂志,1992,27(5):233.

陈荷光.埋线治疗肩周炎78例.浙江中医杂志,2006,41(6)341.

陈静.火针疗法治疗粘连型肩周炎123例.中国针灸,2001,21(5):304.

陈培良.简易温灸架治疗肩关节周围炎135例临床观察.中国针灸,1990,10(4):27.

陈以国.针刺居髎穴治疗肩关节周围炎的临床疗效观察.针灸临床杂志,1993,9(2,3):25-26.

丛国红.苍龟探穴法治疗肩周炎临床观察.辽宁中医杂志,2003,30(4):308.

党凤鸣.特定电磁波TDP温针治疗肩周炎180例.陕西中医,1988,9(5):233.

丁成标,丁成波.平衡针灸配合局部封闭治疗肩周炎120例.

四川中医,2005,23(9):107.

董天恩.针刺条口穴治疗漏肩风.新中医,1978,10(6):41.

杜萍.针刺下巨虚治疗肩痛92例.中国针灸,1986,6(4):19.

樊虹彦.阿是穴针刺配合刮痧治疗肩关节周围炎57例.上海针灸杂志,2010,29(7):441.

方贤成.头皮针治疗肩周炎110例.中国针灸,1999,19(7):44.

方幼安.穴取天鼎、天柱//胡熙明.针灸临证指南.北京:人民卫生出版社,1991:522.

费梅.腕踝针治疗肩周炎32例.针灸临床杂志,1998,14(11):21.

冯润身.针灸论治时-空结构初探.内蒙古中医药,1987,6(1):15.

高春梅.走罐疗法治疗肩周炎.现代中西医结合杂志,2002,11(17):169.

高玄根.电针治疗肩关节周围炎40例观察.江西中医药,1987,18(3):37.

高映晖.直接灸治疗肩周炎20例.湖北中医杂志,2000,22(1):50.

耿吴,杨清华,李志刚.太乙神针治疗肩周炎的临床观察.四川中医,2006,24(10):99.

桂云超,王海涛,李金兰.锋钩针挑刺治疗肩周炎.针灸临床杂志,1996,12(3):44.

韩冰,夏棣其,何扬子.运用子午流注纳甲法治疗肩周炎59例疗效观察.新中医,2003,35(7):48-49.

何业斌,杨清远,吴元平.针灸配小针刀治疗肩周炎153例.上海针灸杂志,1997,16(3):22.

贺普仁.贺普仁临证经验//陈佑邦,邓良月.当代中国针灸临证精要.天津:天津科学技术出版社,1987:318.

侯春英.阻力针法配合颈夹脊刺治疗肩周疼痛103例临床

观察.甘肃中医学院学报,2002,19(1):48-49.

侯树峰.吴薏盐散治疗肩关节周围炎64例.广西中医药,1990,13(2):8-9.

胡世刚,钟砚秋.针灸治疗肩关节周围炎50例临床报道.中级医刊,1990,25(6):61-62.

胡晓东.头针治疗肩周炎63例.上海针灸杂志,1993,12(1):30.

黄东.被动体位下合谷刺治疗肩周炎46例疗效分析.针灸临床杂志,2002,18(8):12.

黄巍,王菊英.阻力针法与针刺治疗肩周炎.中国骨伤,1998,11(6):27-28.

回克义.针灸治疗肩关节周围炎53例.内蒙古中医药,1989,8(3):13.

纪清山.漏肩穴甚效//胡熙明.针灸临证指南.北京:人民卫生出版社,1991:521.

贾春生,马小顺,张会珍.耳针沿皮透穴刺法配合肩关节运动治疗肩周炎124例.陕西中医,2003,23(8):737-738.

姜定气.针刺治疗肩周炎248例.上海针灸杂志,1987,6(3):24.

姜希志.当归注射液穴注与针刺治疗肩关节周围炎173例对照观察.针灸学报,1990,6(2):40-41.

蒋利.针刺肩部三穴治疗肩周炎100例.中国针灸,1985,5(6):16.

孔尧其.头皮针治疗肩周炎122例.浙江中医杂志,1987,22(3):116.

冷文.多痛点短刺治疗肩关节周围炎45例临床观察.江苏中医药,2005,26(12):41.

李存新.针刺陵下穴治疗肩周炎33例.陕西中医,1991,12(6):275.

李凤岐.刺络拔罐治疗肩关节周围炎.中医外治杂志,1995,4(2):47.

李刚.温针配合药物注射治疗肩周炎.针刺研究,1994,19(3-4):127.

李桂兰.巨刺法治疗肩凝症52例的疗效观察.天津中医学院学报,1994,13(2):24-25.

李浩琦,王自玉,侯定有,等.安痛定手三里穴注射治疗肩周炎174例观察.中西医结合杂志,1990,10(6):350.

李怀安.眼针治疗肩周炎52例.中国针灸,1990,10(4):26.

李健良.针灸加按摩治疗肩周炎.针灸临床杂志,1999,15(1):16-17.

李琳,江瑜.隔药敷灸法治疗肩周炎98例.河南中医药学刊,1998,13(5):19.

李伟洁,臧玉珍.蜂针治疗肩关节周围炎40例.上海针灸杂志,1997,16(3):21.

李文发.缪刺为主治疗肩周炎100例.上海针灸杂志,1988,7(1):16.

李延芳,朱纬.针刺火罐四透穴治疗肩关节周围炎200例.针灸学报,1990,6(3):12.

李扬缜.针刺肩髃透极泉配合温灸治疗肩周炎的体会.针灸学报,1989,5(3):15.

李云香.眼针治疗肩痛110例疗效观察.辽宁中医杂志,1986,13(1):29.

李宗俊.多功能治疗罐治疗肩关节周围炎54例疗效观察.江西中医学院学报,1989,1(1):21.

梁清湖.针刺加火罐//胡熙明.针灸临证指南.北京:人民卫生出版社,1991:518.

廖伯年,张蜀,张丽梅.穴位注射"肩应穴"配合推拿治疗肩周炎临床观察.中国针灸,2007,27(4):261-263.

林秀芬.温针灸法治疗肩周炎112例.新中医,1990,22(4):32-33.

凌楠,陈丽仪,李雪萍.磁圆梅针治疗肩周炎52例.针灸临床杂志,2003,19(4):27.

刘宝华,孟宪典.皮内针治疗肩周炎100例观察.颈腰痛杂志,1994,15(4):232.

刘光亭.巨刺阳陵泉穴治疗肩周炎115例.山东中医学院学报,1994,18(6):393-394.

刘建洪.肩髃穴药物注射治疗肩周炎275例.中国针灸,1991,11(2):18.

刘路明.熏蒸法治疗肩周炎30例.云南中医杂志,1990,11(2)31.

刘星.针刀为主治疗顽固性肩周炎80例.江西中医药,2001,32(5):37.

龙得森.针刺中渚穴治疗肩关节周围炎23例.中医杂志,1981,22(7):19.

楼星煌.巨刺法治疗肩周炎的即时疗效观察.中级医刊,1988,23(5):28-29.

卢静.循经电刺激治疗肩周炎疗效观察.中国针灸,1989,9(3):40.

陆瑾,孙建华,符仲华,等.浮针治疗肩周炎的即刻疗效及安全性.中国针灸,2008,28(6):414-416.

陆念祖.陆氏银质针温针灸配合手法治疗肩周炎2089例临床观察.上海中医药杂志,1994,28(8):27.

吕景山.上病下治 穴取阳陵 // 胡熙明.针灸临证指南.北京:人民卫生出版社,1991:517.

吕彦宗.针刺颈中穴治疗肩周炎.中国针灸,1993,13(4):30.

罗平,张淑忆.激光针灸治疗肩周炎60例.中国针灸,1999,19(11):684.

骆文增．针刺阴陵泉治疗肩周炎．中国针灸，1993，13（4）：30．

马应乖．手三阳经辨经施治肩周炎456例．云南中医学院学报，1990，13（3）：34，36．

孟庆良．针刺循经起止两端穴治疗肩周炎154例临床观察．针灸临床杂志，1994，10（3）：21．

倪晓琦．梅花针加火罐治疗肩周炎40例．上海针灸杂志，1995，14（增）：68．

宁晓军，阮永队，郑智．针挑疗法治疗肩周炎的临床研究．针灸临床杂志，2004，20（1）：25．

宁致荣．针刺肩痛穴治疗肩周炎50例．山西中医，1993，9（3）：36．

裴景春．梅花针加拔罐治疗肱二头肌长头腱鞘炎临床疗效观察．针灸临床杂志，1999，15（6）：34．

彭启琼．肩三针为主的综合疗法治疗严重粘连性肩周炎．北京中医学院学报，1990，13（5）：32．

邵翠姣．针刺二间穴治疗肩周炎62例．中国针灸，1994，14（5）：23．

邵亚萍．麝绳灸治疗肩周炎临床观察．针灸学报，1989，5（4）：33．

沈玲．曼迪森半导体激光治疗肩周炎10例．中国民间疗法，2007，15（2）：26．

师怀堂．新九针及单纯毫针治疗肩周炎103例疗效分析．中国针灸，1989，9（5）：31．

石学敏．石学敏临证经验∥陈佑邦，邓良月．当代中国针灸临证精要．天津：天津科学技术出版社，1987：53．

史永奋，王丹华，张海缨．运用《黄帝内经》傍针刺法治疗肩周炎疗效观察．针灸临床杂志，2004，20（3）：40．

苏新铭．针刺加拔药罐治疗肩周炎30例．山东中医杂志，1998，7（4）：22-23．

孙继成．耳穴配合推拿治疗肩周炎 136 例．中国针灸,2001,21(8):460.

孙治东,王娟娟．肺俞穴留置皮内针治疗肩周炎．中国针灸,1997,17(3):172.

谭慧．刮痧治疗肩周炎 52 例．上海针灸杂志,2001,20(3):36.

陶首亚．温和灸为主治疗八十例肩周炎．浙江中医杂志,1988,23(10):460.

陶天遵．肩周炎的耳针治疗．乡村医学,1985(10):30.

田剧宝．针刺推拿治疗肩周炎 60 例．陕西中医,1995,16(2):81.

田平,陈银环．小针刀为主治疗肩周炎临床疗效观察．上海针灸杂志,2006,25(3):19-20.

王赟芝．半刺法加药饼灸治疗肩关节周围炎 36 例．山东中医杂志,2007,26(8):549.

王爱国,王振华．腕踝针治疗肩周炎 136 例．辽宁中医杂志,1997,24(1):38.

王波．针刺阳陵泉下穴治疗肩关节周围炎 57 例．吉林中医药,1989,9(2):19.

王登旗．郄穴治法 // 胡熙明．针灸临证指南．北京:人民卫生出版社,1991:521.

王麟鹏．"齐刺""扬刺"法在肩周炎治疗中的应用．中国针灸,1995,15(增刊):164.

王满增,乔蔚然．针刺加灸治疗肩周炎 500 例临床观察．中国针灸,1992,12(2):25.

王文远．针刺中平穴治疗肩周炎 2099 例．中国医药学报,1989,4(6)39-41.

王晓燕,崔立辉,王桂芝．针刺天鼎穴治疗肩凝症 122 例．吉林中医药,1993,13(3):23.

王秀珍,郑佩,孟雷．刺血疗法．合肥:安徽科学技术出版社,

1986:103.

　　王义朝,邢丙末,胡云杰.腕针治疗肩周炎.中国针灸,1989,9(5):51.

　　王永录.中渚穴的临床应用.上海针灸杂志,1987,6(1):27.

　　王玉明.长针透穴治疗肩关节周围炎263例.针灸学报,1992,8(6):30.

　　王钊.原络配穴法治疗漏肩风.上海针灸杂志,1987,6(2):16.

　　魏启亮,韩秀珍.针刺三间穴治疗肩关节周围炎30例临床报告.针灸学报,1989,5(1):31.

　　吴峻.火针与温针加拔罐对照治疗肩胛提肌劳损疗效观察.中国针灸,1999,19(7):407.

　　吴立红.浮针疗法治疗肩周炎探析.针灸临床杂志,2000,16(10):45-46.

　　吴映书,何汝益.天宗穴注药治肩周炎.四川中医,1989,7(7):35.

　　夏晓川.焠刺臑俞穴治疗肩周炎50例.湖北中医杂志,1988,10(2):32.

　　谢可永.激光穴位照射治疗肩周炎103例临床报道.中国针灸,1987,7(5):11.

　　谢绪昌.巨刺法治疗肩凝症42例.陕西中医,1986,7(10):461.

　　徐定潮.刮痧治疗肩周炎90例.安徽中医学院学报,1995,14(2):31.

　　徐建勇,高洪英,郭晓东.生物全息疗法配合推拿治疗肩周炎120例.国医论坛,2005,20(2):25.

　　徐强华.刺血拔罐治疗肩周炎76例.上海针灸杂志,1995,14(增):66.

　　许文涛.平衡针法治疗肩周炎345例脑床观察.针刺研究,

1994,19（3-4）:128.

许玉民.巨刺法治疗肩周炎120例.上海针灸杂志,1994,13（3）:116.

薛传疆.针刺加肩关节运动法治疗肩周炎.中国针灸,1991,11（2）:12.

薛利军.滞针陵下穴治疗肩周炎.中国针灸,1993,13（4）:31.

阎润茗.以经络辨证取穴为主//胡熙明.针灸临证指南.北京:人民卫生出版社,1991:519.

杨翠芳,孙亚曼,宋文武.运用巨刺法治疗肩周炎.针灸临床杂志,2005,21（11）:26.

杨庆林.针刺配合隔姜灸治疗肩周炎187例.湖北中医杂志,1987,9（6）:35.

易宏荣.肩髃透三穴治疗肩关节周围炎.中级医刊,1989,24（8）:58.

阴盛奎.眼针治疗肩周炎90例.中国针灸,1995,15（1）:46.

尹德馨.针刺中渚穴治疗肩周炎.北京中医学院学报,1993,16（6）:61.

尤菊松,张锦绣,吴自强.发泡灸治疗肩关节周围炎72例临床观察.中医药研究,1999,15（3）:28.

游昌华.竹罐法治疗肩周炎85例观察.实用中医药杂志,2002,18（1）:39.

俞剑虹.动态针刺法治疗肩周炎30例.中国针灸,2005,25（7）:503.

张昌林.针刺加手法治疗肩周炎48例.按摩与导引,1996,12（5）:16-17.

张国瑞.六经分治　针灸并用//胡熙明.针灸临证指南.北京:人民卫生出版社,1991:523.

张和平.丹参注射液穴位注射治疗肩周炎84例.中国针灸,1990,10（4）:34.

张红英．小宽针治疗肩周炎126例疗效观察．针灸临床杂志，1996,12(7,8):50.

张宏发．长针辐状斜刺法治疗早期肩周炎100例．中国针灸，1999,19(2):88.

张宏太,胡芬棠．川草乌樟脑外敷治疗"冻结肩"．上海中医药杂志,1987,21(1):29.

张娜娜,殷光甫,万祥春．用韩氏多功能电治疗仪配合穴位药物注射治疗肩周炎．针刺研究,1994,19(3-4):125.

张琼玉．温灸治疗肩周炎74例．中国针灸,1983,3(4):封4.

张士银．肩"六透"针法治疗肩周炎临床观察．湖南中医学院学报,1996,16(2):62.

张铁英．小针刀疗法治疗肩周炎159例．中国中医急症,2007,16(4):490.

张文兵,余小青．火针治疗慢性冈下肌劳损52例．新中医,1996,28(12):32.

张玉夫．针健侧外鼻耳穴治疗肩周炎．上海针灸杂志,1994,13(5):239.

张云飞,张亚奎．巨刺治疗肩周炎274例．中国针灸,1990,10(6):53.

张正．肩部三针　讲究手法//胡熙明．针灸临证指南．北京:人民卫生出版社,1991:518.

章进．太渊穴天灸方治疗肩周炎48例．中医外治杂志,1998,7(6):14.

赵海红,王允娜,孙桂云．郑魁山热补针法治疗肩周炎的经验．浙江中医杂志,2007,42(1):38.

赵亚莉,孔立红．不同次序针刺治疗肩周炎的疗效观察．上海针灸杂志,2000,19(6):26-27.

郑魁山．郑魁山临证经验//陈佑邦,邓良月．当代中国针灸临证精要．天津:天津科学技术出版社,1987:258.

仲跻尚.针刺夹脊穴治疗肩关节周围炎51例.中国针灸，1983,3(2):31.

周光涛,杨翊.远道辨经巨刺法治疗肩关节周围炎76例疗效观察.上海针灸杂志,2004,23(2):15-16.

周建媛.电针配合微波治疗肩关节周围炎临床观察.针灸临床杂志,2006,22(9):34-35.

周江川.微波针灸治疗肩周炎48例疗效观察.上海针灸杂志,1985,4(1):23.

周永辉.条口穴注射祖师麻治疗肩周炎.山西中医,1988,4(2):51.

朱桂玲,高建忠.火针治疗肩关节周围炎120例.针灸临床杂志,1998,14(8):37-38.

朱慧芳.针刺加外擦治疗肩周炎27例.上海针灸杂志,1995,14(3):124.

朱明清,孔尧其.头皮针治疗肩周炎122例.浙江中医杂志,1987,22(3):116.

朱月伟,王健.罗诗荣老中医临证经验.针灸临床杂志,1997,13(4-5):18-20.

庄文颖.针刺天窗治疗肩周炎30例.上海针灸杂志,1989,8(3):26.

第六节　肘部病证

　　肘部病证在针灸临床上经常可以见到,多表现为疼痛、拘挛、活动困难等感觉及运动症状,也有表现为外科疮疡及皮肤科病证等。在古代针灸文献中,凡有"肘""臑弯""臂弯"(或误作"臂腕")等字样的病证内容,本节均予以收录;或文献中虽无上述字样,但暗含该部病证者,如"上至肩,下至手",手六经之"当脉所过者""病当所过者"等,本节亦予收入;肘部穴位的主治文献中,未有明确部位的"筋急""筋挛""屈伸难""风痹"等证,但当此穴有治疗肘部该类病证的功效者,本节亦收录之。中医学认为,本病多由风、寒、热等外邪,气滞、血瘀、痰湿等内邪,或是外伤所致,而体质虚弱也可导致本病的产生。西医学认为,本病常由肘关节部的骨骼和肌肉、筋膜、滑膜等软组织的病变所致,包括损伤、炎症等,如肱骨外上髁炎、肱骨内上髁炎、鹰嘴滑囊炎、风湿性关节炎或类风湿关节炎等,而颈椎病、外科感染等也会出现肘部疼痛等症状,其中肱骨外上髁炎在现代最为常见,所以本节讨论以该病文献为主。涉及本病的古代针灸文献共 198 条,合 266 穴次;现代针灸文献共 384 篇,合 797 穴次。将古今文献的统计结果相对照,可列出表 6-1~ 表 6-4(表中数字为文献中出现的次数)。

表 6-1　常用经脉的古今对照表

经脉	古代(常用穴次)	现代(常用穴次)
相同	大肠经 58、三焦经 46、肺经 37	大肠经 332、三焦经 59、肺经 30
不同	小肠经 44	

表6-2　常用部位的古今对照表

部位	古代（常用穴次）	现代（常用穴次）
相同	臂阳78、臂阴68、手背55	臂阳664、手背51、臂阴44
不同		腿阳17

表6-3　常用穴位的古今对照表

穴位		古代（常用穴次）	现代（常用穴次）
相同		曲池21、尺泽16、列缺9、天井9、手三里8、外关8、小海7	曲池130、手三里94、外关42、尺泽19、天井11、列缺5、小海4
相异	肘部	曲泽7	阿是穴320、肘髎34、少海9
	前臂	通里9、间使7、内关6	上廉6、手五里5、温溜4、经渠4
	手部	后溪9、中渚9、阳溪8、腕骨7、少冲6	合谷44
	腿部		阳陵泉7、足三里4

表6-4　治疗方法的古今对照表

方法	古代（条次）	现代（篇次）
相同	针刺9、艾灸8、火针7、刺血5	针刺146、艾灸117、火针22、刺血15
不同		水针90、小针刀39、推拿31、电针29、器械25、拔罐15、敷贴11、埋藏7、皮肤针6、钩针4、挑治3、耳穴2、头针1

　　根据以上各表，可对古今针灸治疗肘部病证的特点作以下比较分析。

【循经取穴比较】

1. **古今均取大肠经、三焦经与肺经穴**　该三经均行经肘部，因此古今均多取之。统计结果见表6-5。

表6-5　大肠经、三焦经与肺经穴次及其分占古、今总穴次的百分比和其位次对照表

	古代	现代
大肠经	58（21.80%，第一位）	332（41.66%，第一位）
三焦经	46（17.29%，第二位）	59（7.40%，第二位）
肺经	37（13.91%，第四位）	30（3.76%，第三位）

表6-5显示，现代比古代更多地选取大肠经穴，古代比现代更多地选取三焦经、肺经穴，此当是现代所治以肱骨外上髁炎为多的缘故，而古代治疗的还有肘关节其他部位病证。就穴位而言，表6-3显示，**古今均多取曲池、手三里、天井、外关、尺泽、列缺等穴，这是相同的**；古代还取中渚、阳溪等，现代则取肘髎、上廉、手五里、温溜、合谷、经渠等，此亦显示现代多取大肠经穴。《灵枢经·经脉》中三焦经治疗的"所生病"含"肩臑肘臂外皆痛"，乃古人取三焦经之例。

2. **古代选取小肠经穴**　小肠经的循行"出肘内侧两骨之间"，因此古代也选用小肠经穴，共计44穴次，列诸经的第三位，占古代总穴次的16.54%，**常用穴为后溪、小海、腕骨**。虽然现代选取少海达4穴次之多，而现代取小肠经亦仅此4穴次，使该经列现代诸经的第七位，占现代总穴次的0.50%，未被列入常用经脉，不如古代。帛书《阴阳十一脉灸经》中"肩脉"治疗的"所产病"含"肘外痛"；《灵枢经·经脉》中小肠经治疗的"所生病"含"颈颔肩臑肘臂外后廉痛"，均为古代取小肠经之例。

古代治疗本病取6条手经共242穴次，局部阿是穴10穴

次,总计 252 穴次,占古代总穴次的 94.74%;现代取 6 条手经共
441 穴次,局部阿是穴 320 穴次,总计 761 穴次,占现代总穴次的
95.48%,可见古今治疗本病均以手经及局部穴为多,百分比也相
近,而取足经、任脉、督脉等其他穴位较少,这是古今相同的。

【分部取穴比较】

1. **古今均取肘关节部穴**　在本病的古、今文献中,肘关节部
穴次较为集中,分别达 90、593 穴次,分占各自总穴次的 33.83%、
74.40%,此又显示现代比古代更重视局部取穴。肘关节含阴面
与阳面,其穴次统计结果如表 6-6 所示。

表 6-6　肘关节部穴次及其分占古、今总穴次的百分比对照表

	古代	现代
肘阳	49(18.42%)	593(74.40%)
肘阴	28(10.53%)	29(3.64%)

表 6-6 显示,现代比古代更多地选取肘阳面穴,而古代比现
代更多地取肘阴面穴,此当是现代所治以肱骨外上髁炎为主的
缘故,而古代还治疗肘关节其他部位病证。就穴位而言,表 6-3
显示,**古今均多取肘部曲池、尺泽、天井、手三里、小海等穴,这是
相同的**;古代还取曲泽,现代则取肘部阿是穴、肘髎、少海,这是相
似的。

古代取肘部穴者,如《流注指要赋》曰:“两肘之拘挛,仗曲池
而平扫。”“尺泽去肘疼筋紧。”《针灸甲乙经》载:天井主“肘痛引
肩不可屈伸”。《铜人腧穴针灸图经》云:手三里主“手臂不仁,肘
挛不伸”;小海主“肘腋肿”;曲泽主“臂肘手腕善动摇”。此外,古
人还取少海及肘部阿是穴(即天应穴),如《杂病穴法歌》道:“项
连肘痛,针少海。”《针灸集成》治疗“肘腕酸痛重”:“若筋急,刺天
应穴,无不即效。”

现代取肘部穴者,如夏贵福治疗肱骨外上髁炎,取阿是穴,针刺透皮后采用烧山火手法,并取曲池、肘髎、天井、尺泽等穴,用傍针刺法;侯士文则取曲池、天井、肘髎、手三里等穴,用针刺;张丽民取肘髎、小海,用埋针法;吕珍治肘痛,取阿是穴,治疗肱骨外上髁炎配曲池、手三里,内上髁炎则配少海,用火针直刺,快速出针。

2. 古今均取臂部穴 除了肘关节部穴位外,古今亦取手臂部其他穴,此为近道与循经取穴的体现。统计结果见表6-7。

表6-7 臂部其他穴次及其分占古、今总穴次的百分比对照表

	古代	现代
臂阳	29(10.90%)	73(9.16%)
臂阴	40(15.04%)	16(2.01%)

表6-7显示,古今臂阳面穴的百分比相近,而古代比现代更多地取臂阴面穴,其原因已在前述。就穴位而言,**古今均取臂阳面外关、臂阴面列缺,这是相同的**;古代又取臂阴面通里、间使、内关等穴,现代则取臂阳面上廉、手五里、温溜,臂阴面经渠等穴,此亦显示古代比现代更多地选取臂阴面穴。

古代取臂部穴者,如《灵枢经·经脉》云:外关主“病实则肘挛,虚则不收”。《马丹阳天星十二穴歌》道:列缺主“偏风肘木麻”。《外台秘要》曰:通里主“臂臑肘痛”。《针灸甲乙经》载:间使主“肘内廉痛”。《针方六集》云:内关主“肘臂挛痛”。此外,《灵枢经·经脉》又云:支正主“实则节弛肘废”。上述穴位中外关、列缺、通里、内关、支正皆为络穴,可见**络穴在本病的治疗中有重要作用**,可沟通表里经脉和脏腑。

现代取臂部穴者,如王秀华等治疗肱骨外上髁炎,取外关及阿是穴等穴,用轻刺,然后将枣核大艾炷置穴上,施灸;侯士文则取列缺等穴,用针刺;潘宁取手阳明经手三里、上廉、下廉等穴,用针刺平补平泻;黄嘉庆等取阿是穴、网球穴(肱骨外上髁上方,曲

池穴上 2.5 寸,近手五里),注入普鲁卡因、泼尼松龙、维生素 B_{12};焦红波取温溜穴,用针刺,使针感向上下放射,取阿是穴,用平刺法,行均匀捻转,中等刺激,平补平泻;邵士雄取经渠等穴,用针刺。

3. 古今均取手背部穴 手三阳经从手指末端出发,经手背循行至肘部,因此治疗本病亦取手背部穴,在古、今文献中分别为 55、51 穴次,分占各自总穴次的 20.68%、6.40%,可见古代比现代更多地选用手背部穴,即古代更重视远道取穴。就穴位而言,**古代选取后溪、中渚、阳溪、腕骨等,现代则取合谷穴,这是有所不同的。**

古代取手背部穴者,如《太平圣惠方》言:后溪主"肘臂腕重难屈伸"。《针灸甲乙经》载:中渚主"肘臂痛";阳溪主"臑肘臂痛"。《神应经》曰:"肘不能屈:腕骨。"上述诸穴中,后溪、中渚为输穴,阳溪为经穴,腕骨则为原穴,可见**古人治疗本病重视选用五输穴。**古人还选用手部其他五输穴,如《针灸聚英》曰:少冲主"手挛不伸,引肘腋痛"。《针灸甲乙经》载:关冲主"肘痛不能自带衣"。《针灸大成》称:少泽治"肘臂疼,外廉痛"。《太平圣惠方》言:液门主"肘痛,不能自上下"。《备急千金要方》云:"前谷、后溪、阳溪,主臂重痛,肘挛。"《针灸甲乙经》载:大陵主"肘挛腋肿"。《席弘赋》道:"五般肘痛寻尺泽,太渊针后却收功。"其中少冲、关冲、少泽属井穴;液门、前谷属荥穴;大陵、太渊属输(原)穴(少冲、大陵、太渊属阴经,归手掌部)。

上述原穴为脏腑原气留止的部位,古人取用原穴时又常配以前述络穴,**用"原络络穴法"**以激发原气,沟通表里。如《针灸大成》"十二经治症主客原络"载:取三焦经原穴阳池,配心包经络穴内关,治疗"耳后肘疼并出汗","肩背风生连膊肘";取小肠经原穴腕骨,配心经络穴通里,治疗"臑肘臂外后廉疼"。

现代取手背部穴者,如王从泽治疗肱骨外上髁炎,取患侧合谷,用左右捻转针刺法,得气后留针;邵士雄则取合谷、三间等穴,用针刺;刘殿选取对侧合谷、手三里等穴,用穴位电磁疗法。

4. 现代选取腿阳面穴　现代根据临床经验,还选用腿阳面穴,共计 17 穴次,列各部的第四位,占现代总穴次的 2.13%,此可能是上下肢肘、膝关节相对应的缘故。**常用穴为阳陵泉、足三里等**。如杨翠芳治疗肱骨外上髁炎,针刺同侧膝关节周围对应点,如膝阳关、犊鼻、阳陵泉、足三里等,针刺得气后尽量活动肘关节,使经气通畅;吴耀持等则单取双侧筋会、阳陵泉,据辨证采用针刺补泻、温针、艾条灸等法;朱宇丹取患侧下肢阳陵泉、上巨虚等穴,用平补平泻法;吕金阳取阿是穴,以及足三里、合谷等,用温针灸配 TDP 疗法;杨继若等取阿是穴,以及足三里、丰隆等穴,用针刺补泻法。而古代治疗肘部病证,取腿阳面穴仅 2 穴次,列古代各部的第六位,占古代总穴次的 0.75%,未被列入常用经脉,不如现代。

【辨证取穴比较】

在本病的古代临床文献中,有若干内容与辨证相关,兹罗列于下。

1. 与寒相关　《备急千金要方》曰:"曲池、关冲、三里、中渚、阳谷、尺泽,主肘痛时寒。"《铜人腧穴针灸图经》载:极泉主"臂肘厥寒"。《针方六集》云:曲泽主"风冷臂痛,肘痛"。《类经图翼》言:后溪主"脾寒肘疼"。《太乙神针》语:曲池主"肘内寒冷而痛"。《采艾编翼》记:少海主"肘腋风寒"。《针灸内篇》称:孔最主"治肘臂厥痛不举"。可见古人祛寒**多取肘部、臂部、手背部穴**。此外,古人**还取背部穴**,如《针灸聚英》谓:肩外俞主"周痹寒至肘"。

2. 与热相关　《子午流注针经》云:支沟主"热病臂肘肿且疼"。《循经考穴编》曰:下廉主"肘臂肿疼,发热无时,名曰髓干,盖大肠主津液,若液干,则肘臂痛而发热";养老主"主肘外廉红肿"。《医宗金鉴》道:曲泽主"身热烦渴肘掣疼";"外关主治藏府热,肘臂胁肋五指疼"。可见古人清热多取肘部、臂部穴。此外,古人**还取手阳明大肠经穴**,如《灵枢经·经脉》曰:手阳明经主治"当脉所过者热肿",其中"当脉所过者"当包括肘部。

3. **与风相关** 《铜人腧穴针灸图经》载:肘髎主"肘节风痹,臂痛不可举,屈伸,挛急";天井主"风痹,臂肘痛,捉物不得"。《扁鹊神应针灸玉龙经》曰:尺泽主"手臂风痹,肘疼筋急"。《神应经》云:"风痹肘挛不举:尺泽、曲池、合谷。"《针灸大成》言:阳池配内关主"肩背风生连膊肘"。《针方六集》语:曲泽主"风冷臂痛,肘痛"。《医宗金鉴》道:少海主"风吹肘臂疼痛"。可见古人治风**多取肘部、臂部、手背部穴**。此外,古人**还取背部穴**,如《铜人腧穴针灸图经》载:附分主"风劳臂肘不仁"。

4. **与虚相关** 《灵枢经·经脉》载:外关主治"病实则肘挛,虚则不收"。《太平圣惠方》曰:曲池主"臂肘细而无力"。《针灸大成》云:"肘劳:天井、曲池、间使、阳溪、中渚、阳谷、太渊、腕骨、列缺、液门。"《循经考穴编》言:下廉主"液干,则肘臂痛而发热"。可见古人补虚**多取肘部、臂部、手背部穴**。

综上所述,对于不同类型肘病,古人均取肘部、臂部与手背部穴,这与上述本病的总体取穴特点相同。此外,治疗与风、寒相关者,还取背部穴;治疗与热相关者,还取手阳明经穴。而**在现代本病文献中,关于辨证取穴的报道较少**。

【针灸方法比较】

1. **古今均用针刺** 本病多有疼痛、水肿等症状和体征,而现代研究证实,针刺可以促使人体产生内源性吗啡样物质,又可调节血管功能,起到止痛消肿的作用,因此本病临床多用针刺法。在古、今文献中,涉及针刺者分别为 9 条次、146 篇次,同列古、今诸法之第一位,分占各自总条(篇)次的 4.55% 和 38.02%,可见**现代比古代更多地采用针刺法**,此当是现代西医学说的影响以及针具进步的缘故。

（1）**古今均重视得气**：古今针刺均重视得气,如金代《子午流注针经》曰:支沟主治"热病臂肘肿且疼","下针得气使醒醒"。现代王景芳治疗网球肘,针刺尺泽穴透压痛点,行强刺激手法,使患者肘关节酸麻胀感;邵士雄则针曲池穴,要求针感放射到手部,针合谷、三间、间使三穴的针感分别放射到拇、食、中指端,针经渠穴要求针感放射到肘部横纹处;张连记等取大肠经四五穴(曲池穴上2寸处),沿肱骨内缘直刺1.2寸,经捻针找到酸点为得气,进行持续捻针30分钟,使局部或手出现发凉、冒风感,继出液至汗干发热而愈。可见现代治疗本病之"得气",不但要求酸、胀、麻感,还要求有放射感,甚至发凉、出汗、发热感,比古代文献的记载更为详尽具体。

（2）**古代多泻,现代补泻均施**：在针刺治疗本病的古代文献中,用泻法者较多,而用补法者则少见,这显示古人认为本病以实证为多。如《玉龙歌》道:"两肘拘挛筋骨连,艰难动作欠安然,只将曲池针泻动,尺泽兼行见圣传。"《循经考穴编》载:下廉主"肘辅骨肿疼,泻之"。《治病十一证歌》云:"肘膝疼时刺曲池,进针一寸是便宜,左病针右右针左,依此三分泻气奇。"后者还采用了"左右交叉"的针刺泻法。

现代也有采用泻法者,如吴奇方治疗肱骨外上髁炎,取外上髁处最痛点直刺1针,用雀啄法刺激,并在周围向中心针刺4针,施提插泻法,痛及前臂加外关,痛及上臂加臂臑,针尖向肘关节方向斜刺,施捻转泻法,使针感达肘部。但现代也有采用补法者,如吴志明将针从尺泽向痛点方向透刺,并用"烧山火"等强刺激手法,使"气至病所",并通电加温灸;前面取肘关节部穴段落中,夏贵福施烧山火手法亦用补法。现代还有据虚实施补泻者,如冯纯礼治疗本病之虚寒者用烧山火,实热者用透天凉,不虚不实用平补平泻。可见现代治疗本病有补有泻,与古代多泻不同。

（3）**古代运用呼吸法**：《子午流注针经》曰:曲泽主治"肘臂筋挛多呕血,呼吸阴阳去病根"。可见在针刺时古人还运用了呼吸方法以调整阴阳,而现代治疗本病运用呼吸法的报道较少。

（4）**古代针刺深度**:在针刺肘部穴位时,古代有人进针较深。如《针灸集成》曰:"肘节酸痛:使病人屈肘,曲池穴至近横纹空虚以针,深刺穿出肘下外皮,慎勿伤筋,不至十日自差,神效。"此处要求针从曲池入皮,在不"伤筋"（按西医学观点,即不损伤神经、血管）的前提下刺透肘部,从肘下出皮。虽然现代有人针刺也较深,如吴志明、王景芳将针从尺泽向痛点方向透刺,但像《针灸集成》这样透刺出皮的方法,在现代临床上较为少见。

古人治疗本病也有用浅刺者。如《针灸内篇》载:列缺"针一分,沿皮透太渊","肘臂痛无力"。《医宗金鉴》云:"肩井一穴治仆伤,肘臂不举浅刺良。"该两条文献是取远道穴,故用浅刺法,而且针尖要指向病所。现代祝总骧等研究表明,经络与人体浅表部的组织结构相关,故浅刺能激发经气,经气随针刺方向运行到病所,从而发挥治疗作用。而肩井一穴更不能深刺,否则易造成医疗事故。

（5）**现代采用多种刺法**:除了上述补泻手法外,现代还采用多种针刺法,如围刺法、扬刺法、齐刺法、恢刺法、短刺法、龙虎交战法、上病下刺法、左右交叉刺,以及前面"古今均取肘关节部穴"中夏贵福之"傍针刺"等。

如潘宁治疗肱骨外上髁炎,用"**扬刺法**"治疗,在压痛点处直刺1针直抵骨面,再于其四周向正中斜刺4针,并在正中1针柄上置艾条灸之(上述补泻段落中吴奇方所用"围刺法"与"扬刺法"亦类同);郭明芳等则采用"**齐刺法**",取肱骨外上髁内缘及其上下各 0.5 寸处,针刺 3 针,然后用艾条灸;管遵惠取压痛点,用"**恢刺法**",施一针多向透刺,并接电;王从泽用"**短刺法**",取阿是穴,用提捏进针法慢慢刺入痛点中心,左右捻转数圈,略提针,针尖向前后左右各提插数次出针,且针尖要深入骨膜进行提插;夏红玲用"**龙虎交战**"法,先刺阿是穴,捻转得气后施该手法 3°~5°,再取温溜穴用上法 3°~5°。

现代还有用"**上病下刺**"法者,如侯士文治疗肱骨外上髁炎,取同侧的阴上穴(在阴陵泉上方1.5寸处,内膝眼与腘窝横纹头连线之中点,属经外奇穴),要求针尖向上斜刺,得气后令患者前臂做内外旋转、握拳等动作;上述"现代取腿阳面穴"中针阳陵泉、足三里等亦为"上病下刺"之例。

现代还用"**左右交叉**"针刺法,如喻国雄治疗肱骨外上髁炎,取对侧肱骨外上髁处对应点,用针直刺,快速捻转半分钟,然后拇食指用力持针朝一个方向捻转,以患者能耐受为度,并活动患肢。

现代又有将"**上病下刺**"与"**左右交叉**"刺相结合者,如冯纯礼治疗肱骨外上髁炎,用缪巨针刺法,痛在鹰嘴处取对侧委中,痛在肘外侧取对侧梁丘、犊鼻,痛在肘内侧取对侧阴陵泉、阴谷;刁金山等则用易理针法,上下左右交插取穴,如左上肘部痛,针右下肢阴谷穴,快速透皮轻捻转,慢进针得气后边提插捻转边令患者活动患肢。

2. 古今均用灸法　艾灸是温热刺激,可祛除寒邪,扩张血管,起到祛寒消肿止痛的作用,因此在本病古、今文献中,涉及艾灸者分别为8条次、117篇次,同列古、今诸法之第二位,分占各自总条(篇)次的4.04%和30.47%,可见**现代比古代更多地采用灸法**。一般而言,古代多灸,现代多针,而现代治疗本病用灸法的百分比远高于古代,显示现代认为灸法对本病有良好的效果。

古代用灸法者,如《神农皇帝真传针灸图》曰:"阳溪:治腕疼,肘臂不得举,可灸七壮。"《类经图翼》载:后溪主"脾寒肘疼,灸七壮"。敦煌古代藏医著作《火灸疗法》治疗"肘关节外伤,黄水外流,手臂扭闪抬不起来",取手三里穴和大椎穴,"火灸七壮,即可治愈";治疗"闪了手而肘骨错位,风症痼疾引起的肿胀,于肱骨与桡骨相连处的肘窝,有一突起疙瘩,火灸七壮,即可治愈"。

古代治疗本病还采用"**太乙神针**"法,这是艾条灸法之一种。具体操作是将7层布放在穴位上,然后把掺有药末的艾条点燃,按压于穴位上灸灼,因艾条中掺有药物,故有较强渗透力。如

《太乙神针》一书记载:曲池治"肘内寒冷而痛",手三里治"手臂不仁,肘挛难伸",腕骨治"腕肘不得屈伸",均用该法。

现代用灸法者,包括直接灸、隔物灸、温针灸、艾条灸、化脓灸、发泡灸、药线灸等,似比古代更丰富。

直接灸:如赵凤阁治疗肱骨外上髁炎,取痛点,用直接灸;周辉则取局部压痛点,用麦粒灸;陈立飞取压痛点,点上大蒜汁,用麦粒灸;林鹏志取压痛点,用花生米大小的艾炷作直接灸。

隔物灸:如张广礼治疗肱骨外上髁炎,取阿是穴,用隔姜灸;刘桂良则取压痛点,用硫黄灸;傅立红取压痛点,用硫黄隔姜片灸;宋南昌等取痛点,作隔药姜灸(生姜片先用生川乌、草乌、川椒、生南星等药酒浸泡过);刘贵仁取痛点,用隔麝香灸。

温针灸:如姜照荣治疗本病,取曲池、阿是穴,用温针灸;徐尚华则取压痛点,用温针灸;郑顺山取曲池、手三里、少海、外关、合谷等穴,亦用温针灸。

艾条灸:如谷岩峰治疗网球肘,取痛点,用围刺法,并燃艾条2根,灸15分钟;冯文华等则取阿是穴,于其上撒温经散寒、活血化瘀的中药粉末,再用艾条温灸;崔联民等取曲池、外关,用艾条施温和灸,然后外敷中华跌打丸调成的糊;廖红喜取压痛点、曲池穴,注入普鲁卡因和醋酸泼尼松龙,再用艾条熏灸。

化脓、发泡灸:如赵凤阁治疗肱骨外上髁炎,于压痛点上放半截枣核大小之艾炷,点燃续灸5壮,灸后化脓,用消毒纱布包扎;宋毅勤则取痛点,用隔药饼(含白附子、生川乌、乳香、细辛、没药等)灸法,灸后可起泡。

药线灸:邵亚萍治疗肱骨外上髁炎,取曲池、阿是穴,把麝香、雄黄、红花等中草药研粉末,丝棉纸卷之搓成细绳状,用药线点灸。

3.**古今均用刺血**　在本病的古、今文献中,涉及刺血者分别为5条次、15篇次,分列古、今诸法之第四、第九位,分占各自总条(篇)次的2.53%和3.91%。

古人采用刺血主要治疗肘关节周围的疮疡痈疽,若为疮疡早期,古人于肘部紫筋处刺血,以排毒消疮,如《外科理例》载:"如手臂有疮,臂腕筋紫,亦宜砭之。"如果疮疡到了中期,脓已成熟,则要砭刺疮疡局部以排脓除疮,如《针灸集成》治瘰疬:"发于肘内,而痛日久,则成脓,脓后,则针破出脓;未脓前,灸骑竹马穴各七壮,即愈。"

当代治疗肱骨外上髁炎亦用刺血疗法,此与古人用刺血治疗疮疡有所不同,可视为现代对刺血主治的发展。如谈月涓治疗网球肘,取压痛点,用七星针轻叩刺,微出血,再拔火罐;翁国盛等则取痛点,用皮肤针施刺络拔罐,起罐后外敷中药"新伤二号";丁育林于肱骨外上髁处先用刺络拔罐,然后外敷丁桂散,贴盖胶布固定,再以艾条温灸。

4. 古今均用火针　火针为针刺与灸灼相结合的产物,本病临床亦采用之。如《灵枢经·经筋》中治疗手六经经筋涉及肘部的病证,均"治在燔针劫刺,以知为数,以痛为输",后世解"燔针劫刺"乃火针速刺疾出,"以知为数"乃治疗次数以病愈为度,"以痛为输"乃以痛点作为所取穴位。古代又将火针用于疮疡痈疽之排脓,如《卫生宝鉴》载:"附骨痈:以燔针起之,脓清稀解,次日肘下再开之。"

现代用火针者,如师怀堂治疗网球肘,取病变部位,用火针施深而速刺法;华毅敏则取肱骨外上髁压痛点,用圆利针在酒精灯上烧红迅速刺入和拔出;郭跃取痛点周围,以及阳陵泉、膝阳关等,用火针点刺;文喧等取患部最痛点、曲池、手三里,用细火针烧红后,疾入疾出。

5. 现代采用的其他疗法　现代治疗本病还采用穴位注射、小针刀、推拿、电针、器械、拔罐、敷贴、埋藏、皮肤针、钩针、微针系统(含耳穴、头针)等疗法。这些在古代本病文献中未见记载,可谓是现代针灸工作者的发展。

(1)穴位注射:如吴鞠卿治疗肱骨外上髁炎,取手三里、天井、曲池外 1 寸,注入野木瓜注射液;唐卫华取阿是穴,注入泼尼松龙与普鲁卡因;蔡国伟在阿是穴处注入普鲁卡因、泼尼松龙做穴位封闭,以后再注射复方丹参注射液;何世荣等取痛点局部,注入臭氧;包洪涛等取痛点,注入臭氧联合封闭疗法。

(2)**小针刀**:小针刀是近 20 年来盛行于针灸临床的一种方法,其针尖有一定宽度,可用于松解粘连,本病临床亦常采用之。如李建波等治疗网球肘,取痛点,用奴夫卡因做局麻,再以针刀之刃或箭头刀顺肌腱走行方向刺入压痛点至骨膜,切割松解;刘光奇取肱骨外上髁,用小针刀行剥离法;李兆洪等先用利多卡因、泼尼松龙做局部注射,再用小针刀治疗。

(3)**推拿**:如韦殷治疗网球肘,取肘部穴位,予以指揉、弹拨、推顶等手法,配合中药熏洗治疗;何志军等取病变局部,用摇揉、扭拨、拨筋、弹筋、扳摇等手法,亦配合中药熏洗;谢蕴毅用普鲁卡因合泼尼松龙局封,再用推拿手法拿捏、点按、理筋以松解伸肌腱的粘连部分。

(4)**电针**:如倪一峰治疗肱骨外上髁炎,取肱骨外上髁的前缘和后缘的凹陷处,用电针刺激;韦勇取阿是穴及其所属经穴,施予电针刺激,再行隔姜灸;王梅阁治疗肱骨外上髁炎,针刺以曲池、压痛点为主,合谷、手三里为辅,并配合电针及艾灸;杨家贵等治疗肱骨外上髁炎,取阿是穴及其四周四穴,用电针刺激,治后敷以"消痛贴"(含麻黄、生半夏、生南星等);刘元平等取痛点,用电针配合温针灸。

(5)**器械**:现代治疗本病所采用的针灸器械包括激光、超短波、电磁、TDP 等。如龚维振等治疗肱骨外上髁炎,取阿是穴和曲池穴,用二氧化碳激光照射;李玉岭等则取痛点,用 He-Ne 激光照射;谷岩峰取患肘痛处,用超短波电疗;张家福则取压痛点,用小针刀配合超短波;刘殿选取患侧曲池、少海和对侧合谷、手三里穴,用穴位电磁疗法;陈兰芳取痛点局部,用 TDP(特定电磁波治疗仪)垂直照射。

（6）**拔罐**：如冯玉英治疗肱骨外上髁炎，取痛点，用梅花针叩刺结合拔罐；由福山取敏感压痛点，用中火针快速针入 2~3 针，留针 1~2 分钟，再拔罐 10 分钟；金永明取敏感压痛点，用火针速刺疾出，拔罐 15 分钟。

（7）**敷贴**：如张国旺治疗网球肘，取肱骨外上髁部，外敷中药血竭、薄荷冰、梅片、自然铜、青黛；谈建康则取阿是穴、曲池，先用温针灸，然后外敷止痛散（含虎杖、大黄、山奈、生川草乌、白芷、徐长卿、苍术、独活、生南星、生半夏），外贴麝香壮骨膏；诸晓英取阿是穴，敷贴斑蝥与雄黄，使起泡；黄迪牧等治疗网球肘，将白芥子和生草乌粉用红花油（或解痉镇痛酊）调制，外敷于肱骨外上髁，再以 TDP 照射，使起泡。敷贴发泡与前述艾灸发泡似有异曲同工之妙。

（8）**埋藏**：如徐梦林治疗肱骨外上髁炎，取压痛点，埋皮内针，针尖向手的方向；陈俊军则取痛点上下各旁开 2 寸处，用麦粒型皮内针平行埋置 3~5 天。

（9）**皮肤针**：如刘国建取肱骨外上髁，用梅花针加针刺治疗；吴健民也取痛点，用梅花针叩刺。

（10）**钩针**：钩针为当代发展的一种针法，所用针具的针头呈钩形弯度，治疗时采用其特殊的操作手法，常被用于治疗肱骨外上髁炎。如杨楣良等治疗本病，取痛点，持钩针快速刺入皮下组织，一穴多向刺，使患者产生酸胀、舒适、温热感；沈林进则将钩针尖向下，使针柄与皮肤成 75° 角，左右快速刺入皮下组织，得气后施多向特殊手法；陈敏等将钩针快速刺入皮下组织，施行适于本病的特殊操作。

（11）**挑治**：如刘铁军等治疗肱骨外上髁炎，取痛点，用挑治法；朱贵良亦取压痛点，先用封闭，然后挑刺 3~4 针。

（12）**微针系统**：包括耳穴、头针等，如杨其昌等治疗网球肘，取耳穴阳性反应点，用王不留行贴压；孙继诚则取耳穴肘、神门、皮质下、肾上腺，用针刺，配合推拿，取天应、曲池、肘髎、手三里、少海等穴,用掐拿、揉掐法;孔尧其取病变对侧的头皮针顶颞前斜线中 1/3 线,用针刺。

【结语】

根据上述对古今文献的统计与分析结果,兹提出治疗肘部病证的参考处方如下(无下划线者为古今均用穴,下划曲线者为古代所用穴,下划直线者为现代所用穴):①肘部穴曲池、尺泽、天井、手三里、小海、曲泽、阿是穴、肘髎、少海等;②臂阳面穴外关、上廉、手五里、温溜等;③臂阴面穴列缺、通里、间使、内关、经渠等;④手背部穴后溪、中渚、阳溪、腕骨、合谷,手掌部少冲等;⑤腿阳面穴阳陵泉、足三里等。临床可根据病情,在上述处方中选用若干相关穴位。治疗与风、寒相关者,还可取背部穴;治疗与热相关者,还可取手阳明经穴。

临床常用针刺法,注重得气,采用补泻、呼吸、刺透、浅刺、围刺法、扬刺法、齐刺法、恢刺法、短刺法、龙虎交战法、上病下刺、左右交叉刺等法;也采用灸法,包含"太乙神针"、直接灸、隔物灸、温针灸、艾条灸、化脓灸、发泡灸、药线灸等;还可采用刺血、火针,以及现代穴位注射、小针刀、推拿、电针、器械、拔罐、敷贴、埋藏、皮肤针、钩针、挑治、微针系统(含耳穴、头针)等疗法。

历代文献摘录

[元代及其以前文献摘录]

《阴阳十一脉灸经》:"肩脉……其所产病……臂痛,肘外痛。"

《灵枢经·经脉》:"大肠手阳明之脉……气有余则当脉所过者热肿。""小肠手太阳之脉……是主液所生病者……颈颔肩臑肘臂外后廉痛。""心主手厥阴心包络之脉……是动则病,手心热,臂肘挛急,腋肿。""三焦手少阳之脉……是主气所生病者……耳后肩臑肘臂外皆痛。”“支正……实则节弛肘废。”“外关……病实则肘挛，虚则不收。”

《灵枢经·经筋》：“手太阳之筋……其病小指支，肘内锐骨后廉痛……治在燔针劫刺，以知为数，以痛为输，其为肿者，复而锐之。”“手少阳之筋……其病当所过者即支，转筋……治在燔针劫刺，以知为数，以痛为输。”“手阳明之筋……其病当所过者支痛及转筋……治在燔针劫刺，以知为数，以痛为输。”“手太阴之筋……其病当所过者支转筋痛……治在燔针劫刺，以知为数，以痛为输。”“手心主之筋……其病当所过者支转筋……治在燔针劫刺，以知为数，以痛为输。”“手少阴之筋……下为肘网，其病当所过者支转筋，筋痛。治在燔针劫刺，以知为数，以痛为输。”

《针灸甲乙经》（卷七·第一中）：“肘挛支满……鱼际主之。”

《针灸甲乙经》（卷七·第一下）：“肘挛腋肿……太陵主之。”“肘挛腋肿……内关主之。”“肘瘿……曲泽主之。”“臑肘臂痛……阳溪主之。”“肩臑肘臂痛……臂重痛，肘挛……后溪主之。”“肩弛肘废……阳谷主之。”“实则肘挛头项痛……支正主之。”

《针灸甲乙经》（卷七·第五）：“项痛引肘腋……小［一本作少］海主之。”

《针灸甲乙经》（卷九·第二）：“肘内廉痛……间使主之。”

《针灸甲乙经》（卷九·第七）：“肘［一本作时］寒……手三里主之。”“漏谷主之……腹胀而气快然，引肘胁下，皆主之。”

《针灸甲乙经》（卷十·第二下）：“肘挛［此二字一本作胕急］腋肿，间使主之。”“肘痛不能自带衣……关冲主之。”“肘臂痛……中渚主之。”“肘屈不得伸……腕骨主之。”

《针灸甲乙经》（卷十·第五）：“肘臂痛不可举，天宗主之。”“［一本有‘热’字］而寒至肘，肩外俞主之。”“肘痛，尺泽主之。”“肩肘中痛，难屈伸，手不可举重……曲池主之。”“肩肘节酸重，痹［一本作臂］痛不可屈伸，肘髎主之。”“肘中濯濯，臂内廉痛，不可及头，外关主之。”“肘痛引肩不可屈伸……天井主之。""肘臂腕中痛……前谷主之。"

《备急千金要方》(卷三十·第三):"中冲、劳宫、少冲、大泉、经渠、列缺,主手掌热,肘中痛。""心俞、肝俞,主筋急手相引。""前谷、后溪、阳溪,主臂重痛,肘挛。""臑会、支沟、曲池、腕骨、肘髎,主肘节痹,臂酸重,腋急痛,肘难屈伸。""鱼际、灵道,主肘挛柱满。""曲池、关冲、三里、中渚、阳谷、尺泽,主肘痛时寒。"

敦煌医书《火灸疗法》P·T127:"肘关节外伤,黄水外流,手臂扭闪抬不起来,从肘端至桡骨外侧肌腱之间,下压时有痛感处(手三里穴)火灸,同时于脊椎第一节(大椎穴),火灸七壮,即可治愈。""肺部黄水坠入双手,闪了手而肘骨错位,风症瘤疾引起的肿胀,于肱骨与桡骨相连处的肘窝,有一突起疙瘩,火灸七壮,即可治愈。"

《外台秘要》(卷三十九·第二):"[手]五里……肘不欲举。"

《外台秘要》(卷三十九·第七):"少冲……掌痛引肘腋。""通里……臂臑肘痛。""灵道……臂肘挛。"

《外台秘要》(卷三十九·第八):"小海……痛肘。"

《太平圣惠方》(卷九十九):"曲池……屈伸难,隐脉风,臂肘细,而无力。"[原出《铜人针灸经》(卷五)]

《太平圣惠方》(卷一百):"[手]三里……肘臂酸痛[原作重,据《黄帝明堂灸经》改],屈伸难。""偏历……臂膊肘腕,酸痛难屈伸。""后溪……肘臂腕重难屈伸。""支正……肘臂挛,难伸屈。""通里……肘腕酸重。""肘聊……肘臂……痹麻不仁也。""孔最……肘臂厥痛,屈伸难。""液门……肘痛,不能自上下。""外关……肘腕酸重,屈伸难,手十指尽痛,不得握。""列缺……肘臂痛。"

《铜人腧穴针灸图经》(卷四·肩膊部):"天宗……臂肘外后廉痛。"

《铜人腧穴针灸图经》(卷四·背腧部):"附分……风劳臂肘不仁。"

《铜人腧穴针灸图经》(卷五·手太阴):"尺泽……风痹肘挛。"

《铜人腧穴针灸图经》(卷五·手阳明):"阳溪……肘臂不举。""下廉……头风臂肘[原作时]痛。""[手]三里……手臂不仁,肘挛不伸。""肘髎……肘节风痹,臂痛不可举,屈伸,挛急。""[手]五里……肘臂痛。"

《铜人腧穴针灸图经》(卷五·手少阴):"少海……肘挛腋胁下痛。""极泉……臂肘厥寒。"

《铜人腧穴针灸图经》(卷五·手太阳):"小海……肘腋肿。"

《铜人腧穴针灸图经》(卷五·手厥阴):"曲泽……臂肘手腕善动摇。"

《铜人腧穴针灸图经》(卷五·手少阳):"关冲……臂肘痛不可举。""外关……肘臂不得屈伸。""天井……风痹,臂肘痛,捉物不得。"

《琼瑶神书》(卷三·六十三):"通里……肘背连腑痛。""列缺……肘腕全无力。"

《西方子明堂灸经》(卷六·手太阳):"后溪……臂肘挛急。"

《西方子明堂灸经》(卷七·手阳明):"阳溪……肘臂不举。"

《子午流注针经》(卷下·手太阴):"灵道……心痛肘挛悲恐惊……建时到后即宜针。"

《子午流注针经》(卷下·足太阳):"后溪……肘臂筋挛同用针。""曲池……肘中痛急伸无力。"

《子午流注针经》(卷下·手少阳):"关冲……臂肘痛攻不能举。""支沟……热病[原作痛,据《针灸四书》改]臂肘肿且疼。""天井……风痹筋挛及骨疼。"

《子午流注针经》(卷下·手厥阴):"曲泽……肘臂筋挛多呕血,呼吸阴阳去病根。"

《卫生宝鉴》(卷十三·舍时从证):"右臂膊肿盛,上至肩,下至手指,色变,皮肤凉,六脉沉细而微,此乃脉证俱寒……此乃附骨痛……以燔针起之,脓清稀解,次日肘下再开之。"

《卫生宝鉴》(卷二十·流注指要赋):"若两肘之拘挛,仗曲池而平扫。""尺泽去肘疼筋紧。"

《扁鹊神应针灸玉龙经》(六十六穴治证):"尺泽……手臂风痹,肘疼筋急。""中渚……肘臂挛急。""太冲……腰脊肘[原作胕,据《四库全书》本改]肿。"

《扁鹊神应针灸玉龙经》(针灸歌·又歌):"两肘拘挛曲池取。""肘痛筋挛尺泽试。"

[明代文献摘录](含同时代外国文献)

《神应经》(诸风部):"肘不能屈:腕骨。""中风肘挛:内关。"

《神应经》(手足腰胁部):"肘臂痛:肩髃、曲池、通里、手三里。""肘挛:尺泽、肩髃、小海、间使、大陵、后溪、鱼际。""肘、臂、手指不能屈:曲池、三里、外关、中渚。""风痹肘挛不举:尺泽、曲池、合谷。""腋肘肿:尺泽、小海、间使、大陵。"

《针灸大全》(卷一·马丹阳天星十二穴歌):"曲池……能治肘中痛。"[原出《琼瑶神书》(卷三·治病手法歌)]"列缺……偏风肘木麻。"[原出《扁鹊神应针灸玉龙经》(天星十一穴歌诀)]

《针灸大全》(卷一·治病十一证歌):"肘膝疼时刺曲池,进针一寸是便宜,左病针右右针左,依此三分泻气奇。"

《针灸大全》(卷一·席弘赋):"五般肘痛寻尺泽,太渊针后却收功。"

《针灸集书》(卷上·马丹阳天星十一穴):"曲池穴……臂肘酸疼。""通里穴……肘腕臂臑痛。"

《针灸聚英》(卷一上·手少阴):"少冲……臑臂内后廉痛……[《针灸大成》补:'肘痛不伸']……手挛不伸,引肘腋痛。"

《针灸聚英》(卷一上·手太阳):"小海……颈、颔、肩、臑、肘、臂外后廉痛。""肩外俞……周痹寒至肘。"

《针灸聚英》(卷一下·手厥阴):"大陵……肘臂挛痛。"

《针灸聚英》(卷一下·手少阳):"天井……耳后臑臂肘痛。"

《针灸聚英》(卷四上·玉龙赋):"尺泽理筋急之不用。""肘挛疼兮,尺泽合于曲池。"

《针灸聚英》(卷四下·六十六穴歌):"肘挛并掌热,少府效如神。"

《外科理例》(卷七·疮疥一百四十三):"在上体,若臂腕筋紫胀,亦宜刺去其血。""如手臂有疮,臂腕筋紫,亦宜砭之。"

《神农皇帝真传针灸图》(图二):"阳溪:治腕疼,肘臂不得举,可灸七壮。"

《医学入门》(卷一·杂病穴法):"曲池、合谷……二穴又治肩背肘膊疼痛。""项连肘痛,针少海。"

《医学入门》(卷一·治病要穴):"肩井:主肘臂不举,及扑伤。""支正……肘臂十指皆挛。"

《针灸大成》(卷三·玉龙歌):"两肘拘挛筋骨连,艰难动作欠安然,只将曲池针泻动,尺泽兼行见圣传。"〔原出《扁鹊神应针灸玉龙经(玉龙歌)》〕

《针灸大成》(卷三·胜玉歌):"尺泽能医筋拘挛。"

《针灸大成》(卷五·十二经井穴):"手太阳井……肘臂疼,外廉痛。""手少阳井……肘痛……不已,复刺少阳俞中渚穴。"

《针灸大成》(卷五·十二经治症主客原络):"臑肘臂外后廉疼,腕骨通里取为详。""耳后肘疼并出汗……阳池、内关""肩背风生连膊肘……阳池、内关。"

《针灸大成》(卷八·手足腰胁门):"肘劳:天井、曲池、间使、阳溪、中渚、阳谷、太渊、腕骨、列缺、液门。"

《针灸大成》(卷八·中风瘫痪针灸秘诀):"肘挛,寒热惊痛:列缺。""肘腕酸疼:通里。"

《针方六集》(纷署集·第十三):"天髎……肩肘痛。""肩外俞……肩痹寒热至肘痛引曲颊。"

《针方六集》(纷署集·第二十四):"内关……肘臂挛痛,腋痛。""天泉……肘中挛急。""曲泽……风冷臂痛，肘痛。"

《针方六集》(纷署集·第二十五)："少冲……肩腋肘臂酸痛。"

《针方六集》(纷署集·第二十七)："中渚……耳后、肩髃、肘臂、外眦痛。""外关……肘臂肿痛。""支沟……肩髃肘臂外痛。""清冷渊……肩髃肘臂外痛，不能举。"

《针方六集》(兼罗集·第四十五)："天井……手肘骨痛。"

《经络汇编》(手阳明大肠经)："手阳明经大肠，其见证也……肩、髃、肘、臂外皆痛。"

《类经图翼》(卷六·手太阴)："列缺……手肘痛无力。"

《类经图翼》(卷六·手少阴)："少海……肘臂、腋胁痛挛不举。""通里……肘臂肿痛。"

《类经图翼》(卷六·手太阳)："后溪……脾寒肘疼，灸七壮。"
[原出《神农皇帝真传针灸图》二图]

《类经图翼》(卷七·手厥阴)："曲泽……臂肘摇动掣痛，不可伸。"

《类经图翼》(卷十一·手足病)："后溪：项强肘痛。"

《循经考穴编》(手太阴)："尺泽……肘臂挛痛。""列缺……肘臂瞀痛。"

《循经考穴编》(手阳明)："阳溪……腕疼彻肘。""偏历……又治肩膊肘腕酸疼。""下廉……肘辅骨肿疼，泻之。""下廉……肘臂肿疼，发热无时，名曰髓干。盖大肠主津液，若液干，则肘臂痛而发热，此穴主之。""曲池……肘臂肿痛。""肘髎……主肘节骨痛，拘挛麻木，不得屈伸。"

《循经考穴编》(手少阴)："灵道……肘臂外廉疼痛。"

《循经考穴编》(手太阳)："养老……主肘外廉红肿。"

《循经考穴编》(手厥阴)："曲泽……肘腕掣摇疼痛。"

《循经考穴编》(手少阳)："天井……肩肘疼，握物不得。"

[外国文献]

《东医宝鉴》(外形篇四·手)："肘痛不可屈伸,取天井、尺泽。""肘、臂、腕痛,取前谷、液门、中渚。"

[清代及民国前期文献摘录]

《太乙神针》(正面穴道证治)："曲池……肘内寒冷而痛。""手三里……肘挛难伸,偏风[一无本此四字]疼痛。"

《太乙神针》(背面穴道证治)："腕肘不得屈伸,针腕骨穴。"

《医宗金鉴》(卷七十九·十二经表里原络总歌)："小肠原络应刺病……肩臑肘臂内外廉。"

《医宗金鉴》(卷八十五·手部主病)："太渊……腕肘无力或痛疼。""少府……肘腋拘急痛引胸。""曲泽……身热烦渴肘挛疼。""肩井一穴治仆伤,肘臂不举浅刺良。""支正……肘臂十指尽皆挛。""中渚……肘臂连肩红肿痛。""外关……肘臂胁肋五指疼。""少海……风吹肘臂疼痛。"

《周氏经络大全》(经络分说·八)："[手]三里……手臂不仁、肘挛难伸。"

《针灸易学》(卷下)："螳螂翻……治法,将膊弯紫筋挑破,用老鹳鼻烧灰点之。"

《采艾编翼》(卷一·小肠经综要)："小海:肘腋。"

《采艾编翼》(卷一·经脉主治要穴诀)："肘腋风寒少海裏。""风痹天井及心胸。"

《针灸内篇》(手太阴肺经络)："孔最……治肘臂厥痛不举。""列缺……针一分,沿皮透太渊……肘臂痛无力。"

《针灸内篇》(手少阴心经络)："少冲……肘腋挛疾。"

《针灸内篇》(手少阳三焦经)："天髎……治肩肘疼。"

《针灸内篇》(手厥阴心包络)："间使……掌热,肘痛。"

《针灸内篇》(手阳明大肠络)："阳溪……咽喉肘疼。""下廉……肘臂疼痛。""曲池……治肩肘疼痛不仁。"

《针灸内篇》(足少阳胆经络)："居髎……肩引胸、胁、肘、臂疼。"

《神灸经纶》(卷四·手足证治)："仆伤肘背痛:肩井、阳池。"

《神灸经纶》(卷四·外科证治)："注节疔,生指节缝中,肿痛连肘臂:合骨。""肘痛,生肘尖上不能舒伸,令人肩背痛:间使。"

《针灸集成》(卷二·手臂)："肘节酸痛:使病人屈肘,曲池穴至近横纹空虚以针,深刺穿出肘下外皮,慎勿伤筋,不至十日自差,神效。""肘腕酸痛重:内关、外关、绝骨、神门、合谷、中脘针,若筋急,刺天应穴,无不即效。"

《针灸集成》(卷二·疮肿)："瘘疗……发于肘内,而痛日久,则成脓,脓后,则针破出脓;未脓前,灸骑竹马穴各七壮,即愈。"

［现代文献题录］

(限本节引用者,按首位作者首字的汉语拼音排序)

包洪涛,薛建新,易永祥,等.单纯封闭与臭氧联合封闭治疗肱骨外上髁炎的疗效对比分析.河北医药,2011,33(14):2170-2171.

蔡国伟.关刺法穴位注射治疗肱骨外上髁炎50例.广西中医药,1989,12(4):34.

陈俊军.穴位埋置皮内针治疗网球肘.中国针灸,1993,13(2):28.

陈兰芳.TDP加痛点注射治疗网球肘.中国针灸,1993,13(2):28.

陈立飞.直接灸法治疗肱骨外上髁炎50例.中国针灸,1996,16(3):26.

陈敏.钩针与针刺治疗肱骨外上髁炎的疗效比较.针灸临床杂志,1996,12(11):25.

崔联民,刘保义.艾灸加外敷药物治疗网球肘50例.中国针灸,2001,21(5):270.

刁金山．易理针法治疗网球肘 50 例临床观察．针灸学报，1992，8（6）：33．

丁育林．综合治疗网球肘 70 例疗效观察．上海针灸杂志，1986，5（2）：23．

冯纯礼．缪巨针刺治疗肘关节炎 33 例．陕西中医，1992，13（10）：457．

冯文华．隔药灸治疗网球肘 50 例．陕西中医，1985，16（1）：36．

冯玉英．梅花针叩刺配合拔罐治疗肱骨外上髁炎 30 例．云南中医中药杂志，2013，34（3）：45．

傅立红．隔姜硫黄灸治疗网球肘 63 例．针灸临床杂志，1995，11（7）：48．

龚维振．CO_2 激光治疗肩周炎、网球肘 120 例．应用激光，1985，5（2）：95．

谷岩峰．围刺重灸治疗网球肘．中国针灸，1993，13（2）：28．

管遵惠．电针配合穴位注射治疗肱骨外上髁炎 60 例．吉林中医药，1987，7（1）：15．

郭明芳．齐刺加灸治疗网球肘．中国针灸，1993，13（2）：29．

郭跃，张福梅，李改莲．火针治疗肱骨外上髁炎 40 例．山西中医，1994，10（2）：38．

何世荣，陈金生．医用臭氧局部注射治疗肱骨外上髁炎的临床评价．现代医院，2006，6（11）：39．

何志军，王承祥．推拿配合中药薰洗治疗网球肘 56 例小结．甘肃中医，2004，17（7）：29．

侯士文．上病下刺法治疗肱骨外上髁炎 64 例．广西中医药，1991，14（1）：24．

华毅敏．火针治疗顽固性肱骨外上髁炎．云南中医杂志，1994，15（4）：21．

黄迪牧，龙静玲．发泡灸治疗网球肘 57 例．中国针灸，2000，20（3）：163．

黄嘉庆.穴位封闭治疗肱骨外上髁炎52例临床观察.针灸临床杂志,1997,13(6):37.

姜照荣.温针灸治疗肱骨外上髁炎28例.江苏中医,1995,16(2):31.

焦红波.针刺治疗肱骨外上髁炎.针灸临床杂志,1995,11(1):48.

金永明.火针治疗肱骨外上髁炎108例.中国针灸,1994,14(2):16.

孔尧其.肱骨外上髁炎的头皮针治疗.新中医,1987,19(9):34.

李建波.针灸刀治疗肱骨外上髁炎32例.天津中医学院学报,1994,13(3):22.

李玉岭.He-Ne激光治疗肱骨外上髁炎.中国针灸,1994,14(4):19.

李兆洪.小针刀治疗肱骨外上髁炎137例.上海针灸杂志,1997,16(6):19.

廖红喜.水针配合艾灸治疗网球肘82例.上海针灸杂志,1995,14(2):73.

林鹏志.直接灸治疗肱骨外上髁炎.中国针灸,1993:13(2):29.

刘殿选.穴位电磁疗法治疗肱骨外上髁炎54例.中国骨伤,1993,6(2):41.

刘光奇.小针刀治疗肱骨外上髁炎的临床观察.中医临床研究,2010,2(15):17.

刘贵仁.隔药灸治疗网球肘100例小结.山西中医,1987,3(3):33.

刘桂良.硫磺灸治疗网球肘234例.浙江中医杂志,1982,17(1):35.

刘国建.梅花针叩刺对肱骨外上髁炎愈后复发的影响.中医

药临床杂志,2007,19(2):162.

刘铁军,吕元海,高新明.痛点挑治法治疗肱骨外上髁炎100例疗效观察.吉林中医药,1998,18(1):46.

刘元平,姜义飞,崔素芝,等.电针配合温针灸治疗肱骨外上髁炎90例.河南中医,2008,28(8):60.

吕金阳.TDP配合温针灸治疗肱骨外上髁炎86例.中医外治杂志,2007,16(1):15.

吕珍.火针治疗肱骨内外髁炎60例.中国针灸,1995,15(5):11.

倪一峰.“局刺”治疗网球肘100例疗效观察.中医杂志,1982,23(6):45.

潘宁.扬刺法治疗肱骨外上髁炎78例.上海针灸杂志,1997,16(5):19.

邵士雄.针刺治疗网球肘110例.针灸学报,1992,8(3):24.

邵亚萍.麝绳灸临床应用举隅.针灸临床杂志,1995,11(5):42.

沈林进.钩针与毫针刺法、药物局封治疗肱骨外上髁炎的疗效比较.针灸临床杂志,1996,12(11):30-31.

师怀堂.师怀堂临证经验//胡熙明.针灸临证指南.北京:人民卫生出版社,1991:88.

宋南昌,宗重阳.隔药灸治疗网球肘和腱鞘炎30例.中国针灸,1994,14(4):47.

宋毅勤.网球肘的灸治效果.江西中医药,1985,16(2):53.

孙继诚.耳针配合推拿治疗网球肘89例.山东中医杂志,2002,21(9):545.

谈建康.针刺加中药外敷治疗肱骨外髁炎.上海针灸杂志,2003,22(2):48.

谈月涓.刺络拔罐治疗网球肘203例.上海针灸杂志,1992,11(1):46.

唐卫华. 针刺配合穴位注射治疗网球肘 70 例. 中国针灸, 1996,16(4):43.

王从泽. 短刺法治疗肱骨外上髁炎 30 例. 山东中医杂志, 1993,12(1):57.

王景芳. 尺泽透压痛点治疗肱骨外上髁炎 54 例. 河北中医, 1994,16(2):22.

王梅阁. 电针加艾灸治疗肱骨外上髁炎. 针灸学报,1992,8 (6):46.

王秀华,任齐俊. 针刺治疗肱骨外上髁炎 33 例疗效观察. 上海针灸杂志,1984,3(3):18.

韦殷. 推拿配合中药熏洗治疗网球肘 91 例. 长春中医药大学学报,2012,28(4):668-669.

韦勇. 电针配合隔姜灸治疗肱骨外上髁炎和桡骨茎突狭窄性腱鞘炎. 中国针灸,1987,7(1):6.

文喧,何莉平. 火针治疗网球肘 58 例. 云南中医杂志,1988, 9(1):24.

翁国盛,唐劲松. 皮肤针放血合"新伤二号"治疗肱骨外上髁炎 43 例. 福建中医学院学报,2010,20(2):52-53.

吴健民. 五瓣梅花刺法治疗网球肘 66 例. 江苏中医杂志, 1984,5(2):52.

吴鞠卿. 野木瓜针穴注治疗网球肘 98 例. 浙江中医学院学报,1994,18(3):48.

吴奇方. 围刺法治疗网球肘 29 例. 中国乡村医生,1994 (1):25.

吴耀持,宓轶群. 筋会穴用于痹证的临床与实验研究. 上海针灸杂志,2000,19(2):24.

吴志明. 尺泽穴透痛点治疗网球肘二例. 云南中医杂志, 1988,9(6):37.

夏贵福. 多针刺一穴治疗网球肘有良效. 针灸学报,1992,8

（4）：30.

　　夏红玲，张永臣．龙虎交战手法治疗肱骨外上髁炎 62 例．中国针灸，1996，16（7）：14.

　　谢蕴毅．封闭配合手法治疗网球肘．云南中医杂志，1994，15（4）：43.

　　徐梦林．埋针治疗网球肘 186 例疗效分析．河北中医，1991，13（1）：27.

　　徐尚华．针灸治疗肱骨外上髁炎．山东中医杂志，1994，13（1）：42.

　　杨翠芳．针刺"对应点"治疗网球肘 50 例．江苏中医，1991，12（9）：30.

　　杨继若，白晶梅，吴丽丽．针刺治疗肱骨外上髁炎 100 例．上海针灸杂志，1997，16（5）：18.

　　杨家贵，段富恩．电针贴敷合用治疗肱骨外上髁炎 126 例．中国针灸，2004，24（12）：876.

　　杨楣良．钩针治疗肱骨外上髁炎 119 例．浙江中医杂志，1996，31（6）：271.

　　杨其昌，魏越潮．耳穴治疗肱骨外上髁炎 33 例．中国骨伤，1995，8（3）：45.

　　由福山．火针治疗肱骨外上髁炎 109 例．针灸临床杂志，1996，12（3）：36.

　　喻国雄．缪刺法治疗上肢痛证 56 例．针灸临床杂志，1995，11（2）：24.

　　张广礼．隔姜灸治疗肱骨内外上髁炎 60 例．江西中医药，1996，27（4）：42.

　　张国旺．中药外敷治疗肱骨外上髁炎 60 例疗效观察．中原医刊，2005，32（10）：53.

　　张家福．小针刀配合超短波治疗肱骨外上髁炎．湖北中医杂志，2009，31（4）：64.

张丽民．埋针治疗网球肘 53 例．针灸学报,1990,6(3):27.

张连记,牛学凤,王常印．针刺四五穴治疗肱骨外上髁炎．针灸临床杂志,1994,10(5):40.

赵凤阁．直接灸治疗肱骨外上髁炎．上海针灸杂志,1992,11(1):46.

郑顺山．中药温针灸治疗肱骨外上髁炎 95 例的临床体会．河北中医学院学报,1989,4(2):28.

周辉．麦粒灸治疗网球肘．浙江中医杂志,1990,25(1):45.

朱贵良．封闭加挑刺法治疗肱骨外上髁炎 32 例疗效观察．云南中医中药杂志,2005,26(2):14.

朱宇丹．远道刺加药饼灸治疗肱骨外上髁炎临床观察．上海针灸杂志,2005,24(8):35.

诸晓英．天灸治疗肱骨外上髁炎 50 例．中国针灸,1997,17(12):733.

祝总骧,徐瑞民,谢君国,等．经络在表皮层和角质层的低阻抗特性及其形态学实质的研究．中国医药学报,1988,3(5):33-35.

第七节 腕部病证

腕部病证在针灸临床上常表现为疼痛、拘挛、活动困难等感觉及运动症状。在古代针灸文献的症状中,凡有"腕""踝(手)""掌臂之间"等字样的内容;或在腕部穴位的主治文献中,无明确部位的"屈伸难""风痹"等症状,但当此穴有治疗腕部该类病证的功效者,本节均予收入。中医学认为,本病多由风、寒、热等外邪和外伤,以及体内血瘀等内邪所致,而体质虚弱也可导致本病的发生。西医学认为,本病多由腕部肌肉、肌腱、腱鞘、韧带等软组织和骨骼的病变所引起,包括损伤、炎症、骨折等,常见的有桡骨茎突腱鞘炎、桡侧腕伸肌腱周围炎、腕管综合征、腕背指伸肌腱腱鞘囊肿和腕部软组织扭挫伤及其他劳损性疾病等,而风湿性关节炎或类风湿关节炎等全身性疾病也会在腕部出现炎症等病理变化。涉及本病的古代针灸文献共78条,合116穴次;现代针灸文献共88篇,合290穴次。将古今文献的统计结果相对照,可列出表7-1~表7-4(表中数字为文献中出现的次数)。

表 7-1　常用经脉的古今对照表

经脉	古代(穴次)	现代(穴次)
相同	三焦经 25、小肠经 24、大肠经 22、肺经 18	大肠经 62、三焦经 55、肺经 20、小肠经 16
不同		心包经 60

表 7-2　常用部位的古今对照表

部位	古代（穴次）	现代（穴次）
相同	腕部 66、臂阳 20、手背 13、臂阴 6	腕部 131、臂阳 58、手背 38、臂阴 31
不同		手掌 17

表 7-3　常用穴位的古今对照表

穴位		古代（穴次）	现代（穴次）
相同		阳池 12、阳溪 8、曲池 8、阳谷 5、外关 4	外关 23、阳池 18、阳溪 16、曲池 13、阳谷 8
相似	腕部	腕骨 14、太渊 7、列缺 6、经渠 3、通里 3、腕部奇穴 3	阿是穴 43、大陵 28、神门 9
	手背	液门 4、前谷 3	合谷 20、八邪 7、中渚 5
	肘部	曲泽 3	手三里 7
相异	手掌		鱼际 9、劳宫 5
	臂阴		内关 19、间使 5

表 7-4　治疗方法的古今对照表

方法	古代（条次）	现代（篇次）
相同	针刺 10、灸法 6、刺血 3、推拿 1	针刺 52、灸法 24、推拿 11、刺血 4
不同		穴位注射 15、电针 11、小针刀 11、器械 11、火针 7、贴敷 7、埋藏 4、拔罐 4、皮肤针 1、钩针 1、热敷 1、耳穴 1

　　根据以上各表,可对古今针灸治疗腕部病证的特点作以下比较分析。

【循经取穴比较】

1. **古今均取手三阳经穴**　手三阳经发自手指末端,经手背抵腕部,故该三经穴均可治疗本病。统计结果见表 7-5。

表 7-5　手三阳经穴次及其分占古、今总穴次的百分比和其位次对照表

	古代	现代
三焦经	25(21.55%,第一位)	55(18.97%,第三位)
小肠经	24(20.69%,第二位)	16(5.52%,第五位)
大肠经	22(18.97%,第三位)	62(21.38%,第一位)

表 7-5 显示,**古代比现代更重视三焦经与小肠经穴(尤其是小肠经穴),而现代比古代更重视大肠经穴**。就穴位而言,表 7-3 显示,**古今均多取三焦经阳池、外关,小肠经阳谷,大肠经阳溪、曲池,这是相同的;古代还取三焦经液门,现代则取该经中渚,这是相似的;古代又取小肠经腕骨、前谷,现代则取大肠经合谷、手三里,这有所不同**。

2. **古今均取肺经穴**　肺经的循行"入寸口,上鱼",其中"寸口"在腕部,因而古、今治疗本病亦取肺经穴,分别达 18、20 穴次,同列诸经的第四位,分占各自总穴次的 15.52%、6.90%,可见**古代比现代更重视肺经穴**,其原因可能是对于桡骨茎突部的病变,古代选用肺经穴列缺等,而现代选用局部阿是穴,两者位置基本相合,但在一般临床文献中,阿是穴不一定属肺经穴,故未被归入肺经,导致古今的差异。就穴位而言,**古代选取太渊、列缺、经渠,现代则取鱼际**,这是相似的。

3. **现代选取心包经穴**　心包经"下臂,行两筋之间,入掌中",亦行经腕部(其中腕部"两筋间"当为现代西医的腕管),因此现代也选用心包经穴,共计 60 穴次,列诸经的第二位,均占现代总穴次的 20.69%,**常用穴为大陵、内关、劳宫、间使**,而它们均

位于腕部及其附近。而古代取心包经为 6 穴次,列古代诸经的第五位,占古代总穴次的 5.17%,不如现代;古代常用穴为曲泽,位于肘部,与现代亦为不同。笔者推测,现代常用心包经穴治疗腕管综合征,而古代对此病认识不足,故取用心包经穴不多。

【分部取穴比较】

1. **古今均取腕部穴** 根据局部取穴原则,本病的古、今临床均多取腕部穴,分别达 66、131 穴次,同列各部的第一位,分占各自总穴次的 56.90%、45.17%,显示**古代比现代更重视腕部穴**。就穴位而言,**古今均多取阳池、阳溪、阳谷**,这是相同的;古代还取腕骨、太渊、列缺、经渠、通里,以及腕部奇穴,现代则取阿是穴、大陵、神门,这是相似的。

古代取腕部穴者,如《铜人腧穴针灸图经》载:阳池主治"因折伤手腕,捉物不得"之证。《备急千金要方》云:"阳溪主臂腕外侧痛不举。"《神应经》言:"臂腕侧痛:阳谷。"《玉龙歌》道:"腕中无力痛艰难,握物难移体不安,腕骨一针虽见效,莫将补泻等闲看。"《医宗金鉴》道:刺太渊主"腕肘无力或痛疼"。《针灸集书》记:列缺主治"腕劳无力";通里主治"肘腕臂臑痛"。《循经考穴编》语:经渠主"手腕疼痛"。《素问·缪刺论》曰:"邪客于臂掌之间,不可得屈,刺其踝后,先以指按之痛,乃刺之,以月生死为数。"

现代取腕部穴者,如来心平治疗腕伸肌腱鞘炎,取阳溪、阳池穴,用穴位注射与针刺法;张群保治疗腕管综合征,取阳溪、阳池、阳谷,用揉拨按压法;陶思攸等治疗腱鞘囊肿,选取局部阿是穴,用火针快速刺入,挤出囊液;许天兵治疗桡骨茎突狭窄性腱鞘炎,取局部压痛点、阳溪等穴,用针刺法;王爱军治疗腕管综合征,取大陵、经渠等穴,用针刺;贾道福等治疗陈旧性三角纤维软骨复合体损伤,取阳池、阳谷、神门、大陵等穴,用电针刺激。

2. **古今均取臂部穴** 本病临床亦取臂部(含臂阴、臂阳)穴,此为循经与邻近取穴之体现。统计结果见表 7-6。

表 7-6　臂部穴次及其分占古、今总穴次的百分比和其位次对照表

	古代	现代
臂阳	20（17.24%，第二位）	58（20.00%，第二位）
臂阴	6（5.17%，第四位）	31（10.69%，第四位）

表 7-6 显示，**现代比古代更多选取臂阴面穴**，现代臂阳面穴次的百分比也略高于古代，显示现代对近道取穴的重视。就穴位而言，**古今均多取臂阳面曲池、外关，这是相同的**。在臂阴面，古代还取曲泽，现代则取内关、间使；在臂阳面，现代还取手三里，这些是古今相似的。

古代取臂部穴者，如《针灸甲乙经》云："腕急，曲池主之。"《太平圣惠方》曰：外关可治"肘腕酸重，屈伸难，手十指尽痛，不得握"。《循经考穴编》载：曲泽主治"肘腕掣摇疼痛"。

现代取臂部穴者，戴若鑫治疗桡侧腕伸肌腱周围炎，取曲池、偏历、外关等，用针刺泻法；王爱军治疗腕管综合征，针刺内关透外关等穴；杨振辉等则针刺腕三针（腕横纹正中及其两旁共三针）、内关、间使，使针感向肘臂及指端放射；王心刚等取臂中、间使、大陵、阿是穴，注入丹参注射液；张荣伟治疗垂腕症，取手三里、三阳络、外关等穴，用温针灸，施补法，配合电针；栗素红则针刺偏历、支沟、曲池、手三里等穴。

现代临床还在臂部发现一些奇穴，对于本病有特效。如林安明等治疗桡骨茎突狭窄性腱鞘炎，取反阿是穴（位于手三里附近的压痛点，按之则腕痛消失），用点按、弹拨、擦搓之法，再加针刺；董利强亦取反阿是穴（位于上廉附近的压痛点）注入复方当归注射液，配合 TDP（特定电磁波治疗仪）照射；李海波等治疗腕关节损伤，针刺患侧扭伤穴（位于阳池与曲池连线的上 1/4 处，肱桡肌后缘），行捻转手法，使有强烈的酸胀痛麻感；张文兵等治疗腕关节扭伤，针刺反阿是穴（腕背面痛者该穴在手三里附近，腕掌面

痛者该穴在肱骨内上髁前下缘附近,指压时疼痛可消失),用毫针针刺,嘱患者配合腕活动。综上所述,**这些奇穴均为前臂近肘的压痛点**,而按压该穴则腕部疼痛可消失,此可供读者参考选用。

3. 古今均取手背部穴　手三阳经经手背抵腕部,故手背部穴亦治本病。在古、今文献中,手背部分别为 13、38 穴次,同列各部的第三位,分占各自总穴次的 11.21%、13.10%,百分比相近。就穴位而言,**古代选取液门、前谷,现代则取合谷、八邪、中渚**,这是相似的。

古代取手背部穴者,如《玉龙歌》道:"手臂红肿连腕疼,液门穴内用针明,更将一穴名中渚,多泻中间疾自轻。"《针灸甲乙经》载:前谷主"肘臂腕中痛"。

现代取手背部穴者,如施斌治疗桡骨茎突狭窄性腱鞘炎,取合谷等穴,用温针灸;张荣伟治疗垂腕症,取八邪等穴,用温针灸,施补法,配合电针;栗素红则针刺合谷、三间、中渚等穴;李海波等治疗腕关节损伤,针刺手少阳经中渚、液门、阿是穴等,用常规刺法,新伤用泻法,配合电疏密波,陈旧伤加灸法。

4. 现代选取手掌部穴　手三阴经经腕部抵手掌,故现代治疗本病亦取手掌部穴,共计 17 穴次,列现代诸经的第五位,占总穴次的 5.86%,**常用穴为鱼际、劳宫**。如徐斯伟治疗桡骨茎突狭窄性腱鞘炎,取鱼际、尺泽等穴,用恢刺泻法;吴坚刚治疗腕管综合征,选取鱼际、内关、大陵等穴,用电针刺激;潘建安则取劳宫、大陵、十宣穴,亦用电针刺激,并取大陵、劳宫,用一指禅揉拨,又搓捋患指。而古代取掌部穴仅 1 穴次,列古代各部的第七位,占古代总穴次的 0.86%,未被列入常用经脉,不如现代,其原因之一也可能是古代对腕管综合征的认识不足。

5. 现代的远道取穴　现代临床治疗本病又选用一些远道穴位,包括左右交叉取穴,选取下肢踝部相应点,以及下肢其他穴。

（1）左右交叉取穴:如李长森治疗腕损伤,取健侧阳池、曲池,用巨刺法,配合活动患侧腕关节;喻国雄治疗腕关节痛证,取痛点对侧相应部位,用快速捻转针刺法,令患者活动患侧腕关节。

（2）**取下肢对应点**：如潘玮治疗急性腕关节扭伤,针刺同侧踝关节,配合活动患侧腕关节;曲兆良等治疗指腕关节扭伤,取患侧踝关节对应点,向心性针刺,并令患者活动患侧腕关节。

（3）**取下肢其他穴**：如曲兆良等治疗腕关节扭伤,针三阴交,用提插捻转泻法,令患者配合活动患侧腕关节;张新春等亦针刺三阴交;施斌治疗桡骨茎突狭窄性腱鞘炎,取阳陵泉、太冲等穴,用温针灸。

综上所述,现代根据"左病右治""上病下治"原则,选用相应穴位予以针刺,**同时还要求患者活动患侧腕关节**,以疏通气血。这些方法值得向当前临床借鉴。同时,现代还有人在针刺病变局部时,也要求患者活动患侧腕关节,如张如祥治疗腕关节软组织损伤,取最痛点,将毫针刺入 10mm,同时令患者运动患侧腕关节,这一报道也可予以参考。

【辨证取穴比较】

在本病的古代针灸文献中,有若干内容与辨证相关,兹列于下。

与寒相关者,如《针方六集》载：阴郄主"肩臂腕骨冷痛";太渊主"手腕冷风"。

与热相关者,如《针灸内篇》云：经渠治"手腕疼,咽喉掌热"。

与风相关者,如《针灸大全》言：足临泣配太渊、腕骨、大陵治"手腕起骨痛,名曰绕踝风"。《针灸大成》曰：外关主"中风腕酸,不能屈伸,指痛不能握物"。《针方六集》语：太渊主"手腕冷风"。《针灸秘授全书》称："中风,腕不能屈,指疼不能握物：外关、五虎、八邪。"

与瘀相关者,如《千金宝要》谓："腕折,四肢骨碎,及筋伤蹉跌","若血聚在折处,以刀子破去血"。《针方六集》述：阳池主"臂腕……肿痛(宜弹针出血),折伤恶血不出亦治"。

与虚相关者,如《新集备急灸经》记:"患手腕劳,疼痛不可忍,加手麻痹,兼风劳,手腕节灸七壮。"《针灸集书》道:列缺治"腕劳无力"。

由上可见,对于**诸类腕病古人均取腕部穴位**,并无差异;而对于**与风相关者,还取手背部、手臂部、足背部穴**(如上述五虎、八邪、外关、足临泣),此可能与风"善行数变"的特性相关。而在现代本病文献中,有关辨证取穴的报道较少。

【针灸方法比较】

1. 古今均用针刺 在本病的古、今文献中,涉及针刺者分别为 11 条次、52 篇次,同列古、今诸法之第一位,分占各自总条(篇)次的 14.10% 和 59.09%,可见**现代比古代更多地采用针刺治疗本病**,此当是现代针具进步及神经学说影响的结果。

在古代针灸临床上,艾灸的运用往往多于针刺,而治疗本病却是针刺多于艾灸,此当是本病多有疼痛症状,而针刺的止痛效果优于艾灸之故。例如《针灸聚英》道:"手腕难持物,如因打损伤;阳池针刺后,疼痛应时康。"此为腕部跌打外伤,用针刺法能使疼痛得到及时缓解。又如《针灸集成》言:"肘腕酸痛重:内关、外关、绝骨、神门、合谷、中脘针,若筋急,刺天应穴,无不即效。"此例治疗腕部"筋急",用针天应穴(即压痛点)的方法,亦能够立即见效。《西法针灸》语:"自肩胛部、上膊部至手腕部,俱发偻麻质斯状之疼痛,上肢之动作艰涩……针刺天髎、肩髎、极泉、天泉、肩髃、臂臑、中府诸穴,约八日,全治去。"其中"偻麻质斯"为英语"风湿"一词在清末民初的中译文,亦用针刺治疗。

现代治疗本病也多用针刺,如周斌等治疗腕垂症,取极泉、尺泽、曲泽、臂中、内关,用快针法,取曲池、手三里、外关、阳池、合谷、八邪,针刺后留针;刘锦秀治疗腕三角软骨损伤后遗症,针刺阳池透大陵、阳溪、阳谷、三阳络,施提插捻转术,均为例。古今针刺方法还有以下内容值得讨论。

（1）**古今均用补泻手法**：上述"多取腕部穴"中，明代《玉龙歌》曰："莫将补泻等闲看"，即显示对补泻的重视。古人对于**实证采用泻法**，如《玉龙歌》又道："手臂红肿连腕疼，液门穴内用针明，更将一穴名中渚，多泻中间疾自轻。"《循经考穴编》载：阳溪"治手腕疼肿，宜泻之"。对于**虚证采用补法**，如《琼瑶神书》曰："阳溪二穴：治两手腕疼、不能摇物、无力，补之，灸七壮。"《针方六集》载：腕骨主腕"麻木无力，宜补"，"应穴曲池"。《循经考穴编》言：阳溪治手腕"无力，宜补之"。对于**虚实夹杂者，则采用补泻结合之法**，如《针方六集》载：太渊治"手腕冷风，先泻后补"。

现代采用补泻手法者，如戴若鑫治疗桡侧腕伸肌腱周围炎，取曲池、偏历、外关、阳溪等，用针刺泻法；傅俊钦治疗桡骨茎突腱鞘炎，取阿是穴，用傍针横刺法，施捻转泻法；王春则取列缺，施针刺提插捻转泻法，取合谷、曲池，施平补平泻，配合热敷患部；苏纬杰治疗腕背痛，取外关，用迎随补法加烧山火手法。总的来说，现代用泻者多，用补者少。

（2）**古今均强调针感**：民国初期《针灸治疗实验集》录："手腕肿痛症"，"寸口肿连手掌，长可二寸，极坚实，询之，痛连肩膊，乃先针太渊穴，捻五分钟，觉极酸楚"。本案似为现代的桡骨茎突腱鞘炎，采用持续捻转 5 分钟，并要求有酸楚感，从而取效。

现代也重视针刺的感应，如陈登旗治疗腕关节疼痛，针刺阳池穴，施提插捻转泻法 1 分钟，使有酸、胀、麻感，每隔 5 分钟行针 1 次；马庆林治疗腕管综合征，针大陵，用轻刺激，针尖刺入腕管内，针合谷、二白、外劳宫，用强刺激，以有酸麻胀感为度；上述"古今均取臂部穴"中李海波治疗腕关节损伤，针刺患侧扭伤穴，使有强烈的酸胀痛麻感，亦为例。

（3）**古代采用呼吸与按日针刺法**：唐代《千金翼方》载：阳池治"因损后把捉不得，针入三分，留三呼，泻五吸，忌灸。"古人认为呼吸可推动气血运行，故针刺配合运用呼吸法。此处又提出"忌灸"，而古今治疗本病的其他文献却常用灸法，故对应此尚需探讨。

古人又认为人体的阴阳气血变化与太阳、月亮的运行相关，故采用按日针刺之法，例如上述"多取腕部穴"中《素问·缪刺论》针刺压痛点，并曰"以月生死为数"，即以月亮的圆缺为标准，在每月十五，即月圆之日，刺十五下，往前、往后则逐日减少一刺，至初一与廿九只刺一下，至三十，即月晦之日，则不刺。这些方法在今日临床少有人用，尚可研究。

（4）**现代采用一穴多针刺法**：一穴多针刺法包括一穴五针的扬刺法，一穴三针的齐刺法，一穴两针的傍刺法等。如李万均治疗腱鞘囊肿，取囊肿局部，采用扬刺法，各针深度均达囊肿底部，施以提插捻转数次，出针后辅以隔姜灸，伴以按摩；王国洪等亦取阿是穴，采用扬刺加温针挤压法，将胶性黏液从针孔中全部排出；张治国取囊肿局部，采用齐刺法加温针灸；前述傅俊钦治疗桡骨茎突腱鞘炎，取阿是穴，用傍针横刺法，均为例。

（5）**现代所选针刺方向**：曲兆良等治疗指腕关节扭伤，针患侧踝关节对应点，向心性方向刺；林安明等治疗桡骨茎突狭窄性腱鞘炎，取反阿是穴，在针刺后使针尖朝桡骨茎突方向沿皮下平刺，用胶布固定，可见现代的针刺方向多为病变部位，即针向病所。又如徐斯伟治疗桡骨茎突狭窄性腱鞘炎，取列缺，用恢刺法，将针尖向上，朝前、内、外三个不同方向透刺，并以艾炷灸之，配合泻鱼际、尺泽，此为多向针刺，以刺激病变局部。

2. **古今均用艾灸**　艾灸为温热刺激，可扩张血管，加快血液循环，有祛瘀消肿生新之功，故本病临床亦多用之。在古、今文献中涉及艾灸者分别为 7 条次、24 篇次，同列古、今诸法之第二位，分占各自总条（篇）次的 8.97% 和 27.27%，此又显示**现代比古代更多地采用灸法**。一般而言，古代多灸，现代多针，而现代治疗本病用灸法的百分比超过古代，可见现代亦认为灸法对本病有良效，故多用之。

古代采用灸法者，如《针灸捷径》载：列缺治疗"腕劳灸七七"。《神农皇帝真传针灸图》言:"阳溪:治腕疼,肘臂不得举,可灸七壮。"《类经图翼》语:太渊治"手腕无力疼痛,可灸七壮";阳池治"手腕疼无力,不能上举至头,可灸七壮"。古人又认为灸法多补,故可用于虚证,如上述"古今均用补泻法"中《琼瑶神书》取阳溪,"治两手腕疼","补之,灸七壮";上述"与虚相关"中《新集备急灸经》治疗"手腕劳",灸"手腕节",皆为例。

现代亦多用灸法,如冯建国等治疗腱鞘囊肿,取囊肿顶部,点燃艾条熏灸;前面"古今均取手背部穴"中,李海波等治疗腕关节损伤之陈旧伤,加用灸法;上述"现代采用的针刺方向"中,徐斯伟治疗桡骨茎突狭窄性腱鞘炎,取列缺,用恢刺并施艾炷灸,均为例。此外,古今艾灸方法还有以下内容值得讨论。

(1)古今均用"太乙神针":该法在艾条中加入行气活血等作用的中药,治疗时在穴位上铺数层布或纸,然后将点燃的艾条按在布或纸上。如清代《太乙神针》治疗"腕肘不得屈伸,针腕骨穴"。现代梁文治疗桡骨茎突腱鞘炎,取压痛点及肺经、大肠经循行部位之穴,用艾条实按灸法,亦即"太乙神针"法。

(2)古今均用隔姜灸:上述"古今均强调针感"中,民国初期《针灸治疗实验集》治疗桡骨茎突腱鞘炎之"手腕肿痛症",在持续捻针后,还"用隔姜灸法,灸六壮,迨揭姜视之,见针孔内有滋水流出,连滴廿余点于地,起粘丝,随覆以丁桂散,与平安散膏药而去"。可见针刺与隔姜灸能使炎症之黏液从针孔内流出,故而肿消痛去。现代李俊华治疗桡骨茎突狭窄性腱鞘炎,亦取桡骨茎突,用针刺与隔姜灸;陈普庆等则也取桡骨茎突疼痛部,施隔姜灸;黄勇等治疗腕关节慢性损伤,取压痛点,用艾条隔生姜温和灸,使起泡。可见,现代还通过隔姜灸使皮肤起泡,从而调节体内的内分泌,使炎症得以消退。

(3)现代采用隔药灸:如郑素明治疗下尺桡关节陈伤,取压痛点,用隔药饼(含乳香、没药、羌活、穿山甲、薤白、桂枝、川乌、吴茱萸、皂角刺、细辛、附子等活血通络、温阳止痛之品)灸;周立武治疗桡骨茎突狭窄性腱鞘炎,取阿是穴,外敷"养血荣筋丸"(含当归、鸡血藤、何道乌、赤芍、续断、桑寄生、威灵仙、伸筋草、透骨草等养血通经、祛风散寒等药物),将艾条置于其上施雀啄灸,灸后用保鲜膜将药物固定在桡骨茎突外;崔联民治疗桡骨茎突狭窄性腱鞘炎,取桡骨茎突,用中华跌打丸(含活血祛瘀、理筋壮骨之药)调糊外敷,再用2支艾条同时温灸。而在本病的古代文献中少见用隔药灸者。

(4)**现代采用温针灸**:此当与现代针具进步相关,如刘锦秀治疗腕三角软骨损伤后遗症,取阳池、阳溪、阳谷、三阳络,用温针灸;许亚清治疗腱鞘囊肿,取囊肿局部,采用扬刺法配合温针灸;施斌治疗桡骨茎突狭窄性腱鞘炎,取压痛点、阳溪,用温针灸;陈仲新治疗腕管综合征,取内关等穴,用温针灸。

3. 古今均用刺血 在本病的古、今文献中,涉及刺血者分别为 3 条次、4 篇次,分列古、今诸法之第三、第四位,分占各自总条(篇)次的 3.82% 和 4.46%。

古代刺血常用于腕部的外伤瘀血,如《千金宝要》曰:"腕折,四肢骨碎,及筋伤蹉跌","若血聚在折处,以刀子破去血"。《针方六集》治疗"折伤恶血不出"所致臂腕"肿痛":取阳池,用"弹针出血"。可见刺血所取穴位常在腕部。

古代刺血也用于痹证导致的腕部症状,如《医学纲目》中"着痹"段落载:"右手大指次指,亦常麻木至腕","于两手指甲傍,各以三棱针一刺之,微见血,如黍粘许,则痹自息矣"。本例刺血所取穴位乃手指部井穴。

现代常用刺血治疗软组织损伤,如石玉生等治疗腕管综合征,取患侧上肢六井穴,用三棱针点刺出血,配合推拿疗法;李建美则取八邪穴,用三棱针点刺放血;叶思全治疗腕关节挫伤,取患侧少商,点刺出血,取健侧太渊,用针刺。

此外,现代治疗腕背腱鞘囊肿常用针刺排出黏液,此与刺血有相似之处,所用针具包括锋针、三棱针、小针刀、火针等。如杨介宾治疗腱鞘囊肿,用锋针刺囊肿局部,并扩大针孔,挤出液体;郑魁山则用三棱针刺囊肿顶端直至囊肿中间,挤出黏液,以后再用毫针四周围刺;邵伟立用小针刀刺入囊肿最高点及其周围 1~3 个点,摇大针孔出针,然后挤出透明胶状液;赵春梅、刘文元等均用粗火针刺入囊肿达基底,挤出无色胶状黏液,再向囊的上、下、左、右、正中各点刺 1 针,以破坏囊壁组织。

4. 古今均用推拿 在本病的古、今文献中,涉及推拿者分别为 1 条次、11 篇次,分列古、今诸法之第四、第三位,分占各自总条(篇)次的 1.28% 和 12.50%,可见**现代比古代更多地采用推拿疗法**。古代用推拿者,如上述"古今均用针刺"中,《西法针灸》治疗"倭麻质斯"之肩臂腕痛,在针刺后还"按摩肩胛、上膊、前膊、手腕诸部",对神经、血管、肌肉、肌腱等组织或经络,施予物理力的刺激,从而调整腕部组织的病理状态。

现代用推拿者,如黄兴土治疗腕管综合征,用拇指点按内关、大陵、鱼际等穴,用一指禅推前臂至手腕的手厥阴心包经上,重点禅推腕管和大鱼际,然后拔伸、摇晃、屈伸腕关节;姚立平则在病变局部用点穴、一指禅、摇法、擦法、整复等方法,以减轻腕管内压力;贾道福等治疗陈旧性三角纤维软骨复合体损伤,取病变局部,用按、揉、推、拿、拔、伸、擦等手法;前面"古今均取臂部穴"所述,林安明等治疗桡骨茎突狭窄性腱鞘炎,取反阿是穴,用点按、弹拨、擦搓之法,均为例。现代还有通过颈部复位以治疗本病者,如梁建情治疗腕关节陈旧性软组织损伤,在颈部施推拿之旋转复位手法。

5. 现代发展的方法 现代临床还采用了穴位注射、电针、小针刀、器械、贴敷、火针、埋藏、拔罐、皮肤针、钩针、热敷、耳穴等方法。这些在本病的古代文献中未见记载,当属现代针灸工作者的发展。

(1)**穴位注射**:如李全等治疗垂腕症,取合谷、外关、手三里、曲池,注入维生素 B_1、维生素 B_{12}、利多卡因;周广银等治疗桡侧腕伸肌肌群劳损,取阿是穴、合谷、阳溪、外关、手三里,注入氟美松(地塞米松)、维生素 B_{12}、安痛定、普鲁卡因;林凌治疗桡骨茎突腱鞘炎,取阿是穴,注入氢化可的松、丹参、普鲁卡因;居咏虹亦取阿是穴,注入地塞米松、利多卡因、维生素 B_1、维生素 B_{12},配合温针。

（2）电针:如程子刚治疗腱鞘囊肿,将针尖从囊肿的 4 方（或 6 方）向囊肿中央刺入,直达囊肿基底部,然后通电 30 分钟;吴坚刚治疗腕管综合征,取内关、大陵、鱼际,用电针刺激;梁建情治疗腕关节陈旧性软组织损伤,取双侧风池、肩中俞,用电针疗法;许荣正治疗指腕功能障碍,取合谷透后溪,配合外关等,用电针刺激;李海波等治疗腕关节损伤（新伤）,取患侧扭伤穴、中渚、液门、阿是穴等,用针刺泻法,配合疏密波电刺激。

（3）小针刀:如李梅治疗桡骨茎突狭窄性腱鞘炎,取压痛点,用小针刀加封闭疗法;邱晓虎等亦取压痛点,用针刀松解,配合中药（伸筋草、海桐皮、钩藤、红花、桂枝等）熏洗;王东来等治疗腱鞘囊肿,取病变局部,将针刀体刺入并刺破囊壁,纵疏横剥 2~3刀,按"+"字形,穿破囊壁四周后出针刀,包扎;戴朝富治疗桡侧腕伸肌腱周围炎,取患肢前臂中、下 1/3 处压痛点,用针刀配合温和灸;徐承国、李有成、李乐敬等分别治疗腕管综合征,均采用小针刀疗法,使粘连得以剥离,肌肉得到松解,受压的血管神经得以复原。

（4）器械:治疗本病的针灸器械包括 TDP（特定电磁波治疗仪）、激光、超短波、音频电、离子导入等。如董利强治疗桡骨茎突狭窄性腱鞘炎,取阿是穴及反阿是穴,注入复方当归注射液,配合TDP 照射;秦镐珍治疗腱鞘囊肿,取囊肿局部,用扬刺加激光照射;张彬则亦取囊肿局部,用针刺与超短波治疗;杨涓等治疗腕管综合征,取病变局部,用超短波、音频电治疗;王燕军等则采用离子导入法,取局部穴,用中频单向脉冲电流导入祛风除湿散寒、活血止痛、通利关节之中药液,同时控制电脑调频发波,进行低频的强制按摩。

（5）**火针**：如师怀堂治疗腱鞘炎，取病变中心，用火针刺；邵有法、潘亚英分别治疗腱鞘囊肿，均用粗火针点刺囊肿局部，挤出无色胶状黏液。本文前述陶思伋、赵春梅、刘文元等，后述胡玲香等，亦采用火针疗法。

（6）**贴敷**：如卢静治疗腕下垂，取曲池、阳溪、合谷，外敷温经通络散（含川草乌、生南星、白芷、肉桂、当归、川芎、细辛、炮姜、甘草）；程子刚等治疗腱鞘囊肿，外敷温灸膏（由自动发热体和热熔药膏组成，包括制川乌、制马钱子、制乳香、细辛、独活、薄荷油等）。前面"现代采用隔药灸"中，周立武治疗桡骨茎突腱鞘炎，取阿是穴，外敷"养血荣筋丸"，亦为例。

（7）**埋藏**：如何思纯等治疗腕关节扭伤，取膈俞穴，用针刺与埋针疗法，嘱患者配合活动患肢；齐丽珍治疗腕管综合征，取大陵穴，用埋针疗法；蔡守良治疗产后桡骨茎突疼痛，取患处，埋入皮内针，用胶布固定；前面"现代所选针刺方向"中，林安明等取反阿是穴，使针尖朝桡骨茎突方向沿皮下平刺，用胶布固定。

（8）**拔罐**：如胡玲香治疗腱鞘囊肿，将粗火针刺入囊肿局部，然后拔罐吸出囊内容物；谷文芳、苏宏敢亦在针刺后，取病变局部，施以拔罐。

（9）**皮肤针**：如许世萍治疗腱鞘囊肿，用梅花针敲打刺激囊肿 30 分钟，直至囊肿部位慢慢渗出米黄色颗粒状液体。

（10）**钩针**：如魏林等治疗桡骨茎突狭窄性腱鞘炎，取桡骨茎突压痛点，施钩针疗法。

（11）**热敷**：如张双民等治疗腕管综合征，以补阳还五汤、海桐皮汤、温经活血散等为主方，在患腕处进行熏洗热敷。

（12）**耳穴**：如李全等治疗垂腕症，取耳穴肝、脾、皮质下，用电针刺激。

【结语】

根据上述对古今文献的统计与分析结果,兹提出治疗腕部病证的参考处方如下(无下划线者为古今均用穴,下划曲线者为古代所用穴,下划直线者为现代所用穴):①腕部穴阳池、阳溪、阳谷、腕骨、太渊、列缺、经渠、通里、阿是穴、大陵、神门等;②臂阳面穴曲池、外关、手三里等;③臂阴面穴曲泽、内关、间使等;④手背部穴液门、前谷、合谷、八邪、中渚等;⑤手掌部穴鱼际、劳宫等。临床可根据病情,在上述处方中选用若干相关穴位。还可根据"左病治右""上病下治"的原则,选用远道相应穴位。

临床可采用针刺法,包括补泻手法、按日针刺法、一穴多针刺法等,针尖要朝向病所,要重视针感,还可配合呼吸;也可采用艾灸法,包括"太乙神针"、隔姜灸、隔药灸、温针灸等;还可采用刺血、推拿,以及穴位注射、电针、小针刀、器械、火针、贴敷、埋藏、拔罐、皮肤针、钩针、热敷、耳穴等现代所用方法。

历代文献摘录

[元代及其以前文献摘录]

《素问·缪刺论》:"邪客于臂掌之间,不可得屈,刺其踝后,先以指按之痛,乃刺之,以月生死为数。"

《针灸甲乙经》(卷八·第一下):"手腕挛,指肢痛……少商主之。"

《针灸甲乙经》(卷十·第二下):"痹,痿,臂腕不用……合谷主之。""偏枯,臂腕发痛……腕骨主之。""手腕痛……阳谷主之。"

《针灸甲乙经》(卷十·第五):"腕[一本有'重'字]急,曲池主之。""肘臂腕中痛……前谷主之。""臂腕外侧痛不举,阳谷主之。"

《针灸甲乙经》(卷十一·第二):"腕急……曲池主之。"

《备急千金要方》(卷三十·第三):"阳溪主臂腕外侧痛不举。""腕骨、前谷、曲池、阳谷,主臂腕急,腕外侧痛脱如拔。"

《千金翼方》(卷二十六·第七):"阳池,支沟下一夫,覆腕当文宛宛中,亦主或因损后把捉不得,针入三分,留三呼,泻五吸,忌灸。"

敦煌医书《新集备急灸经》:"患手腕劳,疼痛不可忍,加手麻痹,兼风劳,手腕节灸七壮。"

《外台秘要》(卷三十九·第一):"列缺……腕劳。"

《太平圣惠方》(卷一百):"偏历……臂膊肘腕,酸痛难屈伸。""后溪……肘臂腕重难屈伸。""通里……肘腕酸重。""外关……肘腕酸重,屈伸难。"

《铜人腧穴针灸图经》(卷五·手太阴):"列缺……手腕无力。"

《铜人腧穴针灸图经》(卷五·手少阳):"阳池……因折伤手腕,捉物不得。"

《铜人腧穴针灸图经》(卷五·手厥阴):"曲泽……臂肘手腕善动摇。"

《琼瑶神书》(卷三·四十一):"经渠……腕疼等证。"

《琼瑶神书》(卷三·四十二):"阳溪二穴:治两手腕疼、不能摇物、无力,补之,灸七壮。"

《琼瑶神书》(卷三·四十四):"阳池二穴:治手腕疼痛、摇无力。"

《琼瑶神书》(卷三·六十三):"列缺……肘腕全无力,口噤不开牙。"

《千金宝要》(卷二·第七):"腕折,四肢骨碎,及筋伤蹉跌……若血聚在折处,以刀子破去血。"

《扁鹊神应针灸玉龙经》(六十六穴治证):"阳池……腕劳。"

［明代文献摘录］（含同时代外国文献）

《神应经》（手足腰胁部）："臂腕侧痛：阳谷。""手腕动摇：曲泽。""腕劳：天井、曲池、太渊、腕骨、列缺、液门。"

《针灸大全》（卷四·八法主治病症）："足临泣……手腕起骨痛，名曰绕踝风：太渊二穴、腕骨二穴、大陵二穴。"

《针灸集书》（卷上·马丹阳天星十一穴）："通里穴……肘腕臂臑痛。""列缺穴……腕劳无力。"

《针灸捷径》（卷之上·手太阴肺经）："列缺……若患腕劳灸七七。"

《针灸捷径》（卷之下）："手腕无力，持物不得：腕骨、阳池、曲池。"

《针灸聚英》（卷一下·足少阳）："颔厌……手卷［原作拳，据《针灸大成》改］手腕痛。"

《针灸聚英》（卷四上·玉龙赋）："腕骨疗手腕之难移。"

《针灸聚英》（卷四下·六十六穴歌）："手腕难持物，如因打损伤；阳池针刺后，疼痛应时康。"

《神农皇帝真传针灸图》（图二）："阳溪：治腕疼，肘臂不得举，可灸七壮。"

《医学入门》（卷一·治病要穴）："腕骨：主头面、臂腕、五指诸疾。"

《医学纲目》（卷十二·痛痹）："（撮）腕痛：阳溪、曲池。""（王）腕无力并痛：腕骨、曲池。"

《医学纲目》（卷十二·着痹）："右手大指次指亦常麻木至腕，已三四年矣……于两手指甲傍，各以三棱针一刺之，微见血，如黍粘许，则痹自息矣。"

《针灸大成》（卷三·玉龙歌）："腕中无力痛艰难，握物难移体不安，腕骨一针虽见效，莫将补泻等闲看。""手臂红肿连腕疼，液门穴内用针明，更将一穴名中渚，多泻中间疾自轻。"［上二条均

原出《扁鹊神应针灸玉龙经》]

《针灸大成》(卷八·中风瘫痪针灸秘诀):"中风腕酸,不能屈伸,指痛不能握物:外关。""肘腕酸疼:通里。"

《针方六集》(纷署集·第二十五):"阴郄……肩臂腕骨冷痛。"

《针方六集》(纷署集·第二十六):"阳溪[原作谷,据上下文的穴位次序改]……五指拘急,手腕无力。"

《针方六集》(纷署集·第二十七):"阳池……臂腕无力……肿痛(宜弹针出血),折伤恶血不出亦治。"

《针方六集》(纷署集·第二十八):"阳谷……手腕红肿。"

《针方六集》(兼罗集·第二十八):"腕骨……[腕]麻木无力,宜补……应穴曲池。"

《针方六集》(兼罗集·第四十六):"太渊……手腕冷风,先泻后补。"

《类经图翼》(卷六·手太阴):"太渊……手腕无力疼痛,可灸七壮。"[原出《神农皇帝真传针灸图》(一图)]

《类经图翼》(卷七·手少阳):"阳池……治手腕疼无力,不能上举至头,可灸七壮。"[原出《神农皇帝真传针灸图》二图]

《类经图翼》(卷十一·手足病):"太渊:手腕痛。"

《循经考穴编》(手太阴):"经渠……主手腕疼痛。"

《循经考穴编》(手阳明):"阳溪……治手腕疼肿,宜泻之;无力,宜补之……腕疼彻肘。""偏历……又治肩膊肘腕酸疼。"

《循经考穴编》(手太阳):"腕骨……手腕无力。"

《循经考穴编》(手厥阴):"曲泽……肘腕掣摇疼痛。"

《循经考穴编》(手少阳):"液门……五指拘挛,腕中无力。""阳池……[腕]红肿不可屈伸。"

《太乙神针》(背面穴道证治):"腕肘不得屈伸,针腕骨穴。"

[外国文献]

《东医宝鉴》(外形篇四·手):"肘、臂、腕痛,取前谷、液门、中渚。"

［清代及民国前期文献摘录］

《医宗金鉴》(卷八十五·手部主病):"太渊……腕肘无力或痛疼。""腕骨主治臂腕疼。""阳池……兼治折伤手腕痛,持物不得举臂难。"

《采艾编翼》(卷一·经脉主治要穴诀):"手腕提物伏阳池。"

《针灸内篇》(手太阴肺经络):"经渠……治手腕疼。"

《神灸经纶》(卷四·手足证治):"臂腕五指疼痛:腕骨、支正。"

《针灸集成》(卷二·手臂):"肘腕酸痛重:内关、外关、绝骨、神门、合谷、中脘针,若筋急,刺天应穴,无不即效。"

《西法针灸》(第三章·附录):"一病妇年五十岁,去年九月上旬,自肩胛部、上膊部至手腕部,俱发倭麻质斯状之疼痛,上肢之动作艰涩……按摩肩胛、上膊、前膊、手腕诸部,并针刺天髎、肩髎、极泉、天泉、肩髃、臂臑、中府诸穴,约八日,全治去。"

《针灸秘授全书》(中暑中风):"中风,腕不能屈,指疼不能握物:外关、五虎、八邪。"

《针灸治疗实验集第一期》(16·2):"手腕肿痛症……寸口肿连手掌,长可二寸,极坚实,询之,痛连肩膊,乃先针太渊穴,捻五分钟,觉极酸楚,续用隔姜灸法,灸六壮,迨揭姜视之,见针孔内有滋水流出,连滴廿余点于地,起粘丝,随覆以丁桂散,与平安散膏药而去。"

［现代文献题录］

(限本节引用者,按首位作者首字的汉语拼音排序)

蔡守良.皮内针治疗产后桡骨茎突疼痛24例.福建中医药,1990,21(5):57.

陈登旗.针刺阳池穴治疗腕关节疼痛14例.福建中医药,2005,36(5):52.

陈普庆,蒲尚喜.隔姜灸治疗桡骨茎突狭窄性腱鞘炎.中国针灸,2006,26(2):96.

陈仲新,程彬,黄松琴.温针灸治疗早期腕管综合征46例.陕西中医,2007,28(7):892-893.

程子刚.围刺加温灸膏治疗腱鞘囊肿32例.浙江中西医结合杂志,2004,14(4):208.

崔联民.艾灸加贴敷治疗桡骨茎突狭窄性腱鞘炎50例.上海针灸杂志,2002,21(3):14.

戴朝富.针刀配合温和灸治疗桡侧腕伸肌腱周围炎69例.浙江中医杂志,2010,45(12):903.

戴若鑫.针灸治疗桡侧伸腕肌腱周围炎167例.上海针灸杂志,1998,17(1):20.

董利强.正反阿是穴注射配合TDP照射治疗桡骨茎突狭窄性腱鞘炎30例.中医外治杂志,2009,18(5):13.

冯建国,张长青.针灸为主治疗腱鞘囊肿25例.山东中医药大学学报,2001,25(4):289.

傅俊钦.针灸治疗桡骨茎突腱鞘炎.北京中医药,2010,29(1):49-50.

谷文芳.针罐并用临床应用举隅.吉林中医药,2004,24(10):42.

何思纯,甘维生.膈俞穴埋针治疗腕关节扭伤.江西中医药,1987,18(5):57.

胡玲香,唐勇.火针拔罐治疗腱鞘囊肿45例.针灸临床杂志,1999,15(10):34.

黄兴土.手法治疗腕管综合征疗效观察.浙江中医药大学学报,2009,33(3):417.

黄勇,李伟广.发泡灸治疗腕关节慢性损伤31例.中国针灸,2003,23(7):423.

贾道福,冯承泉,杜道东.推拿及电针治疗陈旧性三角纤维软骨复合体损伤 57 例.中国针灸,2002,22(12):854.

居咏虹.穴位注射配合温针治疗桡骨茎突腱鞘炎 50 例.上海针灸杂志,1998,17(4):27.

来心平.穴位药物注射与针刺治疗腕伸肌腱鞘炎疗效比较.针灸学报,1989,5(2):32.

李长森.巨刺运动疗法治疗关节运动系统疾病 578 例的临床观察.中国针灸,1984,4(6):1.

李海波,匡晋梅.扭伤穴配合手少阳经穴治疗腕关节损伤.中国针灸,2010,30(6):460.

李建美.穴位放血和外敷中药治疗腕隧道综合征.黑龙江中医药,1998,27(2):48.

李俊华.针灸治疗桡骨茎突狭窄性腱鞘炎 40 例.河北中医,1999,21(4):233.

李乐敬.针刀治疗腕管综合征 60 例疗效观察.中国卫生产业,2011,8(12):117.

李梅.小针刀加封闭治疗桡骨茎突部狭窄性腱鞘炎.上海针灸杂志,1996,15(1):22.

李全,朱坤山.耳穴电疗及体穴药物注射治疗垂腕症 5 例.江苏中医,1994,15(10):28.

李万均."五虎栓羊"针刺法为主治疗腱鞘囊肿 128 例.世界今日医学杂志,2002,3(6):557.

李有成,张智.小针刀治疗腕管综合征 30 例.现代中西医结合杂志,2011,20(10):1237.

栗素红.针刺治愈垂腕症 2 则.新中医,2008,40(2):61.

梁建情.针刺配合推拿治疗腕关节陈旧性软组织损伤 46 例.上海针灸杂志,2010,29(5):312.

梁文.艾条实按灸法治疗桡骨茎突腱鞘炎.河南中医,1998,18(6):38.

林安明,周明贤.反阿是穴治疗桡骨茎突狭窄性腱鞘炎 78

例．江西中医药,2010,41(7):57.

林凌．阿是穴药注治疗桡骨茎突腱鞘炎65例．福建中医药,1991,22(5):39.

刘锦秀．温针灸治疗腕三角软骨损伤后遗症43例报告．针灸临床杂志,1995,11(1):40.

刘文元,范春成,吴利增,等．火针治疗腱鞘囊肿38例．针灸临床杂志,2000,16(10):39.

卢静．针药并施治疗腕下垂．四川中医,1985,3(10):44.

马庆林．针刺治疗腕管综合征40例．陕西中医,1988,9(3):133.

潘建安．以十宣穴为主治疗腕管综合征86例．上海针灸杂志,2010,29(3):189.

潘玮．针刺对应点治疗急性腕踝关节扭伤40例．中国针灸,1989,9(3):53.

潘亚英．火针治疗腱鞘囊肿．针灸临床杂志,2002,18(4):27.

齐丽珍．大陵穴埋针治疗腕管综合征．上海针灸杂志,1995,14(1):14.

秦镐珍．扬刺加激光照射治疗腱鞘囊肿 // 胡熙明．针灸临证指南．北京:人民卫生出版社,1991:650.

邱晓虎,谢晓焜．针刀松解结合中药熏洗治疗桡骨茎突狭窄性腱鞘炎55例．中医外治杂志,2003,12(2):21.

曲兆良,车兆勤,张连记．针刺运动治疗指腕关节扭伤80例．针灸临床杂志,1998,14(6):28.

邵伟立．小针刀治疗腕背腱鞘囊肿50例．中医外治杂志,2002,11(6):22.

邵有法．粗火针点刺治疗腱鞘囊肿19例．针灸临床杂志,1998,14(9):26.

师怀堂．师怀堂临证经验 // 陈佑邦,邓良月．当代中国针灸临证精要．天津:天津科学技术出版社,1987:88.

施斌.温针治疗桡骨茎突部狭窄性腱鞘炎45例.新疆中医药,2001,19(1):36.

石玉生,房纬,赵雪圆,等.刺络配合针灸治疗轻度腕管综合征疗效对照研究.中国中西医结合杂志,2006,26(6):497.

苏宏敢.针灸结合拔罐治疗腕部腱鞘囊肿23例临床观察.双足与保健,2007,16(1):30.

苏纬杰.运用针刺补泻手法治疗腕背痛1例.上海针灸杂志,2003,22(2):48.

陶思攸,吴文娜.火针治疗腱鞘囊肿168例.湖北中医杂志,2010,32(5):68-69.

王爱军.针刺治疗腕管综合征57例.上海针灸杂志,1992,11(1):46.

王春.针灸治疗桡骨茎突狭窄性腱鞘炎34例临床观察.中国针灸,1998,18(9):532.

王东来,艾均.针刀治疗腕背侧腱鞘囊肿45例.陕西中医,2012,33(2):218-219.

王国洪,崔丽笙.扬刺加温针挤压法治疗腱鞘囊肿50例.针灸临床杂志,2005,21(1):48.

王心刚,张磊,孙丽萍.穴位注射治疗早期腕管综合征15例.上海针灸杂志,2000,19(3):25.

王燕军,曾启龙.针刺配合电脑中频中药离子导入治疗腕管综合征41例.四川中医,2006,24(12):103.

魏林,李艳玲.钩针治疗桡骨茎突狭窄性腱鞘炎.山东中医杂志,2006,25(5):302.

吴坚刚.电针配合水针、TDP治疗腕管综合征56例.上海针灸杂志,2006,25(8):33.

徐承国.小针刀治疗腕管综合征26例.山东中医杂志,1999,18(12):552.

徐斯伟.恢刺列缺治疗桡骨茎突狭窄性腱鞘炎.针灸临床杂

志,1996,12(4):44.

许荣正.电针合谷透后溪治疗指腕功能障碍的体会.针灸临床杂志,2002,18(4):28.

许世萍.梅花针为主治疗腱鞘囊肿30例.中国针灸,2003,23(5):305.

许天兵.针刺结合隔姜灸治疗腱鞘炎105例.中国针灸,1993,13(4):42.

许亚清.针灸治疗腱鞘囊肿.按摩与康复医学,2010,26(1):124.

杨介宾.锋针能治胶瘤//胡熙明.针灸临证指南.北京:人民卫生出版社,1991:649.

杨涓,许志雄.超短波、音频电对劳损所致腕管综合征早期的治疗作用.中国实用神经疾病杂志,2008,11(11):42.

杨振辉,司健,张悦.针刺治疗腕管综合征12例.中国针灸,2004,24(6):407.

姚立平,胡义民.按摩治疗82例腕管综合征的疗效观察.中国实用神经疾病杂志,2008,11(1):138.

叶思全.井络配穴法在临床的应用.上海针灸杂志,1989,8(2):22.

喻国雄.缪刺法治疗上肢痛证56例.针灸临床杂志,1995,11(2):24.

张彬.针刺与超短波治疗腱鞘囊肿550例.中国民间疗法,2010,18(11):32.

张群保.揉拨腕部"三阳穴"治疗腕管综合征60例疗效观察.按摩与导引,2008,24(1):30.

张荣伟.针刺治疗垂腕症.浙江中医杂志,1990,25(3):136.

张如祥.针刺治疗腕关节软组织损伤23例.中国针灸,2005,25(1):40.

张双民,刘积强.手法加中药外洗治疗腕管综合征40例.现代中医药,2010,30(4):33-34.

张文兵,乐敏珍.反阿是穴治疗腕关节扭伤32例.辽宁中医杂志,2001,28(11):689.

张新春,郭海路.针刺三阴交穴治疗指腕关节扭伤26例.中国中西医结合杂志,1992,12(9):557.

张治国.齐刺法加温针灸治疗腱鞘囊肿35例.针灸临床杂志,2005,21(7):31.

赵春梅.火针治疗腱鞘囊肿43例.针灸临床杂志,2003,19(1):29.

郑魁山.郑魁山临证经验//陈佑邦,邓良月.当代中国针灸临证精要.天津:天津科学技术出版社,1987:259.

郑素明.隔药灸治疗下尺桡关节陈伤49例.新中医,2002,34(1):48.

周斌,撒玉琴.针药并用治疗腕垂症.针灸临床杂志,2003,19(7):72.

周广银,孙秀花.穴位注射配合按摩治疗桡侧腕伸肌肌群劳损100例.中国针灸,1995,15(2):22.

周立武.熨贴法治疗桡骨茎突狭窄性腱鞘炎45例.中国针灸,2009,29(11):944.

第八节　手指部病证

手指部病证在针灸临床上时可见到,常表现出肿痛、拘急、强硬、活动困难等感觉及运动症状。在历代文献的症状中,凡有"指"(手)字样的内容,本节均予收入。中医学认为,本病多由风、寒、热等外邪,以及体内气滞、血瘀、痰湿等内邪所致,而手指疮毒以及外伤等也可产生上述症状。在临床上本病常分为寒、热、风、毒等证型。西医学认为,本病多由手指部骨骼、皮肤和软组织(包括肌肉、肌腱、滑囊等)的病变所致,常见的有手指部的外伤、疮疡、指屈肌腱腱鞘炎等,而风湿性关节炎或类风湿关节炎、痛风性关节炎等全身性疾病也会在手指部出现炎症等病理改变。涉及本病的古代针灸文献共 125 条,合 269 穴次;现代针灸文献共 65 篇,合 149 穴次。将古今文献的统计结果相对照,可列出表 8-1~ 表 8-4(表中数字为文献中出现的次数)。

表 8-1　常用经脉的古今对照表

经脉	古代(穴次)	现代(穴次)
相同	经外奇穴 68、三焦经 44、大肠经 43、小肠经 35、胆经 13	经外奇穴 58、大肠经 29、三焦经 12、小肠经 9、胆经 8
不同	肺经 16	

表 8-2　常用部位的古今对照表

部位	古代(穴次)	现代(穴次)
相同	手背 70、臂阳 49、指部 46、腿阳 14、头面 11	指部 50、手背 35、臂阳 24、腿阳 10、头面 8

续表

部位	古代（穴次）	现代（穴次）
不同	臂阴 16、	

表 8-3　常用穴位的古今对照表

穴位		古代（穴次）	现代（穴次）
相同		手指阿是穴 30、合谷 16、外关 16、中渚 12、曲池 11、少商 5、手三里 4、肩髃 4、足三里 4、阳池 4、内关 4	手指阿是穴 37、合谷 12、曲池 7、外关 6、足三里 4、手三里 3、肩髃 3、少商 2、阳池 2、中渚 2、内关 2
相似	手背	腕骨 15、前谷 5、阳谷 5、液门 4	八邪 8、后溪 7、十宣 4
	臂阳	支正 5	臂阳奇穴 2
	下肢	足临泣 4	环跳 2、太冲 3
相异	臂阴	尺泽 4	
	头面	（所涉穴位次数分散）	百会 3、风池 3

表 8-4　治疗方法的古今对照表

方法	古代（条次）	现代（篇次）
相同	艾灸 22、刺血 19、针刺 12、外敷 3、火针 1	针刺 25、刺血 12、艾灸 7、火针 4、敷贴 2
不同	烙法 1	小针刀 15、穴位注入 5、电针 4、推拿 3、器械 3、热熨 1、挑治 1、腕踝针 1、眼针 1

　　根据以上各表，可对古今针灸治疗手指部病证的特点作以下比较分析。

【循经取穴比较】

1. 古今均取经外奇穴　在古、今文献中，经外奇穴分别达

68、58 穴次,均列各部之首,分占各自总穴次的 25.28%、38.93%,令人瞩目。除了其他奇穴外,古今临床均多取病变手指阿是穴,分别达 30、37 穴次,远高于其他诸穴,而阿是穴被归入经外奇穴,致使奇穴次数突出。上述百分比又显示,**现代比古代更重视取经外奇穴。**就穴位而言,表 8-3 显示,除了**古今均取手指阿是穴**之外,现代还取八邪、十宣、臂阳奇穴等。

2. **古今均取手三阳经穴**　手三阳经起于手指末端,因此古今治疗本病均多取该三经穴。统计结果见表 8-5。

表 8-5　手三阳经穴次及其分占古、今总穴次的百分比和其位次对照表

	古代	现代
三焦经	44(16.36%,第二位)	12(8.05%,第三位)
大肠经	43(15.99%,第三位)	29(19.46%,第二位)
小肠经	35(13.01%,第四位)	9(6.04%,第四位)

表 8-5 显示,**古代比现代更多选取三焦、小肠经穴,而现代则比古代更多选取大肠经穴。**就穴位而言,表 8-3 显示,**古今均多取大肠经合谷、曲池、手三里、肩髃,三焦经外关、中渚、阳池,这是相同的。**古代还取小肠经腕骨、前谷、阳谷、支正,现代则取后溪;古代又取三焦经液门等,这些是相似的。《灵枢经·经脉》中三焦、大肠经的"所生病"分别有"小指次指不用""大指次指痛不用"之证;《灵枢经·经筋》中小肠经筋的"其病"也有"小指支"之证;《医宗金鉴》道:"三焦原络应刺病,小指次指如废同","大肠原络应刺病,大(大指)次(次指)不用肩臂疼",均为古代取手三阳经之例。

3. **古今均取胆经穴**　在本病的古、今文献中,胆经分别为13、8 穴次,分列各部的第六、第五位,分占各自总穴次的 4.83%、5.37%,百分比相近。就穴位而言,古代选取足临泣,该穴为胆经输穴,又是带脉交会穴,古人或用以治疗手指病证,如《琼瑶神

书》载:足临泣治疗"手指摽提足跌患";《针经指南》载:足临泣主"手指战掉(肝心主)"。现代则取风池、环跳,该两穴则是现代治疗脑部病证(包括中风)引起的手足(含手指)症状的要穴(其中环跳主要当是治疗足部症状),上述因素导致了胆经穴次偏高。

4. 古代选取肺经穴 肺经循行"出大指之端",因此古代也选用肺经穴,共计 16 穴次,列诸经的第五位,占古代总穴次的 5.95%,**常用穴为少商、尺泽**。而现代虽然也取**少商**等穴,但现代肺经共 3 穴次,列现代诸经的第七(并列)位,占现代总穴次的 2.01%,未被列入常用经脉,不如古代。

【分部取穴比较】

1. 古今均取手指部穴 根据局部取穴原则,临床治疗本病多取手指部穴,在古、今文献中分别达 46、50 穴次,分列各部的第三、第一位,分占各自总穴次的 17.10%、33.56%,可见**现代比古代更重视手指部穴**。就穴位而言,表 8-3 显示,**古今均取手指阿是穴、少商**,这是相同的;现代还取**十宣**,这是相似的。

古代取指部穴者,如《备急千金要方》曰:"治手足指挛痛不可忍方:灸指端七壮立差。"《外科理例》云:"一妇修伤次指,成脓不溃,燉痛至手","遂刺之"。《长桑君天星秘诀歌》道:"指痛挛急少商好,依法施之无不灵。"又如,《奇效良方》语:"五虎四穴,在手食指及无名指第二节骨尖,握拳得之,治五指拘挛,可灸五壮。"《针灸秘授全书》载:"五指拘挛:食指第二节骨尖,无名指第二节骨尖,小指骨尖,大指骨尖,均握拳取穴(若五指全不伸者,在小指次指本节后陷中)。"其中"五虎""骨尖"亦均在手指部。

现代取指部穴者,如杨金文等治疗扳机指,取病变局部的硬结或条索状物,用针刺;李锦鸣亦取阿是穴,用温针灸;朱靖有等也取病变局部,用自制小针刀治疗;张毅敏等治疗早期甲沟炎,取红肿疼痛局部,用三棱针点刺放血;叶小雯等治疗中风后手指活动不利,取少商等手指部井穴,点刺出血;张继庆治疗中风后手指功能障碍,取十宣,用三棱针点刺放血。

2. 古今均取上肢阳面穴 手三阳经发自手指末端,行经手背与臂阳面,根据邻近取穴与循经取穴的原则,古今治疗本病均多取上肢阳面(含手背与臂阳面)穴。统计结果见表8-6。

表 8-6　上肢阳面穴次及其分占古、今总穴次的百分比和其位次对照表

	古代	现代
手背	70(26.02%,第一位)	35(23.49%,第二位)
臂阳	49(18.22%,第二位)	24(16.11%,第三位)

表 8-6 显示,古代手背、臂阳面的百分比均稍高于现代。就穴位而言,**古今均多取手背部合谷、中渚、阳池,臂阳面外关、曲池、手三里、肩髃,这是相同的**;在手背部,古代还取腕骨、前谷、阳谷、液门,现代则取八邪、后溪,而在臂阳面,古代还取支正,现代则取臂阳奇穴,这些是相似的。

古代取上肢阳面穴者,如《针灸捷径》称:"手指麻痹掣痛:合谷、中渚、阳池、腕骨、外关、曲池。"《针灸大全》取外关,配阳谷、五处、腕骨、合谷,治疗"手指节痛,不能伸屈"。《神应经》谓:"肘、臂、手指不能屈:曲池、三里、外关、中渚。"《针灸甲乙经》曰:"肩胛小指痛,前谷主之。"《针灸内篇》载:液门主"五指痛,不能握"。又如《杂病穴法歌》言:"手指连肩相引疼,合谷太冲能救苦。"《灵光赋》云:"五指不伸中渚取。"《医宗金鉴》道:"腕骨主治臂腕疼,五指诸疾治可平。"支正穴主"肘臂十指尽皆挛"。由上可知,古代歌赋重视取合谷、中渚、腕骨、支正,其中取合谷还配下肢太冲,此为"开四关",亦可供当前临床参考。

现代取上肢阳面穴者,如华雪桂等治疗类风湿关节炎之指关节强痛者,取曲池、外关、合谷、八邪等穴,用温针法;刘冠军治疗食指抽痛,针刺合谷、曲池、肩髃;刀洪果治疗手指麻木(末梢神经炎),针刺风池、曲池、手三里、上廉、合谷、外关、中渚、八邪等

穴;刘维红等治疗中风偏瘫后手指拘挛,针刺八邪、合谷、阳池、外关、手三里、曲池等;茅敏等则针刺后溪;谢牡丹等治疗中风后拇指功能障碍,取肘尖与阳溪连线的中点,用电针刺激。

3. **古今均取腿阳面穴**　在本病的古、今文献中,腿阳面分别为 14、10 穴次,分列各部的第五、第四位,分占各自总穴次的 5.20%、6.71%,古今百分比相近。就穴位而言,**古今均多取足三里,这是相同的**,此当是取该穴进行整体调节的缘故;此外,现代还取环跳,此当是现代治疗中风所涉,而古代取之不多。如清代《针灸集成》取足三里、中脘等穴治疗"手五指不能屈伸"。现代曹银香等治疗脑梗死后手指握力不足,除针上肢部穴外,还刺环跳、足三里、解溪、太冲;叶小雯等亦针刺环跳、风市、足三里、阳陵泉、悬钟、太冲等。可见现代还取足阴部太冲穴,此当也是治疗脑中风之故。

4. **古今均取头面部穴**　本病中不少症状由大脑病变所致,因此临床亦取头面部穴,在古、今文献中,头面部分别为 11、8 穴次,分列各部的第六、第五位,分占各自总穴次的 4.09%、5.37%,古今百分比相近。就穴位而言,古代头面部穴次较为分散,**现代则取百会、风池等**。

古代取头面部穴者,如《针灸则·豫防中风》曰:"凡手十指麻痹者,中风渐也,速宜疗治,针:风池、百会、翳风、合谷、鸠尾、幽门。"《太平圣惠方》云:"小儿风痫者,先屈手指如数物,乃发也,灸鼻柱上发际宛宛中。"《神应经》言:哑门等穴治疗"瘛疭指掣"。

现代取头面部穴者,如相永梅等治疗中风后手指功能障碍,用电针刺激水沟、百会、风池、三阴交、肩髃、外关、曲池、合谷、内关、阳溪、腕骨、后溪、十宣;朱秀芝等则针刺百会、太冲、曲池、合谷、外关、中脘、中泉等穴。又如刀洪果治疗手指麻木(末梢神经炎),针刺风池、曲池、手三里等穴;王文琴治疗雷诺病,针刺百会、四神聪、风池、阳池、合谷。可见现代还取风池、百会等头面部穴治疗末梢神经炎和雷诺病。

5. 古代选取臂阴面穴 手三阴经发自胸部,行经臂阴面,抵达手指,因此古代也选用臂阴面穴,共计 16 穴次,列各部的第四位,占古代总穴次的 5.95%,**常用穴为内关、尺泽。**如《针方六集》载:内关主"中指不用"。《针灸捷径》载:肩髃、尺泽等穴治疗"手指拘挛,并两手筋紧不开"。**现代治疗本病也取内关等穴**,如张继庆治疗中风后手指功能障碍,取内关、三阴交、水沟、极泉等穴,用针刺。但现代本病临床取臂阴面共 5 穴次,列现代各部的第六位,占现代总穴次的 3.36%,均未被列入常用经脉,不如古代。

【辨证取穴比较】

与辨证相关的本病古代文献主要涉及寒、热、风、毒等因素,对于各种类型,**古人大多选取手指、手背、臂阳等部之穴**,这是基本一致的,与前面本病总体取穴特点也基本相合。此外,古人对于本病各类型的取穴尚有若干差异,试论于下。

1. **与寒相关** 《琼瑶神书》道:"伤寒妇人十指冷口唇紫色六十六法:妇人阴证十指冷,中极阑门灸针宁,二穴急搓圆盘法,盘人阳和热在蒸,复上此穴升阳摄,三里升阴在意精,再用三里升阳法,停呼内热病安平。"《经络汇编》曰:"足少阴经肾,其见证也……手指青,厥。"上述中极、阑门、足少阴肾经与肾相关,足三里与脾胃相关,**可见治疗与寒相关者可取与脾、肾相关的穴位**,因脾肾主吸收、制造、贮存人体活动所需能量,故祛寒可取之。

2. **与热相关** 《灵枢经·邪气脏腑病形》曰:"小肠病者","若独肩上热甚,及手小指次指之间热","手太阳病也,取之巨虚下廉"。《针灸大全》云:足临泣配阳池、液门、合谷,治疗"两手发热,五指疼痛"。《医宗金鉴》道:"外关主治藏府热,肘臂胁肋五指疼。"上述下巨虚与小肠相关,足临泣、外关与少阳相关,**可见治疗与热相关者可取与小肠、少阳相关的穴位**,此当为小肠属火,少阳主相火之故。

3. **与风相关** 前面"古今均取头面部穴"中,《太平圣惠方》

治疗"小儿风痫者"，"灸鼻柱上发际宛宛中"；《针灸则》治疗"中风渐也"，针刺"风池、百会、翳风、合谷、鸠尾、幽门"，其中"鼻柱上发际宛宛中"、风池、百会、翳风均在头部，**可见治疗与风相关者可取头部穴**，此当是"伤于风者，上先受之"的缘故，而风痫、中风多是脑部之疾，亦当取头部穴。

4. 与毒相关　主要表现为指部的疮疡，古代共计 22 条，占本病总条次的 17.60%，治疗也取手指、手背、臂部之穴。此外，治疗本类型**可取大关节部穴**以祛毒逐邪，此当血脉经脉在关节部位转折而行，"邪毒"多在此处积滞停留之故。如《刺疗捷法》道："螺纹疗生大指头，云门尺泽有来由。""食指生疗刺合谷，曲池龙舌不须忧。中指生疗刺曲泽，内关龙舌细推求。无名指疗关冲刺，肩髃外关可参谋。小指生疗刺腕骨，后溪前谷穴须搜。"上述尺泽、曲池、曲泽、肩髃，均在大关节部。

在本病的现代报道中，与辨证取穴相关的内容较为少见。

【针灸方法比较】

1. 古今均用艾灸　在本病的古、今文献中，涉及艾灸者分别为 22 条次、7 篇次，分列古、今诸法之第一、第三位，分占各自总条（篇）次的 17.60% 和 10.77%，可见**古代比现代更多地采用灸法**。

古代艾灸的取穴，以**病变手指局部穴**为主，如前面"古今均取手指部穴"中《备急千金要方》"灸指端七壮立差"；《圣济总录》治疗"灸两手踝骨上"，均为例。又如《针灸集成》曰："手五指不能屈伸"，"手大指内廉第一节横纹头，一壮神效"。《针灸大成》治疗"手指拘挛，伸缩疼痛"，取"手十指节、握拳指尖（小麦炷，灸五壮）"，亦为例。古代也有**灸取手臂部穴**者，如《针灸资生经》言："有贵人手中指挛已，而无名指小指亦挛，医为灸肩髃、曲池、支沟而愈。"古代艾灸还有**灸下肢膝眼穴者**，如《针灸逢源》载："手指拘挛：阳谷，一法灸膝眼穴。"

古代艾灸除用常规方法外,还采用**隔物灸**。如《针灸逢源》谓:"蜕螂蛀:手指骨节坚肿,形如蝉肚,不红不肿,屈伸艰难,日久方知木痛","外以阳燧锭于坚处灸之","用时,取甜瓜子大一块红枣肉,粘于灸处,用灯草蘸油点火,烨药锭上,灸五壮或七壮九壮,候起小泡,用线针串破,出黄水,须贴万应膏,其毒即消,如风气痛,用箸子于骨缝中按之酸痛处,以墨点记,灸之"。本案所治"蜕螂蛀"疑为现代骨结核之类疾病,灸治所隔"阳燧锭"含蟾酥、朱砂、川乌、草乌、僵蚕、硫黄、麝香等药物,多为温热有毒之品,似为以毒攻毒之法。

古人还采用**"太乙神针"**灸,治疗时在穴位上铺数层布或纸,然后将点燃的艾条按在布或纸上。该法对人体肌肤的损伤小,而且安全、操作方便。如《太乙离火感应神针》载:肩髃治"指节麻木不仁",曲池治"指节麻木,屈伸不仁",均采用该法。

古代艾灸所治本病除上述感觉与运动症状外,还灸治**指部的疮疡**。如《医心方》语:"代指方:作艾炷正亥痛上七壮。"(代指为指甲旁或内的化脓性感染)《薛氏医案》载:"脱疽",谓疗"患于指者","先用隔蒜灸"。《薛氏医案》称:疗疮"若患于肢末之处,毒愈凝滞,药难导达,艾灸之功为大"。上述代指、脱疽、疗疮均属疮疡范畴。明代《名医类案》还载有疗疮误治致神昏案,而用艾灸以救治:"右手小指患疗,色紫,或云小疮,针刺出血,敷以凉药,掌指肿三四倍,黯而不痛,神思昏愦,烦躁不宁","薛用大剂参芪归术之类,及频灸遍手,而肿渐消"。

古代艾灸还治疗**指部外伤**。如《外科理例》载:"一人伤拇指,色紫不痛,服托里药,及灸五十余壮,作痛,溃脓而愈。""一女患嵌甲伤指,年余不愈,日出脓数滴","宜灸患处"。"一人误伤,去小指一节,牙关紧急,腰背反张,人事不知","急用蒜捣烂,裹患指,以艾灸之"。治疗上述疮疡及外伤,古人多灸取病变手指局部穴位,除用常规灸法外,还采用隔蒜灸。现代认识到该二者均有感染,而大蒜有杀菌抑毒之功,故灸之有效。

古代还用艾灸**预防中风**。如《针灸则·豫防中风》曰："凡手十指麻痹者,中风渐也","灸:肩井、曲池(此二穴自百壮至三百壮,屡试屡效)"。

在现代本病临床上,艾灸用于腱鞘炎、雷诺病、指部炎症、风湿性关节炎等,所取穴位也以局部及近道穴位为主,所用方法有压灸、熏灸、温针灸等,与古代不完全一致。如何永昌治疗拇指屈肌腱鞘炎,取阿是穴,施压灸法;高泉明治疗弹响指,取压痛结节,用艾条雀啄灸;冯丽梅则取阿是穴,用温针灸;赵渝华治疗顽固性手指痛(类似于雷诺病),取患指局部,用艾条施温和灸;吕荧等治疗指头炎,取病灶部化脓部位,点刺放脓,然后用艾条熏灸;叶春枚等治疗手指骨髓炎,取外关、八邪,用温灸器熏灸;贺普仁治疗风湿性关节炎之腕指关节病变者,取外关、合谷、八邪、中渚、阿是、阳池、阳溪等穴,用艾条熏灸。

2. **古今均用针刺**　在本病的古、今文献中,涉及针刺者分别为 12 条次、25 篇次,分列古、今诸法之第三、第一位,分占各自总条(篇)次的 9.60% 和 38.46%,**可见现代比古代更多地采用针刺法**,此当是现代针具进步和神经学说影响的结果。

古代用针刺者,如《针灸集成》记:"手五指不能屈伸:曲池、下三里、外关、支沟、合谷、中脘针,绝骨、中渚。"《薛氏医案》载:"左手指患疗,麻痒,寒热恶心","势愈肿甚,余强针之,诸症顿退"。前文"与风相关"中《针灸则》治疗"手十指麻痹者,中风渐也",亦为针刺之例。

现代采用针刺者,如叶春枚等治疗手指骨髓炎,取外关、八邪,用针刺;徐晔等治疗扳机指,取阿是穴,用针刺;金太浩治疗反甲症,取太冲、血海,用针刺;王选伟治疗手指瘈疭,取中泉穴,针入 3 分;李勇等治疗中风偏瘫之手指拘挛,取"甲角"穴,用针刺;刘群霞等则取少府穴,用针直刺,行提插捻转手法。在本病的古今针刺文献中,还有以下内容值得提出。

(1)古今采用补泻法:古代采用补泻者,如《琼瑶神书》道:

"男子阴证十指青,阑门双盘取热循,丹田一穴圆盘取,三穴停呼搓热纯,再取三里升阳二,阑门丹田盘摄匀,任是疼痛无不止,急用调汗出汗频。"其中阑门、丹田、三里,均为补虚之穴,而所采用的手法,如双盘、圆盘、搓热、升阳等法均属补法。前面"与寒相关"中《琼瑶神书》治疗"伤寒妇人十指冷口唇紫色",亦为补法之例。而在本病古代文献中,用泻法者较为少见。

现代用补泻者,如谢建谋治疗类风湿关节炎受累指关节者,针刺八邪穴,采用捻转提插补泻法;马臣等治疗脑血管病引起的手指痉挛,取手掌背面第 1 至第 5 掌骨交叉的 4 个凹陷处,用针刺入,施提插泻法;刘维红等则针刺后溪、三间透劳宫,施捻转泻法;朱秀芝等则刺百会、太冲,用泻法,针曲池、合谷、外关、中脘、中泉,用补法;李锦鸣治疗屈指肌腱狭窄性腱鞘炎,取阿是穴,用 3 针围刺法,用补法。总之,**古代治疗本病以补法为多,而现代则补泻兼用**。

（2）**古代采用鸡足刺**:《儒门事亲》载:"小指次指尚麻,戴人曰","可针溪谷。溪谷者,骨空也。一日晴和,往针之,用《灵枢》中鸡足法,向上卧针,三进三引讫,复卓针起,向下卧针送入指间,皆然,手热如火,其麻全去"。鸡足刺为斜刺进针后,退回浅部,又分别向两旁斜刺,如鸡爪分叉,即从不同方向对同一穴位进行刺激,以求刺激方位的全面、刺激量的充分。而现代用鸡足刺治疗本病的报道不多。

（3）**古代采用圆利针**:《针灸集成》言:"手足指节蹉跌酸痛,久不愈:屈其伤指,限皮骨内缩,即以圆利针深刺其约纹虚空而拔,诸节伤同。"圆利针为古代九针之一,其尖圆而锐,用于治疗痈肿、痹证,古人也用于治疗本病。而现代用圆利针治疗本病的报道较少。

（4）**古代针刺身柱**:古人治疗本病多刺局部或邻近穴位,而《针灸治疗实验集》治疗手指疔疮却针刺背部身柱穴:"患疔疮,在手指,肿痛难忍,为针身柱一穴而愈。"现代类似报道不多,故此案可供现代临床参考。

（5）**现代强调刺激强度**：如嵇强等治疗中风致腕弓指挛缩瘫痪，针刺腕三针、合谷、后溪、八邪、曲池、天井，用提插捻转强刺激；刘昌华治疗中风手指关节僵硬，取经验穴（在上八邪附近），用针刺泻法，施直刺强刺激。为增加刺激强度，**现代针刺还采用透穴法**，即一针透两穴，如冯继申等治疗指甲癣，针刺合谷透劳宫；茅敏等治疗中风偏瘫后手指拘挛，针刺后溪透合谷；王可博等则针刺合谷透后溪；张艳除针刺合谷透后溪外，还针刺鱼际透少商。

（6）**现代重视针刺感应**：现代认为针刺达到一定强度后，需产生相应的感觉（如放射感等）或反应（或抽动等），才能提高临床疗效。如李云琴等治疗手指肌力不足，取手五指赤白肉际指掌关节远心处1寸，每指2穴，1穴向手指末端刺，一穴向腕刺，胀麻感向手指或手腕方向放射，施捻转提插；户玫琳等治疗中风后手指肌力障碍，针刺"下极泉"穴（极泉下1.5寸，肱二头肌内侧沟中），行提插泻法，使手指抽动。

综上所述，就针刺所治病证而言，古今均治手指感觉和运动症状，此外，古代还治疗"蹉跌"伤和疔疮等，现代还治疗指屈肌腱腱鞘炎、类风湿关节炎、手指骨髓炎、指甲疾病、中风偏瘫之手指痉挛等；就针刺所涉穴位而言，古今均刺指部穴、手部穴、臂部穴，以及足三里、中脘等，此外，古代还刺身柱、阑门、丹田等，现代还刺百会、太冲、血海等，古今同中有异。

3. 古今均用刺血 对于本病中邪气壅盛者，古、今均用刺血疗法，分别达19条次、12篇次，同列古、今诸法之第二位，分占各自总条（篇）次的15.20%和18.46%，可见**现代比古代更多采用刺血疗法**。

古代采用刺血治疗指部感觉和运动症状，还涉及着痹、脚气、外伤、疬疡、疮疡等疾病。如《循经考穴》治疗指肿，取鱼际，用"棱针出血甚妙"；《医学纲目》治疗着痹所致"右手大指次指，亦常麻木至腕"，"于两手指甲傍，各以三棱针一刺之，微见血，如黍粘许";《奇效良方》治疗脚气所致"右手指微赤肿","以三棱针刺手爪甲端,多出黑血";《续名医类案》治疗外伤所致"指伤,背俱肿","刺出脓碗许";《薛氏医案》治疗疬疡所致"眉落指溃","刺手指缝并臂腿腕出黑血";《外科理例》治疗"痈、疽、疮、疖"所致"脓成":"浅者宜砭,深者宜针,手足指梢及乳上,宜脓大软方开"。《续名医类案》治疗代指等"一切肿疾","悉宜镰割足小趾下横纹间,肿在左则割左,在右则割右,血少出则瘥"。

现代刺血亦治疗指部感觉和运动症状,还涉及扳机指、雷诺病、中风后手指活动不利、风湿性关节炎等。如黄治初治疗手指麻木,针刺十宣出血;胡兴立治疗扳机指,取阿是穴,用三棱针点刺出血;王文琴治疗雷诺病,取极泉、臂中,用三棱针点刺出血;叶小雯等治疗中风后手指活动不利,取手指井穴,点刺出血;相永梅等则取指尖,予以放血;张继庆取十宣,用点刺放血法;贺普仁治风湿性关节炎之腕指关节红肿者,取红肿局部,用三棱针放血。

现代采用刺血还治疗感染性疾病。如杨介宾治疗左手食指红丝疗,取阿是穴,用三棱针点刺排脓,取曲泽、委中点刺出血,并沿红丝路线点刺出血;王晓明等治疗早期甲沟炎、脓性指头炎,取红肿局部,用注射针头点刺放血;吕荧等治疗指头炎,取病灶部化脓外,点刺放脓。

现代刺血又用于指部瘀血。如方振伟等治疗甲下积血,取患指局部伤甲与甲床间的间隙,用三棱火针"开窗",点刺放血;陈太生治疗外伤性甲下瘀血,取患指局部,用火针刺入,挤出瘀血;钟思冰治疗甲沟炎及甲下瘀血,取患指瘀血局部,用三棱针点刺放血。

由上又可见,**古今刺血所取穴位均以病变手指局部穴为主,此外,古代还取足趾部奇穴**(治疗代指等肿疾);**现代则取曲泽、委中**(治疗红丝疗),**极泉、臂中**(治疗雷诺病),此为同中之异。

4. **古今均用敷贴**　古今也有用敷贴药物治疗本病者,通过穴位皮肤吸收药物中的有效成分以发挥治疗作用。**古代敷贴所**

治本病多为疮疡,所取穴位多在手指病变局部。如宋代《医心方》曰:"代指方:先刺去脓血,灸鲊皮令温,以缠裹周匝,痛止便愈。""治小儿代指方","以猪膏和盐纳指甲,须臾即安,若已脓者,针去脓血"。明代《名医类案》载:"一人左手无名指爪角生一小疮,初起麻粒大,用小刀挑开疮头,血出如溺不止,一日长出肉瘤,如菌裹指,顶内开一孔,如眼目转动,此疗毒也,以艾灸四十壮,不知疼痛痒,复烙之,剪去肉瘤,敷拔疗散,外以膏药贴之,内服解毒,七日全愈。"《刺疗捷法》云:"凡手指生疗,不论何指,初起速将猪苦胆连汁,套于指上,即能消肿,或用黄连、蜈蚣研末,鸡子清调敷患处。指根者,即患疗之指根,第三节近掌处。"上述古人所用敷料中鲊皮、猪膏、盐有消毒之功,拔疗散有拔毒之效,猪胆汁、黄连、蜈蚣具清热解毒之力。

现代敷贴所治本病多为瘀血肿痛者,亦取病变手指局部穴。如田明涛等治疗扳机指,取病变手指局部,敷贴消肿止痛散(含花椒、徐长卿、甘草等);陈慈根治手指挤压伤,取阿是穴,用火针治疗,并外敷止痛化瘀散(含芙蓉叶、筋骨草、活血龙、铁马鞭等)。可见现代所敷药物为活血消肿止痛之品。

5. 古今均用火针 火针为针刺与烧灼相结合的方法,古今亦用以治疗本病。**古代用火针治疗手指疮疡**,如元代《卫生宝鉴》谓:"右臂膊肿盛,上至肩,下至手指,色变","此乃附骨痈","以燔针起之"。该案所治为"痈",属疮疡范畴,其中"燔针"即火针,可起扶正祛邪的作用

现代则用火针治疗中风后遗症、弹响指,以及指部瘀血等。如王敏治疗中风后遗指趾肿胀,用火针刺八邪、八风;祁越等治疗弹响指,用火针点刺局部硬结节,使其中液体排出;陈慈根治手指挤压伤,用火针刺阿是穴;上述刺血段落中,方振伟等、陈太生分别治疗甲下瘀血,亦用火针刺瘀血局部。

6. 古代采用烙法 烙法为直接烫灼,在治疗瞬间,皮肤的受热温度较直接灸更高,以促使机体免疫力的提高。宋代《医心

方》曰:"指端忽发疮方:烧铁令赤,以灼之。"该案将烙法用于指部疮疡,当求化脓逐邪之效。而在现代本病临床上,用烙法的报道较少。

7. 现代采用其他方法　现代治疗本病还采用小针刀、穴位注射、电针、推拿、器械、热熨、挑治、腕踝针、眼针等方法。这些在古代本病文献中未见记载,可谓是现代针灸工作者的发展。

（1）**小针刀:**如安振江等治疗屈指肌腱狭窄性腱鞘炎,取病变局部硬结或条索状物处,用小针刀切开狭窄的腱鞘;卢书峰等亦取病变局部硬结处或压痛点,用自制针灸刀做切割松解术;俞兴根也取病变局部硬结疼痛部位,用针灸刀施切割术;倪长有等亦取掌指关节部屈指肌腱隆起部,用小针刀切割松解。

（2）**穴位注射:**如刀洪果治疗手指麻木,取曲池、手三里,注入维生素 B_{12};王宏宝治疗手指腱鞘炎,取患指局部,注入醋酸曲安奈德;周京萍亦取病变局部,注入醋酸曲安奈德加利多卡因。

（3）**电针:**如高泉明治疗弹响指,取压痛结节,用傍针刺法,通电 40 分钟;许荣正治疗指腕功能障碍,针刺合谷透后溪,用电针刺激;相永梅等治疗中风后手指功能障碍,取水沟、百会、风池、三阴交、肩髃、外关、曲池、合谷、内关、阳溪、腕骨、后溪、十宣,用电针刺激。

（4）**推拿:**如赵文治疗手指屈肌狭窄性腱鞘炎,取病灶部位,行反向切拨手法;周开发治疗扳机指,取病变手指部位,行按摩拨离手法。

（5）**器械:**如刀洪果治疗手指麻木,取风池、曲池、手三里、上廉、合谷、外关、中渚、八邪,用红外线照射;薛远志等治疗手指屈肌腱鞘炎,取阿是穴,用 TDP 照射;齐雪娟亦取患指局部,用氦-氖激光照射。

（6）**热熨:**如谢衡辉等治疗手指部腱鞘炎,取患指局部,以及鱼际、劳宫、中冲、少商、商阳、内关等穴,用电热砭石温熨法。

（7）**挑治:**如薛远志等、高佑霖等分别治疗手指屈肌腱鞘炎,皆取阿是穴,用挑治法。

(8)**腕踝针**:如何利治疗手指麻木,取腕踝针腕1、腕2穴,用针刺。

(9)**眼针**:如曹银香等治疗脑梗死后手指握力不足,取眼针上焦、下焦、肝、肾、心区,用针刺。

【结语】

根据上述对古今文献的统计与分析结果,兹提出治疗手指部病证的参考处方如下(无下划线者为古今均用穴,下划曲线者为古代所用穴,下划直线者为现代所用穴):①手指部穴阿是、少商、十宣等;②手背部穴合谷、中渚、阳池、腕骨、前谷、阳谷、液门、八邪、后溪等;③臂阳面穴外关、曲池、手三里、肩髃、支正等;④臂阴面穴内关、尺泽等;⑤腿阳面穴足三里、环跳等;⑥头部穴百会、风池等。此外,还可选取足部穴足临泣、太冲等。临床可根据病情,在上述处方中选用若干相关穴位。

对于与寒相关者,可取与脾、肾相关的穴位;与热相关者,可取与小肠、少阳相关的穴位;与风相关者,可取头部穴;与毒相关者,可取大关节部穴。

临床可用艾灸,包括隔物灸、"太乙神针"灸、压灸、熏灸、温针灸等;也可用针刺,包括补泻法、鸡足刺法、圆利针法、透穴法等,要重视刺激强度与针刺感应;还可采用刺血、外敷、火针,以及现代所用的小针刀、穴位注入、电针、推拿、器械、热熨、挑治、腕踝针、眼针等方法。

历代文献摘录

[元代及其以前文献摘录](含同时代外国文献)

《灵枢经·邪气脏腑病形》:"小肠病者……手小指次指之间

热，若脉陷者，此其候也。手太阳病也，取之巨虚下廉。"

《灵枢经·经脉》："大肠手阳明之脉……大指次指痛不用。"
"三焦手少阳之脉……小指次指不用。"

《灵枢经·经筋》："手太阳之筋……其病小指支……治在燔针劫刺，以知为数，以痛为输，其为肿者，复而锐之。"

《针灸甲乙经》(卷七·第一下)："振寒，小指不用……小指之间热……少泽主之。"

《针灸甲乙经》(卷八·第一下)："手腕挛，指肢痛……少商主之。"

《针灸甲乙经》(卷十·第二下)："五指瘈不可屈伸……中渚主之。""五指掣不可屈伸，战栗[一本作怵]，腕骨主之。"

《针灸甲乙经》(卷十·第五)："指[一本有'痹'字]臂痛，肩髃主之。""肩胛小指痛，前谷主之。"

《备急千金要方》(卷二十二·第六)："治手足指掣痛不可忍方……又灸指端七壮立差。"

《备急千金要方》(卷三十·第三)："腕骨、中渚，主五指掣，不可屈伸。"

《太平圣惠方》(卷五十五·三十六黄点烙方)："鸦黄者，十指青绿，舌上生黑点……烙下廉，及足心、胸前当心。"

《太平圣惠方》(卷一百)："中渚……手五指不握，尽痛也。""后溪……五指尽痛，不可掣也。""支正……手不握，十指尽痛也。""孔最……指不握[此三字原作不掘，据《针灸大成》改]也。""外关……肘手十指尽痛，不得握。""扁[疑为'髃'之误]骨二穴：在肩端上两骨间陷者中，灸三壮，主肩中热，指臂痛也。""小儿风痫者，先屈手指如数物，乃发也，灸鼻柱上发际宛宛中。"

《琼瑶神书》(卷一·六十五)："伤寒男子阴证十指青六十五法：男子阴证十指青，阑门双盘取热循，丹田一穴圆盘取，三穴停呼搓热纯，再取三里升阳二，阑门丹田盘摄匀，任是疼痛无不止，急用调汗出汗频。"

《琼瑶神书》(卷一·六十六):"伤寒妇人十指冷口唇紫色六十六法:妇人阴证十指冷,中极阑门灸针宁,二穴急搓圆盘法,盘入阳和热在蒸,复上此穴升阳摄,三里升阴在意精,再用三里升阳法,停呼内热病安平。"

　　《琼瑶神书》(卷三·六十四):"[足]临泣……手指摽提足跌患。"

　　《圣济总录》(卷一百九十二·治五脏中风法):"风,十指筋挛,不得屈伸,灸两手踝骨上,各一七壮。"[原出《医心方》]

　　《针灸资生经》(卷五·手麻痹不仁):"有贵人手中指挛已,而无名指小指亦挛,医为灸肩髃、曲池、支沟而愈。"

　　《儒门事亲》(卷七·八十九):"小指次指尚麻。戴人曰:病根已去,此余烈也,方可针溪谷。溪谷者,骨空也。一日晴和,往针之,用《灵枢》中鸡足法,向上卧针,三进三引讫,复卓针起,向下卧针送入指间,皆然,手热如火,其麻全去。"

　　《卫生宝鉴》(卷十三·舍时从证):"右臂膊肿盛,上至肩,下至手指,色变,皮肤凉……此乃附骨痈……以燔针起之,脓清稀解,次日肘下再开之。"

　　《针经指南》(流注八穴):"(足)临泣……手指战掉(肝心主)。""外关……手指节痛,不能屈(三焦)。"

　　《扁鹊神应针灸玉龙经》(六十六穴治证):"鱼际……掌心、大指发热痛。""前谷……五指热痛。"

　　[外国文献]

　　《医心方》(卷八·第廿三):"《千金方》代指方……先刺去脓血,灸鲋皮令温,以缠裹周匝,痛止便愈。""《僧深方》代指方:作艾炷正灸痛上七壮。"

　　《医心方》(卷八·第廿四):"《葛氏方》指忽掣痛不可堪转上入方……指端忽发疮方:烧铁令赤,以灼之。"

　　《医心方》(卷廿五·第百卅三):"《产经》云:凡飅疽喜着指,与代指相似,人不知不急[原作忽,据义改]治,其毒入脏,杀人,复审之,飀疽着指端者,先作黑疱,痛入心也,先刺指头,去恶血,以艾灸七壮,良。"

《医心方》(卷廿五·第百卅四):"治小儿代指方……刺去血,渍热汤;又方:以猪膏和盐纳指甲,须臾即安,若已脓者,针去脓血。"

[明代文献摘录]

《神应经》(心邪癫狂部):"癞疾指掣:疟门、阳谷、腕骨、带脉、[《针灸大成》补:劳宫]。"

《神应经》(手足腰胁部):"肘、臂、手指不能屈:曲池、三里、外关、中渚。""手指拘挛筋紧:曲池、阳谷、合谷。""五指皆疼:外关。""手挛指痛:少商。"

《神应经》(小儿部):"癞疾,五指掣:阳谷、腕骨、昆仑。"

《针灸大全》(卷一·长桑君天星秘诀歌):"指痛挛急少商好,依法施之无不灵。"

《针灸大全》(卷一·灵光赋):"五指不伸中渚取。"

《针灸大全》(卷四·八法主治病症):"足临泣……手指拘挛,伸缩疼痛:[《针灸大成》补:手十指节、握拳指尖(小麦炷,灸五壮)]尺泽二穴、阳溪二穴、中渚二穴、五处二穴。""足临泣……两手发热,五指疼痛:阳池二穴、液门二穴、合谷二穴。""外关……手指节痛,不能伸屈:阳谷二穴、五处二穴、腕骨二穴、合谷二穴。"

《奇效良方》(卷三十九):"枳实大黄汤……脚气……右手指微赤肿,以三棱针刺手爪甲端,多出黑血,赤肿全去。"

《奇效良方》(卷五十五·奇穴):"五虎四穴,在手食指及无名指第二节骨尖,握拳得之,治五指拘挛,可灸五壮。"

《针灸集书》(卷上·手指挛):"养老、阴交、大陵、心俞、肝俞、少商、少冲、外关、中渚、尺泽、腕骨,以上并治手指不得上下,挛而掣痛。"

《针灸捷径》(卷之下):"手指拘挛,并两手筋紧不开:肩髃、尺泽、合谷、中渚、曲池、腕骨。""手指麻痹掣痛:合谷、中渚、阳池、腕骨、外关、曲池。"

《外科理例》（卷一·四十）："痛、疽、疮、疖……脓成……浅者宜砭，深者宜针，手足指梢及乳上，宜脓大软方开。"

《外科理例》（卷五·一百十九）："一妇修伤次指，成脓不溃，焮痛至手……遂刺之。""一人伤拇指，色紫不痛，服托里药，及灸五十余壮，作痛，溃脓而愈。""一女患嵌甲伤指，年余不愈，日出脓数滴……宜灸患处……彼惑之，不早治，后变劳症而殁。"

《外科理例》（卷六·一百二十七）："一人误伤，去小指一节，牙关紧急，腰背反张，人事不知……急用蒜捣烂，裹患指，以艾灸之，良久觉痛。"

《名医类案》（卷九·四肢病）："一人左手无名指爪角生一小疮，初起麻粒大，用小刀挑开疮头，血出如溺不止，一日长出肉瘤，如菌裹指，顶内开一孔，如眼目转动，此疔毒也，以艾灸四十壮，不知疼痛痒，复烙之，翦去肉瘤，敷拔疔散，外以膏药贴之，内服解毒，七日全愈。"

《名医类案》（卷九·疔疮）："表甥居富，右手小指患疔，色紫，或云小疮，针刺出血，敷以凉药，掌指肿三四倍，黯而不痛，神思昏愦，烦躁不宁……薛用大剂参芪归术之类，及频灸遍手，而肿渐消。"

《薛氏医案》（外科枢要·卷三·十三）："脱疽，谓疔患于足或足趾，重者溃脱，故名之，亦有患于手、患于指者……先用隔蒜灸……色黯不痛者，肾气败而虚火盛也，隔蒜灸、桑枝灸。"

《薛氏医案》（外科精要·卷上·第九）："［疔疮］若患于肢末之处，毒愈凝滞，药难导达，艾灸之功为大。"

《薛氏医案》（外科精要·卷中·第二十五）："左手指患疔，麻痒，寒热恶心，左半体皆麻，脉数不时见……势愈肿甚，余强针之，诸症顿退。"

《薛氏医案》（疠疡机要·上卷·本症治验）："一男子冬间口苦耳鸣，阴囊湿痒，来春面发紫块……又至春，眉落指溃，此患在肝胆二经，令刺手指缝并臂腿腕出黑血。"

《医学入门》(卷一·杂病穴法):"手指连肩相引疼,合谷太冲能救苦。"

　　《医学入门》(卷一·治病要穴):"支正……肘臂十指皆挛。""腕骨……五指诸疾。"

　　《医学纲目》(卷六·治恶寒):"筋脉拘急,十指不得近风:绝骨。"

　　《医学纲目》(卷十二·痛痹):"(撮)五指拘挛:三间、前谷。""五指皆痛:阳池、外关、合谷。"

　　《医学纲目》(卷十二·着痹):"(垣)杜彦达,患左手右腿麻木,右手大指次指,亦常麻木至腕,已三四年矣……于两手指甲傍,各以三棱针一刺之,微见血,如黍粘许,则痹自息矣。"

　　《针灸大成》(卷八·中风瘫痪针灸秘诀):"中风腕酸,不能屈伸,指痛不能握物:外关。"

　　《针方六集》(纷署集·第二十四):"内关……中指不用。"

　　《针方六集》(纷署集·第二十五):"少府……五指不能屈伸,本节痛。"

　　《针方六集》(纷署集·第二十六):"阳溪[原作谷,据上下文的穴位次序改]……五指拘急,手腕无力。"

　　《针方六集》(纷署集·第二十七):"液门……五指无力。""中渚……无名指不用。""外关……无名指不用。"

　　《针方六集》(纷署集·第二十八):"支正……十指不用。"

　　《经络汇编》(足少阴肾经):"足少阴经肾,其见证也……四指黑,手指青,厥。"

　　《循经考穴编》(手太阴):"鱼际……如指肿,棱针出血甚妙。"

　　《循经考穴编》(手阳明):"商阳……指麻木。""三间……手指手背肿痛。""合谷……指挛臂痛。"

　　《循经考穴编》(手少阴):"通里……舌强指挛。""少府……小指拘挛,不能伸屈。"

　　《循经考穴编》(手太阳):"前谷……指痛不能握掌,本节红肿,手指痒麻,手心发热。"

《循经考穴编》(手少阳)："液门……五指拘挛，腕中无力。"

［清代及民国前期文献摘录］(含同时代外国文献)

《医宗金鉴》(卷七十九·十二经表里原络总歌)："大肠原络应刺病，大(大指)次(次指)不用肩臂疼。""三焦原络应刺病，小指次指如废同。"

《医宗金鉴》(卷八十五·手部主病)："腕骨主治臂腕疼，五指诸疾治可平。""支正……肘臂十指尽皆挛。""外关……肘臂胁肋五指疼。"

《续名医类案》(卷二十二·针灸刺砭)："是故一切肿疾，悉宜镰割足小趾下横纹间，肿在左则割左，在右则割右，血少出则瘥……代指痈病、气痛流肿之类，皆须出血者，急以砭石砭之。"

《续名医类案》(卷三十六·痛伤胃呕)："一妇人指伤，背俱肿……此痛伤胃气所致也，遂刺出脓碗许。"

《采艾编翼》(卷一·经脉主治要穴诀)："指掔偏枯求腕骨。"

《针灸逢源》(卷五·手足病)："手指拘挛：阳谷，一法灸膝眼穴。"

《针灸逢源》(卷五·痛疽门)："蜣螂蛀：手指骨节坚肿，形如蝉肚，不红不肿，屈伸艰难，日久方知木痛……外以阳燧锭［由蟾酥、朱砂、川乌、草乌、僵蚕、硫黄、麝香等制成］于坚处灸之……用时，取甜瓜子大一块红枣肉，粘于灸处，用灯草蘸油点火，焠药锭上，灸五壮或七壮九壮，候起小泡，用线针串破，出黄水，须贴万应膏，其毒即消，如风气痛，用箸子于骨缝中按之酸痛处，以墨点记，灸之。"

《针灸内篇》(手太阳小肠络)："腕骨……五指拘挛。"

《针灸内篇》(手少阴心经络)："通理……中指不能握。"

《针灸内篇》(手少阳三焦经)："液门……五指痛，不能握。""中渚……五指屈。""外关……十指痿。"

《太乙离火感应神针》："肩髃……指节麻木不仁。""曲池……指节麻木，屈伸不仁。"

《神灸经纶》(卷四·手足证治)："五虎:在手食指、无名指背间,本节前,骨尖上各一穴,握拳取之,主治手指拘挛。""臂腕五指疼痛:腕骨、支正。"

《神灸经纶》(卷四·外科证治)："注节疔,生指节缝中,肿痛连肘臂:合骨。""合疔,一名虎口发,有小黑泡,起大指节尾中:内关、间使。""鱼肚疽(一名蛇头疗),发于手中指中节,令人寒战咬牙:合谷。"

《针灸集成》(卷二·手臂)："手足指节蹉跌酸痛,久不愈:屈其伤指,限皮骨内缩,即以圆利针深刺其约纹虚空而拔,诸节伤同。""手五指不能屈伸:曲池、下三里、外关、支沟、合谷、中脘针,绝骨、中渚,又手大指内廉第一节横纹头,一壮神效。"

《刺疔捷法》(治疗歌)："螺纹疔生大指头,云门尺泽有来由。""食指生疔刺合谷,曲池龙舌不须忧。""中指生疔刺曲泽,内关龙舌细推求。""无名指疔关冲刺,肩髎外关可参谋。""小指生疔刺腕骨,后溪前谷穴须搜。""初起俱将猪胆套,指根一决证可瘳(凡手指生疗,不论何指,初起速将猪苦胆连汁,套于指上,即能消肿,或用黄连、蜈蚣研末,鸡子清调敷患处。指根者,即患疗之指根,第三节近掌处)。"

《痧惊合璧》："缩脚痛痧:刺两腿弯窝痧筋各一针,刺两耳垂各一针,刺两肩比骨窝各一针。此症无胀者,手足指尖有紫色,如脚上足底有红痕,自下而上,即以油头绳扎住,皆用银针放其恶血;又有两足麻木,寒冷筋抽,急用布将膝下扎住,恶血不得上行,热盐汤洗之,用宝花散。"

《针灸秘授全书》(中暑中风)："中风,腕不能屈,指疼不能握物:外关、五虎、八邪。"

《针灸秘授全书》(五指拘挛)："五指拘挛:食指第二节骨尖,无名指第二节骨尖,小指骨尖,大指骨尖,均握拳取穴(若五指全不伸者,在小指次指本节后陷中)。"

《针灸治疗实验集第一期》(2·一)："年四岁,今夏五月间,被寒壅塞经络,偶患急惊风症……纹色紫赤,透达气关,病势危急,即针百会、人中、承浆、手三里、少商、中脘、气海,立刻奏效。"

《针灸治疗实验集第一期》(16·4):"行痹……左肾酸疼,继之大痛,指掌皆肿,恶心呕吐……乃针左肩井、曲池、手三里、少海、合谷,右足三里、阳陵、阳辅、内庭、委中,刺内踝静脉出血,针后至半夜痛缓,望日痊愈……因步行过早,筋骨疲乏,病复作……右手左足病也,乃针右肩井,灸三壮,曲池、左阴陵,灸阳陵、灸膝眼、膝关,灸委中,刺腨肚微血管出血。"

《针灸治疗实验集第一期》(49):"四十岁,亦为同事,患疔疮,在手指,肿痛难忍,为针身柱一穴而愈。""年四十一,亦为同事,患手足麻木不仁,指冷,为针天井、曲池、手三里、肩井、外关、经渠、支沟、阳溪、腕骨、合谷、上廉、太渊诸穴而愈。"

[外国文献]

《针灸则》(豫防中风):"凡手十指麻痹者,中风渐也,速宜疗治,针:风池、百会、翳风、合谷、鸠尾、幽门;灸:肩井、曲池(此二穴自百壮至三百壮,屡试屡效)。"

[现代文献题录]

(限本节引用者,按首位作者首字的汉语拼音排序)

安振江,邹奎英.小针刀治疗屈指肌腱狭窄性腱鞘炎205例.河北中医,2001,23(12):943.

曹银香,白炜玮,冯金萍.取眼针上焦区、下焦区治疗脑梗塞后手指握力恢复78例.陕西中医,2009,30(2):200.

陈慈根.火针合外敷止痛化瘀散治手指挤压伤.浙江中医杂志,1998,33(6):247.

陈太生.火针治疗外伤性甲下瘀血118例.中国针灸,1991,11(1):35.

刀洪果.针灸治疗手指麻木100例.中国针灸,1990,10(3):45.

方振伟,孙彦奇.三棱火针"开窗"点刺放血治疗甲下积血

26例.中国民间疗法,2005,13(2):16-17.

冯继申.针刺合谷透劳宫治疗指甲癣16例.中国针灸,1992,12(5):46.

冯丽梅.小针刀配合温针治疗腱鞘炎疗效观察.上海针灸杂志,2008,27(7):37.

高泉明.傍针刺加艾条灸治疗弹响指72例.针灸临床杂志,1999,15(4):33-34.

高佑霖.针挑法治疗弹响指133例体会.新中医,1986,18(6):31.

何利.腕踝针治疗手指麻木15例疗效观察.针灸学报,1992,8(6):36.

何永昌.阿是穴压灸法治疗拇指屈肌腱鞘炎疗效观察.针灸临床杂志,2006,22(5):41-42.

贺普仁.针灸治疗468例风湿性关节炎临床疗效分析.北京中医,1988,7(3):38.

胡兴立.三棱针治疗扳机指42例临床观察.江西中医药,1995,26(2):62.

户玫琳,张元旭,张润萍.针刺"下极泉"穴对中风后手指肌力的疗效观察.中国针灸,2007,27(11):813-814.

华雪桂,蔡德亨.针药结合治疗类风湿性关节炎20例.上海针灸杂志,1995,14(2):64.

黄治初.针刺治疗手指麻木.上海针灸杂志,1987,6(3):46.

嵇强,郑超英,徐前方.针刺治疗中风致腕弓指挛缩瘫痪30例.针灸临床杂志,2005,21(5):10.

金太浩.针刺治疗反甲症50例.中国针灸,1991,11(2):6.

李锦鸣.针灸治疗腱鞘炎70例.云南中医中药杂志,2010,31(2):44.

李勇,吴思平."甲角"穴治疗中风偏瘫上肢手指拘挛的疗效观察.中国针灸,2001,21(4):211.

李云琴,张熙,王苏.针刺治疗恢复手指肌力 57 例.中国针灸,1997,17(4):213.

刘昌华.针刺经验穴治疗中风手指关节僵硬.针灸学报,1992,8(6):44.

刘冠军.法随证立 依法组方 // 陈佑邦,邓良月.当代中国针灸临证精要.天津科学技术出版社,1987:123.

刘群霞,张怀亮.少府穴治疗中风病手指挛急之体会.四川中医,1992,10(6):51.

刘维红,杜元灏.针刺手三阳经穴治疗中风后手指拘挛疗效观察.上海针灸杂志,2007,26(3):15-16.

卢书峰,郑伟.自制针灸刀治疗屈指肌腱狭窄性腱鞘炎 40 例.中医外治杂志,2007,16(1):35.

吕荧.艾熏治疗指(趾)头炎 300 例临床观察与实验研究.中国针灸,1987,7(4):18.

马臣,崔旻,李岚.针刺治疗手指痉挛 60 例.中国针灸,2008,28(11):804.

茅敏,牟欣,陈新.针刺后溪穴治疗中风偏瘫后手指拘挛 40 例疗效观.新中医,2007,39(4):49.

倪长有,陈新,魏骑军.小针刀经皮松解治疗手指狭窄性腱鞘炎体会.陕西中医函授,1993,13(2):32.

祁越.火针治疗弹响指 100 例疗效观察.中国针灸,1994,14(1):45.

齐雪娟.氦氖激光治疗手指屈肌腱腱鞘炎 11 例.中华理疗杂志,1999,22(1):19.

田明涛,张磊.消肿止痛散贴敷治疗扳机指 150 例.中医外治杂志,2001,10(1):52.

王宏宝.醋酸曲安奈德注射液治疗手指腱鞘炎患指 26 例临床观察.上海医药,1997,19(9):22.

王可博,庞国军,方智松.针刺合谷透后溪治疗中风偏瘫后手指拘挛 127 例.上海针灸杂志,2008,27(1):35.

王敏.火针治疗中风后遗指趾肿胀.浙江中医杂志,2003,38(3):125.

王文琴.针灸治疗雷诺氏病.吉林中医药,2006,26(2):47.

王晓明,王香娇.早期甲沟炎、脓性指头炎的针刺放血疗法.中国民间疗法,1999,7(9):15-16.

王选伟.针刺中泉穴治愈手指瘈疭 1 例.陕西中医,1984,5(1):7.

相永梅,王健.指尖放血配合电针治疗中风后手指功能障碍疗效观察.辽宁中医杂志,2008,35(12):1802.

谢衡辉,张晨光.电热砭石温熨疗法治疗手指部腱鞘炎 30 例.中国针灸,2003,23(9):543-544.

谢建谋.针灸治疗类风湿性关节炎疗效观察.针灸临床杂志,2008,24(9):12.

谢牡丹,周冰.针刺特定穴治疗中风后拇指功能障碍 36 例.中国针灸,2003,23(11):678.

徐晔,乔淑章.针刺治疗扳机指 20 例临床观察.河北中医,2000,22(11):839.

许荣正.电针合谷透后溪治疗指腕功能障碍的体会.针灸临床杂志,2002,18(4):28.

薛远志,李刚.针挑加 TDP 照射治疗手指屈肌腱鞘炎 30 例.上海针灸杂志,1994,13(3):115.

杨介宾.针灸临床验案选.上海针灸杂志,2004,23(4):3-4.

杨金文,董树生.针刺治疗扳机指 62 例临床观察.中国针灸,1993,13(4):8.

叶春枚,高建芳,吴冰清.治愈 54 例手指骨髓炎临床观察与实验研究.上海针灸杂志,1988,7(2):7.

叶小雯,戴文军.点刺井穴治疗中风后手指活动不利 27 例疗效观察.中国中医急症,2005,14(8):740.

俞兴根．针灸刀治疗屈指肌腱腱鞘炎 21 例．针灸临床杂志，2000，16（10）：35-36.

张继庆．十宣放血治疗中风后手指功能障碍 60 例．针灸临床杂志，2007，23（3）：30-31.

张艳．针刺透穴治疗中风后手指拘挛性瘫痪 32 例．上海针灸杂志，2004，23（7）：28.

张毅敏，赖新生，唐纯志．点刺放血治疗早期甲沟炎 32 例．针灸临床杂志，2005，21（6）：48.

赵文．反向切拨手法治疗手指屈肌狭窄性腱鞘炎．中国骨伤，1999，12（6）：60.

赵渝华．温和灸治愈顽固性手指痛案．四川中医，1989，7（7）：封 3.

钟思冰．三棱针点刺放血治疗甲沟炎及甲下瘀血 97 例．中国针灸，1997，17（8）：496.

周京萍．醋酸曲安缩松加利多卡因治疗屈指肌腱狭窄性腱鞘炎．宁夏医学院学报，2002，24（6）：441-442.

周开发．手法拨离术治疗扳机指 29 例．深圳中西医结合杂志，1999，9（1）：41.

朱靖有，王海，梁帮军．自制小针刀治疗板机指 68 例．针灸临床杂志，2001，17（5）：34.

朱秀芝．针刺治疗脑中风致腕指瘫 109 例．陕西中医，1994，15（9）：415.

第九节　髋部病证

　　髋部病证在针灸临床上时可见到,往往表现为疼痛、拘挛、活动困难等症状,也有疮疡等外科病证。在历代针灸文献的症状中,凡有髋、尻、髀枢、枢合、股枢、髀不可举、髀不可曲、膝以上病等描述字样的内容;或在髋部穴位的主治文献中,无明确部位的"屈伸难""风痹"等症状,但当此穴有治疗髋部该类病证的功效者,本节均予以收录。中医学认为,本病多由寒、热、风、湿等外邪,以及外伤等因素所致,而体质虚弱也可导致本病的产生;在临床上常分为寒、热、风、湿、瘀、虚等证型。西医学认为,本病多为髋部骨骼和软组织(包括肌肉、肌腱、腱鞘、韧带等)的病变,常见的有臀部及腰部神经的损伤和炎症、髋部软组织的损伤、髋关节炎、弹响髋、髋关节滑膜炎、股骨大转子滑膜囊炎,以及股骨颈和股骨粗隆的骨折、股骨头坏死等,而风湿性关节炎等全身性疾病也会在髋部出现炎症等病理改变。涉及本病的古代针灸文献共149 条,合 214 穴次;现代针灸文献共 80 篇,合 200 穴次。将古今文献的统计结果相对照,可列出表 9-1~ 表 9-4(表中数字为文献中出现的次数)。

表 9-1　常用经脉的古今对照表

穴位	古代(穴次)	现代(穴次)
相同	膀胱经 69、经外奇穴 57、胆经 44	经外奇穴 75、膀胱经 54、胆经 46
不同	督脉 11	胃经 11

表 9-2　常用部位的古今对照表

经脉	古代（穴次）	现代（穴次）
相同	腿阳 101、下背 27	腿阳 135、下背 44
不同	足背 32、小腹 12	

表 9-3　常用穴位的古今对照表

部位	古代（穴次）	现代（穴次）
相同	患部天应穴 42、环跳 19、委中 14、阳陵泉 5、承扶 4、秩边 4、风市 3	患部天应穴 61、阳陵泉 15、秩边 13、环跳 12、委中 10、承扶 6、风市 3
相似	长强 5、白环俞 4、腰俞 4	夹脊 10、肾俞 5、大肠俞 5、气海俞 3
不同	昆仑 17、丘墟 7、跗阳 3、京骨 3	居髎 8、悬钟 5、足三里 4、髀关 3

表 9-4　治疗方法的古今对照表

方法	古代（条次）	现代（篇次）
相同	刺血 27、灸法 25、针刺 15、推拿 1、火针 1	针刺 41、推拿 20、灸法 10、刺血 4、火针 1
不同	熨法 4	穴位注射 12、小针刀 12、电针 11、拔罐 9、器械 3、敷贴 2、埋藏 1、耳针 1、头针 1

　　根据以上各表，可对古今针灸治疗髋部病证的特点作以下比较分析。

【循经取穴比较】

　　1. 古今均取膀胱经、胆经穴　《灵枢经·经脉》曰：膀胱经循行"贯臀入腘中"，"过髀枢"；胆经循行"横入髀厌中"，"下合髀厌中"，因此古今治疗本病均多取该两经穴。统计结果见表 9-5。

表 9-5　膀胱经、胆经穴次及其分占古、今总穴次的百分比和其位次对照表

	古代	现代
膀胱经	69（32.24%，第一位）	54（27.00%，第二位）
胆经	44（20.56%，第三位）	46（23.00%，第三位）

表 9-5 显示，**古代比现代更多选取膀胱经穴**，而现代似比古代更多选取胆经穴。就穴位而言，**古今均多取环跳、委中、承扶、秩边、阳陵泉、风市，这是相同的**；古代还取白环俞、昆仑、跗阳、京骨、丘墟等，现代则取肾俞、大肠俞、气海俞、居髎、悬钟等，这些是相似的。马王堆帛书《足臂十一脉灸经》中"足泰阳脉"病即含"郄挛，腓痛"；《阴阳十一脉灸经》中"足钜阳之脉"之"所产病"含"腰痛，尻痛"；《灵枢经·经脉》中膀胱经的"是动病"含"脊痛腰似折，髀不可以曲"；"所生病"含"项背腰尻腘腨脚皆痛"；《灵枢经·经筋》中足少阳经筋之病含"腘筋急，前引髀，后引尻"，均为古代取膀胱经、胆经穴之例。

2. **古今均取经外奇穴**　古今治疗本病均多取患部天应穴（现代还取夹脊等穴），致使经外奇穴次数较高，在古、今文献中分别为 57、75 穴次，分列诸经的第二、第一位，分占各自总穴次的26.64%、37.50%，此又显示现代比古代更多地选取经外奇穴。

3. **古代还选取督脉穴**　督脉起于骶部，与髋部相近，因此古代也选用督脉穴，共计 11 穴次，列诸经的第四位，占古代总穴次的 5.14%，**常用穴为长强、腰俞**。而现代取督脉为 0 穴次，不如古代。

4. **现代还选取胃经穴**　《灵枢经·经脉》曰：胃经循行"下至气街中而合，以下髀关"，因此现代也选用胃经穴，共计 11 穴次，列诸经的第四位，占现代总穴次的 5.50%，**常用穴为足三里、髀关**。而古代取胃经为 4 穴次，列古代诸经的第六位（并列），占古代总穴次的 1.87%，未被列入常用经脉，不如现代。

【分部取穴比较】

1. 古今均取腿阳面穴　在本文的统计中,髋部被归入腿阳面,加上近道取穴,以及循经取穴,致使腿阳面穴次甚高,在古、今文献中分别达 101、135 穴次,同列各部的第一位,分占各自总穴次的 47.20%、67.50%,此又显示**现代比古代更多选取腿阳面穴**。就穴位而言,**古今均多取患部天应穴、环跳、委中、阳陵泉、承扶、风市,这是相同的**;古代还取跗阳等,现代则取居髎、悬钟、足三里、髀关等,这是相似的。在上述诸穴中,古代取患部天应穴共42 穴次,占腿阳面穴的 41.58%;现代取患部天应穴共 61 穴次,占腿阳面穴的 45.19%,均十分瞩目,显示**古今均重视取患部天应穴**。

古代取腿阳面穴者,如《外科理例》记:"一人腿根近环跳穴痛彻骨,外皮如故,脉数带滑,此附骨疽,脓将成","脓已成,针之,出碗许";《备急千金要方》载:环跳配束骨等穴"主髀枢中痛,不可举";《针灸集书》曰:委中主治"脚膝痿弱,髀枢痛";《循经考穴编》云:阳陵泉主治"髀枢以下,筋挛不得屈伸",跗阳主治"腰尻髀枢股腨痛";《针方六集》言:承扶主"尻臀痛肿";《太平圣惠方》载:风市主"腰尻重,起坐难"。

现代取腿阳面穴者,如李晓春等治疗臀上皮神经痛,取阿是穴,用针直刺,轻轻捻转,使针感达足跟,并施按压、弹拨等按摩手法;于建波等亦取阿是穴,用齐刺法,并多次提插捻转,起针后予拔罐出血,同时针刺环跳、殷门、委中、阳陵泉等穴;陶群则取绝骨穴,点刺出血;哈楠林治疗梨状肌综合征,针刺环跳、承扶、殷门、阳陵泉、飞扬等穴,并予拔罐推拿;刘育才等治疗股骨头坏死,取环跳、风市、阳陵泉透阴陵泉、足三里等穴,用深针强刺激;郑晓等治疗髋关节骨关节炎,取髀关、居髎、足五里、阴廉,用电针疗法;甄德江治疗牵掣髋,取环跳、居髎、秩边、伏兔、梁丘,配丘墟、外丘,用针刺。

2. 古今均取下背部穴 中医学认为,膀胱经循行经背部到达臀部;西医学证实,髋部神经多由下背部发出,因此本病临床多取下背部穴,在古、今文献中,分别达 27、44 穴次,分列各部的第三、第二位,分占各自总穴次的 12.62%、22.00%,此又显示**现代比古代更多选取下背部穴**,此当是现代神经学说影响的结果。就穴位而言,**古今均多取秩边,这是相同的**;古代还取长强、白环俞、腰俞等,现代则取夹脊、肾俞、大肠俞、气海俞等,这些是相似的。

古今取下背部穴者,如宋代《太平圣惠方》载:秩边主"尻重不能举";白环俞主"腰髋疼,脚膝不遂";腰俞主"腹髋疼"。晋代《针灸甲乙经》载:"腰尻重,难起居,长强主之。"现代李德程等治疗臀上皮神经损伤,取气海俞、大肠俞、次髎、秩边、环跳、委中、阳陵泉,用针刺并通电,再用 TDP 照射;林新晓则取阿是穴、肾俞、膀胱俞、大肠俞、委中,用针刺得气后留针;涂慧英等取腰 3~5 夹脊穴和髂嵴中部压痛点,施温针灸。

3. 古代选取足阳部和小腹部穴 由于足太阳、足少阳循行经髋部,最后抵达足阳部,根据循经取穴的原则,古代也选用足阳部穴,共计 32 穴次,列各部的第二位,占古代总穴次的 14.95%,**常用穴为昆仑、丘墟、京骨等**。如《马丹阳天星十二穴歌》道:昆仑主"膊重腰尻痛";《医宗金鉴》云:丘墟主治"牵引腰腿髀枢中";《针灸甲乙经》载:"腰髀枢痛,善摇头,京骨主之。"而现代取足阳部为 4 穴次,列现代各部的第四位,占现代总穴次的 2.00%,未被列入常用部位,不如古代。

中医学认为,小腹部通过"气街"与腰骶部相联,因此古代治疗本病亦取小腹部穴,共计 12 穴次,列各部的第四位,占古代总穴次的 5.61%,所取穴有石门、阴交等。如《备急千金要方》言:"环跳、束骨、交信、阴交、阴舍,主髀枢中痛,不可举。"《针灸集书》云:"章门、气海、期门、关元、中极、中府、四满、阴交、石门、天枢、中脘、气穴,以上穴并治贲豚气,上腹膜痛,茎肿先引腰,后引小腹腰髋小痛。"此处是贲豚气证,引起"腰髋小痛",故取小腹部穴。而现代取小腹部为 0 穴次,不如古代。

此外,古今治疗本病还取一些上半身的远道穴位,包括**肩井、天井、鱼际、中渚、合谷、太冲、大椎、肩部奇穴"臀痛穴"**等。如《太平圣惠方》载:肩井主"或因马拗伤,腰髋疼";《针灸聚英》记:天井主"扑伤腰髋疼"。现代吴明达等介绍杜毓来老中医针灸经验,治疗骶髂关节痛,针刺鱼际穴;何树槐治疗急性臀上皮神经炎,针刺中渚穴;马胜治疗梨状肌综合征,针刺合谷、太冲,以酸胀感为度;郭宗录治疗臀上皮神经损伤,针刺大椎,使针感向足跟放射;王文远等治疗髋部软组织损伤,交叉取健侧"臀痛穴"(肩峰至腋后皱襞连线的中点),针尖向极泉方向斜刺 2 寸,针刺臂丛神经,使局部胀麻或向肘部放射(这与前述古代取肩井有相似之处,显示肩、髋相对应的关系);朱久涌治疗髋关节扭伤,针刺健侧合谷穴,施捻转泻法,配合髋关节活动。可见治疗本病还可**针刺健侧远道穴,并配合运动患部髋关节**,这些记载与报道也可供现代临床参考。

【辨证取穴比较】

在治疗本病的古代针灸文献中,有若干内容与辨证相关,其取穴大多符合上述总体取穴特点,即**选取腿阳面、足阳部、下背部穴**,各类型的取穴似无明显的特异性。

其中治疗与寒相关者,如《针灸甲乙经》言:中髎主"腰尻中寒";秩边主"腰痛骶寒,俯仰急难";委中主"尻股寒,髀枢痛引季胁";承扶主"腰脊尻股臀阴寒大痛"。《席弘赋》道:"冷风冷痹疾难愈,环跳腰间针与烧。"《针灸聚英》语:阳陵泉主"髀枢膝骨冷痹"。《针方六集》曰:殷门主"腰脊、尻、臀、股阴寒痛"。上述中髎、秩边属下背部穴,委中、承扶、环跳、阳陵泉、殷门属腿阳面穴。

与热相关者,如《针灸集书》云:委中主"髀枢痛,热病"。委中属腿阳面穴。

与风相关者,如《琼瑶神书》道:委中主"风痹髀枢病"。《针灸聚英》道:"髀枢脚痹风,委中神应穴,针下便亨通。"《玉龙经》称:昆仑主"腰尻膝足,风寒湿痹肿痛"。上述委中属腿阳面穴,昆仑属足阳部穴。

与湿相关者,如《玉龙经》谓:昆仑主"腰尻膝足,风寒湿痹肿痛"。《杂病穴法(歌)》道:"冷风湿痹针环跳,阳陵三里烧针尾。"上述昆仑属足阳部穴,环跳、阳陵泉、足三里属腿阳面穴。

与虚相关者,如《备急千金要方》曰:"劳冷气逆,腰髋冷痹,脚屈伸难,灸阳跷一百壮,在外踝下容爪。"《针方六集》云:白环俞主"劳损,虚风,腰脊髋骨不利"。上述阳跷即申脉,属足阳部穴,白环俞属下背部穴。

此外,古人还治疗与瘀血相关者,所取穴多为患部天应穴。其中由疮疡所致瘀血者,详见本节附篇"髋部疮疡的古代针灸治疗特点";由杖击所致瘀血者,请参阅下文"古今均用刺血"中相关内容;由外伤所致瘀血者,如《薛氏医案》曰:"窗友黄汝道环跳穴处闪伤,瘀血肿痛,发热作渴,遂砭去瘀血。"另外,上述"分部取穴比较"中最后介绍,肩井主"或因马拗伤,腰髋疼";天井主"扑伤腰髋疼",可见对于跌仆损伤所致瘀血者,还可取远道肩井、天井等相应穴位。

现代本病临床采用辨证取穴的报道较少,显示现代对这一方面考虑不多。

【针灸方法比较】

1. **古今均用刺血** 本病多由瘀血阻滞所致,因此治疗可用刺血法,在本病的古、今文献中,分别为27条次、4篇次,分列古、今诸法之第一、第八位,分占各自总条(篇)次的18.12%和5.00%,可见**古代比现代更多地采用刺血疗法**,此是古代髋尻部疮疡、杖伤较多的缘故,对此多用刺血治疗。

对于髋部疼痛沉重等症状者,古代多刺委中出血。如《素问·刺腰痛》曰:"足太阳脉令人腰痛,引项脊尻背如重状,刺其郄中太阳正经出血,春无见血。"(其中"春无见血"尚待研究)《子午流注针经》道:委中主"髀枢痛及膝难屈,取其经血使能平"。《针灸集书》载:委中主"髀枢痛","于此穴中出血,甚妙"。

对于由内科疾病引起的本病,古人多循经取穴,或取委中及起泡处。如《素问·脏气法时论》云:"肺病者","尻阴股膝髀腨胻足皆痛","取其经,太阴、足太阳之外,厥阴内血者"。《续名医类案》治疗一痢疾患者,因用涩药致"环跳穴作痛","刺委中出黑血而愈,如手蘸热水拍腿上,有泡起,挑去亦可,不若刺穴尤速效也"。

对于杖伤或闪伤,古人多取局部穴,予以刺血泻脓(脓由败血所化,故泻脓亦归入刺血中)。如《薛氏医案》载:一人杖后"两胁胀闷,欲咳不咳,口觉血腥,遍身臀腿胀痛,倦怠不食,烦渴脉大,此血脱烦躁也,与童便酒及砭患处,出死血糜肉甚多。"又一人杖后"臀腿黑肿,而反不破,但胀痛重坠","入针四寸,漂黑血数升,肿痛遂止"。《外科理例》载:"一人因杖,臀膝俱溃,脓瘀未出,时发昏愦,此脓毒内作也,急开之。"治疗闪伤者,如上述"与瘀血相关者"中,《薛氏医案》"砭去瘀血",乃为例。

此外,在古代的 27 条刺血文献中,有 17 条涉及髋臀部疮疡,相关内容请参阅本节附篇"髋部疮疡的古代针灸治疗特点"。

现代采用刺血者,如李俊治疗梨状肌综合征,用掌根揉按压痛最明显处使其络脉怒张,用三棱针点刺,加拔罐吸血,另在患肢取 1~2 穴点刺放血;芮兴国治疗臀上皮神经炎,取"痛反应点",施刺络拔罐出血;顾品芳亦取患部天应穴,用刺络拔罐法吸出瘀血;田正章则取同侧绝骨穴下显露的静脉,点刺出血。

2. 古今均用艾灸　因本病多由风、寒、湿、瘀、虚等原因所致,而艾灸为热性刺激,可以祛风散寒、化湿消瘀、活血补虚,故治疗可用艾灸法,在本病的古、今文献中,分别为 25 条次、10 篇次,分列古、今诸法之第二、第五位,分占各自总条(篇)次的 16.78%和 12.56%,可见**古代比现代更多地采用灸法**,此当是由于现代针具进步,致使针刺多被采用,而灸法操作较为费时,又可能引起烫伤,故其运用有所减少。

古今采用艾灸者,如前面"与虚相关者"中,唐代《备急千金要方》"灸阳跷一百壮"。又如马王堆帛医书《足臂十一脉灸经》载:"郄挛,腄痛","皆灸太阳脉"。敦煌古医书《火灸疗法》载:"髋骨关节麻木疼痛","于膝腘窝抻直时鼓起粗筋与膝盖相连处,火灸七壮"。明代《神农皇帝真传针灸图》载:昆仑治"腰尻痛","可灸七壮"。现代吴汉阳治疗梨状肌综合征,取环跳穴,用"多向刺加灸"法;张海发等治骶髂劳损,取压痛点,用麝香丹灸;沈梅梅用针灸治疗股骨头无菌性坏死,取环跳、居髎,用针刺泻法,并用艾条熏灸。此外,古今灸治本病还有以下特点。

（1）**古今均用温针灸**:明代《杂病穴法歌》道:"冷风湿痹针环跳,阳陵三里烧针尾。"《针灸大成》于此补注:"烧三五壮,知痛即止"。此处所采用的当是现代所谓"温针灸",可见最迟在明代,此法已得到采用。

而在现代由于针具进步,致使针尾装置艾绒变得较为容易,故温针灸得到了广泛的应用。如沈丽娟治疗髋关节骨关节炎,取髋关节局部穴、环跳、阳陵泉、悬钟,用温针法;夏筱方治疗梨状肌综合征,采用"恢刺加灸法",用 4 寸长针刺环跳,施温针灸;周继荣治疗臀上皮神经损伤,取居髎、阳陵泉、环中,用针刺泻法,并用温针灸。

（2）**古今均灸取阿是穴**:宋代《针灸资生经》云:"膝以上病,宜灸环跳、风市","然须按其穴酸疼处灸之"。可见古人认为艾灸取穴当寻找压痛点,这比死板地按规定取穴更切合临床实际。现代亦灸取阿是穴,如奚向东治疗臀上皮神经炎,取阿是穴,用"扬刺"法,加温针灸;张凤华等则取阿是穴,用齐刺法,并用温针灸加拔罐;江邦英治疗梨状肌综合征,取阿是穴,针向病所,用齐刺法,加温针灸 3~5 壮,这些是对古人灸阿是穴经验的继承。

（3）**古代采用"太乙神针"灸**:清代《太乙神针》载:会阳主

"两臀尖痛",即应用"太乙神针"法治疗本病。该法是灸法之一种,对人体肌肤的损伤小,而且安全、操作方便,又运用药物,可充分发挥药物与艾灸的双重作用。而现代治疗本病用"太乙神针"的报道较少。

此外,在古代的 25 条艾灸文献中,有 15 条涉及髋臀部疮疡,相关内容请参阅本节附篇"髋部疮疡的古代针灸治疗特点"。

3. 古今均用针刺 现代研究证实,针刺可使人体产生吗啡样物质,从而起到止痛作用,因此古、今本病临床均用针刺疗法,分别为 15 条次、41 篇次,分列古、今诸法之第三、第一位,分占各自总条(篇)次的 10.07% 和 51.25%,可见**现代比古代更多地采用针刺**,此当是现代针具进步及神经学说影响的缘故。

(1)**古今针刺的深浅**:本病病位多在肌肉筋骨。《素问·调经论》曰:"病在肉,调之分肉;病在筋,调之筋;病在骨,调之骨。"《灵枢经·邪气脏腑病形》称之为刺"肉节"。如《素问·缪刺论》曰:"邪客于足少阳之络,令人留于枢中痛,髀不可举,刺枢中以毫针。"即为刺"肉节",由于髋尻部肌肉丰厚,故在髋部穴处针刺较深。

此外,《针灸聚英·六十六穴歌》道:"髀枢痛不苏","当下刺丘墟";"腰尻疼莫任,昆仑如刺毕,即便免呻吟";"髀枢足胻痛","只可刺京骨,休于别处寻"。上述丘墟、昆仑、京骨远离髋部,位于下肢末部,其处肌肉较薄,故针刺较浅。现代有人证实,经脉与人体浅表组织相关,故浅刺这些远道穴,亦可通过经脉,使"气至病所",从而发挥治疗效应。《灵枢经·邪气脏腑病形》云:"刺此者,必中气穴,无中肉节。"可见此处刺"气穴"与前面在病变局部采用刺"肉节"的方法不同,一则浅,一则深。

而现代治疗本病多采用深刺法,如周立武治疗梨状肌综合征,用芒针施扬刺法;吴元培则取 4 寸长银针以 70° 角针刺梨状肌下孔,并通电;涂慧英等治疗臀上皮神经疼痛,用 75mm 针直刺腰 3~5 夹脊穴和髂嵴中部压痛点;沈丽娟治疗髋关节骨关节炎,用 75mm 针刺入髋关节腔,提插得气后用温针灸;徐金鹏治疗弹响髋,针刺患侧压痛点,深达 95mm,用泻法;刘育才等治疗股骨头缺血性坏死,取肾俞、环跳、风市、阳陵泉透阴陵泉、足三里、三阴交等穴,用深针强刺激法。

（2）**古今针刺的补泻**:明代《灵光赋》道:"脾俞不动泻丘墟。"其中的"脾俞不动"疑为"髀枢不动"之误。本病古代文献中与补泻相关者唯此 1 条,采用的是泻法。

而现代用针刺补泻者较多,包括用泻者、补者、补泻结合者。如张慰民治疗臀上皮神经损伤,针刺髂中穴,用提插泻法;王声强治疗梨状肌综合征,取上髎、次髎、秩边等穴,向耻骨联合针刺,施以泻法;于秉波治疗化脓性髋关节炎,取秩边、环跳、承扶、足三里、殷门、三阴交,用针刺补法;郑魁山治疗骶髂关节结核,针刺风门、大椎、膀胱俞、腰阳关,用平补平泻法,肾俞、关元俞,用进火补法;沈梅梅用针灸治疗股骨头无菌性坏死,取环跳、居髎,用针刺泻法,取阳陵泉、绝骨、足三里、命门,用针刺补法;谭涛等治疗人工髋关节置换术后髋关节功能障碍,针刺肝俞、肾俞,用提插捻转补法,再针秩边、环跳、髀关、阳陵泉,施小幅度捻转平补平泻,后针臀中肌、臀大肌、股内肌、股外肌、股直肌的运动点,以及"臀牛"(奇穴)等,行提插捻转泻法。

（3）**古代刺穴有先后次序**:古代治疗本病也有人按先后次序针刺相应穴位,如《针灸集书》言:先刺内关,后刺公孙,治疗"腹内常疼胯胫疼"。现代冯润身亦认为改变所刺激穴位的先后顺序,将会取得不同的效应,因此对于取穴的先后次序问题尚需探讨。

（4）**古代采用圆利针**:圆利针为古代九针之一,其尖圆而锐,古人也用其治疗本病。如《灵枢经·厥病》曰:"足髀不可举,侧而取之在枢合中,以员利针。"而现代用圆利针治疗本病的报道较少。

（5）**古代根据月亮以定呼吸**:《备急千金要方》谓:"凡髀枢

中痛不可举,以毫针寒而留之,以月生死为息数,立已。"其中"寒而留之",当是对于寒证宜多留针,以激发阳气;而"以月生死为息数",乃根据月亮圆缺情况以定呼吸次数多少,进而确定留针时间。古人认为人体的阴阳变化与月亮运行有关;而呼吸次数表明留针时间的长短,这在缺乏钟表的古代当是常用的计时方法。

（6）**现代强调针刺感应**:在本病的古代文献中,有关针刺感应的描述较少,而现代则重视针刺的感应,如石学敏治疗梨状肌损伤、骶髂关节炎、髋关节炎等,针刺大肠俞 2~2.5 寸,用提插泻法,令针感向下传导至足跟或足趾端;刺秩边 3~3.5 寸,用提插泻法,令针感向下传导至足趾端,下肢抽动 3 次;刺委中,取仰卧位抬腿取穴,用提插泻法,令针感向下传导至足趾端,下肢抽动 3 次;刺阳陵泉 2 寸,用提插泻法,令针感向下传导至足趾端;痛久不愈加刺人中,施雀啄手法,以流泪为度。又如师怀堂治疗梨状肌损伤,垂直刺下秩边（奇穴）3.5~5 寸,使针感到达下肢、足趾;戴会则针刺梨状肌穴点,斜刺 35° 左右,向股骨大转子方向透刺,施以小幅度的提插捻转,得气后施震颤手法,要求针感向远端放射;仲跻尚治疗臀上皮神经损伤,取第 2 腰椎夹脊穴、阿是穴,用 3 寸针刺,行泻法,使针感向患侧下肢放射。

（7）**现代采用的其他刺法**:现代治疗本病还采用了古代其他的经典刺法,包括傍刺法、齐刺法、扬刺法、恢刺法、苍龟探穴法、龙虎交战法等,以及现代发明的"浮针疗法"。如洪婕等治疗臀中肌综合征,针阿是穴,用傍刺法,施小幅度捻转提插;何树槐治疗臀上皮神经和梨状肌损伤,针阿是穴,用齐刺法;奚向东治疗臀上皮神经炎,针阿是穴,用扬刺法,使针感向四周及下肢放射,加温针灸;夏筱方治疗梨状肌综合征,用 4 寸长针刺环跳,施恢刺法,依次向左右上下斜行针;刘娜等则针刺阿是穴,施以苍龟探穴法;成汝梅刺环跳穴,施以傍刺及龙虎交战法;李玲等治疗髋关节疼痛,采用现代"浮针疗法",取压痛点上、下、左、右 6~10cm 处为进针点,将针身平贴皮肤向痛点推进 30cm,然后手握针柄左右摇摆,使针体做扇形扫散运动,随后抽出针芯,用胶布贴附针柄,以固定留于皮下的软套管。上述针刺方法在本病的古代文献中未见记载。

4. 古今均用推拿　推拿是医者将肢体之力作用于患者穴位上的治疗方法,古、今临床亦用此法治疗本病,分别为 1 条次、20 篇次,分列古、今诸法之第五、第二位,分占各自总条(篇)次的0.67% 和 25.00%,可见**现代比古代更多地采用推拿疗法**,此当是由于推拿治疗本病有良好疗效,因而在现代得到推广应用。

古代采用推拿者,如清末民初《西法针灸》载:"坐骨神经痛","其疼痛点在臀筋、膝腘窝、腓骨小头、足背、踝等部","臀部及大腿后面之中央,宜行按摩法"。

现代采用推拿者,如林新晓治疗臀上皮神经炎,在患侧腰腿部施以轻柔的揉按手法,再沿神经血管方向,用擦法,以透热为宜;赵健则按揉弹拨臀上穴,再沿臀大肌走行方向与髂嵴方向施理顺手法;李德程等在臀部施按揉、拨运、弹拨、叩击等手法;李新建等治疗梨状肌综合征,在梨状肌深部寻找条索状肌腹,以拇指弹拨法治疗;高润生亦取局部穴,用揉法按摩以松解臀部肌肉,顺梨状肌方向推按理筋或点按穴位,并做被动梨状肌紧张试验 5~7次,被动直腿抬高 5~7 次;徐金鹏治疗弹响髋,揉按臀部,结合髋关节被动活动,按揉弹拨骶部及髂嵴外缘,揉按阔筋膜张肌沿髂胫束至胫骨部,弹拨关节部条索状物,按揉髂筋束部,擦臀大肌及大腿外侧;黄俊卿治疗股骨头无菌性坏死,点按足阳明胃经、足少阳胆经、足太阳膀胱经在患侧髋部和下肢的穴位。

5. 古今均用火针　前面已述,《灵枢经·经筋》中足少阳经筋之病含"胭筋急,前引髀,后引尻",其后又曰:"治在燔针劫刺,以知为数,以痛为输。"可见古人还用火针治疗本病。现代也有用火针者,如李晓清等治疗臀上皮神经疼痛综合征,取阿是穴、肾俞、气海俞、秩边、承扶、殷门、委中,用火针治疗。但总的来说,古今用火针治疗本病者均不多。

6. 现代发展的方法　现代治疗本病还采用穴位注射、小针刀、电针、拔罐、器械、敷贴、埋藏、微针系统（含耳针、头针）等疗法。这些在本病的古代文献中未见记载，当是现代针灸工作者的发展。

（1）**穴位注射**：如陈森然治疗梨状肌综合征，取秩边穴，注入硫酸镁葡萄糖溶液，对于病程较长者则酌加呋喃硫胺；陶群治疗臀上皮神经损伤，取阿是穴，注入确炎舒松和利多卡因；于建波等亦取阿是穴，注入泼尼松龙和利多卡因；高海峰治疗臀中肌损伤，取压痛点，注入野木瓜注射液。

（2）**小针刀**：小针刀是近三四十年来兴起的一种新疗法，是古代针刺与现代外科手术相结合的成果，是一种闭合性的微型手术，在本病的治疗中也得到较多的应用。如周建新治疗梨状肌综合征，寻找深部压痛点，用针刀治疗，行横向切割和纵行疏通剥离；施晓阳等亦取压痛点，垂直进针，针刺到位后，将针刀做"十"字摆动；张红英治疗臀上皮神经炎，取局部痛性筋束阿是穴，用小宽针疗法，并拔罐出血；任志远等治疗弹响髋，取股骨大粗隆处可滑动的条索状物，用针灸刀进行剥离、松解。

（3）**电针**：如圣小平等治疗髋关节骨关节炎，取髀关、居髎、足五里、阴廉，用电针刺激；高海峰治疗臀中肌损伤，取臀中肌附着区压痛点，用75mm针直刺，并接电针仪；齐惠景等治疗梨状肌综合征，取膀胱俞、胞肓等穴，用电针加TDP照射；张伟范等治疗臀上皮神经炎，取胞肓、秩边、压痛点，用平补平泻针刺法，得气后接电。

（4）**拔罐**：如张凤华等治疗臀上皮神经痛，取阿是穴，用齐刺法，然后用温针灸加拔罐；张慰民则针刺髎中穴，用提插泻法，针后拔罐；田正章针刺局部绳索样物，并拔罐；哈楠林治疗梨状肌综合征，针刺环跳、承扶、殷门、阳陵泉、飞扬穴，然后拔罐20分钟；江邦英治疗梨状肌综合征，取阿是穴，用齐刺法和温针灸，并予拔罐。

（5）**器械**：如谢可永等治疗臀筋膜劳损，取环跳、承扶、压痛点，用氦-氖激光照射；郭宗录治疗臀上皮神经损伤，针刺大椎、秩边、阳陵泉，起针后用微波照射；海因里希·埃佛尔克治疗髋关节疼痛，取肾俞、大肠俞、居髎、环跳、风市、阳陵泉，用体外冲击波疗法。

（6）**外敷**：如陈梁镐等治疗臀上皮神经损伤，在病变局部外敷乌头散（含生川草乌、生南星、延胡索、血竭、大黄、白芷、红花、乳香、没药、冰片）；蒋希林等亦取压痛点或条索状增粗物处，热敷中药（含制附子、制川乌、片姜黄、细辛、川椒、桑枝、槐枝、三棱、莪术、醋元胡、制乳香）；袁群生治疗梨状肌综合征，将麝香糊剂涂在压痛点上，叩打梅花针，再涂麝香糊剂。

（7）**埋藏**：如崔金极治疗梨状肌综合征，选取梁丘、悬钟、秩边、委中、殷门、环跳、承山等穴，用 1 号羊肠线行埋线与结扎疗法。

（8）**微针系统**：如张萌萌等治疗急性臀上皮神经损伤，针刺耳穴臀、腰骶椎、阿是穴、腰痛点、神门、肾上腺、皮质下等；高军权等治疗骶髂关节损伤，取健侧头针顶旁一线，刺入 2 寸，行快速捻转手法。

【结语】

根据上述对古今文献的统计与分析结果，兹提出治疗髋部病证的参考处方如下（无下划线者为古今均用穴，下划曲线者为古代所用穴，下划直线者为现代所用穴）：①腿阳面穴患部天应穴、环跳、委中、阳陵泉、承扶、风市、居髎、悬钟、足三里、髀关等；②下背部穴秩边、长强、白环俞、腰俞、夹脊、肾俞、大肠俞、气海俞等；③足背部穴昆仑、丘墟、跗阳、京骨等。此外，还可选用小腹部和上半身远道相应穴。临床可根据病情，在上述处方中选取若干相关穴位。对于与瘀血相关者，多取患部天应穴；对于跌仆损伤所致瘀血者，可取肩井、天井等远道相应穴位。

临床可用灸法,包括温针灸、太乙神针等;也可用针刺,包括局部深刺法、远道浅刺法、针刺补泻法、圆利针法,以及古今其他刺法,针刺宜有感应,还可考虑刺穴的先后次序,亦可根据月亮圆缺以配合呼吸治疗;此外,又可采用刺血、推拿、火针,以及现代穴位注射、小针刀、电针、拔罐、器械、敷贴、埋藏、耳针、头针等疗法。

附:髋部疮疡的古代针灸治疗特点

髋部疮疡是该部体表的外科疾患,多由内外邪气侵犯人体所致,与西医学中的外科感染相关。对于本病,古代常用针灸治疗,而现代多用西医及中医外科治疗,用针灸治疗者不多,故本篇仅对古代针灸治疗特点作一归纳,不作古今比较。运用计算机对 130 种古医籍中用针灸治疗髋部疮疡的内容进行统计,结果显示,共涉及文献 34 条、穴位 11 个,总计 45 穴次。常用穴位及其次数为髋部天应穴 33、承扶 2、委中 2。针灸方法的条次为刺血泻脓 17、灸法 15、熨法 4。由上述统计结果可知,髋部疮疡的**古代取穴以患部天应穴为多**,而针灸治疗的方法特点如下。

1. 刺血泻脓　中医认为,本病多由内外邪气壅盛阻塞所致,故当通过刺血泻脓将邪毒逐出体外。涉及该法的古代本病文献共计 14 条次,列诸法之首。如《外科理例》曰:"臀痈","一人因痢骤涩,环跳穴作痛","更刺委中,出黑血而愈"。"一人年逾五十,臀痈,脓熟不开,攻通大肛,脓从大便而出","丹溪谓中年后不宜患此,脓成不刺,不亡得乎"。《薛氏医案·胎毒疮疡》云:"一小儿生下,臀内臁赤肿二寸许一块,有脓内溃,遂针之,出脓甚多。"

古人认为**刺泻的脓血量须大**,否则余毒贻害,后患堪忧。如《外科理例》言:"一侍御患臀肿痛","脓已成,此患痈也,针之,出脓数碗"。"一人附骨痈,畏针不开,臀膝通溃","刺之,脓出四五碗"。上述"出脓数碗""脓出四五碗",均显示排脓量之大。为了增加排出的脓血量,古人还采用**吮吸法**。如《薛氏医案》语:

"一小儿臀患之,赤晕走彻,令人频吮,使其毒各聚一处,乃砭出黑血。"

为了防止排脓不尽,古人还采用**纸捻引流**。如《针灸集成》治疗臀部疮肿:"熟脓矣","以边刃大针,先刺皮肤,渐渐深插至其脓境,针锋易入,如陷虚空,已入脓处,然后仍举针锋,裂破而出,使之出脓,脓汁既歇,即以纸捻插于针孔,使不闭孔,逐日拔插,使出恶汁,恶肉自腐,新肉自生,则纸捻渐至减入,自出黄汁,然后获痊矣。"

对于体虚脓成不溃者,古人还配合**服用中药以托毒外出**。如《薛氏医案》载:"一弱人臀痈,脓成不溃,以十全大补汤数剂,始托起,乃针之,又二十余剂而愈。"《外科理例》治疗臀痈:"一人臀漫肿,色不变","仍投前药,托出针之"。

2. 多用灸法　艾灸为热性刺激,可以激发体内潜在生理功能,提高免疫能力,抗菌消炎,驱逐邪毒,又可加强血液循环,化解瘀血,古人用其治疗本病,其相关文献共计 10 条。如《类经图翼》称:"附骨疽:环跳穴痛,恐生附骨疽也,大陵、悬钟(三七壮)。"

对于邪实者,古人多用隔蒜灸,此当是大蒜可杀菌消毒之故。如《外科理例》谓:"一人臀痈,肿硬痛甚,隔蒜灸之。""臀痈","脓未成,以隔蒜灸之,立效"。《薛氏医案》记:"一儒者臀患痈,肿焮痛甚,用活命饮,隔蒜灸而消。"

对于夹有体虚者,古人采用隔豆豉灸,此当是豆豉可宣泄敛疮之故。如《外科理例》载:"臀痈","一人溃而脓清不敛,灸以豆豉饼"。"一人臀痈,脓水不止,肌渐瘦,食少思,胃脉微弦","灸以豆豉饼,两月余而痊"。《薛氏医案》记:"李户部孟卿,环跳穴患附骨疽","疮内更觉微冷,自意必成漏矣,遂以豆豉饼灸之,饮以六君子汤"。

3. 采用熨法　熨法亦属热疗范畴,比艾灸的作用面积大,亦有补阳祛邪、活血化瘀的作用,故亦被用来治疗本病,共计 4 条次。如《针灸逢源·痈疽门》曰:"流注:生于四肢关节,或胸腹腰臀,初发漫肿不红,用葱头细切杵烂,炒热敷患处,冷则用热物熨之,多熨为妙,或铺艾灸之,亦效,若热痛渐至透红一点,即宜用针开破出脓。"《薛氏医案》云:"臀痈","若肿硬未成脓者,用隔蒜灸、活命饮;溃后,豆豉饼、补中益气、十全大补二汤;若灸后大势已退,余毒未消,频用葱熨"。可见**熨法可用于疮疡初起之时,亦可用于治后余毒未尽之日。**

古人也有综合运用上述刺血排脓、艾灸、熨法,以及服用中药诸法者。如《名医类案·痈疽》记:"一男子元气素弱,臀肿硬,色不变,饮食少,将年余矣,此气虚而未能溃也,先用六君为主,加芎归芍药治之,元气渐复,饮食渐进,患处渐溃,更加黄芪、肉桂,并日用葱熨之法,月余脓熟,针之,以十全大补汤及附子饼灸之而愈。"

综上所述,治疗髋部疮疡,古人多取患部天应穴,采用刺血泻脓、灸法与熨法。

历代文献摘录

[元代及其以前文献摘录]

《足臂十一脉灸经》:"足泰阳脉……腨痛,产痔。"

《阴阳十一脉灸经》:"足钜阳之脉……腰痛,尻痛,痔。"

《素问·脏气法时论》:"肺病者……尻阴股膝髀腨胻足皆痛……取其经,太阴、足太阳之外,厥阴内血者。"

《素问·刺腰痛》:"足太阳脉令人腰痛,引项脊尻背如重状,刺其郄中太阳正经出血,春无见血。"

《素问·脉解》:"太阳所谓肿腰腨痛者……此肾虚也。"

《素问·缪刺论》:"邪客于足少阳之络,令人留于枢中痛,髀不可举,刺枢中以毫针。"

《灵枢经·经脉》:"膀胱足太阳之脉……髀不可以曲。""膀胱足太阳之脉……项背腰尻腘踹脚皆痛。"

《灵枢经·经筋》:"足少阳之筋……腘筋急,前引髀,后引尻……治在燔针劫刺,以知为数,以痛为输。"

《灵枢经·厥病》:"足髀不可举,侧而取之在枢合中,以员利针,大针不可刺。"

《针灸甲乙经》(卷七·第一下):"髋髀中痛,不可得行,足外皮痛,临泣主之。""髀枢痛……束骨主之。""跟尻瘈疭……京骨主之。"

《针灸甲乙经》(卷七·第四):"尻腨清,小便黄闭,长强主之。""尻臀内痛,似瘅疟状,膀胱俞主之。"

《针灸甲乙经》(卷八·第二):"腰髋[一本有'少腹'二字]坚痛……石门主之。"

《针灸甲乙经》(卷九·第八):"脚痿重,尻不举……膀胱俞主之。""腰以下至足不仁……次髎主之。先取缺盆,后取尾骶与八髎。""腰尻中寒,中髎主之。""腰痛骶寒,俯仰急难……秩边主之。""腰脊[一本有'痛'字]尻[一本有'脊'字]股臀阴寒大痛……尻雕中痛,大便直出,承扶[一本作扶承]主之。"

《针灸甲乙经》(卷九·第九):"尻股寒,髀枢痛[一本有'外'字]引季胁,内控八髎,委中主之。"

《针灸甲乙经》(卷九·第十一):"股枢腨内廉痛,交信主之。"

《针灸甲乙经》(卷十·第一下):"腰以下至足,清不仁,不可以坐起,尻不举,腰俞主之。"

《针灸甲乙经》(卷十·第二下):"腰髀枢痛,善摇头,京骨主之。""腰尻腹痛,腨跟肿,上齿痛,脊背尻重不欲起……昆仑主之。""枢股腨外廉骨痛……付[一本作跗]阳主之。"

《针灸甲乙经》(卷十·第四):"髀枢脚痛,丘墟主之。"

《针灸甲乙经》(卷十一·第二):"腰尻重,难起居,长强主之。"

《备急千金要方》(卷十一·第四):"腰髋冷痹,脚屈伸难,灸阳跷一百壮,在外踝下容爪。"

《备急千金要方》(卷三十·第三)："昆仑主脊强,背尻骨重。""阳辅、阳交、阳陵泉,主髀枢膝骨痹不仁。""环跳、束骨、交信、阴交、阴舍,主髀枢中痛,不可举。""凡髀枢中痛不可举,以毫针寒而留之,以月生死为息数,立已。"

敦煌医书《火灸疗法》P·T127："髋骨关节麻木疼痛,鱼口疮引起淋巴结肿大,于膝腘窝抻直时鼓起粗筋与膝盖相连处,火灸七壮,即可治愈。"

敦煌医书《火灸疗法》P·T1044："由于中风,口鼻歪斜,脸肿,下躯五骨(指骨盆、大腿骨、小腿骨)骨柱疼痛,均有疗效,灸十一次即可,由鼻部向上,直至额部发根处灸之。"

《外台秘要》(卷三十九·第十一)："白环俞……腰脊以下至足不仁。"

《太平圣惠方》(卷九十九)："腰俞……腹髋疼。""白环俞……腰髋疼,脚膝[原无此二字]不遂。"[上二条均原出《铜人针灸经》(卷四),并据改]"秩边……尻重不能举。""肩井……或因马坠伤,腰髋疼。"[上二条均原出《铜人针灸经》(卷五)]

《太平圣惠方》(卷一百)："风市……腰尻重,起坐难。""白环俞……腰尻重不举也。"

《铜人腧穴针灸图经》(卷四·侧胁部)："京门……髀枢引痛。"

《铜人腧穴针灸图经》(卷五·足厥阴)："阴包……腰尻引少[原作中,据《针灸大成》改]腹痛。"

《铜人腧穴针灸图经》(卷五·足太阳)："浮郄……股外经筋急,髀枢不仁。"

《琼瑶神书》(卷三·六十三)："委中……风痹髀枢病。""昆仑……腨肿腰尻痛。""环跳……痹并湿痹麻。"

《西方子明堂灸经》(卷二·手太阴)："鱼际……咳引尻痛。"

《西方子明堂灸经》(卷六·足太阳)："委中……腰尻重不能举。"

《子午流注针经》(卷下·足少阳)："丘墟……腋肿髀枢腿酸

痛。""委中……髀枢痛及膝难屈,取其经血使能[原作其,据《针灸四书》改]平。"

《针灸资生经》(卷五·足杂病):"膝以上病,宜灸环跳、风市……然须按其穴酸疼处灸之。"

《扁鹊神应针灸玉龙经》(六十六穴治证):"太白……腰尻痛。""昆仑……腰尻膝足,风寒湿痹肿痛。"

《扁鹊神应针灸玉龙经》(针灸歌):"环跳取时需侧卧,冷痹筋挛足不收。"

[明代文献摘录]

《神应经》(痰喘咳嗽部):"咳……引尻痛:鱼际。"

《神应经》(手足腰胁部):"髀枢痛:环跳、阳陵、丘墟。"

《针灸大全》(卷一·马丹阳天星十二穴歌):"昆仑……膊重腰尻痛。""环跳……冷风并冷痹。"[上二条均原出《扁鹊神应针灸玉龙经》(天星十一穴歌诀)]

《针灸大全》(卷一·灵光赋):"脾俞不动泻丘墟。"

《针灸大全》(卷一·席弘赋):"冷风冷痹疾难愈,环跳腰间针与烧。"

《针灸集书》(卷上·贲豚气):"章门、气海、期门、关元、中极、中府、四满、阴交、石门、天枢、中脘、气穴,以上穴并治贲豚气……后引小腹腰髋小痛,下引阴中。"

《针灸集书》(卷上·马丹阳天星十一穴):"委中穴……髀枢痛……于此穴中出血,甚妙,刺者入五分。""昆仑……脊背腰尻痛。""环跳穴:治冷风湿痹,身体瘫麻胀,膝连股痛。"

《针灸集书》(卷上·八法穴治病歌):"腹内常疼胯胫疼……内关先刺后公孙。"

《针灸聚英》(卷一上·足太阳):"昆仑……腰尻脚气。"

《针灸聚英》(卷一下·手少阳):"天井……扑伤腰髋疼。"

《针灸聚英》(卷一下·足少阳):"阳陵泉……髀枢膝骨

冷痹。"

《针灸聚英》(卷四上·薛真人天星十二穴歌诀):"昆仑……转筋腰尻痛。""环跳……腰折莫能顾,冷风并湿痹。"

《针灸聚英》(卷四下·六十六穴歌):"髀枢痛不苏……当下刺丘墟。""髀枢脚痹风,委中神应穴,针下便亨通。""腰尻疼莫任,昆仑如刺毕,即便免呻吟。""髀枢足胕痛……只可刺京骨,休于别处寻。"

《外科理例》(卷五·臀痛一百十七):"肿硬痛甚者,隔蒜灸之,更以托里。""一人臀痛,肿硬痛甚,隔蒜灸之。""一人溃而脓清不敛,灸以豆豉饼。""一人臀痛,脓水不止,肌渐瘦,食少思,胃脉微弦……灸以豆豉饼,两月余而瘥。""一弱人臀痛,脓成不溃……针之。""一人臀漫肿,色不变……仍投前药,托出针之。""一人腿根近环跳穴痛彻骨,外皮如故,脉数带滑,此附骨疽,脓将成……脓已成,针之,出碗许。""一侍御患臀肿痛……脓已成,此患痛也,针之,出脓数碗……五日后阴囊肿胀,小便不行,针之尿脓大泄。""一人附骨痛,畏针不开,臀膝通溃……刺之,脓出四五碗。""一人环跳穴患附骨疽……因痛极针之,脓瘀大泄,方知为痛。""一人亦患此,内痛如锥,外色不变,势不可消……脓成针去。""脓未成,以隔蒜灸之,立效。""一人因痛骤涩,环跳穴作痛……更刺委中,出黑血而愈。""一人年逾五十,臀痛,脓熟不开,攻通大肛,脓从大便而出……丹溪谓中年后不宜患此,脓成不刺,不亡得乎。"

《外科理例》(卷六·杖疮血热作痛一百二十七):"一人因杖,臀膝俱溃,脓瘀未出,时发昏愦,此脓毒内作也,急开之。"

《神农皇帝真传针灸图》(图十):"昆仑:治腰尻痛,足痛不能履地,肩背拘急,可灸七壮。"

《名医类案》(卷十·痈疽):"一男子元气素弱,臀肿硬,色不变,饮食少,将年余矣,此气虚而未能溃也,先用六君为主,加芎归芍药治之,元气渐复,饮食渐进,患处渐溃,更加黄芪、肉桂,并日用葱熨之法，月余脓熟，针之，以十全大补汤及附子饼灸之而愈。”

《名医类案》(卷十·臀痈)：“一男子漫肿而色不变，脉滑数而无力，脓将成矣，薛欲托里而用针，彼畏针而欲内消，乃用攻伐之剂，顿加发热恶寒自汗，用十全大补汤数剂，肿起色赤，针之，仍以大补而愈。”

《薛氏医案》(保婴撮要·卷十一·胎毒疮疡)：“一小儿生下，臀内臁赤肿二寸许一块，有脓内溃，遂针之，出脓甚多。”

《薛氏医案》(保婴撮要·卷十三·臀痈)：“臀痈……用豆豉饼及补中益气汤。”

《薛氏医案》(钱氏小儿直诀·卷一·丹瘤)：“一小儿臀患之，赤晕走彻，令人频吮，使其毒各聚一处，乃砭出黑血。”

《薛氏医案》(外科发挥·卷三·臀痈)：“一弱人臀痈，脓成不溃，以十全大补汤数剂，始托起，乃针之，又二十余剂而愈。”“一男子臀漫肿，色不变，脉滑数而无力，此臀痈也，脓将成……托之针出，以大补药而愈。”

《薛氏医案》(外科心法·卷四·漏疮)：“一男子臀患漏，口干发热，喜脓不清稀，脉来迟缓，以豆豉饼灸。”

《薛氏医案》(外科心法·卷四·附骨疽)：“环跳穴患附骨疽……疮内更觉微冷，自意必成漏矣，遂以豆豉饼灸之，饮以六君子汤。”

《薛氏医案》(外科枢要·卷一·八)：“一儒者臀患痈，肿焮痛甚，用活命饮，隔蒜灸而消。”

《薛氏医案》(外科枢要·卷三·一)：“臀痈……若肿硬未成脓者，用隔蒜灸、活命饮；溃后，豆豉饼、补中益气、十全大补二汤；若灸后大势已退，余毒未消，频用葱熨。”“臀痈……一儒者肿焮痛甚，此邪毒壅滞，用活命饮、隔蒜灸而消……频用葱熨法。”

《薛氏医案》(正体类要·上卷·扑伤之症治验)：“有一患者[《续名医类案》：杖后]……遍身臀腿胀痛，倦怠不食，烦渴脉大，此血脱烦躁也，与童便酒及砭患处，出死血糜肉甚多。”“有一患者[《续名医类案》:杖后],臀腿黑肿,而反不破,但胀痛重坠……入针四寸,漂黑血数升,肿痛遂止。"

《薛氏医案》(正体类要·上卷·坠跌金伤治验):"环跳穴处闪伤,瘀血肿痛,发热作渴,遂砭去瘀血。"

《医学入门》(卷一·杂病穴法):"冷风湿痹针环跳,阳陵三里烧针尾[《针灸大成》补:烧三五壮,知痛即止]。"

《医学纲目》(卷十二·痛痹):"邪客于足少阳之络,令人留于枢中,痛髀不可举,刺枢中以毫针,寒则久留针,以月死生为数,立已。""(东)髀[原作脾,据义改]枢痛,足胫寒热,足外廉皮骨痛:临泣、足三阴、阳辅。"

《医学纲目》(卷二十四·小腹胀):"(东)腹胀脐突,缺盆中满,尻腰肿:大敦、天牖、昆仑。"

《针方六集》(纷署集·第八):"白环俞……腰脊髋骨不利。"

《针方六集》(纷署集·第三十一):"然谷……脊臀股内后廉痛。"

《针方六集》(纷署集·第三十三):"丘墟……髀枢、外胻、外踝皆痛。"

《针方六集》(纷署集·第三十四):"昆仑……头、项、肩、背、腰、尻、股、膝痛。""附阳……头、项、背、脊、髀枢、膝、胫皆痛。""殷门……腰脊、尻、臀、股阴寒痛。""承扶……尻臀痛肿。"

《类经图翼》(卷十一·外科):"附骨疽:环跳穴痛,恐生附骨疽也,大陵、悬钟(三七壮)。"

《循经考穴编》(足太阳):"承扶……臀疽疮毒。""委中……髀枢不利……并宜出血为愈。""胞肓……八字骨疼。""跗阳……腰尻髀枢股胻痛。"

《循经考穴编》(足少阳):"阳陵泉……髀枢以下,筋挛不得屈伸。"

《循经考穴编》(督脉):"长强……腰尻骨痛。"

[清代及民国前期文献摘录]

《太乙神针》(背面穴道证治):"会阳……两臀[一本作肾]尖痛。"

《医宗金鉴》(卷八十五·背部主病):"腰俞……腰下至足不仁冷。"

《医宗金鉴》(卷八十五·足部主病):"丘墟……牵引腰腿髀枢中。"

《续名医类案》(卷八·痫):"立斋治……一患者[痫],亦用涩药,环跳穴作痛……更刺委中出黑血而愈,如手蘸热水拍腿上,有泡起,挑去亦可,不若刺穴尤速效也。"

《续名医类案》(卷三十六·杖伤):"有一人杖后,臀腿胀痛,发热烦躁,刺去死血,胀痛少宽。"

《采艾编翼》(卷一·胆经综要):"环跳:侧卧,伸下足,屈上足取,风痹。"

《采艾编翼》(卷一·经脉主治要穴诀):"环跳冷风湿痹祛。"

《采艾编翼》(卷二·中湿):"冷痹,环跳。"

《针灸逢源》(卷五·痈疽门):"流注:生于四肢关节,或胸腹腰臀,初发漫肿不红,用葱头细切杵烂,炒热敷患处,冷则用热物熨之,多熨为妙,或铺艾灸之,亦效,若热痛渐至透红一点,即宜用针开破出脓。"

《针灸内篇》(督脉经络):"腰俞……治腰髋骨痛。"

《神灸经纶》(卷三·证治本义):"[王叔和]曰:寸口脉后部左右弹者,阴跷也……腰及髋髎下连阴痛。"

《神灸经纶》(卷四·手足证治):"寒湿筋挛疼痛:环跳、风市。"

《神灸经纶》(卷四·外科证治):"附骨疽,生脚外鱼肚上,一云环跳穴痛……昆仑。"

《太乙神针集解》(足太阳膀胱经穴):"会阳……两臀[原作臂,据义改]尖痛。"

《针灸集成》(卷二·痔疾):"失尿尻痛:尾穷骨百壮,二白三七壮……秩边……灸三壮。"

《针灸集成》(卷二·疮肿):"疮肿……阴肿或臀肿……熟脓矣……以边刃大针,先刺皮肤,渐渐深插至其脓境,针锋易入,如陷虚空,已入脓处,然后仍举针锋,裂破而出,使之出脓,脓汁既歇,即以纸捻插于针孔,使不闭孔,逐日拔插,使出恶汁,恶肉自腐,新肉自生,则纸捻渐至减入,自出黄汁,然后获痊矣。"

《针灸集成》(卷二·大小便):"尻重:百会、委中。"

《西法针灸》(第三章·第七节):"坐骨神经痛……其疼痛点在臀筋、膝腘窝、腓骨小头、足背、踝等部……臀部及大腿后面之中央,宜行按摩法,臀部及大腿后面,及左列之部,俱宜深刺:胞肓、秩边、承扶、殷门、委中、昆仑、三里,及其他患部。"

《针灸简易》(审穴歌):"昆仑可医腰尻痛。"

《针灸简易》(穴道诊治歌·足部):"昆仑外踝后五分……腰尻疼痛喘足肿,针三三壮[原作状,据义改]少阳通。"

《针灸治疗实验集第一期》(16·4):"耻骨神经痛,敷药后痛止,但臀股部忽痛,乃针居髎、环跳,灸三壮,委阳、委中,至今病已全除,无痛苦。"

[现代文献题录]

(限本节引用者,按首位作者首字的汉语拼音排序)

陈梁镐,吴建.推拿结合中药外敷治疗臀上皮神经损伤.辽宁中医杂志,1985,12(3):31.

陈森然.秩边穴水针治疗梨状肌损伤综合征.安徽中医学院学报,1991,10(3):44.

成汝梅.傍针刺龙虎交战法治疗梨状肌综合征.四川中医,2007,25(9):111-113.

崔金极.穴位埋线治疗梨状肌损伤综合征.四川中医,1991,9(3):4.

戴会．直接透刺治疗梨状肌综合征140例对照分析．中国中西医结合杂志，1993，13（8）：498．

高海峰．电针为主治疗臀中肌损伤54例．上海针灸杂志，1999，18（1）：44．

高军权，李霞．头针结合推拿手法治疗骶髂关节损伤78例．陕西中医学院学报，2009，32（4）：61．

高润生．针灸与按摩治疗梨状肌损伤综合征．云南中医杂志，1990，11（3）：39．

顾品芳．魏氏手法合络刺治疗急性臀上皮神经损伤．上海针灸杂志，1994，13（6）：264．

郭宗录．针刺并微波治疗臀上皮神经损伤46例．上海针灸杂志，2005，24（11）：32．

哈楠林．针推结合治疗梨状肌损伤综合征200例．江苏中医，1994：15（1）：29．

海因里希·埃佛尔克，李钊．体外冲击波针灸治疗髋关节疼痛20例．中国针灸，2010，30（3）：230．

何树槐．何树槐临证经验//陈佑邦，邓良月．当代中国针灸临证精要．天津：天津科学技术出版社，1987：176．

何树槐．针刺中渚穴治疗急性臀上皮神经炎．浙江中医杂志，1990，25（9）：423．

洪婕，杨正书．傍刺阿是穴治疗臀中肌综合征．山东中医杂志，2009，28（1）：43．

黄俊卿．股骨头无菌性坏死的中医辨治．河南中医，1995，15（4）：222．

江邦英．齐刺温针加拔罐治疗梨状肌综合征50例．安徽中医学院学报，1994，13（3）：71．

蒋希林，郭克栩．针灸刀配合中药热敷治疗臀上皮神经炎60例．中医外治杂志，2000，9（3）：16．

李德程，邢孟涵．综合治疗臀上皮神经损伤40例．中国针灸，

2002,22(3):188.

李俊. 刺血疗法为主治疗梨状肌损伤综合征. 浙江中医杂志,1985,20(2):67.

李玲,黄金玉,陆光梅. 浮针治疗髋关节疼痛36例. 中国针灸,2009,29(1):16.

李晓春,穆迪嘉. 按摩针刺治疗臀上皮神经痛58例. 中医杂志,1991,32(4):44.

李晓清,刘明. 火针治疗臀上皮神经疼痛综合征30例. 中国针灸,2005,25(11):767.

李新建,闻辉,赵文海,等. 拇指弹拨法治疗梨状肌综合征114例. 长春中医学院学报,2002,18(4):20.

林新晓. 针刺加手法治疗臀上皮神经炎58例. 中国针灸,1988,8(6):12.

刘娜,邓玉霞. 苍龟探穴治疗梨状肌综合征疗效观察. 上海针灸杂志,2007,26(11):35-26.

刘育才. 中医疗法治疗股骨头缺血性坏死. 四川中医,1998,16(3):45.

马胜. "天应四合针"治疗梨状肌综合征80例. 四川中医,1994,12(6):53-54.

齐惠景,齐惠涛,杨萧荟,等. 电针加TDP治疗梨状肌综合征68例疗效观察. 上海针灸杂志,3006,25(6):31.

任志远,张克祥,陈兴. 针灸刀治疗弹响髋45例临床观察. 国医论坛,1992,7(5):33.

芮兴国. 针刺加叩刺拔罐治疗臀上皮神经炎疗效观察. 上海针灸杂志,2010,29(8):515.

沈丽娟. 温针治疗髋关节骨关节炎30例. 河北中医,2003,25(3):213.

沈梅梅. 针灸治疗股骨头无菌性坏死1例. 浙江中医杂志,1994,29(10):467.

圣小平,樊天佑.电针与药物治疗髋关节骨关节炎疗效对照观察.中国针灸,2010,30(12):982.

师怀堂.师怀堂临证经验//陈佑邦,邓良月.当代中国针灸临证精要.天津:天津科学技术出版社,1987:92.

施晓阳,陈梅,李玉堂.小针刀治疗梨状肌综合征的临床研究.上海针灸杂志,2005,24(11):21-23.

石学敏.石学敏临证经验//陈佑邦,邓良月.当代中国针灸临证精要.天津:天津科学技术出版社,1987:48.

谭涛,孙庆,王君强.温针配合功能锻炼对人工髋关节置换术后患者髋关节功能的影响.四川中医,2010,28(5):115-117.

陶群.综合疗法治疗臀上皮神经损伤.针灸临床杂志,1999,15(11):9.

田正章.臀上皮神经损伤的简易疗法.针灸临床杂志,1993,9(2-3):87.

涂慧英,秦保和,李涛.温针灸治疗臀上皮神经疼痛综合征20例.上海针灸杂志,2009,28(8):465.

王声强.针刺治疗梨状肌综合征疗效观察.中国针灸,1995,15(6):17-18.

王文远,王钵,季艳荣.交叉取穴治疗髋部软组织损伤的临床应用研究.针灸临床杂志,1997,13(11):26.

吴汉阳.多向刺加灸治疗梨状肌综合征58例.新中医,1995,27(3):35-36.

吴明达,王裕贤.杜毓来老中医针灸经验探要.陕西中医,1997,18(6):262.

吴元培.针刺坐骨神经干和穴位治疗坐骨神经痛164例.中国针灸,1985,5(3):13.

奚向东."扬刺"加灸治疗臀上皮神经炎52例疗效分析.中国针灸,1992,12(6):17.

夏筱方.针刺加灸治疗梨状肌综合征73例.江苏中医,

1994,15(5):31.

谢可永,赵光复.激光针治疗臀筋膜劳损的疗效分析.上海中医药杂志,1988,22(3):20.

徐金鹏.针灸配合推拿治疗弹响髋12例.中国针灸,2008,28(3):227.

于秉波.化脓性髋关节炎的治疗体会.针灸临床杂志,2000,16(4):14.

于建波,杨晓梅.针刺拔罐加阿是穴注射治疗臀上皮神经炎40例.上海针灸杂志,2006,25(1):31.

袁群生.麝香梅花针治疗梨状肌综合征126例.江苏中医,1997,18(7):26.

张凤华,李和,李智.齐刺温针加拔罐治疗臀上皮神经痛78例.中国针灸,1998,18(11):670.

张海发,李萍.麝香丹灸治骶髂劳损29例.上海针灸杂志,1991,10(4):25.

张红英.小宽针治疗臀上皮神经炎126例.上海针灸杂志,1998,17(4):30.

张萌萌,王强.手法整复配合耳针治疗急性臀上皮神经损伤临床观察.按摩与导引,2000,16(3):19.

张伟范,刘媛媛,孙沫.电针治疗臀上皮神经炎45例.中国针灸,2005,25(8):533.

张慰民.针刺治疗臀上皮神经损伤64例.针灸学报,1990,6(3):23.

甄德江.针刺治疗牵掣髋96例.江苏中医,1988,9(7):22.

郑魁山.郑魁山临证经验//陈佑邦,邓良月.当代中国针灸临证精要.天津:天津科学技术出版社,1987:262.

郑晓,车涛.电针治疗髋关节骨关节炎的临床观察.上海针灸杂志,2004,23(8):16.

仲跻尚.针刺治疗臀上皮神经损伤40例.上海针灸杂志,

1987,6(4):13.

周继荣.针灸与弹拨手法治疗臀上皮神经损伤38例.针灸学报,1990,6(3):21.

周建新.小针刀治疗梨状肌综合征60例临床疗效观察.上海针灸杂志,2007,26(6):17-18.

周立武.扬刺治疗梨状肌综合征疗效观察.上海针灸杂志,2009,28(11):655-656.

朱久涌.针刺合谷治疗髋关节扭伤13例.浙江中医杂志,1991,26(2):52.

第十节　膝部病证

膝部病证在针灸临床上时可见到,往往表现出酸痛、拘急、软弱、活动困难等感觉及运动症状,也可表现为外科疮疡和皮肤病。在历代文献的症状中,凡有"膝""髌""内辅(膝)""犊鼻"等描述字样的内容;或虽无上述字样,但暗含膝部症状的内容,如足六经之"所过者";或在膝部穴位的主治文献中,无明确部位的"屈伸难""风痹"等症状,而当此穴治疗膝部该类病证者,本节均予以收录。中医学认为,本病多由风、寒、热等外邪,气滞、血瘀、痰湿等内邪,以及外伤所致,而体质虚弱也可导致本病的产生;临床上常见寒、热、风、湿、瘀、虚等证型。西医学认为,本病多由膝部骨骼和软组织(包括肌肉、肌腱、腱鞘、韧带等)的病变所致,如膝关节内外侧副韧带损伤、膝交叉韧带损伤、脂肪垫劳损、膝关节外伤性滑膜炎、膝关节骨质增生、半月板损伤、髌骨骨折或劳损、胫骨结节骨骺炎,以及膝部的外科感染等,而风湿性关节炎或类风湿关节炎等全身性疾病也会在膝部出现炎症等病理变化。涉及本病的古代针灸文献共 352 条,合 682 穴次;现代针灸文献共 349 篇,合 1 844 穴次。将古今文献的统计结果相对照,可列出表 10-1~ 表 10-4(表中数字为文献中出现的次数)。

表 10-1　常用经脉的古今对照表

经脉	古代(常用穴次)	现代(常用穴次)
相同	胆经 163、胃经 141、膀胱经 109、脾经 48	胃经 534、脾经 335、胆经 267、膀胱经 103
不同	肝经 75	

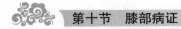
表 10-2　常用部位的古今对照表

部位	古代（常用穴次）	现代（常用穴次）
相同	膝部 292、腿阳 132、腿阴 32	膝部 1 547、腿阳 67、腿阴 35
不同	足背 65、足阴 51	

表 10-3　常用穴位的古今对照表

穴位		古代（常用穴次）	现代（常用穴次）
相同		阳陵泉 51、足三里 38、委中 35、犊鼻 32、风市 20、内膝眼 20、阴陵泉 17、曲泉 15、梁丘 14、三阴交 14、悬钟 14、太冲 12	阳陵泉 186、犊鼻 178、足三里 171、梁丘 150、阴陵泉 135、内膝眼 124、膝眼 89、委中 40、三阴交 35、悬钟 20、风市 16、曲泉 14、太冲 11
相似	膝部	膝关 22、膝部奇穴 16	血海 161、阿是穴 153、鹤顶 90、膝阳关 32
	足阴	行间 15	太溪 15
相异	腿部	环跳 16、阴市 14、承山 14	
	上肢		曲池 17
	背部		大椎 14、肾俞 12

表 10-4　治疗方法的古今对照表

方法	古代（条次）	现代（篇次）
相同	艾灸 33、针刺 31、刺血 17、火针 2、敷贴 1、推拿 1	针刺 161、艾灸 80、推拿 28、敷贴 22、刺血 20、火针 9
不同	熨法 4、点烙 4	器械 53、穴位注射 46、电针 43、小针刀 37、拔罐 33、耳穴 3、埋藏 2、刮痧 2

　　根据以上各表，可对针灸治疗膝部病证的古今特点作以下比较分析。

【循经取穴比较】

1. **古今均取足三阳经穴** 足三阳经的循行均从头至足,经过膝部,故本病临床多取足三阳经穴。统计结果见表 10-5。

表 10-5 足三阳经穴次及其分占古、今总穴次的百分比和其位次对照表

	古代	现代
胆经	163(23.90%,第一位)	267(14.48%,第三位)
胃经	141(20.67%,第二位)	534(28.96%,第一位)
膀胱经	109(15.98%,第三位)	103(5.59%,第四位)

表 10-5 显示,**古代比现代更多地选取胆经、膀胱经穴,现代比古代更多地选取胃经穴**。就穴位而言,古今均多取阳陵泉、风市、悬钟、足三里、犊鼻、梁丘、委中,这是相同的;古代还取环跳、阴市、承山,现代则取膝阳关,这是相似的。在秦汉以前的马王堆帛书《足臂十一脉灸经》中,足少阳、足阳明脉的"其病"已分别有"膝外廉痛""膝中肿"之证;《阴阳十一脉灸经》中,足少阳、足阳明之脉的"所产病"亦分别有"膝外廉痛""膝跳"之证;《灵枢经·经脉》中胆、胃经的"所生病",《灵枢经·经筋》中胆经筋之病,也均有关于膝部病证的描述;《医宗金鉴》道:"胆经原络应刺病","髀膝外踝诸节痛",均为古代取足三经穴之例。

2. **古今均取脾经穴** 《灵枢经·经脉》载:脾经循行"上循膝股内前廉",因此本病临床亦取脾经穴,在古、今文献中,分别为 48、335 穴次,分列各部的第五、第二位,分占各自总穴次的 7.04%、18.17%,可见**现代比古代更多选取脾经穴**。就穴位而言,**古今均多取阴陵泉、三阴交,这是相同的;现代还取血海穴,而古代取之不多,这是不同的**。《灵枢经·经脉》中脾经的"所生病"有"股膝内肿"之证;《灵枢经·经筋》中脾经筋之病有"膝内辅骨痛"之证;《针灸大成》"十二经治症主客原络"载:"股膝内肿厥而

疼,太白丰隆取为尚。"乃古代取脾经穴之例。

3. **古代选取肝经穴**　肝经循行"上腘内廉",因此古代治疗本病也选用肝经穴,共计 75 穴次,列诸经的第四位,占古代总穴次的 11.00%,**常用穴为膝关、曲泉、太冲**。现代虽然也取曲泉、太冲,但现代取肝经共 33 穴次,列现代诸经的第五位,占现代总穴次的 1.79%,未被列入常用经脉,不如古代。《灵枢经·经筋》中肝经筋之病有"内辅痛"之证;《脉经》言:"左手关上阳绝者,无胆脉也,苦膝疼","刺足厥阴经,治阴,在足大指间,或刺三毛中"。均为古代取肝经穴之例。

【分部取穴比较】

1. **古今均取膝关节部穴**　根据局部取穴原则,本病临床多取膝关节部穴,在古、今文献中分别为 292、1 547 穴次,同列各部之首,分占各自总穴次的 42.82%、83.89%,可见**现代比古代更多选取膝关节部穴**,显示现代更重视局部取穴。就穴位而言,**古今均多取膝阳面阳陵泉、足三里、委中、犊鼻、梁丘,膝阴面内膝眼、阴陵泉、曲泉,这是相同的**;古代还取膝关、膝部奇穴,现代则取血海、阿是穴、鹤顶、膝阳关,这是相似的;在现代诸穴中,阿是穴共 153 穴次,占总穴次的 8.30%,十分突出;而古代取患部天应及阿是穴共 9 穴次,占总穴次的 1.32%,可见**现代比古代更多选取膝部阿是穴**。

古代取膝部穴者,如《素问·骨空论》曰:"膝痛,痛及拇指,治其腘。"《琼瑶神书》称:阳陵泉主"膝头难屈曲,起坐似寒翁"。《扁鹊心书》谓:灸足三里治"腰膝沉重,行步乏力"。《天元太乙歌》言:"脚膝疼痛委中宜,更兼挛急锋针施,阴陵泉穴如寻得,轻行健步疾如飞。"《备急千金要方》载:"犊鼻主膝不仁,难跪。"《针灸甲乙经》载:"膝不能屈伸,不可以行,梁丘主之。"《神灸经纶》载:"鹤膝风:三阴交、膝眼。"《玉龙歌》道:"膝盖红肿鹤膝风,阳陵二穴亦堪攻,阴陵针透尤收效,红肿全消见异功。"《备急千金要方》谓:"曲泉主膝不可屈伸。"《针灸大全》取足临泣,配膝关、行间、鹤顶、阳陵泉,治疗"两膝红肿疼痛,名曰鹤膝风"。《玉龙歌》道:"髌骨能医两腿疼,膝头红肿不能行。"其中鹤顶、髌骨属奇穴。

现代取膝部穴者,如张云卿治疗膝关节骨质增生,针刺外膝眼透内膝眼、阳陵泉透阴陵泉,以及足三里、鹤顶等;朱英等治疗寒湿型膝骨关节炎,针刺梁丘、鹤顶、内外膝眼、阳陵泉、血海等,用电针疏密波刺激;戚耀等治疗膝骨关节炎,针刺内膝眼、犊鼻、鹤顶、阴陵泉、阳陵泉、光明、膝阳关、足三里、阿是穴,用温针灸;罗正中等则取阿是穴为主穴,用火针治疗;朱雪亮治疗膝内侧副韧带劳损,刺曲泉与血海穴,用温针灸法;尹德军治疗膝关节肿痛,针阴陵泉、阳陵泉与委中,并用微波针灸仪刺激。

2. 古今均取腿部穴 膝关节与大腿、小腿相邻,足六经均循经膝部与腿部,根据邻近取穴与循经取穴的原则,本病临床亦取腿部(包括腿阳面与腿阴面)之穴。统计结果见表 10-6。

表 10-6 腿阳、腿阴面穴次及其分占古、今总穴次的百分比和
其位次对照表

	古代	现代
腿阳	132(19.35%,第二位)	67(3.63%,第二位)
腿阴	32(4.69%,第五位)	36(1.95%,第三位)

表 10-6 显示,**古代比现代更多地选取腿阳面和腿阴面的穴位**,即古代更重视邻近与循经取穴;而前面已述,现代更重视局部取穴,这是古今不同的。就穴位而言,**古今均多取风市、悬钟、三阴交,这是相同的**;古代还取环跳、阴市、承山等,这是相似的,但现代取之不多。

古代取腿部穴者,如《循经考穴编》曰:风市主"一切股膝胻足酸疼肿重,动履艰难之疾"。《席弘赋》道:"脚痛膝肿针三里,

悬钟二陵三阴交。"《千金十一穴歌》曰："环跳与阳陵,膝前兼腋胁。"《流注指要赋》曰:"股膝疼,阴市能医。"《薛真人天星十二穴歌》云:承山主治"脚气并膝肿,辗转战疼酸"。又如《肘后歌》道:"腰膝强痛交信凭。"交信亦在腿部。

现代取腿部穴者,如罗正中等治疗膝骨关节炎之风重者,取风市、风府,用火针疗法;樊松龄治疗膝骨关节炎,取患侧风市、三阴交等穴,用穴位注射疗法;韩国宏则取足三里、悬钟等穴,用电针配合波谱治疗仪照射;严海光取足三里、阴陵泉、三阴交等穴,用针刺;张云卿取足三里、悬钟等穴,用针刺。

3. 古代选取足部穴 足六经连接膝部与足部,因此古代治疗本病亦取足部(含足阳部与足阴部)之穴。统计结果见表10-7。

表10-7 足部穴次及其分占古、今总穴次的百分比和其位次对照表

	古代	现代
足阳	65(9.53%,第三位)	16(0.87%,第九位)
足阴	51(7.48%,第四位)	31(1.68%,第五位)

表10-7显示,**古代较多地选取足部穴**,即古代重视循经取远道穴,而现代不如之。就穴位而言,**古今均多取太冲,这是相同的**;古代还取行间,现代则取太溪,这是相似的;古代还取足阳部昆仑、足临泣、解溪、侠溪、丘墟、申脉等穴(但穴次较为分散,因此在表10-3中未能体现),而现代取这些穴不多。

古代取足部穴者,如《备急千金要方》载:"大冲主膝内踝前痛。"《流注指要赋》语:"行间治膝肿目疾。"《肘后歌》道:"脚膝经年痛不休,内外踝边用意求,穴号昆仑并吕细,应时消散即时瘳。"《针经指南》曰:足临泣主"脚膝肿痛"。《针灸甲乙经》载:解溪主治"股膝重,胻转筋",侠溪主治"膝外廉痛"。《备急千金要方》又曰:"解溪、条口、丘墟、太白,主膝股肿,胻酸转筋。"《杂病穴法歌》道:"脚膝诸痛羡行间,三里申脉金门侔。"《席弘赋》言:

"脚膝肿时寻至阴。"上述太白、金门、至阴亦在足部。

现代取足部穴者,如罗正中等治疗膝关节病中气血瘀滞者,针刺膈俞、太冲等,并用温灸箱灸疗;谢成禄等治疗膝关节炎,取梁丘、太冲等穴,用电针加 TDP;芮兴国则取太溪、申脉等穴,用针刺法;杨立峰等针刺阴谷、太溪等穴,并加温和灸。

4. 古今均取对应穴　古今治疗本病还取远道对应穴,包括左右对应穴、上下对应穴、背部对应穴,虽然相关穴次不高,但文献内容令人瞩目,值得重视。

（1）**左右对应穴**:人体的左右相对称,经络又互相交错,因此古今本病临床或用左右交叉取对应穴的方法,即左病取右,右病取左。如《名医类案》云:"一人年七旬,病体热麻,股膝无力","缪刺四肢,以泻诸阳之本,使十二经络相接,而泄火邪,不旬日而愈"。现代王淑霞等治疗退行性膝关节炎,取与疼痛点相对称的健侧膝关节上的穴位,用巨刺法;陈小凯等则取健侧膝眼、梁丘、血海,用巨刺法。

（2）**上下对应穴**:人体的上下亦具有一定的对称性,其中肘部与膝部相对应,因此古今治疗本病又**取肘部曲池、尺泽等穴**。如明代《肘后歌》道:"鹤膝肿劳难移步,尺泽能舒筋骨疼,更有一穴曲池妙,根寻源流可调停;其患若要便安愈,加以风府可用针。"(其中风府在头部,当也属上下对应取穴)《医学纲目》云:"如膝盖肿起:曲池、阳陵泉。"现代蒋戈利等治疗膝骨关节炎,取健侧曲池、内关,用针刺提插捻转泻法;冯纯礼等治疗风湿性膝关节炎,痛在膝盖处针曲池、肘髎,痛在膝内侧针曲池、尺泽,痛在膝弯处针小海(现代治疗本病之风重者,也往往取风府)。

古今亦有取既是左右交叉,又是上下对应之穴者。如明代《治病十一证歌》曰:"肘膝疼时刺曲池,进针一寸是便宜,左病针右右针左,依此三分泻气奇。"现代王建萍等治疗膝关节痛,针刺健侧臂中、曲池穴,并嘱患者活动膝关节;王秀馥等治疗膝关节积液,根据郭效宗经验针刺有效点,其中包括健侧关节的对应区

（含鹤顶、血海、曲泉等）、双侧肘关节的对应区（含肘尖、天井等）。

（3）背部对应穴：古今还在背部取对应穴位。早在《素问·骨空论》已记载："膝痛不可屈伸,治其背内。"明代《针灸聚英》云:大杼主"膝痛不可屈伸";宋代《太平圣惠方》言:肾俞主"脚膝拘急"。现代也有取背部穴者,如王建萍等治疗膝关节痛且屈曲受限严重者,取魄户、膏肓、神堂,用三棱针点刺拔罐出血;王健治疗膝关节痛,取大杼穴,施刺络拔罐,出血 10~15ml;芮兴国治疗膝骨关节炎,取背部腰 2~4 区内压痛点（反应点）,用齐刺法。表 10-3 显示,**在现代背部诸穴中,大椎、肾俞穴次为高**。如唐东越治疗老年性膝关节病,取阿是穴、犊鼻、血海、大椎等,用针刺加灸盒灸;范青等治疗膝骨关节炎,针刺犊鼻、三阴交、大椎、合谷等穴;杨晋红则取肾俞、足三里,注入当归注射液和维生素 B_1;胡永春选用肾俞、膝眼,施直接灸。现代还经常取大椎、肾俞作为辨证配穴。

【辨证取穴比较】

对古代本病文献中与辨证相关的内容进行检索与分析,结果显示,古人治疗本病之各类型**多选取膝部、腿部、足部之穴**,与上述本病的总体取穴特点相吻合,似无明显特异性。此外,对于下列类型的取穴,古人似还有各自倾向,试予探讨。

1. **与寒相关**　古人取百会以升阳,取腹部、下背部穴,以及与肾经、阴跷、任脉相关之穴以健脾补肾。其中**取百会穴者**,如《脉经》曰:"督脉也,动苦腰背膝寒","灸顶上三圆,正当顶上"。**取腹部、下背部穴者**,如《针灸甲乙经》云:"膝寒,泄利,腹结主之。""子门有寒,引髌髀,水道主之。"《针方六集》言:肾俞主"膝胫中寒"。《类经图翼》语:膀胱俞主"脚膝寒冷"。**取与肾经、阴跷、任脉相关之穴者**,如《脉经》称:"肾病,其色黑,其气虚弱","膝以下清,其脉沉滑而迟","春当刺涌泉,秋刺伏留,冬刺阴谷,皆补之;夏刺然谷,季夏刺太溪,皆泻之;又当灸京门五十壮,背第十四椎百壮"。《针灸集书》先刺阴跷交会穴照海,后刺任脉交会穴列缺,治疗"膝冷胫酸心下痞"。

2. 与热相关 大关节和四肢末部往往是邪气滞留之处,古人取此处穴以逐邪清热;而肝木过盛亦可致火旺,故取其经穴以泻之。其中**取大关节部穴者**,如《针灸甲乙经》谓:"女子疝瘕,按之如以汤沃其股,内至膝,飧泄,灸刺曲泉。"《针灸集成》曰:"鹤膝风:膝如大瓢,而膝之上下皆细,身热痛,中脘、委中、风池并针,神效。"(其中,中脘、风池当是根据整体病情所取)**取四肢末部穴**者,如上述"古今均取对应穴"中,《名医类案》"缪刺四肢,以泻诸阳之本","泄火邪",而《灵枢经·终始》称"阳受气于四末",故上述"缪刺四肢"当刺四肢末部穴。又如《医学入门》言:"脚膝头红肿痛痒及四时风脚,俱泻行间、三里、申脉、金门。"《扁鹊神应针灸玉龙经》语:内庭主"腿膝足跗红肿"。上述行间、申脉、金门、内庭亦属下肢末部。**取肝经穴者**,如《针方六集》称:行间主"膝头红肿、足跗肿,并宜出血"。行间为肝经的荥穴,而《难经·六十八难》云"荥主身热",故取之。

3. 与风相关 古人选取头部风池等穴,此当是"伤于风者,上先受之"之故。如《天元太乙歌》道:"环跳能除腿股风,冷风膝痹疟疾同,最好风池寻的穴,间使双刺有神功。"(其中,间使当为治疗疟疾所取)

4. 与瘀相关 古人刺泻膝部天应穴,以驱逐该部之瘀血。如《外科理例》载:"一人附骨痛,畏针不开,臀膝通溃","刺之,脓出四五碗"。"一人因杖,臀膝俱溃,脓瘀未出,时发昏愦,此脓毒内作也,急开之。"上述附骨痛及杖伤均致膝部瘀血壅滞,其中脓毒则由瘀血所化。

5. 与虚相关 古人选取足三里、下背部,以及肾经等补虚之穴。**取足三里者**,如《针灸聚英》谓:"四体诸虚损,五劳共七伤;脐酸连膝肿,三里刺安康。"**取下背部穴者**,如《古今医统大全》曰:肾俞主"五劳七伤,脚膝酸疼"。《针灸内篇》称:白环俞主"脚膝不遂,风劳虚损"。**取肾经穴者**,即上述"与寒相关"中《脉经》治疗"肾病,其色黑,其气虚弱",刺涌泉、伏留、阴谷、然谷、太溪,灸肾的腹募穴京门及下背部第十四椎(命门)。

现代也有用辨证取穴治疗本病者,如穆媛婕治疗寒痹取殷门,湿痹取三阴交,热痹取大椎,用温针灸;张倩如等治疗风盛取风池、风府,寒盛取肾俞、关元,湿盛取阴陵泉、足三里,热盛取曲池、大椎,用针刺;蒋戈利等治疗行痹取膈俞、太冲,痛痹取肾俞、关元,着痹取足三里、商丘,热痹取大椎、曲池,用针刺;吴深治疗寒湿重者取足三里,风重者取血海,热甚者取阳陵泉,用温针治疗,出针后配合局部拔罐。可见现代的辨证取穴与古代不完全相同,但总的来说,现代采用辨证取穴者不多。

【针灸方法比较】

1. 古今均用艾灸 艾灸为热性刺激,有祛风散寒、活血化湿的作用,因此在本病的古、今文献中,涉及艾灸者分别达 33 条次、80 篇次,分列古、今诸法之第一、第二位,分占各自总条(篇)次的 9.38% 和 22.92%。在针灸临床上,古代往往多用灸法,而现代用灸法则较少,但在本病治疗中,**现代灸法的百分比大大超过古代**,出人意料,此当现代认识到灸法对本病有良效之故。

(1) **古代艾灸的取穴**:对于本病古人常灸膝部穴,包括足三里、膝关、阳陵泉、曲泉、委阳、犊鼻等。如《胜玉歌》道:"两膝无端肿如斗,膝眼三里艾当施。"《针灸资生经》言:"予冬月膝亦酸疼,灸犊鼻而愈,以此见药与灸不可偏废也,若灸膝关、三里亦得。""人有身屈不可行,亦有膝上肿疼动不得,予为灸阳陵泉皆愈,已救百余人矣,神效无比。"《备急千金要方》语:"男子失精,膝胫疼痛冷,灸曲泉百壮。"《医学纲目》称:"膝筋拘挛不开:两膝(外曲交尖灸二十七壮,即委阳穴)。"对于犊鼻穴,《外台秘要》云:"若髀膝疼闷,灸此无不应手即愈,极为要穴,然不可针,亦不可多灸,唯只灸七炷以下。"可见古人认为艾灸此穴极为重要,但该穴在膝关节中间,不宜过多灸灼,**以防出现膝关节腔内感染**等严重后果,古人的这一提醒值得重视。

古人还**灸腿部其他穴**。如《玉龙歌》道:"膝腿无力身立难,原因风湿致伤残,倘知二市穴能灸,步履悠然渐自安。"《千金翼方》曰:"治冷痹,胫膝疼,腰脚挛急","当灸悬钟穴"。

古人尤其**重视灸压痛点**。如《扁鹊心书》谓:"行路忽上膝及腿如锥,乃风湿所袭,于痛处灸三十壮。"《针灸资生经》曰:"予冬月膝亦酸疼","但按其穴酸疼,即是受病处,灸之不拘"。"膝及膝下病,宜灸犊鼻、膝关、三里、阳陵泉","然须按其穴酸疼处灸之"。灸取压痛点,符合"具体情况具体分析"的原则,切合临床实际,明显优于死板地按规定取穴,故能提高临床疗效。

对于内科疾病所产生的膝部病证,古人还**循经灸取头部、腹部、背部穴**,如上述"与寒相关"中,《脉经》"灸顶上三圆,正当顶上","灸京门五十壮,背第十四椎百壮",均为例。

(2)**古代艾灸方法**:除了常规灸法外,古人还采用**"太乙神针"**灸,即在艾条中加有若干行气活血等作用的中药,并在穴位上铺数层布或纸,将艾绒与药物卷成的艾条点燃后按在布或纸上,以取疗效。清代《太乙神针》即用此法灸肾俞,以治疗"膝挛,足寒",《育麟益寿万应神针》在此处还补充了环跳、阳陵、三阴交、涌泉穴。

对于鹤膝风,《串雅外篇》采用"百发神针"法,《疯门全书》采用"雷火针法",这些与"太乙神针"相类同。《疯门全书》还云:用此法后"如泡起用针挑破,水干自愈,如烂即以松香膏贴之。"亦可供临床参考。

古人又**采用隔蒜灸与熨法**。如《薛氏医案》治疗"鹤膝等症肿硬,或先以隔蒜灸,而余肿未消,最宜用熨,以助气血,而行壅滞,其功甚大,又为跌仆伤损,止痛散血消肿之良法,用葱白头捣烂炒热,频熨患处,冷再换。"其中,大蒜辛温解毒,以其作为艾灸介质又可防止烫伤皮肤。而熨法则是较大面积的热疗法,与灸法有相似功效,其中葱白有通阳之功。该书还曰:"鹤膝风","初起须以葱熨,可以内消";"脾肺气虚,用葱熨法,及六君加炮姜",可见熨法不仅可以用于病情初起,也可用于疾病之后期。现代用熨法的报道不多,但现代的热敷与古代熨法有相似之处,详见下述"古今均用敷贴"中的相关内容。

(3)**现代艾灸的方法与取穴**:现代灸法治疗本病常用的方法有以下几种。

1)**直接灸**:如前已述及,胡永春治疗膝骨关节炎,取肾俞、膝眼,用陈艾绒加适量透骨草粉剂制成艾炷,施直接灸。又如张倩如等治疗膝骨关节炎,取肾俞、血海,用无瘢痕直接灸;黄静则取足三里、悬钟,用瘢痕灸。

2)**熏灸**:如施有奇等治疗膝外侧副韧带损伤,取压痛点,用刺络拔罐与艾条熏灸;韩国宏治疗膝骨关节炎,取内膝眼,用艾条熏灸;李卓东等则取患侧内、外膝眼及阿是穴,用艾条熏灸;罗正中等治疗膝关节病,以局部阿是穴为主,用温灸箱灸疗。

3)**隔物灸**:如秦文治疗膝关节痛,取患侧鹤顶、膝眼,用隔姜灸;路振华治疗膝骨关节炎,取患侧犊鼻、内膝眼、梁丘、血海、阴陵泉、阳陵泉、足三里、丰隆等,采用温针隔姜灸,加 TDP 照射;朱英等治疗寒湿型膝骨关节炎,取神阙,施隔药灸,所用药物为蠲痹汤加减,上置姜片。

4)**温针灸**:如奚向东等治疗膝骨关节炎,取膝三针(阳陵泉、阴陵泉、梁丘),用温针灸;李常度等治疗膝骨关节炎中肾阳虚寒者,取关元、气海、足三里等穴,用温针灸;李连生等治疗增生性关节炎,取膝下奇穴,用温针法;方亮等治疗膝骨关节炎,取双膝眼、足三里、梁丘,用 11.5cm 的陆氏长银针施温针灸。

5)**仪器灸**:如乐小燕治疗膝骨关节炎,取血海、梁丘、内外膝眼,用针刺,并用 DAJ 多功能艾灸仪加温治疗。又如林凌峰等取犊鼻、内膝眼、阳陵泉、阴陵泉,用电热针针刺,而电热针与温针灸有相似之处。

上述直接灸、熏灸、隔物灸,与古代是相似的,而现代采用的温针灸,古代用得不多,当是现代针具进步的缘故;而仪器灸则是现代科学技术的应用结果,古代是没有的。由上又可知,在本病临床上,**现代的艾灸取穴也与古代相似**,以膝关节局部穴为多,也取阿是穴、腿部穴(如上述悬钟、丰隆)、腹部穴(如上述神阙、关元、气海)、背部穴(如上述肾俞),但现代灸头部穴的报道较少。

2. 古今均用针刺 现代研究证实,针刺可刺及肢体的肌肉、神经、血管等组织,调整病变部位的生理功能,并可使人体产生吗啡样物质,从而起到止痛作用,因而针刺治疗本病常有良好效果。在本病的古、今文献中,涉及针刺者分别为 31 条次、161 篇次,分列古、今诸法之第二、第一位,分占各自总条(篇)次的 8.81% 和 46.13%,可见**现代比古代更多地采用针刺**,此当是现代针具进步和神经学说影响的结果。

古代针刺者,如《马丹阳天星十二穴歌》曰:委中治疗"膝头难屈伸,针入即安康"。《针灸治疗实验集》载:"胭盖剧疼,针环跳、绝骨、委中,此人当时呼云,全然病去远矣。""鹤膝风,左膝及腿肿大如瓮,惨号之声,耳不忍闻","为针灸阳陵泉、阴陵泉、膝眼等穴,次日加针三阴交、绝骨与商丘、丘墟等穴,一星期而愈"。均显示针刺有良好疗效。

(1)**古今均用针刺补泻**:古人治疗本病涉及针刺泻法者共8 条,补法仅 2 条,可见本病以实证为多,虚证为少。**用泻法者**,如《肘后歌》道:"股膝肿起泻太冲。"《针方六集》载:髋骨治"膝盖红肿(泻之)"。《循经考穴编》称:阴市治"两膝麻木不仁,单泻之";梁丘治"鹤膝风红肿,单泻之"。**用补法者**,如《针方六集》言:髋骨治"腰腿脚膝无力麻木(补多泻少)"。

对于虚实夹杂者,古人采用补泻结合的方法。如《循经考穴编》曰:梁丘治膝"屈伸不得,先补后泻";阴市治两膝"湿气重,不能久立,先补后泻"。又如《医学纲目》云:"鹤膝风","阳陵泉(横透阴陵泉,补生泻成)、阴陵泉(横透阳陵泉,补生泻成)、膝关"。

其中"补生泻成"乃根据针刺的深浅来区分补泻,针刺 1~5 分为生数,属补法;6~10 分为成数,属泻法,对于不同经与不同络,则须采用不同的针刺深度。

此外,前面"与寒相关"中《脉经》治疗"肾病"所致"膝以下清",在春、秋、冬季用补法,在夏、季夏用泻法,可见古人还根据季节施予补泻手法,而现代用此类补泻方法者较少。

现代采用针刺补泻者,如何玲等治疗膝关节痛,取阿是穴等,根据辨证采用烧山火、透天凉、皮三针、水针等不同方法;舒洪文治疗髌下脂肪垫劳损,针内、外膝眼与足三里,用捻转补泻法;蒋戈利等治疗膝骨关节炎,针刺健侧曲池、内关,用提插捻转泻法,针患侧环跳,用提插泻法,使针感传导至足,针患侧委中,用提插补法。但总的来说,现代治疗本病采用补泻手法者不多。

(2)古代对犊鼻的针刺:犊鼻(膝眼)位于膝关节中间,是治疗本病的要穴,古人亦针刺之。如《灵枢经·杂病》言:"膝中痛,取犊鼻,以员利针。"《玉龙歌》道:"膝头红肿不能行,必针膝眼膝关穴。"《针灸甲乙经》曰:"犊鼻肿,可刺,其上坚勿攻,攻之者死。"但是《针灸甲乙经》的另一版本及《备急千金要方》均曰该穴"可灸不可刺",《外台秘要》亦云"然不可针"。可能在晋唐时期人们针刺该穴时曾出现不良后果(如膝关节腔内感染等),故将其列入禁针范围。其后,宋代《铜人腧穴针灸图经》载:犊鼻治"膝膑臃肿,溃者不可治,不溃者可疗,若犊鼻坚硬,勿便攻,先以洗熨,即微刺之愈"。明代《治病十一证歌》道:"膝痛三分针犊鼻。"《类经图翼》治疗"膝风肿痛",取膝眼,特别注明"可刺"。可见后世已认识到此穴可针,但多采用"微刺",针刺仅"三分",当是比较谨慎的。前面《灵枢经·杂病》治疗本病用"员利针"。古代圆利针尖圆而锐,故针刺也当较浅。现代针刺犊鼻的报道较多,当是现代针具改进,毫针较细的缘故,但古人的教训仍值得汲取,在当前针刺该穴时,应注意消毒灭菌,针刺不宜过深,刺激不宜过强。

（3）古代刺穴的先后：《针灸集书》"八法穴治病歌"道：先刺照海，后刺列缺，治"膝冷胫酸心下痞"。《针灸便用》治疗"鹤膝风"："先针曲池、尺泽、风府，为病根之源；次针阴陵泉、阳陵泉，去膝肿。"现代冯润身亦认为，刺穴先后的不同，会产生不同的效应，故对针刺穴位的先后次序当作进一步考察。

（4）**现代常用的刺法**：现代治疗本病的常用针法有以下一些。

1）**合谷刺**：如褚建平治疗膝骨关节炎，取患膝局部犊鼻、阴市、血海、伏兔、髀关、阳性反应肌点，用平补平泻手法，相关病变肌群穴位或阳性反应部位，采用合谷刺。

2）**齐刺**：如张红治疗膝骨关节炎，取大轮穴（股骨内上髁上缘，膝内侧压痛点）、膝阳关，用 40mm 毫针，施齐刺法，以得气时酸麻感觉至膝部为宜，必要时加艾炷灸。

3）**扬刺**：如李春梅治疗髌下脂肪垫损伤，取压痛点，用扬刺法，起针后施刺络拔罐，出血 3~5ml。

4）**围刺**：如孙学东治疗膝骨关节炎，取内外膝眼、鹤顶、阿是穴、足三里、肾俞，用围刺法，针刺得气后留针，同时配合艾盒灸；杨涛亦取阿是穴，用围刺法。

5）**输刺短刺**：如王正心等治疗膝骨关节炎，取内外膝眼、梁丘、阳陵泉、膝阳关、委中、阿是穴，用针刺中"输刺"法，并用 TDP 照射；李正祥治疗膝内侧副韧带陈旧性损伤，取内侧副韧带上条索状结节，用粗针短刺，捏住针柄，使针体做上下左右摆动，使针尖"摩骨"，然后拔罐。

6）**长针透刺及针刺感应**：如张必萌等治疗膝骨关节炎，用 125mm 长针刺犊鼻透内膝眼，阳陵泉透阴陵泉，使局部有酸胀感或麻电感向足部放射；杨涛治疗膝骨关节炎，取膝下穴（双膝眼连线中点髌骨下缘凹陷处），用 3 寸毫针向腘窝方向直刺 2~3 寸，使针感沿小腿后侧向足底传导；王克非治疗增生性膝关节炎，取内外膝眼对刺，针感不必太强，针阳陵泉，使针感向足胫、足背外侧传导,针三阴交,使针感向上下传导。

7）腹针:如陶群等治疗膝骨关节炎,以腹针为主,取中脘、关元、外陵、大横为主穴,配合滑肉门、腹部奇穴,及局部取穴法;蒙昌荣等采用腹针治疗膝骨关节炎,取天地针（中脘、关元）、外陵、大陵、大横、下风湿点（患侧）、气旁（健侧）。

8）浮针疗法:如黄宇民用浮针治疗膝关节痛,取膝关节压痛点,在其上下 3 寸处进针,沿皮刺入 1.4 寸,以不引起痛、酸、胀、麻、重为宜,手下轻松,手指无阻力,做扇形运动 3~4 次,然后用胶布固定,留针 1 小时后出针;刘效敏用腹浮针治疗膝骨关节炎,用静脉留置针从外陵穴刺入,与正中线成 45° 角斜向外下方进针 23mm,以进针点为支点,使针体在水平方向上做扇形运动 3~5 次,然后抽出不锈钢针芯,而将软套管留置皮下,用敷贴封闭固定 24 小时。

上述合谷刺、齐刺、扬刺、围刺、输刺、短刺等,在古代多有应用;而现代采用长针,讲究针刺感应,在古代本病文献中未见记载;现代采用的腹针及浮针疗法则是今人的创新,在古代是没有的。

此外,宋代《琼瑶神书》治疗本病还采用使气上下的手法,以及按法与搓法:"男女膝盖疼痛一百七十二法:腕骨能使气上下,膝盖出血按补中,膝盖多用加搓法,齐取气上即时功。"其手法的具体操作尚需进一步探究。

3. 古今均用刺血　本病多由内外邪气所致,而刺血则可将邪气逐出体外,因此在本病的古、今文献中,涉及刺血者分别为 17 条次、20 篇次,分列古、今诸法之第三、第十位,分占各自总条（篇）次的 4.83% 和 5.73%,可见古今治疗本病的刺血百分比相近。

古人刺血治疗本病所取穴位多在膝部,共计 16 穴次,占刺血总穴次的 69.57%。其中又以**委中**穴次为最高,共计 8 次,十分突出。如《铜人腧穴针灸图经》曰:委中治"膝不得屈伸,取其经血立愈。"《医学纲目》云:"鹤膝风","委中(三寸半,但紫脉上出血为妙")。古人**亦取膝部其他穴**,如《针方六集》载:梁丘、犊鼻治"鹤膝风,膝头红肿",均"宜三棱针出血。"

古人刺血也**循经取相应经脉之血**,如《素问·脏气法时论》曰:"肺病者","尻阴股膝髀腨胻足皆痛","取其经,太阴、足太阳之外,厥阴内血者"。《针灸治疗实验集》言:"脚气冲心症","初患膝腿酸疼","先用针刺,以急疏其经脉(刺腿部静脉管出血甚多)"。前面"与热相关"中《针方六集》刺行间"并宜出血",亦当是循经脉而取。

古代刺血所治膝部病证,**除前述感觉与运动症状外,也治疗内科疾病**,如上一段落中"肺病者""脚气冲心症",即为例。古人刺血还**治疗外科疾病**,如《刺疗捷法》道:"髌骨生疗刺厉兑,膝眼委中刺无害。"此诀治疗髌骨疔疮,而所用方法,乃"用小镰刀或三棱针,按穴轻刺,略微出血"。又如《儒门事亲》载:"一女子年十五,两股间湿癣,长三四寸,下至膝发痒","戴人以钅非针磨令尖快,当以痒时,于癣上各刺百余针,其血出尽,煎盐汤洗之,如此四次,大病方除"。此案治疗的是皮肤"湿癣"。再如上述"与瘀相关"中,用刺血治疗附骨疽及杖伤。这些均为治疗外科疾病之例。

现代用刺血者,如贺晓红等治疗膝骨关节炎,选取血海、委中或痛点,施刺络拔罐,每次出血量为 10~15ml;李晓泓等亦取患部压痛或肿胀最明显处,用三棱针点刺,然后将用祛风通络、补肾温阳的中药浸煮的竹罐扣在点刺的针孔处,每次可扣 10~30 只,出血量在几毫升到几十毫升之间;张素玲等取董氏奇穴三金穴(金斗、金吉、金陵),左病取右,右病取左,采用刺络拔罐法;现代对刺血疗法还用 X 线摄影技术进行研究,如宋亚光治疗膝骨关节炎,取委中穴和压痛点用红外线灯照射后,用梅花针刺络拔罐的方法,总有效率 93%,但治疗前后患膝 X 线片显示的"骨质增生"并无显著性改变,认为其治疗机制为改善局部血液循环,从而改变了膝关节内环境。但是现代用刺血治疗内、外科病证出现膝部症状者较少。

4. 古今均用火针　火针是针刺与灸灼相结合的产物,可提高治疗效果,故在本病的古、今临床上得到应用,分别为 2 条次、9篇次,分列古、今诸法之第五、第十一位,分占各自总条(篇)次的0.57% 和 2.58%,可见现代似比古代更多地采用火针。

古今采用火针者,如明代《席弘赋》道:"最是阳陵泉一穴,膝间疼痛用针烧。"《东医宝鉴》曰:"膝肿,以火针刺三里,其肿如失,又取行间。"现代贺普仁治疗鹤膝风,取鹤顶、犊鼻及阿是穴,用火针刺;马旭等治疗膝关节积液,取梁丘下 1 寸,以及内外膝眼、足三里、阴陵泉、血海,用火针排出积液;沈永勤则取关节肿胀局部,用火针加拔罐法拔出积液;旷秋和治疗膝骨关节炎,取阳陵泉、足三里、内膝眼、外膝眼、鹤顶、膝关、梁丘等穴,用火针疗法。

5. 古今均用敷贴　古今治疗本病也在膝关节局部采用敷贴疗法,通过皮肤渗透,发挥穴位与药物的双重作用,在本病的古、今文献中,分别为 1 条次、22 篇次,分列古、今诸法之第六(并列)、第九位,分占各自总条(篇)次的 0.28% 和 6.30%,可见**现代比古代更多地采用敷贴疗法**,此当是现代认识到敷贴疗法简单而又有效的缘故。古代采用敷贴者,如《奇效良方》载:治疗"腰膝痛者",将"神仙太乙膏"贴于"患处",该膏由玄参、白芷、当归、赤芍药、肉桂、大黄、生地黄等制成。这些药物有清热、理气、活血、止痛、补虚等作用。

现代用敷贴者,如陈述列治疗膝骨关节炎,取患膝天应穴,用白酒、醋将骨痹外敷散调成膏药外敷,并用 TDP 照射;蒋戈利等则在痛处敷贴自制"筋骨灵神贴"(含归尾、土鳖虫、马钱子、三七、川草乌、威灵仙、川芎、乳香、没药、血竭、冰片等);范青等取病变局部穴,用活血化瘀、舒经活络、利湿止痛之中药熏蒸热敷;陈志煌等取大椎、曲池、阴陵泉、丰隆、内梁丘、鹤顶等,于三伏天采用天灸敷贴发泡疗法,所贴药物含透骨草、细辛、白芥子、桂枝、川乌、麝香、生马钱子等。可见古今所敷贴的药物有所不同,而古代用敷贴发泡治疗本病的记载较少。

6. 古今均用推拿　推拿是医者将肢体之力作用于患者穴位,以调整患者病理状态的疗法。在本病的古、今文献中,涉及推拿者分别为 1 条次、28 篇次,分列古、今诸法之第六(并列)、第八位,分占各自总条(篇)次的 0.28% 和 8.02%,可见**现代比古代更多地采用推拿疗法**,此当是现代认识到推拿有良好疗效的缘故。

古代采用推拿者,如《西法针灸》云:"坐骨神经痛","其疼痛点在臀筋、膝腘窝、腓骨小头、足背、踝等部","臀部及大腿后面之中央,宜行按摩法"。

现代用推拿者,如唐东越治疗老年性膝关节病,取阿是穴、犊鼻、膝眼等穴,用针刺加灸盒灸,配合推拿手法揉、按、提、拿、拔伸、研摩髌骨、屈伸关节等;范青等治疗膝骨关节炎,针刺犊鼻、膝眼、梁丘等穴,并用按揉放松、膝过伸加压、推摩髌骨、五指拿法、屈伸旋膝等推拿手法;董明非治疗创伤性膝关节积液,取膝眼、犊鼻、鹤顶及髌骨四周穴等,用针刺加 TDP 照射,然后施予按摩,用轻揉的滚法、揉法、揉捏股四头肌,点按膝眼,并拔伸屈曲膝关节;蒋学余治疗膝骨关节炎,取患侧足三里等穴,用穴位注射与针刺等法,再配合推拿疗法,放松肌肉、弹筋点穴、整复关节、滑利关节及揉膝盖。

7. 现代发展的方法　现代本病临床还采用器械、穴位注射、电针、小针刀、拔罐、耳穴、刮搓、埋藏等疗法。这些在本病古代文献中未见记载,当是现代工作者的贡献。

(1)**器械**:现代科学技术创造了不少针灸器械,包括超短波、微波、离子导入、推按运经仪、激光、特定电磁波治疗仪(TDP)等,并将其应用于本病临床。如吴山治疗膝骨关节炎,针刺鹤顶、阴陵泉、阳陵泉,配合超短波理疗;李辉则取股四头肌肌腹内条索状物,反复针刺,并予微波辐射;毕振宇取膝眼、阳陵泉、足三里、梁丘,用中药(防己、草乌、牛膝等)做离子导入;杨立峰等取阿是穴、膝眼、鹤顶、足三里、阳陵泉、阴谷、太溪,用推按运经仪的电脉冲刺激;张悦等取膝内外眼,用半导体激光照射;任彬等取阳陵泉、阴陵泉、血海、梁丘,用针刺并照射 TDP;和运志等治疗髌下脂肪垫炎,取内、外膝眼穴,刺入后弹针 2 分钟,并照射 TDP。

（2）**穴位注射**:如樊松龄治疗膝骨关节炎,取患侧梁丘、风市、鹤顶、血海、阳陵泉、足三里、委中、三阴交,对其中瘀阻型注入复方丹参注射液、当归注射液,周围滑囊肿胀型注入地塞米松,伴筋脉拘挛加用维生素 B_1、维生素 B_{12} 等;蒋学余则取患侧足三里穴,注入当归注射液;韩国宏则取内外膝眼、膝眼间、阳陵泉、梁丘等穴,注入利多卡因、祖师麻、泼尼松龙、维生素 B_{12} 注射液的混合物。又如李万山等取膝关节局部穴,采用蜂针疗法,而蜂针中含有蜜蜂分泌的激素类物质,故亦归入本类。

（3）**电针**:如朱英等治疗寒湿型膝骨关节炎,取梁丘、鹤顶、内外膝眼等,采用电针疏密波刺激;刘丽莉治疗膝骨关节炎,取内外膝眼、血海、梁丘、阴陵泉、阳陵泉、足三里等穴,用电针选连续波刺激;谢成禄等则取内外膝眼、阴阳陵泉、足三里、阳关、梁丘、太冲,用电针加 TDP 照射;杨涛亦用电针刺激,取膝下穴接阴极,鹤顶穴接阳极;侯文凤取内外膝眼、膝阳关、梁丘、阴陵泉、阳陵泉、足三里等,用电针刺激,并在病变局部外敷行气活血、祛风散寒、止痛消肿的中药,然后通电行离子透入。

（4）**小针刀**:小针刀是近三四十年发展起来的新疗法,对本病有良好疗效,故被推广使用。如杨城治疗膝骨关节炎,取内膝眼、犊鼻、阴陵泉、阳陵泉、血海、梁丘,用针刀切割;祝东升等则选用膝周压痛点进针,刀口线与纤维走向平行,抵病灶后平行横向弹拨,出针后注射川芎嗪或氢化泼尼松龙;韩国宏在内、外膝眼穴进针刀,行纵行疏通与横行剥离术,以松解局部粘连,缓解局部张力;李建东等治疗髌股外侧关节炎,将髌骨推向内侧,暴露股骨外侧髌缘,进针时刀口线与肢体纵轴平行,进皮后先行纵向疏通剥离,达骨面后横向铲剥 2~3 下,再将髌骨推向外侧,充分暴露髌骨外侧缘,针刀手法同前。

（5）**拔罐**：如吴亨明治疗膝滑液囊炎积液,将毫针刺入积液囊内,然后拔罐,吸出黄色液体和血水,严重者用穿刺针头刺入囊内,抽出液体;谭玲玲等治疗膝关节积液,取鹤顶、膝眼、血海、足三里、阳陵泉、阴陵泉,用温针加拔罐,严重者加用梅花针叩刺拔罐;周兴亚治疗老年增生性膝关节炎,取膝关节局部瘀阻血络,用三棱针点刺拔罐出血;刘一儒治疗膝关节炎,针刺犊鼻、膝眼、委中,然后拔罐1小时以上,使起泡出水。

（6）**耳穴**：如张鸣治疗膝关节痛,取耳穴膝、膝关节、肾上腺、神门、皮质下,用王不留行贴压;杜昌华治疗膝骨关节炎,取耳穴肾穴、热穴,患侧膝穴,将蝌蚪状皮内针埋入,并点刺耳尖出血;王克非则取耳穴神门、膝、肾、肝、肾上腺,用针刺,并持续捻转1~2分钟,嘱患者配合活动膝关节。

（7）**埋藏**：如王守永等治疗膝骨关节炎,取梁丘、足三里、阳陵泉、阿是穴,用穴位埋线法;上述"浮针疗法"将针或针套管留置皮下,当也属埋藏疗法。

（8）**刮痧**：如李成年等治疗膝骨关节炎,取双侧膝眼、膝上部、膝内侧及腘窝等处,用刮痧疗法加中药熏洗。

此外,宋代《太平圣惠方》的"治三十六种黄证候点烙论并方"中有四种黄的症状涉及膝部,其取穴较多,故古代烙法穴次较高。

【结语】

根据上述对古今文献的统计与分析结果,兹提出治疗膝部病证的参考处方如下(无下划线者为古今均用穴,下划曲线者为古代所用穴,下划直线者为现代所用穴):①膝部穴阳陵泉、足三里、委中、犊鼻、内膝眼、阴陵泉、曲泉、梁丘、膝关、血海、阿是穴、鹤顶、膝阳关等;②腿部穴风市、三阴交、悬钟、环跳、阴市、承山等;③足部穴太冲、行间、太溪等。此外,还可选用远道对应穴,如肘部的曲池、尺泽,背部的大椎、肾俞等穴,也可左右交叉取健侧对应穴。临床可根据病情,在上述处方中选用若干相关穴位。

治疗与寒相关者,可取百会,取腹部、下背部穴,以及与肾经、阴跷、任脉相关之穴;与热相关者,取大关节部与四肢末部穴,以及肝经穴;与风相关者,取头部风池等穴;与瘀相关者,刺泻膝部天应穴;与虚相关者,取足三里,以及下背部和肾经补虚之穴。

临床可用艾灸法,包括"太乙神针"灸、隔蒜灸、熨法、直接灸、熏灸、隔物灸、温针灸、仪器灸等;也可用针刺,包括补泻、合谷刺、齐刺、扬刺、围刺、输刺、短刺、长针刺,以及腹针和浮针疗法,针刺讲究感应,刺穴考虑先后,针刺鼻须防止感染;另外,还可采用刺血、火针、敷贴、推拿,以及现代器械、穴位注射、电针、小针刀、拔罐、耳穴、埋藏、刮痧等方法。

历代文献摘录

［唐代及其以前文献摘录］

《足臂十一脉灸经》:"足少阳脉……胻外廉痛,胻寒,膝外廉痛。""足阳明脉……其病,病足中趾废,胻痛,膝中肿。"

《阴阳十一脉灸经》:"足少阳之脉……其所产病……鱼股痛,膝外廉痛。""足阳明之脉……其所产病……膝跳,跗上痹。"

《素问·脏气法时论》:"肺病者……尻阴股膝髀腨胻足皆痛……取其经,太阴、足太阳之外,厥阴内血者。"

《素问·骨空论》:"寒膝伸不屈,治其楗。坐而膝痛,治其机。立而暑解,治其骸关。膝痛,痛及拇指,治其腘。坐而膝痛如物隐者,治其关。膝痛不可屈伸,治其背内。连骺若折,治阳明中俞髎,若别,治巨阳少阴荥。""膝痛……淫泺胫酸,不能久立,治少阳之维,在外上五寸。"

《灵枢经·经脉》:"胃足阳明之脉……是主血所生病者……膝膑肿痛。""脾足太阴之脉……是主脾所生病者……强立股膝内肿厥。""胆足少阳之脉……是主骨所生病者……胸胁肋髀膝外至胫绝骨外踝前及诸节皆痛。"

《灵枢经·经筋》:"足少阳之筋……其病小指次指支转筋,引膝外转筋,膝不可屈伸,腘筋急,前引髀……治在燔针劫刺,以知为数,以痛为输。""足太阴之筋……其病足大指支,内踝痛,转筋痛,膝内辅骨痛,阴股引髀而痛……治在燔针劫刺,以知为数,以痛为输。""足少阴之筋……其病足下转筋,及所过而结者皆痛及转筋……治在燔针劫刺,以知为数,以痛为输,在内者熨引饮药。""足厥阴之筋……其病足大指支,内踝之前痛,内辅痛,阴股痛转筋……其病转筋者,治在燔针劫刺,以知为数,以痛为输。"

《灵枢经·杂病》:"膝中痛,取犊鼻,以员利针。"

《灵枢经·官能》:"寒过于膝,下陵三里。"

《脉经》(卷二·第一):"左手关上阳绝者,无胆脉也,苦膝疼……刺足厥阴经,治阴,在足大指间(即行间穴也)或刺三毛中。"

《脉经》(卷二·第四):"脉来中央浮,直上下痛者,督脉也,动苦腰背膝寒……灸顶上三圆,正当顶上。"

《脉经》(卷六·第九):"肾病……膝以下清,其脉沉滑而迟……春当刺涌泉,秋刺伏留,冬刺阴谷,皆补之;夏刺然谷,季夏刺太[一本作大]溪,皆泻之;又当灸京门五十壮,背第十四椎百壮。"

《针灸甲乙经》(卷七·第一下):"膝外廉痛……侠溪主之。"

《针灸甲乙经》(卷七·第三):"足下清至膝,涌泉主之。"

《针灸甲乙经》(卷七·第五):"股膝重,胻转筋……解溪主之。"

《针灸甲乙经》(卷八·第一下):"膝外廉痛,淫泺胫酸……太冲主之。""胁腰腹膝外廉痛,临泣主之。""髀膝胫[一本作'颈'字]骨摇,酸痹不仁,阳辅主之。""寒热膝酸重,合阳主之。"

《针灸甲乙经》(卷八·第二):"寒疝,下至腹膜膝腰痛,如清水……阴市主之。"

《针灸甲乙经》（卷九·第七）："膝［一本作时］内痛……漏谷主之。"

《针灸甲乙经》（卷九·第十一）："筋挛膝痛，不可屈伸……曲泉主之［此条目主症原属涌泉，据《黄帝明堂经辑校》改属曲泉］。"

《针灸甲乙经》（卷十·第一下）："膝内廉痛引髌，不可屈伸……膝关主之。""膝不能屈伸，不可以行，梁丘主之。""膝寒痹不仁，痿不可屈伸，髀关主之。""膝外廉痛，不可屈伸，胫痹不仁，阳关主之。""髀痹引膝股外廉痛，不仁，筋急，阳陵泉主之。"

《针灸甲乙经》（卷十一·第五）："膝寒，泄利，腹结［一本作衰］主之。"

《针灸甲乙经》（卷十一·第六）："膝内［一本有'廉'字］内踝前痛……中封主之。"

《针灸甲乙经》（卷十一·第七）："膝痿寒，三里主之。"

《针灸甲乙经》（卷十一·第九下）："犊鼻肿，［一本有'可灸不'三字］可刺，其上坚勿攻，攻之者死。"

《针灸甲乙经》（卷十二·第十）："子门有寒，引髌髀，水道主之。""女子疝瘕，按之如以汤沃其股，内至膝……灸刺曲泉。"

《备急千金要方》（卷十五上·第一）："公孙……强立股膝内痛。"

《备急千金要方》（卷十九·第四）："膝胫疼痛冷，灸曲泉百壮。"

《备急千金要方》（卷三十·第三）："阳辅、阳交、阳陵泉，主髀枢膝骨痹不仁。""风市主两膝挛痛，引胁拘急。""曲泉主膝不可屈伸。""大冲主膝内踝前痛。""解溪、条口、丘墟、太白，主膝股肿，䯊酸转筋。""合阳主膝股重。""上廉主风水膝肿。""梁丘、曲泉、阳关主筋挛，膝不得屈伸，不可以行。""侠溪、阳关，主膝外廉痛。""犊鼻主膝不仁，难跪。"

《备急千金要方》(卷三十·第四):"曲泉主卒痹病,引髋下节。"

《千金翼方》(卷二十八·第九):"治冷痹,胫膝疼,腰脚挛急,足冷气上,不能久立……即宜灸之,当灸悬钟穴。"

《外台秘要》(卷十九·论阴阳表里灸法):"脚气……若病从阴发,起两足大指内侧,上循胫内及膝里,顽痹不仁,或肿先发于此者,皆须随病灸复溜、中都、阴陵泉等诸穴,灸者先从上始,向下引其气,便各灸二十壮……若病从阳发,起两小指外侧,向上循胫外,从绝骨至风市,顽痹不仁,或肿起于此者,须灸阳辅、绝骨、阳陵泉、风市等诸穴,灸数及上向下,皆依前法。""脚气……两髀外连膝闷者,宜灸膝眼七炷。""若髀膝疼闷,灸此[指膝眼]无不应手即愈,极为要穴,然不可针,亦不可多灸,唯只灸七炷以下。"

《外台秘要》(卷三十九·第五):"三阴交……膝内痛。"

[宋、金、元代文献摘录]

《太平圣惠方》(卷五十五·三十六黄点烙方):"肾黄者……脚膝无力……烙肾俞二穴、膀胱俞二穴、章门二穴、魂舍二穴、百会穴、三里二穴,及两足心。""体黄者,身黄面赤,脚膝疼闷……烙百会、背心,及心下,一寸至二寸、三寸、四寸、五寸。""阴黄者……脚膝浮肿,小便不利,烙肾俞二穴、气海穴、胃管穴、阴都二穴。""水黄者,身面青黄,脚膝浮肿……烙关元穴、伏兔穴、下管穴、足三里二穴、承山二穴、百会穴,及背心。"

《太平圣惠方》(卷九十九):"肾俞……脚膝拘急。"[本条原出《铜人针灸经》(卷四)]"白环俞……腰髋疼,脚膝[原无此二字]不遂。"[本条原出《铜人针灸经》(卷四),并据改]"伏兔……膝冷……通针,针入三分,禁灸。"[本条原出《铜人针灸经》(卷五)]"梁丘……胫痛,冷痹膝痛,不能屈伸。""膝眼……膝冷,疼痛不已。"[上二条原出《铜人针灸经》(卷六)]

《太平圣惠方》(卷一百):"丰隆……腿膝酸痛,屈伸难。""悬钟……兼脚胯连膝胫痹麻,屈伸难也。""风市……冷痹,脚胫麻,腿膝酸痛。""光明……膝胫酸痹不仁。""三里……腿膝酸痛。""悬钟……膝胫连腰痛,筋挛急。""京骨……腿膝胫痿……膝胫寒。""交信……膝[原作临,据《黄帝明堂灸经》改]胫内廉痛也。""附阳……腰痛不能久立,腿膝胫酸重,筋急。""承山……腰膝重,起坐难,筋挛急,不可屈伸。"

《铜人腧穴针灸图经》(卷四·背腧部):"膀胱腧……脚膝无力。""上髎……腰膝冷痛。"

《铜人腧穴针灸图经》(卷四·腹部):"阴交……腰膝拘挛。"

《铜人腧穴针灸图经》(卷五·足厥阴):"膝关……风痹,膝内痛。"

《铜人腧穴针灸图经》(卷五·足少阳):"阳辅……腰溶溶如坐水中,膝下肤肿。""阳交……寒痹,膝胻不收。""阳陵泉……膝伸不得屈,冷痹脚不仁。"

《铜人腧穴针灸图经》(卷五·足太阴):"地[原作池,据义改]机……女子血瘕,按之如汤沃,股内至膝。"

《铜人腧穴针灸图经》(卷五·足阳明):"条口……膝胻寒酸痛。""犊鼻……膝膑臃[原作拥,据义改]肿,溃者不可治,不溃者可疗,若犊鼻坚硬,勿便攻,先以洗熨,即微刺之愈。""伏兔……膝冷不得温。"

《铜人腧穴针灸图经》(卷五·足少阴):"阴谷……膝痛如锥[原作离,据《针灸大成》改],不得屈伸。"

《铜人腧穴针灸图经》(卷五·足太阳):"京骨……膝痛不得屈伸。""金门……膝胻酸,身战不能久立。""承山……脚气,膝下肿。""合阳……膝胻酸重,履步难。""委中……膝不得屈伸,取其经血立愈。"

《琼瑶神书》(卷二·一百七十二):"男女膝盖疼痛一百七十二法:腕骨能使气上下,膝盖出血按补中,膝盖多用加搓法,齐取气上即时功。"

《琼瑶神书》(卷二·二百七十四):"腰膝疼痛委中瘳。"

《琼瑶神书》(卷三·四十七):"膝关二穴:治膝眼红肿。"

《琼瑶神书》(卷三·五十):"阴市二穴:治腿冷膝痛而不得屈伸,麻木不仁。"

《琼瑶神书》(卷三·六十三):"承山……脚气膝下肿,股重颤酸疼。""阳陵……膝头难屈曲,起坐似寒翁。"

《琼瑶神书》(卷三·六十四):"[足]临泣……赤目牙疼膝胫痛。""后溪……伤寒盗汗并膝重。""申脉……产后恶寒腿膝痛。"

《西方子明堂灸经》(卷三·足太阴):"地机……股膝皆痛。"

《西方子明堂灸经》(卷六·足太阳):"承山……膝腰膊重,起坐难。""合阳……膝股热,腨酸重。"

《西方子明堂灸经》(卷八·足厥阴):"中封……膝肿。"

《子午流注针经》(卷下·足少阳):"委中……髀枢痛及膝难屈,取其经血使能[原作其,据《针灸四书》改]平。"

《子午流注针经》(卷下·手太阳):"阳陵泉……膝劳冷痹下针安。"

《子午流注针经》(卷下·足太阳):"京骨为原肉际间,腨酸膝痛屈伸难。"

《扁鹊心书》(卷上·扁鹊灸法):"三里……腰膝沉重,行步乏力,此证须灸中脘、脐下,待灸疮发过,方灸此穴,以出热气自愈。"

《扁鹊心书》(卷上·窦材灸法):"行路忽上膝及腿如锥,乃风湿所袭,于痛处灸三十壮。"

《针灸资生经》(卷三·霍乱转筋):"人有身屈不可行,亦有膝上肿疼动不得,予为灸阳陵泉皆愈,已救百余人矣,神效无比。"

《针灸资生经》(卷五·足杂病):"膝及膝下病,宜灸犊鼻、膝关、三里、阳陵泉……然须按其穴酸疼处灸之。"

《针灸资生经》(卷五·膝痛):"予冬月膝亦酸疼,灸犊鼻而愈,以此见药与灸不可偏废也,若灸膝关、三里亦得,但按其穴酸疼,即是受病处,灸之不拘。"

《儒门事亲》(卷六·八十二):"两股间湿癣,长三四寸,下至膝发痒,时爬搔,汤火俱不解,痒定,黄赤水流,痛不可忍……戴人以铍针磨令尖快,当以痒时,于癣上各刺百余针,其血出尽,煎盐汤洗之,如此四次,大病方除。"

《卫生宝鉴》(卷二十·流注指要赋):"股膝疼[原作痛,据《针灸大全》改],阴市能医。""行间治膝肿目疾[此二字原作腰疼,据《针灸大全》改]。"

《针经指南》(流注八穴):"(足)临泣……脚膝肿痛(胃肝)。""后溪……膝胫肿痛(肾)。""后溪……脚膝腿痛(胃)。""申脉……腿膝肿痛(胃)。"

《扁鹊神应针灸玉龙经》(六十六穴治证):"太冲……足膝冷痛。""丘墟……腰胯腿膝脚寒湿,酸疼红肿。""阳陵泉……腰腿膝脚诸病。""阳交……膝胻麻痹。""内庭……腿膝足跗红肿。""陷谷……腿膝肿痛。""昆仑……腰尻膝足,风寒湿痹肿痛。""委中……膝劳髀疼。""承山……寒湿脚膝肿痛。"

《扁鹊神应针灸玉龙经》(针灸歌·又歌):"股膝疼痛阴市便。""膝肿目疾行间求。"

［明代文献摘录］(含同时代外国文献)

《神应经》(手足腰胁部):"股膝内痛:委中、三里、三阴交。""腿膝酸疼:环跳、阳陵、丘墟。""脚膝痛:委中、三里、曲泉、阳陵、风市、昆仑、解溪。""膝胻股肿:委中、三里、阳辅、解溪、承山。""两膝红肿痛:膝关、委中、三里、阴市。""鹤膝,历节风肿……风池[《针灸大成》为风市]。""腰痛不能久立,腿膝胫酸重及四肢不举:附阳。"

《针灸大全》(卷一·马丹阳天星十二穴歌):"委中……膝头难屈伸,针入即安康。""阳陵泉……膝肿并麻木,起坐腰背重。"[上二条均原出《琼瑶神书》(卷三·治病手法歌)]

《针灸大全》(卷一·千金十一穴歌):"环跳与阳陵,膝前兼腋胁。"

《针灸大全》(卷一·治病十一证歌):"腿膝腰疼痞气攻,髋骨穴内七分穷,更针风市兼三里,一寸三分补泻同,又去阴交泻一寸,行间仍刺五分中。""肘膝疼时刺曲池,进针一寸是便宜,左病针右右针左,依此三分泻气奇。""膝痛三分针犊鼻,三里阴交要七次。"

《针灸大全》(卷一·灵光赋):"犊鼻治疗风邪疼。"

《针灸大全》(卷一·席弘赋):"最是阳陵泉一穴,膝间疼痛用针烧。""脚膝肿时寻至阴。""脚痛膝肿针三里,悬钟二陵三阴交。"

《针灸大全》(卷四·八法主治病症):"足临泣……两膝红肿疼痛,名曰鹤膝风:膝关二穴、行间二穴、鹤[原作额,据义改]顶二穴[此二字《针灸大成》为风市]、阳陵泉二穴。""照海……干脚气,膝头并内踝及五指疼痛:膝关二穴、昆仑二穴、绝骨二穴、委中二穴、阳陵泉二穴、三阴交二穴。"

《奇效良方》(卷五十四):"神仙太乙膏[由玄参、白芷、当归、赤芍药、肉桂、大黄、生地黄等制成]……腰膝痛者,患处贴之。"

《针灸集书》(卷上·马丹阳天星十一穴):"委中穴:治腰痛,腿股疼,脚膝痿弱……于此穴中出血,甚妙,刺者入五分。""承山……脚气,膝上肿,步履艰难。""环跳穴:治冷风湿痹,身体痛麻胀,膝连股痛,白虎病节风,痛不能行步。""阳陵泉穴:治膝屈伸艰难,麻痹不仁……针入三分,其效如神。"

《针灸集书》(卷上·八法穴治病歌):"膝冷胫酸心下痞[先照海,后列缺]。"

《针灸捷径》(卷之下):"两脚膝红肿痛:髋骨、膝眼、膝关、[足]三里、行间、阳泉、阴泉、委中。""寒湿下注,腿膝生疮:[足]三里、血海、昆仑、委中、三阴交。"

《针灸聚英》(卷一上·足阳明):"巨髎……脚气,膝肿。""阴市……膝寒,痿痹不仁,不得[一本无此字]屈伸。""梁丘……膝脚腰痛,冷痹不仁,难跪,不可屈伸。"

《针灸聚英》(卷一上·足太阴):"漏谷……膝痹足不能行。"

《针灸聚英》(卷一上·足太阳):"大杼……膝痛不可屈伸。""委中……膝痛,痛[原无此字,据《素问·骨空论》补]及拇指。""仆参……脚气膝肿。"

《针灸聚英》(卷一下·足少阳):"环跳……膝不得转侧伸缩。""阳陵泉……髀枢膝骨冷痹。""阳交……膝痛足不收。"

《针灸聚英》(卷四上·玉龙赋):"阴陵阳陵,除膝肿之难熬。"

《针灸聚英》(卷四上·肘后歌):"腰膝强痛交信凭。""股膝肿起泻太冲。""鹤膝肿劳难移步,尺泽能舒筋骨疼,更有一穴曲池妙,根寻源流可调停;其患若要便安愈,加以风府可用针。""脚膝经年痛不休,内外踝边用意求,穴号昆仑并吕细,应时消散即时瘳。"

《针灸聚英》(卷四上·天元太乙歌):"脚膝疼痛委中宜,更兼挛急锋针施,阴陵泉穴如寻得,轻行健步疾如飞。""环跳能除腿股风,冷风膝痹疟疾同,最好风池寻的穴,间使双刺有神功。"

《针灸聚英》(卷四上·薛真人天星十二穴歌诀):"承山……脚气并膝肿,辗[原作展,据《针灸大成》改]转战疼酸。"

《针灸聚英》(卷四下·八法八穴歌):"腿膝背腰痛遍……后溪。"

《针灸聚英》(卷四下·六十六穴歌):"胻酸连膝肿,三里刺安康。""膝旁连胻骨……一刺解溪穴。""厥逆四肢冷,膝头肿莫当……行间要消详。"

《外科理例》(卷五·一百十七):"一人附骨痛,畏针不开,臀膝通溃……刺之,脓出四五碗。"

《外科理例》(卷六·一百二十七):"一人因杖,臀膝俱溃,脓瘀未出,时发昏愦,此脓毒内作也,急开之。"

《神农皇帝真传针灸图》(图六):"三阴交……膝肢内疼,可灸七壮至十四壮。"

《神农皇帝真传针灸图》(图九):"[膝]阳关:治膝不能屈伸,

风痹冷疼,可灸七壮。"

《神农皇帝真传针灸图》(图十):"承山:治脚转筋,脚气,膝下肿,可灸十四壮。"

《名医类案》(卷五·麻木):"一人年七旬,病体热麻,股膝无力……是邪热客于经络之中也……又缪刺四肢,以泻诸阳之本,使十二经络相接,而泄火邪,不旬日而愈。"

《古今医统大全》(卷四十六·灸法):"肾俞……脚膝酸疼。"

《薛氏医案》(保婴撮要·卷十三·鹤膝风):"一小儿九岁,患此作痛,用葱熨法。"

《薛氏医案》(外科枢要·卷二·十五):"鹤膝风……初起须以葱熨,可以内消。""鹤膝风……左膝肿痛……此脾肺气虚,用葱熨法,及六君加炮姜。"

《薛氏医案》(外科枢要·卷四):"神效葱熨法:治流注、结核、骨痛、鹤膝等症肿硬,或先以隔蒜灸,而余肿未消,最宜用熨,以助气血,而行壅滞,其功甚大,又为跌仆伤损,止痛散血消肿之良法,用葱白头捣烂炒热,频熨患处,冷再换。"

《医学入门》(卷一·杂病穴法):"脚膝诸痛羡行间,三里申脉金门侈。""脚膝头红肿痛痒,及四时风脚,俱泻行间、三里、申脉、金门。"

《医学入门》(卷一·治病要穴):"环跳:主中风湿,股膝挛痛……委中治同环跳。""风市:主中风,腿膝无力。"

《医学纲目》(卷十二·行痹):"如膝盖肿起:曲池、阳陵泉。"

《医学纲目》(卷十二·痛痹):"痿痹,腨疼膝冷,外廉不可屈伸,湿痹流肿:风市、中渎、阳关、悬钟。""腿膝拘挛,痛引胁,或青,或焦,或鳖,或枯,如腐木状:风市(灸)、阳陵泉、曲泉、昆仑。""腿膝外廉痛,股肿,脐酸,转痿痹,或膝胫热,不能行动:侠溪、髀关、光明。""髀痹引膝股,外廉急痛,胫酸,摇动有声,诸节酸,不能行:阳陵泉、绝骨、中封。""(东)腿膝内廉痛引髋,不可屈伸,连腹,引咽喉痛:太冲、中封、膝关。"

第十节　膝部病证

　　《医学纲目》(卷十二·鹤膝风)："(集)又法，膝关、委中(三寸半，但紫脉上出血为妙)、三里(不已取下穴)、阳陵泉、中脘、丰隆。""(撮要)阳陵泉(横透阴陵泉，补生泻成)、阴陵泉(横透阳陵泉，补生泻成)、膝关。""(桑)脚膝痛筋急：风池、三间、三阴交、三里。"

　　《医学纲目》(卷十二·挛)："(撮)膝曲，筋急不能舒：曲泉。""(怪)膝筋拘挛不开：两膝(外曲交尖灸二十七壮，即委阳穴)。"

　　《杨敬斋针灸全书》(下卷)："脚膝鼓槌风：合谷、风市、膝眼、少冲、[足]三里、阴陵泉、临泣、委中。"

　　《针灸大成》(卷三·玉龙歌)："膝腿无力身立难，原因风湿致伤残，倘知二市穴能灸，步履悠然渐自安。""髋骨能医两腿疼，膝头红肿不能行，必针膝眼膝关穴，功效须臾病不生。""膝盖红肿鹤膝风，阳陵二穴亦堪攻，阴陵针透尤收效，红肿全消见异功。"[上三条均原出《扁鹊神应针灸玉龙经》]

　　《针灸大成》(卷三·胜玉歌)："行间可治膝肿病。""两膝无端肿如斗，膝眼三里艾当施。"

　　《针灸大成》(卷五·十二经治症主客原络)："股膝内肿厥而疼，太白丰隆取为尚。"

　　《针灸大成》(卷五·八脉图并治症穴)："足临泣……膝胫酸痛：行间、绝骨、太冲、膝眼、三里、阳陵泉。"

　　《针灸大成》(卷八·中风瘫痪针灸秘诀)："中风脚膝疼痛，转筋拘急：承山。"

　　《针灸大成》(卷九·治症总要)："第五十．两膝红肿疼痛：膝关、委中……复刺后穴：阳陵泉、中脘、丰隆。"

　　《针方六集》(神照集·第二十八)："膝眼四穴……膝红肿疼痛，鹤膝风。""髋骨四穴：在膝上梁丘穴两傍，各开五分……治腰腿脚膝无力麻木(补多泻少)……又法，在梁丘穴两傍一寸。""髋骨……膝盖红肿(泻之)。"

　　《针方六集》(纷署集·第八)："肾俞……膝胫中寒。"

《针方六集》(纷署集·第二十九):"阴陵泉……膝盖红肿,筋急不开。"

《针方六集》(纷署集·第三十):"行间……膝头红肿,足跗肿并宜出血。""太冲……阴股、膝膑、内踝皆痛。""曲泉……膝头肿痛,筋挛。"

《针方六集》(纷署集·第三十二):"条口……膝胫寒酸,缓纵不收。""犊鼻……鹤膝风,膝头红肿(宜三棱针出血)。""梁丘……鹤膝风,膝头红肿……宜三棱针出血。""伏兔……风湿,膝冷不温,风痹。"

《针方六集》(纷署集·第三十三):"[足]窍阴……腰、髀、膝、膑、踝、跗红肿,转筋痛痹。""[足]临泣……肩、胁、腰、膝、外踝节痛,不能转侧。""阳辅……膝下生疮。""外丘……腰、膝、外踝皆痛。""阳交……膝膑……转筋痹痛。""阳陵泉……腰膝肿痛,风痹不仁。"

《针方六集》(纷署集·第三十四):"昆仑……头、项、肩、背、腰、尻、股、膝痛。""附阳……头、项、背、脊、髀枢、膝、胫皆痛,反张。""承山……腰、股、膝、腨、足踝肿痛,风痹。""委中……足筋紧急,膝头红肿。"

《类经图翼》(卷六·足阳明):"[足]三里……膝弱。"

《类经图翼》(卷七·足太阳):"膀胱俞……脚膝寒冷。""仆参……膝痛。""申脉……膝膑寒酸。""束骨……腰膝痛。"

《类经图翼》(卷八·足少阳):"[膝]阳关……股膝冷痛,不可屈伸。""阳辅……治膝膑酸疼,偏风不随,可灸十四壮。"[本条原出《神农皇帝真传针灸图》八图]"悬钟……腰膝痛,脚气筋骨挛。"

《类经图翼》(卷十·奇俞类集):"髋骨:在膝盖上,梁丘旁外开一寸,主治两脚膝红肿痛,寒湿走注,白虎历节风痛。"

《类经图翼》(卷十一·胸背腰膝痛):"腰膝酸痛:养老、环跳、阳陵泉、昆仑、申脉。"

《类经图翼》(卷十一·手足病):"膝风肿痛:天枢、梁丘、膝眼

（可刺）、膝关、足三里、阳陵泉、阴陵泉、太冲（寒湿）。"

《循经考穴编》（足阳明）："阴市……主腰腿膝胻寒，乏力……两膝麻木不仁，单泻之；湿气重，不能久立，先补后泻。""梁丘……如鹤膝风红肿，单泻之；屈伸不得，先补后泻。""上巨虚……胫膝枯细。""丰隆……腿膝胻足痿痹酸麻。"

《循经考穴编》（足太阴）："三阴交……脚气痿痹，膝股内廉踹踝肿痛。""漏谷……主腿膝冷，麻痹不仁。""阴陵泉……腿膝肿疼。"

《循经考穴编》（足太阳）："白环俞……脊膂脚膝强疼不遂。"

《循经考穴编》（足少阳）："风市……一切股膝胻足酸疼肿重，动履艰难之疾。""[膝]阳关……主膝头红肿，不能屈伸，鹤膝风毒等症。"

《循经考穴编》（足厥阴）："行间……膝头红肿疼痛。""膝关……主鹤膝风痹，腰脚不能动履。"

［外国文献］

《东医宝鉴》（外形篇四·足）："膝痛足躄，取环跳、悬钟、居髎、委中。""膝外廉痛，取侠溪、阳关、阳陵泉。""膝肿，以火针刺三里，其肿如失，又取行间。"

［清代及民国前期文献摘录］（含同时代外国文献）

《太乙神针》（背面穴道证治）："肾俞……膝挛，足寒[《育麟益寿万应神针》补：环跳穴、阳陵穴、三阴交穴、涌泉穴]。"

《医宗金鉴》（卷七十九·十二经表里原络总歌）："胆经原络应刺病……髀膝外踝诸节痛。"

《医宗金鉴》（卷八十五·足部主病）："曲泉……足膝胫冷久失精。""伏兔主刺腿膝冷。""阴市主刺痿不仁，腰膝寒如注水侵。""厉兑……兼治足寒膝膑肿。""环跳主治中风湿，股膝筋挛腰痛疼，委中刺血医前证，开通经络最相应。""环跳……腰、胯、股、膝中受风寒湿气，筋挛疼痛。""阳辅主治膝酸痛。""风市主治腿中风,两膝无力脚气冲。"

《串雅全书》(外篇·卷二·针法门):"百发神针……鹤膝、寒湿气……俱可用针,按穴针之,真神妙,百中,乳香、没药、生川附子、血竭、川乌、草乌、檀香末、降香末、大贝母、麝香、母丁香、净蕲艾绒,作针[另有消癖神火针、阴症散毒针]。"

《采艾编翼》(卷一·膀胱经综要):"委中:热病,不屈伸,取血俞。"

《采艾编翼》(卷一·胆经综要):"阳陵泉:膝伸不能屈,冷痹偏风。"

《采艾编翼》(卷一·经脉主治要穴诀):"骱边犊鼻攻瘫肿。""金门痫痉膝胻酸。""屈伸求阴谷。""阳陵泉亦痹门间。""膝关风洋占。"

《采艾编翼》(卷二·脚气):"绕膝:解溪、然谷、复溜、太冲。""鹤膝:阳陵泉、膝眼、下廉、梁丘、风市。""鼓椎膝,股内痛,足筋吊:附阳、上廉。""膝痛如离,伸不屈:阳陵泉。""屈不伸:阴谷。"

《针灸逢源》(卷三·症治要穴歌):"膝风太白与丰隆,膝眼梁丘针可通,并有膝关足三里,阴阳陵泉及委中。"

《针灸逢源》(卷五·手足病):"腿叉风(腿膝酸疼是也):环跳、风市、阳陵泉。""膝风肿痛(即鹤膝风):阳陵泉、阳辅、临泣、梁邱、膝眼、足三里、膝关、委中、阴陵泉、商邱、太冲、中封。"

《针灸逢源》(卷五·二阴病):"曲泉……兼膝胫冷痛者效。"

《针灸内篇》(足太阴脾经络):"地机……股膝皆疼。"

《针灸内篇》(足太阳膀胱络):"肾俞……治聋,腰、脚、膝、淋浊,痨。""白环[俞]……治腰腿疼痛,脚膝不遂。""殷门……治腰脊痛,不可俯仰,股膝肿痛。""委中……腰膝厥逆,风湿痿痹,宜出血。""合阳:治腰膝痛。""承山……腰膝肿,脚跟疼。"

《针灸内篇》(足少阴肾经络):"阴谷……股膝痛。""四气穴……腰膝痛。"

《针灸内篇》(足少阳胆经络):"[膝]阳关……治股膝冷痛,

风痹不仁。""阳陵[泉]……膝难屈伸。""光明……腰痛,膝肿。"

《针灸内篇》(足厥阴肝经络):"膝关……治风痹,膝内痛,不能屈伸。""曲泉……男子阴股膝痛。""阴包……治腰膝肿痛,腿股酸。"

《针灸内篇》(足阳明胃经络):"阴市……治两膝冷。""梁丘……治筋挛,膝不得屈伸。""犊鼻:治膝中痛不仁,患痛溃者不可治。""膝眼……治鹤膝风,膝中寒湿风痹。"

《疯门全书》(雷火针法):"薪艾叶放在箕内,擦成绒,以纸紧包成条,如笔管大,先以粗纸摺二三重,置各患处,以艾条燃火,按患处隔纸烧射,知痛即止,如泡起用针挑破,水干自愈,如烂即以松香膏贴之,外江呼为射火,医家又名雷火针,凡疯痹、鹤膝风、肿痛风之类皆用之。服初次丸,即以艾擦条圈围,烧死肌肉,不可空一丝,勿烧穴火,服至第二次丸,便要灸穴火,上两肩井、两曲池、招摇、虎口,如风气已收,即要灸对眼二穴,下身两风门、三里、鱼肚、解肌、断根各穴,相时势,每穴三五壮或七八壮。"

《神灸经纶》(卷四·手足证治):"膝风肿痛……昆仑。""膝胫冷痛:曲泉、厉兑。""膝膑肿痛:厉兑。""腿膝冷痹,鹤膝风:阳陵泉、环跳、风市。"

《神灸经纶》(卷四·外科证治):"鹤膝风……三阴交、膝眼。"

《针灸便用》:"鹤膝风,针膝关、膝眼、委中、曲池、尺泽、风府、阴陵泉、阳陵泉。先针曲池、尺泽、风府,为病根之源;次针阴陵泉、阳陵泉,去膝肿,艾灸愈多愈好。""治胁肋髀膝至外踝骨前及诸节疼,针侠溪、丘墟、阳辅。"

《太乙神针集解》(足太阳膀胱经穴):"肾俞……膝挛,足寒。"

《针灸集成》(卷一·别穴):"膝眼四穴,一名百虫窠,又名血郄,在膝盖下两旁陷中,主治肾脏风疮及膝膑酸痛。"

《针灸集成》(卷二·脚膝):"鹤膝风:膝如大瓢,而膝之上下皆细,身热痛,中脘、委中、风池并针,神效。""膝上肿痛,身屈不行:阴陵泉七壮至七七壮,中脘针,无不效。"

《刺疗捷法》(治疗歌)："髌骨生疔刺厉兑,膝眼委中刺无害。"

《西法针灸》(第三章·第七节)："坐骨神经痛……其疼痛点在臀筋、膝腘窝、腓骨小头、足背、踝等部……臀部及大腿后面之中央,宜行按摩法,臀部及大腿后面,及左列之部,俱宜深刺:胞肓、秩边、承扶、殷门、委中、昆仑、三里,及其他患部。"

《针灸秘授全书》(两膝疼痛)："两膝疼痛:膝关、三里、刺犊鼻(禁灸)、刺阴市(禁灸)、刺委中(禁灸)、丘墟、阳交。"

《针灸秘授全书》(膝不能屈)："膝不能屈:公孙、梁丘、刺阴市(禁灸)、条口。"

《针灸秘授全书》(膝肿如斗)："膝肿如斗:膝眼、三里、梁丘。"

《针灸简易》(前身针灸要穴图)："筋会:在足后跟陷中……脚膝肿,胫酸跟痛……针五分,灸五壮,重者刺穿。"

《针灸简易》(审穴歌)："腿膝寒冷伏兔识。"

《针灸简易》(穴道诊治歌·足部)："伏兔……腿膝寒冷五分刺,此足阳明忌灸穴。""筋会少阳足后跟……跟痛膝肿五灸针。"

《针灸治疗实验集第一期》(14)："年约四十余,患脚膝痛,觉得一筋伸缩不能如常,行步艰难,因友人介绍,求治于余,余为之灸阳陵泉穴七壮,夜间所谓一筋不舒,即未觉得,次早而病若失,如常人矣。"

《针灸治疗实验集第一期》(15)："在腘盖剧疼,针环跳、绝骨、委中,此人当时呼云,全然病去远矣。"

《针灸治疗实验集第一期》(16·3)："脚气冲心症……初患膝腿酸疼,未几渐肿……断为营养不良……先用针刺,以急疏其经脉(刺腿部静脉管出血甚多),复灸三里、三阴交、绝骨、阳陵各十余壮。"

《针灸治疗实验集第一期》(29·5)："年十三,得鹤膝风……针委中、风市、三里、阳陵泉、膝关、关元、太冲、环跳、至阴二次,即能行动四五步。"

《针灸治疗实验集第一期》(35)："年二十四岁,两足膝下漫肿,间生硬块四个,疼痛异常……断为行痹,除针硬块中央尖上及足三里、阳陵泉、委中等穴。"

《针灸治疗实验集第一期》(47):"年逾六旬,患腿膝酸痛……余第一次为之针后溪、环跳二次,第二次加刺阴阳陵泉,第三次又加刺委中、足三里、风市三次,其针三次,即获全愈。"

《针灸治疗实验集第一期》(52):"年五十六岁,本邑圣庙街,陈万春药铺主人,患鹤膝风,左膝及腿肿大如瓮,惨号之声,耳不忍闻,即以外科手术,按捺患处,知未成脓,为针灸阳陵泉、阴陵泉、膝眼等穴,次日加针三阴交、绝骨与商丘、丘墟等穴,一星期而愈。"

[外国文献]

《针灸则》(七十穴·手足部):"阳陵泉……《难经》曰:筋会阳陵泉。故凡膝腑足筋缩拘挛等,皆治此。"

[现代文献题录]

(限本节引用者,按首位作者首字的汉语拼音排序)

毕振宇.针灸配合中药离子导入治疗膝骨关节炎60例.陕西中医,2006,27(6):726-727.

陈述列.骨痹外敷散治疗膝骨性关节炎85例.浙江中医杂志,2006,11(11):653.

陈小凯,吴虹.巨刺治疗膝骨关节炎81例疗效观察.针灸临床杂志,2003,19(8):53.

陈志煌,孙维峰.天灸治疗膝骨性关节炎32例疗效观察.中国中医药信息杂志,2010,17(2):71.

褚建平.合谷刺治疗膝骨性关节炎15例.中国针灸,1998,18(11):675-676.

董明非.针刺加TDP治疗创伤性膝关节积液85例.中国针灸,2001,21(10):636.

杜昌华.耳穴埋针治疗骨质增生性膝关节炎30例.浙江中医杂志,1999,34(4):166.

樊松龄．药物穴位注射治疗退行性膝关节炎60例．中国针灸，1995，15（6）：15-16．

范青，王艳国．推拿针刺配合药物熏敷治疗膝关节骨性关节炎疗效观察．辽宁中医杂志，2006，33（2）：185．

方亮，陆念祖．陆氏长银针配合玻璃酸钠局部注射治疗膝骨关节炎35例．上海中医药杂志，2004，38（2）：46．

冯纯礼，冯冬梅．针刺治疗风湿性膝关节炎316例．广西中医药，1989，12（1）：31．

冯润身．针灸论治时-空结构初探．内蒙古中医药，1987，6（1）：15．

韩国宏．针灸配合针刀及穴位注射治疗膝骨性关节炎．中医正骨，2009，21（6）：40-42．

何玲，昌兴国．辨证针刺治疗膝关节痛60例．陕西中医，1994，15（11）：519．

和运志，张炳然，裴明远．膝眼穴弹针治疗髌下脂肪垫炎．中国针灸，2002，22（8）：522．

贺普仁．针具针法．北京：科学技术文献出版社，1989：257．

贺晓红，杨艳花，孙玉玲．针刺加刺络拔罐治疗老年性膝骨性关节炎46例．中医药研究，1994，10（4）：50．

侯文凤．电针加中药电疗治疗增生性膝关节炎90例．陕西中医，1997，18（12）：557．

胡永春．直接灸治疗老年性膝关节疼痛56例．中国针灸，1996，16（11）：46．

黄静．瘢痕灸治疗膝骨关节炎50例疗效观察．针灸临床杂志，2002，18（3）：44．

黄宇民．皮下针治疗膝关节痛．中国针灸，2003，23（6）：347．

蒋戈利，肖蕾，李坚将．四步针药疗法治疗膝骨性关节炎疗效分析．上海针灸杂志，2005，24（3）：12．

蒋学余．足三里穴位注射配合针刺推拿治疗膝骨性关节炎

68例临床观察．中医药导报，2011，17（4）：84.

旷秋和．火针治疗膝骨性关节炎50例疗效观察．针灸临床杂志，2006，22（5）：19-20.

乐小燕．DAJ多功能艾灸仪治疗膝关节骨性关节炎临床观察．中国针灸，2001，21（11）：687.

李常度，黄信勇，杨旭光，等．温针灸治疗虚寒型膝骨关节炎疗效观察．中国针灸，2006，26（3）：189-191.

李成年．刮痧加中药熏洗治疗膝关节骨性关节炎．湖北中医杂志，2002，24（6）：46.

李春梅．扬刺配合刺络拔罐治疗髌下脂肪垫损伤50例．中国针灸，2007，27（4）：272.

李辉．肌束刺加微波综合治疗膝关节骨性关节病60例．中国针灸，2008，28（10）：777.

李建东，杨米雄．小针刀为主治疗髌股关节炎68例．针灸临床杂志，1996，12（2）：37.

李连生，杨传礼．针灸膝下穴为主治疗增生性关节炎30例临床观察．天津中医，1989，6（2）：16.

李万山，涂成文，李万瑶．膝骨性关节炎的蜂针治疗．中国蜂业，2007，58（9）：29.

李晓泓，朱江，田春玲．竹管疗法治疗膝关节骨性关节炎．针灸临床杂志，1994，10（3）：32.

李正祥．粗针短刺加拔罐治疗膝内侧副韧带陈旧性损伤．中国针灸，2001，21（8）：480.

李卓东，曹烈虎，王思，等．艾灸治疗膝骨性关节炎疗效与血清和关节液中透明质酸含量关系的临床研究．中国中西医结合杂志，2009，29（10）：883-885.

林凌峰，梁燕萍．电热针治疗膝骨关节炎临床观察．中国针灸，2005，25（10）：689-690.

刘丽莉．电针治疗膝骨关节炎150例疗效观察．中华医学杂志,2004,3(5):436-437.

刘效敏.腹浮针配合中药外洗治疗膝骨性关节炎45例.中医外治杂志,2008,17(4):12.

刘一儒.针刺拔罐发泡疗法治疗膝关节炎42例.中国针灸,2005,25(1):39.

路振华.隔姜温针灸治疗膝骨性关节炎60例.河南中医,2008,28(12):77-78.

罗正中,范小利,孙发星.火针温灸拔罐与针刺拔罐治疗老年性膝关节病疗效对比.中国针灸,1998,18(3):145-146.

马旭,祁越.火针治疗膝关节积液113例疗效观察.中国针灸,1996,16(2):9.

蒙昌荣,符文彬,朱晓平.腹针治疗膝骨性关节炎临床疗效观察.针灸临床杂志,2007,23(1):29-30.

穆媛婕.温针治疗膝关节炎38例.中国针灸,1996,16(2):30.

戚耀,郝朝军.针灸治疗膝骨性关节炎临床疗效观察.陕西中医学院学报,2007,30(6):43-44.

秦文.隔姜灸治疗膝关节痛.中国针灸,2003,23(6):348.

任彬,杨敏.针刺为主治疗膝骨性关节炎152例.中国针灸,2002,22(12):825.

芮兴国.通督针法治疗膝骨性关节炎.上海针灸杂志,2006,25(3):23-24.

沈永勤.火针加拔罐治疗膝关节积液症.针灸临床杂志,1995,11(2):30.

施有奇,钱海源.刺络、艾灸治疗膝外侧副韧带损伤100例.安徽中医学院学报,1990,9(2):52.

舒洪文.膝三针治疗髌下脂肪垫劳损138例疗效观察.中国针灸,1995,15(3):21.

宋亚光.委中穴刺络拔罐治疗老年性膝关节痛.中国针灸,2003,23(6):348.

孙学东．"围刺"治疗膝关节增生性骨关节病86例．北京中医，1998，17（2）：42-43．

谭玲玲，陈丽娜．温针加拔罐治疗膝关节积液47例．中国针灸，1999，19（9）：535．

唐东越．温针灸配合推拿手法治疗老年性膝关节病．中国针灸，2000，20（6）：348．

陶群，陆惠新．腹针配合局部取穴治疗膝骨关节炎疗效观察．中国针灸，2003，23（12）：719-720．

王建萍，黄鹏根，刘术花．针刺臂中、曲池穴治疗膝关节痛．中国针灸，2003，23（6）：347．

王健．大杼穴刺络拔罐治疗膝关节痛48例．中国针灸，2003，23（1）：35．

王克非．耳体针结合治疗增生性膝关节炎150例疗效观察．针灸临床杂志，2002，18（6）：23．

王守永，王守星，李德宪，等．穴位植线法治疗膝部骨性关节炎的临床报道．中国中医骨伤科杂志，2004，12（6）：49-50．

王淑霞，卜长卿，梅荣军，等．巨刺结合药浴治疗退行性膝关节炎26例．针灸临床杂志，1994，10（3）：40．

王秀馥，张跃华．针刺有效点治疗膝关节积液．中国针灸，1994，14（1）：46．

王正心，施小成．针刺加药物注射治疗膝骨关节炎临床观察．上海针灸杂志，2008，27（8）：25．

吴亨明．针刺加火罐治疗膝滑液囊炎积液34例．中国针灸，1987，7（5）：2．

吴山．针刺为主治疗膝关节骨关节炎35例．新中医，1998，30（2）：30．

吴深．膝三针为主治疗膝关节骨质增生．河南中医，1998，18（6）：380．

奚向东，张鑫海．膝三针治疗增生性膝关节炎190例疗效观察．中国针灸,1996,16(3):25-26.

谢成禄,杨士秀．电针加TDP治疗膝关节炎的疗效观察．中国针灸,1992,12(6):19.

严海光．针灸治疗膝关节痛110例．针灸临床杂志,1995,11(2):13.

杨城．针刀"膝周六穴"治疗膝骨性关节炎31例．中国针灸,2010,30(4):308.

杨晋红．针刺加穴位注射治疗增生性膝关节炎．云南中医中药杂志,1997,18(6):31-32.

杨立峰,肖银香．针灸配合推按运经仪治疗膝关节增生性关节炎40例．中国针灸,2002,22(1):54.

杨涛．电针治疗骨性膝关节炎40例．甘肃中医学院学报,1998,15(3):46-47.

尹德军．微波针灸仪治疗膝关节肿痛．云南中医杂志,1988,9(6):36.

张必萌,吴耀持,沈健．长针透刺治疗膝骨关节炎的临床研究．中国针灸,2004,24(7):613-614.

张红．齐刺治疗老年性膝骨性关节炎．上海针灸杂志,1993,12(4):161-162.

张鸣,孙维峰．穴位贴压治疗膝关节痛．中国针灸,2003,23(6):347.

张倩如,符文彬．针灸并用治疗膝骨性关节炎疗效观察．中国针灸,2010,30(5):375.

张素玲,王舰．董氏奇穴刺络拔罐法治疗膝骨性关节炎30例．中国针灸,2010,30(5):358.

张悦,王澎．半导体激光照射治疗膝关节骨性关节炎疗效观察．中国针灸,2001,21(6):339.

张云卿．针刺治疗膝关节骨质增生病93例．中国针灸,1997,17(2):101.

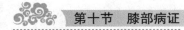
周兴亚.刺络放血治疗老年增生性膝关节炎.中国针灸,1996,16(10):37.

朱雪亮.温针灸治疗膝内侧副韧带劳损.湖南中医杂志,1992,8(3):18.

朱英,陈日兰,苗芙蕊,等.隔药灸结合电针治疗寒湿型膝骨性关节炎的疗效观察.针刺研究,2010,35(4):293-297.

祝东升,邹世忠,王桂业.小针刀治疗膝关节增生性关节炎133例.北京中医药大学学报,1995,18(3):56.

第十一节　踝部病证

踝部病证在针灸临床上经常可以见到,往往表现出疼痛、拘挛、活动困难等感觉及运动症状,也有疮疡痈疽等外科病证。在古代文献的症状中,凡有踝、脚腕等描述字样的内容,或虽无踝字样,但属于踝部症状的内容,如草鞋风等,本节均予以收录。中医学认为,本病多由风、寒、热等内外邪气,以及外伤所致,而体质虚弱也可导致本病的产生。在临床上,本病常分为寒、热、风、虚等证型。西医学认为,本病多由踝部骨骼和软组织(包括肌肉、肌腱、腱鞘、韧带等)的病变所产生,如踝部软组织的扭挫伤、踝管综合征和踝部骨折等,而风湿性关节炎或类风湿关节炎等全身性疾病也会在踝部出现炎症等病理变化,其中以踝部软组织的扭挫伤在针灸临床上最为常见。统计结果显示,涉及本病的古代针灸文献共 73 条,合 153 穴次;现代针灸文献共 105 篇,合 368 穴次。将古今文献的统计结果相对照,可列出表 11-1~ 表 11-4(表中数字为文献中出现的次数)。

表 11-1　常用经脉的古今对照表

经脉	古代(常用穴次)	现代(常用穴次)
相同	膀胱经 46、胆经 35、肾经 17、脾经 15、胃经 8	胆经 85、膀胱经 61、肾经 53、胃经 44、脾经 29
不同	肝经 11	

表 11-2 常用部位的古今对照表

部位	古代（常用穴次）	现代（常用穴次）
相同	足阳 66、足阴 35、腿阳 17	足阳 127、足阴 79、腿阳 61
不同	（无）	（无）

表 11-3 常用穴位的古今对照表

穴位		古代（常用穴次）	现代（常用穴次）
相同（踝部）		昆仑 24、丘墟 17、申脉 8、解溪 7、太溪 7、照海 7、商丘 6	丘墟 42、昆仑 36、太溪 29、解溪 27、照海 22、商丘 17、申脉 16
相似（腿阳）		委中 4	悬钟 24、足三里 15、阳陵泉 15
不同	足背	太冲 5、足临泣 4	
	其他	曲池 5	阿是穴 47、三阴交 7

表 11-4 治疗方法的古今对照表

方法	古代（条次）	现代（篇次）
相同	艾灸 7、针刺 5、刺血 5、推拿 1	针刺 69、推拿 13、刺血 8、艾灸 8
不同		穴位注射 12、器械 11、敷贴 10、电针 8、耳穴 6、拔罐 5、手足针 4、埋针 1、皮肤针 1、小针刀 1、火针 1、头针 1

　　根据以上各表，可对踝部病证的古今针灸治疗特点作以下比较分析。

【循经取穴比较】

　　1. 古今均取足三阳经穴 足三阳经的循行从头至足，均经过踝关节部，故治疗本病多取该三经穴。统计结果见表 11-5。

表 11-5　足三阳经穴次及其分占古、今总穴次的百分比和其位次对照表

	古代	现代
膀胱经	46（30.07%，第一位）	61（16.58%，第二位）
胆经	35（22.88%，第二位）	85（23.10%，第一位）
胃经	8（5.23%，第六位）	44（11.96%，第四位）

　　表 11-5 显示，古代比现代更多地选取膀胱经穴，现代比古代更多地选取胃经穴，而胆经穴次的百分比相近。就穴位而言，表 11-3 显示，古今均取膀胱经昆仑、申脉，胆经丘墟，胃经解溪，这些是相同的；古代还取胆经足临泣，现代则取悬钟、阳陵泉，这是相似的；古代取膀胱经委中，现代则取胃经足三里，这有所不同。马王堆《阴阳十一脉灸经》和《灵枢经·经脉》中膀胱经均治"踝厥"；《医宗金鉴》曰："胆经原络应刺病"，"髀膝外踝诸节痛"，则为古人取足阳经之例。

　　2. 古今均取肾、脾经穴　《灵枢经·经脉》载：肾经循行"循内踝之后"；脾经"上内踝前廉"，因此古今本病临床也取肾、脾二经穴。统计结果见表 11-6。

表 11-6　肾经、脾经穴次分占古、今总穴次的百分比及其位次对照表

	古代	现代
肾经	17（11.11%，第三位）	53（14.40%，第三位）
脾经	15（9.80%，第四位）	29（7.88%，第五位）

　　表 11-6 显示，古代似比现代更多取脾经穴，现代似比古代更多取肾经穴。就穴位而言，古今均取肾经太溪、照海，脾经商丘，这是相同的；现代还取脾经三阴交，古代取之不多，这是不同的。《灵枢经·经筋》中足太阴之筋病有"内踝痛"之证，即为古代取脾经之例。

3. 古代选取肝经穴 《灵枢经·经脉》载:肝经循行"去内踝一寸",因此古人治疗本病也选用肝经穴,共计 11 穴次,列诸经的第五位,占古代总穴次的 7.19%,**常用穴为太冲**。而现代取肝经为 8 穴次,列现代诸经的第九位,占现代总穴次的 2.17%,未被列入常用经脉,不如古代。《灵枢经·经筋》中足厥阴之筋病有"内踝之前痛"之证,乃为古人取肝经之例。

4. 古今均取八脉交会穴 文献内容显示,古今治疗踝病亦取奇经八脉的交会穴。如明代《针灸大全》取外关,治疗"足内踝骨红肿痛";取照海,治疗"干脚气,膝头并内踝及五指疼痛";取足临泣,治疗"足外踝红肿,名曰穿踝风";清代《针灸集书》刺照海与列缺,治疗"踝痛腰疼苦不仁"。

现代治疗本病取八脉交会穴者,如吴初竹等治疗急性运动性踝扭伤,取申脉、照海,施提插手法,取阿是穴,施扬刺法,出针后刺八脉交会穴后溪,用快速提插捻转,同时点按申脉,活动踝关节;张胜球治疗踝扭伤,针刺健侧外关透内关,将针柄逆时针转至极点,再轻提重插几次,留针期间嘱患者活动踝关节;王建华治疗踝扭伤,针刺健侧外关穴,留针期间令患者旋转踝关节。

上述外关通阳维,阳维行经外踝;照海通阴跷,阴跷出于内踝;足临泣通带脉,带脉"总束诸经",与六足经相联;列缺通任脉,任脉为诸阴脉之海,与诸阴脉相联;申脉通阳跷,阳跷出于外踝;后溪通督脉,督脉为阳脉之海,总督诸阳;内关通阴维,阴维起于内踝之上。

现代治疗本病采用循经取穴方法者,如张先锋治疗踝扭伤,取患部,用磁圆针捶叩,根据扭伤的轻重不同,采用迎随补泻手法,顺经或逆经捶叩相关经络。现代还有人对本病患者的经脉状态进行研究,这在古代是没有的,是现代针灸工作者的发展。如张剑飞等对急性运动性外踝关节损伤患者的经络状态进行分析,结果显示,不仅经过损伤部位的经脉(足三阳经与肝、肾经)受到影响,而且与"心主"相关的经脉亦受影响,原穴的导电量异常与经脉"所生病"相关,而络穴的导电量与"主筋""主骨""所生病"相关,与井穴导电量相关的是转输气血功能失常的经脉,而非受伤的经脉。

【分部取穴比较】

1. **古今均取足部穴** 踝属于足,因此在本病临床上足部(含足阳、足阴)穴次为高。统计结果见表 11-7。

表 11-7 足部穴次分占古、今总穴次的百分比及其位次对照表

	古代	现代
足阳	66(43.14%,第一位)	127(34.51%,第一位)
足阴	35(22.88%,第二位)	79(21.47%,第二位)

表 11-7 显示,**古代比现代更重视足阳部穴**,而古今足阴部穴次的百分比相近。表 11-3 显示,在足部诸穴中,**古今均多取踝部穴**,此为局部取穴,**包括外踝部昆仑、丘墟、申脉、解溪,内踝部太溪、照海、商丘,这是相同的;现代取阿是穴较突出**,达 47 穴次之多,列现代诸穴之首,显示现代对局部取穴的重视,而古代虽然也取局部阿是穴,但共 3 穴次,不如现代。

古代取踝部穴者,如《流注指要赋》道:"大抵脚腕痛,昆仑解围。"《玉龙歌》云:"肿红腿足草鞋风,须把昆仑二穴攻,申脉太溪如再刺,神医妙诀起疲癃。"《神应经》曰:"穿跟草鞋风:昆仑、丘墟、商丘、照海。"《针灸大成》补充:"复刺后穴:太冲、解溪。"《医学纲目》称:"草鞋风,足腕痛:昆仑(透太溪)、丘墟、商丘。"《东医宝鉴》谓:"足腕痛,取昆仑、太溪、申脉、丘墟、商丘、照海、太冲、解溪。"

现代取踝部穴者,如张先锋治疗踝扭伤,针刺解溪、丘墟、商丘、阿是穴,内翻加昆仑,外翻加太溪;吉健友则针刺病变局部的跗骨窦,内翻加昆仑,外翻加太溪;谢凯治疗急性踝扭伤,针刺病

变局部的丘墟、解溪、昆仑、太溪、照海、商丘、中封等穴;朱守应治疗慢性踝扭伤,针刺患侧或双侧照海、申脉,用捻转补法,取压痛点,用三棱针放血 1~3 滴;吴亿中则取阿是穴,施温针灸。

表 11-3 显示,除了踝部穴外,**古代还取足部其他穴,其中以特定穴为多,包括太冲、足临泣等**。如《备急千金要方》载:太冲主"内踝前痛";前述《针灸大全》取足临泣治"足外踝红肿,名曰穿踝风"。古人还取足部其他特定穴,如《神灸经纶》曰:"穿踝疽,生内踝骨中,发肿内外,痛甚,不能行动:隐白。"《针灸聚英》云:大都治疗"绕踝风"。《济生拔粹》言:"踝前痛,兼刺足厥阴经行间二穴。"

现代也有取足部特定穴者,如彭启琼等治疗踝扭伤,针刺太冲、公孙等穴,用泻法;陈远发治疗踝扭伤,针刺八风、冲阳等穴;叶思全则针病侧隐白出血,再针健侧公孙等穴。但总的来说,**现代取足部其他特定穴不多,不如古代**。

2. **古今均取腿阳面穴** 根据循经取穴与邻近取穴的原则,古、今治疗本病还取腿阳面穴,分别达 17、61 穴次,同列各部的第三位,分占各自总穴次的 11.11%、16.58%,可见**现代比古代更多取腿阳面穴**。就穴位而言,古代多取委中,现代则取悬钟、足三里、阳陵泉,这是相似的;此外,**现代还取腿阴面的三阴交**,而古代取之不多,这是不同的。

如秦汉时期《灵枢经·邪气脏腑病形》曰:"胫踝后皆热,若脉陷,取委中。"明代《神应经》言:"脚腕酸:委中、昆仑。"现代陈海枝治疗踝部软组织损伤,针刺悬钟、足三里、阿是穴等;何新芳等治疗外踝扭伤,针刺阳陵泉,急性期用提插捻转泻法,恢复期用温针灸;胡芳治疗产妇踝部剧痛,针刺足三里、三阴交、阴陵泉、阳陵泉,施捻转泻法,令针感传至踝部。

3. **古代选取曲池穴** 表 11-3 显示,古代治疗本病还取肘部穴曲池,较为瞩目。如《济生拔粹》曰:"治绕踝风,刺手阳明经曲池二穴。"《针灸聚英》亦曰:曲池主"绕踝风"。曲池治疗本病的机制尚需探讨。

现代治疗本病也有取曲池者,尽管其穴次不高。如雷伦等用穴位注射治疗慢性踝痛,取解溪、商丘,配健侧曲池透曲泽,注入复方防风液(含防风、牛膝、桂枝)。此外,孙学英等治疗踝扭伤,针刺健侧上廉穴,行捻转强刺激;李帅等亦针刺健侧上廉,深度达医者托肘之手有针尖搏动为度,行提插捻转强刺激手法,并让患者活动受伤踝关节。上廉与曲池相近,两穴均属手阳明大肠经,似有相关性。

4. 现代选取远道效验穴　现代报道显示,除了上述常用部位的穴位外,现代本病临床还选取一些远道的效验穴,其中包括左右对应穴、上下对应穴,以及其他效验穴。这些穴位在古代文献中少见记载,当是现代针灸工作者的发展。

(1)**左右对应取穴**:人体的左右相对称,经络又互相交错,因此古今本病临床或用左右交叉取对应穴的方法,即左病取右,右病取左。如张月萍治疗踝扭伤,取患肢压痛点在健侧肢体上的对应点,用缪刺捻转手法;李长森治疗踝关节疾病,取腰阳关,配健侧阳陵泉、丘墟,用巨刺法加拔罐,配合活动伤踝。

(2)**上下对应取穴**:在人体上下肢中,腕与踝相对应,故腕部穴可以治疗踝部病证。如牟治修治疗急性踝扭伤,单刺同侧阳池穴,留针期间配合按摩扭伤的局部;杨贤海治疗踝关节损伤,针刺大陵穴,使针感向手掌或中指、食指放射,并令患者活动患脚;杨志宏等治疗急性踝扭伤,取患侧中泉,向尺骨头方向斜刺,施捻转手法。

(3)**左右上下相结合的对应取穴**:如刘华治疗踝扭伤,针刺健侧阳池穴,施强刺激;侯士文则针刺健侧神门透阳谷,或针刺阳溪透太渊,施提插捻转,同时令患者做跳跃动作;王登旗针刺健侧腕关节同名经穴,用捻转手法,并要求患者活动患部;边静治疗外踝扭伤,刺健侧腕骨,内踝扭伤,刺健侧阳溪透太渊,得气后施强刺激手法,同时令患者活动伤踝。

（4）其他效验穴：如年云娜治疗急性踝扭伤，针刺健侧"小节穴"（位于第1掌指关节桡侧赤白肉际）透向鱼际，得气后边行针边活动患侧脚踝，如关节红肿，点刺患侧委中出血；陈大隆等治疗踝扭伤，针刺双侧睛明穴，留针期间令患者睁目行走，结合活动踝关节；韩新强则针刺双侧攒竹穴，刺入12mm，施快速捻转，用重刺激泻法，同时令患踝活动。上述"小节穴"、睛明、攒竹穴治疗本病的机制亦待探讨。

【内外踝病证取穴比较】

检索与统计结果显示，**古今治疗内踝病证以足阴部、足阴经穴次为多**，这是古今相同的。如秦汉时期《灵枢经·经筋》中足太阴、足厥阴之筋病有"内踝痛""内踝之前痛"之证。元代《济生拔粹》曰："如绕内踝痛，兼刺足太阴经大都二穴。"明代《循经考穴编》载：商丘治疗"内踝红肿疼痛"；太冲治疗"内踝前痛"。清代《神灸经纶》记："穿踝疽，生内踝骨中，发肿内外，痛甚，不能行动：隐白。"现代丁金榜治疗踝扭伤内侧痛，针三阴交、太溪，用强刺激，并接电；赵延红则针太溪、照海、商丘、大钟、然谷等；刘洪宝治疗外翻伤，针照海、商丘、中封，用强刺激泻法。

古今治疗外踝病证以足阳部、足阳经穴次为多，此亦是古今一致的。如《灵枢经·经脉》中胆经"所生病"有"外踝前及诸节皆痛"之证。元代《济生拔粹》曰："如绕外踝痛，兼刺足少阳经孙络二穴，在小指间。"明代《医学纲目》云："外踝红肿痛：申脉。"《循经考穴编》载：金门主"外踝疼"。清代《针灸便用》语："治胁肋髀膝至外踝骨前及诸节疼，针侠溪、丘墟、阳辅。"现代丁金榜治疗踝扭伤外侧痛，针悬钟、丘墟，用强刺激，并接电；赵延红则针申脉、昆仑、悬钟、金门、丘墟等；刘洪宝治疗内翻伤，针丘墟、申脉、昆仑，用强刺激泻法。

人体阴阳气血内外左右交相贯通，故《素问·阴阳应象大论》曰："善用针者，从阴引阳，从阳引阴；以右治左，以左治右。"而内外踝部相邻,故踝部阴阳交叉取穴又为邻近取穴;有的阴阳穴位又可相透,因而**古人治疗踝病也有阴阳交叉取穴者**。如《针灸大全》治疗"足外踝红肿",除取阳穴足临泣、昆仑、丘墟外,还取阴穴照海;治疗"足内踝骨红肿痛",除取阴穴太溪外,还取阳穴丘墟、临泣、昆仑;治疗"干脚气,膝头并内踝及五指疼痛",除取阴穴照海、膝关、三阴交外,还取阳穴昆仑、绝骨、委中、阳陵泉。《马丹阳天星十二穴歌》道:昆仑主"阳踝更连阴",皆为例。现代也有"从阴引阳"者,如魏北星等治疗急性踝关节外侧副韧带损伤,针刺健侧太溪穴,施提插捻转泻法,留针期间活动患侧踝关节,但总的来说,**现代用阴阳交叉取穴者不多**。

【辨证取穴比较】

本病与辨证相关者,涉及寒、热、风、虚等因素,**古人治疗选取足部(含踝部)、腿部之穴**,与上述本病总体取穴特点大体相合,似无特异性。

其中与寒相关者,如《针灸甲乙经》载:丘墟主"痿厥寒,足腕不收"。《备急千金要方》曰:光明主"虚则胆寒,寒则痿躄","外至腨绝骨外踝前及诸节皆痛"。《循经考穴编》记:漏谷主"腿膝冷,麻痹不仁,足踝肿痛"。其中丘墟在踝部,光明、漏谷在腿部。

与热相关(含踝红肿)者,如《灵枢经·邪气脏腑病形》云:"足小指外廉及胫踝后皆热,若脉陷,取委中。"《针方六集》语:外丘主"足外热,腰、膝、外踝皆痛"。《医学纲目》言:"外踝红肿痛:申脉。"《针灸秘授全书》语:"足内踝红肿:太溪、丘墟、临泣、昆仑、大都。"其中申脉、太溪、丘墟、临泣、昆仑在踝部,大都在足部,委中、外丘在腿部。

与风相关者,如《针方六集》称:丘墟主"外踝皆痛,踭风"(踭,现代施土生释为足跟),承山主"足踝肿痛,风痹"。《杨敬斋针灸全书》谓:"草鞋风,脚挛风:解溪、昆仑、申脉。"其中丘墟、解溪、昆仑、申脉在踝部,承山在腿部。

与虚相关者,如《循经考穴编》谓:解溪主"脚腕无力,补之"。解溪在踝部。

在上述资料中,委中为清热要穴;其余资料似未能显示诸类型之间的取穴差异。

而在现代本病临床上,关于辨证取穴的报道不多。

【针灸方法比较】

1. **古今均用艾灸**　艾叶性温,用火烧灼则热力更强,具温阳补气、活血化瘀之功,常用于本病的治疗。在本病的古、今文献中,涉及艾灸者分别为7条次、8篇次,分列古、今诸法之第一、第六(并列)位,分占各自总条(篇)次的9.59%和7.62%,可见古代似比现代更多地采用灸法。

古代用灸法者,如《胜玉歌》道:"踝跟骨痛灸昆仑,更有绝骨共丘墟。"《类经图翼》载:丘墟治"脚腕疼,可灸七壮。"《针灸资生经》云:"足踝以上病,宜灸三阴交、绝骨、昆仑;足踝以下病,宜灸照海、申脉,然须按其穴酸疼处灸之。"其中"按其穴酸疼处灸之"是具体情况、具体分析的方法,比较符合临床实际,故能提高疗效。

现代用艾灸者,如张先锋治疗踝扭伤,取解溪、丘墟、商丘、阿是穴,用针刺加艾条温和灸,起针后再对阿是穴施温和灸;秦黎虹则用针刺丘墟透照海,加温针灸;何林宜等取压痛点,用改良银质针,施温针灸;陈庆治疗踝关节陈旧性损伤,取局部阿是穴,施隔药灸,其药物包括红花、乳香、没药、桂枝、细辛、川芎、独活、穿山甲等;张三堂治疗双踝及足趾肿痛,取双侧足三里、血海,施瘢痕灸。可见**现代灸疗本病采用了温和灸、温针灸、隔药灸、瘢痕灸等方法,而古代文献中则未对施灸方法作具体描述。**

古代还用灸法治疗因热毒而引起的踝部肿痛,现代认为其多由微生物感染所致。如宋代《医心方》载有陶氏艾灸治脚肿法,用灸法以强壮扶正,驱邪外出:"初觉此病之始,股内间微有肿处;

或大脉胀起;或胫中拘急;煎寒不决者,当检按其病处有赤脉血络,仍灸绝其经两三处,处二十一壮,末巴豆、虻虫,少少杂艾为灸主,若以下至踝间,可依葛氏法(踝直下白肉际,灸三壮),如其壮至五十,亦用药艾丸也,如此应瘥。"此案似为丹毒类的感染性疾病,故取"赤脉血络","灸绝其经"。本案还在艾绒中加入了蚀疮排毒的巴豆和破血逐瘀的虻虫,可以借鉴。

又如清代《针灸集成》曰:"脚足内外踝红肿,日久不脓不差:灸骑竹马穴七壮,若不愈更灸和介氏之法,神效。"因为病久不愈,故用"骑竹马"灸法,其穴在背部,是灸治疮疡痈疽的要穴。和介氏为日本古代名医,其治疗痈疽疮疡采用"八穴灸法",该八穴分别在头部、手部、背腹部、足部,详见《神应经》相关章节。而现代治疗感染性踝部肿痛多用抗生素,用灸法的报道不多。

2. 古今均用针刺 针刺可刺及肢体局部的肌肉、神经、血管等组织,激发其自身潜在的调节功能,并产生吗啡样物质,起到止痛作用,因此古、今本病临床常用针刺法,分别达 5 条次、69 篇次,分列古、今诸法之第二(并列)、第一位,分占各自总条(篇)次的 6.85% 和 65.71%,可见**现代比古代更多地采用针刺**,此当是现代针具进步和神经学说影响的结果。

古代用针刺者,如《针灸聚英》"六十六穴歌" 道:"脚腕痛如裂,腰尻疼莫任;昆仑如刺毕,即便免呻吟。"《针灸便用》言:"治胁肋髀膝至外踝骨前及诸节疼,针侠溪、丘墟、阳辅。"《琼瑶神书》道:"足头红肿草鞋风","加弹太溪申脉并,上穴上下在针中"。其中弹针法当如何具体操作? 与下述刺血段落中的弹针有否区别? 似可探讨。

现代治疗本病的针刺,包括傍针刺、透刺、扬刺、刮法、围刺等。如吴亿中治疗慢性踝扭伤,针阿是穴,用傍针刺,行小幅度捻转提插;赵义造则刺丘墟透照海,并通电;周光英等治疗急性踝扭伤,针阿是穴,采用扬刺法;番玮则针刺腕关节对应点,得气后反复刮针柄,并活动受伤关节;吴培植等治疗踝扭伤,在扭伤局部用围刺法,于痛点用直刺法,行泻法;许云祥等亦取阿是穴,用围刺法,同时证实,留针时间以 30 分钟为最佳。

除上述记载与报道外,关于本病的针刺,还有以下内容值得讨论。

（1）**古今均用补泻法**：前面已述,明代《循经考穴编》取解溪,治"若脚腕无力,补之"。古代采用泻法者,体现在后述刺血疗法中。现代用补泻者较古代为多,如贾朝先治疗踝关节痛,取患侧丘墟透照海,行大幅度强刺激捻转泻法;边汉民治疗踝损伤,取胆囊穴、外丘、上巨虚、丘墟、照海,用针刺泻法;朱守应治疗慢性踝扭伤,取健侧阳溪,施捻转平补平泻法,并活动伤踝,取患侧或双侧照海、申脉,施捻转补法,取阳陵泉、足三里、三阴交、悬钟,施提插补法;欧阳谷等治疗外伤性踝内翻,针刺三阴交、内关,用泻法,丘墟、足三里,用补法。

（2）**古人刺穴讲究先后次序**：前面"古今均用八脉交会穴"中《针灸集书》治疗"踝痛腰疼苦不仁",用阴跷配任脉的方法,并指出先刺照海、后刺列缺,可见其刺穴有先后的次序。现代冯润身也认为改变所刺激穴位的先后顺序,将会取得不同的效应,因此对于取穴的先后次序问题尚需探讨。

（3）**现代采用强刺激**：如周宝福等治疗踝扭伤,针刺悬钟穴,用大幅度运针的强刺激,同时活动踝关节;刘洪宝则针刺阳陵泉、压痛点,内翻伤加丘墟、申脉、昆仑,外翻伤加照海、商丘、中封,用强刺激泻法。在本病的古代文献中,未见有针刺强刺激的记载。

（4）**现代要求针感放射**：如陈远发针刺八风、足三里、冲阳,以有酸胀麻感并向足背放射为宜;赵树玲治疗外踝部疼痛,独取患侧环跳穴,用 3~5 寸针刺入,用强刺激手法,要求针感达到外踝部或足底部。在本病的古代文献中,亦未见有类似的描述。

（5）**现代行针留针期间要求患者活动患部**：由本节上述与下述现代医案可见,今人用针刺治疗本病(尤其是急性踝关节扭伤),在远道穴处行针留针期间,多要求患者活动受伤的踝关节。

笔者揣测,针刺配合运动受伤踝关节,可疏通经络,运行气血,并促使经气到达病所,从而激发踝部组织潜在的神经内分泌调节功能,改善其生理病理状况;而运动引起的传入信号又能进一步激活脊髓上位中枢,加强下行抑制,故可提高临床疗效。

3. 古今均用刺血　本病常有瘀血积滞,因此古、今治疗亦多用刺血法,分别达 5 条次、8 篇次,分列古、今诸法之第二(并列)、第六位,分占各自总条(篇)次的 6.85% 和 7.62%,古今百分比相近。

古代用刺血者,如《琼瑶神书》道:"足头红肿草鞋风,昆仑二穴取血功。"《循经考穴编》称:商丘治"内踝红肿疼痛,宜泻之,弹针出血";水泉治"踝骨痛,宜弹针出血"。

现代采用刺血疗法者,如赵联合治疗踝扭伤,取扭伤局部阿是穴及其怒张之静脉,用三棱针点刺,挤压出血;许云祥等亦取阿是穴,施刺络拔罐;王文智治疗急性踝扭伤,取阿是穴,用皮肤针施刺络拔罐出血;田自前、孔建国等亦取肿胀局部,用三棱针点刺出血拔罐。

古代有些医案的刺血量较大,如《医心方》载:"初觉此病(脚肿)之始,股内间微有肿处;或大脉胀起;或胫中拘急;煎寒不决者","若以下至踝间","若数日不止,便以甘刀破足第四第五指间脉处,并踝下骨解,泄其恶血,血皆作赤色,去一斗五升,亦无苦,若在余处亦破之,而角嘬去恶血都毕,敷此大黄膏"。其中"去一斗五升"显示其出血量之大;犹恐逐邪未尽,故再用角法(即现代之拔罐技术)"嘬去恶血";刺血后还予贴敷大黄膏以清热解毒。又如《薛氏医案》记:"一小儿十四岁,闪足腕间","针之,出清脓甚多","豆豉饼而愈"。本案"出清脓甚多"显示有感染,更当驱逐邪毒;刺脓后还用豆豉饼灸,以提高免疫功能,除尽余毒。而现代报道的刺血量一般不大。

4. 古今均用推拿　推拿可使病变局部产生止痛物质,松解软组织的痉挛,又可促进血液循环,因此古、今治疗本病亦用推拿法,分别为 1 条次、13 篇次,分列古、今诸法之第三、第二位,分占各自总条(篇)次的 1.37% 和 12.38%,显示**现代比古代更多地采用推拿疗法**,可见现代更进一步地认识到推拿的良效。古代用推拿者,如《西法针灸》记:"坐骨神经痛","其疼痛点在臀筋、膝腘窝、腓骨小头、足背、踝等部","臀部及大腿后面之中央,宜行按摩法"(本案踝痛当由坐骨神经痛所致)。

现代采用推拿者,如刘洪宝治疗踝扭伤,取阳陵泉、压痛点等穴,施以一指禅推法,并对踝关节做对抗牵引,活动踝关节,再对踝部肌腱施以拿捏、弹拨、摩擦等手法;孙继诚治疗急性踝关节扭挫伤,取阿是穴、昆仑、丘墟、足三里、阳陵泉、上巨虚、环跳,施伸筋、捏拿、掐拿、肘运等推拿手法;魏国奎治疗陈旧性踝扭伤,取压痛点、足三里、太溪、昆仑、丘墟、绝骨、解溪、太冲等穴,用点按、揉、摩、牵引、摇摆、按压等推拿手法;欧阳谷等治疗外伤性踝内翻,取腰阳关、环跳、丘墟、殷门、委中、昆仑、申脉、行间、太冲、涌泉等穴,施以按、揉、摩相结合的手法推拿。

5. 现代发展的方法　现代临床还采用穴位注射、器械、敷贴、电针、拔罐、埋针、皮肤针、小针刀、火针,以及微针系统(含耳穴、手足针、头针)等方法。这些在本病的古代文献中未见记载,其中不少是针灸与现代科学技术相结合的产物。

(1)**穴位注射**:如彭光亮治疗踝扭伤,取丘墟,注入普鲁卡因与当归注射液;彭启琼等则取昆仑、解溪、太溪、丘墟、阿是穴,注入利多卡因加醋酸氢化泼尼松及维生素 B_{12};陶琪彬治疗外踝扭伤,针刺阳陵泉、丘墟、申脉,并注入雪上一枝蒿;周庆铎治疗急性踝扭伤,其中外踝伤取丘墟,内踝伤取照海,注入葡萄糖氯化钠溶液;陈群敏则取足三里,注入 5ml 空气;前述雷伦等治疗慢性踝痛,取解溪、商丘,配健侧曲池透曲泽,注入复方防风液(含防风、牛膝、桂枝),亦为例。

(2)**器械**:如刘敏娟等治疗踝扭伤,取阿是穴,用微波照射;张月萍亦取病灶局部,用音频电疗;马钦城取损伤部位相应穴位,用 LY-5 电子针灸按摩器治疗；王博等使用调频经络治疗仪，正极接压痛点，负极接昆仑、解溪、申脉；赵媛治疗陈旧性踝扭伤，取阳陵泉、解溪、阿是穴等，用骨质增生仪做中药电离子导入；杨志宏等治疗急性踝扭伤，取患侧解溪、悬钟、照海、丘墟、昆仑、申脉、太冲、阿是穴，用 He-Ne 激光照射；陶琪彬治疗外踝扭伤，针刺阳陵泉、丘墟、申脉，加 TDP 照射。

（3）**敷贴**：如喻坚等治疗踝扭伤，取患部穴，冷敷一号新伤药（含黄柏、延胡索、羌活、白芷、红藤、独活、木香、血竭等）；段玲治踝关节扭伤亦取患处，外敷中药消肿膏（含栀子、大黄、木瓜、蒲公英、黄柏、羌活、姜黄、乳香、没药等）；陈明达等在患部涂敷中药粉末（含乳香、没药、血竭、红花、自然铜、黄柏）；熊小燕在患部外敷大七厘散；谢凯治疗急性踝扭伤，取扭伤局部，外敷中药"四黄散"（含生黄栀、生大黄、生黄芩、黄柏）；姜少伟治疗慢性踝扭伤，取压痛点，外敷雄黄、斑蝥，使发泡；高艳秋治疗陈旧性踝扭伤，取阿是穴，外敷生巴豆泥，使发泡。

（4）**电针**：如熊小燕治疗踝关节韧带损伤，取患侧申脉、丘墟、照海、阿是穴，用电针刺激；靳今亦取压痛点，外踝伤配昆仑、解溪、申脉，内踝伤配太溪、照海、商丘，用电针疏密波治疗；赵媛治疗陈旧性踝扭伤，取阳陵泉、解溪、阿是穴等，用电针疗法；何新芳等治疗外踝扭伤，取阳陵泉，并配合悬钟、丘墟、解溪、昆仑、申脉、侠溪，用 G6805 电针治疗仪施电磁刺激。

（5）**拔罐**：如李长森治疗踝关节疾病，取腰阳关，配健侧阳陵泉、丘墟，用针刺加拔罐疗法；彭启琼等治疗踝扭伤，取昆仑、解溪、太溪、丘墟、阿是穴，用针刺泻法配合拔罐；慈勤仁等则取病变局部，施散刺拔罐出血；刘敏娟等取阿是穴，用三棱针点刺，然后拔上装有生理盐水的水罐。

（6）**埋藏**：如王建成治疗踝扭伤，取病变部位的天应穴及循经远道穴（如足三里、悬钟、条口、漏谷、跗阳等），埋入皮内针。

（7）**皮肤针**：如王文智治疗急性踝扭伤，取阿是穴，用皮肤针施刺络拔罐;杨志宏等、张胜钺亦取肿胀局部,用皮肤针叩刺出血。

（8）**小针刀**:如何林宜等治疗踝关节损伤,取压痛点,用小针刀松解;安平等治疗踝关节陈旧性损伤,在踝前韧带附着处及关节囊壁和距胫前韧带等部位,施予针刀治疗,然后对踝关节进行对抗牵引,并摇动全足。

（9）**火针**:如孟国臣治疗陈旧性踝扭伤,取压痛点,配阳陵泉、悬钟、昆仑、解溪、丘墟、申脉等,用火针疗法;李石良等治疗急性踝关节韧带损伤,取肿胀最明显处,用火针闪刺,引血水自然流出。

（10）**微针系统**:微针系统包括耳穴、手足针、头针。

1）**耳穴**:如黄梦雄等治疗急性踝扭伤,针刺耳尖透向耳踝穴,顺时针捻转 360°3~5 次,配合活动患踝;孙继诚则取患侧耳穴踝、膝、神门、皮质下、肾上腺等穴,用圆头探针施点压振颤;汪荫华等治疗踝扭伤,取患侧耳廓踝、跟等部位,用探针探其 1~2 个敏感点,然后用手指按摩耳廓使其充血,以三棱针点刺出血 10~30滴;边静则针患侧耳穴踝、神门,使局部产生胀痛感,耳廓逐渐发热,并于耳穴踝、耳尖处放血数滴;陈海枝取耳穴踝点和肝点,先用火柴棒点按之,再予王不留行贴压。

2）**手足针**:如杨兆勤等治疗踝扭伤,针刺患侧第 2 掌骨桡侧近端"足"穴,行气后令患者活动扭伤的踝关节;陈明达等亦取生物全息学中患侧第 2 掌骨侧"足"穴,与健侧胫骨下端肢节的"足"穴,用针刺提插捻转泻法;和运志治疗外踝伤针刺腕踝针下4 区、下 5 区、下 6 区,内踝伤针刺下 1 区、下 2 区、下 3 区。

3）**头针**:如王梁超治疗踝关节扭伤,针刺健侧头针运感区。

【结语】

根据上述对古今文献的统计与分析结果,兹提出治疗踝部病证的参考处方如下(无下划线者为古今均用穴,下划曲线者为古代所用穴,下划直线者为现代所用穴):①踝部穴昆仑、丘墟、申脉、解溪、太溪、照海、商丘、阿是穴等;②足部其他特定穴太冲、足临泣等;③腿阳面穴委中、悬钟、足三里、阳陵泉等。还可选用腿阴面的三阴交,肘关节部的曲池,以及远道效验穴(含左右对应穴、上下对应穴等)。临床可根据病情,在上述处方中选用若干相关穴位。

治疗内踝病证以足阴部、足阴经穴次为主,外踝病证以足阳部、足阳经穴次为主,但也可阴阳交叉取穴。

临床可用艾灸,包括温和灸、温针灸、隔药灸、瘢痕灸等方法;也可用针刺,包括补泻手法,可施以强刺激,要求有针感放射,行针留针期间要求患者活动患部,刺穴还有先后次序的讲究;临床还可用刺血、推拿,以及现代的穴位注射、器械、敷贴、电针、拔罐、埋针、皮肤针、小针刀、火针、微针系统(含耳穴、手足针、头针)等方法。

历代文献摘录

[元代及其以前文献摘录](含同时代外国文献)

《阴阳十一脉灸经》:"足钜阳之脉……腘如结,腨如裂,此为踝厥,是钜阳之脉主治。"

《灵枢经·邪气脏腑病形》:"膀胱病者……若脉陷,及足小指外廉及胫踝后皆热,若脉陷,取委中央。"

《灵枢经·经脉》:"膀胱足太阳之脉……腘如结,踹如裂,是为踝厥。""胆足少阳之脉……是主骨所生病者……胸胁肋髀膝外至胫绝骨外踝前及诸节皆痛。"

《灵枢经·经筋》:"足太阴之筋……其病足大指支,内踝痛,转筋痛……治在燔针劫刺,以知为数,以痛为输。""足厥阴之筋……其病足大指支,内踝之前痛,内辅痛……其病转筋者,治在燔针劫刺,以知为数,以痛为输。"

《针灸甲乙经》(卷九·第八):"足跟中踝后痛,脚痿,仆参主之。"

《针灸甲乙经》(卷十·第四):"足腕不收,躄……丘墟主之。"

《针灸甲乙经》(卷十一·第六):"膝内[一本有'廉'字]内踝前痛……中封主之。"

《备急千金要方》(卷十一·第一):"光明……外至腨绝骨外踝前及诸节皆痛。"

《备急千金要方》(卷三十·第三):"昆仑主脚如结,踝如别。""大冲主膝内踝前痛。"

《铜人腧穴针灸图经》(卷五·足太阳):"昆仑……踝如裂。"

《琼瑶神书》(卷二·一百七十四):"足头红肿草鞋风,昆仑二穴取血功,加弹太溪申脉并,上穴上下在针中。"

《针灸资生经》(卷五·足杂病):"足踝以上病,宜灸三阴交、绝骨、昆仑;足踝以下病,宜灸照海、申脉,然须按其穴酸疼处灸之方效。"

《卫生宝鉴》(卷二十·流注指要赋):"大抵脚腕痛,昆仑解围[原作愈,据《针灸大全》改]。"

《济生拔粹》(卷三·治病直刺诀):"治绕踝风,刺手阳明经曲池二穴。如绕外踝痛,兼刺足少阳经孙络二穴,在小指间;如绕内踝痛,兼刺足太阴经大都二穴……如踝[原作腕,据上下文改]前痛,兼刺足厥阴经行间二穴。"

《扁鹊神应针灸玉龙经》(六十六穴治证):"中封……足痛步难,草鞋风。""丘墟……草鞋风。"

《扁鹊神应针灸玉龙经》(针灸歌·又歌):"脚腕痛时昆仑取。"

[外国文献]

《医心方》(卷八·第十六):"又陶氏:初觉此病[脚肿]之始,股内间微有肿处;或大脉胀起;或胫中拘急;煎寒不决者,当检按其病处有赤脉血络,仍灸绝其经两三处,处二十一壮,末巴豆、蛇虫，少少杂艾为灸主，若以下至踝间，可依葛氏法，如其壮至五十，亦用药艾丸也，如此应瘥。若数日不止，便以甘刀破足第四第五指间脉处，并踝下骨解，泄其恶血，血皆作赤色，去一斗五升，亦无苦，若在余处亦破之，而角噏去恶血都毕，敷此大黄膏。"

[明代、清代及民国前期文献摘录](含同时代外国文献)

《神应经》(手足腰胁部)："穿跟草鞋风：昆仑、丘墟、商丘、照海。""脚腕酸[原作疼，据《针灸大成》改]：委中、昆仑。"

《针灸大全》(卷一·马丹阳天星十二穴歌)："昆仑……阳踝更连阴。"[原出《扁鹊神应针灸玉龙经》(天星十一穴歌诀)]

《针灸大全》(卷四·八法主治病症)："足临泣……足外踝红肿，名曰穿踝风：昆仑二穴、丘墟二[原作一，据义改]穴、照海二穴。""照海……干脚气，膝头并内踝及五指疼痛：膝关二穴、昆仑二穴、绝骨二穴、委中二穴、阳陵泉二穴、三阴交二穴。""外关……足内踝骨红肿痛，名曰绕踝风：太溪二穴、丘墟二穴、临泣二穴、昆仑二穴。""踝痛腰疼苦不仁[先照海，后列缺]。"

《针灸捷径》(卷之下)："穿跟草鞋风，又脚痛，宛内疼痛，皆可治之：太溪、商丘、昆仑、申脉、解溪。"

《针灸聚英》(卷一上·手阳明)："曲池……绕踝风。"

《针灸聚英》(卷一上·足太阴)："大都……绕踝风。"

《针灸聚英》(卷四下·六十六穴歌)："脚腕痛如裂……昆仑如刺毕，即便免呻吟。"

《薛氏医案》(保婴撮要·卷十四·多骨疽)："一小儿十四岁，闪足腕间……针之，出清脓甚多……豆豉饼而愈。"

《医学纲目》(卷十二·痛痹)："(撮)草鞋风，足腕痛：昆仑(透太溪)、丘墟、商丘。""足腕不用，痿躄坐不起，髀脚痛：光明、丘墟。""腕缓不收，覆足不任，胫酸：然谷、浮白、昆仑。""(撮)外踝红肿痛：申脉。"

《杨敬斋针灸全书》(下卷)："草鞋风，脚挛风：解溪、昆仑、申

脉。"[原出《针灸捷径》(卷之下)]

《针灸大成》(卷三·玉龙歌):"肿红腿足草鞋风,须把昆仑二穴攻,申脉太溪如再刺,神医妙诀起疲癃。"[原出《扁鹊神应针灸玉龙经》(玉龙歌)]

《针灸大成》(卷三·胜玉歌):"踝跟骨痛灸昆仑,更有绝骨共丘墟。"

《针灸大成》(卷九·治症总要):"第五十五.穿跟草鞋风:照海、丘墟、商丘、昆仑……复刺后穴:太冲、解溪。"[原出《医学纲目》(卷十二·痛痹)]

《针方六集》(纷署集·第三十):"太冲……阴股、膝肿、内踝皆痛。"

《针方六集》(纷署集·第三十一):"水泉……踝骨酸痛。"

《针方六集》(纷署集·第三十三):"[足]窍阴……腰、髀、膝、肿、踝、跗红肿,转筋痛痹。""[足]临泣……肩、胁、腰、膝、外踝节痛,不能转侧。""丘墟……髀枢、外肿、外踝皆痛,踭风,脚气红肿。""外丘……腰、膝、外踝皆痛。"

《针方六集》(纷署集·第三十四):"承山……腰、股、膝、腨、足踝肿痛。"

《类经图翼》(卷六·足阳明):"解溪……脚腕痛。"[原出《神农皇帝真传针灸图》四图]

《类经图翼》(卷八·足少阳):"丘墟……脚腕疼,可灸七壮。"[原出《神农皇帝真传针灸图》八图]

《类经图翼》(卷十一·手足病):"足腕肿痛:解溪、丘墟。"

《循经考穴编》(足阳明):"解溪……若脚腕无力,补之。"

《循经考穴编》(足太阴):"商丘……如内踝红肿疼痛,宜泻之,弹针出血。""三阴交……膝股内廉跗踝肿痛。""漏谷……足踝肿痛。"

《循经考穴编》(足太阳):"跗阳……外踝红肿。""申脉……脚踝红肿。""金门……外踝疼,白虎历节风。"

《循经考穴编》(足少阴):"水泉……若踝骨痛,宜弹针出血。"

《循经考穴编》(足厥阴):"太冲……内踝前痛。"

《医宗金鉴》(卷七十九·十二经表里原络总歌):"胆经原络应刺病……髀膝外踝诸节痛。"

《医宗金鉴》(卷八十五·足部主病):"丘墟……小腹外肾脚腕痛。"

《采艾编翼》(卷二·脚气):"腨重如结,踝如裂:昆仑。"

《神灸经纶》(卷四·外科证治):"穿踝疽,生内踝骨中,发肿内外,痛甚,不能行动:隐白。"

《针灸便用》:"治胁肋髀膝至外踝骨前及诸节疼,针侠溪、丘墟、阳辅。"

《针灸集成》(卷二·脚膝):"脚足内外踝红肿,日久不脓不差:灸骑竹马穴七壮,若不愈更灸和介氏之法,神效。"

《西法针灸》(第三章·第七节):"坐骨神经痛……其疼痛点在臀筋、膝腘窝、腓骨小头、足背、踝等部……臀部及大腿后面之中央,宜行按摩法,臀部及大腿后面,及左列之部,俱宜深刺:胞肓、秩边、承扶、殷门、委中、昆仑、三里,及其他患部。"

《针灸秘授全书》(足内踝红肿):"足内踝红肿:太溪、丘墟、临泣、昆仑、大都。"

[外国文献]

《东医宝鉴》(外形篇四·足):"足腕痛,取昆仑、太溪、申脉、丘墟、商丘、照海、太冲、解溪。"

[现代文献题录]

(限本节引用者,按首位作者首字的汉语拼音排序)

安平,滕居赞.针刀合手法治疗踝关节陈旧性损伤96例.广西中医药,2005,28(4):41.

边汉民.踝关节损伤的机理与针灸治疗体会.天津中医学院学报,1996,15(1):26.

边静．针刺治疗踝关节扭伤 31 例．上海针灸杂志，1995，14（4）：172．

陈大隆，张时宜．针刺睛明穴治疗踝关节扭伤 18 例观察．针灸临床杂志，1998，14（7）：43．

陈海枝．针刺及耳穴按压为主治疗踝软组织损伤 33 例．广西中医药，1990，13（4）：27．

陈明达，许友慧．生物全息法治疗踝关节扭伤 57 例．中医药学报，1999，27（5）：32．

陈庆．隔药灸治疗踝关节陈旧性损伤 57 例疗效观察．新中医，2006，38（10）：67．

陈群敏．足三里气针治疗急性踝关节扭伤．中国针灸，2004，24（8）：543．

陈远发．针刺治疗踝关节扭伤．中国针灸，1987，7（2）：55．

慈勤仁，王岩红，解乐青．散刺拔罐合中药烫洗治疗踝关节侧副韧带损伤．山东中医杂志，2002，21（10）：580．

丁金榜．针刺踝关节扭伤 33 例临床观察．浙江中医学院学报，1987，10（3）：32．

段玲．针刺放血配合中药外敷治疗踝关节扭伤临床观察．湖北中医杂志，2007，29（8）：52．

番玮，赵金岭．针刺对应点治疗急性腕踝关节扭伤 40 例．中国针灸，1989，9（3）：53．

冯润身．针灸论治时-空结构初探．内蒙古中医药，1987（1）：15．

高艳秋．天灸疗法治疗陈旧性踝关节扭伤 35 例．江西中医药，2008，39（4）：63．

韩新强．针刺攒竹穴治疗踝关节扭伤 18 例．中国针灸，2005，25（11）：802．

何林宜，刁树林，何瑀，等．改良银质针艾灸治疗踝关节损伤疗效观察．辽宁中医杂志，2010，37（10）：2006．

何新芳,胥海斌.针刺阳陵泉治疗外踝关节扭伤疗效观察.中国针灸,2006,26(8):569.

和运志,李新立,张贵华,等.腕踝针为主治疗急性踝关节扭伤70例.中国针灸,2008,28(增):25.

侯士文.上下对应交叉取穴治疗急性踝关节扭伤62例.上海针灸杂志,1995,14(5):218.

胡芳.产妇踝部剧痛案.中国针灸,2006,26(1):24.

黄梦雄,许凯声."耳尖穴"治疗急性踝关节扭伤.中国针灸,2009,29(7):528.

吉健友.针刺跗骨窦治疗踝关节扭伤的临床观察.中国针灸,2004,24(10):679.

贾朝先.透穴治疗踝关节痛68例.中国针灸,1996,16(4):52.

姜少伟.发泡膏灸法治疗慢性踝关节扭伤37例疗效观察.中国针灸,2002,22(8):527.

靳今.电针治疗踝关节扭伤24例.广西中医药,1999,22(5):38.

孔建国,曹子连.络刺拔罐牵拉治疗急性踝关节扭伤.针灸临床杂志,2000,16(10):44.

雷伦,孙建忠.经络综合疗法治疗慢性腰背关节疼痛336例疗效分析.中国针灸,1987,7(5):7.

李长森.巨刺运动疗法治疗关节运动系统疾病578例的临床观察.中国针灸,1984,4(6):1.

李石良,张永旺,李辉.火针引流法治疗急性踝关节韧带损伤30例.上海针灸杂志,2007,26(3):26.

李帅,安传水.针刺健侧上廉治疗踝关节扭伤65例.中国针灸,2003,23(9):542.

刘洪宝.针刺结合手法治疗踝关节扭伤64例.上海针灸杂志,1997,16(4):27.

刘华．针刺阳池穴治疗踝关节扭伤．中医杂志，1980，21（6）：15．

刘敏娟，赵大贵．水罐加微波治疗踝关节扭伤40例．上海针灸杂志，2003，22（12）：35．

马钦城．LY-5电子针灸按摩器治疗踝关节韧带损伤．福建中医药，1990，21（1）：63．

孟国臣．火针治疗陈旧性踝关节扭伤58例小结．中国针灸，2000，20（1）：40．

牟治修．针刺阳池穴治疗急性踝关节扭伤31例．中国针灸，1985，5（6）：8．

牟云娜．针刺小节穴治疗急性踝扭伤30例．中国针灸，2005，25（8）：554．

欧阳谷，吕伟甄．针灸为主治疗外伤性踝内翻．上海针灸杂志，1987，6（2）：13．

彭光亮．穴位注射丘墟治疗踝关节扭伤100例．中国针灸，2001，21（5）：294．

彭启琼．针刺加水针治疗急性踝关节扭挫伤480例．江苏中医，1995，（10）：33．

秦黎虹．透刺加温针治疗反复发作性踝关节扭伤50例．新中医，1989，21（5）：35．

孙继诚．推拿加耳针治急性踝关节扭挫伤．新中医，1989，21（2）：33．

孙学英．针刺上廉穴治疗踝关节扭伤56例．山东中医杂志，1994，13（11）：502．

陶琪彬．针刺加穴位注射治疗外踝扭伤32例．上海针灸杂志，2005，24（3）：17．

田自前．局部放血拔罐治疗踝关节扭伤报告．新疆中医药，2003，21（1）：28．

汪荫华．耳穴刺络治疗急性扭伤100例．天津中医，1995，12

（5）：37.

王博，周瑞堂，刘英茹．穴位电疗治疗踝部扭伤45例．中国针灸，1998，18（7）：446.

王登旗．同名经交叉取穴治扭伤//胡熙明．针灸临证指南．北京：人民卫生出版社，1991：528.

王建成．皮内埋针法治疗踝关节扭伤15例．河南中医，1985，5（5）：15.

王梁超．耳穴贴压法治疗踝关节扭伤63例．陕西中医，2005，26（10）：1095.

王文智．刺络拔罐治疗急性踝关节扭伤73例．上海针灸杂志，2009，28（5）：282.

魏北星，金春兰，陈文琴．针刺健侧太溪穴治疗急性踝关节外侧副韧带损伤的对照观察．中国针灸，2004，24（4）：248.

魏国奎．推拿结合温针灸治疗陈旧性踝关节扭伤30例．浙江中医杂志，2010，45（5）：366.

吴初竹，汤晓龙．八会穴针刺配合阿是穴扬刺治疗急性运动性踝关节扭伤49例．上海中医药杂志，2006，40（3）：42.

吴培植．针药并用治疗踝关节扭伤60例．陕西中医，1995，16（2）：77.

吴亿中．傍针刺治疗慢性踝关节扭伤83例．上海针灸杂志，2003，22（8）：40.

谢凯．针药结合治疗急性踝关节扭伤80例．上海针灸杂志，2002，21（3）：32.

熊小燕．大七厘散外敷配合电针治疗踝关节韧带损伤34例．江西中医药，2005，36（5）：55.

许云祥，陈贵珍．不同留针时间对踝关节软组织损伤的疗效观察．中国针灸，2001，21（10）：607.

杨贤海．针刺大陵穴治疗踝关节损伤．中国针灸，2010，30（2）：106.

杨兆勤,张日宏.针刺"足"治疗踝关节扭伤316例.上海针灸杂志,1992,11(1):46.

杨志宏,周淑贤,刘英旭.针灸与He-Ne激光外照射治疗急性踝关节扭伤.针灸临床杂志,1996,12(10):57.

叶思全.井络配穴法在临床的应用.上海针灸杂志,1989,8(2):22.

喻坚,袁玥.一号新伤药冷敷加针灸综合治疗踝关节扭伤疗效观察.中国中西医结合杂志,1995,15(8):503.

张剑飞,邓柏颖,粟胜勇.45例急性运动性外踝关节损伤患者经络状态浅析.针刺研究,2007,32(1):62.

张三堂.瘢痕灸治疗双踝及足趾肿痛.上海针灸杂志,1989,8(4):46.

张胜球.外关巨刺法治疗踝关节扭伤89例.湖南中医杂志,1999,15(1):32.

张先锋.磁圆针为主治疗踝关节扭伤43例.中国针灸,2006,26(4):272.

张月萍.缪刺法配合音频电治疗踝关节扭伤58例观察.针灸临床杂志,2001,17(2):45.

赵联合.刺络放血治疗踝关节扭伤128例分析.中国针灸,1996,16(11):46.

赵树玲.独取环跳穴治疗外踝部疼痛.中国针灸,1996,16(3):8.

赵延红.巨刺配合拔罐治疗踝关节扭伤78例.吉林中医药,2003,23(1):36.

赵义造.电针透刺治疗慢性踝关节扭伤43例.上海针灸杂志,2005,24(7):31.

赵媛.针刺配合中药电离子导入治疗陈旧性踝关节扭伤36例.上海针灸杂志,2010,29(5):313.

周宝福,张秋良.针刺加TDP照射悬钟治疗踝关节扭伤.中国针灸,2003,23(1):34.

周光英.针刺阿是穴治疗急性踝关节扭伤60例.四川中医,1995,13(7):53.

周庆铎.穴位快速注射治疗急性腰踝扭伤184例.中西医结合杂志,1990,10(5):294.

朱守应.三棱针放血、按摩加针刺治疗慢性踝关节扭伤25例.中国针灸,2008,28(9):634.

第十二节　跟部病证

在针灸临床上,跟部病证往往表现为足跟部的疼痛。古代针灸临床文献中凡有跟、踵、脚跟、足跟、后跟、足根等描述字样的内容,本节均予收录。中医学认为,本病多由足跟过劳所致,而外感六淫,以及老年肾虚,骨髓不充,亦会导致本病的产生。西医学认为,足跟痛多由急性或慢性损伤所致,常见的有跟骨骨刺、跟腱劳损、跟腱炎、跟骨下滑囊炎等。涉及本病的古代针灸文献共33条,合63穴次;现代针灸文献共169篇,合291穴次。将古今文献的统计结果相对照,可列出表12-1~ 表12-4(表中数字为文献中出现的次数)。

表 12-1　常用经脉的古今对照表

经脉	古代(常用穴次)	现代(常用穴次)
相同	膀胱经27、胆经11、肾经6、奇穴5	奇穴120、肾经58、膀胱经54、胆经15
不同	胃经9	

表 12-2　常用部位的古今对照表

部位	古代(常用穴次)	现代(常用穴次)
相同	足阳35、足阴11	足阴60、足阳46
不同	腿阳15	手掌13、头面12

表 12-3　常用穴位的古今对照表

穴位		古代（常用穴次）	现代（常用穴次）
相同		仆参 8、昆仑 7、承山 5、照海 3、悬钟 2	昆仑 23、仆参 11、承山 6、照海 6、悬钟 4
相似	奇穴	足跟奇穴 5	阿是穴 117
	足部	丘墟 7、商丘 3、解溪 2、内庭 2、京骨 2	太溪 32、大钟 5、涌泉 5、水泉 5、申脉 5、然谷 4
	腿部	下巨虚 4、承筋 2	三阴交 8
不同	上肢		大陵 8、神门 4、养老 4
	头项		风池 5
	背部		肾俞 4

表 12-4　治疗方法的古今对照表

方法	古代（所用条次）	现代（所用篇次）
相同	针刺 3、艾灸 3、刺血 2	针刺 59、艾灸 35、刺血 2
不同		小针刀 49、穴位注射 31、推拿 15、器械 9、敷贴 8、电针 7、手足针 4、火针 2、耳穴 2、头针 2、拔罐 1、埋针 1、皮肤针 1

　　根据以上各表,可对足跟病证的古今针灸治疗特点作以下比较分析。

【循经取穴比较】

　　1. 古今均取足太阳、足少阳经穴　《灵枢经·经脉》载:足太阳膀胱经循行"出外踝之后",足少阳胆经则"直下抵绝骨之端",因此,古今治疗本病均取该二经穴。统计结果见表 12-5。

表 12-5　膀胱经、胆经穴次分占古、今总穴次的百分比及其位次对照表

	古代	现代
膀胱经	27（42.86%，第一位）	54（18.56%，第二位）
胆经	6（9.52%，第四位）	15（5.15%，第三位）

　　表 12-5 显示，就穴次的百分比而言，**古代比现代更多地选取膀胱经、胆经穴**，即古代比现代更重视足阳经穴。就穴位而言，表 12-3 显示，**古今均取膀胱经仆参、昆仑、承山，胆经悬钟**，这是相同的；古代还取膀胱经京骨、承筋，现代则取该经申脉，这是相似的；**古代又取胆经在腿部的丘墟，现代则取该经在项部的风池，这是不同的**。《灵枢经·经筋》载：“足太阳之筋”，“其病小指支，跟肿痛”，显示膀胱经与本病的关系。

　　2. 古今均取肾经穴　《灵枢经·经脉》曰：肾经循行“邪走足心，出于然谷之下，循内踝之后，别入跟中”。因此，本病临床多取肾经穴，在古、今文献中，分别为 6、58 穴次，分列诸经的第四、第一位，分占各自总穴次的 9.52%、19.93%，可见**现代比古代更多地选取肾经穴**，此当是“肾主骨”的缘故。因此在现代临床上，肾经穴常用于治疗跟骨骨刺。就穴位而言，**古今均多取照海，这是相同的；现代还取太溪、大钟、涌泉、水泉、然谷，而古代取之不多，这是不同的**。

　　3. 古今均取经外奇穴　古今治疗本病均常取足跟局部穴，其中许多穴不属十四经，被归为经外奇穴，其在古、今文献中，分别为 5、120 穴次，分占各自总穴次的 7.94%、41.24%，与诸经穴次排序，分列第五、第一位，可见**现代远比古代更多地选用经外奇穴**，这是现代多取跟部阿是穴的缘故。该穴达 117 次之多，占全身穴次 40.21%，遥遥领先于其他诸穴。

　　4. 古代选取胃经穴　《灵枢经·经脉》指出胃经循行“下足跗”，与跟部相近。因此，古代还选用胃经，共计 9 穴次，列诸经的第三位，占古代总穴次的 14.29%，**常用穴为下巨虚、解溪、内庭**。而现代取胃经为 5 穴次，列现代诸经的第六位，占现代总穴

次的 1.72%，未被列入常用经脉，不如古代。这也显示古代比现代更重视足阳经穴。

【分部取穴比较】

1. **古今均取足部穴**　足跟属于足部，根据局部取穴的原则，古今治疗本病均多取足部（含足阴、足阳）之穴。统计结果见表 12-6。

表 12-6　足阳、足阴穴次及其分占古、今总穴次的百分比和其位次对照表

	古代	现代
足阳	35（55.56%，第一位）	46（15.81%，第二位）
足阴	11（17.46%，第三位）	60（20.62%，第一位）

表 12-6 显示，**古代比现代更多地选取足阳部穴，而现代比古代更多地选取足阴部穴**，这与上述循经取穴特点是相吻合的。就穴位而言，表 12-3 显示，**古今均多取足阳部仆参、昆仑，足阴部照海**，这是相同的。古代还取足阳部穴丘墟、解溪、内庭、京骨，以及足阴部穴商丘，现代则取足阴部穴太溪、大钟、涌泉、水泉、然谷，以及足阳部穴申脉；前面已述，**现代足跟部阿是穴的次数十分突出，古代虽也取阿是穴，但远不如现代多，这些是古今不同的。**

古代取足部穴者，如《灵光赋》道："后跟痛在仆参求。"《针灸逢源》曰："穿跟风痛刺商丘，丘墟解溪三里求，申脉行间昆仑穴，照海临泣病堪休。"《太乙离火感应神针》载：内庭主"足根虚疼"。《针灸甲乙经》云：京骨主"跟尻瘈疭"。又如《针灸简易》谓："筋会：在足后跟陷中"，主"胫酸跟痛"，"针五分，灸五壮，重者刺穿"。此穴当属跟部奇穴。

现代选取足部穴者，如王凤萍治疗足跟痛，取昆仑、仆参、丘墟、太溪、照海和阿是穴，用中药水罐治疗；邓青军则取阿是穴、三阴交、太溪、照海、然谷、昆仑，用温针灸；魏建文等取照海、申脉，使用高频率电针刺激；何煌才等取患侧的涌泉、然谷、太溪、阿是

穴等,行针刺提插捻转平补平泻法;姚光宸取患侧后然谷穴(在足内侧然谷穴与大钟穴连线的中点),直刺进针,得气后立即出针,不留针;马紫洞取太溪、肾俞、仆参、大钟,用针刺;董河等取水泉穴,注入利多卡因、泼尼松龙、维生素 B_{12};曹金明先在病足跟底部正中直刺 1 针,采用快进慢推快出刺法,深度触及跟骨骨膜,然后在足跟左、右、后侧部各刺 1 针,与足掌平行,深 2~3 寸。

又如郭翠萍等治疗足跟痛,取管氏"跟痛六平穴":跟腱穴位于太溪与昆仑连线上,跟腱中点;失眠穴位于足跖下后跟部的正中点;肾根穴位于跟骨前缘,涌泉与失眠连线上,失眠前 1.5 寸;女膝穴位于后跟正中线跟骨中点,另外还有照海、申脉等穴,用针刺通电或加热。上述六穴均在足跟局部。

2. 古今均取腿阳面穴　腿阳面与跟部相连,足三阳经经过腿阳面后与跟部相联系,因此本病临床亦取腿阳面穴,在古、今文献中,分别达 15、16 穴次,分列各部的第二、第三位,分占各自总穴次的 23.81%、5.50%,可见**古代比现代更重视腿阳面穴**。就穴位而言,表 12-3 显示,**古今均多取承山、悬钟,这是相同的;古代还取腿阳面下巨虚、承筋,现代则取腿阴面之三阴交,这些是古今不同的**。这也显示古代重视阳经穴,现代重视阴经穴。

古代取腿阳面穴者,如《备急千金要方》曰:"承山、承筋,主脚胫酸,脚急跟痛,脚筋急痛兢兢。"《采艾编翼》云:"穿跟:仆参、京骨、绝骨、丘墟。"(绝骨即悬钟)《针灸便用》言:"脚跟疼:足下廉、承山、仆参、昆仑。"(足下廉即下巨虚)

现代取腿阳面穴及三阴交者,如周泳瀚、陈明雄、吉健友等治疗本病,均点按小腿至跟腱的承山等穴;刘敏勇等治疗跟骨骨刺,针刺绝骨,用捻转提插手法,使针感至足跟部;侯卫民则取三阴交、足三里、悬钟等穴,用温针灸;何煌才等治疗跟痛症,选取患侧的三阴交、承山、阿是穴等,行针刺提插捻转平补平泻法;张丽则取三阴交或在其上下 1 寸处寻找敏感点,进针得气后留针 30 分钟。

3. **现代选取手掌部穴** 人体上下肢相对应,其中手掌根部与足跟部相对应,因此现代治疗本病也选用手掌部穴,共计 13 穴次,列现代各部的第四位,占现代总穴次的 4.47%,**常用穴为大陵、神门**。而在古代本病文献中,未见取手掌部穴者,可见这是现代针灸工作者的发展。如现代张宪法治疗跟痛症,取大陵穴及手针穴足跟点(大陵下 8 分),进针 3~8 分,大幅度捻转,针感放射至手中指或有发热感,同时行跺脚运动;张连记等治疗跟骨骨刺,内侧痛取神门,外侧痛取养老,足跟正中、下部痛则取足跟痛点(大陵穴下 0.8 寸),取同侧穴,用针刺提插捻转泻法,留针期间令患者活动足跟,行走、跺脚,并滚压、叩击、推压足跟部。此外,现代还取上肢部其他穴,如封燊治疗足跟痛,针刺健侧后溪穴,用强刺激泻法,并令患者狠跺足跟;吴志涛则取臑俞穴,用温针灸。

4. **现代选取头面部穴** 依据"病在下者,高取之"的原则,现代治疗本病也选用头面部穴,共计 12 穴次,列现代各部的第五位,占现代总穴次的 4.12%,**常用穴为风池**。如倪至臻治疗跟痛症,取风池,单侧痛用直刺法,针向对侧眶口之内下角,刺入 0.5~1 寸,行快速捻转法,双侧痛用透刺法,横向对侧风池,进针 2~2.5 寸。此外,现代治疗本病还取头面部风府、下关、攒竹等穴,如胡兴立根据《肘后歌》"腿脚有疾风府寻"之意,在风府穴处埋针;宁改荣用 50mm 毫针直刺对侧下关穴(双足跟痛者取双侧),使患者足跟有热感;马紫洞针刺攒竹透鱼腰,行强刺激持续捻针,同时行原地踏脚活动。古代治疗本病也有取风池者,如《医学纲目》载:"如足跟不得履地:风池。"但古代取头面部仅此 1 穴次,远不如现代,可见取头面部穴也是现代针灸工作者的继承和发展。

此外,**现代还取下背部肾俞等穴**,此当是根据经络与神经的走向而选,如杨城治疗跟骨痛,取肾俞,施针刺捻转补法,取腰 5~骶 1 处敏感点,施齐刺法,施捻转补法,点压腰骶小关节 60 次,然后用揉法,腰骶部斜扳法左右各 1 次;上述"古今均取足部穴"中马紫洞取太溪、肾俞等穴,用针刺,均为例。

【辨证取穴比较】

对古代本病文献进行检索,结果显示,其中与辨证相关的内容不多,主要有以下几条。

与寒相关者,《针灸甲乙经》曰:合阳主"跟厥膝急"。合阳在腿部。此外,古人还治足跟冻疮,此当也与寒相关。如《医学纲目》载:"足跟红肿冻疮:足跟(左足指面后跟,赤白肉际,骨下刺入三分,弹针出血,可灸二七壮)。"该书选用的是足跟局部穴。

与虚相关者,《太乙离火感应神针》言:内庭主"足根虚疼";涌泉主"指尖足跟虚痛"。内庭、涌泉均在足部。

上述文献显示,治疗本病与辨证相关者,古人选用的是腿部、足部之穴,与前述本病的总体取穴特点相合,似无特异性。

现代治疗本病也有采用辨证取穴者,如宋国璋治疗足跟痛,针刺双侧跟痛穴(三阴交穴后1寸处),虚者平补,并施隔姜灸,加取太溪穴,予以针灸;实者平泻,不留针,加刺太冲穴,可见现代**补虚泻实的穴位十分明确**,与古代辨证取穴有所不同。

【针灸方法比较】

1. **古今均用针刺**　在本病的古、今文献中,涉及针刺者分别为3条次、59篇次,分列古、今诸法之第一(并列)、第一位,分占各自总条(篇)次的15.15%和34.91%,可见**现代比古代更多地采用针刺**,此当是现代针具进步与神经学说影响的结果。

古代采用针刺者,如《针灸便用》曰:"脚根疼,针承山、承筋、下廉、昆仑。"**古代治疗本病采用泻法**,此当治疗实证,如《杂病穴法(歌)》道:"仆参内庭盘跟楚(脚盘痛者泻内庭,脚跟痛者泻仆参)。"《循经考穴编》谓:太溪主"脚跟肿痛,并宜泻之"。

而**现代针刺临床则补泻皆施**,如上述"现代取手掌部穴"中,张连记等取神门、养老、足跟痛点,用针刺提插捻转泻法;封燊针刺健侧后溪穴,用强刺激泻法;上述取下背部肾俞段落中,杨城取肾俞和腰 5-骶 1 处敏感点,施捻转补法;上述"辨证取穴比较"中,宋国璋治疗虚者,针刺跟痛穴,用平补法,均为例。

现代采用的针刺方法还有点刺、齐刺、围刺、丛刺、透刺、短刺、输刺、弹拨等。如许学猛等治疗跟痛症,对痛点及周围行全方位点刺,大约点刺 8~10 次,出针后嘱患者足跟着地行走,轻跺足跟;陈义良等则取阿是穴,施齐刺,得气后留针,并行温针灸;赵菁菁等以压痛最甚处为圆心,在半径为 1 的范围内选 3~4 个进针点呈 25°~45° 进针,行围刺法,针尖直指疼痛最甚处,强刺激行泻法;包起俊等以痛为腧,采用丛刺法,针数为五,或七,或九,疾进直刺,密集如丛,针感以酸胀为度,留针 30 分钟;来心平等取昆仑透太溪,针尖直至太溪皮下,针感至足跟,取阿是穴,针尖直达骨膜,用强刺激,使局部有酸胀感;上述"古今均取足部穴"中,郭翠萍等取管氏"跟痛六平穴",根据不同部位与体质,采用"短刺""输刺""齐刺"等方法;吉健友等治疗创伤性跟腱周围炎,在跟腱两侧将毫针与皮肤呈 10° 角,从上向下斜刺进入皮下 4 寸,施提插捻转手法,并沿毫针弹拨。

现代针刺往往采用深刺,并要求有放射感。如上一段落中,赵菁菁行"强刺激行泻法",来心平要求"针感至足跟","用强刺激";前面"现代选取手掌部穴"中,张宪法针刺大陵穴及手针穴足跟点,行大幅度捻转,使针感放射至手中指,或有发热感,均为例。又如赵文等治疗跟痛症,选患侧 $L_{3~4}$ 或 $L_{4~5}$ 夹脊穴为主,取 50~70mm 毫针斜刺进针,针尖指向腰宜穴(L_4 棘突下旁开 3 寸),针刺 2~3 寸深,以下肢出现通电样感或针感达跟部为佳,斜刺进针腰宜,针尖微向下,以针感达足底为度。

2. 古今均用艾灸　在本病的古、今文献中,涉及艾灸者分别为 5 条次、35 篇次,分列古、今诸法之第一(并列)、第三位,分占各自总条(篇)次的 15.15% 和 20.71%,可见现代比古代更多地采用艾灸,显示在现代本病临床上,艾灸取得了相当的疗效。

古代采用艾灸者,如《胜玉歌》道:"踝跟骨痛灸昆仑,更有绝

骨共丘墟。"前面"与寒相关者"中,《医学纲目》治疗"足跟红肿
冻疮:足跟(左足指面后跟,赤白肉际,骨下刺入三分,弹针出血,
可灸二七壮)。"《针灸简易》道:"筋会少阳足后跟","跟痛膝肿五
灸针"。(后 2 条为针、灸皆用)**古人治疗本病又采用"太乙神针"
法**。此是灸法之一种,在艾条中加有若干行气活血等作用的中
药,治疗时在穴位上铺数层布或纸,然后将点燃的艾条按在布或
纸上。如上述"与虚相关者"中,《太乙离火感应神针》取内庭治
"足根虚疼",取涌泉治"指尖足跟虚痛",即为例。

　　**现代采用的艾灸方法有直接灸、艾条熏灸、温针灸、隔物灸、
木条灸等**。如何煌才等治疗跟痛症,选取足跟疼痛点(阿是穴),
施直接灸;赵菁菁等亦取压痛最甚处,行着肤灸;徐悦泽等取阿是
穴,用艾条熏灸;龙炳新取阿是、丘墟、足临泣、大钟、昆仑等穴,用
伸筋草、红花、制马钱子、川芎、丹参、桂枝制成的药条施温和灸;
王泉生取患处,敷贴醋渍乌梅肉,点燃艾条熏灸;徐凯等取阿是
穴,用温针灸;张广礼选取压痛点,采用隔姜灸;张军等亦取痛点,
贴敷跌打丸捏成的药饼,行隔药饼灸;傅建华等将二乌散(生川
乌、生草乌)、南夏散(生半夏、生南星)与威灵仙等按比例混合,
贴于患处行隔药饼灸;曹云等取痛处,将木条点燃后熄灭明火,并
用 2~3 层牛皮纸包裹暗火,直接熨灸约 15 分钟,灸至足跟表皮发
红为度。

　　3. 古今均用刺血　在本病的古、今文献中,涉及刺血者分别
为 2 条次、2 篇次,分列古、今诸法之第二、第十(并列)位,分占各
自总条(篇)次的 6.06% 和 1.18%。

　　古代采用刺血者,主要用于治疗冻疮,如前面"与寒相关者"
中《医学纲目》治疗足跟冻疮,取足跟部,"刺入三分,弹针出血",
即为例。该书又曰:"足跟冻疮溃破,用椒葱汤洗,刮去腐肉,用三
棱针出血,将马屁勃入生牛骨髓调和傅之,效。"可见不但对冻疮
未破者采用刺血,而且在溃破后亦采用刺血,刺血后还外敷马勃
和牛骨髓。马勃是治疗冻疮的经验药,而牛骨髓有活血化瘀的

作用。

现代采用刺血者,如侯卫民治疗跟骨骨刺,取水泉与申脉附近充盈的血络,用三棱针点刺,放出紫黑色的血液;唐流刚治疗足跟痛,取压痛点,用针挑刺,挑断筋膜,让其流血 1~3ml;徐悦泽等取健侧承山穴,用三棱针点刺放血 1ml。

4. 现代发展的方法　现代本病临床还采用小针刀、穴位注射、推拿、器械、敷贴、电针、火针、拔罐、埋针、皮肤针,以及微针系统(含手足针、耳穴、头针)等疗法。这些在本病的古代文献中未见记载,当是现代针灸工作者的发展。

(1)**小针刀**:小针刀是针刺与微创手术相结合的产物,是针刺技术在当代的一大发展,对于足跟骨刺和局部粘连组织有松解作用,治疗本病达 49 篇次之多,列现代诸法的第二位。如李琴等治疗跟痛症,用针刀在跟骨结节前下缘及内缘进行铲剥,使其松解;张日则取骨刺尖部,用小针刀做横行切开剥离,出针后使足过度背屈,并推顶足弓部的跖长韧带和跖腱膜;王金梅等取足跟部痛点,将针刀刺至跟骨表面,并将患足过度背屈,使跖腱膜紧张,用针刀行纵向切割,横向剥离松解,并用针刀将足跟外的骨皮质钻透,做 2~4 个减压孔,放血 5~8ml;柳百智将针刀刺至跟骨前缘骨面,做横向切开剥离,至跟骨内外侧缘压痛点,做纵向疏通与横向铲剥,在跟骨底中点,做纵向切开剥离。

(2)**穴位注射**:如娄锋治疗跟痛症,取内踝的顶部与跟骨尖部连线的中点,即分裂韧带下缘偏后侧,垂直注入利多卡因、泼尼松龙、地塞米松、维生素 B_1、维生素 B_{12}、丹参注射液;陆惠新则取大钟穴,注入利多卡因、确炎舒松;冯穗等取内侧跟结节、展肌深筋膜与跖方肌内侧头内下缘之间,注入正清风痛宁注射液;许学猛等取痛点及周围,注入参麦注射液和利多卡因;陈玉华等治疗跟骨骨刺,取足跟最明显压痛点,从金门穴处进针,针尖直达痛点骨膜,以痛点为中心,注入硫酸镁、普鲁卡因。

(3)**推拿**:如周泳瀚等治疗跟痛症,取阿是穴,以及太溪、昆仑、涌泉、足三里、阴陵泉、三阴交、承山等穴,施予交替叩击之啄法;陈明雄则点按承山、昆仑、太溪、涌泉,推小腿后侧直到足跟足底,对痛点及其周围做重点按摩推揉手法,叩击跟骨结节疼痛处;郭俐宏等取足底部穴,用推、擦、捏、揉、点等手法按摩,重点点揉涌泉、太溪、仆参、照海、申脉、昆仑等穴,用掌根叩击患足足跟,弹拨足底腱膜,擦热整个足底;尹毅等取患跟局部,施以摩揉法、劈法、推法,然后取跗阳、昆仑、丘墟、金门、中封、太冲、照海、申脉,施以点按;吉健友等治疗创伤性跟腱周围炎,按揉小腿至跟腱,点按委中、承山、昆仑等穴,使踝关节尽量背屈,牵拉腓肠肌、比目鱼肌及跟腱,侧击跟腱。

(4)**器械**:如赵菁菁等治疗跟痛症,取疼痛部位,把用舒活灵和醋稀释液浸过的电极板置于疼痛部位,用疏密波,行药物导入法;汤秀芳等取太溪、昆仑,用音频电治疗;张雯取昆仑、申脉、太溪、照海、阿是穴,用电针配合 TDP 照射;王学中治疗足跟骨刺,取太溪与压痛点,用氦-氖激光照射。

(5)**敷贴**:如李根林等治疗跟痛症,取照海、申脉等穴,敷贴骨痹贴;来心平等取足跟局部,外敷川芎末,用布包裹;宋国璋取足跟局部,用陈醋施热敷;尹毅等在鞋中置跟后垫和跟下垫,其中含当归、川芎、全虫、三棱粉末;刘敏勇等治疗跟骨骨刺,于足跟部外敷川芎醋浸泡的敷料,并用 TDP 温烤。

(6)**电针**:如王会珍等治疗跟痛症,取女膝穴(在足跟后正中线赤白肉际,当跟腱附着处下缘),施以电针疗法;魏建文等取照海、申脉,使用 50~100 次 /s 的高频率电针刺激,以降低神经应激功能,起到止痛作用。上述"古今均取足部穴"中,郭翠萍等针刺"跟痛六平穴",并通电;上述"器械"段落中,张雯取昆仑、申脉、太溪、照海、阿是穴,用电针刺激。

(7)**火针**:如赵明华等治疗跟痛症,取阿是穴,用火针治疗;郑学良则取太溪、跟痛穴(合谷后 1 寸处),配申脉、大钟,用电火针快刺疾出;宫育卓等治疗趾筋膜型患者,取其压痛点,用火针点刺,骨内压增高型患者,取足跟中央及其旁开前后左右各约1cm处,用火针点刺。

(8)**拔罐:**如前面"古今均取足部穴"中所述,王凤萍取昆仑、仆参、丘墟、太溪、照海和阿是穴,拔上装有中药的水罐,该水罐中含当归、丹参、荆芥、防风、羌活等成分。

(9)**埋藏:**如节晓光治疗顽固性足跟痛,取患足跟最敏感压痛点,埋针24小时;上述"现代选取头面部穴"中,胡兴立在风府穴处埋针。

(10)**皮肤针:**如马邦五等治疗跟痛症,取足跟部穴,在用中药外洗后,以梅花针轻叩,以微出血为度。

(11)**微针系统:**包括手足针、腕踝针、耳穴、头针等,如龙晖治疗足跟痛,取手针足跟痛穴(大陵与劳宫连线下1/3处),左右交叉取穴,用针刺提插捻转手法,并令患者跺足跟,来回走动;孙英男等取腕踝针下1穴,用针向肢体远端方向刺入,沿皮下跟腱内缘朝足跟方向横刺;张生芝等取同侧耳穴肾、足、跟、内分泌,用王不留行贴压;戴毅君取健侧头针足运感区,用针刺入,以150~200次/min速度捻转2~3分钟。

【结语】

根据上述对古今文献的统计与分析结果,兹提出治疗足跟病证的参考处方如下(无下划线者为古今均用穴,下划曲线者为古代所用穴,下划直线者为现代所用穴):①足阳部穴仆参、昆仑、丘墟、解溪、内庭、京骨、申脉等;②足阴部穴照海、商丘、太溪、大钟、涌泉、水泉、然谷等;③足跟部奇穴(包括阿是穴等);④腿阳面穴承山、悬钟、下巨虚、承筋等;⑤腿阴面穴三阴交等;⑥手掌部穴大陵、神门等;⑦头面部穴风池等。此外,还可选取手臂部养老、下背部肾俞等。临床可根据病情,在上述处方中选用若干相关穴位。

临床可用针刺(包括补泻、点刺、齐刺、围刺、丛刺、透刺、短刺、输刺、弹拨等),可用深刺,并要求有放射感;亦可用艾灸(包括"太乙神针"灸、直接灸、艾条熏灸、温针灸、隔物灸、木条灸等);还可用刺血,以及小针刀、穴位注射、推拿、器械、敷贴、电针、火针、拔罐、埋针、皮肤针、微针系统(含手足针、腕踝针、耳穴、头针)等疗法。

历代文献摘录

[古代文献摘录]

《灵枢经·经筋》:"足太阳之筋……其病小指支,跟肿痛,腘挛……治在燔针劫刺,以知为数,以痛为输。"

《针灸甲乙经》(卷七·第一下):"跟尻瘈疭……京骨主之。""腨如裂,脚跟急痛,足挛……承山主之。"

《针灸甲乙经》(卷八·第一下):"跟厥膝急……合阳主之。"

《针灸甲乙经》(卷九·第八):"足跟中踝后痛,脚痿,仆参主之。"

《针灸甲乙经》(卷十·第一下):"足跗不收,跟痛,巨虚下廉主之。"

《针灸甲乙经》(卷十·第二下):"腨跟肿……泄风从头至足,昆仑主之。"

《针灸甲乙经》(卷十二·第十):"跟痛,巨虚下廉主之。"

《备急千金要方》(卷三十·第三):"承山、承筋,主脚胫酸,脚急跟痛,脚筋急痛兢兢。"

《铜人腧穴针灸图经》(卷五·足太阳):"仆参……足跟痛,不得履地。"

《神应经》(手足腰胁部):"穿跟草鞋风:昆仑、丘墟、商丘、照海。"

《针灸大全》(卷一·灵光赋):"后跟痛在仆参求。"

《医学入门》(卷一·杂病穴法):"仆参内庭盘跟楚(脚盘痛者泻内庭,脚跟痛者泻仆参)。"

《医学纲目》(卷十二·行痹):"如足跟不得履地:风池。"

《医学纲目》(卷二十·冻疮):"(世)足跟红肿冻疮:足跟(左足指面后跟,赤白肉际,骨下刺入三分,弹针出血,可灸二七壮)。""足跟冻疮溃破,用椒葱汤洗,刮去腐肉,用三棱针出血,将马勃入生牛骨髓调和傅之,效。"

《针灸大成》(卷三·胜玉歌):"踝跟骨痛灸昆仑,更有绝骨共丘墟。"

《针灸大成》(卷九·治症总要):"第五十五.穿跟草鞋风:照海、丘墟、商丘、昆仑……复刺后穴:太冲、解溪。"[原出《医学纲目》(卷十二·痛痹)]

《针方六集》(纷署集·第三十三):"丘墟……外腨、外踝皆痛,踭风,脚气红肿。"

《针方六集》(纷署集·第三十四):"仆参……脚跟红肿。"

《循经考穴编》(足少阴):"太溪……或肾家邪热,两腿生疮痒甚,或脚跟肿痛,并宜泻之。""大钟……足跟肿痛。"

《循经考穴编》(足少阳):"丘墟……绕跟红肿。"

《采艾编翼》(卷二·脚气):"穿跟:仆参、京骨、绝骨、丘墟。"

《针灸逢源》(卷三·症治要穴歌):"穿跟风痛刺商丘,丘墟解溪三里求,申脉行间昆仑穴,照海临泣病堪休。"

《针灸内篇》(足太阳膀胱络):"承山……脚跟疼。""仆参……治足痿,跟疼。"

《太乙离火感应神针》:"内庭……足根虚疼。""涌泉……并指尖足跟虚痛。"

《针灸便用》:"脚根疼,针承山、承筋、下廉、昆仑。""脚跟疼:足下廉、承山、仆参、昆仑。"

《针灸简易》(前身针灸要穴图):"筋会:在足后跟陷中……脚膝肿,胫酸跟痛……针五分,灸五壮,重者刺穿。"

《针灸简易》(穴道诊治歌·足部):"筋会少阳足后跟……跟痛膝肿五灸针。"

[现代文献题录]

(限本节引用者,按首位作者首字的汉语拼音排序)

包起俊.丛刺法治疗足跟痛42例.上海针灸杂志,1995,14(2):76.

曹金明.针刺治疗跟痛症40例.河南中医,1995,15(2):108.

曹云,覃国良,戴铭.木灸疗法治疗跟痛症30例.广西中医药,2010,33(6):31-32.

陈明雄.手法推拿配合穴位注射治疗跟痛症115例.河南中医,2008,28(11):82.

陈义良,石建美.齐刺温针加锤击治疗足跟痛60例临床观察.针灸临床杂志,2002,18(9):39.

陈玉华.穴位注射治疗跟骨骨刺30例.江苏中医,1993,14(5):10.

戴毅君.头针治疗足跟疼痛.上海针灸杂志,1987,6(4):16.

邓青军.温针疗法治疗跟下型跟痛症26例疗效观察.青海医学杂志,2011,41(11):41.

董河,璩竹玲,王世端.水泉穴位注射治疗骨刺性跟痛症32例.四川中医,2005,23(2):93.

封燊.针刺后溪穴治疗足跟痛.中国针灸,2002,22(6):400.

冯穗,苟凌云,郑红波.正清风痛宁注射液治疗跟痛症27例.现代中西医结合杂志,2007,16(31):4665.

傅建华,傅乃任,傅宏伟.痛点封闭加药饼灸治疗跟痛症.中医正骨,2000,12(1):60.

宫育卓,林建鸣,王晓玲.火针疗法治疗跟痛症30例疗效观察.新中医,2008,40(4):78.

郭翠萍,丁丽玲.针刺治疗足跟痛68例.上海针灸杂志,

2001,20(1):32.

郭俐宏,张保.综合疗法治疗跟痛症58例.湖北中医杂志,2002,24(1):46.

何煌才,王涛.针刺配合艾灸治疗跟痛症临床观察.陕西中医,2011,27(1):29-35.

侯卫民.针灸结合放血疗法治疗跟骨骨刺48例.上海针灸杂志,2007,26(3):28.

胡兴立.皮内针治疗足跟痛20例.国医论坛,1994,9(5):374.

吉健友,吉健礼.斜刺配合推拿治疗创伤性跟腱周围炎35例疗效观察.上海针灸杂志,2007,26(9):18.

节晓光.局部埋耳针治疗顽固性足跟痛123例.中国中西医结合杂志,1997,17(6):374.

来心平.针刺与中药外敷治疗足跟痛46例.中国针灸,1995,15(4):17.

李根林,任汉阳,吕宏祥.骨痹贴治疗足跟痛140例疗效观察.中医正骨,1996,8(2):11.

李琴,任黎栋,杨冬青.局部封闭联合针刀微创松解术治疗跟痛症50例.中国中医急症,2011,20(6):976.

刘敏勇,张琴,褚祖芝.针刺绝骨加川芎醋浸液治疗跟骨骨刺症50例.江西中医药,2004,35(11):56.

柳百智.针刀治疗跟骨增生症148例.中国骨伤,2004,17(7):442-443.

龙炳新.药条灸穴配合局部封闭治疗足跟痛126例.中医外治杂志,2002,11(3):27.

龙晖.手针治疗足跟痛症102例疗效观察.针灸临床杂志,2007,23(1):21.

娄锋.跟内侧药物注射治疗跟痛症的效果观察.中华全科医师杂志,2003,2(6):368.

陆惠新．大钟穴水针注射治疗老年性足跟痛．针灸临床杂志,1997,13(8):35.

马邦五,范飞鸿．梅花针叩刺加中药外洗治疗老年跟痛症．针灸临床杂志,1998,14(8):34.

马紫洞．针药并用治疗足跟痛139例．河北中医,2001,23(11):869.

倪至臻．针药治疗足跟痛的临床观察．上海针灸杂志,2002,21(3):17.

宁改荣．下关穴治疗足跟痛15例．中国针灸,1993,13(5):36.

宋国璋．针刺治疗跟痛症49例报告．针灸临床杂志,1993,9(5):15.

孙英男,关琳．腕踝针治疗足跟痛46例．针灸临床杂志,1996,12(5-6):42.

汤秀芳,王雪峰．点穴加音频电穴位治疗足跟痛38例．中国针灸,2002,22(9):581.

唐流刚．挑刺放血疗法治疗足跟痛．中国针灸,2002,22(6):399.

王凤萍．中医水罐治疗足跟痛30例．针灸学报,1992,8(6)119.

王会珍,孙震．电针女膝穴配合中药外洗治疗足跟痛．中医外治杂志,2001,10(1):45.

王金梅,张照庆,朱其彬．针刀治疗跟痛症93例．中国针灸,2010,30(增):91-92.

王泉生．灸法治疗跟骨骨刺150例．福建中医药,1998,29(3):27.

王学中．氦氖激光穴位照射治疗足跟骨刺．中国针灸,1983,3(1):36.

魏建文,王光鼎．电针疗法治疗足跟痛58例．实用中医药杂志,2000,16(4):30.

吴志涛．膈俞穴温针灸治疗跟痛症 123 例．南京中医学院学报,1995,11(5):29.

徐凯,刘永鑫,刁建伟．温针阿是穴治疗跟痛症．针灸临床杂志,2010,26(11):39-41.

徐悦泽,张建国．承山穴放血配合艾灸治疗足跟痛 40 例．辽宁中医杂志,2003,30(3):209.

许学猛,孙正平,曾科学,等．毫针点刺加参麦液注射配合个性化鞋垫治疗跟痛症的临床研究．现代中西医结合杂志,2012,21(31):3421-3422.

杨城．针刺并手法治疗跟骨痛 30 例．中国针灸,2006,26(12):868.

姚光宸．针刺后然谷穴治疗足跟痛 80 例．北京中医,1993,12(5):36.

尹毅,王红．按摩、针灸、中药综合治疗跟痛症 118 例．针灸临床杂志,2001,17(4):6.

张广礼．隔姜灸治疗足跟痛 48 例．江西中医药,1997,28(6):50.

张军,马春．跌打丸贴敷灸治跟痛症．新中医,2001,33(2):39.

张丽．针刺三阴交穴治疗足跟痛 46 例．陕西中医,1993,14(10):466.

张连记,郭祥坤,孔祥庚．针刺运动疗法治疗跟骨刺 56 例疗效观察．中国针灸,1997,17(12):731.

张日．小针刀治疗跟骨骨刺 48 例．上海针灸杂志,1995,14(4):173.

张生芝,张巨明．综合治疗足跟痛 126 例．陕西中医,1996,17(8):364.

张雯．电针配合 TDP 治疗跟痛症 200 例．上海针灸杂志,2009,28(7):415.

张宪法．针药合用治疗跟痛症 83 例．河南中医,2000,20(6):58.

赵菁菁,钟颖.围针加灸辅以药导治疗跟骨骨刺.四川中医,2001,19(12):74.

赵明华,李巧林.火针阿是穴治疗跟痛症30例.上海针灸杂志,2012,31(7):519.

赵文,王迪华,周红.针刺夹脊穴为主治疗跟痛症临床观察.上海针灸杂志,2009,28(4):226-227.

郑学良.电火针治疗跟痛症60例.中国运动医学杂志,1994,13(3):175.

周泳瀚,于元波.啄法加跟痛消涂膜治疗跟痛症36例.中医正骨,2000,12(10):41-42.

第十三节　足趾部病证

在针灸临床上,足趾部病证常表现为肿痛、拘急、强硬、活动困难等感觉及运动症状。在历代文献的症状中,凡有"趾""足指"等字样的内容,或虽无"趾""足指"等字样,但涉及趾部病证者,如"足踝以下病"等,本节均予收入。中医学认为,本病多由寒、热、风、湿等外邪,血瘀、痰湿等内邪,以及体质虚弱等因素所致;在临床上常分为寒、热、风、湿、血、虚等证型。西医学认为,本病多由趾部骨骼、皮肤和软组织(包括肌肉、肌腱、滑囊等)的病变所致,常见的有趾部的外伤、疮疡、肌腱腱鞘炎、滑膜囊炎等,而风湿性关节炎或类风湿关节炎、痛风性关节炎等全身性疾病也会在足趾部表现出病理改变。涉及本病的古代针灸文献共85条,合130穴次;现代针灸文献共27篇,合99穴次。将古今文献的统计结果相对照,可列出表13-1~表13-4(表中数字为文献中出现的次数)。

表 13-1　常用经脉的古今对照表

经脉	古代(穴次)	现代(穴次)
相同	经外奇穴44、胆经27、膀胱经18、肝经10、肾经9、胃经9、脾经7	脾经27、胃经18、经外奇穴18、肝经13、胆经9、膀胱经6、肾经6
不同	(无)	(无)

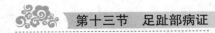

表 13-2　常用部位的古今对照表

部位	古代(穴次)	现代(穴次)
相同	腿阳 26、足阳 20、足阴 16、腿阴 6	足阴 36、足阳 19、腿阳 11、腿阴 8
不同	(无)	(无)

表 13-3　常用穴位的古今对照表

穴位		古代(穴次)	现代(穴次)
相同		天应 24、悬钟 8、太冲 5、内庭 2、照海 2、足临泣 2、行间 2	天应 13、太冲 10、内庭 5、照海 2、悬钟 2、足临泣 2、行间 2
相似		涌泉 5、气端 3	太溪 2、八风 5
不同	足部	侠溪 5、昆仑 2、至阴 2	太白 7、大都 5、公孙 4、陷谷 2、隐白 2
	腿部	委中 5、飞扬 4、阳陵泉 3、风市 2	三阴交 7、足三里 7
	躯干	关元 4	胃俞 2
	头面		承泣 2

表 13-4　治疗方法的古今对照表

方法	古代(条次)	现代(篇次)
相同	艾灸 33、针刺 5、火针 5、刺血 4	艾灸 10、针刺 8、刺血 7、火针 7
不同	缪刺 1	水针 2、小针刀 1、涂擦 1

根据以上各表,可对足趾部病证的古今针灸治疗特点作以下比较分析。

【循经取穴比较】

1. 古今均取足三阳经穴　《灵枢经·经脉》载:胆经的循行"入小指次指之间",膀胱经"循京骨,至小指外侧",胃经"入中指内间"。因此,古今治疗本病均取足三阳经穴(表13-5)。

表13-5　足三阳经穴次及其分占古、今总穴次的百分比和其位次对照表

	古代	现代
胆经	27(20.77%,第一位)	9(9.09%,第四位)
膀胱经	18(13.85%,第二位)	6(6.06%,并列第五位)
胃经	9(6.92%,并列第四位)	18(18.18%,第二位)

　　表13-5显示,**古代比现代更重视胆经、膀胱经穴,现代比古代更重视胃经穴**。就穴位而言,表13-3显示,**古今均取胆经悬钟、足临泣,胃经内庭,这是相同的**。古代还取膀胱经委中、飞扬、昆仑、至阴和胆经阳陵泉、侠溪、风市,现代则取胃经足三里、陷谷,这些穴均在下肢阳部,是相似的,但也体现古代重视胆经、膀胱经穴,现代重视胃经穴的特点,此乃古今同中之异。**现代又取膀胱经在背部的胃俞、胃经在头面部的承泣,而古代取之不多,这是不同的**。《灵枢经·经脉》中胃经、膀胱经、胆经的"所生病"分别有"足跗上皆痛,中指不用""小指不用""小指次指不用"之证,《灵枢经·经筋》中胃经、膀胱经、胆经经筋的"其病"也分别有"足中指支""小指支""小指次指支,转筋"之证,显示了足三阳经与本病的关系。

　　2. 古今均取足三阴经穴　《灵枢经·经脉》载:肝经的循行"起于大指丛毛之际",肾经"起于小指之下",脾经"起于大指之端",因此,古今治疗本病均取足三阴经穴(表13-6)。

表13-6　足三阴经穴次及其分占古、今总穴次的百分比和其位次对照表

	古代	现代
肝经	10(7.69%,第三位)	13(13.13%,第三位)
肾经	9(6.92%,并列第四位)	6(6.06%,并列第五位)
脾经	7(5.38%,第五位)	27(27.27%,第一位)

表 13-6 显示，**现代比古代更重视肝经、脾经穴**，而肾经穴次的百分比古今相近。就穴位而言，**古今均取肝经太冲、行间，肾经照海，这是相同的**；古代还取肾经涌泉，现代则取太溪，这是相似的；**现代又取脾经三阴交、太白、大都、公孙、隐白，而古代脾经穴次不高，穴次又分散，这是不同的**。《灵枢经·经脉》中脾经的"所生病"有"足大指不用"之证，《灵枢经·经筋》中脾、肝经筋的"其病"也均有"足大指支"之证，显示足阴经与本病的关系。

　　综上所述，古代重视胆经、膀胱经穴，现代重视胃经、脾经、肝经穴，其中胃经虽属阳经，但循行于胸腹部，可谓是阳中之阴，因此可以认为**古代治疗本病重视阳穴，现代重视阴穴**，其原因尚待探讨。

　　3. 古今均取经外奇穴　古今治疗本病还多取经外奇穴，分别达 44、18 穴次，分占各自总穴次的 33.85%、18.18%，前者超过古代诸经穴次，后者与现代诸经穴次之第二位胃经相并列，可见**古代比现代更多地选取经外奇穴**，这是由于古代所治本病中，有相当一部分为趾部的疮疡痈疽（达 20 条之多），而治疗多取趾部天应穴，天应穴归入经外奇穴，因此古代经外奇穴的次数及其百分比较高。就穴位而言，**古今所取即趾部天应穴，这是相同的**；古代还取气端等，现代则取八风等，这是相似的。

【分部取穴比较】

　　1. 古今均取足部穴　足趾属于足部，根据局部取穴原则，古今治疗本病均多取足部穴。统计结果见表 13-7。

表 13-7　足部穴次及其分占古、今总穴次的百分比和其位次对照表

	古代	现代
足阳	20（15.38%，第二位）	19（19.19%，第二位）
足阴	16（12.31%，第三位）	36（36.36%，第一位）

表 13-7 显示，**现代比古代更重视足部（含足阳、足阴）穴**，即现代比古代更重视局部取穴。就穴位而言，表 13-3 显示，**古今均取趾部天应穴，足阴部太冲、照海、行间，足阳部内庭、足临泣，这是相同的**；古代还取足阴部涌泉，足阳部侠溪、昆仑、至阴，以及奇穴气端等，现代则取足阴部太白、大都、公孙、隐白、太溪，足阳部陷谷，以及奇穴八风等，这是相似的

　　古代取足部穴者，如《备急千金要方》称："治手足指挛痛不可忍方"，"灸指端七壮立差"（"指端"当属天应穴）；"涌泉、然谷，主五指尽痛，足不践地"。《席弘赋》道："更向太冲须引气，指头麻木自轻飘。"《针灸大全》载：照海主治"内踝及五指疼痛"；内庭、太冲、昆仑治疗"足指节痛"；足临泣配冲阳、侠溪、足十宣（即气端）主"足跗发热，五指节痛"。《循经考穴编》曰：行间主"干湿脚气，指罅肿烂"。《采艾编翼》道："至阴胸痛小指痹。"又如《针方六集》言：地五会主"五指肿痛"。《针灸甲乙经》载："足大指搏伤，下车挃地，通背指端伤，为筋痹，解溪主之。"《针灸大成》谓："足指拘挛，筋紧不开：足十指节，握拳指尖（小麦炷，灸五壮）、丘墟二穴、公孙二穴、阳陵泉二穴。"其中地五会、解溪、"足十指节"、丘墟、公孙亦在足部。

　　现代取足部穴者，如吕荣等治疗趾头炎，取病变局部（天应穴），用三棱针点刺放出脓液，再用艾熏灸；南柏红治疗痛风引起的跖趾关节肿痛，取太冲、陷谷、地五会、足临泣、行间、内庭、侠溪、足通谷、大都、隐白、太白、公孙、照海、大钟，用针刺疗法；饶光涛则取隐白、大敦、太冲、太溪、照海、太白等穴，亦用针刺；梅忠英治疗类风湿关节炎之足趾关节疼痛，取大都、八风、太冲、足临泣等穴，施予针灸。

　　2. 古今均取腿部穴　　足趾通过阴阳足六经与腿部相联，因此古今治疗本病亦取腿部（含腿阳、腿阴）穴（表 13-8）。

表 13-8　腿部穴次及其分占古、今总穴次的百分比和其位次对照表

	古代	现代
腿阳	26（20.00%，第一位）	11（11.11%，第三位）
腿阴	6（4.62%，第四位）	8（8.08%，第四位）

表 13-8 显示，**古代比现代更重视腿阳面穴，现代比古代更重视腿阴面穴**，如上所述，其原因尚待探讨。就穴位而言，**古今均取腿阳面悬钟**，这是相同的；古代还取腿阳面委中、飞扬、阳陵泉、风市，现代则取足三里，这是相似的，但也显示古代多取腿阳面穴，这是同中之异；**现代又取腿阴面三阴交，而古代取之不多，这是不同的。**

古代取腿部穴者，如《采艾编翼》云："悬钟：足五指痛，皆可治。"《针灸大全》称：膝关、绝骨、委中、阳陵泉、三阴交主治"内踝及五指疼痛"。《铜人腧穴针灸图经》曰：飞扬主"疬节风，足指不得屈伸"。《太乙离火感应神针》载：风市主"脚气浮肿，又指湿烂"。

现代取腿部穴者，如林志苇治疗退行性跖趾关节炎，针刺患侧三阴交透悬钟、足三里等穴，施平补平泻手法；梅忠英治疗类风湿关节炎之足趾关节疼痛，取足三里、阳陵泉、三阴交等穴，用针灸疗法；饶光涛治疗原发性痛风引起的趾关节炎，取三阴交、足三里等穴，施以针刺。

此外，**古代还取小腹部关元穴**，主要用于治疗趾冷。如《扁鹊心书》载："伤寒少阴证"，"足指冷过节，急灸关元三百壮可保"。

现代还取背俞，及头面部穴。如陈连芝等治疗指趾痛，根据痛趾取所属经络相对应的背俞穴，配该经起止穴，即第 1~5 趾痛分别取脾俞（肝俞）、胃俞、胃俞、胆俞、肾俞（膀胱俞），配大包（期门）、承泣、承泣、瞳子髎、俞府（睛明），用针刺法，施捻转平补平泻手法。其中胃俞、承泣均被重复选用，故在表 13-3 中有所体现。

【辨证取穴特点】

治疗各种类型的趾部病证,古人选取足部、腿部之穴,这与前述本病总体取穴特点相合,各类之间似无很大差别。此外,对于各类趾部病证,古人取穴似还有以下差异。

1. **与寒相关**　古人还取小腹部关元等穴,该部藏有命门之火,刺激之可鼓舞阳气,驱逐阴寒之邪。如《扁鹊心书》语:"足指冷至脚面,此太阴证也,最重难治,为灸命关五十壮,关元二百壮。"前面已述,该书治"伤寒少阴证","急灸关元三百壮",亦为例。

2. **与热相关**　古人还取关节与肢体末端部穴,以求清热逐邪之效。如《灵枢经·邪气脏腑病形》曰:"膀胱病者","足小指外廉及胫踝后皆热,若脉陷,取委中央"。《针灸大全》云:足临泣配冲阳、侠溪、足十宣,治疗"足跗发热,五指节痛"。上述委中、侠溪在关节部,足十宣在下肢末端。

3. **与风相关**　古人还取头面部穴,这是风邪轻扬在上的缘故。如《针灸集书》记:"飞扬、涌泉、额厌、后顶穴,以上治病节风,诸风疼痛,游走无定,状如虫行,昼静夜剧,足指不伸。"其中额厌、后顶在头部。

4. **与湿相关**　古人选取下部穴,此当是湿性重着在下的缘故。如《循经考穴编》言:侠溪"主足背红肿,五指拳挛,指缝湿烂";行间主"干湿脚气,指缝肿烂"。其中侠溪、行间均在人体下部。

5. **与血相关**　古人还取胃经穴,此当是阳明多气多血的缘故。如《灵枢经·经脉》语:"胃足阳明之脉","是主血所生病者","足跗上皆痛,中指不用"。

6. **与虚相关**　古人还取小腹部关元等穴,该处藏有"脐下肾间动气者,人之生命"(《难经·六十六难》语),取之则可补虚强身。如《扁鹊心书》谓:"肺伤寒","若素虚之人,邪气深入则昏睡谵语,足指冷,脉浮紧,乃死证也,急灸关元三百壮,可生"。

而在现代本病的针灸临床上,有关辨证取穴的报道较少。

【针灸方法比较】

1. **古今均用艾灸** 在古、今本病文献中,涉及艾灸者分别为33 条次、10 篇次,同列古、今诸法之第一位,分占各自总条(篇)次的 38.82% 和 37.04%,可见**古今治疗本病均重视艾灸疗法**。一般来说,古代多用艾灸,现代多用针刺,而在本病临床上,古今艾灸的百分比相近,显示艾灸在本病现代临床上取得良好效果,故得到较广泛应用。

古代采用灸法者,如马王堆《足臂十一脉灸经》言:"病足小趾废","灸太阳脉";"病足中趾废","灸阳明脉";"病足大趾废","灸足泰阴脉"。《针灸大成》治疗"足指拘挛,筋紧不开",取"足十指节,握拳指尖(小麦炷,灸五壮)"。前面"古今均取足部穴"中,《备急千金要方》语:"灸指端七壮立差",亦为例。除了一般的足趾病证外,古人还用灸法治疗与阴寒、脚气、疮疡等相关的趾部病证。

治疗与阴寒证相关者,如《扁鹊心书》云:"足指冷,肢节痛","皆阴也,灸关元三百壮"。前面"辨证取穴特点"中,治疗"伤寒少阴证""太阴证""素虚之人"的"肺伤寒"亦灸关元等穴。艾灸为热性刺激,具温阳补气之力,故可祛阴散寒。

治疗与脚气相关者,如《外台秘要》云:"若病从阴发,起两足大指内侧……皆须随病灸复留、中都、阴陵泉等诸穴";"若病从阳发,起两小指外侧……须灸阳辅、绝骨、阳陵泉、风市等诸穴";"又若脚十指酸疼闷,渐入跌上者,宜灸指头正中甲肉际三炷即愈";"又若大指或小指旁侧疼闷,觉内有脉如流水,上入髀腹者,宜随指旁处灸三炷,即愈"。上述灸治穴位多为趾部穴和相关经络在腿部的穴位。若选灸数穴,该书则强调穴位的灸疗顺序是先上后下:"灸者先从上始,向下引其气,便各灸二十壮。"古代的"脚气"

一证,类似于西医学中的维生素 B 缺乏症,可引起脚趾部的麻痹肿痛等症状,对此,古人用灸法以温通经脉,活血化瘀,消肿除痹。

治疗与疮疡痈疽相关者,如《备急千金要方》言:"凡疽卒着五指,筋急不得屈伸者,灸踝骨中央数十壮,或至百壮。"《薛氏医案》记:"脱疽,谓疗患于足或足趾,重者溃脱,故名之","先用隔蒜灸"。疗疮"若患于肢末之处,毒愈凝滞,药难导达,艾灸之功为大";"一小儿足次指患之(天蛇毒),色赤肿痛,上连于腿","用隔蒜灸法"。天蛇毒为发于指头的蛇头疗。《名医类案》言:"都宪张恒山,左足指患之(疗疮),痛不可忍,急隔蒜灸三十余壮,即能行步","大凡疗患于肢节,灸法有回生之功"。艾灸可以增强机体免疫功能,消灭与抑制细菌、病毒,即发挥扶正祛邪的作用。

关于艾灸的选穴,除了前述特点外,**古人注意选取阿是穴**,这是具体情况具体分析的方法,比较符合临床实际。如《针灸资生经》语:"足踝以下病,宜灸照海、申脉,然须按其穴酸疼处灸之方效。"

关于艾灸方法,除了常规灸法外,**古人还采用"太乙神针"法**。这是灸法之一种,在艾条中加若干行气活血等作用的中药,治疗时在穴位上铺数层布或纸,然后将点燃的艾条按在布或纸上。该法可充分发挥药物与艾灸的双重作用。《太乙离火感应神针》载:风市主"脚气浮肿,又指湿烂",涌泉主"指尖足跟虚痛",采用的均是"太乙神针"疗法。

现代采用灸法者,如丁锋治疗急性痛风性跖趾关节炎,取太冲、大都、太白、公孙、内庭、阿是穴等,用温针灸法;孙丽琴治疗类风湿关节炎之趾强痛,取八风穴,亦用温针灸;相鲁闽等治疗顽固性趾疣,取患部、足三里、三阴交、支正,用艾熏灸;王振琴治疗足趾感染、嵌拇甲,取病灶局部,亦用艾烟熏灸;王作民治疗趾甲癣,用刀片刮去甲周增生的部分,用艾条施雀啄灸;张三堂治疗双踝及足趾肿痛,取双侧足三里、血海,施瘢痕灸。

由上可知,现代艾灸所治本病包括痛风性跖趾关节炎、类风湿关节炎之趾强痛、趾疽、趾部感染、嵌拇甲、趾甲癣,以及其他趾部的肿痛等,且与古代相比,现代**治疗阴寒趾冷、脚气与疮疡痈疽的报道较少**;现代所取穴位亦在足部和腿部,与古代相合;现代所用方法有**温针灸、熏灸、瘢痕灸**等,而在古代文献中,对灸法的记载未有如此具体的描述。

2. **古今均用针刺** 针刺可以激发体内各种潜在功能,调整机体的失衡状态,因此古、今治疗本病均用针刺,分别为 5 条次、8 篇次,分列古、今诸法之第二(并列)、第二位,分占各自总条(篇)次的 5.88% 和 29.63%,可见**现代比古代更重视针刺**,此当是现代针具进步和神经学说影响的结果。

古代用针刺者,如《医宗金鉴》载:悬钟治疗"足指疼痛针可停"。《针灸简易》道:悬钟治疗"脚气趾痛六分刺"。《针灸集成》云:"手足指节蹉跌酸痛,久不愈:屈其伤指,限皮骨内缩,即以圆利针深刺其约纹虚空而拔,诸节伤同。"可见古人还采用圆利针,此为古代九针之一,其尖圆而锐,用于治疗痈肿、痹证。现代用针刺者,如前面"分部取穴比较"中,南柏红、饶光涛、林志苇、陈连芝等均用针刺。

古今治疗本病也用补泻手法。如明代《医学入门》语:"五足指痛,泻行间。"《循经考穴编》曰:内庭治"足指背红肿疼痛,并宜泻之";太冲治"脚软无力,五指拘挛,宜先补后泻"。现代庞俊治疗痛风引起的跖趾关节痛,取大都、太白、太冲、足三里、三阴交、丰隆,用针刺提插捻转泻法;张逸萍等则取三阴交、丘墟、太白、八风、解溪、太冲、内庭,用针刺捻转泻法;施有奇治疗心衰患者脚趾挛痛,取太冲、三阴交、合谷,用针刺补法。总的来说,古今治疗本病所用泻法多于补法,可见本病当以实证为多。

3. **古今均用刺血** 对于本病之瘀血壅阻者,古、今临床均用刺血疗法以逐瘀生新,分别为 4 条次、7 篇次,分列古、今诸法之第三、第三(并列)位,分占各自总条(篇)次的 4.71% 和 25.93%,可见**现代比古代更重视刺血疗法**。因为刺血对于现代趾部感染、痛风、甲下瘀血等有良好疗效,多被采用,致使现代刺血百分比较高。

古代用刺血者,如明代《医学纲目》载:"大拇指本节前骨疼:太冲(弹针出血)。"该书又曰:"陕师,郭巨洛,偏枯,二指着痹,足不能伸,迎先师治之,以长针刺委中,至深骨而不知痛,出血一二升,其色如墨,又且缪刺之。"此处还采用左右交叉的"缪刺"法。对于足趾部患痈、疽、疮、疖者,则用切开排脓法,如明代《外科理例》曰"宜脓大软方开",即当脓熟之时方能切开,否则易使邪毒内攻。

现代用刺血疗法者,如王振琴治疗足趾感染、嵌踇甲,取病灶局部,用三棱针点破放出脓血;丁锋治疗痛风性跖趾关节炎,取太冲、大都、太白、公孙、内庭、阿是穴,用温针灸,出针时摇大针孔,使出血;韩淑萍则取足三里、悬钟、太冲、八风等穴,用刺络拔罐,出血若干;文绍敦等取行间、太冲、内庭、陷谷,用火针放血,每次出血量小于100ml;黄新治疗指(趾)甲下瘀血,用火针(三棱针)刺入患甲中央,使瘀血溢出;方振伟等亦用三棱火针刺入伤甲与甲床之间的间隙,共开1~3个"窗口",使积血溢出。由上可知,现代刺血除用毫针与三棱针外,**还采用刺络拔罐、火针等方法**。

4. 古今均用火针疗法　火针乃针刺与烧灼相结合的方法,亦被古、今临床用来治疗本病,分别为5条次、7篇次,分列古、今诸法之第二(并列)、第三(并列)位,分占各自总条(篇)次的5.88%和25.93%,可见**现代比古代更多地采用火针疗法**。因为古代所治本病多为趾"支"(作牵引解);而现代所治者包括痛风、趾痒、中风后遗趾肿胀、鸡眼等,病种较多,因此现代火针的百分比较高。

如《灵枢经·经筋》治疗"小指支""小指次指支转筋""足中指支""足大指支",均曰"治在燔针劫刺,以知为数,以痛为输"。其中"燔针"即为火针,"以知为数"即治疗的次数以病愈为度,

"以痛为输"即取疼痛部位为穴位。

现代用火针者,如徐德厚治疗痛风性关节炎跖趾痛,用火针点刺肿痛局部,使出血;郑丽艳治疗足小趾奇痒,取病变局部,用火针点刺,出血数滴;王敏治疗中风后遗指趾肿胀,取八邪、八风,用火针治疗;梁树艺等治疗脚趾鸡眼,用火针刺之。

5. 现代发展的方法　现代治疗本病还采用穴位注射、小针刀、涂擦等方法。这些在本病的古代文献中较为少见,当是现代针灸工作者的发展。

（1）**穴位注射**:如王华治疗趾疣,取太溪穴,以胸腺肽做穴位注射。

（2）**小针刀**:如陈立治疗踇趾滑膜囊炎,取病变局部,用小针刀加手法。

（3）**涂擦**:如相鲁闽等治疗顽固性趾疣,用马鞭草汁涂擦患部。

【结语】

根据上述对古今文献的统计与分析结果,兹提出治疗足趾部病证的参考处方如下(无下划线者为古今均用穴,下划曲线者为古代所用穴,下划直线者为现代所用穴):①趾部天应穴;②足阴部穴太冲、照海、行间、涌泉、太溪、太白、大都、公孙、隐白等;③足阳部穴内庭、足临泣、气端、侠溪、昆仑、至阴、八风、陷谷等;④腿阳部穴悬钟、委中、飞扬、阳陵泉、风市、足三里等;⑤腿阴部穴三阴交等。此外,还可以取小腹部穴关元,以及相关背俞穴和头面部穴等。临床可根据病情,在上述处方中选用若干相关穴位。

治疗与寒相关者,还可取小腹部穴关元等;与热相关者,还可取关节与肢体末端部穴;与风相关者,还可取头面部穴;与湿相关者,可多取下部穴;与血相关者,还可取胃经穴;与虚相关者,还可取小腹部穴关元等。

临床可用艾灸(含"太乙神针"、温针灸、熏灸、瘢痕灸等)、针刺(含补泻)、刺血、火针等法,还可采用穴位注射、小针刀、涂擦等现代疗法。

历代文献摘录

［元代及其以前文献摘录］

《足臂十一脉灸经》:"足泰阳脉……其病,病足小趾废,腨痛,郄挛。""足少阳脉……其病,病足小趾废,腨外廉痛,腨寒。""足阳明脉……其病,病足中趾废,腨痛,膝中肿。""足泰阴脉……其病,病足大趾废,腨内廉痛,股内痛。"

《阴阳十一脉灸经》:"足钜阳之脉……其所产病……郄痛,腨痛,足小趾痹。""足少阳之脉……其所产病……足中趾痹。"

《素问·骨空论》:"膝痛,痛及拇指,治其腘。"

《灵枢经·邪气脏腑病形》:"膀胱病者……若脉陷,及足小指外廉及胫踝后皆热,若脉陷,取委中央。"

《灵枢经·经脉》:"胃足阳明之脉……是主血所生病者……循膺、乳、气街、股、伏兔、骭外廉、足跗上皆痛,中指不用。""脾足太阴之脉……是主脾所生病者……强立股膝内肿厥,足大指不用。""膀胱足太阳之脉……是主筋所生病者……项背腰尻腘踹脚皆痛,小指不用。""胆足少阳之脉……是主骨所生病者……胸胁肋髀膝外至胫绝骨外踝前及诸节皆痛,小指次指不用。"

《灵枢经·经筋》:"足太阳之筋……其病小指支,跟肿痛,腘挛……治在燔针劫刺,以知为数,以痛为输。""足少阳之筋……其病小指次指支转筋,引膝外转筋,膝不可屈伸,腘筋急……治在燔针劫刺,以知为数,以痛为输。""足阳明之筋……其病足中指支胫转筋,脚跳坚,伏兔转筋,髀前肿……治在燔针劫刺,以知为数,以痛为输。""足太阴之筋……其病足大指支,内踝痛,转筋

痛,膝内辅骨痛……治在燔针劫刺,以知为数,以痛为输。""足厥
阴之筋……其病足大指支,内踝之前痛,内辅痛,阴股痛转筋……
其病转筋者,治在燔针劫刺,以知为数,以痛为输。"

《针灸甲乙经》(卷八·第一下):"次指间热……巨虚下廉
主之。"

《针灸甲乙经》(卷十·第一下):"风寒从足小指起,脉痹上
下……至阴主之。""足大指搏伤,下车挃地,通背指端伤,为筋
痹,解溪主之。"

《针灸甲乙经》(卷十·第二下):"五指端尽痛,足不[一本有
'得'字]践地,涌泉主之。"

《备急千金要方》(卷二十二·第六):"凡疽卒着五指,筋急不
得屈伸者,灸踝骨中央数十壮,或至百壮。""治手足指挛痛不可
忍方……又灸指端七壮立差。"

《备急千金要方》(卷三十·第三):"涌泉、然谷,主五指尽痛,
足不践地。"

《外台秘要》(卷十九·论阴阳表里灸法):"脚气……若病从
阴发,起两足大指内侧,上循胫内及膝里,顽痹不仁,或肿先发于
此者,皆须随病灸复留、中都、阴陵泉等诸穴,灸者先从上始,向下
引其气,便各灸二十壮……若病从阳发,起两小指外侧,向上循胫
外,从绝骨至风市,顽痹不仁,或肿起于此者,须灸阳辅、绝骨、阳
陵泉、风市等诸穴,灸数及上向下,皆依前法。""脚气……又若脚
十指酸疼闷,渐入跗上者,宜灸指头正中甲肉际三炷[原作痓,据
义改]即愈。又若大指或小指旁侧疼闷,觉内有脉如流水,上入
髀腹者,宜随指旁处灸三炷,即愈。"

《太平圣惠方》(卷一百):"巨虚[上廉]……猥[原作股,据
《黄帝明堂灸经》改]腿脚十指堕也。"

《铜人腧穴针灸图经》(卷五·足太阳):"飞阳……病节风,足
指不得屈伸。"

《扁鹊心书》(卷上·窦材灸法):"伤寒少阴证……足指冷过

节,急灸关元三百壮可保。"

《扁鹊心书》(卷中·伤寒):"六脉紧大,或弦细,不呻吟,多睡,耳聋,足指冷,肢节痛……皆阴也,灸关元三百壮,服金液丹、姜附汤,过十日半月出汗而愈。"

《扁鹊心书》(卷中·汗后发噫):"一人伤寒至八日……足指冷至脚面,此太阴证也,最重难治,为灸命关五十壮,关元二百壮,服金液丹、钟乳粉,四日汗出而愈。"

《扁鹊心书》(卷中·肺伤寒):"肺伤寒……足指冷,脉浮紧,乃死证也,急灸关元三百壮,可生。"

《针灸资生经》(卷五·足杂病):"足踝以下病,宜灸照海、申脉,然须按其穴酸疼处灸之方效。"

[明代文献摘录]

《针灸大全》(卷一·席弘赋):"更向太冲须引气,指头麻木自轻飘。"

《针灸大全》(卷四·八法主治病症):"足临泣……足指拘挛,筋紧不开:[《针灸大成》补:足十指节,握拳指尖(小麦炷,灸五壮)]丘墟二穴、公孙二穴、阳陵泉二穴。""足临泣……足跗发热,五指节痛:冲阳二穴、侠溪二穴、足十宣十穴。""外关……足指节痛,不能行步:内庭二穴、太冲二穴、昆仑二穴。""照海……干脚气,膝头并内踝及五指疼痛:膝关二穴、昆仑二穴、绝骨二穴、委中二穴、阳陵泉二穴、三阴交二穴。"

《针灸集书》(卷上·病节风):"飞扬、涌泉、颔厌、后顶穴,以上治病节风,诸风疼痛,游走无定,状如虫行,昼静夜剧,足指不伸。"

《针灸聚英》(卷一上·足太阳):"委中……膝痛,痛[原无此字,据《素问·骨空论》补]及拇指。""飞扬……足指不能屈伸。"

《外科理例》(卷一·论脓四十):"痈、疽、疮、疖……脓成……浅者宜砭,深者宜针,手足指梢及乳上,宜脓大软方开。"

《外科理例》(卷六·脱疽一百十九):"一人足指患此,焮痛色赤发热,隔蒜灸之。""人足指患之大痛,色赤而肿,隔蒜灸之,痛止。""一人足指患之,色黑不痛,令明灸三十余壮。""一人足指患之,色紫不痛,隔蒜灸五十余壮,尚不知痛,又明灸百壮,始痛。""一人足指患之,色赤焮痛,作渴,隔蒜灸数壮。"

《名医类案》(卷九·疔疮):"左足指患之[疔疮],痛不可忍,急隔蒜灸三十余壮,即能行步。""一男子足指患疔,肿焮痛赤,用隔蒜灸。"

《薛氏医案》(保婴撮要·卷十二·天蛇毒):"一小儿足次指患之,色赤肿痛,上连于腿……用隔蒜灸法。""一小儿足大指患之,肿痛连脚,用活命饮及隔蒜灸,其痛不止,着肉艾灸数壮方止。"

《薛氏医案》(外科发挥·卷三·疔疮):"一老妇足大趾患之,甚痛,令灸之,彼不从,专服败毒药,致真气虚,而邪气愈实,竟至不救。"

《薛氏医案》(外科枢要·卷三·论脱疽十三):"脱疽,谓疔患于足或足趾,重者溃脱,故名之,亦有患于手,患于指者……先用隔蒜灸……色黯不痛者,肾气败而虚火盛也,隔蒜灸、桑枝灸。""一男子足趾患之,肿焮痛赤……用隔蒜灸、人参败毒散。""一男子患前症,赤痛作渴……用隔蒜灸、活命饮。""一男子肿痛色赤,发热作渴,大小便秘结,其脉浮数,按之沉实……先用隔蒜灸,及人参败毒散。""一膏粱之人,先作渴,足热,后足大趾赤痛,六脉洪数而无力……桑枝灸,溃而脓清。"

《薛氏医案》(外科精要·卷上·第九):"[疔疮]若患于肢末之处,毒愈凝滞,药难导达,艾灸之功为大。"

《医学入门》(卷一·杂病穴法):"五足指痛,泻行间。"

《医学入门》(卷一·治病要穴):"悬钟……五足指疼。"

《医学纲目》(卷十二·痛痹):"(撮)大拇指本节前骨疼:太冲(弹针出血)。"

《医学纲目》(卷十二·着痹):"(垣)陕师,郭巨洛,偏枯,二指着痹,足不能伸,迎先师治之,以长针刺委中,至深骨而不知痛,出血一二升,其色如墨,又且缪刺之,如是者六七次,服药三月,病良愈。"

《针方六集》(纷署集·第二十九):"地机……足大趾内侧红肿。"

《针方六集》(纷署集·第三十):"太冲……足指拳挛。"

《针方六集》(纷署集·第三十三):"[足]窍阴……小指次指不用。""侠溪……五指拘挛痛痹。""地五会……五指肿痛。""外丘……足小指次指不用。"

《循经考穴编》(足阳明):"内庭……足指背红肿疼痛,并宜泻之。"

《循经考穴编》(足少阳):"侠溪……主足背红肿,五指拳挛,指蹼湿烂,足心发热。"

《循经考穴编》(足厥阴):"行间……干湿脚气,指蹼肿烂。""太冲……脚软无力,五指拘挛,宜先补后泻。"

[清代及民国前期文献摘录]

《医宗金鉴》(卷八十五·足部主病):"悬钟……足指疼痛针可停。"

《周氏经络大全》(经络分说·三十二):"涌泉……此穴能止五指端尽痛。"

《采艾编翼》(卷一·胆经综要):"悬钟:足五指痛,皆可治。"

《采艾编翼》(卷一·经脉主治要穴诀):"至阴胸痛小指痹。""悬钟胃热五指痛。"

《针灸内篇》(足太阳膀胱络):"飞扬……足指不得屈伸。"

《太乙离火感应神针》:"风市……脚气浮肿,又指湿烂。""涌泉……指尖足跟虚痛。"

《神灸经纶》(卷四·手足证治):"悬钟:湿痹趾疼。"

《针灸集成》(卷二·手臂):"手足指节蹉跌酸痛,久不愈:屈其伤指,限皮骨内缩,即以圆利针深刺其约纹虚空而拔,诸节伤同。"

《痧惊合璧》:"缩脚痛痧:刺两腿弯窝痧筋各一针,刺两耳垂各一针,刺两肩比骨窝各一针。此症无胀者,手足指尖有紫色,如脚上足底有红痕,自下而上,即以油头绳扎住,皆用银针放其恶血;又有两足麻木,寒冷筋抽,急用布将膝下扎住,恶血不得上行,热盐汤洗之,用宝花散。"

《针灸简易》(穴道诊治歌·足部):"悬钟……脚气趾痛六分刺,灸五斯足少阳经。"

［现代文献题录］

(限本节引用者,按首位作者首字的汉语拼音排序)

陈立. 小针刀加手法治疗踇趾滑膜囊炎 12 例. 针灸临床杂志,2002,18(10):33.

陈连芝,王振林. 针刺背俞穴为主治疗指趾痛. 中国针灸,1999,19(12):754.

丁锋. 温针灸治疗急性痛风性跖趾关节炎 31 例. 针灸临床杂志,1997,13(4):70.

方振伟,孙彦奇. 三棱火针"开窗"点刺放血治疗甲下积血 26 例. 中国民间疗法,2005,13(2):16-17.

韩淑萍. 刺络拔罐加针刺治疗痛风性关节炎 38 例. 中国针灸,1999(12):736.

黄新. 火针配合中药治疗指(趾)甲下瘀血 28 例. 中医外治杂志,2005,14(6):27.

梁树艺,肖静. 火针治愈脚趾鸡眼致眼疾好转 2 例报告. 针灸临床杂志,2002,18(12):24.

林志苇. 针刺治疗退行性跖趾关节炎 20 例. 中国针灸,1996,16(2):40.

吕荧．艾熏治疗指（趾）头炎 300 例临床观察与实验研究．中国针灸,1987,7(4):18.

梅忠英．针灸为主治疗类风湿性关节炎 28 例．上海针灸杂志,1991,10(1):8.

南柏红．中药内服加针灸治疗痛风 52 例临床观察．黑龙江中医药,2008,37(5):43.

庞俊．针刺治疗痛风的体会．江苏中医,1993,14(1):19.

饶光涛．针刺与药物对照治疗原发性痛风性关节炎 109 例疗效观察．中国针灸,1993,13(1):8.

施有奇．针刺治疗心衰患者脚趾挛痛 32 例．中国针灸,1989,9(5):35.

孙丽琴．以温针为主治疗类风湿性关节炎．中医杂志,1990,31(1):47.

王华．胸腺肽穴位注射治疗趾疣 40 例．湖北中医杂志,2009,31(10):66.

王敏．火针治疗中风后遗指趾肿胀．浙江中医杂志,2003,38(3):125.

王振琴．艾熏法治疗手足指（趾）感染、嵌蹈甲 94 例．云南中医杂志,1986,7(3):36.

王作民．刮甲艾灸法治疗指（趾）甲癣 110 例．中国针灸,1997(9):519.

文绍敦．火针放血治疗痛风 105 例疗效观察．中国针灸,1996,16(3):23.

相鲁闽,陈淮林．马鞭草擦剂加艾灸治疗顽固性趾疣 1 例．中国民间疗法,1999,7(2):46.

徐德厚．火针点刺加中药足浴治疗痛风性关节炎 51 例．中国民间疗法,2009,17(6):16.

张三堂．瘢痕灸治疗双踝及足趾肿痛．上海针灸杂志,1989,8(4):46.

张逸萍.针药并用、内外同治法治疗痛风 35 例疗效观察.针灸临床杂志,1994,10(6):16.

郑丽艳.火针治疗足小趾奇痒验案.中国民间疗法,2003,11(2):16-17.

第十四节 疮疡

疮疡是内外邪毒（各种致病因素）侵袭人体后在体表出现的外科疾患，包括肿疡、溃疡、疖肿、流注、流痰、痈疽、疔疮、丹毒、瘰疬等（其中痈疽、疔疮、丹毒、瘰疬另立专节予以讨论）。古代针灸文献中凡与疮疡相关的毒、漏、瘘、恶肿、痰肿、风瘰、浸淫、瘃等描述字样的内容，本节亦予收入。中医学认为，本病的发生发展是人体内部邪正斗争的过程，并产生气滞血瘀、脏腑失和、经络阻塞等病理反应，表现为实证和虚证，其中实证又包括热、寒、风、痰湿等型。西医学认为，本病是由细菌及其他病原微生物侵入人体后在体表所出现的局部炎症，或进入血液循环后所引发的全身反应，包括非特异性和特异性两种感染，前者由化脓性病菌所致，后者则由破伤风、结核、炭疽等杆菌及厌氧菌等所致。为了排除局部疮疡之治疗取穴的干扰，本节仅对古代文献中泛指性疮疡的治疗进行统计；而现代针灸文献中泛指性疮疡的报道不多，故统计时也收录了局部疮疡的内容。涉及本病的古代针灸文献共 172 条，合 247 穴次；现代针灸文献共 105 篇，合 228 穴次。将古今文献的统计结果相对照，可列出表 14-1~ 表 14-4（表中数字为文献中出现的次数）。

表 14-1　常用经脉的古今对照表

经脉	古代（穴次）	现代（穴次）
相同	经外奇穴 159、大肠经 13、胃经 10、脾经 9、膀胱经 9	经外奇穴 74、膀胱经 32、脾经 19、胃经 18、大肠经 18
不同		督脉 35、胆经 14

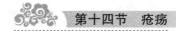

表 14-2　常用部位的古今对照表

部位	古代（穴次）	现代（穴次）
相同	患部 125、关节 55、腿部 16、背部 13	关节 68、患部 66、背部 56、腿部 22
不同	末端 16	

表 14-3　常用穴位的古今对照表

穴位		古代（穴次）	现代（穴次）
相同		天应 124、曲池 8、血海 5、合谷 4、委中 4、足三里 3、三阴交 3	天应 66、委中 15、足三里 13、合谷 11、血海 7、曲池 5、三阴交 4
不同	背部	骑竹马穴 6	大椎 13、神道 5、身柱 4、肩井 4、至阳 4、灵台 4、夹脊 4
	上肢	大陵 4	尺泽 3
	下肢	悬钟 4、涌泉 3、行间 3	阳陵泉 5、阴陵泉 4

表 14-4　治疗方法的古今对照表

方法	古代（条次）	现代（篇次）
相同	艾灸 80、刺血 43、外敷 11、针刺 8、火针烙法 8、拔罐 1	刺血 40、针刺 23、艾灸 19、拔罐 11、火针烙法 8、敷贴 7
不同	熨法 5、蜡疗 1	皮肤针 7、挑治 5、耳穴 3、穴位注射 2、电针 2、激光 2、埋针 1

　　根据以上各表,可对疮疡的古今针灸治疗特点作以下比较分析。

【循经取穴比较】

1. 古今均取经外奇穴　古今治疗本病均取病变局部,即天应穴,而天应穴被归入经外奇穴;古今还取其他经外奇穴,致使在本病的古、今文献中,经外奇穴分别达159、74穴次,分占各自总穴次的64.37%、32.46%,均远高于各经脉,百分比又显示**古代比现代更多选取经外奇穴**。就穴位而言,表14-3显示,**古今均多取天应穴,这是相同的**;古代还取骑竹马穴等,现代则取夹脊穴等,这是相似的。

2. **古今均取手、足阳明经穴** 本病由邪毒侵犯人体所致,而阳明多气多血,一旦遭遇邪毒即奋起相争,表现出实热证候,因而治疗本病选取手、足阳明经穴。统计结果见表14-5。

表14-5 手、足阳明经穴次及其分占古、今总穴次的百分比和
其位次对照表

	古代	现代
手阳明经	13(5.26%,第二位)	18(7.89%,并列第五位)
足阳明经	10(4.05%,第三位)	18(7.89%,并列第五位)

表14-5显示,虽然该两经的古代位次高于现代,但现代所占百分比均高于古代,这是古代穴次多被经外奇穴所占之故。就穴位而言,**古今均常取曲池、合谷、足三里,这是相同的**。

3. **古今均取足太阳经穴** 足太阳经循行于人体阳面,阳气旺盛;本病与脏腑相关,而足太阳经的背俞穴与脏腑相联,因此在本病的古、今文献中,足太阳经分别为9、32穴次,分列诸经的第四(并列)、第三位,分占各自总穴次的3.64%、14.04%,可见**现代比古代更重视足太阳经穴**,此当是现代受神经学说影响,选取背俞穴的缘故。就穴位而言,**古今均常取委中,这是相同的**。

4. **古今均取足太阴经穴** 本病的发生发展与气血的运行和盛衰密切相关,而脾胃主运化,即生成和运化气血,且脾又统血;脾胃湿热亦可导致本病的产生,因而在本病的古、今文献中,足太阴脾经分别为9、19穴次,同列诸经的第四位,分占各自总穴次

的 3.64%、8.33%，可见**现代比古代更重视足太阴经穴**。就穴位而言，**古今均常取血海、三阴交，这是相同的**；现代还取阴陵泉等，这是相似的。

5. 现代选取督脉穴　本病是人体阳气与邪毒斗争的病理反应，其发于体表，体表亦属阳，而督脉为阳脉之海，督率诸阳，因此现代又选用督脉穴，共计 35 穴次，列诸经的第二位，占现代总穴次的 15.35%，**常用穴为大椎、神道、身柱、至阳、灵台**。而古代取督脉 4 穴次，列古代诸经的第七（并列）位，占古代总穴次的1.62%，未被列入常用经脉，不如现代。

6. 现代选取足少阳经穴　足少阳经属阳，其循行从头至足，分布广泛，因此现代治疗本病也选用之，共计 14 穴次，列诸经的第六位，占现代总穴次的 6.14%，**常用穴为阳陵泉等**。古代虽然也取悬钟等穴，但古代取足少阳经共 7 穴次，列诸经的第五（并列）位，占古代总穴次的 2.83%，未被列入常用经脉，不如现代。

【分部取穴比较】

1. 古今均取患部穴　本病多由邪毒侵犯人体所致，而邪毒常集聚于疮疡部位，故治疗多取患部穴，在古、今文献中，分别为 125、66 穴次，分列各部的第一、第二位，分占各自总穴次的50.61%、28.95%，可见**古代比现代更多地选取患部穴**。就穴位而言，**古今均常取天应穴**。

古代取患部穴者，如《医心方》语："凡得恶肿皆暴卒"，"初觉此病，便急宜灸当中央及绕肿边灸之"。《薛氏医案》载："肿甚焮痛者，砭去恶血"；"治疮毒诸内痈"，将"太乙神仙膏"贴敷患处；治疗"疔疮毒疮"，"以针烧赤，频烙患处"。《寿世保元》曰："治诸风恶毒"，"熨之，无不即效"。同时古人也刺灸患部的周围，以提高周围组织免疫力，形成对患部邪毒的合围。如《外台秘要》言："深师疗瘑疮方：灸瘑上周匝最良。"《名家灸选三编》言："治诸漏疮法：灸周瘰四畔，瘥。"

现代取患部穴者,如唐寒松等取疖肿局部,用艾条做温和灸;王远华等治疗未溃疮肿,取疮肿四周,用针刺泻法;吕荧治疗外科感染化脓者,取病灶部,用三棱针点刺出脓血;种书涛取疮疡局部,先取周围,后取中央顶部,用火针加拔罐以出脓血;李明等治疗体表脓肿,排出脓液后,外敷地榆油纱条。

2. 古今均取关节部穴 邪毒又常停滞积聚在关节隐曲之处,因而治疗本病又常取关节部穴,在古、今文献中,分别达55、68穴次,分列各部的第二、第一位,分占各自总穴次的22.27%、29.82%,可见**现代比古代更多地选取关节部穴**。就穴位而言,**古今均常取曲池、血海、合谷、委中,这是相同的**;古代还取大陵、行间,现代则取阳陵泉、阴陵泉、尺泽等,这是相似的。

古代取关节部穴者,如《针灸大成》称:"浑身生疮:曲池、合谷、三里、行间。"《经学会宗》谓:"百虫窠即血海穴,主治疮癣疥疡。"《针灸集成》曰:"龙疮","尺泽五壮、涌泉、委中并刺出血,立愈"。《玉龙赋》道:"劳宫大陵,可疗心闷疮痍。"又如《类经图翼》云:天井"泻一切瘰疬、疮肿、瘾疹"。《针灸内篇》记:解溪主"身生疮"。《龙门石刻药方》载:"疗肿毒方","随所患边,灸肩节缝上,二七壮"。敦煌医书《杂证方书第一种》言:"疗时患遍身生疮方:初觉欲生,即灸两手外研骨正尖头,随年壮。"亦为例。

现代取关节部穴者,如顾恒善治疗发际疮,取大椎、肩井、曲池、合谷等,用针刺;白秀荣治疗小腿慢性溃疡,取阳陵泉、血海、曲泉、阴陵泉等,亦用针刺;周勇治疗脓疱疮,取委中、尺泽等,用三棱针点刺放血;邵士民治疗臁疮,取内、外踝,用针刺拔罐法。

3. 古今均取腿部穴 前面已述,治疗本病选取足三阳经与足太阴经穴,而该四经均行经腿部,因此在古、今文献中,腿部分别为16、22穴次,分列各部的第三(与末端部并列)、第四位,分占各自总穴次的6.48%、9.65%,百分比显示现代似比古代更多地选取腿部穴。就穴位而言,上述关节部穴中血海、委中、阳陵泉、阴陵泉亦在腿部,此处不再赘述。此外,**古今还取足三里、三阴交**,

这是相同的;古代又取悬钟等,这是不同的。

古今取腿部穴者,如明代《针灸大成》称:"浑身浮肿生疮:曲池、合谷、三里、三阴交、行间、内庭。"《循经考穴编》载:三阴交主"疮疡瘾疹";悬钟主"浑身疮癞"。现代李惠芳治疗疖肿而体虚毒恋者,取足三里,用艾条熏灸;汤钰婷等治疗顽固性溃疡,取足三里、三阴交、血海等,用针刺平补平泻。

4. 古今均取背部穴 前面已述,人体背部阳气旺盛,易发疮疡;治疗又取背部督脉穴与背俞穴,因而在古、今文献中,背部分别为 13、56 穴次,分列各部的第四、第三位,分占各自总穴次的 5.26%、24.56%,可见**现代比古代更重视取背部穴**。就穴位而言,**古代多取骑竹马穴等,现代则常取大椎、神道、身柱、肩井、至阳、灵台、夹脊穴等**,这是相似的。

古代取背部穴者,如《古今医统大全》曰:"骑竹马灸:治一切痈疽、恶疮、发背。"《扁鹊心书》云:"一人病疬证,须眉尽落,面目赤肿,手足悉成疮痍,令灸肺俞、心俞四穴各十壮。"其中"骑竹马"穴共计 6 次,列本病古代背部穴之首,令人瞩目。关于"骑竹马"的取穴方法,请参阅"历代文献摘录"中《神应经》的相关记载。此法原出南宋的《备急灸法》,以后历代文献中多有收载,文字略有出入,但该穴位于上背部则是共同的。该穴为何有除疮之特效?又为何要求患者骑在竹杠上取穴?其原因尚不明了。

现代取背部穴者,如陈志刚治疗后发际疮,取大椎,点刺拔罐放血;李复峰等治疗疔疮,用长针刺督脉神道透至阳;伊翠云治疗发际疮,挑治身柱穴;于世礼治疗疮疡,取肩井穴,用针刺泻法,强刺激;詹昌平等治疗疔肿,取灵台,用隔蒜灸;华树桐治疗颈部多发性疖肿,针刺夹脊穴 T_5 透 T_6、L_2 透 L_3,得气后通电。又如杜志昌治疗颜面部疔疮,取第 2 胸椎至第 6 胸椎间的反应点,用毫针直刺泻法,出针后挤压出血;侯小藏等治疗发际疮,在膀胱经上从大杼穴开始至关元俞为止,每侧等距离挑破皮肤 6~7 处,亦为背部穴之例。现代虽然也有灸骑竹马穴者(如下述直接灸中肖少芳医案），但总的来说取之不多。

5. **古代选取末端部穴** 邪毒之气受正气所逐,常被驱至人体远端,因而古代治疗本病又选用末端部穴,共计16穴次,列各部的第三位（与腿部并列）,占古代总穴次的6.48%,**常用穴为涌泉等**。如《采艾编翼》载:"瓜棚疮:百会、劳宫、涌泉。"又如《备急千金要方》曰:"一切痈疮,灸足大指奇间二七壮,灸大指头亦佳。"《千金翼方》语:"割一切肿方,凡人身上有肿,肿在左割左,在右割右,足出少血即消,在足小指下横纹内畔棱上,此极良。"《儒门事亲》语:"诸痛痒疮疡,皆属于心火","可刺少冲,灸之亦同"。《针灸大成》谓:"足阳明井"治"疮疥"。《外科理例》言:"痈、疽、疮、疖","脓成","浅者宜砭,深者宜针,手足指梢及乳上,宜脓大软方开"。《针灸治疗实验集》治疗鼠疫发疮:"百会针二分,涌泉针五分。"亦为例。

现代取末部穴者,如范飞鸿治疗面部多发性疖肿,取食指、中指指尖,用三棱针点刺放血;王远华等治疗四肢疮肿未溃,刺十指（趾）尖放血;张艳华等治疗手足部疔疮,取井穴,用三棱针点刺放血;承为奋等介绍,承淡安治疗疔疮,针刺所属经脉的起始穴与末端穴。但现代取末端部为5穴次,列各部的第六位,占现代总穴次的2.19%,未被列入常用部位,不如古代。

【辨证取穴比较】

1. **古今辨证候取穴** 就所辨证候而言,**对于诸类型,古人均取病变局部穴**,这是共同的,与上述总体取穴特点相合。其中与热相关者,如《薛氏医案》曰:"肿硬色赤,热毒凝聚也,用活命饮,佐以隔蒜灸。"与寒、与风相关者,如《千金宝要》云:"灸疮中风冷肿痛,但向火灸之,疮得热则疮快,至痛止,日六七灸,愈。"与痰湿相关者,如《医学纲目》称:"地之湿气,自外而入者,疮疡当先服药,而后用针,针时先用温火复盖,不令凝泣壅滞,使血脉得温,小行则血出立已。"《针灸集成》谓:"诸处痰肿:不痒不痛,久作成脓,针破。"与虚相关者,如《薛氏医案》语:"疗疮毒疮","老弱之人,或疮毒稍轻者,宜用后丹,还更以隔蒜灸之为良"。

对于诸类型,古人也取关节部穴,与上述总体取穴特点亦相合。其中与热相关者,如《类经图翼》称:"热毒:大陵。"《针灸逢源》谓:"荣主身热,疮赤色。"与寒相关者,如《针灸甲乙经》曰:"瘃蜱欲呕,大陵主之。"(瘃为冻疮)《神应经》云:"疡肿振寒:少海。"与气相关者,如《针灸逢源》言:"合主气逆而泄,疮黑色。"与风相关者,如《针方六集》载:曲池主"遍身风瘟"。《针灸集成》语:"皮风疮","曲池灸二百壮,神门、合谷三七壮"。

此外,治疗与热相关者,古人还取背部穴,此当背属阳之故。如《医学入门》曰:"骑竹马穴:专主痈疽发背,肿毒疮疡,瘰疬厉风,诸风,一切无名肿毒,灸之疏泻心火。"**与寒相关者,还取足少阴肾经穴**,此当肾为先天之本的缘故。如《经络汇编》载:足少阴经肾治"冻疮下痢"。**与血相关者,还取血海穴**,此当脾为气血生化之源、运行之本、统摄之主的缘故。如《医学入门》记:"血海:主一切血疾及诸疮。"

现代辨证候取穴者,如郭之平治疗顽固性疔病,其中营卫不和型,针泻曲池,补足三里、阴陵泉;湿热蕴结型,针泻合谷、曲池、丰隆、阴陵泉;痰浊外泛型,针泻合谷、曲池、丰隆,补阴陵泉;气阴两虚型,针补足三里、阴陵泉,而合谷、曲池则先泻后补,补大于泻。可见,郭之平辨证从脾胃出发,所取穴位均与脾胃相关。

2. 古代辨经络取穴 古人治疗本病还根据经络辨证取相应穴位。如《素问病机气宜保命集》曰:"凡疮疡可灸刺者,须分经络部分,血气多少,俞穴远近。若从背而出,当从太阳五穴,随证选用,或刺或灸,泄其邪气,凡太阳多血少气,至阴、通谷、束骨、昆仑、委中。从鬓而出者,当从少阳五穴,随证选用,少阳少血多气,窍阴、夹溪、临泣、阳辅、阳陵泉。从髭而出者,当从阳明五穴,随证选用,阳明多血多气,厉兑、内庭、陷谷、冲阳、解溪。从脑而出者,初觉脑痛不可忍,且欲生疮也,脑者髓之海,当灸刺绝骨,以泄邪恶气,髓者舍也。"现代虽然也有根据经络辨证取穴者,但不如古人阐述得如此明确。

《素问病机气宜保命集》又根据脉象进行经络辨证:"疮疡:脉浮者,从太阳经,依前选用;脉长者,从阳明经,依前选用;脉弦者,从少阳经,依前选用。"因为脉浮主表,故取太阳经穴;脉长主阳盛内热,故取阳明经穴;脉弦主肝胆病,故取少阳经穴。

3. **现代辨阶段取穴**　现代还根据疮疡发展的不同阶段取相应穴位,这是对古代辨证取穴的发展。如吴付花介绍翟兴明经验,疮疡初起,用毫针在肿块的上下缘各刺 1 针,并取大椎、曲池、合谷、太冲,用针刺泻法,取委中,用三棱针放血;疮疡成脓后,取髀关、梁丘、足三里,用针刺先泻后补,取疮疡局部,用艾条温和灸,使脓成流出;疮疡溃后,用三棱针在疮周及疮面上轻轻点刺使其微出血,再在其上用隔附子饼灸,并取足三里,用隔姜灸。

【针灸方法比较】

1. **古今均用艾灸**　《素问病机气宜保命集》述:"凡疮疡","当外灸之,引邪气出而方止"。《外科理例》载:"大凡蒸灸,若未溃则拔引郁毒,已溃则补接阳气,祛散寒邪,疮口自合,其功甚大。"可见艾灸可以扶助正气,提高机体的免疫力,杀菌祛邪;而灸疮溃破,犹如"开门驱贼"(《外台秘要》语),故在本病的古、今文献中,涉及艾灸者分别为 80 条次、19 篇次,分列古、今诸法之第一、第三位,分占各自总条(篇)次的 46.51% 和 18.10%,可见**古代比现代更多地采用灸法**,这与"古代多灸""现代多针"的状况相合。

(1)**古今均用直接灸**:宋代《医心方》治疗服石疮,"以小小艾炷当肿上灸之,一两炷为佳"。明代《薛氏医案》谓:"疗疮毒疮","若灸之而不痛者,明灸之"。均为直接灸之例。

而现代所用直接灸常为**灯火灸与药线灸**,且两者均是对穴位做瞬时的直接点灸,但操作迅速,痛苦较小,不留瘢痕;药线灸还加入了药物的作用,以期提高疗效。如肖少芳治疗多发性疖肿,取骑竹马穴,腰以上配肩井、肩中俞、肩外俞,腰以下配八髎,用灯火灸;林海治疗疖肿,取局梅、结顶、手三里、养老、合谷、血海等穴,用壮医药线点灸;李琼治疗疮疡,取患处葵花形穴,以壮医药线点灸。

（2）**古今均用熏灸法**:熏灸对人体产生的痛苦小,而且安全,一般不会形成瘢痕,不影响皮肤的美观,也不影响经络的畅通,临床常采用之。古今均用艾条灸,古人还用桑木灸、信石熏、青布熏等。

1）**艾条灸**:清代《神灸经纶》载:"神灯照法:方用朱砂、雄黄、血竭、没药各二钱,麝香四分,共为细末,每用三分,红绵纸裹药搓捻,长七寸,麻油浸透,用火点着,离疮半寸许,自外而内,周围徐徐照之,火头向上,药气入内,毒气随火解散,自不致内侵脏腑。"可见该方在艾条中加入了若干药物,其中朱砂甘寒,雄黄辛温,两者皆有毒,可以毒攻毒;血竭甘咸平,没药苦平,两者皆可敛疮生肌、抗炎抑菌;麝香辛温,可活血散结、抗炎抑菌。

现代用艾条熏灸者,如章正兴等治疗乳痈,用艾条在发病部位悬灸;卢泽强等治疗毛囊炎、疖肿,取病灶明显处,用艾条回旋灸。现代还制作了熏灸器以便于操作,这在古代是没有的,如秦黎虹治疗外科感染性疾病,取病变局部,用炉式熏灸器艾熏;吕荧治疗外科感染性疾病,将艾条放熏灸器中熏灸。

2）**桑木灸**:桑枝苦平,通经络,古人用其余烬熏灸患部。如明代《薛氏医案》曰:"治发背不起发,或瘀肉不腐溃,阴疮瘰疬,流注臁疮,顽疮恶疮,久不愈者,须急作此法,未溃则拔毒止痛,已溃则补接阳气,诚良方也。用桑木燃着,吹熄焰,用火灸患处,每次灸片时,以瘀肉腐动为度。"

3）**信石熏**:信石即砒霜,有蚀疮去腐的作用。清代《针灸集成》用其治疗"龙疽":"用熟艾按作长条,继作环圆数重于炉灰上,次用信石作末,播其环艾之上,放火于艾端,又以穿孔大瓢覆其上,则烟出瓢孔",以其烟照熏于疮面。

4）青布熏:清代《串雅外篇》载:"恶疮,防水青布和蜡烧烟筒中熏之,入水不烂,疮伤风水,用青布烧烟于器中,以器口熏疮,得恶汗出,则痛痒瘥。"为何要用青布烧烟熏疗? 尚待探讨。

（3）古今均用隔药灸:隔药灸可不损伤皮肤,又可发挥艾灸与药物的双重作用。在本病的 80 条古代艾灸文献中,明确为隔药灸者占 35 条,现代本病临床亦采用之。古今共用的药物有大蒜、附子,古代还用豆豉、巴豆、硫黄、薤菜、鸡子白、蛴螬、苦瓠等,现代则还用生姜等。

1）隔蒜灸:大蒜辛温解毒,对细菌、真菌等微生物有杀灭或抑制作用。古代文献中涉及隔蒜灸者共 14 条,占隔药灸诸法之首,现代亦有采用者。如明代《外科理例》述:"治一切疮毒,大痛或不痛,或麻木","大蒜去皮,切三文铜钱厚,安疮头上,用艾壮于蒜上灸之,三壮,换蒜复灸,未成者即消,已成者亦杀其大势,不能为害,若疮大,用蒜捣烂摊患处,将艾铺上烧之,蒜败再换"。在施蒜泥灸时,《寿世保元》将疮头暴露在蒜泥之外,用艾直接灸之:"用大蒜捣烂成膏,涂四围,留疮顶,以艾炷灸之,以爆为度,如不爆难愈。"如果疮头不明显,宋代《针灸资生经》曰:"或不见疮头,以湿纸傅,先干者是。"现代李惠芳、赵尔康和魏稼治疗痈疖,亦取病变局部,分别采用隔蒜灸。

2）隔附子灸:附子辛热有毒,具补阳消疮、生肌闭瘘之功,古今均用以治疗本病。如金代《丹溪心法》曰:"漏疮","外以附子末,津唾和作饼子,如钱厚,以艾灸,漏大炷大,漏小炷小,但灸令微热,不可使痛"。又曰:"附子破作两片,用人唾浸透,初成片,安漏孔上,艾灸。"现代吴付花介绍翟兴明经验,在疮疡及其四周,亦用隔附子饼灸。

3）隔豆豉灸:豆豉苦辛,宣郁解毒。古代文献中涉及隔豆豉灸者共计 5 条,常用于治疗疮疡不溃,溃而不敛,感风受寒者。如《外科理例》云:"治疮疡肿硬不溃,及溃而不敛,并一切顽疮恶疮,用江西豆豉为末,唾津和作饼如钱大,厚如三文,置患处,以艾壮于饼上灸之。""疮口开张,肉紫下陷,扪之不热,彼谓疮内更觉微冷,自谓必成漏矣,灸以豆豉饼。"《薛氏医案》载:疮疡溃后"风邪所乘,外用豆豉饼";"一小儿痘毒,敷寒凉药内溃不愈","佐以豆豉饼而愈"。

4)**隔巴豆、硫黄灸**:巴豆辛热有毒,具杀虫之力;硫黄酸温有毒,有解毒杀虫、补火助阳之能。古人亦用两者治疗疮疡形成瘘管者。如《龙门石刻药方》记:"疗瘘疮方","巴豆去心、皮,和艾作炷,灸疮"。《医心方》语:"疗诸瘘疮方","石留黄末,置疮孔中,以艾灸立验"。《类经图翼》则将硫黄与大蒜、麦面三者混合而用:"毒疮久不收口:用麦面、硫黄、大蒜,三味捣烂,如患大小捻作三分厚饼,安患上,灸三七壮。"

5)**隔薤菜灸**:薤菜辛苦温,通阳散结,可抑制细菌的生长。《千金宝要》用以治疗"恶露疮":"捣薤菜傅疮口,以大艾炷灸药上,令热气入内,即差。"

6)**隔鸡子白灸**:鸡子白甘凉,清热解毒。《串雅外篇》用以治疗"毒起红肿无头":"鸡子煮熟,对劈去黄,用半个合毒上,以艾灸三壮即散。"

7)**隔蛴螬灸**:蛴螬为朝鲜黑金龟子等的幼虫,咸温有毒,可行瘀解毒。《神灸经纶》用以治疗"疳瘘恶疮":"取蛴螬,剪去两头,安疮口上,以艾灸之七壮。"

8)**隔苦瓠灸**:苦瓠为葫芦科植物苦瓠的果实,甘寒,可清热退肿消疮。如《串雅外篇》叙:"用秋壶卢,一名苦不老,生在架上而苦者,切片置疮上,灸二七壮。"

9)**隔姜灸**:生姜辛微温,具温阳发散之功,现代用于治疗本病。如谢国良等治疗早期肛痈,张卫东等治疗疖肿,均取病变局部,用隔姜灸;吴付花介绍翟兴明治疗疮疡,则取足三里,用隔姜灸。

此外,古人还采用隔盐灸、隔土灸,这是盐、土热容量大的缘故。如《医心方》谓:"若已中水及恶露风寒肿痛者,以盐数合,急折着疮上,以火灸之,令热达疮中。"又曰:"疗热毒肿方:取桑树东南根下土,和水作泥饼安肿上,以艾灸之,取热应即止。"

(4)**艾灸的量**:清代《灸法秘传》载:"无名肿毒,皆于患处灸之,使痛者灸至不痛,不痛者灸至痛,即愈。"可见施灸壮数之多,这样的论述在本病的古代文献中反复出现,显示古人的重视。而现代魏稼亦认为,灸治本病的疗效关键是"痛者灸至不痛,不痛者灸至痛",这与古人是相合的。

(5)**艾灸的补泻**:现代还有人考虑灸法的补泻,如袁明经治疗"发际疮",在疖肿周围用艾灸补法(温和围灸),再在疖顶行泻法(雀啄灸),病程长或体质虚弱者,用补法加灸合谷、足三里;施云军治疗疖病,取双侧手三里、尺骨茎突后缘,用艾条熏灸,疾吹艾条,施泻法。而在本病的古代文献中,关于艾灸补泻的记载较少。

此外,古代艾灸一般使用艾草,而《串雅外篇》治疗本病则用麻叶作灸材:"五月五日采麻叶,捣作炷,灸疮上百壮。"麻叶辛有毒,含抗菌物质,用其作灸材似也有一定道理。

2. 古今均用刺血排脓　疮疡是邪毒所致,而刺血排脓可将邪毒逐出体外,因此在本病的古、今文献中,涉及刺血排脓者分别为 43 条次、40 篇次,分列古、今诸法之第二、第一位,分占各自总条(篇)次的 25.00% 和 38.10%,可见**现代比古代更重视刺血排脓**,此当是古代多灸,致使刺血排脓的比例相对降低所致。

(1)**脓熟方刺**:疮疡局部是邪毒聚集之处,因此古代刺血排脓多取患部穴,共计 39 穴次,占刺血排脓总穴次的 73.58%。如《外科理例》云:"脓成不针不砭,鲜不毙矣。"《薛氏医案》言:"凡疮脓熟,不行针刺,脓毒侵蚀,轻者难疗,重者不治,老弱之人,或偏僻之处,及紧要之所,若一有脓,宜急针之。"《外科理例》又言:"宜脓大软方开。"即脓成熟后方可刺血排脓。笔者以为,如果脓未成熟,疮疡局部一旦被刺破,皮肤的修复机制立即被启动,生发层的上皮细胞即分化繁殖,封闭伤口,以防外邪入侵;而此时体内邪毒正受人体正气驱逐,在向体表疮疡局部移动,伤口的封闭使内邪无法外出,转而攻里,使病情恶化。如果"脓已成",则标志邪毒已被集中于病灶部位,此时刺破病灶,则可将邪毒脓血排出体外。

（2）**可在疮周围或远道穴刺血**：在疮脓未熟之前,在疮疡周围刺血,或循经在远道穴处刺血,则无"闭门留寇"之弊,因此古今临床皆用之,这是相同的。**取疮疡周围者**,如明代《薛氏医案》载："疔疮毒疮","针疔四畔,去恶血"。现代吴小汀治疗疮疡,用梅花针刺病灶四周,配合拔罐放血;王可学等治疗臁疮,用三棱针沿溃疡边缘环刺一周,令恶血流尽。

取循经远道穴者,如明代《薛氏医案》述："疔疮毒疮","若患在手足,红丝攻心腹者,就于红丝尽处刺去恶血"。清代《针灸内篇》述：丰隆治"浑身生疮,宜出血"。民国初期《针灸治疗实验集》治疗鼠疫发疮,取"十二井穴、尺泽、委中、大阳,各刺出血"。现代艾春香治疗疔疮,点刺红丝的止点到起点,以泻其恶血;付文如治疗疖肿,在背部胸椎至腋后线范围内找反应点,用三棱针挑治,挤出鲜血;郑策等治疗痈疖肿,在委中,或阴谷,或阳交穴处,选明显暴涨的血络,用三棱针直刺出血;张永刚治疗皮肤冷脓疡,取患肢中冲、少冲、少泽、关冲,点刺出血。

（3）**用灸熨促使脓熟**：若疮脓未成熟,古人在疮疡局部采用艾灸、火熨等方法促使疮脓的成熟,再予以刺血排脓。如《刘涓子鬼遗方》曰："初患肿,三日内灸,生;八日内脓成,针烙导引之,生。"《神灸经纶》采用"神灯照",可使"不起发者即起发,不腐者即腐,实有奇验"。又如上述"隔豆豉灸","治疮疡肿硬不溃";上述"桑木灸","治发背不起发,或瘀肉不腐溃,阴疮瘰疬",亦为例。

（4）**刺血排脓的工具**：除了一般针具外,**古人还用甘刀、铍针、铍刀、活蜞、火针等**。如《医心方》记："治卒患恶毒肿起稍广急痛方","但以甘刀破上,泄去毒血,乃敷药,弥佳"。又记："凡毒肿多痛,风肿多痒,按之随手起","以铍刀决破之,出毒血便愈"。《古今医统大全》言:"取大活蟥二三枚,先以竹节无底者二寸高许,安疮头上,少注水于其竹中,放蟥入,任吮其疮血,出,蟥亦饱胀而死,疮去恶血,亦渐轻愈。"蟥即水蛭,又名蚂蟥,其唾液中含有抗凝物质,易于将血吸出;用其在疮疡局部吸血,又可免针刀之痛。采用火针者,可参阅下述火针烙法段落中相关内容。

现代刺血还采用**三棱针、手术刀、华佗刀、注射针头、梅花针、滚针筒等**。如吴火生等用三棱针刺透疮顶,或用手术刀扩大疮口,以利脓血流畅;黄祖同取红肿化脓局部,用华佗刀浅刺出血;邵士民治疗臁疮,取皮损周边,用三棱针或注射针头围刺放血,配合溃疡区中心刺血加拔罐;卢泽强等取病灶明显处,用梅花针叩刺,并拔火罐吸出脓血;刘炎取疮疖部,用滚针筒滚刺并加拔罐出血。

（5）**采用吸拔法**:为了增加排脓和出血的量,古人还**采用口吸、竹筒吸拔等方法**。用口吸者,如《采艾编翼》曰:"治极毒疽疮:凡手指及诸处,疮将发,觉痒不可忍,身热恶寒,或麻木,此极毒之疮,一时医药不便,急用针刺破痒处,挤出恶血数次,忽口含凉水嗽之,必吮至痒痛皆止,即好。"由于嘴唇的柔软和密闭性好,吸吮时松紧相间,故有较好的排脓出血效果。用竹筒吸拔者,如《古今医统大全》云:"毒疮初发时用,白蒺藜、苍术、乌柏皮、厚朴,上为咀,水一铫,同前竹筒煎煮,以药将干为度,乘竹筒热,以手按之于疮上,顷之,其筒自粘在疮上,不必手按也","其脓自吸入筒中,而疮愈矣"。此法与现代拔罐相似;而将竹罐煮热则有热疗的作用;所煮药物中白蒺藜祛风,苍术、厚朴燥湿,乌柏皮泻水。

现代则常用拔罐出血法,如孙篆玉治疗多发性疔病,以多头三棱针速刺疮面,然后拔罐吸出大量脓血;吴火生等治疗疮痈,取疮疡局部,用拔罐吸脓。

（6）**用艾灸宣泄余毒**:在刺血排脓后,古今还用艾灸宣泄余毒,以防邪毒滞留。如清代《针灸逢源》言:"疔疮","急用针刺出恶血,即在刺处用艾灸三壮,以宣余毒"。现代吕莢治疗外科感染病灶化脓,用三棱针点刺放出脓血,并将艾条放熏灸器中做熏灸;卢泽强等治疗毛囊炎、疖肿,取病灶处,用梅花针叩刺,并拔火罐吸出脓血,再用艾条回旋灸。

（7）引流排脓:为了防止邪毒内闭,古今刺血排脓后又用引流法,其中古代采用的是纸捻,现代常用的是药线与油纱等。如清代《针灸集成》语:"肺痈","已脓矣,即以边刃大针,刺破痛边,乳旁腋下向前肋间,使之出脓,后即插纸捻,插与拔,逐日行之,使不塞孔"。现代马素美等治疗臀部脓肿,取脓肿局部,切开后拔火罐吸脓,然后放油纱引流;石建华治疗颈面部脓肿,取脓腔底部易引流处,将三棱针烧红刺入,使脓液流出,插入药线引流。

此外,《外科理例》载:"溃疡作痛","若有脓为脂膜间隔不出,或作胀痛者,宜用针引之,或用利刀剪之,腐肉堵塞者去之"。此处"脂膜间隔不出"可能为深部脓肿,除了针刺引脓,还要"用利刀剪之",即行外科手术。

3. 古今均用敷贴　将药物敷贴在穴位上,可使有效成分通过皮肤渗透到体内,故而在本病的古、今文献中,敷贴分别达 11 条次、7 篇次,分列古、今诸法之第三、第五(并列)位,分占各自总条(篇)次的 6.40% 和 6.67%,可见古今均采用敷贴疗法。

古代敷贴的成方有"万宝代针膏""神仙太乙膏""飞龙夺命丹"等。其中**"万宝代针膏"**载于《奇效良方》:"治诸恶疮,肿核赤晕已成脓,不肯用针刺脓,此药代之,但用小针点破疮头,却贴上膏药,脓即自溃,此秘妙良方。"膏中的硼砂清热解毒,血竭敛疮生肌,片脑清热防腐,麝香活血散结,而轻粉、蜈蚣、蟾酥、雄黄皆为有毒之品,可以毒攻毒。

"神仙太乙膏"亦见于《奇效良方》:"治八发痈疽,及一切恶疮,软膝不开,年月深浅,已未成脓,并宜治之","先以温水洗疮净,软帛拭干,却用绯帛摊膏药贴疮"。"诸漏,先以盐汤洗净诸疮,并量大小,以纸摊贴。"膏中玄参、大黄、生地清热养阴,当归、赤芍活血补血,白芷、肉桂理气止痛。

"飞龙夺命丹" 见于《薛氏医案》:"疗疮毒疮","以后丹一粒入疮头,针孔内以膏药贴之"。该丹中蟾酥、硼砂、雄黄、轻粉、朱砂、蜈蚣等以毒攻毒,没药、乳香等活血生肌,寒水石、冰片、蜗牛等清热解毒,明矾燥湿收敛。

古人认为**敷贴膏药后还要用手按摩**,以促进药物的吸收和代谢。如《寿世保元》在"膏药"一节中曰:"无名肿毒,贴患处,疮初起,焙手摩出汗,诸毒发阴阳,男子贴丹田,妇人贴血海,焙手摩百次。""焙手"即将手烘热,可使膏药和疮疡局部获热,以提高疗效。

现代采用敷贴者,如王金祥等治疗瘰疬瘘管,外敷红鲜浸膏(含干红烟、鲜大蓟、鲜败酱等);魏福良等治疗疖肿,取未破溃的疖肿肿痛处,外敷乌龙膏(陈小麦炒至焦黄,加米醋调成),如疖肿将出头或已出头者需在中心留一小孔以便排脓;章正兴等治疗乳痛,外敷乳块消散膏(含黄芪、当归、血竭、川乌、桃仁、乳没、白芷等)。这些是对古代敷贴疗法的继承。

古今也在**刺血排脓后外敷中药**,以发挥刺血排脓与外敷中药的双重作用。如宋代《医心方》载:"有石瘘从两头出者,其状坚实,令人寒热方:以大铍针破之,鼠黏草二分末,和鸡子一枚敷之。"清代《续名医类案》记:"一小儿患此症,焮痛发热,脉浮数,挑去毒水,以黄柏、滑石末敷之。"民国初期《针灸治疗实验集》治疗鼠疫"发疮者,于肿毒处三棱针出血,以鸡子清调黄柏、乳香细末,敷之"。现代胡承晓等在排出脓液后,外敷地榆油纱条(含地榆、香油等);陈宝元等则外敷拔毒膏;石建华外敷黄金散;蔡剑虹外敷清凉膏。上述方中鼠黏草(即牛蒡子)、滑石清热消肿,乳香活血止痛生肌,地榆泻火敛疮,拔毒膏透脓达邪,黄柏、黄金散、清凉膏清热解毒。

4. 古今均用针刺　本病与气血密切相关,而针刺可疏通经脉,调节气血,故亦治疗本病。如《外科理例》言:"疮疡一科,用

针为贵。"在本病的古、今文献中,涉及针刺者分别为 8 条次、23
篇次,分列古、今诸法之第四(与火针烙法并列)、第二位,分占各
自总条(篇)次的 4.65% 和 21.90%,可见**现代比古代更重视针刺**,
这是现代针具进步及临床经验积累的结果。

(1)**古今均循经刺穴**:前面"古代辨经络取穴"中《素问病机
气宜保命集》所述即为例。又如清代《针灸集成》称:"痈、疽、疔、
疖之初出,看其经络部分,各随其经行针","勿论择日忌灸,逐日
针刺,或一日再刺,以泻其毒,则不至十日自安,若针旬日,或针五
六度,而病者为苦,半途而废,至于死亡"。可见古人又认为须当
不问日期,立即予以针刺,且要坚持治疗,不可半途而废。

现代针刺亦循经取穴,如彭伟等治疗疔疮,针刺灵台、大椎及
疔疮所在经络的郄穴,用提插泻法;张艳华等治疗手足部疔疮,取
其所在经络的郄穴、合穴,用针刺提插或捻转之泻法,强刺激;生
在指端者,加刺荥穴。这些与古代的循经取穴是相合的。

(2)**古今均多用泻法**:由于本病以实证为多,因此古今均多
用泻法。上述清代《针灸集成》循经刺穴,"以泻其毒"即为例。
又如明代《循经考穴编》载:解溪治"浑身生疮,泻之"。现代马慧
平治疗疖痈,取合谷、外关、足三里、肩井,用透天凉迎随泻法;张
永刚治疗皮肤冷脓疡,取大陵、少海,点刺用泻法;王远华等治疗
未溃疮肿,取合谷、太冲用针刺泻法,取大椎用针刺泻法加拔罐。

(3)**古代配合艾灸**:古人针刺时还配合艾灸,以使活血祛邪。
如前面"辨证取穴比较"中,《医学纲目》曰:"针时先用温火复盖,
不令凝泣壅滞,使血脉得温,小行则血出立已。"

(4)**现代采用强刺激**:为了增强疗效,现代有人采用强刺激
及震颤手法。如周勇治疗脓疱疮,取曲池、肺俞、神门、阴陵泉、血
海,用针刺大幅度捻转加提插,使产生强烈针感;黄晓青治疗牙咬
痈,取牙痛穴、合谷、下关穴,用震颤手法 5~10 分钟。

(5)**现代采用透刺与对刺**:对于本病,现代还采用透刺法,尤
其是在背部督脉穴上。如马慧平针刺治疗疖痈,取神道、身柱,用

巨针顺脊柱沿皮下向下透刺;王志润治疗颈后多发性疖肿,取第6胸椎,用2寸针沿皮下透向第7胸椎,取双侧合谷穴,用2.5寸针沿皮下向前透过食指的掌指关节。

在病变局部,现代则采用十字对刺,如于世礼在疖肿外围呈十字型向中心底部针刺,注意不针刺疖肿处;董登贵取疖肿的四周,用4根毫针分别斜刺至疖肿基底部;华雅治疗体表溃疡,取溃疡边缘,从上下左右向疡面中心各浅刺1针。

(6)**现代针刺工具**:除了常规毫针外,现代还使用**较粗的针,包括缝衣针、三棱针、赤医针等**。如温庆华治疗疮疡,用粗针透刺法,急性乳腺炎取神道透第8胸椎,疔毒取神道透至阳,痈肿取大椎透第2胸椎,或神道透至阳;马清平等治疗多发性疖病,取无痛穴(背部毛囊根部的黑褐色或灰褐色斑点或隆起的小丘疹,针刺无痛感,即疖根),用1号缝衣针垂直刺入毛囊根部;邬显良治疗疖肿,用三棱针围刺病灶部位;马新亭等治疗疔疮痈,以赤医针刺第6胸椎棘突,以及第5胸椎棘突上缘、第1腰椎棘突上缘与第7颈椎棘突上缘,针尖在皮下沿棘突中线缓缓向下刺进,和脊中线平行,切忌歪向一侧,留针1~6小时。

5. 古今均用火针烙法　火针与烙法均是将针具用火烧红后烫灼患部,可透脓达邪,且无"闭邪留寇"之虞;两者又与艾灸同属热疗,可提高人体免疫力,因此古今均采用之。如《外科理例》曰:"疮疡","若不针烙,则毒气无从而散,脓瘀无从而泄,过时不烙,反攻于内"。《薛氏医案》补曰:"开户以逐之。"在古、今文献中,涉及火针烙法者分别为8条次、8篇次,分列古、今诸法之第四(与针刺并列)、第五位,分占各自总条(篇)次的4.65%和7.62%,可见现代似比古代更多地采用火针烙法。现代胡承晓等认为,脓疡未成决不能滥施烙法,否则后果严重,此可供临床参考。

火针与烙法也有不同之处。火针烫灼的部位较深,但烫灼面积较小。如《刘涓子鬼遗方》云:"患处疮头不拘多少,其间须有一个最大者,即是大脓窍,当用熟铁大针头如钗脚者,于麻油灯上烧令热透,插入一寸至二寸,当下恐未有脓出,郤用纸纴纴入,直候次日取出,其脓即随纴下矣。"烙法烫灼的部位则较浅,但烫灼面积较大。如《外科理例》言:"火烙针,其针员如箸,大如纬挺,头员平,长六七寸,一样二枚,捻蘸香油,于炭火中烧红,于疮头近下烙之,宜斜入向软处,一烙不透再烙,必得脓,疮口烙者,名曰熟疮,脓水常流,不假按抑,仍须纴之,勿令口合。"

现代临床采用火针烙法者,如师怀堂治疗久不愈合的溃疡面和瘘管,用火烧锟针后烙刺患部;赵晓梅治疗体表脓肿,取脓肿局部波动感最明显之处(湿纸先干处),用火针刺入脓腔,加拔罐吸出脓液。现代又运用电子技术创造了电火针,这在古代是没有的。如胡承晓等治疗体表脓肿,取脓肿波动最明显处,穿刺回抽找到脓腔后,将烧红的自制手枪式电火针烙入脓腔,并扩张引流口,挤压使脓液充分流出;左子平治疗外科疮疡,取病变局部顶端,用DFZ-B型狐臭仪之高频电火针直刺,引流脓液。

6. 古代采用熨法 熨法是大面积的热疗,其作用与艾灸、火针、烙法均相似,可提高机体免疫力,也可祛风散寒,但与艾灸火针烙法相比,其作用面积较大,而加热的温度较低,皮肤一般不被灼伤。古代亦用以治疗本病,涉及文献共5条。如《薛氏医案》载:"疮疡溃后","风寒所凝,外用葱熨法,更用太乙膏护疮口"。"一小儿腿外臁患痈,疮口陷而色黑","用葱熨法而渐白"。《龙门石刻药方》记:"疗疮肿风入垂死方","醋淀麸、酒糟、盐、椒,总熬令热,以布裹熨疮,冷移"。此外,古代还用蜡疗法,将蜡加热融化作为热疗的材料,作用与熨法相似。如《医心方》曰:"若已中水及恶露风寒肿痛者,以盐数合,急折着疮上,以火灸之,令热达疮中,毕,以蜡纳竹管中,以管贮热灰中炮之,蜡烊以灌疮,若无盐、蕹者,但蜡便可单用。"现代运用熨法治疗本病的报道较为少见。

7. 现代发展的方法 现代还采用了皮肤针、挑刺、割治、耳穴、穴位注射、电针、激光、埋针等疗法。这些在古代文献中是没有的,是现代针灸工作者的发展。

（1）**皮肤针**:如黄茂生治疗颈后疖肿,取疖肿局部,用梅花针叩击出血,已成脓者,在患部周围叩打;袁明经治疗"发际疮",在疖肿周围用梅花针来回叩刺。

（2）**挑刺割治**:如王学健治疗面部感染,在两肩胛间找到丘疹等异常处,用毫针挑刺;伊翠云治疗发际疮,取身柱穴,用小头手术刀切开皮肤,用三棱针挑断皮下组织纤维;孙国治疗发际疮,取大椎穴,予割治拔罐;李继平等治疗肛肠脓肿,取上唇系带阳性反应物用割治法,取腰骶部足太阳经和督脉上的痔反应点,或大肠俞、八髎用三棱针施挑治法。

（3）**耳穴**:如周勇治疗脓疱疮,取耳尖、耳后静脉等,用三棱针点刺放血;罗红阳治疗外耳道疖、鼻前庭疖,取耳尖,用三棱针点刺放血;李春阳治疗肛周脓肿,取耳尖,用三棱针点刺放血。

（4）**穴位注射**:如蔡文科等治疗下肢溃疡,取足三里、阳陵泉、三阴交,以及溃疡四周,注入利多卡因、山莨菪碱（654-2）、庆大霉素,并将地龙粉撒在溃疡疮口上;华雅治疗体表溃疡,取溃疡附近循经穴,注入复方当归注射液;胡军治疗疖病,取足三里、三阴交、肾俞,注入患者自身肘静脉血,每穴注入 2ml。

（5）**电针**:如刘继光治疗疖肿,取患处四周,用电针围刺;刘振惠等治疗肛周脓肿,取秩边、长强、会阴、肛外缘 1 寸截石位 3 点、9 点处,用电针治疗,频率为 100Hz;霍焕民治疗臁疮,取病损区四周围刺,并通电,加 TDP 照射;熊健等治疗下肢丹毒,取阿是穴,用毫针围刺后通电。

（6）**激光**:如杨喜晶治疗甲下脓肿,取脓肿的甲根和指腹,用氦-氖激光照射;周文憬治疗鼻部疮疖,取鼻通穴,用氦-氖激光照射;罗平等治疗外耳道疖肿,取耳门、翳风、疖肿局部,采用氦-氖激光针灸仪照射。

（7）**埋针**:如韩德旭等治疗多发性疖肿,取神道,用粗针沿皮下透至阳,用胶布固定,留针 3~24 小时。

【结语】

根据上述对古今文献的统计与分析结果,兹提出治疗疮疡的参考处方如下(无下划线者为古今均用穴,下划曲线者为古代所用穴,下划直线者为现代所用穴):①病变局部天应穴;②关节部穴曲池、血海、合谷、委中、大陵、行间,阳陵泉、阴陵泉、尺泽等;③腿部穴足三里、三阴交、悬钟等;④背部穴骑竹马、大椎、神道、身柱、肩井、至阳、灵台、夹脊等;⑤末端部穴涌泉等。临床可根据病情,在上述处方中选用若干相关穴位。

治疗与热相关者,还取背部穴;与寒相关者,还取足少阴肾经穴;与血相关者,还取血海穴。又可根据经络辨证、疮疡发展的阶段,选取相应的穴位。

临床可用艾灸法,包括直接灸(含灯火灸、药线灸)、熏灸(含艾条灸、桑木灸、信石熏、青布熏)、隔药灸(含隔蒜灸、隔附子灸、隔豆豉灸、隔巴豆灸、隔硫黄灸、隔蘧菜灸、隔鸡子白灸、隔蛴螬灸、隔苦瓠灸、隔姜灸)等;亦可用刺血排脓之法;还可采用敷贴、针刺、火针、烙法、熨法,以及现代皮肤针、挑刺、割治、耳穴、穴位注射、电针、激光、埋针等方法。

附:几种特殊疮疡的古代治疗特点

1. **火烧疮**　对于因火烧伤形成的疮疡,古人也主张采用灸法,而反对用冷水洗。如《千金宝要》语:"火烧疮,慎不得以冷水洗,热得冷更深入骨,坏入筋骨难差,初被火烧,急更向火灸,虽大痛,强忍之,一食久即不痛,神验。"

艾灸灼肤所致疮疡及其化脓是治疗过程中正常的排毒现象,但如果灸疮化脓久不愈合,则为病理变化。此外,灸疮出血不止、灸疮受风寒等亦属异常情况,均需予以适当处理。对于灸疮久不愈合,古人仍用灸法。如《千金宝要》载:"灸疮不差者,每日于上别灸六七壮,自差。"《外台秘要》述:"疗灸疮脓坏不差方:以布裹灰熨疮上三过,便以药(石灰、猪脂煎)贴疮上灸之。"石灰辛温有毒,具解毒燥湿、蚀恶肉、生新肌之力,因此古人采用隔石灰灸。对于针灸疮的出血不止,《千金宝要》采用外敷疗法:"针灸疮,血出不止,烧人屎灰,傅之。"为何使用人屎灰?是否有效?尚待探讨。对于灸疮受风寒,古人亦采用灸法。如《千金宝要》曰:"灸疮中风冷肿痛,但向火灸之,疮得热则疮快,至痛止,日六七灸,愈。"

2. **冻疮** 冻疮又名冻瘃、瘃蚘,是人体受冻局部表面出现的紫斑、水肿、炎症等反应,对此古人采用隔蒜灸、鸡翎刷、敷木香槟榔等方法。如《儒门事亲》云:"冻疮","用坡野中净土晒干,以大蒜研如泥土,捏作饼子,如大观钱厚薄,量疮口大小贴之,以火艾加于饼上灸之,不计壮数,以泥干为度,去干饼子,再换湿饼灸,不问多少,直至疮痂觉痛痒,是疮活也,然后口含浆水洗渍,用鸡翎一二十茎,缚作刷子,于疮上洗刷净,以此洗刷,不致肌肉损伤也,以软帛拭干,次用木香槟榔散傅之,如夏月医之更妙。"古人还认为,在皮肤局部涂以蒜泥,可以预防冻疮的发生。如《串雅外篇》言:"辟疮瘃:人日午时,取独蒜捣烂,涂面皮手脚,一年不生恶疮,冬有不作冻瘃,不多瘥,神验。"

3. **服石疮** 古代有服用丹石的现象。丹石包括丹砂、雄黄、白礜、曾青、慈石等矿物类药物,含有汞、砷等有毒元素,多服则会出现中毒,包括皮肤表面出现疮疡,其中服汞出现的疮疡则称"汞毒疮"。对于服石疮,古人亦用艾灸与刺脓的方法。如《医心方》谓:"服石","若发疮及肿","若肿有根,坚如铁石,带赤色者,服汤,仍以小小艾炷当肿上灸之,一两炷为佳"。《针灸集成》谓:"汞毒疮:累年而成疮,针刺出脓汁。"

4. **搔痒抓破成疮** 对于搔痒抓破成疮,古人采用灸法和针刺泻法。如《备急千金要方》语:"举体痛痒如虫啮,痒而搔之,皮便脱落作疮,灸曲池二穴随年壮。发即灸之神良。"《磐石金直刺秘传》言:"风毒隐疹,遍身搔痒,抓破成疮:曲池(灸,针泻)、绝骨(灸,针泻)。"

5. **小儿秃疮、痘疮、疳湿疮** 对于小儿秃疮、痘疮、疳湿疮,古人多用灸法。如《扁鹊心书》语:"顽癣浸淫,或小儿秃疮","于生疮处隔三寸,灸三壮,出黄水愈"。《薛氏医案》称:"一小儿痘疮焮痛","用隔蒜灸,服活命饮,痛止贯脓"。《备急千金要方》谓:"小儿疳湿疮,灸第十五椎侠脊两旁七壮,未差加七壮。""疳湿疮"为脾胃虚弱,虫蚀五脏所导致的肛门烂痒之证,而"十五椎侠脊两旁"即气海俞。

历代文献摘录

[元代及其以前文献摘录](含同时代外国文献)

《针灸甲乙经》(卷十一·第九下):"瘑蜂欲呕,大陵主之。"

《刘涓子鬼遗方》(附录·决生死法):"初患肿,三日内灸,生;八日内脓成,针烙导引之,生。"

《刘涓子鬼遗方》(附录·针烙宜不宜):"疽初生赤硬……其患处疮头不拘多少,其间须有一个最大者,即是大脓窍,当用熟铁大针头如钗脚者,于麻油灯上烧令热透,插入一寸至二寸,当下恐未有脓出,郤用纸纴纴入,直候次日取出,其脓即随纴下矣。"

《龙门石刻药方》(北壁石刻药方):"疗疮肿风入垂死方……醋淀麸、酒糟、盐、椒,总熬令热,以布裹熨疮,冷移。""疗瘘疮方……巴豆去心、皮,和艾作炷,灸疮。"

《龙门石刻药方》(南壁石刻药方):"疗肿毒方……随所患边,灸肩节缝上,二七壮。"

《备急千金要方》(卷五下·第九):"小儿疳湿疮,灸第十五椎侠脊两旁七壮,未差加七壮。"

《备急千金要方》(卷二十二·第五):"隐轸……举体痛痒如虫

啮,痒而搔之,皮便脱落作疮,灸曲池二穴随年壮。发即灸之神良。"

《备急千金要方》(卷二十二·第六):"一切病疮,灸足大指奇间二七壮,灸大指头亦佳。"

《千金翼方》(卷二十三·第九):"割一切肿方,凡人身上有肿,肿在左割左,在右割右,足出少血即消,在足小指下横纹内畔棱上,此极良。"

敦煌医书《杂证方书第一种》:"疗时患遍身生疮方:初觉欲生,即灸两手外研骨正尖头,随年壮。"

敦煌医书《杂证方书第八种》:"疗恶肿方,恶肿疼痛不可忍,溲面团肿头如火钱等处中满,内褙遽以捽面作饼盖上,灸令面焦,彻痛立止……又方,随所患肩节缝,灸七壮。"

《外台秘要》(卷二十九·灸疮脓不差方):"《千金》疗灸疮脓坏不差方……以布裹灰熨疮上三过,便以药[石灰、猪脂煎]贴疮上灸之。"

《外台秘要》(卷三十·瘑疮方):"深师疗瘑疮方……灸疮上周匝最良。"

《苏沈良方》(卷七·毒蛇所伤方):"《朝野金载》记,用艾炷当啮处灸之……恶虫所螫,马汗入疮,用之亦效。"

《扁鹊心书》(卷上·窦材灸法):"顽癣浸淫,或小儿秃疮……于生疮处隔三寸,灸三壮,出黄水愈。"

《扁鹊心书》(卷中·疬风):"一人病疬证,须眉尽落,面目赤肿,手足悉成疮痍,令灸肺俞、心俞四穴各十壮,服换骨丹一料,二月全愈,须眉更生。"

《针灸资生经》(卷七·发背):"灸发背法,或不见疮头,以湿纸傅,先干者是,以大蒜去皮,生切钱子,先安一蒜钱在上,次艾灸三壮,换蒜复三灸,如此易无数,痛灸至不痛,不痛灸至痛,方住,若第一日急灸减九分,二日灸减八分,至第七日尚可,自此以往,灸已后时,灸讫,以石上生者龙鳞薜荔洗研,取汁汤温呷,即泻出恶物去根,凡丁疮、头疮、鱼脐等疮,一切无名者悉治(集效)。"

《千金宝要》(卷二·第七)："针灸疮,血出不止,烧人屎灰,傅之。"

《千金宝要》(卷二·第八)："火烧疮,慎不得以冷水洗,热得冷更深入骨,坏入筋骨难差,初被火烧,急更向火灸,虽大痛,强忍之,一食久即不痛,神验。"

《千金宝要》(卷五·第十六)："恶露疮,捣薤菜傅疮口,以大艾炷灸药上,令热气入内,即差。""灸疮不差者,每日于上别灸六七壮,自差。""灸疮中风冷肿痛,但向火灸之,疮得热则疮快,至痛止,日六七灸,愈。"

《素问病机气宜保命集》(卷下·第二十六)："凡疮疡已觉微漫肿硬,皮血不变色,脉沉不痛者,当外灸之,引邪气出而方止。如已有脓水者不可灸,当刺之,浅者亦不灸。"

《儒门事亲》(卷十·暑火心苦)："诸痛痒疮疡,皆属于心火……汗之……可刺少冲,灸之亦同。"

《儒门事亲》(卷十一·寒门)："冻疮……用坡野中净土晒干,以大蒜研如泥土,捏作饼子,如大观钱厚薄,量疮口大小贴之,以火艾加于饼上灸之,不计壮数,以泥干为度,去干饼子,再换湿饼灸,不问多少,直至疮痂觉痛痒,是疮活也,然后口含浆水洗渍,用鸡翎一二十茎,缚作刷子,于疮上洗刷净,以此洗刷,不致肌肉损伤也,以软帛拭干,次用木香槟榔散傅之,如夏月医之更妙。"

《丹溪心法》(卷二·二十七)："漏疮……外以附子末,津唾和作饼子,如钱厚,以艾灸,漏大炷大,漏小炷小,但灸令微热,不可使痛,干则易之,则再研如末,作饼再灸,如困则止,来日再灸,直至肉平为效,亦有用附片灸,仍用前补剂作膏贴之,尤妙。""漏疮:或腿足先是积热所注,久则为寒,附子破作两片,用人唾浸透,初成片,安漏孔上,艾灸。"

《扁鹊神应针灸玉龙经》(六十六穴治证)："环跳……血凝气滞,浑身、腰腿风寒湿痹,生疮肿癞。"

《扁鹊神应针灸玉龙经》(磐石金直刺秘传)："风毒隐疹,遍身搔痒,抓破成疮:曲池(灸,针泻)、绝骨(灸,针泻)、委中(出血)。"

[外国文献]

《医心方》(卷十六·第三):"《葛氏方》治卒患恶毒肿起稍广急痛方……但以甘刀破上,泄去毒血,乃敷药,弥佳(今按:取水蛭,令吮去恶血)。"

《医心方》(卷十六·第五):"《葛氏方》云:凡毒肿多痛,风肿多痒,按之随手起,或痱瘰、隐疹皆风肿,治之方……以铍刀决破之,出毒血便愈。"

《医心方》(卷十六·第六):"《救急单验方》疗热毒肿方:取桑树东南根下土,和水作泥饼安肿上,以艾灸之,取热应即止,男女并同。"

《医心方》(卷十六·第九):"《僧深方》:凡得恶肿皆暴卒,初始大如半梅桃,或有核,或无核,或痛,或不痛,其长甚速,须臾如鸡鸭大,即不治之肿……初觉此病,便急宜灸当中央及绕肿边灸之,令相去五分,使周匝肿上,可三七壮;肿盛者,多壮数为瘥;肿进者,逐灸前际,取住乃止。"

《医心方》(卷十六·第十六):"《救急单验方》疗诸瘘疮方……石留黄末,置疮孔中,以艾灸立验。"[原出《龙门石刻药方》(北壁石刻药方)]

《医心方》(卷十六·第三十五):"《千金方》有石瘘从两头出者,其状坚实,令人寒热方:以大铍针破之,鼠黏草二分末,和鸡子一枚敷之。"

《医心方》(卷十六·第三十八):"《龙门方》瘘脓出方:石流黄末,置疮孔中,以艾灸立验。"

《医心方》(卷十七·第十一):"若已中水及恶露风寒肿痛者,以盐数合,急折[疑为'抓'之误]着疮上,以火灸之,令热达疮中,毕,以蜡纳竹管中,以管贮热灰中炮之,蜡烊以灌疮,若无盐、薤者,但蜡便可单用。"

《医心方》(卷十八·第四十六):"《病源论》云:山中草木及路

上及石上,石蛭著人则穿啮肌皮,行人肉中浸淫起疮。《千金方》云:灸断其道即愈。"

《医心方》(卷十九·第四):"服石……若发疮及肿……若肿有根,坚如铁石,带赤色者,服汤,仍以小小艾炷当肿上灸之,一两炷为佳。"

[明代文献摘录]

《神应经》(疮毒部):"治痈疽疮毒,骑竹马灸法:用薄篾[篾,一本作筱,下同]量患人手上尺泽穴横纹比起循肉,至中指尖止,截断,外用竹杠一条,以竹杠两头置凳上,令患人去衣骑竹杠,以足微点地,以先比篾安杠上,竖篾,循背直上,篾尽处以墨点记,只是取中,非灸穴也,更以薄篾量手中指节两横纹为一寸,将篾于所点墨上两旁各量一寸是穴,各灸五壮或七壮止,不可多灸。"[原出《备急灸法》]"痈肿振寒:少海。"

《奇效良方》(卷五十四):"万宝代针膏:治诸恶疮,肿核赤晕已成脓,不肯用针刺脓,此药[硼砂、血竭、轻粉、金头蜈蚣、蟾酥、雄黄、片脑、麝香等制成]代之,但用小针点破疮头,却贴上膏药,脓即自溃,此秘妙良方。""神仙太乙膏[由玄参、白芷、当归、赤芍药、肉桂、大黄、生地黄等制成]:治八发痈疽,及一切恶疮,软膝不开,年月深浅,已未成脓,并宜治之,蛇虎伤、蝎螫、犬咬伤、汤火刀斧所伤,皆可内服外贴,如发背,先以温水洗疮净,软帛拭干,却用绯帛摊膏药贴疮……诸漏,先以盐汤洗净诸疮,并量大小,以纸摊贴……一切疮疖,并肿痛疮及疥劳,别炼油少许,和膏涂之。"

《针灸集书》(卷上·马丹阳天星十一穴):"承山穴……疽痈肿毒。"

《针灸捷径》(卷之下):"浑身生疮肤痒□:曲池、委中、三阴交、[足]三里,以上穴法,痒则补之,痛则泻之,此为一定之则。"

《针灸聚英》(卷一下·手厥阴):"大陵……疬疮疥癣。"

《针灸聚英》(卷一下·手少阳):"支沟……疬疮疥癣。"

《针灸聚英》(卷二·玉机微义):"诸疮患久成漏者,常有脓水不绝,其脓不臭,内无歹肉,尤宜用附子浸透,切作大片,厚二三分,于疮上著艾灸之,仍服内托之药,隔三二日再灸之,不五七次,自然肌肉长满矣……至有脓水恶物渐溃,根深者,郭氏治用白面、硫黄、大蒜,三物一处捣烂,著疮大小,捻作饼子,厚约三分,于疮上用艾炷灸二十一壮,一灸一易。"

《针灸聚英》(卷四上·玉龙赋):"劳宫大陵,可疗心闷疮痍。"

《针灸聚英》(卷四下·六十六穴歌):"齿痛并疮疥,阳溪可下针。"

《外科理例》(卷一·四十):"痈、疽、疮、疖……脓成……浅者宜砭,深者宜针,手足指梢及乳上,宜脓大软方开。"

《外科理例》(卷一·四十八):"疮疡……灼艾之功甚大……东垣云,若不针烙,则毒气无从而散,脓瘀无从而泄,过时不烙,反攻于内,故治毒者必用隔蒜灸。""大凡蒸灸,若未溃则拔引郁毒,已溃则补接阳气,祛散寒邪,疮口自合,其功甚大,尝治四肢疮疡气血不足者,只以前法灸之,皆愈。""若中虚者,不灸而服败毒药,则疮毒未除,中气先伤,未有不败者也。"

《外科理例》(卷一·五十一):"疮疡一科,用针为贵,用之之际,须视其溃之浅深,审其肉之厚薄。""至于附骨疽、气毒、流注及有经久不消,内溃不痛,宜燔针开之。""火烙针,其针员如箸,大如纬挺,头员平,长六七寸,一样二枚,捻蘸香油,于炭火中烧红,于疮头近下烙之,宜斜入向软处,一烙不透再烙,必得脓,疮口烙者,名曰熟疮,脓水常流,不假按抑,仍须纴之,勿令口合。"

《外科理例》(卷二·七十五):"凡疮不起者,托而起之,不成脓者,补而成之,使不内攻,脓成宜及时针之。"

《外科理例》(卷二·七十六):"大抵疮疽之症……若有脓急针之,脓出痛止。"

《外科理例》(卷二·八十一):"肿疡……大痛或不痛者,邪气实也,隔蒜灸之……焮痛或不痛及麻木者,邪气盛也,隔蒜灸之。"

《外科理例》(卷二·八十二):"溃疡……瘀肉不腐者,宜大补阳气,更以桑柴火灸之。"

《外科理例》(卷二·八十三):"溃疡作痛……若有脓为脂膜间隔不出,或作胀痛者,宜用针引之,或用利刀剪之,腐肉堵塞者去之。"

《外科理例》(卷三·一百一):"大抵疮浅宜砭,深宜刺……脓成不针不砭,鲜不毙矣。"

《外科理例》(卷五·一百十六):"大抵肿毒,非用蒜灸,及饮槐花酒先杀其势,虽用托里诸药,其效未必甚速。""[痈疽疮疡]若毒结四肢,砭刺少缓……结于颊、项、胸、腹紧要之地,不问壮弱,急宜针刺,否则难治。"

《外科理例》(卷五·一百十七):"[疮疡痈疽]凡疮毒气已结,不起者,但可补其气血,使脓速成而针去,不可论内消之法。""大抵疮疽,旬日不退,宜托之,有脓刺之,有腐肉取之,虚则补之,此十全之功也。""疮口开张,肉紫下陷,扪之不热,彼谓疮内更觉微冷,自谓必成漏矣,灸以豆豉饼。"

《外科理例》(附方·十一):"隔蒜灸法:治一切疮毒,大痛或不痛,或麻木,如痛者灸至不痛,不痛者灸至痛……大蒜去皮,切三文铜钱厚,安疮头上,用艾壮于蒜上灸之,三壮,换蒜复灸,未成者即消,已成者亦杀其大势,不能为害,若疮大,用蒜捣烂摊患处,将艾铺上烧之,蒜败再换,如不痛,或不作脓,及不发起,或阴疮,尤宜多灸。"

《外科理例》(附方·四十三):"豆豉饼:治疮疡肿硬不溃,及溃而不敛,并一切顽疮恶疮,用江西豆豉为末,唾津和作饼如钱大,厚如三文,置患处,以艾壮于饼上灸之……未成者即消,已成者虽不全消,其毒顿减,甚有奇功,不可忽之。"

《外科理例》(附方·一百七十八):"附子饼:治溃疡……难收敛,用炮附子去皮脐,研末,唾津和为饼,置疮口处,将艾于饼上灸之,每日灸数壮,但令微热,勿令痛,饼干再用唾津和做,以疮口活润为度。"

《古今医统大全》(卷八十·外科理例·蜞针法):"其法取大活蜞二三枚,先以竹节无底者二寸高许,安疮头上,少注水于其竹中,放蜞入,任吮其疮血,出,蜞亦饱胀而死,疮去恶血,亦渐轻愈,随用药治之。"

《古今医统大全》(卷九十三·竹筒吸毒方):"并治诸般恶疮……应毒疮初发时用,白蔹、苍术、乌柏皮、厚朴,上为咀,水一桄,同前竹筒煎煮,以药将干为度,乘竹筒热,以手按之于疮上,顷之,其筒自粘在疮上,不必手按也。仍更用前药分两,再煮一筒,候前竹筒冷,以手拔去,再换热者,如前法,其脓自吸入筒中,而疮愈矣。"

《薛氏医案·保婴撮要·卷十一·热毒疮疡》:"肿硬色赤,热毒凝聚也,用活命饮,佐以隔蒜灸。"

《薛氏医案》(保婴撮要·卷十二·时毒):"表里俱病者,犀角升麻汤,甚则宜砭。""一小儿肿赤焮痛……脓成针之,肿痛顿减。"

《薛氏医案》(保婴撮要·卷十四·翻花疮):"疮疡溃后……疮口胬肉突出如菌或如指……其风邪所乘,外用豆豉饼;风寒所凝,外用葱熨法,更用太乙膏护疮口。""一小儿腿外臁患痛,疮口陷而色黑,翻出如菌,久而不食,此元气虚弱,寒邪滞于患处,用十宣散加羌活、天麻,及附子饼,患处渐赤,改用葱熨法而渐白。"

《薛氏医案》(保婴撮要·卷十八·痘疮生痛毒之症):"一小儿赤肿作痛……用六味活血散及隔蒜灸而瘥。""一小儿痘毒,敷寒凉药内溃不愈……佐以豆豉饼而愈。""神效隔蒜灸法:治痘痛大痛或麻木,痛者灸至不痛,不痛者灸至痛,其毒随火散布,用大蒜头切三分厚,安上,用小艾炷于蒜上灸之,每五壮易蒜再灸,痛不止尤宜多灸,小儿须将蒜切片着肉,一面略剜小空,灼艾燃蒜,先置大人臂上,试其冷热得宜,然后着疮上,又别灼如前法试之,以待相易,勿令歇。""豆豉饼:治疮疡肿痛,或硬而不溃,及溃而不敛,并一切顽毒毒疖,用江西豆豉为末,唾津和成饼,大如铜钱厚,如三四钱置患处,以艾铺饼上灸之,未成者即消,已成者祛逐余毒。"

《薛氏医案》(保婴撮要·卷二十·痘疮痛):"一小儿痘疮焮痛……用隔蒜灸,服活命饮,痛止贯脓。"

《薛氏医案》(外科发挥·卷一·肿疡):"凡疮脓熟,不行针刺,脓毒侵蚀,轻者难疗,重者不治,老弱之人,或偏僻之处,及紧要之所,若一有脓,宜急针之,更以托里,庶无变证。"

《薛氏医案》(外科发挥·卷一·溃疡):"桑木灸法:治发背不起发,或瘀肉不腐溃,阴疮瘰疬,流注臁疮,顽疮恶疮,久不愈者,须急作此法,未溃则拔毒止痛,已溃则补接阳气,诚良方也,用桑木燃着,吹熄焰,用火灸患处,每次灸片时,以瘀肉腐动为度。"

《薛氏医案》(外科发挥·卷三·时毒):"肿甚焮痛者,砭去恶血。"

《薛氏医案》(外科发挥·卷四·肠痈):"太乙神仙膏……予尝用,但治疮毒诸内痛,有奇效。"

《薛氏医案》(外科发挥·卷五·流注):"如久而疮口寒者,更用豆豉饼或附子饼灸之。"

《薛氏医案》(外科发挥·卷五·作呕):"一男子因疮痛伤胃气,少食作呕,恶寒……数剂而脓成,针之。"

《薛氏医案》(外科发挥·卷七·悬痈):"凡疮若不针烙,毒结无从而解,脓瘀无从而泄,又云,宜开户以逐之。"

《薛氏医案》(外科心法·卷二·论疮疡灸法):"大抵始发宜灸,要汗、下、补养之药对证,至灸冷疮,亦须内托之药切当。"

《薛氏医案》(外科精要·卷中·第三十一):"疮疡毒气已结而不发者,法当补其血气,使脓速成而针之。"

《薛氏医案》(痈疽神秘验方·飞龙夺命丹):"疔疮毒疮……老弱之人,或疮毒稍轻者,宜用后丹,还更以隔蒜灸之为良,常治此疾,先以隔蒜灸之,痛者灸至不痛,不痛者灸至痛。若灸之而不痛者,明灸之,及针疗四畔,去恶血,以后丹一粒入疮头,针孔内以膏药贴之。若针之不痛,或无血者,以针烧赤,频烙患处,以痛为度,更宜服之……若患在手足,红丝攻心腹者,就于红丝尽处刺去恶血,更服败毒药。若红丝近心腹者,更挑破疮头,去恶水,以膏药贴之。如麻木者,服后丹,更以隔蒜灸,明灸亦善。"

《薛氏医案》(疡病机要·上卷·本症治验):"一男子遍身如癣,搔痒成疮,色紫麻木,掐之则痛,小便数而少……砭刺患处,并臂腕,腕出黑血,神思渐爽。"

《医学入门》(卷一·杂病穴法):"血海……兼治偏坠疮疥。"

《医学入门》(卷一·治病要穴):"血海:主一切血疾及诸疮。"

《医学入门》(卷一·治病奇穴):"骑竹马穴:专主痈疽发背,肿毒疮疡,瘰疬疠风,诸风,一切无名肿毒,灸之疏泻心火。"

《医学纲目》(卷十八·肿疡):"(垣)地之湿气,自外而入者[一本作气],疮[一本作痈]病,当先服药,而后用针,针时先用温火复盖,不令凝泣[一本作治]壅滞,使血脉得温,小行则血出立已。"

《医学纲目》(卷十八·久漏疮):"(东)久漏疮:足内踝上一寸(灸三壮、六壮),如在上者,肩井、鸠尾。"

《针灸大成》(卷五·十二经井穴):"足阳明井……疮疥。"

《针灸大成》(卷五·十二经治症主客原络):"痰多足痛与疮疡……冲阳、公孙。"

《针灸大成》(卷九·治症总要):"第六十一.浑身浮肿生疮:曲池、合谷、三里、三阴交、行间、内庭。"

《针灸大成》(卷九·治症总要):"第一百五.浑身生疮:曲池、合谷、三里、行间。"

《寿世保元》(卷五·痛风):"治诸风恶毒,冷痹麻木肿痛,或遍身骨痛,始觉肿痛,熨之,无不即效,苍术、羌活、独活、蛇床子、蔓荆子、川山甲、雄黄、硫黄、麝香。上为末,炒热,以绢包熨患处,一法以醋拌炒作饼,用绢包,烧秤锤,放饼上熨之。"

《寿世保元》(卷九·膏药):"无名肿毒,贴患处,疮初起,焙手摩出汗,诸毒发阴阳,男子贴丹田,妇人贴血海,焙手摩百次。"

《寿世保元》(卷十·灸法):"用大蒜捣烂成膏,涂四围,留疮顶,以艾炷灸之,以爆为度,如不爆难愈,宜多灸百余壮,无不愈者。又灸痘疔、蛇蝎蜈蚣犬咬、瘰疬,皆效。"

《针方六集》(纷署集·第二十六):"曲池……遍身风癞。"

《针方六集》(纷署集·第三十三):"悬钟……遍身生疮,水肿。"

《针方六集》(兼罗集·第四十五):"天井……一切麻疮。"

《经络汇编》(手少阴心经):"手少阴经心,其见证也……浸淫善笑。"

《经络汇编》(足少阴肾经):"足少阴经肾,其见证也……冻疮下痢。"

《类经图翼》(卷七·手厥阴):"内关……生疮灸之。"

《类经图翼》(卷七·手少阳):"天井……泻一切瘰疬、疮肿、瘾疹。"

《类经图翼》(卷十·奇俞类集):"骑竹马灸法:主治一切痈疽,恶疮,发背,妇人乳痈,皆可治之。"[原出《古今医统大全》(卷七·骑竹马灸)]

《类经图翼》(卷十一·外科):"热毒:大陵。""毒疮久不收口……用麦面、硫黄、大蒜,三味捣烂,如患大小捻作三分厚饼,安患上,灸三七壮,每三壮一易饼子,四五日后再灸一次,无弗效者。"

《循经考穴编》(足阳明):"解溪……浑身生疮,泻之。"

《循经考穴编》(足太阴):"三阴交……疮疡瘾疹。"

《循经考穴编》(足少阳):"悬钟……浑身疮癞。"

《经学会宗》(附录·经外奇穴):"百虫窠即血海穴,主治疮癣疥疬。"

［清代及民国前期文献摘录］(含同时代外国文献)

《医宗金鉴》(卷八十五·足部主病):"血海主治诸血疾,兼治诸疮病自轻。"

《续名医类案》(卷三十一·痛疽):"凡疮脓熟,不行针刺,脓毒侵蚀,轻者难疗,重者不治。""老弱之人,或偏僻之处,及紧要之所,若[疮]一有脓,宜急针之,更以托里,庶几无变。"

《续名医类案》(卷三十四·时毒):"如肿甚者,砭患处出恶血,以泄其毒。"

《续名医类案》(卷三十六·天泡疮):"一小儿患此症,焮痛发热,脉浮数,挑去毒水,以黄柏、滑石末敷之。"

《串雅全书》(外篇·卷一):"辟疮瘃:人日午时,取独蒜捣烂,涂面皮手脚,一年不生恶疮,冬有不作冻瘃,不多瘥,神验。"

《串雅全书》(外篇·卷二·灸法门):"鸡子灸:凡毒起红肿无头,鸡子煮熟,对劈去黄,用半个合毒上,以艾灸三壮即散;若红肿根盘大,以鸭蛋如法灸亦可。""苦瓠灸:择神人不在日,空心,用井花水调百药末一碗,服之,微利,却用秋壶卢,一名苦不老,生在架上而苦者,切片置疮上,灸二七壮,箫端式病此连年,一灸遂愈。""桑木灸:治痛疽发背不起发,或瘀肉不腐溃,及阴疮、瘰疬、流注、臁疮、顽疮、恶疮,灸不溃,俱用此灸之,未溃则拔毒止痛,已溃则补接阳气,亦取其通关节,去风寒,火性畅达,出郁毒之意,干桑木劈成细片,扎作小把,燃火吹息患处,每吹片时,以瘀肉腐动为度,内服补托药,诚良方也。""麻叶灸:七月七日采麻花,五月五日采麻叶,捣作炷,灸疮上百壮,次烧胡桃松脂,研敷即愈。"

《串雅全书》(外篇·卷二·熏法门):"青布熏:恶疮,防水青布和蜡烧烟筒中熏之,入水不烂。疮伤风水,用青布烧烟于器中,以器口熏疮,得恶汗出,则痛痒瘥。"

《串雅全书》(外篇·卷二·杂法门):"劫肿法:治水肿及肿核肿毒,凡水肿胀,药未全消者,甘遂末涂腹,绕脐令满,内服甘草水,其肿渐去。"

《采艾编翼》(卷二·幼科·瓜棚疮):"瓜棚疮:百会、劳宫、涌泉;又方,以凉水痛拍膻中,有一大黑点,四旁紫筋织实,以干布拭去水湿,用艾大炷三壮。"

《采艾编翼》(卷二·外科·痈疽):"治极毒疽疮:凡手指及诸处,疮将发,觉痒不可忍,身热恶寒,或麻木,此极毒之疮,一时医药不便,急用针刺破痒处,挤出恶血数次,忽口含凉水噀之,必吮至痒痛皆止,即好。"

《针灸逢源》(卷五·痈疽门):"疮疡……脉浮者,从太阳经依前选用。脉长者,从阳明经依前选用。脉弦者,从少阳经依前选用。""井主心下满,疮青色。""荣主身热,疮赤色。""俞主体重节痛,疮黄色。""经主咳嗽寒热,疮白色。""合主气逆而泄,疮黑色。""如疮大,用蒜捣烂摊患处,将艾铺上烧之,蒜败再换,治痈疽初起,或痛或不痛,或麻木等症,或阴毒紫白色,不起发,不痛不作脓者,尤宜多灸,乃服托里之剂。"

《针灸内篇》(足阳明胃经络):"丰隆……浑身生疮,宜出血。""解溪……身生疮。"

《神灸经纶》(卷四·外科证治):"蛴螬灸法:痔瘘恶疮,诸药不验者,取蛴螬,剪去两头,安疮口上,以艾灸之七壮,一易不过七枚,无不效者。""神灯照法:方用朱砂、雄黄、血竭、没药各二钱,麝香四分,共为细末,每用三分,红绵纸裹药搓捻,长七寸,麻油浸透,用火点着,离疮半寸许,自外而内,周围徐徐照之,火头向上,药气入内,毒气随火解散,自不致内侵脏腑。初用三根,渐加至四五根,候疮势渐消时,仍照之,但照后即用敷药围敷疮根,比疮晕大二三分为率,疮口用万应膏贴之;如干及有脓,用猪蹄汤润洗之;如已溃大脓泻时,不必用此照法,惟初起七日前后,即起发法,能使未成者自消,已成者自溃,不起发者即起发,不腐者即腐,实有奇验。"

《针灸集成》(卷二·疮肿):"痈、疽、疔、疖之初出,看其经络部分,各随其经行针,无旬日,如或针旬日,则无效矣,勿论择日忌灸,逐日针刺,或一日再刺,以泻其毒,则不至十日自安,若针旬日,或针五六度,而病者为苦,半途而废,至于死亡……急灸骑竹马穴七壮,无不神效。""疮肿……凡大小肿:不问日数,即灸骑竹马穴七壮,无不效者。""疮肿……回骨症:回骨之后,针破无益,然与其必死,莫若针破,冀获侥幸万一……针破出脓,而使不快出,不然则危矣,故徐徐出汗。""龙疮……尺泽五壮,涌泉、委中并刺出血,立愈;骑竹马穴各七壮,又烟熏一如治白癫法[先针周匝当处四畔无间,后即用熟艾按作长条,继作环圆数重于炉灰上,次用信石作末,播其环艾之上,放火于艾端,又以穿孔大瓢覆其上,则烟出瓢孔],熨治之。""手足,或一身状如桃栗不红而痛,三四日间成脓:针破出脓汁,名走马疳疮。""诸处痰肿:不痒不痛,久作成脓,针破。""皮风疮……自少搔痒不止如粟米者,多发于臂及足胫外边与背部,而绝不发胸、腹及臂及脚内边,故名曰皮风疮,逢秋气尤痒成疮,俗名年疥疮,曲池灸二百壮,神门、合谷三七壮。""汞毒疮……累年而成疮,针刺出脓[原作浓,据义改]汁。"

《灸法秘传》[结尾处]:"若遇跌打损伤,瘀血疼痛,痰核瘰串,无名肿毒,皆于患处灸之,使痛者灸至不痛,不痛者灸至痛,即愈。"

《针灸简易》(穴道诊治歌·杂症部):"痈疽发背并诸疮,面皮无头脓溃藏,毒上软处火针刺,无名肿毒三针安。"

《针灸治疗实验集第一期》(5):"民国廿三年初春,敝处鼠疫盛行,沿门阖户,传染极速……发疮者最轻,以其毒从外泄也……兹者报告刺法列左,十二井穴、尺泽、委中、大阳,各刺出血,百会针二分,涌泉针五分,大椎针五分,中脘针一寸,兼吐衄者加刺合谷、上星,昏厥加刺神门、支沟,发疮者于肿毒处三棱针出血,以鸡子清调黄柏、乳香细末,敷之。"

《金针百日通》(百病论治·疗毒):"火剑二针,为治疗毒,及无名恶疮之正轨。"

[外国文献]

《名家灸选三编》(疮疡病):"治诸漏疮法(《外台》):灸周瘘四畔,瘥。"

［现代文献题录］

（限本节引用者，按首位作者首字的汉语拼音排序）

艾春香．针刺"膏肓"穴治愈荨麻疹、疔疮各一例．佳木斯医学院学报，1993，16（4）：70．

白秀荣．豹文刺治疗小腿慢性溃疡 11 例．中国针灸，1983，3（6）：12．

蔡剑虹．火针对肛旁脓肿的治疗应用．中医外治杂志，2005，14（5）：29．

蔡文科，史璋瑛．地龙粉加三联疗法治疗下肢溃疡 43 例．北京中医，2000，19（1）：39．

陈宝元，周庆慧．治疗体表脓肿"火针排脓法"的临床应用．天津中医学院学报，1998，17（4）：23．

陈志刚．点刺大椎放血治疗后发际疮．中国针灸，2004，24（1）：6．

承为奋，周才生．承淡安针灸医话．浙江中医杂志，1996，31（9）：388．

董登贵．针刺治疗疖肿 45 例．上海针灸杂志，1993，12（4）：180．

杜志昌．针刺督脉反应点治疗颜面部疔疮．江苏中医药，1986，7（6）：29．

范飞鸿．三棱针点刺放血治疗面部多发性疖肿．针灸临床杂志，1998，14（7）：22．

付文如．挑治加艾条温和灸治疗疖肿 35 例．针刺研究，1997，22（3）：230．

顾恒善．针刺治疗发际疮．上海针灸杂志，1987，6（3）：46．

郭之平．从脾胃失调立论针治顽固性疖病的临床观察．中国针灸，2003，23（3）：138．

韩德旭，李淑芬．粗针疗法治疗多发性疖肿疗效观察．黑龙江中医药,1996,25(3):43.

侯小藏,王淑华.膀胱经放血疗法治疗发际疮8例.陕西中医,2002,22(8):728.

胡承晓,矫浩然,李云平.电火针烙法治疗体表脓肿对照观察.中国针灸,2008,28(1):33-36.

胡军.穴位注血法治疗疖病.新疆中医药,1991,9(3):29.

华树桐.电针治疗颈部多发性疖肿.上海针灸杂志,1992,11(3):45.

华雅.针灸配合穴位注射治疗体表溃疡.四川中医,1999,17(3):49.

黄茂生.梅花针治疗颈后疖肿.四川中医,1986,4(8):封3.

黄晓青.针药治疗牙咬痈52例分析.江西中医药,1995,26(S4):52.

黄祖同.华佗刀在体表化脓性疾病中的应用.中医外治杂志,2003,12(2):28.

霍焕民,杨学萍.电针加TDP治疗臁疮60例.中国针灸,2006,26(12):872.

李春阳.耳尖放血治疗肛周脓肿155例.中国民间疗法,2005,13(1):19.

李复峰,马新亭,钱冰茹.粗针刺督脉治疗疔疮1426例临床总结.针灸学报,1990,6(4):1-2.

李惠芳.隔蒜灸治疗疖38例临床观察.云南中医中药杂志,1996,17(1):40.

李继平,赵国志.上唇系带割治和痔点挑治治疗肛肠病216例临床观察.中国针灸,1990,10(1):17.

李明,胡承晓.火针排脓治疗体表脓肿139例临床观察.吉林中医药,2009,29(4):315.

李琼.壮医药线点灸治疗疮疡97例临床观察.广西中医学院学报,1999,16(3):98-99.

林海.壮医药线点灸法治疗疖肿.广西中医药,1988,11(4):6.

刘继光.电针围刺治疗疖肿63例.江苏中医杂志,1984,5(3):59.

刘炎.860例刺络拔罐疗效总结(疮疡初起).河北中医学院学报,1996,11(4):33.

刘振惠,邵才建,刘宝昌.高频电针治疗肛周脓肿67例.中国针灸,2003,23(2):105.

卢泽强,李天发.针灸治疗毛囊炎、疖肿25例.针刺研究,1998,23(3):227.

吕荧.熏灸治疗外科感染性疾病575例.安徽中医学院学报,1988,7(4):36.

罗红阳.耳尖放血治疗五官科实热证91例.中国针灸,1998,18(2):112.

罗平,阮建蓉.激光照射治疗外耳道疖肿112例.针灸临床杂志,1997,13(8):29.

马慧平.针刺治疗疖痈102例.北京中医学院学报,1989,12(4):43.

马清平,王宇明,海长江.无痛穴截根法治疗多发性疖病170例.中国针灸,2003,23(3):134.

马素美,李凌.拔火罐辅助治疗臀部脓肿5例.中国民间疗法,2003,11(2):18.

马新亭,李复峰.赤医针治疗疔疮痈2099例的疗效总结.中医药学报,1978,6(2):44-48.

彭伟,晏宜.针刺治疗疔疮58例.中国针灸,2005,25(9):602.

秦黎虹.炉式熏灸器艾熏治疗外科感染性疾病1200例疗效观察和实验研究.中国针灸,1994,14(6):21.

邵士民.围刺放血治疗臁疮40例.针灸临床杂志,1992,8(6):29.

师怀堂. 师怀堂临证经验 // 陈佑邦, 邓良月. 当代中国针灸临证精要. 天津: 天津科学技术出版社, 1987: 85.

施云军. 灸法治疗疖病 124 例. 中国针灸, 1998, 18(8): 470.

石建华. 药针并用治疗颈面部脓肿 37 例. 中国民间疗法, 2001, 9(12): 23.

孙国. 割治大椎穴治疗发际疮. 河北中医, 1983, 5(1): 24.

孙篆玉. 针刺拔罐放血治疗多发性疖病的体会. 河北中医, 1984, 6(4): 22.

汤钰婷, 张德基, 张俊. 针灸为主配合内服外敷治疗顽固性溃疡 32 例. 四川中医, 2000, 18(3): 54.

唐寒松, 施有奇. 艾条灸治疗疖肿 80 例. 上海针灸杂志, 1988, 7(2): 19.

王金祥, 郑学良, 范毓贤, 等. 火针治疗瘰疬 273 例临床疗效观察. 黑龙江中医药, 1984, 13(4): 27.

王可学, 张新堂. 豹文刺法治愈臁疮 34 例. 中国针灸, 1994, 14(1): 38.

王学健. 针刺治疗面部感染 36 例. 上海针灸杂志, 2002, 21(6): 28.

王远华, 姚春艳, 姜杰. 针刺配合放血法治疗未溃疮肿 60 例. 江苏中医, 1994, 15(5): 29.

王志润. 针刺法治疗颈后多发性疖肿 17 例. 北京中医学院学报, 1984, 7(1): 39.

魏福良. 外敷乌龙膏配合委中刺血治疗疖肿 50 例. 中国民间疗法, 1997, 5(5): 37.

魏稼. 艾灸治痈疽 // 胡熙明. 针灸临证指南. 北京: 人民卫生出版社, 1991: 658.

温庆华. 粗针治疗疮疡颇效. 针灸临床杂志, 1993, 9(4): 27.

邬显良. 围刺法治疗疖肿. 中国乡村医生杂志, 1987(3): 40.

吴付花. 翟兴明运用针灸治疗疮疡经验. 甘肃中医学院学

报,1999,16(4):10.

吴火生,胡小兰.拔罐加药油纱条治疗疮痈103例.中医外治杂志,1999,8(1):18.

吴小汀.梅花针为主治疗疮疡12例.中国针灸,1995,15(增2):209.

肖少芳.灯火灸治疗多发性疖肿.中国针灸,1986,6(1):56.

谢国良,潘能武,钟峰.消痛饮加阿是穴艾灸治疗早期肛痈60例.四川中医,2003,21(7):76.

熊健,闵羿,杨星宇."三通四联"疗法治疗下肢丹毒38例.中国针灸,2007,27(11):821.

杨喜晶.激光治愈甲下脓肿.上海针灸杂志,1992,11(3):46.

伊翠云.挑治身柱穴治疗发际疮.针灸临床杂志,1993,9(6):4.

于世礼.针刺肩井治疗疮疡51例.中国针灸,1995,15(1):5.

袁明经.皮刺、艾灸治疗"发际疮"42例.湖北中医杂志,1985,7(4):50.

詹昌平,吴晋怀.灸治疗疮痈疡临床验案.福建中医药,1996,27(2):66.

张艳华,王飞宇.循经取穴针刺法治疗手足部疔疮80例.辽宁中医杂志,2007,34(2):218-219.

张永刚.针刺治疗皮肤冷脓疡一得.北京中医,1995,14(5):61.

章正兴,金远林.灸敷法治疗乳痈44例临床观察.河南中医,1994,14(4):248-249.

赵尔康.赵尔康临证经验//陈佑邦,邓良月.当代中国针灸临证精要.天津:天津科学技术出版社,1987:279.

赵晓梅.火针加拔罐治疗体表脓肿115例.上海针灸杂志,2003,22(4):34.

郑策,郑佩.刺血治疗痈疖肿50例.中国针灸,1996,16(12):40-41.

种书涛．火针治疗外科疮疡集验及体会．针灸临床杂志，2006，22（8）：28-30.

周文憬．氦-氖激光照射穴位治疗 588 例鼻部疮疖疗效观察．贵阳中医学院学报，1991，13（1）：34.

周勇．脓疱疮治验 1 例．上海针灸杂志，1992，11（3）：45.

左子平．电火针施外科疮疡引流 60 例临床观察．中国针灸，1992，12（3）：9.

第十五节　痈疽

痈疽是指发于肌肉筋骨间的疮肿。古代针灸临床文献中,凡有痈、疽等描述字样的内容,本节均予收入。中医学认为,本病多由气血被邪毒壅聚阻滞所致,表现为痈和疽,其中痈的疮面浅而大,疽的疮面深而恶。西医学中,浅表的急性化脓性感染与痈相关;毛囊及其周围组织的急性化脓性感染与疽相关,其可累及深层皮下结缔组织,甚至发展为脓毒症,全身反应较重(西医或称之为"痈")。为了排除局部痈疽之治疗取穴的干扰,本节仅对古代文献中泛指性痈疽的治疗进行统计;而现代针灸文献中痈疽的报道不多,故统计时也收录了局部痈疽的内容。涉及本病的古代针灸文献共 172 条,合 225 穴次;现代针灸文献共 29 篇,合 102 穴次。可见,现代用针灸治疗本病者较少,当是采用抗生素之故。将古今文献的统计结果相对照,可列出表 15-1~ 表 15-4(表中数字为文献中出现的次数)。

表 15-1　常用经脉的古今对照表

经脉	古代(穴次)	现代(穴次)
相同	经外奇穴 175、膀胱经 22、胆经 12、胃经 8	经外奇穴 41、膀胱经 21、胆经 4、胃经 3
不同		督脉 20

表 15-2　常用部位的古今对照表

部位	古代(穴次)	现代(穴次)
相同	患部 156、背部 24、腿阳 9	背部 38、患部 37、腿阳 13
不同	足阳 18	

表 15-3　常用穴位的古今对照表

穴位		古代(穴次)	现代(穴次)
相同		天应 156、委中 4	天应 37、委中 6
相似		骑竹马 11、风门 4、肩井 3	大椎 6、肾俞 3、命门 3、灵台 3、身柱 3、肺俞 2、心俞 2、膈俞 2、至阳 2、神道 2、背部反应点 2
不同	下肢	足窍阴 3、陷谷 2、束骨 2	足三里 3
	上肢	间使后一寸 2	合谷 2

表 15-4　治疗方法的古今对照表

方法	古代(条次)	现代(篇次)
相同	灸法 96、刺血排脓 42、火针烙法 14、针刺 7、敷贴 7、挑治 1	刺血排脓 17、灸法 8、针刺 6、敷贴 6、挑治 2、火针烙法 2
不同	熨法 6	穴位注射 2、拔罐 2、埋线 1、电针 1

【循经取穴比较】

《外科理例》载:"痈疽初发,必先当头灸之,以开其户,次看所发分野属何经脉,即内用所属经脉之药,引经以发其表,外用所属经脉之俞穴,针灸以泄其邪,内外交治,邪无容矣。"可见针灸治疗本病多取病变局部穴,其次取相应的经脉穴位。具体统计结果如下:

1. **古今均取经外奇穴**　痈疽局部的天应穴当是邪毒(细菌)集中之处,取之则可抑制、驱逐或消灭这些邪毒,而在本文中天应穴被归入经外奇穴;又本病在古代临床上属危重之证,古今医家在救治过程中尝试采用了各种方法,选用了各种穴位,包括许多经外奇穴。因此,在古、今文献中,经外奇穴分别达 175、41 穴次,同列循经取穴的第一位,分占各自总穴次的 77.78%、40.20%,此又显示古代比现代更多选取经外奇穴。就穴位而言,**古今均常取天应穴,这是相同的**;古代还取骑竹马、间使后一寸,现代则取背部反应点,这有相似之处。

2. **古今均取足三阳经穴** 本病多由邪毒侵犯所致,引起机体抵抗,多表现为阳证;发于肌肉筋骨间,多属阳部;发病部位又较为广泛。而足三阳经属阳,其循行从头至足,分布广泛,因此本病临床多取足三阳经穴。统计结果见表 15-5。

表 15-5 足三阳经穴次及其分占古、今总穴次的百分比和其位次对照表

	古代	现代
膀胱经	22(9.78%,第二位)	21(20.59%,第二位)
胆经	12(5.33%,第三位)	4(3.92%,第四位)
胃经	8(3.56%,第四位)	3(2.94%,第五位)

表 15-5 显示,**现代膀胱经百分比高于古代**,此当现代更多选取背俞穴之故,而胆经、胃经的百分比古今分别相近。就穴位而言,**古今均常取委中穴,这是相同的**。古代还取膀胱经风门、束骨,胃经膺窗、陷谷,现代则取膀胱经肾俞、肺俞、心俞、膈俞,胃经足三里,这有所不同;又古代取胆经肩井、足窍阴,现代虽然取胆经达 4 穴次,但穴次分散,没有常用穴位,这是古今不同的。

3. **现代选取督脉穴** 督脉为阳脉之海,督率诸阳,因此现代也选用督脉穴,共计 20 穴次,列循经取穴的第三位,占现代总穴次的 19.61%,常用穴为大椎、命门、灵台、身柱、至阳、神道。而古代未见取督脉穴者,显示对督脉穴重视不够,不如现代。

【分部取穴比较】

1. **古今均取痈疽局部穴** 前面已述,痈疽局部为邪毒集中之处,故治疗多取该部穴,在古、今文献中,分别为 156、37 穴次,分列各部的第一、第二位,分占各自总穴次的 69.33%、36.27%,此

又显示**古代比现代更多地选取痈疽局部穴**。就穴位而言，**古今均常取天应穴，这是相同的**。

古代取痈疽局部穴者，如《医心方》曰："痈疖初生即灸其头数百壮，即愈。"《外台秘要》云："凡痈疽之疾，未见脓易疗之，当上灸三百壮，四边间子灸各二百壮。"《外科理例》言："痈疽，四畔赤焮，疼痛如灼，宜砭石砭之，去血以泄其毒，重者减，轻者消。"《世医得效方》语："痈疽"，"屈指从四围寻按，遇痛处是根，就此重按，探入自觉轻快，即此灸之"。

现代取痈疽局部穴者，如赵尔康治疗痈肿，取阿是穴，施隔蒜灸；刘爱民治疗脑疽的成脓期，取漫肿处，用毫针围刺，浅刺疾出；杨文龙等治疗痈证成脓，取脓肿局部，切开排脓，并予拔罐，吸出脓液；任凌莘治疗臀部阴疽，取病灶局部，用粗火针点刺拔罐放血100ml，连续操作 3 次。

2. 古今均取背部穴　本病以阳证为多，而人体背部属阳，故临床多取背部穴，在古、今文献中，分别为 24、38 穴次，分列各部的第二、第一位，分占各自总穴次的 10.67%、37.25%，此又显示**现代比古代更多地选取背部穴**。就穴位而言，**古代取骑竹马、风门、肩井，现代则取大椎、肾俞、命门、灵台、身柱、肺俞、心俞、膈俞、至阳、神道、背部反应点，这是相似的；古代以上背部穴为主穴，现代则还取下背部穴，这是不同的**。

古代取背部穴者，如《类经图翼》记："骑竹马灸法：主治一切痈疽，恶疮，发背。"《针灸聚英》载：风门主"发背痈疽，身热"。《针灸大成》道："发背痈疽：肩井、委中、天应、骑竹马。"《针灸秘授全书》述："痈疽：风门、肝俞、膈俞。"又《针灸资生经》叙："灸风劳发背痈疽，用麻绳一条蜡过，从手中指第二节量至心坎骨截断（须直伸臂），折过，自前项下取中，缠至后心相对令齐，闭口量两吻阔狭，以此为则，对灸七壮。"《循经考穴编》载：膏肓俞治"痈疽发背，咸宜灸之"。上述后两例之穴亦在背部。

现代取背部穴者，如童云仙等治疗下半身痈取腰阳关，上半身痈取阿是穴、身柱、灵台,头面颈部痈取大椎、承浆穴,用三棱针点刺出血;王廷治治疗有头疽,取患部、肾俞、命门、关元,用艾条灸;李复峰等治疗痈,用粗针刺神道透至阳,并刺大椎、命门,留针1~6 小时;金良彪治疗多发性臀痈,取肺俞、心俞、督俞、膈俞、脾俞、肾俞、大肠俞、膀胱俞、委中,以及大椎、灵台、足三里、阿是穴,注入黄芪、丹参、天麻、银黄、木瓜等注射液;李源温治疗生于头面颈部的痈取大椎,生于上肢的痈取对侧肩胛区(T$_{4-6}$ 与肩胛骨之间),生于下半身的痈取上髎,均用三棱针点刺,并予拔罐。

3. 古今均取腿阳面穴　本病多取足三阳经,而足三阳行经腿阳面,因此本病临床亦取腿阳面穴,在古、今文献中,分别为 9、13 穴次,分列各部的第四、第三位,分占各自总穴次的 4.00%、12.75%,此又显示**现代比古代更重视腿阳面穴**。就穴位而言,**古今均常取委中,这是相同的;现代还取足三里,古代取之不多,这是不同的。**如明代《神应经》称:"痈疽发背:肩井、委中。"现代王洪波治疗背痈,取委中,放血 1~2ml;赵鸿鸣治疗脱疽痛症,取足三里、阳陵泉等穴位,用针刺并通电。又明代《针灸集书》谓:承山主"疽痈肿毒",承山亦属腿阳面。

4. 古代选取足阳部穴　足三阳经行至足阳部,因此古代本病临床也选用足阳部穴,共计 18 穴次,列各部的第三位,占古代总穴次的 8.00%,**常用穴为窍阴、陷谷、束骨。**如《针灸甲乙经》曰:"痈疽,窍阴主之。"《针灸内篇》称:陷谷主"痈肿,足背疼"。《针灸聚英》载:束骨主"痈疽,背生疔疮"。又如《医学入门》谓:"痈疽初起审其穴,只刺阳经不刺阴。凡痈疽须分经络部分、血气多少、俞穴远近用针。从背出者,当从太阳经至阴、通谷、束骨、昆仑、委中五穴选用;从鬓出者,当从少阳经窍阴、侠溪、临泣、阳辅、阳陵泉五穴选用;从髭出者,当从阳明经厉兑、内庭、陷谷、冲阳、解溪五穴选用;从脑出者,则以绝骨一穴治之。"上述穴位多数在足阳部,少数在腿阳面。而现代取足阳部穴为 0 穴次,远不如古代,显示古代重视循经取远道穴。

【针灸方法比较】

1. 古今均用灸法 灸法可温补阳气,激发机体免疫功能,祛邪杀菌,故常被用于本病之治疗。如《外科理例》曰:"治疽之法,著艾胜于用药","处贫居僻,一时无药,用灸尤便,大概蒜用大者"。在本病的古、今文献中,涉及灸法者分别达96条次、8篇次,分列古、今诸法之第一、第二位,分占各自总条(篇)次的55.81%和27.59%,可见**古代比现代更多采用灸法。**

(1)**古代灸法取穴**:古人灸治本病**以取患部穴为多**,共计76穴次,占灸法总穴次(99穴次)的76.77%,高于总体取穴中相应的百分比(69.33%)。如《肘后备急方》云:"姚方治若发肿至坚,而有根者,名曰石痈,当肿上灸百壮,石子当碎出,不出者可益壮。"《太平圣惠方》言:"凡痈疽发背","须当上灸之一二百壮,如绿豆大许,凡灸后,却似燉痛,经一宿乃定","若能于疮头四边,相去各一寸已来,更花灸,奇妙无以加也"。可见灸后痈疽局部可出现燉痛,这可以是正常反应,过一定时间则可消除。

其次,古人还灸**骑竹马穴**,计10次之多。如《东医宝鉴》语:"凡痈疽之发","唯骑竹马灸法,尤为切要"。此为古人临床经验所得,其治疗机制和确切疗效尚待现代研究和证实。关于骑竹马的取穴,《神应经》有如下描述:"用薄篾量患人手上尺泽穴横纹比起循肉,至中指尖止,截断,外用竹杠一条,以竹杠两头置凳上,令患人去衣骑竹杠,以足微点地,以先比篾安杠上,竖篾,循背直上,篾尽处以墨点记,只是取中,非灸穴也,更以薄篾量手中指节两横纹为一寸,将篾于所点墨上两旁各量一寸是穴,各灸五壮或七壮止,不可多灸。"

此外,古人又灸四肢远道穴,如《千金翼方》称:"附骨肿,痈疽节肿,风游毒热肿,此等诸疾,但初觉有异,即急灸之,立愈;遇之肿成,不须灸,从手掌后第一横文后两筋间当度头,灸五壮立愈,患左灸右,患右灸左。"其中**"掌后第一横文后两筋间"**,《备急千金要方》认为当灸间使后一寸,《针灸集成》认为是二白穴。案中还采用了"患左灸右,患右灸左"的**交叉取穴法**,亦值得注意。又如《备急千金要方》述:"大人小儿痈肿,灸两足大拇指奇中立差,仍随病左右。"此穴当在**行间**附近。

此外,关于灸穴的先后,《世医得效方》叙:"凡痈疽展大如龟形,且看头向上下,先灸其前两脚,次灸其尾,或红筋走紧而长,须尽处灸之,须留头并后两脚,勿灸。"此亦可供临床参考。

(2)**古代施灸方法**:古人治疗本病除用常规灸法外,还多施隔物灸,发挥灸法与药物的双重作用,**其中隔蒜灸法尤被重视**,此当大蒜可杀菌消炎之故。如《刘涓子鬼遗方》谓:"治初生痈疽发背,神妙灸法:凡人初觉发毒,欲结未结,赤热肿疼,先以湿纸覆肿上,立候视之,其纸先干处,即是结毒要处。灸法:取大蒜头一枚,切片如三钱厚,放上要处,用大艾炷灸之,三炷换一蒜片。""其痈疽有十数头作一处生者,灸法:用大蒜研成膏,作薄饼铺其头上,聚艾于蒜上烧之","患人须忍一时之疼,早灸为妙,万勿自误,贻害非细"。由上可知,隔蒜灸可用蒜片,也可用蒜泥。

对于痈疽已溃未溃者,古人**施予隔豆豉灸**,以敛疮口,或促使化脓,此为古人经验所得。如《千金翼方》载:"凡发背及痈疽,肿已溃未溃方,取香豉","作饼子,厚三分,已有孔,勿复孔,可肿上布豉饼,以艾列其上,灸之使温"。又《太平圣惠方》曰:"凡痈疽发背","其疮若只痒,即宜隔豉饼子灸之"。可见疮痒时也可采用隔豆豉灸。

对于疮口久冷或久漏不愈者,古人**还用隔附子灸**。附子可补阳益气,故可温肌散寒,促使疮口愈合。如《串雅外篇》云:"附子灸:痈疽久漏,疮口冷,脓水不绝,内无恶肉,以大附子水浸透,切大片,厚三分,安疮口,艾隔灸。"

对于痈疽初起未破者,古人**还用隔鸡子壳灸**。如《寿世保元》言:"发背痈疽,初起未破,用鸡卵半截盖疮上,四围用面饼敷上,用艾灸卵壳尖上,以病人觉痒或泡为度,臭汗出即愈。"此为古人临床经验所得,亦可供参考。

此外,《串雅外篇》还采用**"百发神针"**灸,此与"太乙神针"灸相似,即在艾条中加入中药,并在穴位上铺数层布或纸,将艾绒与药物卷成的艾条点燃后按在布或纸上,该书语:"百发神针","痈疽发背、对口发、痰核初起不破烂,俱可用针,按穴针之,真神妙,百中,乳香、没药、生川附子、血竭、川乌、草乌、檀香末、降香末、大贝母、麝香、母丁香、净蕲艾绒,作针"。上述药物具有行气活血、温阳散寒等作用。另外,该书还采用消癖神火针、阴症散毒针,所用药物与上方有所不同。而《育麟益寿万应神针》称:"凡痈疽发背,对口疔疮","各于患处针之,痛者针至不痛,不痛针至痛,即愈"。"万应神针"与"太乙神针"也相似。

（3）**古代施灸材料**:关于施灸材料,除了常规的艾叶以外,古人还选用具补阳解毒的硫黄,称之为**硫黄灸**。如《太平圣惠方》谓:"痈疽","其经久瘘,即用硫黄灸之。灸法:右用硫黄一块子,随疮口大小安之,别取少许硫黄,于火上烧之,以银钗脚挑之取焰,点硫黄上,令着三两遍,取脓水,以疮干差为度"。

古人又用有较大热容量的黄蜡作为灸材,以保持加热的温度,名为**黄蜡灸**。如《串雅外篇》记:"治痈疽等毒,白面水和成块,照毒根盘大小作圈,厚一指,高寸余,粘肉上,外以绢帛加湿布围住,将黄蜡掐薄片入面圈内,以熨斗火逼蜡化,即痛则毒浅,若不觉,至蜡滚沸,逐渐添蜡,俟不可忍,沃冷水候凝,疮勿痛者毒盛,灸未到也,不妨再灸,轻三次,重三四次。"

醋有解毒杀菌作用,因此古人亦用沸醋作为加热的材料,可称为**"沸醋灸"**。如《千金宝要》治"痈":"以面围疮如前法,以针乱刺疮,铜器煮醋令沸,泻面围中,令容一盏,冷则易之,三度即拔根出"。又《名医类案》治"背痈":"煎醋一碗,入盐少许,以纸数重,渍塌肿上,再以铜斗盛火熨之,不数易而病如失。"此与上述"沸醋灸"相类似。

对于肿痛初起,或坚而不溃,或疮寒不敛者,古人又用**桑柴火**

烘法，而桑枝有抗菌抗病毒的作用。如《神灸经纶》述："桑柴火烘法：凡痈疽初起肿痛，重若负石，坚而不溃者，用新桑树根劈成条，或桑木枝长九寸，劈如指粗，一头燃着，吹灭，用火向患处烘，片时火尽，再换，每次烘三四枝，每日烘二三次，以知热肿溃肉腐为度""若已溃之后，或疮口寒，或天气寒，或肌肉生迟者，亦须烘之，使肌肉常暖。法以桑木烧作红炭，以漏勺盛之，悬患上，自四围烘至疮口，或高或低，总以疮知热为度"。

（4）**古代施灸剂量**：古人治疗本病的**灸量较大**，因为本病的邪毒根深蒂固，灸量不足则不能根治。如《医学纲目》治疗痈疽："以艾作团大，灸其上，渐加至鸡黄大，约四十围，方觉痛。"其所用艾炷大如鸡蛋黄，即显示灸量之大。古人还常**用多壮灸**，如《千金翼方》叙："痈疽"，"始发之时"，"第一便灸其上二三百壮，又灸四边一二百壮，小者灸四边，中者灸六处，大者灸八处，壮数不虑多也"。《针灸资生经》曰："善治发背痈疽者，皆于疮上灸之，多至三二百壮，无有不愈，但艾炷小作之，炷小则人不畏灸，灸多则作效矣。"可见古人又采用小艾炷多壮灸，以减少病人的痛苦。又《薛氏医案》云："凡治痈疽发背疔疮，**不痛者，必灸使痛**；**痛者，必灸使不痛**。若初灸即痛者，由毒气轻浅；灸而不痛者，乃毒气深重。"而《医学纲目》则曰："痒者灸至不痒，痛者灸至不痛，大概以百壮为准。"可见其灸量亦是比较大的。

另外，《世医得效方》言："诸痈疽毒，开阔不止，疼楚殊甚，以灸炷四枚，围著所作处，同时下火，各灸七壮，多至十一壮，佳。"此处要求在数个穴位同时下灸，犹如战争中的同时出击，以增加打击力度。

（5）**古代灸法适应证**：古人认为灸法尤其适宜于痈疽初发、久不化脓和溃久不愈者。

1）**痈疽初发**：古人认为灸法尤其适用于初发之时，此时病邪尚未集中，而灸法可激发机体免疫功能，故易于消灭或抑制邪毒和细菌。如《东医宝鉴》语："凡痈疽之发"，"艾灸以散其毒，治之于早,可以移深为浅,改重为轻,诸项灸法皆好"。《刘涓子鬼遗方》称:"治初生痈疽发背","早觉有患,当早灸,凡患初起一二日,十灸可十活;三四日,十灸可七活;至五日、六日,十灸三四活;过六日,便不可灸矣"。该书又谓:"其痈疽有十数头作一处生者","早灸为妙,万勿自误,贻害非细"。对本类型尤其适宜于采用上述隔蒜灸等。

2)久不化脓:《外科理例》记:痈"肿硬不作脓,或痛,或不痛,或微痛,或疮头如黍者,灸之尤效,亦有数日色尚微赤,肿尚不起,痛不甚,脓不作者,尤宜多灸。"《续名医类案·痈疽》载:"灸法有回生之功,信矣。大凡蒸灸,若未溃则拔引郁毒。"可见对于阳气不足,或邪毒陷深,致使久不化脓者,灸法可促使化脓,拔毒除菌。对本类型尤其适宜于采用上述隔豆豉灸与桑柴火烘,也可采用隔蒜灸或葱熨法等。

3)溃久不愈:对于气血亏损,灸溃不愈者,灸法则可补气益血,愈合疮口。如《续名医类案·痈疽》述:"已溃则接补阳气,祛散寒邪,疮口自合,其功甚大。"对本类型尤其适宜于采用上述隔豆豉灸、隔附子灸、硫黄灸等。

(6)古代灸法禁忌证:古人认为对于本病之有脓水者、疽者、浅者不可用灸法,施灸勿令肉破,对于已溃破者不宜用"在发神针"类灸法。

1)有脓水当慎灸:《东医宝鉴》叙:"痈疽","如有脓水,也不可灸,当针之"。《针灸集成》道:"豉饼灸法,治疽疮不起发","若脓已成,慎不可灸"。可见古人认为如有脓水,不可灸。笔者揣测,脓水形成,标志邪毒集中,猖獗热盛,此时继续施灸,邪正斗争加剧,邪毒可能妄行,甚至攻内,故此时当宜针烙,泻出脓毒(详见下文相关段落),而慎用灸法。但前述《千金翼方》用豆豉饼治疗痈疽之"已溃未溃";又《薛氏医案》治疗发背:"但不溃者,即与灸之,随手取效",其中"未溃""不溃"当未化脓。而灸法是否可促使化脓? 与上述"有脓水不可灸"的观点是否相左?

2）疽当慎灸:《太平圣惠方》曰:"若是疽,即不宜灸,夫疽初生","气本深沉,疗者既不精辨,亦便灸之,以至数壮,或痈疖成脓之后,亦令灸之,深须将理,莫谩轻生,初灸三壮,不觉痛者为上,肉已夭,其下脓深,及至数壮之后,燋痛必倍,为热气益盛,脓伏内攻之,火灼其外,转增毒甚,物理推之,事则可验","于上出疮疖,亦不得便灸","若已成脓,即须针烙出之,即并无妨。其经久瘘,即用硫黄灸之"。《薛氏医案》云:"脑疽及颈项有疽,不可用隔蒜灸,恐引毒上攻。"笔者揣测,疽之邪毒所处部位较深,灸后化脓易于内攻,造成严重后果,故对于疽证应当慎灸,但此与下文所述"治疽多用热疗法"的观点似不相合。又《东医宝鉴》曰:痈疽"如外微觉木硬而不痛者,当急灸之,是邪气深陷也"。此处"邪气深陷"与疽邪深陷是否相似? 为何一则当灸,一则禁灸? 应如何理解?

3）浅者不可灸:《东医宝鉴》言:"痈疽","浅者,不可灸"。何为"浅者"? 与"初起"有无区别? 浅者为何不可灸? 似待讨论。

4）勿令破肉:《千金翼方》言:用隔豉饼灸治疗"发背及痈疽","灸之使温,温热而已,勿令破肉也,其热痛,急易之"。其中"勿令破肉"是何意? 前述《续名医类案·痈疽》言:"灸法有回生之功","若未溃,则拔引郁毒"。《东医宝鉴》语:"痈疽已觉微漫肿硬,皮不变色,脉沉不痛者,当外灸之,引邪气出而方止"。其中"拔引郁毒""引邪气出"是否通过溃脓排毒? 与"勿令破肉"是否相悖? 亦待讨论。

5）溃破者不宜用"百发神针"类灸法:前面所述《串雅外篇》用"百发神针"治疗"痈疽发背、对口发、痰核初起不破烂,俱可用针"。其中"初起不破烂"即未溃破者,若已溃破,在其上复以布或纸,再用艾条按之,则可致感染,或损伤疮口,故不宜用之。

对于上述"有脓水者"和"疽"者当如何施灸?《薛氏医案》曰:"脑疽及颈项有疽","宜灸足三里穴五壮,气海穴三七壮,仍服凉血化毒之药,或以骑竹马穴法灸之"。上述"古代灸法取穴"

中，《千金翼方》言："附骨肿，痈疽节肿"，"遇之肿成，不须灸，从手掌后第一横文后两筋间当度头，灸五壮立愈。"可见**对于疽证或脓肿成熟时的痈，不宜灸病变局部，但可灸远道穴**，如足三里、气海、骑竹马穴、"掌后第一横文后两筋间"，等等。

又《薛氏医案》语：脑疽"大凡肿焮痛甚，宜活命饮，隔蒜灸之，解散瘀血，拔引郁毒，但艾炷宜小而少。"可见在疽的局部，亦可施灸，但"艾炷宜小而少"，即**灸量宜小**。

（7）**现代的艾灸报道**：如魏稼治痈疽，取痈疽局部，施隔蒜灸，痛者灸至不痛，不痛者灸至痛，此与上述古代灸法相合。又现代孙巧梅等治疗痈，取痈局部，在四周用毫针围刺法，并在针上套以蒜片，紧贴皮肤，将艾炷紧贴针体置于蒜片上，施隔蒜灸；王广等治疗背部痈，取将要溃破的毛囊，施隔姜灸，灸后放置引流条；刘乃元等治痈肿，对于未成脓或脓成未溃者或脓成已溃者，均用艾条熏灸。上述**温针隔蒜灸、隔姜灸，以及艾条熏灸**，在本病的古代文献中少见记载。总的来说，现代本病临床用灸法者不多，对于古人的灸疗经验和观点似可研究挖掘，推广应用。

2. 古今均用刺血排脓　本病脓成，即邪毒已被正气驱逐至患部，受到包围，化作脓液，并可通过溃破被排出，此时刺血排脓，则可助正气一臂之力，逐邪外出；若不及时刺破，邪毒则可转而内攻，致使病情加重。如《薛氏医案》载："附骨疽"，"若脓已成，即针之，使毒不得内侵"。"常观患疽"，"脓熟不开，或待腐肉自去，多致不救"，"脓已成，宜急开之"。《刘涓子鬼遗方》记："更有痈生实处，不问浅深，有脓即开，用针烙无害，迟缓恐伤筋骨。"因此，在本病的古、今文献中，涉及刺血排脓者分别为 42 条次、17 篇次，分列古、今诸法之第二、第一位，分占各自总条（篇）次的 24.42% 和 58.62%，可见**现代比古代更重视刺血排脓法**。

古人认为，对于脓未成者，不宜刺破痈疽局部，详见"疮疡"一节所述。《肘后备急方》道："痈疽、瘤、石痈、结筋、瘰疬皆不可就针角，针角者，少有不及祸者也。"亦为例。对此古人往往先用补法灸法,使脓成熟后再予刺破。如《刘涓子鬼遗方》述:"痈疽初发并宜灸,脓成宜针,出脓之后,人必生之。"《外科理例》叙:"疮疡痈疽","凡疮毒气已结,不起者,但可补其气血,使脓速成而针去"。"痈成脓,则宜针,针宜用马衔铁为之,形如蓴叶样,两面皆利,可以横直裂开五六分许,攻去毒血,须先灸而后裂。"

关于刺血排脓的方法,除了上述常规针刺刀割外,古人**还用蚂蟥吸血**。如《东医宝鉴》曰:"痈疖初发渐大,以湿纸一片搭疮上,其一点先干处,即是正顶,先以水洗去人皮咸,取大笔管一个,安于正顶上,却用大水蛭一条安其中,频以冷水灌之,蛭当吮其正穴脓血,皮皱肉白是毒散,无不差;如毒大蛭小,须用三四条方见效","如血不止,以藕节上泥涂之"。另外,古人**还用口吮之法**排出脓血。如《采艾编翼》云:"治极毒疽疮","急用针刺破痒处,挤出恶血数次,忽口含凉水嗽之,必吮至痒痛皆止,即好"。蚂蟥吸血、口吮吸血,在现代临床上使用不多,但提供了改进刺血方法的思路。

现代采用刺血排脓者,如刘乃元等治痈肿,取痈肿局部,用刺络拔罐法,对于脓成已溃者,则直接拔罐;王广等治疗背部痈,取将要溃破的毛囊,用针挑开,予以火罐拔脓;李富军治疗疖痈,对于未化脓者,取大椎、身柱用点刺拔罐,取委中放血,取患部用梅花针叩刺拔罐,对于已化脓者,取患部用三棱针挑破脓头,连拔2~3罐;任凌莘治疗臀部阴疽,取肺俞、心俞、膈俞、委中,用三棱针点刺拔罐放血,每罐 5~10ml;郑策等治疗颈背腰臀部痈疖在委中、阴谷周围,胸腹壁痈疖周围阳交,取怒张的血脉,用三棱针直刺放血,然后取病灶局部,用刺络拔罐法;俞言芝治疗痈疖,取相应经络之井穴,用三棱针点刺出血。

由上可见,**现代常用刺络拔罐法**,而古代记载不多,这是古今不同的;**现代亦取痈疽局部用刺血排脓法**,这与古代相同;**现代还常在远道穴处用刺血法**,其中包括委中、阴谷、背部膀胱经或督脉穴以及肢体末端之井穴等,**而古代取远道穴刺血不多**,这也是古今不同的。但唐代《千金翼方》"疮痈"段落载:"凡人身上有肿,肿在左割左,在右割右,足出少血即消,在足小指下横纹内畔棱上。"此为古代刺远道出血之一个例,而足小趾下穴与现代取井穴刺血似有相关性。

3. 古今均用火针烙法 火针烙法属热疗范畴,与艾灸有相似的疗效和机理,但比艾灸温度更高,作用更强,而本症之邪气强盛,且潜伏深隐,故须用这些非常之法。火针烙法又可灼破痈疽皮肤,促使脓液排出。如《刘涓子鬼遗方》曰:"更有痈生实处,不问浅深,有脓即开,用针烙无害,迟缓恐伤筋骨。"《东医宝鉴》言:"痈疽皮厚口小,脓水出不快者,宜用针烙。""痈疽作脓若不针烙,毒气无从而解,脓瘀无从而泄,过时不针烙,反攻其内,欲望其生,岂可得乎?"因此在本病的古、今文献中,涉及火针烙法者分别为 14 条次、2 篇次,分列古、今诸法之第三、第四(并列)位,分占各自总条(篇)次的 8.14% 和 6.90%,古今百分比相近。

古代火针烙法所刺穴位亦**以病变局部为主**,除上述例子外,又如《备急千金要方》语:"凡痈疽始发","当头以火针针入四分即差"。**火针烙法所用工具有铁器,也有铜器、金器、银器。**如《刘涓子鬼遗方》称:"疽初生赤硬","其患处疮头不拘多少,其间须有一个最大者,即是大脓窍,当用熟铁大针头如钗脚者,于麻油灯上烧令热透,插入一寸至二寸,当下恐未有脓出,邹用纸纴纴入,直候次日取出,其脓即随纴下矣"。又称:"凡痈疽","里有脓毒,诸药贴不破者,宜用熟铜针于火上燎透","以铜针浅浅针入,随针而出脓者顺也;若不随针出脓,当用白纸作细纴,纴入针孔,引出其脓毒"。《东医宝鉴》谓:"痈疽烙法","近代良医只以金银铁铤,其样如针者,以木炭热火猛烧通赤,蘸油烙之尤妙,随针烙出脓者顺也"。《外科理例》载:"疽成脓,则宜烙,可用银篦,大二寸,长六寸,火上烧令赤,急于毒上熨烙,得脓利为效。"上文显示,在刺烙后,还要用纸捻引流,以防邪毒不尽,留下后患。

现代采用火针烙法者,如任凌莘治疗臀部阴疽,取病灶局部,用粗火针点刺拔罐放血;盛生宽等治疗顽固重危痈疡,取痈肿周围及肿大的淋巴结中心,用火针点刺。这些是对古代火针烙法的继承。

4. 古今均用针刺　针刺通过经络,或神经、血管、淋巴等组织,亦可激发体内潜在的生理功能,对机体产生良性调节作用,因此现代治疗本病亦用针刺。在本病的古、今文献中,涉及针刺者分别为 7 条次、6 篇次,分列古、今诸法之第四(并列)、第三(并列)位,分占各自总条(篇)次的 4.07% 和 20.69%,可见**现代比古代更重视采用针刺法**,此当现代针具进步之故。

古代用针刺者,如《针灸集成》记:"痈、疽、疔、疖之初出,看其经络部分,各随其经行针","逐日针刺,或一日再刺,以泻其毒,则不至十日自安,若针旬日,或针五六度,而病者为苦,半途而废,至于死亡"。可见**古人针刺治疗本病多循经取穴**,所取穴位则以足阳经五输穴为多,请参阅上文"古代选取足阳部穴"段落。此外,《素问·通评虚实论》曰:"痈不知所,按之不应手,乍来乍已,刺手太阴傍三痏,与缨脉各二。"《针灸甲乙经》云:"治痈肿者,刺痈上,视痈大小深浅刺之。"可见古人治痈也针刺手太阴傍、缨脉等经脉穴位以及病变局部。至于针刺手法,本病由邪毒侵犯所致,故**多用泻法**。如《医学纲目》言:"桑君当痈疽头针而泻之气,避筋骨。"

现代采用针刺者,如俞言芝治疗痈疖,取相应经络之郄穴,及患部前后、上下、左右之对应穴,用针刺泻法;阮士军治疗痈肿疔毒,取病灶局部,用扬刺法,五针均刺向病灶中心;高黎明治疗疖痈肿,取疖痈基底部四周,向基底中央共刺 4 针,起针后拔罐出血;马慧平治痈,取足三里、合谷、肩井,用针刺透天凉手法。这些与古代的循经刺穴、针病变局部穴,以及采用泻法是相吻合的。

此外,现代还采用**赤医针、粗针透刺、灵龟八法、子午捣臼等方法**。这些在本病古代文献中未见记载,当是现代的发展。如马慧平治疗痈,又取神道、身柱,用赤医针刺。上述"古今均取背部穴"李复峰等治疗痈,用粗针刺神道透至阳;袁胜治疗胫部附骨痈,根据灵龟八法,按时选取列缺、行针刺捻转泻法,继取合谷亦施捻转泻法,取支沟、施子午捣臼,针刺患侧悬钟透三阴交、行子午捣臼,结合提插捻转,针患侧太冲,行捻转泻法,针尖向上,使针感传至患处。

5. 古今均用敷贴 古今也用药物敷贴,通过穴位皮肤吸收其有效成分,以治疗本病。在古、今文献中,涉及敷贴者分别为7条次、6篇次,分列古、今诸法之第四(并列)、第三(并列)位,分占各自总条(篇)次的 4.07% 和 20.69%,可见**现代比古代更重视采用敷贴疗法**。此当现代比古代更多地使用引流法,而该法被归入敷贴之故。

古代采用敷贴者,如《奇效良方》言:"神仙太乙膏:治八发痈疽,及一切恶疮,软膝不开,年月深浅,已未成脓,并宜治之。"该方由玄参、白芷、当归、赤芍、肉桂、大黄、生地黄等制成,具有清热解毒、活血扶阳的作用。又《千金宝要》语:"痈,肉中如眼,诸药不效,犯疗疮,芜菁根、铁生衣等分,和捣,以大针刺作孔,复削芜菁根如针大,以前铁生衣涂上,刺孔中,又涂所捣者,封上,仍以方寸匕绯帛涂贴之,有脓出易之,须臾拔根,立差。又方,刺疮头及四畔,令汁极出,捣生栗黄傅上,以面围之,勿令黄出,从旦至午,根即拔矣。"上述铁生衣可清热解毒,常用于疮肿;芜菁根可解毒消肿,抑制细菌、真菌的生长;栗黄为何物尚不清楚,但栗子外敷可治创伤肿痛。又《外台秘要》称:《集验》论有缓疽者",镵去血,以小豆薄涂之,其间数针镵去血,又薄之,取消也"。赤小豆甘酸微寒,可解毒消痈,故也用于本病。

此外,《千金翼方》谓:"痈疽","始发之时","内须服解毒冷药,令毒气出外,外须薄贴热药,法当疮开其口,令泄热气故也"。《医心方》记:"治痈疽方,有灸法者治其始,其始中寒,未成热时也;其用冷薄帖者治其热已成,以消热,使不成脓也。"由上可知,古人认为**若要使痈疽溃破出脓,则当敷贴热性药物;要使痈疽消**

脓,则须敷贴寒性药物。临床则当根据不同情况,选用不同的药物。

现代采用敷贴者,如侯勇治疗有头疽,取疮面局部施以拔罐后,予以敷药;盛生宽等治疗顽固重危痈疡,取痈肿周围及肿大的淋巴结中心,外敷独角膏药;刘爱民治疗脑疽的成脓期,将提脓祛腐的桑皮纸药线逐一插入脓腔,出脓不畅者,切开排脓,将黄连膏纱条蘸提脓丹插入切口;杨文龙等治疗痈证成脓,取脓肿局部,切开排脓,并予拔罐,吸出脓液,并置药线引流,敷料包扎。这些可谓是对古代敷贴疗法的继承和发展。

6. **古今均用挑治**　古今又用针挑方法治疗本病。如明代《外科理例》载:"疽上或渐生白粒如黍米,逐个用银箆挑去,勿令见血,或有少血亦不妨,不见血尤妙。"此案是挑破白粒,但令不出血,故与刺血疗法有所不同。现代马洪祥等治脑疽,取背部暗痣,用三棱针挑透皮肤,挑断皮下白色纤维组织,此处要将皮下白色纤维组织挑断,与古代仅是挑破疮头是不同的。又马慧平治疗痈,取背俞中阳性反应点,用三棱针挑治,此是现代挑治的又一例。

7. **古代采用熨法**　古人治疗本病还采用熨法,此亦属热疗范畴,与灸法有相似作用,但比一般艾灸的面积大。如《薛氏医案》述:"附骨疽","宜灸熨患处,解散毒气"。该书又有"神效葱熨法"治"骨痈"的记载:"先以隔蒜灸,而余肿未消,最宜用熨,以助气血,而行壅滞,其功甚大","用葱白头捣烂炒热,频熨患处,冷再换"。可见该法尤其适用于灸后壅滞未消时,而其中葱白则有通阳解毒的作用。而在现代文献中用熨法治疗本病者不多。

8. **现代发展的方法**　现代治疗本病还采用**穴位注射、拔罐、埋线、电针等方法**。这些在古代文献中未见记载,当属现代针灸工作者的发展。如马慧平治疗痈有脓液者,用注射器抽出脓液,然后注入鱼腥草注射液;前面"古今均取背部穴"中,金良彪治疗多发性臀痈,取背部穴,注入黄芪、丹参、天麻、银黄、木瓜等注射液;侯勇治疗有头疽,取疮面局部,用拔罐法;阮士军治疗痈肿疗毒,针刺病灶局部,起针后拔罐;阎银宗治疗脱疽疼痛,取灵台透至阳,配肾俞、委阳,埋植羊肠药线;赵鸿鸣治疗脱疽痛症,取足三里、阳陵泉和翳风、天容两组穴位,用针刺并通电。

【痈与疽的治疗差异】

痈、疽均因气血被邪毒阻滞所致,但其中**痈的疮面浅而大,偏于阳证;疽的疮面深而恶,偏于阴证**。对相关古代文献进行统计分析,发现对于它们的治疗大致相同,均多取患部穴,均用艾灸、刺血排脓、针刺、火针烙法、敷贴等疗法。如《薛氏医案》叙:"痈则皮薄肿高,疽则皮厚肿坚,初发并宜着艾。"即为例。此外,经仔细辨析,似还有以下差异。

（1）**取穴的差异**:统计结果见表15-6。

表 15-6　古代治疗痈与疽所取阴、阳经的穴次及其占各自总穴次的百分比对照表

	痈取穴	疽取穴
阳经穴	7（11.48%）	1（2.17%）
阴经穴	2（3.28%）	4（8.70%）

表 15-6 显示,古代**治痈多取阳经穴,治疽多取阴经穴**。此当痈偏阳,疽偏阴的缘故。

其中治痈者,如《素问·阴阳别论》曰:"三阳为病,发寒热,下为痈肿。"《类经图翼》云:束骨主"发背痈疔"。《循经考穴编》载:浮郄主"股内贴骨痈毒"。《针灸逢源》述:申脉治"痈毒四肢麻木"。上述穴位多属阳经。

古人治疽者,如《备急千金要方》言:"附骨疽,灸间使后一寸,随年壮立差。"《扁鹊心书》记:"阴疽骨蚀,灸脐下三百壮。"又曰:"疽疮","即于痛处,灸三五壮（阴疽即三五十壮亦不为过）","急灸关元可生"。

（2）治法的差异：统计结果见表 15-7。

表 15-7 古代痈与疽在治法中的穴次及其占各自总穴次的百分比对照表

		痈治法	疽治法
针刺		8（13.11%，第三位）	1（2.17%，第六位）
热疗法	灸法	19（31.15%，第一位）	18（39.13%，第一位）
	火针烙法	4（6.56%，第四位）	6（13.04%，第三位）
	熨法	1（1.46%，第五位）	5（10.87%，第四位）

表 15-7 显示，对针刺而言，痈之百分比高于疽，即古代**治痈多用针刺**，因痈的疮面浅而大，偏于阳证，而针刺可刺及之。如前面"古今均用针刺"中，《素问·通评虚实论》曰："痈不知所，按之不应手，乍来乍已，刺手太阴傍三痏，与缨脉各二。"《针灸甲乙经》云："治痈肿者，刺痈上，视痈大小深浅刺之。"均为例。

对于热疗法（包括艾灸、火针烙法、熨法等）而言，疽的百分比高于痈，即古代**治疽多用热疗法**。此当疽的疮面深而恶，偏于阴证的缘故，而热疗法可提高机体免疫力，故能治疗深部的感染。如《古今医统大全》言："治疽之法，着艾胜于用药"，"大概用蒜取其散毒有力，着艾炷多者，取其火力透也，如法灸之，疮发脓溃，继以神异膏贴之，不日而安"。《薛氏医案》语："附骨疽"，"若脓已成"，"用火针，亦不痛，且使易敛；其隔蒜灸，能解毒行气；葱熨法，能助阳气，行壅滞"。

又如《医学纲目》称："痈疽"，"惟痈脓成则宜针，疽脓成则宜烙"。《薛氏医案》谓："痈发背者"，"痈成脓，则宜针"，"疽成脓，则宜烙"。可见**痈宜针，疽宜烙**，但其内容又显示，此处所云"刺"亦可是刺血排脓。

【结语】

根据上述对古今文献的统计与分析结果，兹提出治疗痈疽的参考处方如下(无下划线者为古今均用穴,下划曲线者为古代所用穴,下划直线者为现代所用穴):①病变局部天应穴;②背部骑竹马、风门、肩井、大椎、肾俞、命门、灵台、身柱、肺俞、心俞、膈俞、至阳、神道、背部反应点等穴;③腿阳面委中、足三里等穴;④足阳部足窍阴、陷谷、束骨等穴。此外,还可选取间使后一寸、合谷等穴。临床可根据病情,在上述处方中选用若干相关穴位。

临床可用灸法,包括隔蒜灸、隔豆豉灸、隔附子灸、隔姜灸、隔鸡子壳灸、"百发神针"灸、硫黄灸、黄蜡灸、"沸醋灸"、桑柴火烘法、温针灸、艾条熏灸等,灸量宜大。对于脓已成者,宜用刺血排脓法和火针烙法,促使脓液排出。在远道穴处,亦可采用刺血法。此外,还可循经采用针刺,包括赤医针、粗针透刺、灵龟八法、子午捣臼等法,多用泻法。又可采用敷贴、挑治、熨法,以及穴位注射、拔罐、埋线、电针等方法。

对于痈证,多取阳经穴,多用针刺;对于疽证,多取阴经穴,多用热疗法(包括艾灸、火针烙法、熨法等)。

历代文献摘录

[元代及其以前文献摘录](含同时代外国文献)

《素问·阴阳别论》:"三阳为病,发寒热,下为痈肿。"

《素问·通评虚实论》:"痈不知所,按之不应手,乍来乍已,刺手太阴傍三痏,与缨脉各二。""暴痈筋緛,随分而痛,魄汗不尽,胞气不足,治在经俞。"

《针灸甲乙经》(卷十一·第九下):"[一本有'痈'字]疽,窍阴主之。"

《肘后备急方》(卷五·第三十六):"[一本有'治痈肿方'四字]……灸肿令消法,取独颗蒜横截厚一分,安肿头上,炷如梧桐子大,灸蒜上百壮,不觉消,数数灸,唯多为善,勿令大热,但觉

痛[一本有'即'字]擎起蒜,蒜焦更换用新者,不用灸损皮肉,如
有体干,不须灸,余尝小腹下患大肿,灸即差。每用之,则可大效
也。""姚方[一本有'治'字]若[一本有'发'字]肿至坚,而有根
者,名曰石痈,当[一本有'肿'字]上灸百壮,石子当碎出,不出者
可益壮,痈疽、瘤、石痈、结筋、瘰疬皆不可就针角,针角者,少有不
及祸者也。""葛氏治始[一本作疗乳]发诸痈疽发背及乳方,[一
本有'初起嫩赤忽痛,不早治杀人,使速消方'十五字]皆[一本作
比]灸其上百壮。"

《刘涓子鬼遗方》(卷四·相痈疽知是非可灸法):"痈疽……
微候,宜善之……第一便灸其上二三百壮,又灸四边一二百壮,小
者灸四边,中者灸六处,大者灸八处,壮数、处所不患多也。""痈
大坚者,未有脓;半坚薄,半有脓;当上薄者,都有脓,便可破之。
所破之法,应在下逆上破之,令脓得易出,用铍针,脓深难见,上宾
[《医心方》作肉]厚而生宾[《医心方》作肉],火针。"

《刘涓子鬼遗方》(附录·辑佚):"刘涓子治痈、发背、发房初
起赤方:其上赤处灸百壮。"

《刘涓子鬼遗方》(附录·辨痈疽):"痈疽初发并宜灸,脓成宜
针,出脓之后,人必生之。"

《刘涓子鬼遗方》(附录·针烙宜不宜):"凡痈疽……里有脓
毒,诸药贴不破者,宜用熟铜针于火上燎透,先用墨笔点邻当头,
后以铜针浅浅针入,随针而出脓者顺也;若不随针出脓,当用白纸
作细纴,纴入针孔,引出其脓毒,当时肿退几分便好。""更有痈生
实处,不问浅深,有脓即开,用针烙无害,迟缓恐伤筋骨。""疽初
生赤硬……其患处疮头不拘多少,其间须有一个最大者,即是大
脓窍,当用熟铁大针头如钗脚者,于麻油灯上烧令热透,插入一寸
至二寸,当下恐未有脓出,邻用纸纴纴入,直候次日取出,其脓即
随纴下矣。"

《刘涓子鬼遗方》(附录·杂疗):"治初生痈疽发背,神妙灸
法:凡人初觉发毒,欲结未结,赤热肿疼,先以湿纸覆肿上,立候视

之,其纸先干处,即是结毒要处。灸法:取大蒜头一枚,切片如三钱厚,放上要处,用大艾炷灸之,三炷换一蒜片。凡灸,痛者须灸至不痛为候;不痛者,须灸至知痛时方妙。早觉有患,当早灸,凡患初起一二日,十灸可十活;三四日,十灸可七活;至五日、六日,十灸三四活;过六日,便不可灸矣。"其痈疽有十数头作一处生者,灸法:用大蒜研成膏,作薄饼铺其头上,聚艾于蒜上烧之。此灸法出于古方中,累试累验,不可不知。患人须忍一时之疼,早灸为妙,万勿自误,贻害非细。"

《备急千金要方》(卷二十二·第二):"凡痈疽始发……即灸当头百壮;其大重者,灸四面及中央二三百壮,数灸不必多也……亦当头以火针针入四分即差。""大人小儿痈肿,灸两足大拇指奇中立差,仍随病左右。""治痈肉中如眼……取附子削令如棋子安肿上,以唾帖之,乃灸之,令附子欲焦,复唾湿之,乃重灸之,如是三度。"

《备急千金要方》(卷二十二·第六):"附骨疽,灸间使后一寸,随年壮立差。"

《备急千金要方》(卷二十三·第一):"灸一切瘰疬在项上及触处,但有肉结凝似作瘘及痈疖者方:以独头蒜截两头,留心,大作艾炷,称蒜大小,帖疬子上,灸之。"

《千金翼方》(卷二十三·第四):"痈疽……始发之时……第一便灸其上二三百壮,又灸四边一二百壮,小者灸四边,中者灸六处,大者灸八处,壮数不虑多也;亦应即薄贴,令得即消,内须服解毒冷药,令毒气出外,外须薄贴热药,法当疮开其口,令泄热气故也。"

《千金翼方》(卷二十三·第七):"龙疽发背,起胃俞若肾俞,二十日不泻,死,其九日可刺,其上赤下黑,若青黑者,死,发血脓者不死。""行疽发如肿,或复相往来,可要其所在刺之,即愈。"

《千金翼方》(卷二十三·第九):"诸痈状多种不同,无问久近,皆五香连翘汤主之,先刺去热,小豆薄之其间,数数针去血;若已失疗溃烂者,犹常服五香漏芦等汤下之,当下大针入五分者,则速愈。""割一切肿方,凡人身上有肿,肿在左割左,在右割右,足出少血即消,在足小指下横纹内畔棱上,此极良。"

《千金翼方》(卷二十四·第一):"凡发背及痈疽,肿已溃未溃方,取香豉……作饼子,厚三分,已有孔,勿复孔,可肿上布豉饼,以艾列其上,灸之使温,温热而已,勿令破肉也,其热痛,急易之,痈疽当便减,决得安,或一日两日[《圣济总录》作度]灸之,若先有疮孔,孔中汁出即差。""治骨疽百方治不差方,可于疮上以次灸之,三日三夜无不愈。"

《千金翼方》(卷二十八·第五):"凡卒患腰肿,附骨肿,痈疽节肿,风游毒热肿,此等诸疾,但初觉有异,即急灸之,立愈;遇之肿成,不须灸,从手掌后第一横文后两筋间当度头,灸五壮立愈,患左灸右,患右灸左。""痈疽……当心胸中者,灸两手俱下火。"

《外台秘要》(卷二十四·痈疽方):"痈发四五日逆焫之,上灸百壮,石子当碎出也,不出可益壮。""凡痈疽之疾,未见脓易疗之,当上灸三百壮,四边间子灸各二百壮。"

《外台秘要》(卷二十四·瘭疽方):"瘭疽……亦疮上灸百壮为佳。"[原出《备急千金要方》(卷二十二·第六)]

《外台秘要》(卷二十四·缓疽方):"《集验》论有缓疽者……镵去血,以小豆薄涂之,其间数针镵去血,又薄之,取消也。"

《外台秘要》(卷二十四·发背):"此石痈,知是此状,即须当上灸一百壮,艾炷大如鼠屎许大……(真鸿胪贾显录)。"

《外台秘要》(卷三十九·第四):"[头]窍阴……痈肿。"

《太平圣惠方》(卷六十一·辨痈疽宜灸不宜灸法):"凡痈疽发背……须当上灸之一二百壮,如绿豆大许,凡灸后,却似燃痛,经一宿乃定……若能于疮头四边,相去各一寸已来,更花灸,奇妙无以加也;其疮若只痒,即宜隔豉饼子灸之……只灸七壮而已……仍壮数唯多为妙;若是疽,即不宜灸。""痈疽……其经久瘘,即用硫黄灸之。灸法:右用硫黄一块子,随疮口大小安之,别取少许硫黄,于火上烧之,以银钗脚挑之取焰,点硫黄上,令着三两遍,取脓水,以疮干差为度。"

《扁鹊心书》(卷中·疽疮):"疽疮……即于痛处,灸三五壮(阴疽即三五十壮亦不为过)……急灸关元可生。"

《针灸资生经》(卷四·风劳):"灸风劳发背痈疽,用麻绳一条蜡过,从手中指第二节量至心坎骨截断(须直伸臂),折过,自前项下取中,缠至后心相对令齐,闭口量两吻阔狭,以此为则,对灸七壮(沣州并司法马司法云神效)。"

《针灸资生经》(卷七·发背):"郭户为予言,乡里有善治发背痈疽者,皆于疮上灸之,多至三二百壮,无有不愈,但艾炷小作之,炷小则人不畏灸,灸多则作效矣。""单方歌云:恶患是石痈,不针可药取,当上灸百壮,石子出如雨。"

《千金宝要》(卷二·第八):"痈,肉中如眼,诸药不效,犯疔疮,芜菁根、铁生衣等分,和捣,以大针刺作孔,复削芜菁根如针大,以前铁生衣涂上,刺孔中,又涂所捣者,封上,仍以方寸匕绯帛涂贴之,有脓出易之,须臾拔根,立差……又方,刺疮头及四畔,令汁极出,捣生粟黄傅上,以面围之,勿令黄出,从旦至午,根即拔矣。又方,以面围疮如前法,以针乱刺疮,铜器煮醋令沸,泻面围中,令容一盏,冷则易之,三度即拔根出。"

《卫生宝鉴》(卷十三·舍时从证):"王伯禄……右臂膊肿盛,上至肩,下至手指,色变,皮肤凉,六脉沉细而微,此乃脉证俱寒……此乃附骨痈……以燔针起之,脓清稀解,次日肘下再开之。"

《世医得效方》(卷十九·乳痈):"诸痈疽毒,开阔不止,疼楚殊甚,以灸炷四枚,围著所作处,同时下火,各灸七壮,多至十一壮,佳。大蒜头横切如钱,贴其中心,顿小艾炷灸之五壮而止。若形状稍大,以黄秆纸蘸酒敷贴,认先干处为筋脚,於先干处灸之,或两处先干皆灸,但五七壮而止。又法,屈指从四围寻按,遇痛处是根,就此重按,探入自觉轻快,即此灸之。""凡痈疽展大如龟形,且看头向上下,先灸其前两脚,次灸其尾,或红筋走紧而长,须尽处灸之,须留头并后两脚,勿灸。"

《扁鹊神应针灸玉龙经》(针灸歌):"痈疽杂病能为先,蒜艾当头急用捻。"

[外国文献]

《医心方》(卷十五·第二):"是以治痈疽方,有灸法者治其始,其始中寒,未成热时也。""痈疽……其用冷薄帖者治其热已成,以消热,使不成脓也。"

《医心方》(卷十五·第五):"附骨急疽者……若失时不消成脓者,用火针膏散如治痈法也。"

《医心方》(卷十五·第七):"《范汪方》云:痈疖初生即灸其头数百壮,即愈。"

[明代文献摘录](含同时代外国文献)

《神应经》(疮毒部):"治痈疽疮毒,骑竹马灸法:用薄篾[篾一本作篦,下同]量患人手上尺泽穴横纹比起循肉,至中指尖止,截断,外用竹杠一条,以竹杠两头置凳上,令患人去衣骑竹杠,以足微点地,以先比篾安杠上,竖篾,循背直上,篾尽处以墨点记,只是取中,非灸穴也,更以薄篾量手中指节两横纹为一寸,将篾于所点墨上两旁各量一寸是穴,各灸五壮或七壮止,不可多灸。"[原出《备急灸法》]"痈疽发背:肩井、委中,以蒜片贴疮上,灸,如不疼,灸至疼,如疼,灸至不疼,愈多愈好。"

《奇效良方》(卷五十四):"神仙太乙膏[由玄参、白芷、当归、赤芍药、肉桂、大黄、生地黄等制成]:治八发痈疽,及一切恶疮,软膝不开,年月深浅,已未成脓,并宜治之……皆可内服外贴,如发背,先以温水洗疮净,软帛拭干,却用绯帛摊膏药贴疮。"

《针灸集书》(卷上·马丹阳天星十一穴):"承山穴……疽痈肿毒。"

《针灸聚英》(卷一上·足太阳):"风门……发背痈疽,身热。""束骨……痈疽,背生疔疮。"

《外科理例》(卷一·十九):"痈者……脓成,用火烙烙开,以决大脓,宜服托里之药。""疽上或渐生白粒如黍米,逐个用银篦挑去,勿令见血,或有少血亦不妨,不见血尤妙。"

《外科理例》(卷一·四十):"痈、疽、疮、疖……脓成……浅者宜砭,深者宜针,手足指梢及乳上,宜脓大软方开。"

《外科理例》(卷一·四十一):"凡痈疽脓已成……砭石锋针取之也。"

《外科理例》(卷一·四十八):"李氏云,治疽之法,著艾胜于用药……又有处贫居僻,一时无药,用灸尤便,大概蒜用大者。"

《外科理例》(卷一·五十):"痈疽初发,必先当头灸之,以开其户,次看所发分野属何经脉,即内用所属经脉之药,引经以发其表,外用所属经脉之俞穴,针灸以泄其邪,内外交治,邪无容矣。"

《外科理例》(卷一·五十一):"至于附骨疽、气毒、流注及有经久不消,内溃不痛,宜燔针开之。""若丹瘤及痈疽,四畔赤㿈,疼痛如灼,宜砭石砭之,去血以泄其毒,重者减,轻者消。""精要谓,痈如椒眼十数头,或如蜂窠连房,脓血不出者,用针横直裂之,如无椒眼之类,只消直入取脓,不必裂之,一法当椒眼上各各灸之,亦佳,不必裂也。""痈成脓,则宜针,针宜用马衔铁为之,形如韭叶样,两面皆利,可以横直裂开五六分许,攻去毒血,须先灸而后裂。""疽成脓,则宜烙,可用银篦,大二寸,长六寸,火上烧令赤,急于毒上熨烙,得脓利为效。"

《外科理例》(卷二·七十六):"大抵疮疽之症……若有脓急针之,脓出痛止。"

《外科理例》(卷二·八十):"痈……肿而一日至四五日未成脓而痛者,宜灸至不痛,灸而不痛或麻木者,明灸之。肿硬不作脓,或痛或不痛,或微痛,或疮头如黍者,灸之尤效,亦有数日色尚微赤,肿尚不起,痛不甚,脓不作者,尤宜多灸,勿拘日期,更服甘温托里药,切忌寒凉之剂。瘀肉不腐,桑柴火灸之。"

《外科理例》(卷五·一百十六):"[痈疽疮疡]若毒结四肢,砭刺少缓……结于颊、项、胸、腹紧要之地，不问壮弱，急宜针刺，否则难治。"

《外科理例》（卷五·一百十七）："[疮疡痈疽]凡疮毒气已结，不起者，但可补其气血，使脓速成而针去，不可论内消之法。""一人年逾四十，夏患附骨痈，予以火针刺去瘀血，更服托里药而愈。""一人附骨痈，畏针不开，臀膝通溃……刺之，脓出四五碗。""大抵疮疽，旬日不退，宜托之，有脓刺之，有腐肉取之，虚则补之，此十全之功也。""一人患贴骨疽，腿细短软，疮口不合，以十全大补汤，外灸附子饼。"

《名医类案》（卷十·多骨疽）："一妇人年二十余，素清弱，左手背骨渐肿，二年后溃，而脓水清稀，患处色黯，连背发肿……患处并肿背，频用葱熨两月，诸症渐愈。"

《名医类案》（卷十·附骨疽）："一上舍内肿如锥，外色如故，面黄体倦，懒食或呕，痛伤胃也，用六君汤，以壮脾胃，更以十全大补，以助其脓，针之。"

《古今医统大全》（卷八十·疮疡灸法总论）："李氏云：治疽之法，着艾胜于用药……大概用蒜取其散毒有力，着艾炷多者，取其火力透也，如法灸之，疮发脓溃，继以神异膏贴之，不日而安。"

《薛氏医案》（保婴撮要·卷十八·痘疮生痈毒之症）："一小儿赤肿作痛……用六味活血散及隔蒜灸而瘥。""一小儿痘毒，敷寒凉药内溃不愈……佐以豆豉饼而愈。""神效隔蒜灸法：治痘痈大痛或麻木，痛者灸至不痛，不痛者灸至痛，其毒随火散布，用大蒜头切三分厚，安上，用小艾炷于蒜上灸之，每五壮易蒜再灸，痛不止尤宜多灸，小儿须将蒜切片着肉，一面略剜小空，灼艾燃蒜，先置大人臂上，试其冷热得宜，然后着疮上，又别灼如前法试之，以待相易，勿令歇。""豆豉饼：治疮疡肿痛，或硬而不溃，及溃而不敛，并一切顽毒毒疖，用江西豆豉为末，唾津和成饼，大如铜钱厚，如三四钱置患处，以艾铺饼上灸之，未成者即消，已成者祛逐余毒。"

《薛氏医案》(外科发挥·卷八·乳痈):"若脓一成,即针之,以免遍溃诸囊之患。"

《薛氏医案》(外科心法·卷四·附骨疽):"毕上舍患此,内痛如锥,外色不变,势不可消……脓成,遂针去。""若脓未成,即以隔蒜灸之,立效。"

《薛氏医案》(外科枢要·卷二·十九):"附骨疽……宜灸熨患处,解散毒气。""附骨疽……若脓已成,即针之,使毒不得内侵,带生用针亦无妨;如用火针,亦不痛,且使易敛;其隔蒜灸,能解毒行气;葱熨法,能助阳气,行壅滞。"

《薛氏医案》(外科枢要·卷二·二十):"多骨疽……外以附子饼、葱熨法。""多骨疽……举人于廷器,腿患流注,年余出腐骨少许……外用豆豉饼,诸症渐愈。"

《薛氏医案》(外科枢要·卷四):"神效葱熨法:治流注、结核、骨痛、鹤膝等症肿硬,或先以隔蒜灸,而余肿未消,最宜用熨,以助气血,而行壅滞,其功甚大……用葱白头捣烂炒热,频熨患处,冷再换。"

《薛氏医案》(外科精要·卷上·第三):"痈则皮薄肿高,疽则皮厚肿坚,初发并宜着艾。痈脓成,则宜针;疽脓成,则宜烙。"

《薛氏医案》(外科精要·卷上·第七):"伍氏云:凡用蒜饼灸者,盖蒜味辛温有毒,主散痈疽,假火热以行药力;有只用艾炷灸者,此可施于顽疽瘭疾之类;凡赤肿紫黑毒甚者,须与蒜艾同灸为妙。"

《薛氏医案》(外科精要·卷上·第八):"伍氏方论曰:夫痈疽发背……凡初觉赤肿……热腑穴二处各灸七壮,此能疏泄诸阳热气,永无痈疽之苦,或隔蒜灸,不论壮数。"

《薛氏医案》(外科精要·卷上·第九):"伍氏曰:凡治痈疽发背疔疮,不痛者,必灸使痛;痛者,必灸使不痛;若初灸即痛者,由毒气轻浅;灸而不痛者,乃毒气深重。"

《薛氏医案》(外科精要·卷上·第十五):"痈疽始作……用

骑竹马灸法,或就患处灼艾,重者四面中央,总灸一二百壮,更贴寒药,其效甚速。"

《薛氏医案》(外科精要·卷上·第十八):"初患痈疽,便服内托散,以免后来口舌生疮,仍用骑竹马或隔蒜灸。"

《薛氏医案》(外科精要·卷中·第二十五):"曾氏云:凡痈疽……尤宜当头隔蒜灸。"

《薛氏医案》(外科精要·卷中·第三十二):"大尹都承庆,患附骨疽……以十全大补二十余剂而脓成,针去。"

《薛氏医案》(外科精要·卷下·第五十五):"治痈疽初作,先以笔管一个,入蚂蟥一条,以管口对疮口,使蟥吮疮脓血,其毒即散;如疮大,须换三四条;若吮正穴,蟥必死矣,累试累效;若血不止,以藕节上泥涂之;若疮头未明,以井边泥涂上,先干处即是。"

《薛氏医案》(痈疽神秘验方·郭氏青金锭子):"发背痈疽……如脓不稠不稀,微作痛,饮食不甘,瘀肉腐迟,用桑柴灸患处。"

《医学入门》(卷一·杂病穴法):"痈疽初起审其穴,只刺阳经不刺阴。凡痈疽须分经络部分、血气多少、俞穴远近用针。从背出者,当从太阳经至阴、通谷、束骨、昆仑、委中五穴选用;从鬓出者,当从少阳经窍阴、侠溪、临泣、阳辅、阳陵泉五穴选用;从髭出者,当从阳明经厉兑、内庭、陷谷、冲阳、解溪五穴选用;从脑[《针灸大成》作胸]出者,则以绝骨一穴治之。"[原出《素问病机气宜保命集》(疮疡论第二十六)]

《医学入门》(卷一·治病奇穴):"骑竹马穴:专主痈疽发背,肿毒疮疡、瘰疬厉风,诸风,一切无名肿毒,灸之疏泻心火。"

《医学纲目》(卷十八·肿疡):"痈疽……(精)痒者灸至不痒,痛者灸至不痛,大概以百壮为准。""桑君当痈疽头针而泻之气,避筋骨。""痈疽……初发并宜灼艾,惟痈脓成则宜针,疽脓成则宜烙。"

《杨敬斋针灸全书》(下卷):"发背痈疽:风门、肺俞、肩髃、委曲。"[原出《针灸捷径》(卷之下)]

《针灸大成》(卷九·治症总要)："第一百六. 发背痈疽:肩井、委中、天应、骑竹马。"

　　《寿世保元》(卷十·灸法)："发背痈疽,初起未破,用鸡卵半截盖疮上,四围用面饼敷上,用艾灸卵壳尖上,以病人觉痒或泡为度,臭汗出即愈。"

　　《类经图翼》(卷七·足太阳)："束骨……癫痫,发背痈疔。"

　　《类经图翼》(卷十·奇俞类集)："骑竹马灸法:主治一切痈疽,恶疮,发背,妇人乳痈,皆可治之。"[原出《古今医统大全》(卷七·骑竹马灸)]

　　《类经图翼》(卷十一·外科)："心俞:疽。""凡患痈毒溃后,久不收口,脓水不臭,亦无歹肉者,此因消败太过,以致血气虚寒,不荣肌肉,治失其宜,便为终身之患,须内服十全大补等药,外用大附子以温水泡透,切作二三分厚片,置漏孔上,以艾灸之;或以附子为末,用唾和作饼,灸之亦可,隔二三日再灸之。"

　　《循经考穴编》(足太阳)："膏肓……痈疽发背,咸宜灸之。"

　　《循经考穴编》(足少阳)："肩井……痈疽瘰疬。"

　　[**外国文献**]

　　《东医宝鉴》(杂病篇八·痈疽)："痈疽作脓若不针烙,毒气无从而解,脓瘀无从而泄,过时不针烙,反攻其内,欲望其生,岂可得乎? 疖皮薄,唯用针以决其脓血,不[《针灸集成》作兼]可烙也(《精义》)。""痈疽皮厚口小,脓水出不快者,宜用针烙(《精义》)。""痈疖初发渐大,以湿纸一片搭疮上,其一点先干处,即是正项,先以水洗去人皮咸,取大笔管一个,安于正顶上,却用大水蛭一条安其中,频以冷水灌之,蛭当吮其正穴脓血,皮皱肉白是毒散,无不差;如毒大蛭小,须用三四条方见效;若吮着正穴蛭必死,用水救活,累试奇效;如血不止,以藕节上泥涂之。""痈疽烙法……近代良医只以金银铁铤,其样如针者,以木炭热火猛烧通赤,蘸油烙之尤妙,随针烙出脓者顺也。""凡痈疽之发……艾灸以散其毒,治之于早,可以移深为浅,改重为轻,诸项灸法皆好,唯骑竹马灸法,尤为切要,此消患于未形之策。""痈疽已觉,微漫肿硬,皮不变色,脉沉不痛者,当外灸之,引邪气出而方止……如外微觉木硬而不痛者,当急灸之,是邪气深陷也;浅者,不可灸,如有脓水,也不可灸,当针之。"[原出《素问病机气宜保命集》(疮疡论第二十六)]"痈疽……若十数头作一处生者,即用大蒜研成膏,作薄饼铺头上,聚艾于饼上灸之(《三因》)。""痈疽……初发小点一二日,急以蒜片贴其中,以小艾炷灸五壮而止(《直指》)。"

［清代及民国前期文献摘录］(含同时代外国文献)

《医宗金鉴》(卷八十五·足部主病):"[足]窍阴……痈疽头痛耳聋病。"

《续名医类案》(卷二十二·针灸刺砭):"是故一切肿疾,悉宜镰割足小趾下横纹间,肿在左则割左,在右则割右,血少出则瘥,以至疔肿、痈疡、丹毒、瘰疬、代指瘑病、气痛流肿之类,皆须出血者,急以砭石砭之。"

《续名医类案》(卷三十一·痈疽):"男子患痈,脓熟不溃……始悟而用针。""灸法有回生之功,信矣。大凡蒸灸,若未溃则拔引郁毒,已溃则接补阳气,祛散寒邪,疮口自合,其功甚大。其法用大独蒜,切片如三钱厚,贴疽顶上,以艾炷安蒜片上灸之,每三壮一易蒜。若灸时作痛,要灸至不痛,不痛要灸至痛方止。大概以百壮为度。"

《续名医类案》(卷三十三·漏疮):"一男子患贴骨痈,腿细短软,疮口不合,俱饮十全大补汤,外用附子饼及贴补药膏,调护得宜,百帖而愈。"

《续名医类案》(卷三十三·附骨疽):"王上舍患附骨疽……遂刺之,脓出四五碗许。"

《续名医类案》(卷三十四·流注):"凡痈溃发热恶寒,皆属气血虚甚……遂以十全大补加香附、陈皮,三十余剂始针之,出白脓二碗,仍用前药倍参,及以豆豉饼灸之,渐愈。"

《串雅全书》(外篇·卷二·针法门)："百发神针……痈疽发背、对口发、痰核初起不破烂,俱可用针,按穴针之,真神妙,百中,乳香、没药、生川附子、血竭、川乌、草乌、檀香末、降香末、大贝母、麝香、母丁香、净蕲艾绒,作针[另有消癖神火针、阴疽散毒针]。"

《串雅全书》(外篇·卷二·灸法门)："附子灸:痈疽久漏,疮口冷,脓水不绝,内无恶肉,以大附子水浸透,切大片,厚三分,安疮口,艾隔灸,数日一灸,至五六七次,服内托药,自然长满,为末作饵用,亦甚可。""黄蜡灸:治痈疽等毒,白面水和成块,照毒根盘大小作圈,厚一指,高寸余,粘肉上,外以绢帛加湿布围住,将黄蜡掐薄片入面圈内,以熨斗火逼蜡化,即痛则毒浅,若不觉,至蜡滚沸,逐渐添蜡,俟不可忍,沃冷水候凝,疮勿痛者毒盛,灸未到也,不妨再灸,轻三次,重三四次,忌房事、气恼、发物。""灸痈疽:男左女右,以箴一根,前齐中指端,后至手腕横纹凹中,截断为准,却以竹一根,两头搁起,令病人骑之,两足不着地,挺身正坐,将前箴植于竹上,以正头植骨脊中尽处,各开一寸,名骑竹马法,灸七壮。""桑木灸:治痈疽发背不起发,或瘀肉不腐溃,及阴疮、瘰疬、流注、臁疮、顽疮、恶疮,灸不溃,俱用此灸之,未溃则拔毒止痛,已溃则补接阳气,亦取其通关节,去风寒,火性畅达,出郁毒之意,干桑木劈成细片,扎作小把,燃火吹息患处,每吹片时,以瘀肉腐动为度,内服补托药,诚良方也。"

《周氏经络大全》(经络分说·十二)："乳中……痈亦可灸。"

《采艾编翼》(卷二·外科·痈疽)："治极毒疽疮:凡手指及诸处,疮将发,觉痒不可忍,身热恶寒,或麻木,此极毒之疮,一时医药不便,急用针刺破痒处,挤出恶血数次,忽口含凉水噀之,必吮至痒痛皆止,即好。"

《针灸逢源》(卷五·痈疽门)："如疮大,用蒜捣烂摊患处,将艾铺上烧之,蒜败再换,治痈疽初起,或痛或不痛,或麻木等症,或阴毒紫白色,不起发,不痛不作脓者,尤宜多灸,乃服托里之剂。"

《针灸逢源》(卷五·八穴主客证治歌)："痈毒四肢麻木……

申脉。"

《针灸内篇》(足少阳胆经络):"[头]窍阴……鼻疽,痈疽等。""[足]窍阴……治痈疽发肿,胆热,多睡,宜泻。"

《针灸内篇》(足阳明胃经络):"膺窗……痈瘇。""陷谷……痈肿。"

《神灸经纶》(卷四·外科证治):"黄蜡灸法:先以湿面随痈疽肿根作圈,高寸余,实贴皮上如井口形,勿令渗漏,圈外围布数重,防火气烘肤,圈内铺蜡屑三四分厚,次以铜漏勺盛桑木炭火,悬蜡上烘之,令蜡化至滚,再添蜡屑,随添,以井满为度。皮不痛者毒浅,灸至知痛为度;皮痛者毒深,灸至不知痛为度。去火勺,即喷冷水少许于蜡上,俟冷起蜡,蜡底之色青黑,此毒出之征也。如漫肿无头者,亦以湿纸试之,于先干处灸之。初起者,一二次即消;已成者,二三次即溃不敛;四围顽硬者,即于疮口上灸之,蜡从孔入,愈深愈妙,其顽腐瘀脓尽化,收敛甚速。""桑柴火烘法:凡痈疽初起肿痛,重若负石,坚而不溃者,用新桑树根劈成条,或桑木枝长九寸,劈如指粗,一头燃着,吹灭,用火向患处烘,片时火尽,再换,每次烘三四枝,每日烘二三次,以知热肿溃肉腐为度……若已溃之后,或疮口寒,或天气寒,或肌肉生迟者,亦须烘之,使肌肉常暖。法以桑木烧作红炭,以漏勺盛之,悬患上,自四围烘至疮口,或高或低,总以疮知热为度。"

《针灸集成》(卷一·诸药灸法):"豉饼灸法,治疽疮不起发,取豆豉和椒、姜、盐、葱捣烂,捏作饼子,厚薄折三钱,以来安疮头上灸之,若觉太热即抬起,又安其上;若饼子干,更换新者灸之;若脓已成,慎不可灸(《精义》)。""桑枝灸法,治发背不起发不腐,桑枝燃着吹息火焰,以火头灸患处,日三五次,每次片时,取瘀肉腐动为度;若腐肉已去,新肉生迟,宜灸四围;如阴疮、臁疮、瘰疬、流注久不愈者,尤宜灸之(《入门》)。"[本条原出《薛氏医案》(外科枢要·卷四)]

《针灸集成》(卷二·疮肿):"痈、疽、疔、疖之初出,看其经络部分,各随其经行针,无旬日,如或针旬日,则无效矣,勿论择日忌灸,逐日针刺,或一日再刺,以泻其毒,则不至十日自安,若针旬日,或针五六度,而病者为苦,半途而废,至于死亡……急灸骑竹马穴七壮,无不神效。""痈疽毒肿:初出三日前,急灸其肿咀,七七壮自安……若已过三日,即灸骑竹马穴各七壮,无不神效。""痈疽诸肿,或不痒不痛,色青黑者……其初发,急灸骑竹马穴各七壮。""附骨疽……二白穴(在间使后一寸)灸随年壮,立差。"

《痧惊合璧》:"缩脚痛痧:刺两腿弯窝痧筋各一针,刺两耳垂各一针,刺两肩比骨窝各一针。此症无胀者,手足指尖有紫色,如脚上足底有红痕,自下而上,即以油头绳扎住,皆用银针放其恶血;又有两足麻木,寒冷筋抽,急用布将膝下扎住,恶血不得上行,热盐汤洗之,用宝花散。"

《育麟益寿万应神针》(六十二种穴法):"凡痈疽发背,对口疔疮……各于患处针之,痛者针至不痛,不痛针至痛,即愈。"

《针灸秘授全书》(痈疽):"痈疽:风门、肝俞、膈俞。""瘰伤症加膏肓。"

《针灸简易》(审穴歌):"窍阴痈疽阳毒治。"

《针灸简易》(穴道诊治歌·足部):"窍阴足四外侧间……痈疽阳毒暨头痛,刺一灸三足少阳。"

《针灸简易》(穴道诊治歌·杂症部):"痈疽发背并诸疮,面皮无头脓溃藏,毒上软处火针刺,无名肿毒三针安。"

[外国文献]

《针灸则》(痈疽):"灸:隔蒜灸发处,去蒜再换灸。"

[现代文献题录]

(限本节引用者,按首位作者首字的汉语拼音排序)

高黎明.豹文刺加拔火罐治疗疖痈肿126例.中医外治杂志,2002,11(4):32.

侯勇.拔罐法治疗有头疽30例.安徽中医学院学报,1989,8

（2）：18.

金良彪．穴位注射治疗多发性臀痈 30 例．浙江中医学院学报，1997，21（3）：46.

李复峰，马新亭，钱冰如．粗针治疗痈 376 例疗效观察．中国针灸，1989，9（4）：13.

李富军．刺络拔罐治疗疖痈．针灸临床杂志，1996，12（7-8）：103.

李源温．针刺拔火罐治疗软组织感染 81 例．山东中医杂志，1990，9（3）：27-28.

刘爱民．脑疽外治法．湖北中医杂志，1990，12（6）：2.

刘乃元，张冬梅．民间疗法治痈肿．中医外治杂志，1999，8（3）：41.

马洪祥，祖素梅．挑痣治脑疽．浙江中医杂志，1993，28（5）：214.

马慧平．针刺、穴位注射治疗"疖""痈"．新疆中医药，1985，3（4）：36.

任凌莘．阴疽案．中国针灸，1997，17（9）：553.

阮士军．围剿针法治疗痈肿疔毒介绍．浙江中医杂志，1985，20（11-12）：512.

盛生宽，盛全成．火针治疗顽固重危痈疽体会．河北中医，2002，24（7）：530.

孙巧梅，田永萍．围刺配合隔蒜灸治疗痈 65 例．陕西中医，2003，24（12）：1118.

童云仙，骆永忠．点刺法治疗外痈．浙江中医学院学报，2000，24（5）：63.

王广，史晓光，杜桂玲．火罐加隔姜灸治疗背部痈疗效观察．中医杂志，1996，37（1）：52.

王洪波．刺血疗法治疗背痈．上海针灸杂志，1992，11（3）：45.

王廷治．灸药同施治愈有头疽．四川中医，1989，7（12）：49.

魏稼．艾灸治痈疽 // 胡熙明．针灸临证指南．北京：人民卫生出版社，1991.

阎银宗．穴位埋植药线治疗脱疽疼痛 42 例．江苏中医药，2005，26（9）：27.

杨文龙，董志超，张继良．拔罐法在痈证治疗中的应用．陕西中医学院学报，2004，27（2）：44.

俞言芝．井穴络刺为主治疗痈疖 18 例．上海针灸杂志，1998，17（6）：43.

袁胜．附骨痈初起案．中国针灸，1999，19（2）：110.

赵尔康．赵尔康临证经验 // 陈佑邦，邓良月．当代中国针灸临证精要．天津：天津科学技术出版社，1987：279.

赵鸿鸣．针刺与经络诊疗仪在脱疽痛症中的应用．中国中医急症，1999，8（6）：269.

郑策，郑佩．刺血治疗痈疖肿 50 例．中国针灸，1996，16（12）：40.

第十六节　丹毒

　　丹毒是一种热毒蓄结皮肤的急性病证，以患部皮肤发红成片、色如涂丹为特征。古代针灸文献中凡有身发红丹、丹如霞、赤游风等描述字样的内容，本节均予以收录；金丝疮、红丝瘤的发病机制与本病相似，故也归入本病。中医学认为本病是由血分热毒发于肌肤，或皮肤黏膜破损，疫毒外侵所致；临床多表现为实热证，涉及气血，亦有涉及风者。西医学认为本病是溶血性链球菌（丹毒链球菌）侵入皮肤黏膜内的网状淋巴管所引起的急性感染（金丝疮、红丝瘤则是病菌侵入淋巴管主干）。涉及本病的古代针灸文献共 39 条，合 62 穴次；现代针灸文献共 23 篇，合 47 穴次。将古今文献的统计结果相对照，可列出表 16-1~ 表 16-4（表中数字为文献中出现的次数）。

表 16-1　常用经脉的古今对照表

经脉	古代（穴次）	现代（穴次）
相同	经外奇穴 34、膀胱经 18、大肠经 3	经外奇穴 19、膀胱经 4、大肠经 2
不同	督脉 3	脾经 11、胆经 6、胃经 4

表 16-2　常用部位的古今对照表

部位	古代（穴次）	现代（穴次）
相同	患部 32、关节部 9、末端部 4、小腿部 3	关节部 21、患部 18、小腿部 5、末端部 3
不同	背部 14	

表 16-3　常用穴位的古今对照表

穴位		古代（穴次）	现代（穴次）
相同		天应 24、委中 4、足三里 2	天应 18、委中 4、足三里 3
不同	背俞	肝俞 5、肺俞 2、心俞 2、脾俞 2、肾俞 2	
	头部	百会 3	
	四肢	曲池 2	血海 5、阳陵泉 3、三阴交 2、环跳 2、阴陵泉 2、隐白 2

表 16-4　治疗方法的古今对照表

方法	古代（条次）	现代（篇次）
相同	刺血 29、灸法 6、针刺 1、外敷 1	刺血 15、针刺 4、外敷 4、灸法 3
不同		皮肤针 5、火针 3、器械 2、电针 1、眼针 1

　　根据以上各表,可对丹毒的古今针灸治疗特点作以下比较分析。

【循经取穴比较】

　　1. 古今均取经外奇穴　　在本病文献中,经外奇穴次数甚多,远高于各经脉,主要原因是古今多取患部穴,而患部穴被归入经外奇穴。在古、今文献中,经外奇穴分别达 34、19 穴次,分占各自总穴次的 54.86%、40.43%,可见古代比现代更多选取经外奇穴。就穴位而言,表 16-3 显示,古今均多取天应穴,这是相同的。

　　2. 古今均取膀胱经穴　　本病以阳证为多,而足太阳经阳气旺盛,循行于人体阳面;本病又与脏腑相关,而足太阳经的背俞穴与脏腑相联,因此治疗本病多取膀胱经穴,在古、今文献中,分别为 18、4 穴次,分列循经取穴的第二、第四(并列)位,分占各自总穴次的 29.03%、8.51%，可见**古代比现代更重视取膀胱经穴**。就穴位而言，**古今均常取委中穴，这是相同的**；**古代还取肝俞、肺俞、心俞、脾俞、肾俞**，而现代取之不多，导致古代的百分比高于现代，**这是古今不同之处**。

3. **古今均取大肠经穴** 阳明多气多血，遭遇邪毒即奋起相争，因而本病临床选取手阳明大肠经，在古、今文献中，分别为 3、2 穴次，分列循经取穴的第三（并列）、第五位，分占各自总穴次的 4.84%、4.26%，百分比相近。就穴位而言，**古代常取曲池**，而现代选取曲池、合谷各 1 穴次，两者均未被纳入常用穴位。

4. **古代选取督脉穴** 本病多属阳证，而督脉为阳脉之海，督率诸阳，因此古代又选用督脉穴，共计 3 穴次，列循经取穴的第三（并列）位，占古代总穴次的 4.84%，**选用穴为百会**。而现代取督脉穴较少，对百会穴亦不够重视。

5. **现代选取脾、胃经穴** 本病的发生发展与气血的运行和盛衰密切相关，而脾胃生成和运化气血，脾又统血，因此现代也选用脾、胃经穴，分别为 11、4 穴次，分列循经取穴的第二、第四（并列）位，分占现代总穴次的 23.40%、8.51%，**常用穴为血海、阳陵泉、三阴交、隐白、足三里**。而古代虽然也取足三里，但脾经、胃经分别为 1、2 穴次，分列古代循经取穴的第五（并列）、第四位，分占古代总穴次的 1.61%、3.23%，均未被列入常用经脉，不如现代。

6. **现代选取胆经穴** 本病多属阳证，而胆经属足少阳，循行分布广泛，因而现代治疗本病也选用之，共计 6 穴次，列循经取穴的第三位，占现代总穴次的 12.77%，**常用穴为环跳、阳陵泉**。而古代取胆经为 0 穴次，不如现代。

【分部取穴比较】

1. **古今均取患部穴** 本病多由血分热毒，或外侵疫毒所致，患部当是邪毒集聚之处，因而治疗多取患部穴，在古、今文献中，分别为 32、18 穴次，分列各部的第一、第二位，分占各自总穴次的 51.61%、38.30%，可见**古代比现代更多选取患部穴**。就穴位而言，**古今均多取天应穴，这是相同的**。

古代取患部穴者，如《外科理例》曰："一人患丹毒，焮痛便秘，脉数而实"，"令砭患处去恶血"。又曰："一儿周岁患丹毒，延及遍身如血染，用磁锋击刺，遍身出黑血。"《薛氏医案》云："丹瘤"，"重者须吮毒血，各聚于一处，砭出以泄之，遍身者当随其患处，各吮聚砭之"。**古人亦刺患部附近血络**。如《素问病机气宜保命集》述："治金丝疮，一云红丝瘤，其状如线或如绳，巨细不等，经所谓丹毒是也"，"法当于疮头截经而刺之"。

现代取患部穴及其附近血络者，如奚永江治疗丹毒，取病变局部，用三棱针刺络拔罐；路一治疗流火，取红肿局部，用刺络拔罐泻血；刘锡安治疗类丹毒，取患处用艾条温和灸；刘桂营等治疗急性淋巴管炎，用三棱针从红线的两端点刺出血；马桂荣治疗丹毒，取患部红肿处或浮浅络脉，予刺络拔罐出血。

2. 古今均取关节部穴　邪毒又常停滞在关节隐曲之处，因而治疗又常取关节部穴，在古、今文献中，分别为 9、21 穴次，分列各部的第三、第一位，分占各自总穴次的 14.52%、44.68%，可见**现代比古代更重视取关节部穴**。就穴位而言，表 16-3 显示，**古今均常取委中，这是相同的；古代还取上肢曲池等，现代则取下肢血海、阳陵泉、环跳、阴陵泉等多穴**，导致现代的百分比高于古代，这是古今不同的。

古代取关节部穴者，如明代《针灸捷径》言："浑身发红肿丹：合谷、三里、行间、百会、肝俞、曲池、百虫窠、委中、三阴交。"《针灸大成》语："浑身发红丹：百会、曲池、三里、委中。"其中，合谷、行间、曲池、百虫窠、委中均在关节部。

现代取关节部穴者，如于江川等治疗丹毒，取环跳、阳陵泉、血海、三阴交，用针刺泻法，取委中，用三棱针点刺放血；杨宝辉治疗下肢丹毒，取病变局部与委中穴，用刺络拔罐，取双侧曲池、足三里、血海、阴陵泉，用针刺泻法；刘锡安治疗类丹毒，病变在上肢刺曲池、曲泽,下肢刺血海、委中。

3. **古今均取末端部穴**　邪毒之气受正气所逐,常被驱至人体远端,因而治疗本病又选用末端部穴,在古、今文献中,分别为4、3穴次,分列各部的第四、第三位,分占各自总穴次的6.45%、6.83%,百分比相近。就穴位而言,**古代选取头顶百会穴,现代则取足趾隐白穴,这有所不同。**如明代《神应经》称:"赤游风:百会、委中。"上述"古今均取关节部穴"中,《针灸捷径》和《针灸大成》亦取百会穴。现代程隆光治丹毒,针刺血海、隐白,摇大针孔出血;刘锡安治疗类丹毒,取病变部位所属经脉之井穴,用三棱针点刺出血,郄穴及远端起止点用泻法。

4. **古今均取小腿部穴**　本病与脾胃相关,因此本病临床还取**足三里和三阴交**(古代取三阴交1穴次,未被纳入表16-3),致使在古、今文献中,小腿部分别为3、5穴次,分占各自总穴次的4.84%、10.64%。百分比又显示,**现代比古代更重视取小腿部穴,**即更重视取足三里和三阴交。

古今取小腿部穴者,如上述"古今均取关节部穴"中,明代《针灸捷径》《针灸大成》均取足三里,《针灸捷径》还取三阴交。现代奚永江治疗丹毒,取患侧地机、血海、三阴交、丰隆、太冲,用捻转提插徐疾泻法,配合刺足三里、商丘、阴陵泉,用平补平泻法;路一治疗流火,取五输穴尺泽、支沟、曲池、阴陵泉、三阴交、足三里、内庭,用针刺泻法。

5. **古代选取背部穴**　前面已述,古代治疗本病选取膀胱经背俞穴,致使背部穴达14穴次,列各部的第二位,占总穴次的55.58%,**常用穴为肝俞、肺俞、心俞、脾俞、肾俞等。**下述"古今均用艾灸"中,《备急千金要方》灸背俞穴,即为例。而现代取背部穴者较少,显示对本病与内脏的关系重视不够。

【辨证取穴比较】

就辨证而言,古代文献记载显示,**本病多与热相关。**如《医说》谓:"小儿丹者","其热如火,轻轻着手,则痛不可忍,急为砭出血为上策"。热毒常入气血,故亦**与气血相关**。如《薛氏医案》记:"丹瘤之症,因热毒于腠理,搏于气血,发于皮肤","令人用力于各患处遍吮毒血,各聚于一处,急砭出之"。本病亦有**与风相关者**,如《针灸集成》述:"火丹毒谓游风,入胸腹则死:即用利针周匝红处,多出恶血,翌日更观红赤处,如上针刺,效。"由上可见,无论与热,与气血,还是与风相关者,治疗均多取病变局部,多用刺血疗法,这是共同的,并无差异。

现代用辨证取穴者,如雷红治疗丹毒,取皮损周围,用毫针施围刺法,并针刺内庭,徐徐抽出,余毒攻窜型加曲池、合谷,暑湿交阻型加足三里、侠溪、行间,瘀血凝滞型加阳陵泉。可见,**现代的辨证分型及其取穴,与古代是不同的**,当是受现代中医辨证分型的影响。

【针灸方法比较】

1. 古今均用刺血 本病的热邪疫毒往往壅塞于营血之分,故皮肤红如涂丹,刺血则可将邪毒逐出体外。明代《外科理例》即曰:"须知丹有数种,治者有数法,无如砭之为善,常见患稍重者不用砭法,俱不救也。"《薛氏医案》亦云:"丹瘤","治法虽多,无如砭之法为良"。可见刺血对本病治疗之重要。在本病的古、今文献中,涉及刺血者分别为 29 条次、15 篇次,同列古、今诸法之第一位,分占各自总条(篇)次的 46.77% 和 65.22%,可见**现代比古代更重视刺血疗法**,此当是现代临床经验的体会。

(1)**刺血取穴**:在本病临床上,古人**刺血多取患部天应穴**,以逐邪外出,达 22 穴次之多,远高于其他诸穴。古人还取患部其他穴及其附近血络。上述"古今均取患部穴"中所举例皆是。古人刺血**也取关节部穴、背部穴、末端部穴**,这与上述总体取穴特点亦相一致。如《针灸则》曰:"丹毒,出血:委中、膈俞。"《续名医类案》云:治疗丹毒"宜镰割足小趾下横纹间,肿在左则割左,在右则割右,血少出则瘥。"

　　现代刺血也取病变局部和其附近血络,以及关节部、末端部穴,这与古代是相合的。如张毅明等治疗丹毒,取患部,用刺络拔罐出血;王全权等则取患处附近小血脉及委中穴,用三棱针点刺出血;王清彦取患侧四缝穴,用三棱针点刺出黏液;桑建华等取患部周围皮下小血管,用三棱针散刺出血加拔罐,另刺血海、隐白,摇大针孔出血。但现代刺背部穴出血的报道不多。

　　(2)口吸聚毒:因为本病之邪毒分布较广,并不集中于一点,因此古人先在患部用口吸吮,使邪毒相对集中,然后再予刺血。如《薛氏医案》言:"胎毒发丹","当急令人随患处遍吮毒血,各聚一处,砭出之。"又言:"一小儿患之,赤晕走彻遍身,难以悉砭,令人吮四肢胸背数处,使毒血各凝聚而砭之。"现代则用拔罐替代口吸。

　　(3)穴位涂油:在刺血前,古人常在刺血的穴位处涂以麻油或升麻油。如《外科理例》语:"一小儿腿患丹如霞,游走不定,先以麻油涂患处,砭出恶血。"又语:"丹毒","如霞片者,须砭去恶血为善,如肿起赤色,游走不定者,宜先以升麻油涂患处砭之,以泄其毒,凡从四肢起入腹者不治。"麻油和升麻皆有解毒作用,为何在刺血前涂之?是否有利于出血?似待探讨。现代少见类似报道。

　　(4)刺血工具:除用常规毫针、三棱针外,古人刺血**还使用锋针、磁锋、铍针、蜞针**等。如《医心方》述:"丹毒者","能以锋针镵去其血"。《外科理例》称:"治小儿丹毒,色赤,游走不定,用细磁器击碎,取有锋芒者一块,以箸一根,劈开头尖,夹之以线缚定,两指轻撮箸梢,令磁器芒者正对患处,悬寸许,再用箸一根,频击箸头,令毒血遇刺皆出。"《古今医统大全》谓:"斑丹火毒","宜用铍针砭刺出血"。又谓:"蜞针法,治赤游丹毒,一切肿痛,先用湿纸搭毒上,看其肿处一点先干,即是正顶,以大笔管一个,安于顶上,却以水蜞一条于管中,频频以冷水灌之,吮其脓血出,其毒自散。

如毒甚,可用三四条方见功。更蜞要脱大,即吮其血,吮其正穴,其蜞必死。若不吮其恶血,十无一生。如血不止,以藕节泥涂之即止。"蜞即水蛭,又名蚂蟥,其唾液中含有抗凝物质,易于将血吸出;用其在疮疡局部吸血,又可免针刀之痛。

现代刺血**还使用刀片、圆利针、火针、皮肤针**(又名梅花针)、**滚针筒**(由皮肤针发展而来)等。如黄巍等治疗流火,取患部,用刀片、三棱针点刺放血,并反复拔罐,出血 20~40ml;程隆光治丹毒,取患部周围皮下小血管怒张处,用圆利针点刺出血;李岩等则取病灶局部,用粗火针密刺 0.5~1cm,刺出血或黄色组织液;秦黎虹等用三棱针散刺或皮肤针叩刺病变部位,以患处出血或黏液为度,再拔火罐 10 分钟;曾世庆取患部,用梅花针叩刺重叩出血;刘炎取患部,用滚针筒滚刺并加拔罐,出血 20ml。

(5)**出血量大**:治疗本病的出血量较大。如清代《针灸集成》记:"风丹及火丹毒:以三棱针,无间乱刺当处及晕畔,多出恶血,翌日更看赤气所在,如初乱刺,弃血如粪,神效。"现代李岩等治疗下肢复发性丹毒,取病灶周围阳性血络,用三棱针缓刺放血,出血常呈抛物线喷射,直到血色变浅自止。上述"无间乱刺","弃血如粪",出血"呈抛物线喷射",均显示出血量之大,这是古今相合的。因本病为急性感染,邪毒猖獗,出血量不足,则不能胜邪,或致驱邪不净,遗留隐患。

(6)**刺后敷药**:为了提高疗效,在刺血后古今医者还在刺血局部敷涂药物。如《素问病机气宜保命集》载:"治金丝疮","出血后,嚼萍草根涂之,立愈"。其中萍草为何物,似不明了,若为浮萍,则有清热解毒作用。

现代用外敷者,如彭金名等治疗流火,取病变局部,用梅花针叩刺,加活鳝鲜血涂敷;朱晨治类丹毒(猪丹毒杆菌经皮肤进入伤口所致),取皮损处,用梅花针叩刺出血,配合外敷益黄膏(含益母草、大黄、黄柏、姜黄、白芷等);冯桥治疗丹毒局部皮肤硬肿,取患部皮肤,用皮肤针叩刺出血,并外敷黄金散(含天花粉、姜黄、大黄、黄柏、白芷、天南星、陈皮、苍术、甘草）；肖京伟治疗丹毒，用梅花针叩击皮肤红肿疼痛之处，以皮肤微微出血为度，另取青黛、石膏、梅片、雄黄、血竭，研末，加凡士林陈醋调和外敷患处。可见现代与古代相比，在针刺后更多地配合外敷中药，其中大黄、黄柏、青黛、石膏、天花粉、冰片可清热解毒，鳝血、姜黄、血竭、益母草可活血化瘀，南星、白芷可祛风消肿，陈皮、苍术可理气燥湿，雄黄可以毒攻毒。

（7）**注意事项**：明代《薛氏医案》述："治丹毒赤色，游走不定"，"如患在头者，不用砭法，止宜用针，卧倒挑患处，以出毒血"。可见古人认为**在头部刺血，不宜用砭法，只宜用挑针**，以免创口过大。又《外科理例》曰："丹毒"，"凡从四肢起入腹者不治"。前面"辨证取穴比较"中，清代《针灸集成》亦曰："火丹毒谓游风，入胸腹则死：即用利针周匝红处，多出恶血，翌日更观红赤处，如上针刺，效。"可见古人认为，**本病须及早治疗，防止邪从四肢攻入胸腹**，导致不治。这些见解可供现代临床参考。

2. 古今均用艾灸　在本病的古、今文献中，涉及艾灸者分别为 6 条次、3 篇次，分列古、今诸法之第二、第四（并列）位，分占各自总条（篇）次的 9.68% 和 13.04%。

古代用灸法者，如唐代《备急千金要方》"卷十一·第一"载："扁鹊曰：灸肝肺二输，主治丹毒。"此后其他多卷之"第一"亦分别载："灸肾肝心三俞"，"灸肝脾二俞"，"灸心肺二俞"，"扁鹊曰：灸脾、肝、肾三俞"，均治丹毒，可见**古人治疗本病重视灸背俞穴**，前亦论及，而用灸法灼之，则可以扶助五脏之气，抵御外邪。

现代艾灸多取患部穴，如朱新联治疗复发性丹毒，用梅花针叩打局部，使患处渗出血水，用棉球擦去后，再用艾条灸患处15~30 分钟至皮肤干燥；薛自强治疗丹毒，取病变局部，用吹火灸，即把点燃的棉球，以口吹其火，灼烧患处。可见古代灸背俞，现代灸患部，取穴有所不同。

除了常规灸法外，**古今临床还采用隔蒜灸**。如明代《薛氏医案》载:"一小儿患痘疔,遍身燃如丹毒,内紫色者三枚,用活命饮、隔蒜灸,其势渐退。"现代刘桂营等治疗急性淋巴管炎,在红线的远心端点刺处放上独头蒜片(约 5mm 厚),蒜片上用艾灸,灸后可见红线渐向近心端回缩,待红线不再回缩即停止治疗。大蒜有杀菌解毒作用,故用于本病之灸疗,这是古今一致的。

3. 古今均用针刺　在本病的古、今文献中,涉及针刺者分别为 1 条次、4 篇次,分列古、今诸法之第三、第二位,分占各自总条(篇)次的 1.61% 和 17.39%,可见**现代比古代更多地采用针刺**,此当现代针具进步的缘故。

古代用针刺者,如《外科理例》记:"河间云,丹从四肢延腹者不治,予尝刺毒未入腹者,无不效。"可见古人认为针刺**治疗本病以早刺为宜**,此与前面及早刺血相一致。

现代用针刺者,如赵兰花等针刺治疗急性淋巴管炎,先从红线止点前 1 寸左右直刺 1 针,然后沿红线向病灶方向每隔 1~1.5寸直刺 1 针,直至刺到病灶周围;熊健等治疗丹毒,取阿是穴,用毫针围刺,配合血海、阴陵泉用针刺泻法;刘茂德取患侧太冲,用针刺透天凉泻法,患侧阴陵泉、期门、内关,用针刺捻转泻法;张和平则取神道透至阳,用粗针在皮下沿棘突中线透刺。可见**现代针刺在患部采用了排刺、围刺等法,以泻为多,在背部督脉穴处还采用透刺法**。

4. 现代发展方法　现代还采用**火针**,以及**现代器械、电针、眼针**等方法。这些在古代文献中是没有的,当是现代针灸工作者的发展。如徐维等治疗丹毒,取病变四周 3~5 穴,用火针刺入;丁金榜则取阿是穴或相应经穴,用火针点刺,刺入深度与针身烧红长度相等;刘素兰等取病变局部,用二氧化碳激光照射;熊健等取阿是穴,用毫针围刺后通电,同时用 TDP(特定电磁波)照射;彭静山针刺眼针肺区穴。

【结语】

根据上述对古今文献的统计与分析结果,兹提出治疗丹毒的参考处方如下(无下划线者为古今均用穴,下划曲线者为古代所用穴,下划直线者为现代所用穴):①患部天应穴等;②关节部穴委中、曲池、血海、阳陵泉、环跳、阴陵泉等;③末端部穴百会、隐白等;④小腿部穴足三里、三阴交等;⑤背部穴肝俞、肺俞、心俞、脾俞、肾俞等。临床可根据病情,在上述处方中选用若干相关穴位。

治疗本病多用刺血法,出血量宜大,刺后可外敷中药;又可采用灸法,可灸背俞穴和患部穴,可采用隔蒜灸;还可采用针刺法,包括排刺、围刺、透刺等法,多施泻法;还可使用火针,以及现代器械、电针、眼针等方法。

历代文献摘录

［古代文献摘录］(含同时代外国文献)

《备急千金要方》(卷十一·第一):"灸肝肺二输,主治丹毒牵病。"

《备急千金要方》(卷十三·第一):"灸肾肝心三俞,主治丹毒病。"

《备急千金要方》(卷十五上·第一):"灸肝脾二俞,主治丹毒。"

《备急千金要方》(卷十七·第一):"灸心肺二俞,主治丹毒白狸病。"

《备急千金要方》(卷十九·第一):"灸脾、肝、肾三俞,主治丹金毒、黑温之病。"

《素问病机气宜保命集》(卷下·第二十六):"治金丝疮,一云红丝瘤,其状如线或如绳,巨细不等,经所谓丹毒是也……法当于疮头截经而刺之,以出血后,嚼萍草根涂之,立愈。"

《医说》(卷十·小儿丹毒):"小儿丹者……或发于手足,或发于头面胸背,其热如火,轻轻着手,则痛不可忍,急为砭出血为上策。"

《神应经》(小儿部):"赤游风:百会、委中。"

《针灸捷径》(卷之下):"浑身发红肿丹:合谷、[足]三里、行间、百会、肝俞、曲池、百虫窠、委中、三阴交。"

《外科理例》(卷七·一百三十二):"一儿周岁患丹毒,延及遍身如血染,用磁锋击刺,遍身出黑血。""河间云:丹从四肢延腹者不治,予尝刺毒未入腹者,无不效。""一小儿腿患丹如霞,游走不定,先以麻油涂患处,砭出恶血。""丹毒……一小儿遍身皆赤,砭之,投解毒药即愈。""一人患丹毒,焮痛便秘,脉数而实……令砭患处去恶血。""丹毒……如霞片者,须砭去恶血为善,如肿起赤色,游走不定者,宜先以升麻油涂患处砭之,以泄其毒,凡从四肢起入腹者不治,须知丹有数种,治者有数法,无如砭之为善,常见患稍重者不用砭法,俱不救也。"

《外科理例》(附方·二百四十四):"治小儿丹毒,色赤,游走不定,用细磁器击碎,取有锋芒者一块,以箸一根,劈开头尖,夹之以线缚定,两指轻撮箸梢,令磁器芒者正对患处,悬寸许,再用箸一根,频击箸头,令毒血遇刺皆出。"

《古今医统大全》(卷五十五·斑丹火毒门):"斑丹火毒……宜用铍针砭刺出血,无不愈。"

《古今医统大全》(卷九十·赤游丹毒):"蜞针法,治赤游丹毒,一切肿痛,先用湿纸搭毒上,看其肿处一点先干,即是正顶,以大笔管一个,安于顶上,却以水蜞一条于管中,频频以冷水灌之,吮其脓血出,其毒自散。如毒甚,可用三四条方见功。更蜞要脱大,即吮其血,吮其正穴,其蜞必死。若不吮其恶血,十无一生。如血不止,以藕节泥涂之即止。"

《薛氏医案》(保婴撮要·卷十一·胎毒发丹):"当急令人随患处遍吮毒血,各聚一处,砭出之,急服活命饮。""一小儿患之,赤晕走彻遍身，难以悉砭，令人吮四肢胸背数处，使毒血各凝聚而砭之……月余后，两足皆肿，仍砭之，服前药而瘥。”“一小儿臂患之，砭出毒血而愈。”“一小儿患此，砭之而愈，但作呕不食，流涎面黄……用异功散加升麻治之。”“一小儿患此，砭之而愈，翌日发搐作呕，手足并冷……用异功散加藿香、木香。”“一小儿患此，砭之而愈，但面赤作呕饮冷……用仙方活命饮。”“一小儿腿上患之，神思如故，乳食如常，余谓毒发于肌表，令急砭出毒血自愈。”“一小儿患此，二便不利，阴囊肚腹俱胀，急用砭法。”“砭法：治丹毒赤色，游走不定，令口吮毒血，各聚一处……刺出毒血，轻者止用口吮出毒，用药敷之。”“砭法：治丹毒赤色，游走不定……如患在头者，不用砭法，止宜用针，卧倒挑患处，以出毒血。”“神功散：治丹毒最效，若砭后毒甚者宜用；如毒轻者，砭后不可用，恐砭后皮肤既破，草乌能作痛也。”

《薛氏医案》(保婴撮要·卷十八·痘疔)：“一小儿患痘疔，遍身焮如丹毒，内紫色者三枚，用活命饮、隔蒜灸，其势渐退。”

《薛氏医案》(钱氏小儿直诀·卷一·丹瘤)：“丹瘤之症，因热毒于腠理，搏于气血，发于皮肤……若延及胸背胁腹者为重，须用活命饮，令人用力于各患处遍吮毒血，各聚一处，急砭出之。”“一小儿臀患之，赤晕走彻，令人频吮，使其毒各聚一处，乃砭出黑血。”

《薛氏医案》(钱氏小儿直诀·卷四·白玉散)：“丹瘤……重者须吮毒血，各聚于一处，砭出以泄之，遍身者当随其患处，各吮聚砭之……治法虽多，无如砭之法为良。”

《针灸大成》(卷九·治症总要)：“第一百二十八．浑身发红丹：百会、曲池、三里、委中。”

《续名医类案》(卷二十二·针灸刺砭)：“是故一切肿疾，悉宜镰割足小趾下横纹间，肿在左则割左，在右则割右，血少出则瘥，以至疔肿、痈疽、丹毒、瘰疬、代指痛病、气痛流肿之类，皆须出血者，急以砭石砭之。”

《针灸集成》(卷二·疮肿):"风丹及火丹毒:以三棱针,无间乱刺当处及晕畔,多出恶血,翌日更看赤气所在,如初乱刺,弃血如粪,神效。"

　　《针灸集成》(卷二·小儿):"火丹毒谓游风,入胸腹则死:即用利针周匝红处,多出恶血,翌日更观红赤处,如上针刺,效。"

　　[外国文献]

　　《医心方》(卷十七·第一):"丹毒者……能以锋针镵去其血,然后敷药,大良。"

　　《针灸则》(小儿科):"丹毒,出血:委中、膈俞。"

[现代文献题录]

(限本节引用者,按首位作者首字的汉语拼音排序)

程隆光.络刺法治丹毒21例.中国针灸,1986,6(4):33.

丁金榜.火针治愈丹毒二例.新中医,1988,20(4):31.

冯桥.壮医皮肤针治疗丹毒局部皮肤硬肿疗效观察.上海针灸杂志,2009,28(2):88.

黄巍,黄金连.真空净血草薢渗湿汤治疗流火45例.黑龙江中医药,1996,25(3):10.

雷红.围刺法治疗丹毒48例.中国针灸,2003,23(11):684.

李岩,周震,刘保红.火针刺络放血治疗下肢复发性丹毒28例.中国针灸,2008,28(1):60.

刘桂营.隔蒜灸治疗急性淋巴管炎118例.湖南中医杂志,1995(4):24.

刘茂德.针刺治疗丹毒案.中国针灸,1998,18(7):414.

刘素兰,涂挺杰.二氧化碳激光治愈丹毒一例.上海针灸杂志,1982,1(4):12.

刘锡安.针灸治疗类丹毒80例.中国针灸,2005,25(3):206.

刘炎.860例刺络拔罐疗效总结.河北中医学院学报,1996,11(4):33.

路一.五输穴治疗湿热证举隅.针灸临床杂志,2005,21(9):48.

马桂荣.刺络拔罐治疗丹毒32例.中国针灸,1996,16(11):49.

彭金名,龚景林.局部梅花针叩刺加鳝血涂敷治疗流火74例小结.湖南中医杂志,1993,9(5):40.

彭静山.彭静山临证经验//陈佑邦,邓良月.当代中国针灸临证精要.天津:天津科学技术出版社,1987:397.

秦黎虹,王炜.刺络拔罐治疗下肢丹毒71例.中医外治杂志,1995,4(2):5.

桑建华,王淑芹,侣雪平.络刺拔罐治丹毒20例.针灸临床杂志,2000,16(5):47.

王清彦.针刺四缝穴治疗丹毒44例.陕西中医,1986,7(11):528.

王全权,陈海林.刺血疗法结合中药治疗下肢丹毒70例.陕西中医,2003,24(12):1119.

奚永江.奚永江临证经验//陈佑邦,邓良月.当代中国针灸临证精要.天津:天津科学技术出版社,1987:374.

肖京伟.梅花针加中药外敷治疗丹毒18例.新中医,1993,15(1):35.

熊健,闵羿,杨星宇."三通四联"疗法治疗下肢丹毒38例.中国针灸,2007,27(11):821.

徐维,卢希玲.火针治疗丹毒16例.福建中医药,1997,28(1):34.

薛自强.吹火灸治疗丹毒的经验介绍.针刺研究,1992,17(4):305.

杨宝辉.刺络拔罐配合中药治疗下肢丹毒30例.山东中医杂志,2007,26(4):250.

于江川,张进军.针刺放血治疗丹毒50例.中国针灸,1988,

8(6):25.

曾世庆.顽固性丹毒案.中国针灸,1997,17(8):484.

张和平.粗针治疗丹毒39例疗效观察.中国针灸,1996,16(11):50.

张毅明,盘莹,徐源泰.刺络拔罐法治疗丹毒疗效分析.上海针灸杂志,1999,18(2):14.

赵兰花.针刺治疗急性淋巴管炎70例.中国针灸,1992,12(3):18.

朱晨.梅花针配合中药外治类丹毒60例.中国针灸,1997,17(5):266.

朱新联.梅花针加艾条灸治疗复发性丹毒15例.吉林中医药,1995,15(4):29.

第十七节　疔疮

疔疮为火热邪毒蓄结于体表所出现的病证,以病变部位坚硬而根深,形如钉状为特征,多发生于颜面与手足等处,其病情变化迅速,可导致生命危险。古代文献中凡有疔、丁疮、丁肿、鱼脐疮、走黄、红丝疔、羊毛疔等描述字样的内容,本节均予以收录。西医学认为本病为皮肤的急性化脓性炎症,多由金黄色葡萄球菌所致。统计结果显示,涉及本病的古代针灸文献共204条,合558穴次;现代针灸文献共25篇,合77穴次,可见现代报道较少,当是现代应用抗生素的缘故。将古今文献的统计结果相对照,可列出表17-1~表17-4(表中数字为文献中出现的次数)。

表 17-1　常用经脉的古今对照表

经脉	古代(穴次)	现代(穴次)
相同	经外奇穴 274、督脉 81、大肠经 38、膀胱经 26、胃经 22	经外奇穴 25、大肠经 19、督脉 9、膀胱经 5、胃经 3
不同	胆经 29、心包经 20	心经 3

表 17-2　常用部位的古今对照表

部位	古代(穴次)	现代(穴次)
相同	病变局部 167、末端部 160、关节部 91、背部 91、臂阴面 27	关节部 21、病变局部 19、背部 14、末端部 8、臂阴 3
不同	(无)	(无)

表 17-3　常用穴位的古今对照表

穴位		古代（穴次）	现代（穴次）
相同		天应 167、大椎 27、委中 20、合谷 18、曲池 12、身柱 7	天应 19、合谷 5、手三里 3、委中 3、大椎 3、曲池 2、身柱 2
相似	背	肩井 19、腰俞 17	背部反应点 2
	末端	印堂 21、地合 21、中冲 14、神庭 12、关冲 11、面岩 11、大敦 6	井穴 2
不同		龙舌 18、足三里 7	

表 17-4　治疗方法的古今对照表

方法	古代（条次）	现代（篇次）
相同	刺血 106、灸法 65、敷涂 43、针刺 23	放血 17、针刺 12、艾灸 5、敷涂 1
不同	火针烙法 4、熨法 1、蜡疗 1	拔罐 4、耳穴 1

　　根据以上各表,可对疔疮的古今针灸治疗特点作以下比较分析,但由于现代数据量较小,统计比较的结果不一定可靠,仅供参考。

【循经取穴特点】

　　1. 古今均取经外奇穴　本病在临床上曾属危急病证,在救治过程中,人们曾尝试采用各种方法,选用了各种穴位,其中包括许多奇穴;又本病之火热邪毒多集中于疔疮局部(即天应穴),治疗多取之,而天应穴在本节中被归入经外奇穴,因此在古、今文献中,经外奇穴次数较高,分别达 274、25 穴次,同列古、今循经取穴的第一位,分占各自总穴次的 49.10%、32.47%,可见古代百分比高于现代。就穴位而言,表 17-3 显示,**古今均常取天应穴,这**

是相同的;古代还取印堂、地合、龙舌、面岩等(地合在下颏中央,龙舌在上臂内侧,面岩在颧部),**现代则取背部反应点等,这是不同的。**

2. **古今均取督脉穴**　本病病机为人体内正阳之气将热毒阳邪驱逐至体表(阳部),故本病属阳证;而督脉为阳脉之海,督率诸阳,因此在古、今文献中,督脉分别为 81、9 穴次,分列古、今循经取穴的第二、第三位,分占各自总穴次的 14.52%、11.69%,古代百分比略高于现代。就穴位而言,**古今均常取大椎、身柱,这是相同的;古代还取腰俞、神庭等**,而现代取之不多。

3. **古今均取阳明经穴**　在六阳经中,阳明经多气多血,一旦遭遇邪毒,则奋起反抗,故治疗本病多取手、足阳明经穴(表 17-5)。

表 17-5　手、足阳明经穴次分占古、今总穴次的百分比及其位次对照表

	古代	现代
大肠经	38(6.81%,第三位)	19(24.68%,第二位)
胃经	22(3.94%,第六位)	3(3.90%,并列第五位)

表 17-5 显示,现代大肠经的百分比高于古代,而胃经的百分比古今相近。就穴位而言,**古今均常取大肠经合谷、曲池,这是相同的;现代还取手三里,这是相似的;古代又取胃经足三里等**,现代虽然也取胃经内庭等,但穴次分散,未被纳入常用穴位。

4. **古今均取膀胱经穴**　足太阳膀胱经从头走足,行于背部,与人体阳气广泛联系,故本病临床多取之,在古、今文献中,分别为 26、5 穴次,分列循经取穴的第五、第四位,分占各自总穴次的 4.66%、6.49%,现代百分比似略高于古代。就穴位而言,**古今均常取委中,这是相同的**,而古今其他穴的次数均不高。

5. **古代选取胆经穴**　足少阳胆经循行于人体侧面,与人体阳气亦有广泛联系,因此古代也选用之,共 29 穴次,列循经取穴的第四位,占古代总穴次的 5.20%,**常用穴为肩井**。而现代选取

胆经穴的报道较少。

6. **古代选取心包经穴、现代选取心经穴**　心火亢盛亦是本病原因之一,因此古代选用心包经穴,现代选用心经穴,这是相似的,两者分别为 20、3 穴次,分列古、今循经取穴的第七、第五(并列)位,分占各自总穴次的 3.58%、3.90%。**古代常用穴为中冲等,**而现代虽然取少海等穴,但穴次较为分散,未被列入常用穴位。

【分部取穴特点】

1. **古今均取病变局部穴**　疔疮局部是热毒集中之处,而取此处穴(即天应穴)则可驱邪解毒,因此在古、今文献中分别为 167、19 穴次,分列各部的第一、第二位,分占各自总穴次的 29.93%、24.68%,古代百分比高于现代。古今取天应穴者,如唐代《外台秘要》曰:"丁肿","用法以针刺疮中心,深至疮根,并刺四畔,令血出,以刀刮取药如大豆许,内疮上"。《丹溪心法》云:"疔疮","外施艾灸,亦渐取效"。《薛氏医案》言:"一小儿有疔二枚,诸痘焮赤作痒而不贯,先君以针挑破,隔蒜灸至五十余炷而贯,又十余壮而痛止。""凡人暴死,多是疔毒,用灯照看遍身,若有小疮即是,宜急灸之。"现代刘月振治疗疔疮,取病变局部,用三棱针点刺放血;刘贵仁治疗红丝疔,取红丝疔尽头处,用针刺中强刺激;王英莲等治疗红丝疔,取红丝末端,用三棱针点刺 3~5下,沿红丝每隔 1 寸点刺 1 下,使微出血,均为例。

2. **古今均取末端部穴**　邪毒受人体正气所驱,往往被逐至人体末端,以保护内脏;末端包括四肢末端和头部(头为人之上端,也可视为末端部),而"阳受气于四末","头为诸阳之会",因此末端部又为阳气旺盛之处,故治疗本病多取末端部穴。在古、今文献中,末端部分别为 160、8 穴次,分列各部的第二、第四位,分占各自总穴次的 28.67%、10.39%,古代百分比高于现代。就穴位而言,古代选取**印堂、地合、中冲、神庭、关冲、面岩、大敦**等,现代则取**井穴**等,这是相似的。

古代取末端部穴者,如《刺疔捷法·治疗歌》道:"鼻节疔向印堂决,百劳关冲尾闾穴,天庭地合与承浆,两口角旁是要诀。""耳后生疔属膀胱,肩井至阴面岩当,中指尖根各一刺,百劳委中与印堂。""插花疔属肝胆经","窍阴大敦保安宁"。前面已述,"地合"在下颏中央,"面岩"在颧部;又该书图示,上述"天庭"即神庭,而"中指尖"当中冲;其他穴如承浆、口角属头面部,至阴、窍阴在四肢末端。

现代取末端部穴者,如张艳华等治疗手足部疔疮,循经取相应井穴,用三棱针点刺放血;彭玉格等治疗颜面部疔疮,取颊车,向地仓透刺。

3. 古今均取关节部穴 在关节部经脉、血脉形成转折,火热邪毒往往滞留于此,故治疗亦于此处取穴,在古、今文献中,分别为 91、21 穴次,分列各部的第三(并列)、第一位,分占各自总穴次的 16.31%、27.27%,现代百分比高于古代。就穴位而言,**古今均常取委中、合谷、曲池,这是相同的**。如明代《针灸捷径》语:"疔疮之证:合谷、三里、血海、委中。"《针灸大成》称:"疔疮(以针挑,有血可治;无血不可治):合谷、曲池、三里、委中。"民国初期《针灸秘授全书》谓:"头面口疔:合谷。"现代刘国柱治疗红丝疔,取大陵、合谷、委中等穴,用针刺;刘月振治疗疔疮,取曲池,用三棱针点刺放血。又彭玉格等治疗颜面部疔疮,取内庭,向上方斜刺,内庭在跖趾关节部。

4. 古今均取背部穴 前面已述,治疗本病多取督脉与膀胱经穴,而督脉与膀胱经循行于背部,因而在古、今文献中,背部分别为 91、14 穴次,同列各部的第三位(其中古代与关节部并列),分占各自总穴次的 16.31%、18.18%,古今百分比相近。其中古代上背 73 穴次,下背 18 穴次;现代上背 13 穴次,下背 1 穴次,可见古今上背部穴次均明显高于下背部,此当上背部阳气盛于下背部之故。就穴位而言,**古今均取大椎、身柱,这是相同的;古代还取肩井、腰俞等,现代则取背部反应点等,这是相似的**。

古代取背部穴者,如《刺疔捷法·治疔歌》道:"背脊疔属督脉经,尾骶委中百劳灵。""人中疔刺尾闾穴","百劳刺至第三节"。"天庭疔从尾骶刺,肩井面岩百劳治。"据该书图示,上述歌诀中"百劳"为大椎,"尾骶"("尾闾")为腰俞;而"百劳"下三节当身柱。

现代取背部穴者,如彭伟等治疗疔疮,取灵台、大椎,用提插泻法强刺激;刘月振取身柱用三棱针点刺放血;王绍洪寻找背部疔疮点,用粗针或缝被针挑法,挑出白色纤维,再挤出 3~4 滴血。

5. 古今均选取臂阴面穴　心火亢盛是本病原因之一,而心经、心包经均循行于臂阴面,因此在古今文献中,臂阴面分别为27、3 穴次,分列古、今的第四、第五位,分占各自总穴次的4.84%、3.90%。古代**常用龙舌穴等**("龙舌"乃上臂阴面之奇穴)。如《刺疔捷法·治疔歌》道:"手背疔属手少阴,腕骨外关龙舌针,四围微微细针刺,雄黄敷解患无侵。""肩井生疔刺龙舌。"而现代虽然也取内关等臂阴面穴,如刘国柱治疗红丝疔,针刺内关等穴,但现代臂阴面穴次分散,未有被纳入常用穴位者。

【辨证取穴特点】

在本病的古代文献中,亦有涉及辨证施治者,其中与寒相关者共4条,与热相关者共15条,与虚相关者1条,虚实夹杂者1条,可见与热相关者较多。但无论哪一类型,古人治疗均**取病变局部天应穴**。其中**与寒相关者**,如《外科理例》曰:"疔疮","一人足患作痒,恶寒呕吐,时发昏乱,脉浮数,明灸二十余壮"。**与热相关者**,如《薛氏医案》云:"一小儿面上患之,寒热以搐,此热极而肝火动也,用荆防败毒散及隔蒜灸。""一小儿患痘疔,遍身燉如丹毒,内紫色者三枚,用活命饮、隔蒜灸。"**与虚相关者**,如《薛氏医案》言:"疔疮毒疮","老弱之人,或疮毒稍轻者","更以隔蒜灸之为良"。"疔患","色黯不痛者,肾气败而虚火盛也,隔蒜灸、桑枝灸"。**与虚实夹杂相关者**,如《名医类案》语:"唇患疔四日矣,有紫脉,自疮延至口内,将及于喉。薛曰:此真气虚而邪气实也,若紫脉过喉,则难治矣,须针紫脉,并疮头出恶血,以泄其毒则可。"上述各类型所取穴位均为疗疮局部天应穴。

此外,在辨证基础上古代也有**循经取相应远道穴者**。其中与**寒相关者**,如《神灸经纶》称:"颊疗,生面颊骨尖高处,发时寒战咬牙,口不能开:外关。"**与热相关者**,如《刺疗捷法·治疗歌》道:"耳门疗属三焦火,肩井合谷刺甚妥,腕后外关与关冲,中冲穴内刺亦可。""舌尖生疗心火炽,中指尖头须一刺,百劳承浆与印堂,少冲少府为之使。""迎香疗刺商阳穴,合谷曲池尾骶决,地合百劳与天庭,阳明热毒即除灭。""眉中生疗肝脾热,须刺隐白大敦穴,地合两旁食指尖(即商阳穴),百劳七节与龙舌。"

综上所述,本病的辨证取穴与前述本病的总体取穴特点相吻合,并无特异之处。就针灸方法而言,上述文献显示,治疗寒、热、虚者均可用灸法,治疗虚实夹杂与热者可用刺血法(《刺疗捷法》多用刺血,详见下文)。而在现代本病临床上,有关辨证取穴的报道较少。

【针灸方法特点】

1. 古今均用刺血排脓 刺血排脓可将火热邪毒逐出体外。如明代《薛氏医案》记:治疗疮"急用针挑,出恶血以泄其毒,可保无虞。""若生两足者,多有红丝至脐;生两手者,多有红丝至心;生唇面口内者,多有红丝入喉,皆急用针挑破其丝,使出恶血,以泄其毒。"因此,本病临床多用刺血排脓法,在古、今文献中,分别为106条次、17篇次,同列古、今诸法之第一位,分占各自总条(篇)次的51.96%和68.00%,现代百分比高于古代。

清代《刺疗捷法》云:疗证治法"先看疗之发于何处,翻阅歌诀,用小镰刀,或三棱针,按穴轻刺,略微出血,随以麻油和食盐点穴上,以透泄其毒,切勿将疗头刺破为要。"可见该书认为,**在疮头不宜刺血**。又清代《针灸集成》曰:"缕疗","脓后则针破出脓;

未脓前,灸骑竹马穴各七壮,即愈"。可见,该书认为治疗本病**须在脓成方可针**。现代中西医也认为,本病化脓后方可切开,不宜过早刺破,亦不宜挤压或碰伤。笔者以为"脓成"即邪毒已被正气驱逐至患部,受到包围,化作脓液,并将通过溃破被排出,此时刺破排脓,则可助正气一臂之力,逐邪外出。而脓未成熟时,则只有部分邪毒被驱逐到患部,其他邪气尚留滞或潜伏在人体其他各处,此时刺破患部皮肤,放血排出的仅是在患部表面之邪,在其他部位或患部深处的邪毒并未被排出;而皮肤一旦被刺破,皮肤的修复机制立即被启动,生发层的上皮细胞即分化繁殖,封闭疮口,以防外邪入侵,伤口的封闭使邪毒无法外出,转而攻内,细菌易进入血液循环系统,侵犯脏腑,出现"走黄"危象,所以**当脓未成熟时不宜在疔疮局部(含疮头)针刺出血**。

(1)刺血的取穴:刺血常**取疔疮局部天应穴**(前面已述,刺天应穴出血当在脓成之后),古代共计59穴次,现代共计8穴次,同列古、今刺血诸穴之首。如宋代《医心方》载:"有疔毒疮","喜着口里颊边及舌上也,看之正黑如珠子,含服汤,针刺去血,如治丹痕法也"。明代《名医类案》述:"舌肿大,遍身发疔,如紫葡萄,不计其数,手足尤多,乃脾胃受毒,各刺出黑血。"清代《针灸易学》叙:"四足蛇翻,搐心战战,舌下有紫疔","用针挑破紫疔出血"。清代《刺疔捷法·治疔歌》道:"红丝疔从脉门起,先断丝头刺可止,寸寸挑至近疔头,中冲穴与龙舌使。"现代彭玉格等治疗颜面部疔疮,取地仓,施刺络拔罐吸出脓液;刘国柱治疗红丝疔,沿红丝起止点,每项隔寸许用三棱针点刺出血1~2滴;上述"古今均取病变局部穴"中刘月振用三棱针点刺病变局部放血。

如果脓未成熟,古今则取疔疮周围或循经取远道穴以刺血,当无"闭门留邪,陷毒内散"之虞。其中**取疔疮周围者**,如明代《外科理例》曰:"疔疮","急于艾炷灸之,若不觉痛,针疮四边,皆令血出"。《薛氏医案》云:"疔疮毒疮","若患在手足,红丝攻心腹者,就于红丝尽处刺去恶血"。现代孙振峰治疗红丝疔,沿红丝两侧 1cm 范围内,用针点刺至红丝顶端,使微出血。

　　古代循经取远道穴者,如清代《针灸逢源》言:"疔疮","毒气内攻,走黄不住,疮必塌陷,按经寻之,有一芒刺直竖,乃是疔苗,急用针刺出恶血,即在刺处用艾灸三壮,以宣余毒。"在远道穴中,就部位而言,古人**多取末端部(含头面)、背部和关节部穴**,分别为 159、81、59 穴次,分占刺血各部的第一、二、三位,分占刺血总穴次的 40.77%、20.77%、15.13%,前两者高于前述总体取穴中相应的百分比,而后者与总体取穴中相应者相近,可见刺血更多地选取末端部和背部穴。刺血的**常用穴为大椎、地合、印堂、龙舌、腰俞、委中、中冲、肩井、神庭**等。如清代《刺疔捷法·治疔歌》道:"鹤顶疔生督脉经,宜刺百劳与天庭,印堂人中与尾骶,委中两穴保安宁。""太阳生疔关冲刺,百劳七节须挑至,地合肩井与印堂,大敦窍阴穴当志。""大头疔发头肿大,急刺尾骶可安泰,天庭地合与百劳,中冲一决可无害。""天门疔刺尾骶穴,肩井地仓又龙舌,地合面岩与插花,百劳一二至三节。"上述穴位均属远道,而前面已述,该书之"刺疔",即在这些远道穴处予以针刺出血。又如《续名医类案》:疔肿"宜镰割足小趾下横纹间,肿在左则割左,在右则割右,血少出则瘥","急以砭石砭之"。该穴亦属末端部。

　　现代也有循经取远道穴者,如杨自顺治疗疔毒走黄,循病变局部所涉经脉,取商阳、合谷、偏历、温溜、下廉、上廉、手三里、曲池、肘髎、五里、臂臑、肩髃等穴,用三棱针点刺出血。现代**取末端部(含头面)者**,如石剑峰治疗红丝疔,取十二井穴,用三棱针点刺出血;陈余法治疗疔疮,取舌下静脉,用三棱针叩刺放血。**取背部穴者**,如上述"古今均取病变局部穴"中刘月振用三棱针点刺身柱放血;上述"古今均取背部穴"中王绍洪取背部疔疮点,用挑针法出血;张艳华等治疗疔疮合并发热者,取大椎,点刺放血。**取关节部穴者**,如陈余法治疗疔疮,取委中穴,用三棱针叩刺放血;彭伟等治疗上半身疔,点刺合谷出血,下半身疔,点刺委中出血;

刘月振治疗疗疮,取曲池,用三棱针点刺放血。

清代《刺疗捷法·治疗歌》又曰:"颧骨疗刺厉兑穴,小指外侧少泽决,内外龙舌与大敦,发际左右看分别(生左决左,生右决右)。"可见古人刺血还**交叉取对侧穴**,而现代未见有类似报道,可供临床参考。

(2)**刺血的方法**:关于刺血的工具,除了普通针、三棱针外,由上可知,古人还**使用小镰刀、铍针、银针、线针等**;而**现代则还使用锋钩针**,如王继元取疗疮局部,用锋钩针钩开波动明显处,连续重度拔罐,使脓血排尽为度,然后取身柱或腰俞,用锋钩针刺后拔罐。

关于刺血法,除了普通的点刺出血外,古今还**采用挑刺法**。如明代《外科理例》语:"疗疮","若系近心腹者,宜挑破疮头去恶水"。清代《针灸逢源》称:"疗疮初发,必用铍针刺入疮心四五分,挑断疗根,令出恶血。""有羊毛疗,身发寒热,前心后心有红点如疹形,先将紫斑点用衣针挑出如羊毛状,前后共挑数处,即时汗出而愈。"现代石剑峰治疗红丝疗,沿红丝每隔1寸,用三棱针挑断红丝,并令其出血;马居林治疗羊毛疗,取皮疹毛囊根部,用针锥柔力挑起毛根中的细丝,然后拔罐,这些是古今相似的。此外,清代《身经通考》谓:"治痘方,凡疮大者,紫黑者,臭烂者,俱是疗遇灰色,不起发,即认出痘疗,用银针挑断其根,吮出恶血。"此案显示,古人在**针刺挑刺后还用口吸**,将血吸出,虽然现代临床不再采用口吸,**但此法仍可给我们以若干启示**。

关于出血量,明代《薛氏医案》载:"面患疗","数砭患处,出黑血碗许"。前面已述,现代王继元治疗疗疮,用锋钩针钩刺,连续重度拔罐,使脓血排尽为度。上述出血"碗许","使脓血排尽为度"均显示**出血量较大**,乃排毒务尽之意,以免贻留余毒,导致后患。

2. 古今均用艾灸 艾灸属热性刺激,可以振奋人体阳气,提高人体免疫力,抗菌抑毒,因此本病临床常用之。如明代《薛氏医案》曰：疔疮"若患于肢末之处，毒愈凝滞，药难导达，艾灸之功为大。"《名医类案》云："大凡疔患于肢节，灸法有回生之功，设投以凉剂，收敛腠理，隧道壅塞，邪气愈甚，多致不起，若毒未尽，骤用生肌，轻者反增溃烂，重者必致危亡。"清代《续名医类案》言："疔毒及患在四肢，必用灸法，拔引郁毒，以行瘀滞，尤不可专于攻毒。"可见古人认为**治疗本病宜用艾灸温阳益气，驱邪外出，不宜妄投寒凉之剂**，以致抑阳损气，敛邪阻络，使病情恶化。在古、今文献中，艾灸分别为 81、12 穴次，分列古、今诸法之第二、第三位，分占各自总穴次的 14.52% 和 15.58%，古今百分比相近。

（1）**艾灸的取穴**：古、今灸治本病的**取穴亦以病变局部天应穴为主**，分别为 68、6 穴次，分占古、今艾灸总穴次的 83.95%、50.00%。与上述总体取穴中天应穴分占的古、今百分比（29.93%、24.68%）相比，可见艾灸均更多地选取天应穴。其案例请见下述艾灸方法段落。

而古今又**根据病变部位循经取远道穴**。如清代《针灸则》曰："疔肿生口鼻边而如此，灸温溜之二穴而有效。"现代钟岳琦治疗疔疮，取养老、手三里、合谷，灸 30~100 壮，均为例。在远道穴中，古今均取**掌纹上 4 寸两筋间的奇穴**（当在心包经上）则令人瞩目。如宋代《备急灸方》称："治丁疮法"，"凡觉有此患，便灸掌后四寸两筋间，十四炷"。又唐代《备急千金要方》谓："丁肿，灸掌后横文后五指，男左女右，七壮即差。"当亦指此穴。现代钟岳琦治疗疔疮，亦取间使上 1 寸，用艾炷灸 14 壮，此当对上述古代经验的继承。

古人治疗本病还取远道**背部骑竹马穴**，此为古代治疗疮疡的验穴。如清代《针灸集成》记："痈、疽、疔、疖之初出"，"急灸骑竹马穴七壮，无不神效"。现代虽未检得灸骑竹马的报道，但现代钟岳琦治疗额头疔，取背部奇穴，用艾炷灸 5 壮，其取穴法为：用细绳绕脐一周，将该绳中点按结喉下，将绳两端向背后下垂后，在督脉上相合，以此为穴，而该穴与骑竹马同在背部，有相似之处。

古人又**灸取小腹部关元**以扶正祛邪。如《扁鹊心书》载:"诸般疔疮恶毒,须灸关元三百壮,以保肾气。"而在现代文献中未见灸关元的报道。

(2)**艾灸的方法**:关于本病的艾灸方法,古代**以隔蒜灸为多**。大蒜可杀菌消炎,故涉及的古代文献共计17条,列艾灸诸法之首。如《薛氏医案》论:治疗疔疮"当分邪之在表在里,急用隔蒜灸法,并解毒之剂。"《类经图翼》述:"疔疮一证","以蒜膏遍涂四围,只露毒顶,用艾著肉灸之,以爆为度,如不爆者难愈,更宜多灸,百壮以上,无弗愈者"。《针灸资生经》曰:治疗本病"不见疮头,以湿纸傅,先干者是,以大蒜去皮,生切钱子,先安一蒜钱在上,次艾灸三壮,换蒜复三灸,如此易无数,痛灸至不痛,不痛灸至痛,方住。"现代也有用隔蒜灸者,如董青军等治疗疔疮,取患部,用艾条施隔蒜灸,此当是对古人经验的继承。

古人还用其他隔物灸,所隔材料有**竹茹、硫黄、石榴皮、桑枝**等,其中竹茹可清热解毒,硫黄能解毒杀虫,石榴皮、桑枝则被现代实验证实具抗菌抗病毒的作用。如《千金翼方》云:"丁肿方","刮竹箭上取茹作炷,灸上二七壮,即消矣"。敦煌医书《杂证方书第八种》言:"疔疮","以针刺四边,用硫黄面围四畔,灸,以痛为候,捣沙敷上,方思,裹,经宿连根自出"。《名家灸选三编》称:"治疗肿法:以针刺四畔,用石榴皮末着疮上,调面围四畔,灸之,痛为度,调末傅上,急裹经宿,连根自出。"上述辨证取穴段落中,《薛氏医案》治疗与虚相关者,施"隔蒜灸、桑枝灸"。而在现代文献中,则未检得其他隔物灸的报道。

古人艾灸还采用**明灸与"太乙神针"**灸。明灸即直接灸,如《薛氏医案》谓:"疔疮毒疮","若灸之而不痛者,明灸之"。"太乙神针"灸则是在艾条中加若干具有行气活血等作用的中药,并在穴位上铺数层布或纸,将艾条点燃后按在布或纸上。如《育麟益寿万应神针》记:"对口疔疮","各于患处针之,痛者针至不痛,不痛针至痛",乃"太乙神针"之例。

现代则采用**艾条灸、艾炷灸与灯火灸**。如邢守平等治疗红丝疗,取患部,先涂抹麻油,用艾条沿红丝熏灸;李桂清等治疗红丝疗,取红丝末端,用艾条雀啄灸,取病变中心,用回旋灸;钟岳琦治疗锁口疗,取疗头,用小艾炷灸 5 壮,然后灸手三里 20 壮,治疗红丝疗,从红丝尽头开始,用灯火爆灸,灸至疗疮根部。上述艾炷灸与古代明灸相类。

古人还将艾灸与针刺、刺血、敷贴、刀割、烙法等疗法相结合,以互相取长补短,提高疗效。其中**艾灸与针刺相结合者**,如《刺疗捷法》道:"肉龟疗生脚背上,其形似龟痛难量,急用银针刺四围,艾灸疗头可无恙。"**艾灸与刺血相结合者**,如《薛氏医案》记:"痘疗又谓之贼痘","外必用线针挑破,出黑血,或吮出黑血,以泄其毒,余痘才得贯脓","如未应,急用隔蒜灸;若毒气甚者,或不知痛者,不用蒜隔,就着肉,灼艾灸之;若灸后疮头红肿发焮,用针挑破,出毒血,灼艾尤好。"上述刺血之循经取穴段落中,《针灸逢源》治疗"疗苗,急用针刺出恶血,即在刺处用艾灸三壮,以宣余毒。"可见刺血后加灸可防止余毒内陷,造成后患。**艾灸与敷贴相结合者**,如《龙门石刻药方》语:"疗疗疮方","先灸疮三壮,以钟乳为末,和酱粒,和、捣、敷,须臾拔根,验"。**艾灸与针刺、放血、火烙、敷贴相结合者**,如《外科理例》记:"疗疮","急于艾炷灸之,若不觉痛,针疮四边,皆令血出","若针之不痛无血者,以猛火烧铁针通赤,于疮上烙之,令如焦炭,取痛为效,亦纴前锭子[回疮锭子],贴以膏药,经一二日脓溃根出"。《名医类案》载:"一人左手无名指爪角生一小疮,初起麻粒大,用小刀挑开疮头,血出如溺不止,一日长出肉瘤,如菌裹指,顶内开一孔,如眼目转动,此疗毒也,以艾灸四十壮,不知疼痛痒,复烙之,蒻去肉瘤,敷拔疗散,外以膏药贴之,内服解毒,七日全愈。"**艾灸与针刺、敷贴相结合者**,如上述隔物灸段落中,《名家灸选三编》"以针刺四畔,用石榴皮末着疮上,调面围四畔,灸之,痛为度,调末傅上,急裹经宿,连根自出"。而现代用艾灸治疗本病的文献较少,因此艾灸与其他方法相结合的报道也少,仅检得 1 条,即刘月振治疗疔疮,取病变局部,用隔蒜灸,配合取病变局部、身柱、曲池,用三棱针点刺放血。

关于艾灸的量,清代《针灸集成》叙:"疔肿","观病之轻重,重者倍数灸之"。可见古人根据病情轻重确定施灸之多少,但在一般情况下,本病病根较深,故**灸量较大**。如清代《针灸则》述:"凡疔肿,灸艾宜大,若不知热,则宜(及)知热。"明代《外科理例》曰:"疔疮","明灸二十余壮,始不痛,至百壮始痛"。"疔毒也,急灸患处五十余壮而苏,又五十余壮知痛。"可见灸疗可达上百壮之多。又明代《薛氏医案》云:"凡治痈疽发背疔疮,**不痛者,必灸使痛;痛者,必灸使不痛**。若初灸即痛者,由毒气轻浅;灸而不痛者,乃毒气深重。"可见古人认为,本病初灸即痛,乃毒气浅的缘故,灸至不痛,即毒邪全被灸灭;而灸之不痛,乃毒气深重的缘故,灸至疼痛,即表明浅部邪毒已被灼杀,艾灸已触及深部根处,有灼杀深部邪毒之可能。现代刘月振治疗疔疮,取病变局部,用隔蒜灸,亦由痛灸至不痛,不痛灸至痛,此当对上述古人经验的继承。

(3)**艾灸的禁忌**:古代也有认为本病不宜用灸者。如《针灸捷径》称:"凡生疮皆毒,受病随患处加艾灸之,毒从火化,或大疔不宜灸。"《针灸逢源》谓:"疔疮","生项以上者,属三阳经,不宜灸,火日生疔,亦禁灸"。其言与上述诸文之意不合,姑且录以备考。此外,《针灸秘授全书》述:"疔疮","刺委中(禁灸)"。此或关节部穴不宜灸之故。

3. 古今均用敷贴 古今治疗本病还在病变局部采用敷贴(含涂搽)法,通过穴位皮肤对药物有效成分的吸收以取得疗效,在古、今文献中分别为 43 条次、1 篇次,分列古、今诸法之第三、第五(并列)位,分占各自总条(篇)次的 21.08% 和 4.00%,古代百分比高于现代。

古代**直接采用敷贴**的文献共 5 条,如《刺疔捷法》叙:"上下眼胞若生疔","用鲜天南星,米醋摩涂患处"。"偏对口疔","用九头兰花根、射干二味,同捣,入盐少许,贴于患处"。"凡手指生疔,不论何指,初起速将猪苦胆连汁,套于指上,即能消肿,或用黄连、蜈蚣研末,鸡子清调敷患处。指根者,即患疔之指根,第三节近掌处。"鹤顶疔","用瘪桃炙炭,清油调敷"。

　　古代在**刺血后敷药**的文献共 19 条。如敦煌医书《杂证方书第八种》敷涂巴豆、干姜、硫黄;《外台秘要》敷涂"齐州荣姥方"(含白姜石、枸杞根皮、牡蛎、钟乳、白石英、桔梗);《卫生宝鉴》敷涂"二仙散"(含白矾、黄丹);《奇效良方》敷涂"回疮锭子"(含草乌头、蟾酥、巴豆、麝香)、苍耳根茎苗;《薛氏医案》敷涂"飞龙夺命丹"(含蟾酥、硼砂、没药、寒水石、雄黄、乳香、朱砂、明矾、轻粉、蜗牛、蜈蚣);《医学纲目》敷涂"蟾酥乳香膏";《针灸易学》敷涂干牛粪烧灰、柳疗烧黄为末、火药、蟾酥、小盐、烟油、雄黄等。

　　古代在**针刺后敷药**的文献共 17 条。如《龙门石刻药方》敷涂鬼伞、柳枝叶;《外台秘要》敷涂雄黄、蛇皮炙末、鼠矢、白马牙齿烧作灰、热人粪、巴豆、半夏、白芷、生栗黄、沸醋以及"旧厕清绞取汁,青竹茹烧作灰"制成的成膏;《千金宝要》敷涂芜菁根、铁生衣、蒺藜子、艾蒿、石灰;《儒门事亲》敷涂生蜜与隔年葱研成的膏、艾蒿、石灰;《刺疗捷法》敷涂雄黄。

　　古代在**灸烙后用敷贴**的文献共 2 条。如《外科理例》敷贴"回疮锭子"(所含成分已在前述);《名医类案》敷贴"拔疔散"(含硇砂、明矾、朱砂、食盐)。

　　上述诸药中,明矾、葱、醋、硼砂能解毒;射干、猪苦胆、黄连、枸杞根皮、寒水石、柳枝叶、竹茹、鼠矢、铁衣、蜗牛、食盐有清热解毒作用;鲜天南星、蜈蚣、巴豆、半夏、草乌、蟾酥、黄丹、硫黄、轻粉、石灰、苍耳、蛇皮、雄黄、朱砂、硇砂皆为有毒之品,能以毒攻毒;麝香、没药、乳香具活血通络功能;桔梗可排脓;牡蛎能散结;鬼伞、烟油治恶疮;干姜、白芷、白石英、钟乳石具温阳作用(与艾灸异曲同工);艾蒿、蒺藜子、芜菁根、蜂蜜被现代实验证实有抗菌作用;其他药品则为临床经验所得。

　　现代也有用敷贴者,如王英莲等治疗红丝疗,在点刺放血后,又取病变局部,外敷如意金黄膏。但总的来说,现代用敷贴疗法者较少,此当应用抗生素的缘故。

4. 古今均用针刺　针刺通过经络,或神经、血管、淋巴等组织,可激发体内潜在的生理功能,对机体产生良性调节作用,因此在本病的古、今文献中,针刺分别为 23 条次、12 篇次,分列古、今诸法之第四、第二位,分占各自总条(篇)次的 11.27% 和 48.00%,现代百分比高于古代。

(1)**针刺的取穴**:古今均刺病变局部穴。如清代《续名医类案》记:"水疗走黄,绝水谷者已三日,众莫能治,延所望。入视曰:毒已入内奈何,须下一针方可。因向疮顶刺入寸余,始闻痛声。曰:生矣。"明代《薛氏医案》载:"左手指患疗,麻痒,寒热恶心,左半体皆麻,脉数不时见","势愈肿甚,余强针之,诸症顿退"。现代陶月芬治疗蚊虫叮伤引发红丝疗,沿红丝取极泉、青灵、少海,用针刺。但如上所述,当脓未成熟时,在疗疮局部应慎用针刺。

古今**针刺远道穴多循经取穴**。如清代《针灸集成》述:"痈、疽、疗、疖之初出,看其经络部分,各随其经行针。"现代张艳华等治疗指端疗疮,循经取相应的郄穴、荥穴、合穴,用针向病所斜刺,用泻法强刺激。这些是古今相合的。

在远道诸穴中,**前人重视身柱穴**。如《针灸治疗实验集》论:"身柱一穴善治疗疮,为舍亲朱君所秘授,不论是何疗,已溃未溃,此穴一针便愈,重者针二次无不愈,即疗疮走黄,亦可针愈。"该文还认为,针后须服野菊花汁一杯,亦可供临床参考。现代也有取身柱穴者,如杜志昌治疗颜面部疗疮,取背部督脉上胸 2 至胸 6 之间的反应点,用针刺泻法,其中当包括身柱。又李复峰等治疗疗疮,用粗针刺督脉神道透至阳。由上可见,除了身柱外,**现代还针刺身柱上下的穴位**,这是对古代经验的发展。

(2)**针刺的方法**:《针灸集成》曰:治疗疗疮针刺"无旬日,如或针旬日,则无效矣,勿论择日忌灸,逐日针刺,或一日再刺,以泻其毒,则不至十日自安,若针旬日,或针五六度,而病者为苦,半途

而废,至于死亡。"可见古人认为治疗疔疮需要持续针刺,不足 10
天,或仅针 10 天是不够的,而且可以 1 天针 2 次,如果不能坚持
治疗,半途而废,则可导致死亡。**针刺的手法则以泻法为宜**。而
现代针刺也用泻法,如马居林治疗羊毛疔,取肺俞、鱼际,用针刺
泻法;石剑峰治疗红丝疔,取合谷、太冲、大椎,亦捻转泻法。这些
与古代泻法相吻合。

　　现代还采用围刺法、循经首尾针刺法、交叉对称针刺法。这
些在古代文献中未见记载,当是现代的发展。如石剑峰治疗红丝
疔,取红肿局部边缘,用围刺法,行捻转泻法;彭静山治疗疔疮,用
首尾循经取穴法,即病在经脉起端穴,针其止端穴,病在经脉止端
穴,针其起端穴;解孟坤介绍薄兴周治疗指趾疔毒的经验,取左右
上下交叉对称的指趾穴,用针刺。

　　5. 古代采用火针烙法　火针烙法是将针具或烙具烧红,以
刺烙疔疮,其高温不但可以助阳益气,增强人体免疫力,而且可以
直接烧杀细菌病毒。如《薛氏医案》语:"疔疮毒疮","以针烧赤,
频烙患处,以痛为度"。《金针百日通》称:"火剑二针,为治疔毒,
及无名恶疮之正轨。"前面艾灸与火烙相结合的段落中,《外科理
例》"以猛火烧铁针通赤,于疮上烙之",《名医类案》"复烙之",亦
为例。而在现代本病临床上,较少见到用火针烙法的报道。

　　6. 古代采用蜡疗熨法　蜡疗、熨法属于热疗范畴,与艾灸有
相似之处,具益气助阳、抵抗邪毒之功,古代亦将其用于本病。如
《医心方》谓:"痈疽方治疔疮方:以甘刀割十字,以铜铁楮烧火令
赤,疮上置蜡,少烧,刺名曰为烁,一二遍,无毒肉时自热止,烧鼠
矢作灰末,着疮穴,满之即瘥。"《医学纲目》载:"疔肿,中风疼痛
者,炒驴马粪熨疮,满五十遍,极效。"而在现代本病临床上,亦未
见到用蜡疗熨法的报道。

　　7. 现代采用拔罐和耳穴疗法　如戚魁邦治疗红丝疔,取患
侧厥阴俞,用三棱针点刺加拔罐出血 1~3ml;王英莲等治疗红丝
疔,点刺耳尖,出血 3~5 滴。这些在古代文献中未见记载,此当现

代的发展。

【结语】

　　根据上述对古今文献的统计与分析结果,兹提出治疗疔疮的参考处方如下(无下划线者为古今均用穴,下划曲线者为古代所用穴,下划直线者为现代所用穴):①病变局部天应穴;②头面部穴印堂、地合、神庭、面岩、背部反应点等;③四肢末端部穴中冲、关冲、大敦、井穴等;④关节部穴委中、合谷、曲池等;⑤背部穴大椎、身柱、肩井、腰俞等;⑥臂阴面穴龙舌等。另外,还可选取足阳明经足三里等穴。临床可根据病情,在上述处方中选用若干相关穴位。

　　临床可用刺血排脓法(包括挑刺),但在脓未成熟时不宜在疔疮局部针刺出血;也可采用艾灸,包括隔蒜灸、明灸(艾炷灸)、"太乙神针"灸、艾条灸、灯火灸等,痛者灸至不痛,不痛者灸至痛;还可采用敷贴疗法,敷以解毒清热、以毒攻毒、活血通络、排脓散结、温阳抗菌之品;又可采用针刺法,包括围刺法、同经首尾针刺法、交叉对称针刺法等,多用泻法,持续操作;此外,还可采用火针烙法、蜡疗熨法,以及拔罐和耳穴疗法。

历代文献摘录

［元代及其以前文献摘录］(含同时代外国文献)

　　《龙门石刻药方》(北壁石刻药方):"疗疔疮方,柳枝叶一大束,长三尺,四尺围,锉,水七斗,煮三十沸,去渣,煎如饴,刺破涂,神验。又方,鬼伞,形如地菌,多丛生粪堆,见日消,黑者取烧作灰,以针刺疮四畔至痛际作孔,纳药孔中,再著,经宿疮发,以钳拔根出,大良。又方,先灸疮三壮,以钟乳为末,和酱粒,和、捣、敷,须史拔根,验。"

《备急千金要方》(卷二十二·第一):"丁肿,灸掌后横文后五指,男左女右,七壮即差。"

　　《千金翼方》(卷二十四·第四):"丁肿方……刮竹箭上取茹作炷,灸上二七壮,即消矣。"

　　《千金翼方》(卷二十八·第五):"丁肿在左,灸左臂曲肘文前,取病人三指外,于臂上处中灸之,两筋间从不痛至痛。肿在右从右灸。"

　　敦煌医书《杂证方书第八种》:"疗疮……以刃刺疮彻下,令少血出,刃左右使疮令宽,取巴豆米斤刀历处中,以内疮里,取干姜末敷上,帛裹衣,经宿拔根,验;又方,以针刺四边,用硫黄面围四畔,灸,以痛为候,捣沙敷上,方思,裹,经宿连根自出。"

　　《外台秘要》(卷三十·十三种丁肿方):"用法以针刺疮中心,深至疮根,并刺四畔,令血出,以刀刮取药[齐州荣姥方,含白姜石、枸杞根皮、牡蛎、钟乳、白石英、桔梗]如大豆许,内疮上。""以针刺四边及中心,涂雄黄,立愈。""蛇皮灸末,和鼠矢,以针刺破疮,内中即拔出,差止。""取白马牙齿烧作灰,先以针刺疮令破,以灰封之,用面周匝围之,候肿软,用好酢洗却灰,其根即出。"

　　《外台秘要》(卷三十·丁肿方):"以针刺破疮头,取热人粪涂上,干易之,不过十五遍即出。""必效疗丁疮方:取旧厕清绞取汁,青竹茹烧作灰……成膏……刺疮四边令遍,先以唾和面围疮四面,写药渐渐令满其中,仍三五度换之,睟时疮即烂,以针挑之,拔去根即差止,未出更著之。""《古今录验》疗丁肿方(出徐王)……以针刺疮四边,即以药[巴豆、半夏]涂之,立拔出,以泽泻末填疮孔中,便差(侍郎崔世谟送)。"

　　《外台秘要》(卷三十·鱼脐疮方):"又疗鱼脐疮,其头白似肿,痛不可忍者:先以针刺疮上及四畔作孔,捣白芷取汁,滴著疮孔中,如无,以干白芷末用敷。""刺疮头及四畔,令汁极出,捣生栗黄敷上,以面围之,勿令黄出,自旦至午,根必出。""以面围疮如前法,以针乱刺疮上及四畔,取铜器煎醋令沸,写著面围中,令容一盏,冷即易之,不过三度,即拔根出。"

《扁鹊心书》(卷上·窦材灸法):"脑疽发背,诸般疔疮恶毒,须灸关元三百壮,以保肾气。"

《针灸资生经》(卷七·发背):"灸发背法,或不见疮头,以湿纸傅,先干者是,以大蒜去皮,生切钱子,先安一蒜钱在上,次艾灸三壮,换蒜复三灸,如此易无数,痛灸至不痛,不痛灸至痛,方住,若第一日急灸减九分,二日灸减八分,至第七日尚可,自此以往,灸已后时,灸讫,以石上生者龙鳞薜荔洗研,取汁汤温呷,即泻出恶物去根,凡丁疮、头疮、鱼脐等疮,一切无名者悉治(《集效》)。"

《千金宝要》(卷二·第八):"痛,肉中如眼,诸药不效,犯疔疮,芜菁根、铁生衣等分,和捣,以大针刺作孔,复削芜菁根如针大,以前铁生衣涂上,刺孔中,又涂所捣者,封上,仍以方寸匕绯帛涂贴之,有脓出易之,须臾拔根,立差。""一切疔肿……又方,蒺藜子一升,烧灰,酽醋和,封上,经宿便差,或针破头封上,更佳……又方,艾蒿一担,烧作灰,于竹筒中淋,取汁,以一二合和石灰如面浆,以针刺疮中至痛,即点之,点三遍,其根自拔。"

《备急灸方》(三):"黄帝、岐伯、孙真人治丁疮法……凡觉有此患,便灸掌后四寸两筋间,十四炷。"

《儒门事亲》(卷十五·一):"治疔疮:生蜜与隔年葱,一处研成膏,上先将疮周回用竹针刺破,然后用疮药于疮上摊之,用绯绢盖覆。"

《卫生宝鉴》(卷十三·疮肿门):"二仙散[含白矾、黄丹]:治疔肿恶疮……三棱针刺疮见血,待血尽,上药,膏药盖之,不过三易,决愈。"

《丹溪心法》(卷五·八十六):"疔病……外施艾灸,亦渐取效。"

[外国文献]

《医心方》(卷十六·第一):"《录验方》云:有疔毒疮……北方饶此疾也,江东时有作者,喜着口里颊边及舌上也,看之正黑如珠子,含服汤,针刺去血,如治丹疽法也。""痈疽方治疔疮方:以甘刀割十字,以铜铁楉烧火令赤,疮上置蜡,少烧,刺名曰为烁,一二遍,无毒肉时自热止,烧鼠矢作灰末[原作未,据义改],着疮穴,满之即瘥(今按:《经心方》烧锥赤刺头上)。"

［明代文献摘录］

《神应经》(疮毒部):"疔疮:生[原无此字,据《针灸大成》补]面上口角:灸合谷。生手上:灸曲池。生背上:灸肩井、三里、委中、行间、通里、小海、太冲、临泣。"

《奇效良方》(卷五十四):"回疮锭子:治疔疮大效,草乌头、蟾酥、巴豆、麝香,上为细末,面糊和就,捻作饼子,如有恶疮、透丁,不痛无血者,用针深刺至痛处,有血出以此锭子纴之,上用膏药贴之,疔疮四畔纴之,其疔三二日自然拔出。""玉山韩光方:治疔肿,上以艾蒿一担,烧作灰,于竹筒中淋,取汁,以一二合和石灰如面浆,以针刺疮中至痛,即点之,点三次,其根自拔,亦大神效。""治一切疔肿悬痈:右用苍耳根茎苗,但取一束,烧为灰,醋泔蓝靛和如泥,先以针刺疮上,及四边数下,令血出,度药气可以入针孔中,即去血傅药。"

《针灸捷径》(卷之下):"疔疮之证:(面生)合谷、[足]三里(脚生)、血海、委中,凡生疮皆毒,受病随患处加艾灸之,毒从火化,或大疔不宜灸。"

《针灸聚英》(卷一上·足太阳):"束骨……痛疽,背生疔疮。"

《外科理例》(卷一·四十八):"一人足患疔已十一日,气短,灸五十余壮,更以托裹药而愈。""疔毒甚者,痛则灸至不痛,不痛则灸至痛,亦无不愈。"

《外科理例》(卷二·七十七):"发背、脑疽、大疔、悬痈、脱疽、脚发之类……必灸之以拔其毒。"

《外科理例》(卷四·一百九):"疔疮……麻木大痛或不痛者,并灸之。""疔疮……急于艾炷灸之,若不觉痛,针疮四边,皆令血出……若针之不痛无血者,以猛火烧铁针通赤,于疮上烙之,令如焦炭，取痛为效，亦纽前锭子［回疮锭子］，贴以膏药，经一二日脓溃根出。""疔疮……一人足患作痒，恶寒呕吐，时发昏乱，脉浮数，明灸二十余壮。""疔疮……一人左手臂患之，是日一臂麻木，次日半体皆然，神思昏溃，遂明灸二十余壮，始不痛，至百壮始痛。""一妇忽恶寒作呕，肩臂麻木，手心瘙痒，遂瞀闷不自知其故，但手有一泡，此疔毒也，急灸患处五十余壮而苏，又五十余壮知痛。""一人脚面生疔，形虽如粟，其毒甚大……以隔蒜灸五十余壮，痒止再灸，片时知痛。""一妇六十，左耳下天容穴间一疔，其头黑靥，四边泡起，黄水时流，浑身麻木，发热谵语，时时昏沉，六脉浮洪，用乌金散汗之，就用铍针刺，疮心不痛，周遭再刺十余下，紫黑血出，方知疼痛。""疔疮……一人胸患遍身麻木，脉数而实，急针出恶血，更明灸数壮始痛。""一郑氏举家生疔，多在四肢，皆食死牛肉所致，刺去恶血。""疔疮……若患在手足，红系攻心腹者，就于系尽处刺去恶血。""疔疮……若系近心腹者，宜挑破疮头去恶水。"

《外科理例》（卷四·一百十一）："若发背、脑疽、疔毒，及患在四肢，必用灸法，拔引郁毒，以行瘀滞。"

《名医类案》（卷九·四肢病）："一人左手无名指爪角生一小疮，初起麻粒大，用小刀挑开疮头，血出如溺不止，一日长出肉瘤，如菌裹指，顶内开一孔，如眼目转动，此疔毒也，以艾灸四十壮，不知疼痛痒，复烙之，翦去肉瘤，敷拔疔散，外以膏药贴之，内服解毒，七日全愈。"

《名医类案》（卷九·疔疮）："一老妇手大指患疔，为人针破，出鲜血，手背俱肿，半体俱痛，神思昏愦……用大补汤及活命饮各一剂，外用隔蒜灸，喜其手指皆赤肿而出毒水，又各一剂，赤肿渐溃，又用托里药而瘥。""表甥居富，右手小指患疔，色紫，或云小疮，针刺出血，敷以凉药，掌指肿三四倍，黯而不痛，神思昏愦，烦燥不宁……薛用大剂参芪归术之类，及频灸遍手，而肿渐消。""一人年二十，唇患疔四日矣，有紫脉，自疮延至口内，将及于喉。薛曰：此真气虚而邪气实也，若紫脉过喉，则难治矣，须针紫脉，并疮头出恶血，以泄其毒则可。""都宪张恒山，左足指患之［疔疮］，痛不可忍，急隔蒜灸三十余壮，即能行步……大凡疔患于肢节，灸法有回生之功，设投以凉剂，收敛腠理，隧道壅塞，邪气愈甚，多致不起，若毒未尽，骤用生肌，轻者反增溃烂，重者必致危亡。""一男子足指患疔，肿焮痛赤，用隔蒜灸。"

《名医类案》（卷十·脑项疽）："一妇……舌肿大，遍身发疔，如紫葡萄，不计其数，手足尤多，乃脾胃受毒，各刺出黑血，服夺命丹七粒。"

《薛氏医案》（保婴撮要·卷十二·疔疮）："大要当分邪之在表在里，急用隔蒜灸法，并解毒之剂。""生于唇口之内者，多有红丝入喉，急用针挑，出恶血以泄其毒，可保无虞。""在偏僻之处，药难导达者，惟灸法有回生之功。""小儿肌肉脆嫩，且不能言痛否，灸法须将蒜切薄片著肉，一面略剜少空，灼艾灸蒜，先置大人臂上，试其冷热得宜，然后移著疮上，又别灼艾如前法试之，以待相易，勿令间歇。""毗陵金文治子，将周岁，唇上患疔，余用活命饮，母子并服，更欲隔蒜灸……复灸五十余壮，肿势渐消。""一小儿三岁，手患紫疔二颗，寒热作痛……用隔蒜灸。""一小儿足患之，呕吐腹胀，二日不食……急投保和丸二服，及隔蒜灸而愈。""一小儿面上患之，寒热以搐，此热极而肝火动也，用荆防败毒散及隔蒜灸，搐止热退。""一小儿患于胸……急用隔蒜灸，服异功散。"

《薛氏医案》（保婴撮要·卷十八·痘疔）："痘疔又谓之贼痘……外必用线针挑破，出黑血，或吮出黑血，以泄其毒，余痘才得贯脓……如未应，急用隔蒜灸；若毒气甚者，或不知痛者，不用蒜隔，就着肉，灼艾灸之；若灸后疮头红肿发焮，用针挑破，出毒血，灼艾尤好。""一小儿有疔二枚，诸痘焮赤作痒而不贯，先君以针挑破，隔蒜灸至五十余炷而贯，又十余壮而痛止。""一小儿患痘疔，挑出毒血……用活命饮、隔蒜灸而愈。""一小儿痘内有疔数枚,虽挑出毒血,余毒不解,先君用仙方活命饮一剂。""一小儿患痘疔,遍身嫩如丹毒,内紫色者三枚,用活命饮、隔蒜灸,其势渐退。""一小儿出痘第七日,寒热作渴,两胁及臂外侧胆经各患痘疔,先用针挑出黑血,乃用小柴胡汤加生地黄一剂。"

《薛氏医案》(外科发挥·卷三·疔疮):"一老妇足大趾患之,甚痛,令灸之,彼不从,专服败毒药,致真气虚,而邪气愈实,竟至不救。""下部患疮……若针之不痛,或无血者,以针烧赤,频烙患处,以痛为度。""凡人暴死,多是疔毒,用灯照看遍身,若有小疮即是,宜急灸之,俟醒,更服败毒药或夺命丹。"

《薛氏医案》(外科枢要·卷二·一):"[脑疽]一妇人冬间患此,肿痛热渴,余用清热消毒药,溃之而愈,次年三月,其舌肿大,遍身发疔如葡萄,不计其数,手足尤多,乃脾胃受毒也,先各刺出黑血,随服夺丹七粒。"

《薛氏医案》(外科枢要·卷二·九):"[疔疮]若生两足者,多有红丝至脐;生两手者,多有红丝至心;生唇面口内者,多有红丝入喉,皆急用针挑破其丝,使出恶血,以泄其毒。""[疔疮]若患于偏僻之处,药所难导者,惟灸法大有回生之功。"

《薛氏医案》(外科枢要·卷三·十三):"脱疽,谓疔患于足或足趾,重者溃脱,故名之,亦有患于手,患于指者……先用隔蒜灸……色黯不痛者,肾气败而虚火盛也,隔蒜灸、桑枝灸。"

《薛氏医案》(外科精要·卷上·第一):"上林陈静涵,面患疔……连进托里消毒之药,及数砭患处,出黑血碗许。"

《薛氏医案》(外科精要·卷上·第九):"伍氏曰:凡治痈疽发背疔疮,不痛者,必灸使痛;痛者,必灸使不痛;若初灸即痛者,由毒气轻浅;灸而不痛者,乃毒气深重。""前论惟疔疮一症……非前灸法,并解毒之剂,卒难济事。""[疔疮]若生两足,多有红丝至脐;生于两手,多有红丝至心;生于唇面,多有红丝入喉,俱难治,若针其红丝出血,多有生者。""[疔疮]若患于肢末之处,毒愈凝滞,药难导达,艾灸之功为大。"

《薛氏医案》(外科精要·卷中·第二十五):"邻人苏子遇之内,左手指患疔,麻痒,寒热恶心,左半体皆麻,脉数不时见……势愈肿甚,余强针之,诸症顿退。"

《薛氏医案》(痈疽神秘验方·飞龙夺命丹):"疔疮毒疮……老弱之人,或疮毒稍轻者,宜用后丹,还更以隔蒜灸之为良,常治此疾,先以隔蒜灸之,痛者灸至不痛,不痛者灸至痛。若灸之而不痛者,明灸之,及针疔四畔,去恶血,以后丹一粒入疮头,针孔内以膏药贴之。若针之不痛,或无血者,以针烧赤,频烙患处,以痛为度,更宜服之……若患在手足,红丝攻心腹者,就于红丝尽处刺去恶血,更服败毒散。若红丝近心腹者,更挑破疮头,去恶水,以膏药贴之。如麻木者,服后丹,更以隔蒜灸,明灸亦善。凡人暴死,多是疔毒,用灯照看遍身,若有小疮即是,宜急灸之,候醒更服败毒散,或前丹。"

《医学纲目》(卷十九·疔疮):"(世)疔疮者,必发于手足之间,生黄疱,其中或紫黑色,有一条如红线直上,仓卒之际,急宜以针于红线所至处刺出毒血,然后以蟾酥乳香膏等药,于正疮上涂之。""(《百一》)治疔肿,以针刺四畔,用石榴皮末,着疮上,调面围四畔,灸痛为度,调末傅上,急裹经宿,连根自出。""(禹锡)患疔肿,中风疼痛者,炒驴马粪熨疮,满五十遍,极效。"

《针灸大成》(卷九·治症总要):"第一百八.疔疮(以针挑,有血可治,无血不可治):合谷、曲池、三里、委中。""第一百九.夹黄(胁退毒也):支沟、委中、肩井、阳陵泉。"

《寿世保元》(卷十·灸法):"用大蒜捣烂成膏,涂四围,留疮顶,以艾炷灸之,以爆为度,如不爆难愈,宜多灸百余壮,无不愈者。又灸痘疔、蛇蝎蜈蚣犬咬、瘰疬,皆效。"

《类经图翼》(卷七·足太阳):"束骨……发背痈疔。"

《类经图翼》(卷十一·外科):"又有疔疮一证……皆须用前灸法,甚则以蒜膏遍涂四围,只露毒顶,用艾著肉灸之,以爆为度,如不爆者难愈,更宜多灸,百壮以上,无弗愈者。"[原出《东医宝

鉴》(杂病篇·卷八·痈疽灸法)〕

［清代及民国前期文献摘录］(含同时代外国文献)

《身经通考》(卷四·小儿门)："治痘方，凡疮大者，紫黑者，臭烂者，俱是疔遇灰色，不起发，即认出痘疔，用银针挑断其根，吮出恶血。"

《续名医类案》(卷二十二·针灸刺砭)："是故一切肿疾，悉宜镰割足小趾下横纹间，肿在左则割左，在右则割右，血少出则瘥，以至疔肿、痈疡、丹毒、瘰疬、代指瘑病、气痛流肿之类，皆须出血者，急以砭石砭之。"

《续名医类案》(卷三十一·鬓疽)："若发背、脑疽、疔毒及患在四肢，必用灸法，拔引郁毒，以行瘀滞，尤不可专于攻毒，诊其脉而辨之，庶不自误。"

《续名医类案》(卷三十四·疔)："张所望治理安寺一僧，患水疔走黄，绝水谷者已三日，众莫能治，延所望。入视曰：毒已入内奈何，须下一针方可。因向疮顶刺入寸余，始闻痛声。曰：生矣。""一男子左手背患疔，是日一臂麻木，次日半体皆然，神思昏溃，遂明灸至二十余壮，尚不知痛，又三十余壮始不麻，至百壮始痛。""先君云：有人因剥死牛而瞀闷，令看遍身，俱有紫泡，便急灸泡处，良久遂苏，更以败毒药而愈。"

《针灸易学》(卷下)："蛇曲驴翻，搐心战战，舌下有紫疔。治法，用针刺破舌下紫疔，烟油点之，即愈。""挠痒翻，浑身刺挠，舌下有紫疔。治法，用针刺破舌下紫疔出血，即愈。""骆驼翻，如卧牛状，口发白沫，耳后有紫疔。治法，用针刺破紫疔，以干牛粪烧灰，香油调擦，立效如神。""柳皮疔，其症头摇，肚脐边有泡，发狱色。治法，一日用针刺破，以柳疔烧黄为末点之，久则越长越大，难治。""血腥抹心，其症饮食时即闻腥气。治法，舌下有紫疔刺破出血，雄黄点之。如不愈，细辛扫眼窝，内有紫泡，针破出血，即愈。""喜雀翻，心疼头疼，眼黑浑身疼，舌下有紫疔。治法，用针刺破舌下紫疗,雄黄点之,再饮雄黄酒,即愈。""老鹳翻,恶心,舌根强硬,呕吐不止,舌下有红疗。治方,针破红疗,用火药点之,治同老鸦。""鹌鹑翻,声如鹌鹑,舌下有紫疗。治方,用针刺疗出血,以鹌鹑网烧灰黄酒送下。""蜜蜂翻,吭声不断,恶心,上吐下泻,舌下有紫疗。治法,用针刺破紫疗,以小盐点之,即愈。""四足蛇翻,揪心战战,舌下有紫疗,亦有口角强硬者。治法,用针挑破紫疗出血,以烟油点之,即愈。""蝎虎翻,摇头摆手,舌下有紫疗。治法,以针刺疗,雄黄点之,即愈。""醋猪翻,四肢厥冷,浑身战战,心疼心热,舌下有紫疗。治法,用针挑破紫疗,以小盐点之。"

《采艾编翼》(卷二·外科·痈疽):"马嘴疗:正生人中,一日死,灸百会七壮即消。"

《针灸逢源》(卷五·痈疽门):"疔疮……(面口)合谷、(手上)曲池、(背上)肩井、委中、三里。""疔疮初发,必用铍针刺入疮心四五分,挑断疗根,令出恶血……生项以上者,属三阳经,不宜灸,火日生疗,亦禁灸。""毒气内攻,走黄不住,疮必塌陷,按经寻之,有一芒刺直竖,乃是疗苗,急用针刺出恶血,即在刺处用艾灸三壮,以宣余毒。"

《针灸逢源》(卷六·疔疮):"又有红丝疗发于手掌及骨节间,初起小疮,渐发红丝,上攻手膊,急用针于红丝尽处砭断出血,寻于初起疮上挑破,用蟾酥条。""有羊毛疗,身发寒热,前心后心有红点如疹形,先将紫斑点用衣针挑出如羊毛状,前后共挑数处,即时汗出而愈。"

《神灸经纶》(卷四·外科证治):"鼻疗,生于鼻内,痛引脑门,不能运气:腕骨……灸七壮。""黑疗,生耳中,赤肿连腮:后溪……灸七壮。""颊疗,生面颊骨尖高处,发时寒战咬牙,口不能开:外关。""注节疗,生指节缝中,肿痛连肘臂:合骨。""合疗,一名虎口发,有小黑泡,起大指节尾中:内关、间使。"

《针灸集成》(卷二·疮肿):"痈、疽、疗、疖之初出,看其经络部分,各随其经行针,无旬日,如或针旬日,则无效矣,勿论择日忌灸,逐日针刺,或一日再刺,以泻其毒,则不至十日自安,若针旬日,或针五六度,而病者为苦,半途而废,至于死亡……急灸骑竹马穴七壮,无不神效。""疗肿生面上口角:合谷、下三里、神门……生背上:肩井七壮,委中、灵道,观病之轻重,重者倍数灸之,并灸骑竹马穴七壮。""缕疗……发于肘内,而痛日久,则成脓,脓后,则针破出脓;未脓前,灸骑竹马穴各七壮,即愈。"

《刺疗捷法》(治疗歌):"鹤顶疗生督脉经,宜刺百劳与天庭,印堂人中与尾骶,委中两穴保安宁(用瘿桃灸炭,清油调敷)。""天庭疗从尾骶刺,肩井面岩百劳治,插花颊车与地合,中冲一穴须刺至。""天门疗刺尾骶穴,肩井地仓又龙舌,地合面岩与插花,百劳一二至三节。""太阳生疗关冲刺,百劳七节须挑至,地合肩井与印堂,大敦窍阴穴当志。""前发际疗尾间决,环跳窍阴是要穴,地合百劳与曲池,燕利两穴又龙舌。""插花疗属肝胆经,发际印堂刺甚灵,百劳七节与地合,窍阴大敦保安宁。""大头疗发头肿大,急刺尾骶可安泰,天庭地合与百劳,中冲一决可无害。""印堂疗刺尾骶穴,关冲百劳人中决,更刺两颧并面岩,心肺火毒可疗灭。""山根疗刺尾骶穴,百劳挑至第四节,人中地合与印堂,两颧骨上亦须决。""眉中生疗肝脾热,须刺隐白大敦穴,地合两旁食指尖(即商阳穴),百劳七节与龙舌。""眉燕眉稍两处疗,牙咬龙舌曲池经,百劳大敦与隐白,肩井一决保安宁。""上下眼胞若生疗,隐白厉兑与天庭,更寻曲池并龙舌,中冲穴与委中灵(用鲜天南星,米醋摩涂患处)。""鼻节疗向印堂决,百劳关冲尾间穴,天庭地合与承浆,两口角旁是要诀。""鼻环疗向尾骶决,百劳一节至四节,地合印堂两颊车,关冲穴与外龙舌。""穿鼻疗须刺关冲,地合天庭地仓逢,面岩印堂与厉兑,尾间一决即能松。""迎香疗刺商阳穴,合谷曲池尾骶决,地合百劳与天庭,阳明热毒即除灭。""笑散穴疗刺尾骶,唇内齿根(即龈交穴)证可除,百劳关冲与地合,天庭印堂刺即舒。""鼻尖疗向人中决,地合印堂两龙舌。""颧骨疗刺厉兑穴,小指外侧少泽决,内外龙舌与大敦,发际左右看分别（生左决左，生右决右）。""面岩疗刺厉兑穴，天庭百劳两龙舌，大敦地合与印堂，发际关冲颊车决。""颐疗宜从肩井刺，商阳合谷曲池至。""颧髎疗又名对齿，小指外侧少泽使，合谷一穴左右分（生左决左，生右决右），中冲一穴刺乃至。""牙咬疗刺合谷穴，手三里与曲池决，疗旁上下左右刺，地合中冲两颧泄。""颊车疗刺合谷穴，地仓少商肩井决。""上反唇疗中冲决，委中面岩是要穴，唇内齿根名龈交，印堂关冲与龙舌。""下反唇疗加地合，其余俱照上反唇（照上反唇各穴刺之，再刺地合）。""人中疗刺尾闾穴，龈交委中是要决，天庭地合与印堂，百劳刺至第三节。""吊角疗刺承浆穴，十指尖与地仓决，委中隐白与耳涌，肩井巨骨是要诀。""锁口疗刺地合穴，天庭印堂与龙舌，耳涌耳垂与委中，面中岩冲是宜泄。""地合疗向髋骨决，承浆两颧天庭穴，中指尖头（根）各一针，男左女右有分别。（中指尖即中冲穴，指根在中指第三节近掌处）""耳下项疗合谷至，插花肩井面岩使，再兼环跳与窍阴，百劳印堂俱宜刺。""耳门疗属三焦火，肩井合谷刺甚妥，腕后外关与关冲，中冲穴内刺亦可。""耳涌疗刺合谷穴，更兼肩井又龙舌，中指尖根各一针，百劳七节亦须决。""耳后生疗属膀胱，肩井至阴面岩当，中指尖根各一刺，百劳委中与印堂。""后发际疗刺至阴，尾骶骨上二节寻，肩井百劳委中决，数处挑泄患无侵。""正对口疗属督脉，须刺尾骶是上策，天庭地合与印堂，百劳委中可解厄。""偏对口疗[此字原无，据义补]刺至阴，印堂尾闾委中针，地合百劳二节刺，膀胱毒解患无侵（用九头兰花根、射干二味，同捣，入盐少许，贴于患处）。""舌尖生疗心火炽，中指尖头（即中冲穴）须一刺，百劳承浆与印堂，少冲少府为之使（川连五分，莲心五粒，煎汁，敷患处，效）。""喉内患证锁喉痛，两少商穴刺即松（用鲜土牛膝一两，鲜马兰根一两，同捣，再用金果兰净末一钱，毛茨茹净末一钱，四味同捣和绞汁，用鹅毛蘸汁，刷入喉内，吐出风痰立愈）。""喉旁生证发痘后，可刺少商合谷口。""肩井生疗刺龙舌，后溪窍阴是要穴，地合缺盆与曲池,发际印堂尾间决。""腋下生疔名挟痛,肩井巨骨与少冲。""卧胸疔又名井疽,中脘关元气海居,百劳三节又七节,起初即刺可消除。""手掌疔生劳宫穴,腕骨内关中冲决,髁内曲泽与印堂,六处刺之毒自泄。""红丝疔从脉门起,先断丝头刺可止,寸寸挑至近疔头,中冲穴与龙舌使。""红丝疔亦有从合谷发者,再刺商阳穴。""[红丝疔]亦有从脚上发者,挑法俱先从红丝延处当头先刺,寸寸挑至近根,若有白泡,须挑破之。""手槽疔生威灵穴,可刺肩井与龙舌,更加肘骨与曲池,四处记取是要穴。""螺纹疔生大指头,云门尺泽有来由。""食指生疔刺合谷,曲池龙舌不须忧。""中指生疔刺曲泽,内关龙舌细推求。""无名指疔关冲刺,肩髎外关可参谋。""小指生疔刺腕骨,后溪前谷穴须搜。""初起俱将猪胆套,指根一决证可瘳(凡手指生疔,不论何指,初起速将猪苦胆连汁,套于指上,即能消肿,或用黄连、蜈蚣研末,鸡子清调敷患处。指根者,即患疔之指根,第三节近掌处)。""手背疔属手少阴,腕骨外关龙舌针,四围微微细针刺,雄黄敷解患无侵。""背脊疔属督脉经,尾骶委中百劳灵。""膑骨生疔刺厉兑,膝眼委中刺无害。""涌泉穴疔百劳刺,阴谷太溪为之使,脚虎口中须一针,前后隐珠俱可治。""肉龟疔生脚背上,其形似龟痛难量,急用银针刺四围,艾灸疔头可无恙。"

《育麟益寿万应神针》(六十二种穴法):"凡痛疽发背,对口疔疮……各于患处针之,痛者针至不痛,不痛针至痛,即愈。"

《针灸秘授全书》(疔疮):"疔疮:临泣、太冲、少海、刺委中(禁灸)、行间、通里。""背疔:三里。""头面口疔:合谷。"

《针灸治疗实验集第一期》(49):"马尧衢,四十岁,亦为同事,患疔疮,在手指,肿痛难忍,为针身柱一穴而愈。""身柱一穴善治疔疮,为舍亲朱君所秘授,不论是何疔,已溃未溃,此穴一针便愈,重者针二次无不愈,即疔疮走黄,亦可针愈,惟于针后再服野菊花汁一杯更佳,如无野菊花,药店中购菊花一两,煎汁服亦可,余针治百数人之疔疮,无不愈者。"

《金针百日通》(百病论治·疔毒):"火剑二针,为治疗毒,及无名恶疮之正轨。"

[外国文献]

《针灸则》(附录):"倭俗有言曰:肿病其症,时眼昏而殆将绝,是当尸厥,疗肿生口鼻边而如此,灸温溜之二穴而有效,凡疗肿,灸艾宜大,若不知热,则宜(及)知热。"

《名家灸选三编》(疮疡病):"治疗肿法(《百一方》):以针刺四畔,用石榴皮末着疮上,调面围四畔,灸之,痛为度,调末傅上,急裹经宿,连根自出。"

[现代文献题录]

（限本节引用者,按首位作者首字的汉语拼音排序）

陈余法.五味消毒饮加味配合刺络放血疗法治疗疔疮22例疗效观察.浙江中医杂志,2012,47(5):348.

董青军,孙立虹.艾条隔蒜灸治疗疔疮14例.河南中医,2004,24(12):58.

杜志昌.针刺督脉反应点治疗颜面部疔疮.江苏中医杂志,1986,7(6):29.

解孟坤.针刺对侧指趾治疗疔毒.河北中医学院学报,1991,6(2):20.

李复峰,马新亭,钱冰茹.粗针刺督脉治疗疔疮1426例临床总结.针灸学报,1990,6(4):1.

李桂清,王鹏琴.艾灸治疗红丝疔.中国民间疗法,2001,9(4):25.

刘贵仁.针刺阿是穴治疗红丝疔50例.四川中医,1987,5(7):44.

刘国柱.针刺治疗红丝疔30例.针灸临床杂志,1994,10(4):41.

刘月振.隔蒜灸配合点刺放血治疗疔疮31例.中国针灸,

2009,29（1）:6.

吕杏芳.针治疗疮重复验证.中医杂志,1982,23（12）:72.

马居林.羊毛疗治验.上海针灸杂志,1992,11（3）:45.

彭静山.循经取穴之研究.中医杂志,1981,22（6）:46-48.

彭伟,晏宜.针刺治疗疔疮58例.中国针灸,2005,25（9）:602.

彭玉格,郝黎明.刺络拔罐法治疗急性化脓性感染疾病.江西中医药,1984,15（2）:16.

戚魁邦.针刺放血拔罐配合中药内服治疗红丝疗203例.中医外治杂志,2002,11（4）:34.

石剑峰.针刺治疗红丝疗18例.中国针灸,2008,28（7）:549.

孙振峰.针刺治疗红丝疗.中国针灸,1996,16（10）:44.

陶月芬.针刺治验蚊虫叮伤引发红丝疗1例.甘肃中医,1996,9（2）:36.

王继元.锋钩针加拔罐治疗疔疮230例.中国针灸,1990,10（5）:20.

王绍洪.挑治疗法治疗疔疮6500例.中国针灸,1992,12（3）:22.

王英莲,李英姿,刘斌.三棱针点刺放血治疗红丝疗15例.针灸临床杂志,2001,17（4）:24.

邢守平,杨根生,安改香.艾灸合用植物油外涂临症举隅.中医外治杂志,1999,8（1）:40.

杨自顺.针刺治愈疔毒走黄2例.中国中医急症,1999,8（6）:281.

张艳华,王飞宇.循经取穴针刺法治疗手足部疔疮80例.辽宁中医杂志,2007,34（2）:218.

钟岳琦.钟岳琦临证经验//陈佑邦,邓良月.当代中国针灸临证精要.天津:天津科学技术出版社,1987:304.

第十八节　瘙痒

　　瘙痒是指皮肤上的一种不适感觉,犹如虫虱游行,须搔抓方得缓解。古代针灸临床文献中凡有痒、搔、痒搔、搔痒、爬搔、瘙、瘙痒、风瘙、瘙扰、蚜、如虫啮、如虫行、风叶叶动、肾脏风疮等描述字样的内容,本节均予收入。中医学认为,本病多由寒、热、风、湿、虫、虚等原因所致。西医学中的癣、疥疮、药物性皮炎、接触性皮炎、虫咬性皮炎、松毛虫病、湿疹、荨麻疹、神经性皮炎、银屑病、脂溢性皮炎、性病、疮疡,以及皮肤瘙痒症等皆会出现瘙痒感,而在现代针灸临床上,皮肤瘙痒症和荨麻疹较为多见(荨麻疹将另立一节,再作专门讨论)。鉴于局部性瘙痒(简称局痒)的取穴,有异于泛指性或全身性瘙痒(简称泛痒)的取穴,为了排除局痒取穴的干扰,以寻得治疗泛痒穴位的分布特点,本节在循经取穴、分部取穴及其常用穴位的讨论中,仅对古今文献中泛痒的取穴进行统计,涉及的古代针灸文献共43条,合89穴次;现代针灸文献共77篇(主要为皮肤瘙痒症),合301穴次。而在辨证取穴(条目较少)和针灸方法的讨论中,则对全部瘙痒(简称全痒,包括泛痒和局痒)的相关内容进行统计,涉及的古代针灸文献共183条,合324穴次;现代针灸文献共116篇,合435穴次。将古今文献的统计结果相对照,可列出表18-1~表18-4(表中数字为文献中出现的次数)。

表 18-1　常用经脉的古今对照表

经脉	古代(泛痒穴次)	现代(泛痒穴次)
相同	胆经 19、大肠经 13、膀胱经 9、督脉 5	大肠经 59、膀胱经 50、胆经 22、督脉 18

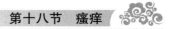

续表

经脉	古代（泛痒穴次）	现代（泛痒穴次）
不同		脾经 59、胃经 29

表 18-2　常用部位的古今对照表

部位	古代（泛痒穴次）	现代（泛痒穴次）
相同	关节部 41、阳面 57	关节部 134、阳面 189
不同	末端部 11、患部 10	腿阴 61、上背 46、足阴 16

表 18-3　常用穴位的古今对照表

穴位		古代（泛痒穴次）	现代（泛痒穴次）
相同		曲池 10、患部 10、风市 7、合谷 3	曲池 39、合谷 17、患部 9、风市 7
不同	腿部	悬钟 5、委中 3	血海 34、足三里 24、三阴交 21
	足部	足临泣 4	太冲 6
	项背		膈俞 11、大椎 10、风池 9、风门 6、肺俞 6
	臂部		外关 7

表 18-4　治疗方法的古今对照表

方法	古代（全痒条次）	现代（全痒篇次）
相同	灸法 31、刺血 22、针刺 21	针刺 47、灸法 12、刺血 10
不同	熨法 2	穴位注射 32、耳穴 19、拔罐 10、皮肤针 9、敷贴 9、埋藏 5、熏洗 5、电针 3、器械 2、火针 2、小针刀 2、头针 1

根据以上各表,可对瘙痒的古今针灸治疗特点作以下比较分析。

【循经取穴比较】

1. **古今均取胆、大肠、膀胱经与督脉穴** 本病多由阳邪所致,发于皮肤,而皮肤属阳,因此本病的古今临床均多取阳经穴。其中胆经、膀胱经属足阳经,循行于从头至足的阳面,分布广泛,与泛痒相应;大肠经多气多血,阳气旺盛;督脉为诸阳之海,故治疗本病多取该四经穴。统计结果见表18-5。

表18-5 胆、大肠、膀胱经和督脉穴次及其分占古、今总穴次的百分比和
其位次对照表

	古代	现代
胆经	19(21.35%,第一位)	22(7.31%,第四位)
大肠经	13(14.61%,第二位)	59(19.60%,并列第一位)
膀胱经	9(10.11%,第三位)	50(16.61%,第二位)
督脉	5(5.62%,第四位)	18(5.98%,第五位)

表18-5显示,**古代比现代更重视胆经穴,现代比古代更重视大肠、膀胱经穴**,而督脉穴次的百分比古今相近。就穴位而言,表18-3显示,古今均多取曲池、风市、合谷,这是相同的;古代还取下肢悬钟、足临泣、委中,现代则取上背部膈俞、大椎、风门、肺俞,项部风池,这些是不同的。

2. **现代选取脾、胃经穴** 中医认为,本病与血相关,血热与血虚均可致本病,而脾胃为血液生化之源,脾又主统血,因此现代临床选用脾经、胃经穴,分别为59、29穴次,分列现代诸经的第一(并列)、第三位,分占现代总穴次的19.60%、9.63%。**常用穴为血海、足三里、三阴交**。而古代取脾经、胃经分别为3、2穴次,分列古代诸经的第五(并列)、第六位,分占古代总穴次的3.37%、

2.25%,未被列入常用经脉,不如现代。

【分部取穴比较】

1. 古今均取关节部穴 对统计结果进行仔细辨析,发现在泛痒的古、今文献中,关节部穴十分集中,分别达 41、134 穴次,分占各自总穴次的 46.07%、44.52%,可见古今均重视关节部穴,且百分比相近。笔者揣测,本病病机多为邪毒(含现代的过敏因子)壅盛,而这些邪毒往往瘀阻于肢体曲折之处,即关节部位,取此处穴则可驱邪外出。就穴位而言,古今均取**曲池、合谷**,这是相同的;古代还取足阳经穴**委中、足临泣**等,现代则取足阴经穴**血海、太冲**等,此乃同中有异。

古代治疗泛痒而取关节部穴者,如《针灸大全》载:足临泣配血海、委中、曲池等穴,治疗"浮风,浑身搔痒"。《针灸集成》云:"遍身痒如虫行不可忍:肘尖七壮,曲池、神门,针合谷、三阴交。"《针灸甲乙经》言:"瘛瘲欲呕,大陵主之。"《采艾编翼》载:膝关治"风痒"。《薛氏医案》记:"一男子面发紫疙瘩,脓水淋漓,睡中搔搦,遍身麻木,渐发赤块,劳怒则痒,肝脉洪大,砭刺臂腿腕,各出血。"上述穴位多数在关节部。

现代取关节部穴者,如廖继发治疗银屑病,取曲池、合谷、血海、太冲等穴,用针刺平补平泻法;袁秀丽治疗慢性湿疹,取曲池、合谷、血海等穴,用针刺;卫静等治疗老年性皮肤瘙痒症,取血海、曲池、合谷等穴,注入维生素 B_1、维生素 B_{12};郭乃琴等治疗皮肤瘙痒症,取血海、曲池、合谷、太冲等穴,用针刺。又如申健治疗皮肤瘙痒症,取下都穴(位于手背第 4、5 指缝缝纹尖上方约 5 分陷中),用针刺捻转法。上述下都、少府在掌指关节部。

对于古今治疗局痒所取远道穴进行分析,发现古今也取关节部穴,如明代《针方六集》称:曲泉治"阴囊湿痒",血海治"肾脏风疮湿痒,浑身脓疥"。清代《神灸经纶》谓:"阴挺痒痛:少府、曲泉。"《针灸逢源》记:"面肿作痒:迎香、合谷、陷谷、厉兑。"现代任秋兰等治疗外阴瘙痒,取曲池、血海、太冲、少府等穴,用针刺中等刺激。上述穴位多数亦在关节部。

2. 古代选取末端部穴　在古代泛痒文献中,末端部为 11 穴次,占总穴次的 12.36%。笔者揣测,人体正气总是竭力将邪毒驱逐出体外,直至肢体末端,而末端部血管最细,血流动力又最小,致使邪毒停留聚集,因而治疗本病多取末端部穴。如《针灸大全》曰:百会、太阳等治疗"浮风,浑身搔痒"。《儒门事亲》云:"诸痛痒疮疡,皆属于心火","可刺少冲,灸之亦同"。《针灸集书》言:涌泉、颔厌、后顶等穴治疗"游走无定,状如虫行,昼静夜剧"。《针灸甲乙经》语:"虚则痒搔,会阴主之。"《百证赋》道:"至阴屏翳,疗痒疾之疼多。"上述百会、太阳、颔厌、后顶在头顶部及其附近;少冲、涌泉、至阴在四肢末端部;会阴(又名屏翳)在躯干下端部。但这些穴位的次数较为分散,均未被列入常用穴位。

对古代治疗局痒的远道取穴进行分析,发现古人也取末端部穴。如《医心方》记:"治阴痒水出不能瘥者方","灸脊穷骨,名龟尾,依年壮,或七壮"又,灸足大指丛毛中,多至七壮,并良"。《医学纲目》述:"阴中湿痒,外肾生疮:海底、独阴。"上述"足大指丛毛中"、独阴皆在下肢末端部。

现代治疗泛痒亦有取末端部穴者,如王雪等治疗皮肤瘙痒症,取十二经井、荥穴,用毫针点刺出血;曹汉清则取少商、大敦等穴,用针刺。但现代取末端穴共 10 穴次,占现代总穴次的 3.32%,未被列入常用部位,不如古代。

3. 古代选取患部穴　患部(天应)当是邪毒聚集之处,取此处穴则可驱邪外出,因此在泛痒的古代文献中,患部达 10 穴次,占各自总穴次的 11.24%。如《医心方》曰:"凡毒肿多痛,风肿多痒,按之随手起,或痱瘰、隐疹皆风肿,治之方","以铍刀决破之,出毒血便愈"。《薛氏医案》载:"一男子遍身疙瘩,搔则痒,掐则痛","砭出黑血"。

现代治疗泛痒而取患部穴者,如柳典花等治疗结节性痒疹,取病变局部,用梅花针叩刺渗血;赵寿毛治疗皮肤瘙痒,取瘙痒局部,用梅花针叩刺,并用艾条灸。但现代治疗泛痒取患部穴为9穴次,占现代总穴次的2.99%,未被列入常用部位,不如古代。

古今治疗局痒也取患部之穴,如晋代《针灸甲乙经》谓:"眦痒痛,淫肤白翳,睛明主之。""绝子阴痒,刺石门。"宋代《铜人腧穴针灸图经》称:会阴治"谷道搔痒"。明代《百证赋》道:"面上虫行有验,迎香可取。"《外科理例》谓:"手心瘙痒,遂瞀闷不自知其故,但手有一泡,此疗毒也,急灸患处五十余壮而苏,又五十余壮知痛。"《针方六集》载:听宫治"耳内蝉鸣气痒"。现代李贵鑫等治疗肛门瘙痒症,取长强,注入布比卡因加亚甲蓝注射液;陈永祥治疗外阴瘙痒,取曲骨穴,注入奴夫卡因(普鲁卡因)加维生素B_6。上述穴位多数均在患部。

4. 现代选取下肢阴面穴 现代治疗泛痒还选用下肢阴面穴,其中腿阴、足阴部穴,分别为61、16穴次,分占古代总穴次的20.27%、5.32%,**常用穴为血海、三阴交、太冲等**,可见现代重视脾、肝等脏器在本病治疗中的作用。其中血海、太冲又属关节部穴,在前面已有所阐述,下面再作若干补充。此外,表18-3显示,现代还常取足阳明经**足三里**,此穴虽属阳,但其经循行于胸腹部,故为阳中之阴穴。如李月治疗老年皮肤瘙痒症,针刺血海,针感向上下传导,并针三阴交,均用补法;杨晋红等则取血海、三阴交、足三里等,注入当归注射液;周民等治疗银屑病,取血海、足三里、三阴交等,埋入羊肠线;廖继发则取血海、三阴交、足三里、太冲等穴,用针刺;王丽敏治疗皮肤瘙痒症,取百虫窝(血海上1寸),用针刺提插捻转法。而古代治疗泛痒取腿阴、足阴部穴,分别为4、2穴次,分占现代总穴次的4.49%、2.25%,均未被列入常用部位,不如现代。此外,现代治疗局痒也有取下肢远道阴面穴者,如黄炜英等治疗外阴瘙痒症,取阴陵泉、三阴交、照海、太冲等穴,用针刺小幅度提插捻转;任秋兰等则取血海、三阴交、蠡沟、太冲等穴,用针刺中等刺激。

5. 现代选取上背部穴　现代治疗泛痒还选用背俞等穴,致使上背部达 46 穴次,占古代总穴次的 15.28%,**常用穴如膈俞、大椎、风门、肺俞等**,可见现代重视内脏等在本病发生中的作用。此外,现代还取**项部的风池**,显示对祛风的重视。如张连生治疗皮肤瘙痒症,取风池、心俞、膈俞等穴,用针刺;陈卫华则取风门、风池、膈俞等穴,用针刺;张艳丽取大椎、肺俞、心俞、肝俞、膈俞、脾俞,用针刺,然后拔罐,使针孔出血;任树成治疗银屑病,取肺俞、膈俞、脾俞、大肠俞,用羊肠线埋藏;周民等则取大椎、肺俞等,埋入羊肠线。而古代治疗泛痒取上背部,共计 3 穴次,列古代各部的第七位,占现代总穴次的 3.37%,未被列入常用部位,不如现代。

6. 古今均取阳面穴　对统计结果进行仔细辨析,发现在泛痒的古、今文献中,阳面穴十分集中,分别达 57、189 穴次,分占各自总穴次的 64.04%、62.79%,可见治疗本病以阳面穴为多,且古今百分比相近,此当本病多由阳邪所致,发于皮肤之故。如清代《针灸集成》曰:"皮风疮","自少搔痒不止如粟米者,多发于臂及足胫外边与背部,而绝不发胸、腹及臂及脚内边,故名曰皮风疮,逢秋气尤痒成疮,俗名年疥疮,曲池灸二百壮,神门、合谷三七壮。"除前面各部中的阳面穴外,**古今均取风市,古代又取悬钟等,现代则取外关等**。如明代《医学入门》载:风市治"脚气,浑身搔痒,麻痹";悬钟治"浑身搔痒"。现代刘西忠等治疗高胆红素血症致皮肤瘙痒,取双侧风市穴,用针刺泻法;张志坡治疗皮肤瘙痒症取风市、曲池等,注入维生素 B_{12};郭乃琴等则取外关、曲池、合谷、风池等穴,用针刺;郭耀康治疗牛皮癣,取外关、曲池、合谷、足三里、阳陵泉等,用针刺捻转法。

【辨证取穴比较】

古人治疗本病之诸类型,均取上述关节部、末端部、患部之穴,这是共同的。此外,对各类型的取穴似还有以下各自特点。

1. 与寒相关 共计 7 条。如《续名医类案》记:"小腹急痛,面痒恶寒","即为灸气海一穴,进理中汤,顷之疾平"。《备急千金要方》述:"照海主阴挺下血,阴中肿,或痒,漉清汁若葵汁。"(其中"清"作"寒"解)可见古人**选取小腹部与肾经穴位**,此当小腹部含"生气之原""肾间动气"(《难经·八难》),而肾经属阴之故,取之则可补气壮阳,除阴祛寒。又《针灸甲乙经》曰:"少腹苦寒,阴痒及痛,经闭不通,中极主之。"此为取患部穴以治寒痒之例。

2. 与热相关 共计 11 条。如《太乙神针》云:"伤寒余热不尽,举体痛痒如虫啮","针曲池穴"。《循经考穴编》言:太溪主"肾家邪热,两腿生疮痒甚","并宜泻之"。《薛氏医案》记:"一男子面赤发紫泡,下体痒痛,午后发热,大便燥黑","刺腿指缝出毒血"。可见古人**多取关节部与末端部穴**,笔者揣测,邪毒犯体,正气奋而反抗,从而产生实热之象,而关节与末端部均是邪集聚之处,取此穴位则可驱邪清热。又《儒门事亲》语:"夫小儿眉炼,在面曰眉炼,在耳曰䪼耳,在足曰靴癣",《内经》曰诸痛痒疮疡皆属于火,乃心火热盛之致然也,可用铓针刺之出血,一刺不愈,当再刺之,二刺则必愈矣"。此为取患部穴以治热痒之例。

3. 与风相关 共计 33 条,对其穴次进行统计,结果显示,阳面/阴面=29/7=4.14,即阳面穴占全身总穴次的 80.56%,亦大于前面总体取穴中阳面穴的 64.04%,可见**古人祛风多取阳面穴**,此当风为阳邪之故。又本部/末部=22/14=1.57,因本部中含关节部,故本部穴次高于末端部;下部/上部=20/16=1.25,本病由内风所致,故上、下部的穴次差异不大。古代取阳面穴者,如《针灸大全》载:足临泣配百会、太阳、百劳、命门、风市、绝骨、水分、气海、血海、委中、曲池,治疗"浮风,浑身搔痒";申脉配臑会、腕骨、合谷、行间、风市、阳陵泉,治疗"中风,手足瘙痒,不能握物"。《针灸秘授全书》述:"浮风浑身瘙痒:百会、百劳、命门。"上述穴位多数均在阳面,又《儒门事亲》记:"桑惠民病风,面黑色,畏风不敢出,爬搔不已,眉毛脱落","宜先刺其面,大出血,其血当如墨色,三刺血变色矣,于是下针,自额上下铧针,直至颅顶皆出血,果如墨色,偏肿处皆针之"。此为取患部穴以治风痒之例。

4. **与湿相关** 共计 29 条,对其穴次进行统计,结果显示,下半身/上半身 =30/6=5,可见古人治疗本类型**以下部穴为多**,此当本类型中生殖器湿痒较多之故,而"湿性重着在下"可能也是原因之一。如《针灸捷径》曰:"阴汗湿痒,肾脏风疮:中极、海底、肾俞、血海、委中、曲泉、三阴交。"《玉龙经》云:"阴中湿痒阴跻间。"《针方六集》载:足五里治"阴囊湿痒,两股生疮"。《循经考穴编》称:阴谷治"阴囊湿痒"。上述穴位均在下部。

5. **与虚相关** 共计 12 条。如《灵枢经·经脉》曰:肝经络穴蠡沟主"虚则(阴部)暴痒";任脉络穴尾翳主"虚则(腹皮)痒搔"。可见古人**选取络穴**,因络穴沟通调理表里两经的气血,故可取以补虚。对于上述尾翳一穴,《太素》卷九十五等解释为鸠尾。但张介宾则有不同看法,在《类经》七卷第五中注:"即会阴穴";《针灸甲乙经》亦曰:"虚则痒搔,会阴主之。"故对此尚需讨论。又《薛氏医案》记:"一儒者脚心或痒痛,或麻痒,或肿胀,二年后身体作痒,渐变疙瘩,发热耳鸣,日晡益盛,此属肾虚也,乃砭刺臂腿腕及手足指缝,去其瘀血。"此为取关节与手足末端部穴以治虚痒之例。

现代治疗瘙痒亦有采用辨证取穴者,如杨明昌等治疗老年性皮肤瘙痒症,血虚肝旺者,取血海、曲池、三阴交、合谷、委中;湿热者,取足三里、承山、血海、曲池、阴陵泉,用针刺先泻后补法。佘嘉奕治疗皮肤瘙痒症,血虚肝旺取肝俞、太冲、血海、膈俞、三阴交、风门;风湿热型取曲池、合谷、风门、风池、血海、膈俞,用针刺先泻后补手法。郑光亮则取耳穴肺、大肠、荨麻疹区、过敏点、肾上腺、皮质下、内分泌,风盛加交感、肝、胆胰;湿盛加肾、神门;热重加心、小肠、肝、胆胰;寒盛加肾、肝、脾;血虚加肝、脾、肾、交感、神门,用王不留行贴压。刘敏治疗阴痒,湿热下注取耳穴神门、三焦、肝,配体穴太冲;虫菌感染取耳穴神门、脾、膀胱,配体穴百虫窝;阴虚血燥取耳穴肾、卵巢、内分泌,配体穴血海,用针刺。由上可见,**现代对于本病的辨证分型及其取穴比古代更为细致明确,**这样的方法能否提高疗效? 尚待临床与实验探讨。

【针灸方法比较】

1. **古今均用艾灸** 艾灸产生热量,可扩张血管,治疗由瘀所致瘙痒;艾灸又可激发体内潜在生理功能,增强自身调节机制,治疗体内功能失调所致实证和虚证;对于由细菌、真菌、病毒、寄生虫等微生物感染所致本病,如皮肤的疮疡、癣、性病、疥疮等,艾灸则可提高免疫力,消灭或抑制上述微生物,因而在全痒的古、今文献中,涉及艾灸者分别为 31 条次、12 篇次,分列古、今诸法之第一、第四位,分占各自总条(篇)次的 16.94% 和 10.34%,可见**古代比现代更多地采用艾灸。**

(1)**艾灸取穴:**古、今用艾灸治疗全痒分别为 56、32 穴次,各部穴次如表 18-6 所示。

表 18-6 各部艾灸穴次及其分占古、今艾灸总穴次的百分比对照表

	患部穴次	关节部穴次	末端部穴次	循经穴次
古代	19(33.93%)	18(32.14%)	16(28.57%)	3(5.36%)
现代	10(31.25%)	5(15.63%)	0(0.000%)	1(3.13%)

表 18-6 显示,古今均灸患部与循经之穴,百分比相近;而古代比现代更多地取关节部、末端部穴,尤其是现代取末端部穴较少。

1)**古今均灸患部穴:**如敦煌医书《灸法图》曰:"灸人面上浮风,如似虫相习习,起则颠旋,灸天窗,灸板眉,灸曲眉,灸两风府,灸足阳明,凡十处,左右灸二百壮(板眉在眉上一寸,当眼睛瞳子是;曲眉,两眉间,眉毛头是)。"清代《神灸经纶》云:"脚气,忽觉

有虫，自足心行至腰中，即晕绝，久方苏醒，此真脚气也，初觉即宜灸：足三里、悬钟、绝谷、风市、肩井、阳陵泉、阳辅、昆仑、照海、太冲。"明代《奇效良方》言："囊底一穴，在阴囊十字纹中，治肾脏风疮"，"可灸七壮"。现代钱来娣等治疗顽固性外阴瘙痒，取阴蒂上方旁开一横指，将针沿皮刺达阴道口水平，用温针灸。上述穴位多在所治疾病的局部。

2）**古今均灸循经穴：**如马王堆帛医书《足臂十一脉灸经》载："胻搔"，"灸阳明脉"；"胻搔"，"灸厥阴脉"。其中"胻"作腿解，"搔"即瘙痒。现代江婵娟等治疗冬令瘙痒，取背部膀胱经，用艾条回旋灸，使皮肤潮红。

3）**古今均灸关节部穴：**唐代《备急千金要方》曰："举体痛痒如虫啮，痒而搔之，皮便脱落作疮，灸曲池二穴随年壮。发即灸之神良。"清代《针灸集成》谓："遍身痒如虫行不可忍：肘尖七壮。"敦煌医书《火灸疗法》记："由于中风脸肿，颧骨颊车处如感觉小虫在爬，下身沉重，头晕，双目无神"，"拇指以上手腕以下两根硬筋络间，脚背中，中指对直处等各处灸之"。现代孙文华等治疗皮肤瘙痒症，上肢重取曲池，下肢重取血海，用温针灸。

4）**古代灸末端部穴：**唐代《备急千金要方》述："衄时痒痒，便灸足大指节横理三毛中十壮，剧者百壮。"上述"古代选取末端部穴"中，《医心方》"灸足大指丛毛中"，亦为例。足大趾毛中当属末端部。

（2）**艾灸方法：**古今采用隔物灸、熏灸、温针灸，古代还用"太乙神针"灸、明灸，现代则用热流喷灸。以下分述之。

1）**古今均用隔物灸：**如明代《名医类案》语："背左偏中疮起，根红肿，头白点，痒甚，张取蕲艾隔蒜灸，三七壮，愈而不发，此上策也。"疮疡属感染性疾病，而大蒜具有杀菌消炎作用，故用其施灸。民国初期《针灸治疗实验集》记："某患花柳疾"，"似疥非疥，痒不可当，而阳具有时粗肿，精道亦黏腻不通"，"以麝香、硫黄、雄黄置于所针之左右血海、曲池、脾俞等穴，外以面条作圈，用艾灸,每穴各灸一小时而已,日来全身光泽,滑腻如常"。"花柳病"为微生物感染所引起的性病,而麝香有通络辟秽之功,硫黄、雄黄为有毒之品,可以毒攻毒,解毒杀虫,故用以施灸。现代廖继发治疗银屑癣恢复期,取四肢或其他部位分布的少量癣部,置中药饮片白芷片,其上置绿豆大艾炷,点燃施灸,以灸后起小水泡为佳,第2天用三棱针将水泡刺破,外擦紫药水。白芷辛温祛风止痛,而痒为痛之微,故本案用其作为灸材以止痒;本案还要求起泡,故又属发泡灸。

2)**古今均用熏灸**:如清代《串雅外篇》用"青布熏"治疗"疮伤风水":"用青布烧烟于器中,以器口熏疮,得恶汗出,则痛痒瘥。"为何用"青布烧烟"? 似不明了,尚待探究。而现代熏灸多用艾条,如唐国联、郭淑颖等分别治疗皮肤瘙痒症,均取神阙,用艾条灸;袁秀丽治疗慢性湿疹,取关元和皮损局部,用艾条悬灸,皮肤干燥增厚者,用梅花针叩刺后悬灸;许山鹰治疗肛门瘙痒症,取肛门周围瘙痒区域,用艾卷回旋灸,至皮肤发红;王金荣等治疗外阴瘙痒症,将艾卷点燃后放入艾灸器中,悬灸外阴部。

3)**古今均用温针灸**:此乃针刺和艾灸的相结合。清代《医宗金鉴》中已采用此法:风市"兼治浑身麻搔痒,艾火烧针皆就功"。现代用温针灸者较多,如孙文华等治疗皮肤瘙痒症,取肺俞、风市、三阴交等,用温针灸;刘新府等则取膈俞、风门、风府、大椎,用针刺,并在其上置温灸箱施灸;甄德江治疗外阴瘙痒症,取耻骨联合旁开2cm、蠡沟、关元、曲骨、阴廉、三阴交、次髎、委阳、支沟,用针刺加艾条温和灸。

4)**古代用"太乙神针"灸**:"太乙神针"即在艾条中加入若干中药,以增强行气活血等作用,并在穴位上铺数层布或纸,将艾条点燃后按在布或纸上。《太乙神针》载:曲池治"举体痛痒如虫啮",中极治"阴户痒痛",采用的即该法。而现代用该法治疗本病的报道较少。

5)**古代采用明灸**:《外科理例》云:"背疽","大椎骨甚痒,须臾臂不能举,神思甚倦,此谓夭疽,危病也,隔蒜灸,痒愈盛,乃明灸(著肉灸也)五十余壮,痒止,旬日而愈"。笔者揣测,隔物灸的温度不如直接灸高,而本案痒甚,故用直接灸的高温方能止痒。

6)**现代用热流喷灸**:现代李鲁炎治疗阴痒,取患部,将药饼放入热流喷灸仪进行喷灸;药饼含艾叶、当归、连翘、黄芩、虎杖、大黄、丹皮、丹参、苦参、地肤子、蛇床子、五味子。这种方法在古代当是没有的。

7)**古代灸量**:关于艾灸剂量,上述古代文献中已有"七壮""三七壮""五十余壮""百壮""二百壮""每穴各灸一小时"等记载,可见灸量较大。又如《医说》谓:"忽觉如有虫自足心行至腰间,即坠笔晕绝","俞曰:此真脚气也,法当灸风市为灸一壮。蔡晏然复常,明日病如初,再呼俞。曰:欲除病根,非千艾不可。从其言,灸五百壮,自此遂愈。"此案灸 500~1 000 壮,比前者更多。又《医学纲目》记:"痈疽","痒者灸至不痒,痛者灸至不痛,大概以百壮为准"。此案要求灸至不痒为止,比上述单纯按壮数施灸当更符合临床实际。

关于艾炷的大小,《医学纲目》述:"痈疽","背髀间微痒,视之有赤半寸许,方有白粒如粟黍","以艾作炷,如银杏大,灸其上十数,殊不觉痛,乃截四旁赤,引其炷,减四之三,皆觉痛,七壮后觉痒,每一壮烬,则赤随缩入,灸至二十余壮,赤晕收退,病者不惮,遂以艾作团大,灸其上,渐加至鸡黄大,约四十团,方觉痛"。本病为痈疽,邪毒根深,故非用大剂量灸不能除根。上述"银杏大""团大""鸡黄大",均显示艾炷之大,与上述灸"千壮"为异曲同工。而现代采用的灸量较少,艾炷较小,不如古代。

此外,古代有"热证禁灸"之说。西医学认为,某些瘙痒证是过敏因子诱发的免疫性疾病。笔者以为,对此若用灸法则可引起机体免疫功能的进一步亢进,使病情加重。因此,**对于自身免疫性疾病所致瘙痒当慎用灸法**。但对于非自身免疫性疾病当可用灸。

2. **古今均用刺血** 本病多由邪毒所致,而刺血则可将其排出体外,因此在本病的古、今文献中,涉及刺血者分别为 22 条次、10 篇次,分列古、今诸法之第二、第五(并列)位,分占各自总条(篇)次的 12.02% 和 8.62%。可见**古代比现代更多地采用刺血疗法**。

（1）**刺血的取穴**:古、今文献中,刺血治疗本病分别为 41、39 穴次。统计结果见表 18-7。

表 18-7 各部刺血穴次及其分占古、今艾灸总穴次的百分比对照表

	患部	关节部	末端部	背部经穴	耳穴	其他穴
古代	16 （39.02%）	14 （34.15%）	11 （26.83%）	0 （0.00%）	0 （0.00%）	0 （0.00%）
现代	8 （20.51%）	2 （5.13%）	8 （20.51%）	12 （30.77%）	7 （17.94%）	2 （5.13%）

表 18-7 显示,古代刺血比现代更多地选取患部、关节部、末端部穴;而现代则还取背部经穴、耳穴及其他穴,古代取之较少,这些是古今不同的。

1）**古今均刺患部穴出血**:患部当为邪毒猖獗之所,刺之出血则可逐邪外出。《薛氏医案》记:"一男子患白癜风,过饮或劳役,患处色赤作痒","砭出血"。《古今医统大全》载:"一人病风[厉风],面黑爬痒不已,眉毛脱落,刺其面,大出血如墨,刺三次,血变红色,每刺,自额至颐,排针上下,隔日一次,至十余日已。"《医说》述:"临川有人瘤生颊间,痒不可忍","取油纸围顶上,然后施砭,瘤才破,小虱涌出无数,最后一白一黑两大虱,皆如豆,壳中空空无血,与颊了不相干,略无斑痕,但瘤所障处正白耳"。后案刺"瘤"的局部,其中所出"虱子"当为寄生虫。现代王建民治疗肛周瘙痒症,取病变局部,用艾条温和灸至皮肤潮红,用梅花针叩刺出血,拭干后涂抗生素软膏。

2）**古今均刺关节部穴出血**:关节亦为邪毒聚集所在,刺之出

血亦可逐邪外出。如元代《磐石金直刺秘传》曰："风毒隐疹,遍身搔痒,抓破成疮","委中(出血)"。明代《薛氏医案》记:"一男子遍身如癣,搔痒成疮,色紫麻木,掐之则痛,小便数而少","砭刺患处,并臂腕出黑血,神思渐爽"。后一案则为兼刺患部与关节部穴出血。现代郭淑颖等治疗皮肤瘙痒症,取曲池、血海等穴,用三棱针点刺加拔罐。

3)**古今均刺末端部穴出血**:末端亦为邪毒集中之所,故亦刺之出血以驱邪毒。如金代《儒门事亲》载:头顶五穴神庭、上星、囟会、前顶、百会治疗"外肾囊燥痒,出血皆愈"。明代《薛氏医案》谓:"一男子冬间口苦耳鸣,阴囊湿痒","令刺手指缝并臂腿腕出黑血"。清代《针灸易学》称:"挠痒翻,浑身刺挠,舌下有紫疔。治法,用针刺破舌下紫疔出血,即愈。"现代李建兰等治疗皮肤瘙痒症,取头部督脉穴及十二经脉井、荥穴,用毫针点刺出血。上述头顶五穴、头顶督脉穴属头顶端穴,手指缝、井穴、荥穴属四肢末端部穴,舌下则属任脉末端穴。

4)**现代取背部经穴及耳穴出血**:背为阳部,本病多属阳证,故现代治疗本病亦多取背部经穴;而刺耳尖及耳背静脉出血则是现代临床经验所得。如刘继先治疗泛发性神经性皮炎,取颈至骶部的督脉和膀胱经,将28号1寸毫针5~7根撮在一起(此与梅花针相似),自上而下点刺2~3遍,使微出血,配合耳背静脉点刺出血;王雪等、李建兰分别治疗皮肤瘙痒症,均取耳背静脉,点刺放血;王梅花治疗神经性皮炎,刺耳尖出血。

5)**古代取穴禁忌**:上述"与风相关"中,《儒门事亲》治疗"桑惠民病风",其后又曰"惟不针目锐眦外两旁,盖少阳经,此少血多气也"。本案为面部痒,故刺面部穴出血,但不可刺少阳经部位(即头面侧部)出血,此可供现代临床参考。

(2)**刺血方法**:古人刺血除用普通针具及上述铍针、锭针外,还选用**竹弓**。如《医心方》曰:"治唇黑肿痛痒不可忍方","以竹弓弹之,出其恶血,亦瘥"。在刺破皮肤后,**还用口吸的方法**。如

《采艾编翼》称:"治极毒疽疮:凡手指及诸处,疮将发,觉痒不可忍,身热恶寒,或麻木,此极毒之疮,一时医药不便,急用针刺破痒处,挤出恶血数次,忽口含凉水嗽之,必吮至痒痛皆止。"

在刺血后,古人还采用灸法,以助阳祛邪,防止邪毒内闭。如《薛氏医案》记:"一小儿有疔二枚,诸痘焮赤作痒而不贯,先君以针挑破,隔蒜灸至五十余炷而贯,又十余壮而痛止。"在刺血后,古人又用水或盐水清洗,其机制尚待讨论。如上述"与风相关"中,《儒门事亲》治疗"桑惠民病风",其后又曰:"每刺必以水洗其面血。"该书又曰:"两股间湿癣,长三四寸,下至膝发痒,时爬搔,汤火俱不解","戴人以铍针磨令尖快,当以痒时,于癣上各刺百余针,其血出尽,煎盐汤洗之。"均为例。

现代刺血则采用点刺、梅花针叩刺和刺络拔罐法。如陈卫华治疗皮肤瘙痒,取大椎、耳尖、耳背静脉、十二井穴,用三棱针点刺出血;徐笨人治疗颈、肘、腘部神经性皮炎,取病灶部,用梅花针叩刺出血;乔子虹等治疗结节性痒疹,取患部皮肤,用梅花针重叩加拔罐,使出血;刘新建治疗皮肤瘙痒症,取背部脊柱及其两侧,用梅花针叩刺出血,并拔罐。

3. 古今均用针刺　针刺可刺及肢体的皮肤、肌肉、神经、血管等组织,激发机体潜在的生理功能,对机体产生调整作用,从而达到治疗本病的目的。因而在本病的古、今文献中,涉及针刺者分别为 21 条次、47 篇次,分列古、今诸法之第三、第一位,分占各自总条(篇)次的 11.48% 和 40.52%,可见**现代比古代更多地采用针刺疗法**。对针刺方法可作以下讨论。

（1）**古今均用针刺补泻**:古代治疗本病多用针刺泻法,共计 8 条,而用补法仅 2 条,可见古代本病当以实证为多;而现代治疗本病,补泻次数大致相当。

古今用泻法者,如元代《标幽赋》道:"眼痒眼痛,泻光明于地五。"《磐石金直刺秘传》语:"风毒隐疹,遍身搔痒,抓破成疮:曲池（灸,针泻）、绝骨（灸,针泻）。"后者则为灸泻结合。民国初期

《金针秘传》记:"素有心痒病","痒发时非速奔不快,予谓此乃心气郁结,血液过腻所致,狂奔则结气解散,血亦转清,此所以有效也,为针肺经云门,心包络天池、内关各穴,专用泻气散血之法,二次以后,痒不复发,此亦奇疾之一也"。现代任仓孝治疗阴囊湿疹,取中极、血海、三阴交、蠡沟、会阴,用针刺泻法,取大敦点刺出血;徐笨人治疗颈椎、肘、腘部神经性皮炎,取曲池、足三里,用针刺泻法。

古今用补法者,如明代《针方六集》称:听会治耳"痒,补"。《针灸捷径》谓:"浑身生疮肤痒□:曲池、委中、三阴交、三里,以上穴法,痒则补之,痛则泻之,此为一定之则。"此处谓"痒则补之",当与《标幽赋》中"疼痛实泻,痒麻虚补"相一致。但笔者以为,"为一定之则"似有言过之嫌,对于瘙痒尚需辨证,虚则补之,实则泻之。现代施补法者,如安华治疗皮肤瘙痒症,用毫针垂直刺入至阴3.3mm,尾翳1.6~2.3mm,施以徐而重之补法;李建兰等治疗皮肤瘙痒症,取命门,用针刺捻转补法,留针2小时。

古今用补泻结合者,如明代《类经图翼》载:太溪治"阴股内湿痒生疮便毒,先补后泻"。清代《医宗金鉴》道:"迎香主刺鼻失臭,兼刺面痒若虫行,先补后泻三分刺,此穴须知禁火攻。"现代陆瘦燕治项背癣,针泻风池、风门、委中、血海、天井、大杼、天柱,补少海。

(2)古人针刺配合呼吸:古人认为呼吸可推动气血运行,而呼吸次数的多少亦表明留针或手法操作的时间长短,这在缺乏钟表的古代当是常用的计时方法。如《千金翼方》曰:"鼻交頞中一穴,针入六分,得气即泻,留三呼,泻五吸,不补,亦宜灸,然不如针",治疗"面风如虫行"。《医学纲目》云:"耳聋耳鸣,或疼或痒,或停耳:听会(按入半寸,泻八吸)、翳风(针入半寸,泻七吸)、合谷、三里(泻)。"而现代采用针刺配合呼吸者不多。

(3)现代采用浅刺透刺:本病病位在皮肤,因此现代采用浅刺、皮下透刺等方法。如龙振寅治疗瘢痕瘙痒症,取阿是穴,用多针浅刺强刺激,出针时摇大针孔出血;张晓红等治疗神经性皮炎,取皮损局部,用 13mm 毫针快速斜刺进针,深至皮内,每针间隔约 1cm,呈交叉排列,共刺 10 根;王秀玲治疗牛皮癣,用直径 1cm,长 2 寸的赤医针,透刺神道至灵台,以患部或双臂沉、酸、麻、胀为度。而在本病的古代文献中,类似描述不多见。

（4）**现代重视针刺感应**:现代受神经学说的影响,因此比古代更重视针刺的感应。如郭乃琴等治疗皮肤瘙痒症,取大椎,用针沿皮向下透刺,使麻胀感向下传,行捻转泻法;师怀堂治疗阴痒、肛门瘙痒,取下秩边,用针刺滞针手法,使针感达到阴部与肛门部,留针 1~2 分钟即出针;粟漩治疗外阴瘙痒,用芒针刺秩边透水道,要求下腹部酸麻胀痛;黄炜英等治疗慢性外阴瘙痒症,取中极、会阴等穴,用针刺小幅度提插捻转,使针感须向外阴方向放射,会阴部有温热感。而在本病的古代文献中,类似描述不多。

（5）**现代采用灵龟八法**:"灵龟八法"是古代一种按时针刺配穴方法,但古人用此法治疗本病的记载不多,而现代则有人采用此法。如吕波治疗老年性皮肤瘙痒症,用灵龟八法,即根据时辰取公孙配内关,或列缺配照海,或申脉配后溪,或足临泣配外关,另外配合取太溪、血海、三阴交、足三里等,且上述穴位除任督二脉外,均取双侧,用针刺补法。

4. 古代用熨法、现代用熏洗 熨法、熏洗与灸法均属热疗范畴,有相似作用;其中灸法治疗的接触面较小,而前两者作用面积较大。本病的病变面积较大,因此医者又采用前两者治之。在古代多用熨法,如《寿世保元》言:"白虎风,走注痛痒,用三年陈酽醋二碗,葱白一斤,煮一沸滤出,布帛热裹,当患处熨之。"《古今医统大全》云:"一治痔初起,痛痒不止,以旧布鞋底烘热,频频熨之痛痒处,冷则再烘熨,其痒立止。"《外台秘要》语:"疗小儿歧股间连阴囊,生疮汁出,先痒后痛","灸疮,搔去痂,以绵拭令干,以蜜敷面作烧饼熟,即以饧涂饼上,熨之,冷即止,再度差"。后一案则为灸熨结合。

现代用熨法治疗本病的报道不多,但常用中药熏洗疗法,所用药物多有清热祛风之功,可以止痒。如任小红治疗皮肤瘙痒症,取瘙痒局部,用中药苦参、荆芥、薄荷、百部、徐长卿、蛇床子、地肤子煎水熏洗;皮先明等治疗老年性瘙痒症,取患部,用止痒洗剂(含青蒿、萹蓄、丹皮、紫草、地肤子、防风、芒硝)煎汤熏洗;钱来娣等治疗外阴瘙痒,用中药土茯苓、苦参煎汤,熏洗外阴;任秋兰则将艾叶煮沸熏洗外阴;王宝旗等治疗阴部瘙痒及肛门湿疹,用中药汤汁坐浴,汤中含苦参、白鲜皮、石榴皮、黄柏、地榆、蛇床子、红花。

5. 现代发展的方法 现代治疗本病还采用穴位注射、拔罐、皮肤针、敷贴、埋藏、熏洗、器械、电针、火针、小针刀,以及微针系统(含耳穴、头针)等方法。这些在古代文献中未见记载,当属现代针灸工作者的发展。

(1) **穴位注射**:共计 32 篇次,列现代诸法之第二位,十分突出,可见现代认为治疗本病宜配合药物。如陈建华等治疗皮肤瘙痒,取合谷、曲池、足三里、三阴交等穴,注入利多卡因、确炎舒松;邢勇君等则注入醋酸氢化泼尼松龙和普鲁卡因;王香兰等注入盐酸异丙嗪、呋喃硫胺、普鲁卡因;赵久春等注入维生素 B_1、转移因子;陈素芬治疗冬季痒疹,取曲池、足三里,注入扑尔敏(氯苯那敏)和维生素 B_{12};夏菁治疗牛皮癣,取肺俞、膈俞、心俞、足三里、曲池、血海,注入当归注射液和丹参注射液;谭桂梅治疗外阴瘙痒,取曲骨,注入黄连素;王宝旗等亦取曲骨,注入地塞米松;钱来娣等取坐骨棘,呈扇形注入维生素 B_1、维生素 B_6、维生素 B_{12}、利多卡因;余土根等治疗肛门周围瘙痒症,男子取长强,女子取会阴,注入普鲁卡因加亚甲蓝液;熊秋华则单取长强,注入胸腺素、普鲁卡因;钟启腾等治疗五官瘙痒症,取单侧曲池穴,注入西咪替丁;任小红治疗皮肤瘙痒症,取大椎、血海、三阴交、足三里、曲池等穴,注入消毒的空气或氧气 2ml;李滋平治疗老年性瘙痒病,取曲池、足三里、血海、三阴交,注入患者自体血。其中后两例则属"气疗"与"自血疗法"。

（2）**拔罐**:如郭乃琴等治疗皮肤瘙痒症,取神阙,连续拔罐3次,每次留罐3分钟,间隔1分钟;单秋华等则取背部膀胱经,而陈卫华取背部督脉,均用走罐疗法;佘嘉奕取背部穴,用梅花针叩刺加拔罐出血。

（3）**皮肤针**:如陆瘦燕治项背癣,用七星针叩击患部15分钟;师怀堂治疗神经性皮炎,用磁梅花针重叩皮炎局部,至脱屑充血为度,并逆经重叩足三阴经;何靖国等治疗老年性瘙痒症,取背部膀胱经穴及阳性反应区,用梅花针叩刺;林晓山治疗皮肤瘙痒,取患部皮肤,用梅花针叩刺微出血;李乐秀治疗外阴瘙痒,沈耀明治疗肛周皮肤瘙痒,均取瘙痒局部,用梅花针叩刺微出血。

（4）**敷贴**:如贾菊华治疗小儿瘙痒性皮肤病,取神阙穴,敷贴加味止痒散(含红花、桃仁、杏仁、山栀、荆芥、地肤子、蝉蜕、白术、冰片等);孙彦辉等治疗肛门瘙痒症,取长强、阿是穴,用皮肤针叩刺,并外敷中药青黛散;乔子虹等治疗结节性痒疹,清除疮面及结节顶部厚痂,用狼斑2号酊(含狼毒、斑蝥、乌蛇、鸦胆子,配酒精)涂搽。

（5）**埋藏**:如黄巍治疗局限性神经性皮炎,取皮损周围肌肉较丰满的部位4~6个点,上半身甚者加曲池、风池,下半身甚者加血海、足三里,埋入羊肠线;廖继发治疗银屑病,从督脉的大椎至长强分为六等分,取脊旁1.5寸,共计12穴,另取四肢曲池、支沟、合谷、血海、三阴交、足三里、风市、太冲,埋入羊肠线;邢晓娟治疗肿瘤患者之皮肤瘙痒,取曲池、血海、足三里、三阴交等穴,用埋线法;陈燕治疗神经性外阴瘙痒,取关元、中极、曲骨、会阴、大肠俞、膀胱俞,用埋线法。

（6）**电针**:如伦新等治疗顽固性皮肤瘙痒症,取耳穴肺、风溪、神门、皮质下、肾上腺、大肠,用电针疏密波刺激;王金荣等治疗外阴瘙痒症,取关元、曲骨、阴阜(阴蒂上1寸旁开1寸半)、三阴交、坐骨上穴（大转子和尾骨尖之间联线中点上 2 寸稍外方）、阴廉、髀关，用电针刺激；王鹏辉治疗湿疹、神经性皮炎，针耳穴肺、神门、内分泌，并将浸湿的硫酸锌衬垫贴于湿疹局部，将上述耳穴与衬垫通脉冲直流电，15 分钟后交换电极再通电。

（7）**器械**：如徐田等治疗老年人手足奇痒，手痒取患侧曲池、手三里、合谷、中渚，足痒取患侧足三里、三阴交、解溪、然谷、太冲、足临泣，用针刺加神灯（TDP）照射；粟漩治疗外阴瘙痒，针刺肾俞、大肠俞、八髎、带脉、三阴交、归来、气海、石门、关元、鸠尾，要求局部有酸麻胀感，并照射 TDP。前面灸法段落中，现代采用"热流喷灸仪"，亦为器械之例。

（8）**火针**：如郑学良等治疗皮肤瘙痒症，取肺俞、膈俞、风市、筑宾，上肢重加曲池，下肢重加血海，用火针刺；杨生华治疗老年性皮肤瘙痒，取大椎、肺俞、肝俞、心俞、肾俞、曲池、血海、足三里，用火针刺。

（9）**小针刀**：如吴光汉治疗肛周顽固性瘙痒症，以截石位 3、9 点为进针点，用小针刀从肛缘向外延伸至瘙痒区 2/3 处进针，刺入皮下后呈 15° 施扇形切割，将皮下神经切断。

（10）**微针系统**：本病所用的微针系统包括耳穴与头针，其中以耳穴为多，共计 19 篇次，列现代诸法之第三位，十分突出，显示其在本病治疗中的重要作用。

1）**耳穴**：如王梅花治疗神经性皮炎，取双侧耳穴肺、内分泌、皮质下、三焦等，用针刺，留针 1 小时；张和媛治疗皮肤瘙痒症，取耳穴肺、心、脾等穴，用撳针埋藏法；宋月玲则取耳穴肺、肝、交感、脾、皮质下、风溪、内分泌，用针刺或王不留行贴压，取耳尖放血；应雪琴治疗外阴瘙痒，取耳穴外生殖器、肺、肝、脾、枕、神门、风溪、内分泌，用王不留行贴压。

2）**头针**：如方云鹏治疗皮肤瘙痒症、神经性皮炎、牛皮癣、湿疹，取头皮针伏脏、味觉中枢，用针刺。

【结语】

根据上述对古今文献的统计与分析结果,兹提出治疗瘙痒的参考处方如下(无下划线者为古今均用穴,下划曲线者为古代所用穴,下划直线者为现代所用穴):①关节部穴曲池、合谷、委中、足临泣、血海、太冲等;②肢体末端部穴;③患部天应穴;④下肢阴面穴三阴交,以及阳中阴穴足三里等;⑤上背部穴膈俞、大椎、风门、肺俞,以及项部穴风池等。总的来说,治疗本病多取阳面穴,除上述阳面穴外,还可取风市、悬钟、外关等。临床可根据病情,在上述处方中选用若干相关穴位。

治疗与寒相关者,可选取小腹部与肾经穴位;与热相关者,可多取关节部与末端部穴;与风相关者,可多取阳面穴;与湿相关者,可多取下部穴;与虚相关者,可选取络穴。

治疗本病可用灸法,包括隔物灸、熏灸、温针灸、"太乙神针"灸、明灸、热流喷灸等,对于自身免疫性疾病所致瘙痒当慎用灸法;治疗本病也可用刺血法,包括刺络拔罐等;还可用针刺,包括补泻、配合呼吸、浅刺、透刺、灵龟八法,当重视针刺感应;又可采用熨法、熏洗等热疗法,以及穴位注射、拔罐、皮肤针、敷贴、埋藏、电针、器械、火针、小针刀,以及微针系统耳穴、头针等现代方法。

历代文献摘录

[元代及其以前文献摘录](含同时代外国文献)

《足臂十一脉灸经》:"足阳明脉……胻搔,颜寒。""足厥阴脉……其病,病胻搔,多溺。"

《灵枢经·经脉》:"蠡沟……虚则暴痒。""尾翳……虚则痒搔。"

《针灸甲乙经》(卷七·第一中):"阴湿痒……鱼际主之。"

《针灸甲乙经》(卷七·第一下):"目痒……侠溪主之。"

《针灸甲乙经》(卷九·第十一):"虚则暴痒,气逆……蠡沟主之。""虚则痒搔,会阴主之。"

《针灸甲乙经》(卷十一·第九下):"瘈蜒欲呕,大陵主之。"

《针灸甲乙经》(卷十二·第四):"眦痒痛,淫肤白翳,睛明主之。""瞳子痒……刺承泣。"

《针灸甲乙经》(卷十二·第十):"阴中痒痛……下髎主之,刺腰尻交者,两胂上,以月死生为痏数,发针立已。""绝子阴痒,阴交主之。""绝子阴痒,刺石门。""阴痒及痛,经闭不通,中极主之。""阴中肿,或痒……曲泉主之。"

《备急千金要方》(卷六上·第一):"风痒赤痛,灸人中,近鼻柱二壮,仰卧灸之。"

《备急千金要方》(卷六上·第二):"衄时痒痒,便灸足大指节横理三毛中十壮,剧者百壮,衄不止灸之,并治阴卵肿。"

《备急千金要方》(卷二十二·第五):"隐疹……举体痛痒如虫啮,痒而搔之,皮便脱落作疮,灸曲池二穴随年壮。发即灸之神良。"

《备急千金要方》(卷三十·第一):"阳白主目瞳子痛痒。""精明、龈交、承泣、四白、风池、巨髎、瞳子髎、上星、肝俞,主目泪出,多眵蔑,内眦赤痛痒,生白肤翳。"

《备急千金要方》(卷三十·第六):"少府……偏虚则暴痒。""鱼际主阴湿［一本有'痒'字］。"

《备急千金要方》(卷三十·第八):"照海……阴中肿,或痒。"

《千金翼方》(卷二十六·第七):"鼻交頞中一穴,针入六分,得气即泻,留三呼,泻五吸,不补,亦宜灸,然不如针……面风如虫行。""面上游风如虫行,习习然,起则头旋眼暗,头中沟垄起,灸天窗,次两肩上一寸当瞳人,次曲眉,在两眉间,次手阳明,次足阳明,各灸二百壮。"

《千金翼方》(卷二十八·第六):"少海……风痹瘙漏,针入三分,留七呼,泻五呼。"

敦煌医书《火灸疗法》P·T1044:"由于中风脸肿,颧骨颊车处如感觉小虫在爬……于头顶囟门和从眉毛往上量一寸处,颈部左右,拇指以上,手腕以下,两根硬筋络间,脚背中,中指对直处等各处灸之……各灸九次即可。"

敦煌医书《灸法图》S·6168:"灸人面上浮风,如似虫相习习,起则颠旋,灸天窗,灸板眉,灸曲眉,灸两风府,灸足阳明,凡十处,左右灸二百壮(板眉在眉上一寸,当眼睛瞳子是;曲眉,两眉间,眉毛头是)。"

《外台秘要》(卷三十六·小儿阴疮及肿方):"又疗小儿歧股间连阴囊,生疮汁出,先痒后痛……灸疮,搔去痂,以绵拭令干,以蜜敷面作烧饼熟,即以饧涂饼上,熨之,冷即止,再度差。"

《外台秘要》(卷三十九·第十二):"中渚……身面痒。"

《太平圣惠方》(卷九十九):"迎香……偏风面痒,及面浮肿,风叶叶动,状如虫行。"[原出《铜人针灸经》(卷三)]"肺俞……肉痛皮痒。"[原出《铜人针灸经》(卷四)]

《铜人腧穴针灸图经》(卷四·腹部):"会阴……谷道搔痒。"

《琼瑶神书》(卷二·一百八十三):"痔漏之病……或痛或痒或下吐[《玉龙歌》作血],二白穴从掌中寻。"

《琼瑶神书》(卷三·六十四):"[足]临泣……浮肿瘙痒目昏眩。"

《圣济总录》(卷一百九十二·治五脏中风法):"风瘙身体瘾胗,灸曲池二穴。"

《针灸资生经》(卷六·头风):"头风肿痒针眉冲(许)。"

《医说》(卷二·针瘤巨虱):"临川有人瘤生颊间,痒不可忍……取油纸围顶上,然后施砭,瘤才[一本作方]破,小虱涌出无数,最后一白一黑两大虱,皆如豆,壳中空空无血,与颊了不相干,略无斑痕,但瘤所障处正白耳。"

《医说》(卷二·脚气灸风市):"蔡元长知开封,正据案治事,忽觉如有虫自足心行至腰间,即坠笔晕绝,久之方苏……俞曰:此真脚气也,法当灸风市为灸一壮。蔡晏然复常,明日病如初,再呼俞。曰:欲除病根,非千艾不可。从其言,灸五百壮,自此遂愈。"

《儒门事亲》(卷一·八):"其前五穴,非徒治目疾,至于头痛,腰脊强,外肾囊燥痒,出血皆愈[神庭、上星、囟会、前顶、百会]。"

《儒门事亲》(卷五·八十):"夫小儿眉炼,在面曰眉炼,在耳曰𬵕耳,在足曰靴癣……《内经》曰诸痛痒疮疡皆属于火,乃心火热盛之致然也,可用𬭁针刺之出血,一刺不愈,当再刺之,二刺则必愈矣。"

《儒门事亲》(卷六·十五):"桑惠民病风,面黑色,畏风不敢出,爬搔不已,眉毛脱落……戴人曰……肾风也,宜先刺其面,大出血,其血当如墨色,三刺血变色矣,于是下针,自额上下𬭁针,直至颅顶皆出血,果如墨色,偏肿处皆针之,惟不针目锐眦外两旁,盖少阳经,此少血多气也,隔日又针之,血色乃紫,二日外又刺,其血变赤……待二十余日,又轻刺一遍方已,每刺必以水洗其面血。"

《儒门事亲》(卷六·八十二):"一女子年十五,两股间湿癣,长三四寸,下至膝发痒,时爬搔,汤火俱不解,痒定,黄赤水流,痛不可忍……戴人以𬭁针磨令尖快,当以痒时,于癣上各刺百余针,其血出尽,煎盐汤洗之,如此四次,大病方除。"

《儒门事亲》(卷十·暑火心苦):"诸痛痒疮疡,皆属于心火……汗之……可刺少冲,灸之亦同。"

《卫生宝鉴》(卷九·疬风刺法):"段库使病大风,满面连颈极痒,眉毛已脱落,须以热汤沃之则稍缓……治之当刺其肿上,以锐针针其处,按出其恶气,肿尽乃止。"

《针经指南》(标幽赋):"眼痒眼痛,泻光明于[原作与,据《针灸大成》改]地五。"

《针经指南》(流注八穴):"(足)临泣……浮风搔痒(肺)。""申脉……头风痒痛(胆)。""列缺……痔痒痛漏血(大肠)。""照海……肠风痒（大肠）。"

《扁鹊神应针灸玉龙经》（六十六穴治证）："[足]临泣……面痒。""光明……虚则腿脚痿痹，胻酸，眼痒。"

《扁鹊神应针灸玉龙经》（磐石金直刺秘传）："风毒隐疹，遍身搔痒，抓破成疮：曲池（灸，针泻）、绝骨（灸，针泻）、委中（出血）。"

《扁鹊神应针灸玉龙经》（针灸歌）："阴中湿痒阴跻间。"

[外国文献]

《医心方》（卷五·第四十）："《千金方》治唇黑肿痛痒不可忍方……以竹弓弹之，出其恶血，亦瘥。"

《医心方》（卷七·第三）："《新录要方》治阴痒水出不能瘥者方……灸脊穷骨，名龟尾，依年壮，或七壮；又，灸足大指丛毛中，多至七壮，并良。"

《医心方》（卷十六·第五）："《葛氏方》云：凡毒肿多痛，风肿多痒，按之随手起，或痱瘰、隐疹皆风肿，治之方……以铍刀决破之，出毒血便愈。"

[明代文献摘录]

《神应经》（头面部）："面痒肿：迎香、合谷。""风动如虫行：迎香。"

《针灸大全》（卷四·八法主治病症）："申脉……中风，手足瘙痒，不能握物：臑会二穴、腕骨二穴、合谷二穴、行间二穴、风市二穴、阳陵泉二穴。""足临泣……浮风，浑身搔痒：百会一穴、太阳紫脉、百劳一穴、命门一穴、风市二穴、绝骨二穴、水分一[原作二，据义改]穴、气海一穴、血海二穴、委中二穴、曲池二穴。""外关……耳内或鸣，或痒，或痛：客主人二穴、合谷二穴、听会二穴。"

《奇效良方》（卷五十五·奇穴）："囊底一穴，在阴囊十字纹中，治肾脏风疮，及小肠疝气，肾家一切证候，悉皆治之，可灸七壮。"

《针灸集书》(卷上·痔漏)："会阴、会阳、小肠俞、秩边、承山、飞扬、商丘、支沟、扶承、复溜,并治五痔肿痛,谷道相通,瘙扰。"

《针灸集书》(卷上·疬节风)："飞扬、涌泉、颔厌、后顶穴,以上治疬节风,诸风疼痛,游走无定,状如虫行,昼静夜剧,足指不伸,兼服麝香丸。"

《针灸集书》(卷上·马丹阳天星十一穴)："曲池穴……皮肤瘙麻,或瘙痒。"

《针灸捷径》(卷之下)："阴汗湿痒,肾脏风疮:中极、海底、肾俞、血海、委中、曲泉、三阴交。""浑身生疮肤痒□:曲池、委中、三阴交、[足]三里,以上穴法,痒则补之,痛则泻之,此为一定之则。"

《针灸聚英》(卷一上·足阳明)："四白……目痒。""地仓……瞳子痒。"

《针灸聚英》(卷一上·足太阳)："攒竹……瞳子痒。"

《针灸聚英》(卷一下·足少阴)："然谷……阴痒。"

《针灸聚英》(卷一下·足少阳)："瞳子髎……目痒。"

《针灸聚英》(卷一下·任脉)："阴交……阴汗湿痒。"

《针灸聚英》(卷四上·百证赋)："面上虫行有验,迎香可取。""至阴屋[一本作屏]翳,疗痒疾之疼多。"

《针灸聚英》(卷四下·八法八穴歌)："浮风搔痒筋牵……[足]临泣。"

《外科理例》(卷四·一百九)："疗疮……一人足患作痒,恶寒呕吐,时发昏乱,脉浮数,明灸二十余壮。""一妇忽恶寒作呕,肩臂麻木,手心瘙痒,遂瞀闷不自知其故,但手有一泡,此疗毒也,急灸患处五十余壮而苏,又五十余壮知痛。"

《外科理例》(卷五·一百十六)："背疽……一人忽恶心,大椎骨甚痒,须臾臂不能举,神思甚倦,此谓天疽,危病也,隔蒜灸,痒愈盛,乃明灸(著肉灸也)五十余壮,痒止,旬日而愈,精要谓之灸有回生之功,信矣。"

《名医类案》(卷九·疠风):"李东垣治一人,病疠风,满面连须极痒,眉毛脱落……以锐针刺其处,按出恶气,肿尽乃止。"

《名医类案》(卷十·背痛疽疮):"背左偏中疮起,根红肿,头白点,痒甚,张取蕲艾隔蒜灸,三七壮,愈而不发,此上策也。"

《古今医统大全》(卷九·厉风门):"一人病风[厉风],面黑爬痒不已,眉毛脱落,刺其面,大出血如墨,刺三次,血变红色,每刺,自额至颐,排针上下,隔日一次,至十余日已。"

《古今医统大全》(卷七十四·灸法):"一治痔初起,痛痒不止,以旧布鞋底烘热,频频熨之痛痒处,冷则再烘熨,其痒立止。"

《薛氏医案》(保婴撮要·卷十八·痘疔):"一小儿有疔二枚,诸痘嫩赤作痒而不贯,先君以针挑破,隔蒜灸至五十余炷而贯,又十余壮而痛止。"

《薛氏医案》(外科精要·卷中·第二十五):"邻人苏子遇之内,左手指患疔,麻痒,寒热恶心……势愈肿甚,余强针之,诸症顿退。"

《薛氏医案》(疠疡机要·上卷·本症治验):"一男子冬间口苦耳鸣,阴囊湿痒,来春面发紫块,微肿麻木……又至春,眉落指溃,此患在肝胆二经,令刺手指缝并臂腿腕出黑血。""一男子面发紫疙瘩,脓水淋漓,睡中搔搦,遍身麻木,渐发赤块,劳怒则痒,肝脉洪大,砭刺臂腿腕,各出血。""一男子面赤发紫泡,下体痒痛,午后发热,大便燥黑……刺腿指缝出毒血。""一男子遍身如癣,搔痒成疮,色紫麻木,掐之则痛,小便数而少……砭刺患处,并臂腕,腕[《续名医类案》无此'腕'字]出黑血,神思渐爽。""一男子遍身疙瘩,搔则痒,掐则痛,便闭作渴……砭出黑血,渐知痛痒。""一儒者脚心或痒痛,或麻痒,或肿胀,二年后身体作痒,渐变疙瘩,发热耳鸣,日晡益盛,此属肾虚也,乃砭刺臂腕腿[据上下文义,当改为臂腿腕]及手足指缝,去其瘀血。"

《薛氏医案》(疠疡机要·中卷·续治诸症):"两腿腕患紫癜风,延于两股作痒,各砭出血。""一男子患白癜风,过饮或劳役,患处色赤作痒……砭出血,服祛风药,患处出血。"

《医学入门》(卷一·杂病穴法):"脚膝头红肿痛痒,及四时风脚,俱泻行间、三里、申脉、金门。"

《医学入门》(卷一·治病要穴):"风市……浑身搔痒,麻痹。""悬钟……浑身搔痒。"

《医学纲目》(卷五·治发热):"脚心发热,湿痒:束骨(先泻后补灸)。"

《医学纲目》(卷十四·阴瘘阴汗阴冷阴痒):"(怪穴)阴中湿痒,外肾生疮:海底、独阴。"[原出《古今医统大全》(卷六十·前阴十证·阴痛阴痒)]

《医学纲目》(卷十八·肿疡):"痛疽……(精)痒者灸至不痒,痛者灸至不痛,大概以百壮为准。""痛疽……背髀间微痒,视之有赤半寸许,方有白粒如粟黍……以艾作炷,如银杏大,灸其上十数,殊不觉痛,乃截四旁赤,引其炷,减四之三,皆觉痛,七壮后觉痒,每一壮烬,则赤随缩入,灸至二十余壮,赤晕收退,病者不惮,遂以艾作团大,灸其上,渐加至鸡黄大,约四十团,方觉痛……至是食粥安寝。"[本条原出《薛氏医案》(外科精要·卷上)]

《医学纲目》(卷二十·肾脏风阴疮):"(世)肾脏风疮:血郄(即百虫窠,右膝内廉,上膝三寸陷中者)。"

《医学纲目》(卷二十九·耳聋):"(玉)耳聋耳鸣,或疼或痒,或停耳:听会(按入半寸,泻八吸)、翳风(针入半寸,泻七吸)、合谷、三里(泻)。"

《奇经八脉考》(卷三·证治本义):"阴维脉主病……肌肉皮痒。""阳维脉主病,王叔和曰:苦肌肉痹痒,皮肤痛。"

《奇经八脉考》(二维为病):"'肌肉痹痒'……取阳白、金门、仆参。"

《针灸大成》(卷三·玉龙歌):"耳聋之症不闻声,痛痒蝉鸣不快情,红肿生疮须用泻,宜从听会用针行。""痔漏之疾亦可憎,表里急重最难禁,或痛或痒或下血,二白穴在掌[一本作常]中寻。"

［上两条均原出《扁鹊神应针灸玉龙经》］

《针灸大成》(卷七·足少阳)："风市……浑身搔痒,麻痹,厉风疮。"

《针灸大成》(卷九·治症总要)："第一百七. 肾脏风疮:血郄、三阴交。"［原出《医学纲目》(卷二十·肾脏风阴疮)］

《寿世保元》(卷十·单品杂治)："白虎风,走注痛痒,用三年陈酽醋二碗,葱白一斤,煮一沸滤出,布帛热裹,当患处熨之。"

《针方六集》(纷署集·第十一)："听宫……耳内蝉鸣气痒。"

《针方六集》(纷署集·第二十八)："阳谷……耳聋虚鸣,或痒,或痛,或清水出。"

《针方六集》(纷署集·第二十九)："血海……肾脏风疮湿痒,浑身脓疥。"

《针方六集》(纷署集·第三十)："蠡沟……阴挺暴痒。""曲泉……阴囊湿痒。""[足]五里……阴囊湿痒。"

《针方六集》(纷署集·第三十一)："阴谷……阴部湿痒。"

《针方六集》(兼罗集·第十一)："听会……耳……痒,补。"

《针方六集》(兼罗集·第五十四)："长强……治猳狲劳并囊痒。"

《经络汇编》(足厥阴肝经)："足厥阴经肝,其见证也……睾疝暴痒。"

《类经图翼》(卷六·足阳明)："下关……耳鸣耳聋,痛痒出脓。"

《类经图翼》(卷七·足太阳)："上髎……阴中痒痛。"

《类经图翼》(卷七·足少阴)："太溪……阴股内湿痒生疮便毒,先补后泻。"

《循经考穴编》(足太阴)："箕门……两股生疮,阴囊湿痒。"

《循经考穴编》(手少阴)："灵道……手湿痒不仁。"

《循经考穴编》(手太阳)："前谷……手指痒麻,手心发热。""听宫……主耳虚鸣痒。"

《循经考穴编》(足太阳)："膀胱俞……妇人阴内湿痒肿痛。"

"京骨……两足燥裂，或湿痒生疮。"

《循经考穴编》（足少阴）："太溪……或肾家邪热，两腿生疮痒甚……并宜泻之。""阴谷……阴囊湿痒。"

《循经考穴编》（手少阳）："翳风……耳中湿痒。""颅息……面痒如虫行。""耳门……聤脓湿痒。""丝竹空……主一切头面眉目，或肿赤，或痒麻。"

《循经考穴编》（足少阳）："天冲……耳虚鸣湿痒。"

《循经考穴编》（足厥阴）："[足]五里……肾风阴囊湿痒。"

《循经考穴编》（任脉）："曲骨……阴囊湿痒。"

［清代及民国前期文献摘录］（含同时代外国文献）

《太乙神针》（正面穴道证治）："阴户痒痛，针中极穴。""伤寒余热不尽，举体痛痒如虫啮，皮脱，瘰疬，癫疾，瘾疹，针曲池穴。"

《医宗金鉴》（卷八十五·头部主病）："迎香主刺鼻失臭，兼刺面痒若虫行，先补后泻三分刺，此穴须知禁火攻。""睛明攒竹目昏蒙，迎风流泪眦痒痛。"

《医宗金鉴》（卷八十五·手部主病）："少府……兼治妇人挺痛痒。"

《医宗金鉴》（卷八十五·足部主病）："血海……两腿疮痒湿痛。""曲泉……兼治女子阴挺痒。""风市……兼治浑身麻搔痒，艾火烧针皆就功。""悬钟……兼治脚胫湿痹痒。"

《续名医类案》（卷二十四·心腹痛）："吴病小腹急痛，面痒恶寒……洋即为灸气海一穴，进理中汤，顷之疾平。"

《串雅全书》（外篇·卷二·熏法门）："青布熏……疮伤风水，用青布烧烟于器中，以器口熏疮，得恶汗出，则痛痒瘥。"

《周氏经络大全》（经络分说·四十八）："任脉……虚则搔痒亦可怜。""腹之痛痒皆关于任。"

《针灸易学》（卷下）："乌鸦狗翻，头疼头沉头痒……如牙关已闭，急用箸别开，令病者卷舌视之，舌根下或有红黄黑紫等泡，用针刺破出血,以雄黄末点之,炮药亦可。如不全愈,用松皮或杉皮、猪牙草、瞿麦(即石竹花子)煎汤服之,盖被出汗,忌风三日,忌米饭三日。""挠痒翻,浑身刺挠,舌下有紫疔。治法,用针刺破舌下紫疔出血,即愈。"

《采艾编翼》(卷一·肝经综要):"膝关:风痒。"

《采艾编翼》(卷二·外科·痈疽):"治极毒疽疮:凡手指及诸处,疮将发,觉痒不可忍,身热恶寒,或麻木,此极毒之疮,一时医药不便,急用针刺破痒处,挤出恶血数次,忽口含凉水噀之,必吮至痒痛皆止,即好。"

《针灸逢源》(卷五·头面病):"面肿作痒:迎香、合谷、陷谷、厉兑。"

《针灸内篇》(手阳明大肠络):"迎香……面痒。"

《针灸内篇》(足太阴脾经络):"血海……治肾脏风痒,疥癣,内廉疮。"

《针灸内篇》(足太阳膀胱络):"下髎……妇人阴痒。""会阳……阴汗湿痒。"

《针灸内篇》(足阳明胃经络):"巨髎……目泪,赤痛痒。"

《神灸经纶》(卷四·手足证治):"浑身搔痒麻痹:风市、悬钟。""脚气,忽觉有虫,自足心行至腰中,即晕绝,久方苏醒,此真脚气也,初觉即宜灸:足三里、悬钟、绝谷、风市、肩井、阳陵泉、阳辅、昆仑、照海、太冲。"

《神灸经纶》(卷四·妇科证治):"阴挺痒痛:少府、曲泉。"

《太乙神针集解》(足太阳膀胱经穴):"会阳……阴汗湿痒。"

《针灸集成》(卷一·别穴):"膝眼四穴,一名百虫窠,又名血郄,在膝盖下两旁陷中,主治肾脏风疮及膝膑酸痛。""血郄二穴,即百虫窠,在膝内廉上膝三寸陷中,主肾脏风疮。"

《针灸集成》(卷二·手臂):"臂内廉痛,皮痒:曲池、肺俞、脾俞、神门针,中脘针。"

《针灸集成》(卷二·风部):"遍身痒如虫行不可忍:肘尖七

壮,曲池、神门,针合谷、三阴交。"

《针灸集成》(卷二·疮肿):"皮风疮……自少搔痒不止如粟米者,多发于臂及足胫外边与背部,而绝不发胸、腹及臂及脚内边,故名曰皮风疮,逢秋气尤痒成疮,俗名年疥疮,曲池灸二百壮,神门、合谷三七壮。"

《针灸秘授全书》(风痛举步难):"浮风浑身瘙痒:百会、百劳、命门。"

《针灸秘授全书》(目生内障):"风池……治痒翳头痛。""五会……治白眦痒痛,灸。"

《针灸简易》(穴道诊治歌·头部):"丝竹居眉尾外尖,专刺目痛泪不干,白翳眦痒雀目证,针三灸禁手少阳。"

《针灸简易》(穴道诊治歌·足部):"风市……浑身搔痒麻痹痛,针灸俱五少阳穴。"

《针灸治疗实验集第一期》(1·三):"某患花柳疾……似疥非疥,痒不可当,而阳具有时粗肿,精道亦黏腻不通……其法以麝香、硫黄、雄黄置于所针之左右血海、曲池、脾俞等穴,外以面条作圈,用艾灸,每穴各灸一小时而已,日来全身光泽,滑腻如常,此为初灸时所意想不到者。"

《针灸治疗实验集第一期》(2·三):"某,年十六岁,右目红赤生翳,痛痒难忍,热泪时出,生针睛明、肝俞、光明、少商等穴,立见奇效。"

《针灸治疗实验集第一期》(9):"本埠仰正泰机坊主人,在左腿血海穴附近,生一物,初起时奇痒而后红肿,其大如碗,其硬如铁,痛楚之声,不忍入耳,请生视之,乃针箕门、阴陵泉、三阴交、血海、商丘等穴,渐佳矣。"

《金针秘传》(针验摘录·心痒):"素有心痒病……痒发时非速奔不快,予谓此乃心气郁结,血液过腻所致,狂奔则结气解散,血亦转清,此所以有效也,为针肺经云门,心包络天池、内关各穴,专用泻气散血之法,二次以后,痒不复发,此亦奇疾之一也。"

[外国文献]

《针灸则》(七十六穴·头面部)："睛明……目瞳子痛痒。"

《针灸则》(七十六穴·胸胁部)："阴交……阴囊痒湿。"

[现代文献题录]

(限本节引用者,按首位作者首字的汉语拼音排序)

安华.针刺治疗老年皮肤瘙痒症42例临床观察.中级医刊, 1994,29(3):58.

曹汉清.热微则痒与针刺治痒.针灸临床杂志,1994,10 (6):50.

陈建华,周辉.穴位封闭疗法治疗瘙痒性皮肤病.湖北中医杂志,2000,22(3):48.

陈素芬.穴位注射治疗冬季痒疹150例.广西中医药,1997, 20(3):40.

陈卫华.针刺走罐结合放血疗法治疗皮肤瘙痒32例.针灸临床杂志,2004,20(6):3.

陈燕.埋线治疗神经性外阴瘙痒73例.四川中医,2008,26 (10):119.

陈永祥.奴夫卡因加维B_6曲骨穴位封闭治疗外阴瘙痒.四川中医,1990,8(10):51.

单秋华,吴富东,刘荣芬.走罐配合耳穴贴压治疗全身性皮肤瘙痒症疗效观察.中国针灸,1997,17(4):223.

方云鹏.方云鹏临证经验//陈佑邦,邓良月.当代中国针灸临证精要.天津:天津科学技术出版社,1987:39-40.

郭乃琴,聂鸿丹.针刺加火罐治疗皮肤瘙痒症37例.浙江中医杂志,2002,37(5):209.

郭淑颖,王涛.刺络拔罐加灸法治疗皮肤瘙痒症56例.中国针灸,2004,24(7):510.

郭耀康.针灸治疗牛皮癣69例疗效观察.中医药研究,

1994,10(1):54-55.

何靖国,许爱珍.梅花针配合中药治疗老年性瘙痒症65例.湖北中医杂志,1996,18(3):31.

黄巍.羊肠线穴位注射治疗局限性神经性皮炎104例疗效观察.黑龙江中医药,1994,23(5):38.

黄炜英,郭祖荣,俞瑾.针刺治疗慢性外阴瘙痒症56例疗效的初步观察.中国针灸,1985,5(3):7.

贾菊华.加味止痒散敷脐治疗小儿瘙痒性皮肤病.湖北中医杂志,2000,22(8):53.

江婵娟,李明.回旋灸法治疗冬令瘙痒32例.陕西中医,2000,21(1):31.

李贵鑫,栾秀珍.长强穴封闭注射加中药坐浴治疗肛门瘙痒症60例.山东中医杂志,2007,26(12):828.

李建兰,韩建红.针刺为主治疗皮肤瘙痒症38例.中国针灸,2001,21(2):122.

李乐秀.梅花针叩刺为主治疗外阴瘙痒35例.陕西中医,1993,14(6):275.

李鲁炎.中药喷灸法治疗阴痒56例疗效观察.长春中医学院学报,1998,14(1):37.

李月.血海穴为主治疗老年皮肤瘙痒症.中国针灸,2002,22(12):826.

李滋平.体针及自血疗法治疗老年性瘙痒病52例.江苏中医,2001,22(11):41.

廖继发.针刺为主治疗银屑病348例疗效观察.中国针灸,1993,13(6):15.

林晓山,周佐涛.梅花针为主治疗皮肤疾患181例.河南中医,2004,24(11):67.

刘继先.针刺治疗泛发性神经性皮炎的临床观察.上海针灸杂志,1989,8(1):21.

刘敏．耳针为主辨证治疗阴痒80例．针灸临床杂志，1997，13（10）：24.

刘西忠，李福海，陈殿双．针刺风市穴治疗高胆红素血症致皮肤搔痒12例．中国民间疗法，2003，11（12）：12.

刘新府，付玉珍，付静．针灸药结合治疗皮肤瘙痒56例．中国针灸，2003，23（4）：209.

刘新建．背部叩刺加拔罐治疗皮肤瘙痒症．中国针灸，2002，22（12）：826.

柳典花，刘清文．局部叩刺治疗结节性痒疹18例．中国针灸，2004，24（1）：48.

龙振寅．针刺治疗斑痕瘙痒症32例．中国针灸，2001，21（5）：299.

陆瘦燕．陆瘦燕临证经验 // 陈佑邦，邓良月．当代中国针灸临证精要．天津：天津科学技术出版社，1987：214.

吕波．灵龟八法针法为主治疗老年性皮肤瘙痒症31例．辽宁中医学院学报，2006，8（5）：111.

伦新，荣莉．耳针治疗顽固性皮肤瘙痒症25例．新中医，1999，31（9）：23.

皮先明，樊秀云．止痒洗剂配合耳贴治疗老年性瘙痒症56例．湖北中医杂志，1996，18（3）：29.

钱来娣，景苏玉，翁健儿，等．穴位注射、针灸和中药薰洗联合治疗顽固性外阴瘙痒30例．中国中西医结合杂志，2004，24（4）：371.

乔子虹，杨开云．梅花针为主治疗结节性痒疹36例．中国针灸，2003，23（5）：276.

任仓孝．针刺治疗阴囊湿疹112例．贵阳中医学院学报，1991，13（1）：38.

任秋兰，翟伟．针刺配合艾叶熏洗治疗外阴瘙痒28例临床观察．内蒙古中医药，2007，26（1）：20.

任树成．羊肠线埋藏治疗银屑病．山东中医杂志，1994，13（1）：43.

任小红．中药外洗穴位注气治疗皮肤瘙痒症45例．四川中医，2000，18（8）：55.

佘嘉奕，钟吉明．针灸治疗皮肤瘙痒症疗效观察．四川中医，2005，23（8）：100.

申健，王志良．针刺下都穴治疗皮肤搔痒300例疗效观察．北京中医，1989，8（4）：62.

师怀堂．师怀堂临证经验∥陈佑邦，邓良月．当代中国针灸临证精要．天津：天津科学技术出版社，1987：85-92.

宋月玲．耳穴治疗皮肤瘙痒症22例．中国针灸，2000，20（10）：637.

粟漩，刘素涵，巫祖强．芒针为主治疗外阴瘙痒症34例．中国针灸，2004，24（11）：755.

孙文华，马雪花．针灸治疗皮肤瘙痒症100例．新疆中医药，2004，22（6）：34.

孙彦辉，曹永清，陆金根．皮肤针与中药外用合治肛门瘙痒症29例．江苏中医药，2009，41（9）：55.

谭桂梅．穴位注射、中药熏洗并用治疗外阴瘙痒．针灸临床杂志，1996，12（11）：48.

唐国联．针灸治疗老年性瘙痒病40例临床观察．中国针灸，1996，16（10）：43.

王宝旗，文亚莉．穴位封闭加中药坐浴治疗阴部瘙痒及肛门湿疹120例．陕西中医，2005，26（2）：161.

王建民．针灸治疗肛周瘙痒症50例疗效观察．中国针灸，1996，16（8）：22.

王金荣，李郑芬．电针加灸治疗外阴瘙痒症．河南中医，1986，6（4）：32.

王丽敏．针药并用治疗皮肤瘙痒症的体会．针灸临床杂志，

2000,16(12):7.

王梅花.针刺耳穴治疗神经性皮炎.北京中医,1992,11(6):42.

王鹏辉.耳针加锌透入治疗湿疹、神经性皮炎 135 例.陕西中医,1990,11(8):370.

王香兰,祁玲娣,董莹.穴位注射治疗单纯性痒疹 23 例.陕西中医学院学报,1995,18(1):34.

王秀玲.针刺"神道""灵台"治疗牛皮癣 1000 例临床观察.天津中医,1993,10(4):38-39.

王雪,张贤滨,于欣.针刺、VB_{12} 穴位注射治疗皮肤瘙痒症 15 例探讨.针灸临床杂志,2001,17(12):32.

卫静,肖建桥.穴位注射配合中药内服治疗老年性皮肤瘙痒症临床观察.湖北中医杂志,2010,32(2):71-72.

吴光汉.小针刀治疗肛周顽固性瘙痒症 42 例.南京中医药大学学报,1996,12(5):54.

夏菁.当归丹参注射液穴封治疗牛皮癣.新中医,1993,25(3):31.

邢晓娟.穴位埋线治疗肿瘤患者皮肤瘙痒 60 例.上海针灸杂志,2013,32(8):677.

邢勇君,杨新莲,江伟英.穴位注射治疗瘙痒性皮肤病 46 例.中国民间疗法,1999,7(7):19.

熊秋华.穴位注射胸腺素为主治疗肛门瘙痒症 56 例.新中医,2001,33(2):44.

徐笨人.徐笨人临证经验//陈佑邦,邓良月.当代中国针灸临证精要.天津:天津科学技术出版社,1987:345.

徐田,李艳.针刺加神灯照射治疗老年人手足奇痒.上海针灸杂志,1998,17(4):12.

许山鹰.艾灸治疗肛门瘙痒症 72 例临床观察.北京中医,1997,16(3):30.

杨晋红,吴一菲.穴位注射治疗老年性皮肤瘙痒症.针灸临床杂志,2004,20(2):28.

杨明昌,毛敬烈,余菊.针灸治疗老年性皮肤瘙痒症疗效观察.中国针灸,2002,22(7):459.

杨生华.温通法治疗老年性皮肤搔痒60例.针灸临床杂志,1996,12(9):19.

应雪琴.穴位注射配耳穴压丸治疗外阴瘙痒80例.长春中医学院学报,2001,17(4):24.

余土根,朱金土,庄亦仁.长强、会阴穴封闭治疗肛门周围瘙痒症147例临床观察.中国针灸,1994,14(3):25.

袁秀丽.针灸治疗慢性湿疹55例疗效观察.针灸临床杂志,1998,14(7):19-20.

张和媛.皮肤瘙痒症 耳穴收效快//胡熙明.针灸临证指南.北京:人民卫生出版社,1991:657.

张连生.针刺治疗皮肤瘙痒症65例.中国针灸,1998,18(2):74.

张晓红.浅刺法治疗神经性皮炎24例.中国针灸,1995,15(5):17.

张艳丽.针刺配合拔罐治疗皮肤瘙痒.中国针灸,2002,22(12):826.

张志坡.中药内服合穴位注射治疗皮肤瘙痒症107例.河北中医,2005,27(1):21.

赵久春,王晓红,刘颖.针灸治疗老年性皮肤瘙痒症.吉林中医药,1999,19(6):44.

赵寿毛.针灸治疗皮肤瘙痒.中国针灸,2002,22(12):826.

甄德江.针灸治疗单纯性外阴瘙痒症十六例.浙江中医杂志,1990,25(11):501.

郑光亮.耳穴按压法治疗皮肤瘙痒症30例.云南中医杂志,1988,9(6):34.

郑学良,黄晖.火针治疗皮肤瘙痒症100例.中国针灸,

1991,11(6):56.

钟启腾,彭建明,王子耀.西咪替丁曲池穴注射治疗五官瘙痒症.新中医,1993,25(11):34.

周民.穴位埋线治疗银屑病200例.辽宁中医杂志,1995,22(4):179.

第十九节　瘾疹

瘾疹是指皮肤出现鲜红色或苍白色风团,时隐时现,发无定处。古代文献中凡有瘾疹、隐疹、隐轸、瘾瘆、瘾胗、瘾风、风疙瘩等描述字样的内容,本节均予以收录。中医学认为,本病多由风邪客肤、禀赋不耐、过食发物等因素,导致热毒壅塞于肌肤所致;也由脏腑失调,气血失和、营血不足等原因所引起。临床表现以风热型为多,亦有其他类型者。西医学中的过敏性疾病荨麻疹等与本病相关。涉及本病的古代针灸文献共 30 条,合 56 穴次;现代针灸文献共 241 篇,合 802 穴次。将古今文献的统计结果相对照,可列出表 19-1~ 表 19-4(表中数字为文献中出现的次数)。

表 19-1　常用经脉的古今对照表

经脉	古代(穴次)	现代(穴次)
相同	大肠经26、膀胱经4、胆经4、胃经3	大肠经 154、膀胱经 140、胃经96、胆经 57
不同	心包经 5、三焦经 5	脾经 167、督脉 66、任脉 45

表 19-2　常用部位的古今对照表

部位	古代(穴次)	现代(穴次)
相同	臂阳 25、腿阳 8、手背 7	臂阳 129、腿阳 123、手背 47
不同	臂阴 5、手掌 3	腿阴 166、上背 160、小腹 45、头面 40

表 19-3　常用穴位的古今对照表

穴位		古代（穴次）	现代（穴次）
相同		曲池 12、合谷 3、委中 2	曲池 108、合谷 39、委中 19
相似（四肢关节部）		肩髃 6、天井 5、阳溪 3、曲泽 3、内庭 2、环跳 2	血海 104
不同	祛风		大椎 49、风池 32、肺俞 36、风市 18
	背部其他		膈俞 35、大肠俞 14、脾俞 11
	腹部		神阙 22、天枢 11、中脘 9
	下肢其他	悬钟 2	足三里 75、三阴交 56
	上肢	手三里 2	外关 10

表 19-4　治疗方法的古今对照表

方法	古代（条次）	现代（篇次）
相同	艾灸 9、针刺 8、刺血 3	针刺 79、刺血 28、艾灸 12
不同		穴位注射 39、拔罐 32、耳穴 20、埋藏 8、电针 5、敷贴 4、器械 4、推拿 4、皮肤针 2、挑治 2、头针 2、腕踝针 2、小针刀 1、腹针 1

　　根据以上各表,可对瘾疹的古今针灸治疗特点作以下比较分析。

【循经取穴比较】

　　1. 古今均取手阳明经穴　阳明多气多血,阳气旺盛,与邪毒奋争,致使热毒壅滞于肌肤,则成瘾疹;本病属风,风性轻扬在上,因此治疗本病多取手阳明经穴,在古、今文献中,分别为 26、154 穴次,分列诸经的第一、第二位,分占各自总穴次的 46.43%、19.20%,此又显示**古代比现代更重视手阳明穴**。就穴位而言,

表 19-3 显示,**古今均取曲池、合谷,这是相同的;古代还取肩髃、阳溪、手三里,现代取之不多**,致使古代手阳明经穴的百分比高于现代,这是古今不同的。

2. **古今均取足三阳经穴**　本病发于皮肤,时隐时现,在全身各处均可发生,故属阳属风;而足三阳经属阳,分布又较广,循行从头至足,因此治疗多取之。统计结果见表 19-5。

表 19-5　足三阳经穴次及其分占古、今总穴次的百分比和其位次对照表

	古代	现代
膀胱经	4(7.14%,并列第三位)	140(17.46%,第三位)
胆经	4(7.14%,并列第三位)	57(7.11%,第六位)
胃经	3(5.36%,第四位)	96(11.97%,第四位)

表 19-5 显示,**现代比古代更多地选取膀胱经、胃经穴**,而胆经穴次的百分比古今相近。就穴位而言,**古今均取膀胱经委中穴,这是相同的**。古代还取胆经环跳、悬钟,现代则取风池、风市;古代取胃经内庭,现代则取足三里、天枢,这些是相似的。但**现代足三里穴次较高,又选取膀胱经肺俞、膈俞、大肠俞、脾俞**,显示现代对脾胃及其他脏腑的重视,而古代取之不多,致使现代胃经、膀胱经穴次百分比高于古代,**这是古今不同的**。

3. **古代选取三焦、心包经穴**　三焦湿热,心火亢盛亦可导致本病的发生,因此古代还选用三焦经、心包经穴,各 5 穴次,并列为诸经的第二位,均占古代总穴次的 8.93%,**常用穴为天井、曲泽**。虽然现代亦取三焦经**外关穴**,但现代取三焦经、心包经分别为 18、10 穴次,分列现代诸经的第八、第十位,分占现代总穴次的 2.24%、1.25%,未被列入常用经脉,可见现代对三焦、心包经穴重视不够,不如古代。

4. **现代选取脾经与督脉、任脉穴**　气血失和可致本病的发生,而脾主运化、统血和升清,督脉总督全身阳气,任脉总任全身阴血,因此现代还选用脾经与督脉、任脉穴,分别为167、66、45穴次,分列现代诸经的第一、第五、第七位,分占现代总穴次的20.82%、8.23%、5.61%,**常用穴为脾经血海、三阴交,督脉大椎,任脉神阙、中脘**。而古代取该三经分别为1、0、1穴次,分列古代诸经的第六(并列)、第七、第六(并列)位,分占古代总穴次的1.79%、0.00%、1.79%,未被列入常用经脉,显示古代对气血在本病发生中的作用重视不够,不如现代。

【分部取穴比较】

1. **古今均取关节部穴**　表19-3显示,古今治疗本病均取关节部穴。笔者揣测,本病病机多为热毒壅盛,而这些热毒(过敏因子)往往瘀阻于肢体曲折之处,即关节部位,取此处穴则可驱邪外出,致使在古、今文献中,关节部分别为42、331穴次,分占各自总穴次的75.00%、41.27%,此又显示**古代比现代更重视取关节部穴**。就穴位而言,**古今均取曲池、合谷、委中,这是相同的**;古代还取肩髃、天井、阳溪、曲泽、内庭、环跳等,现代则取血海等,这有所不同。

古代取关节穴者,如《针灸逢源》治疗“瘾疹皮肤枯燥”,取“肩髃、曲池、合谷、曲泽、手三里、环跳”。《备急千金要方》取委中,云“于此刺出血,久固宿疹亦皆立已”。《玉龙赋》曰:“天井治瘰疬瘾疹。”《百证赋》道:“肩髃阳溪,消瘾风之热极。”《琼瑶神书》谓:内庭主“瘾疹咽喉痛”。

现代取关节部穴者,如吕景山治疗荨麻疹,取对穴合谷、曲池,用针刺泻法;王元则取曲池、合谷、风池、神门、阴陵泉等,行针刺泻法;王金全等治疗顽固性瘾疹,取曲泽、委中,予点刺放血;肖燕榕治疗慢性荨麻疹,取血海,施快速针刺捻转提插手法,针感以向下传导为佳;赵飞等治疗荨麻疹,取曲池、血海等,用针刺平补平泻法;姚学英则取肩髃、曲池等穴,用针刺平补平泻法,并在曲池等穴处注入当归注射液和维丁胶性钙注射液。

2. 古今均取上肢阳面与腿阳面穴　　上述古今所取关节部穴多在阳面，致使上肢阳面和腿阳面穴次较高（表 19-6）。

表 19-6　上肢阳面与腿阳面穴次及其分占古、今总穴次的百分比和其位次对照表

	古代	现代
臂阳	25（44.64%，第一位）	129（16.08%，第三位）
手背	7（12.50%，第三位）	47（5.86%，第五位）
腿阳	8（14.29%，第二位）	123（15.34%，第四位）

表 19-6 显示，**古代比现代更重视上肢阳面（含臂阳、手背）穴**，而腿阳面的百分比古今相近。就穴位而言，除上述古今所取关节阳部穴外，**古代还取手三里、悬钟，现代则取足三里、风市、外关**，这是相似的。如明代《神应经》取手三里，及曲池、肩髃，治"偏风瘾疹"。元代《磐石金直刺秘传》取绝骨，及曲池、委中，治疗"风毒隐疹，遍身搔痒，抓破成疮"。现代赵延红治疗顽固性荨麻疹，取足三里等穴，注入苯海拉明；郑卓人治疗荨麻疹，针风市、血海等穴，用平补平泻法；姜淑明则取外关、风市、血海、足三里等穴，用针刺泻法加灸。

3. 古代选取上肢阴面穴　　由于古代选取心包经穴，因此古代上肢阴面穴次较高，其中臂阴、手掌部分别为 5、3 穴次，分列古代各部的第四、第五位，分占古代总穴次的 8.93%、5.36%，**常用穴为曲泽**。该穴又属关节部穴，在上面已有阐述。再如《针灸集成》载："热风瘾疹：曲池、曲泽、合谷、列缺、肺俞、鱼际、神门、内关。"其中，列缺、鱼际、神门、内关亦属上肢阴面，可祛风邪，清心火。而现代取臂阴、手掌部分别为 21、3 穴次，分列现代各部的第九、第十二位，分占现代总穴次的 2.62%、0.37%，未被列入常用部位，不如古代。

4. 现代选取腿阴面穴　　由于现代多取脾经穴，致使腿阴面

达 166 穴次,列现代各部之首,占现代总穴次的 20.70%。**常用穴为血海、三阴交**,分别达 104、56 穴次,分列现代诸穴之第二、第四位,十分突出,显示现代本病临床对脾胃气血的重视;其中血海穴顾名思义为"血之海",又属关节部穴,故多取之,在上面已有阐述。再如,姜淑明治疗荨麻疹,取血海、阴陵泉、三阴交等穴,用针刺泻法加艾灸;艾宙等则取血海、足三里、三阴交等穴,行提插补泻手法;刘汉利等治疗慢性荨麻疹,取双侧血海、三阴交、风池,行平补平泻。而古代取腿阴面仅 1 穴次,未被列入常用部位,远不如现代。古代这 1 穴次出《循经考穴编》,曰三阴交可治"疮疡瘾疹",此当现代取三阴交治疗本病之源。在古代文献中未见有明确的血海治疗瘾疹者,但宋代《琼瑶神书》载:"血海二穴:治两腿外廉血风疮。"此后《针灸大全》称:血海可治"浮风,浑身搔痒"。《神农皇帝真传针灸图》言:"血海:治浑身疥疮。"这些均属皮肤病,亦可看作与本病相关。

5. **现代选取上背与小腹部穴**　由于脏腑失调是本病病因之一,而风邪又易侵犯上背部,因此现代选用上背与小腹部穴,分别为 160、45 穴次,分列现代各部的第二、第六位,分占现代总穴次的 19.95%、5.61%,**常用穴为上背部大椎、肺俞、膈俞、大肠俞、脾俞,小腹部神阙、天枢**。此外,现代还取脘腹部胃的募穴中脘。如王元针刺治疗荨麻疹,取大椎穴,施刺络拔罐;艾宙等则取肺俞、脾俞、肾俞等穴,行提插补泻手法;靳桂枝取膈俞穴,用三棱针针刺,用红外真空罐拔出血;师丽岩取大椎、肺俞、大肠俞,用刺血拔罐法;周玲取背部肺俞至胃俞处,拔罐 10 分钟;孙桂霞取神阙,予拔罐,每次连拔 3 回;高博取神阙拔罐 5 分钟,取膀胱经背部两线用走罐法;宋玉华等治疗慢性顽固性荨麻疹,取中脘、天枢、三阴交、足三里等,用平补平泻法。而古代取上背、小腹分别为 1、0 穴次,未被列入常用部位,远不如现代,显示古代对脏腑气血在本病治疗中的作用重视不够。

6. **现代选取头部穴**　本病多由风邪所致。《素问·太阴阳明论》曰:"伤于风者,上先受之。"因此,现代治疗本病也选用头部穴,共计 40 穴次,列现代各部的第七位,占现代总穴次的 **4.99%,常用穴为风池**。如姜淑明治疗荨麻疹,先取风池、风门,用针刺泻法不留针;詹光宗等治疗慢性荨麻疹,取风池透刺至风池,用电针刺激;梁清湖治疗顽固性皮疹之腰以上者,取风池、曲池,用针刺泻法。而古代取头部为 1 穴次,占古代总穴次的 1.79%,未被列入常用部位,不如现代。

7. **古今选取末部穴** 古今文献又显示,本病临床还选取肢体末部穴。如唐代《千金翼方》载:"瘾疹","灸法,以一条艾蒿长者,以两手极意寻之着壁,立两手并蒿竿拓著壁,伸十指,当中指头以大艾炷灸蒿竿上,令蒿竿断即止,灸十指差,于后重发,更依法灸,永差"。明代《神应经》取涌泉等穴,治疗"热风瘾疹"。其中"中指头""十指"、涌泉均属末部。现代闫和利等治疗急性荨麻疹,取十宣穴,亦属末部,用点刺放血法。笔者揣测,人体正气总是竭力将邪毒驱逐出体外,故热毒被逐至肢体末端,而末端部血管最细,血流动力又最小,致使邪毒常常停留聚集于此,因而治疗本病或取末端部穴。

综上所述可知,古今治疗本病多取阳面穴,此当本病多属阳之故。在古、今文献中,阳面分别为 43、526 穴次,分占各自总穴次的 76.79%、65.59%;古今又**多取上半身穴**,此为本病属风之故,而风性轻扬在上,因此在古、今文献中,上半身分别为 43、415 穴次,分占各自总穴次的 76.79%、51.75%。上述百分比还显示,**古代比现代更重视阳面穴和上半身穴**。

【辨证取穴比较】

对古代针灸文献进行检索,结果显示,**本病多与风、热相关**,共计 11 条次。两者的取穴大体相似,其中若干条目又是风、热兼有,故本节将两者合而讨论。古代治疗的常用穴为曲池、肩髃、合谷、阳溪、曲泽,**均为上肢关节部穴**,当为风性轻扬与热毒壅塞之故。如《圣济总录》曰:"风瘙身体瘾胗,灸曲池二穴。"《铜人腧穴针灸图经》载:肩髃治"瘾胗","刺即泄肩臂热气"。《神应经》云:"热风瘾疹:肩髃、曲池、曲泽、环跳、合谷、涌泉。"《医宗金鉴》道:"阳溪主治诸热证,瘾疹痂疥亦当针。"而在古代针灸文献中,本病与其他因素(如寒、湿、气、瘀、虚)相关者出现不多。

现代采用辨证取穴治疗荨麻疹者,如李世珍治疗风湿热型,针泻曲池、阴陵泉、三阴交;风寒湿型,针泻曲池、阴陵泉,加灸;肠胃实热型,针泻曲池、足三里、天枢、阴陵泉,针补合谷、三阴交。陈全新取耳穴荨麻疹点(位于耳舟区,肩肘连线 1/2 处过敏点)埋针,风热型取曲池、血海、膈俞,用一进三退进泻导法,并通电用疏密波;脾虚型取足三里、曲池、脾俞,用平补平泻针刺法,配合艾灸。唐春蕾等治疗慢性荨麻疹,针刺大椎、合谷、曲池、血海、足三里、脾俞、肺俞,风寒证加风池、列缺;风热证加孔最、大杼;胃肠实热证去大椎、曲池,加梁丘、内庭;气血两虚加关元、气海、中极;冲任不调加伏兔、三阴交,用针刺提插捻转手法,补虚泻实。王桂芳治疗急性荨麻疹,针刺曲池、足三里、血海,血虚加三阴交,湿盛加阴陵泉,血热加委中放血,胃热加天枢。由上可见,**现代分型较多,取穴较为明确,**与中医外科用药相类同。这样的方法能否较古代提高疗效? 尚待临床与实验加以证实。

【针灸方法比较】

1. **古今均用灸法**　灸法可以提高人体免疫功能,将邪毒排出体外,因此在本病的古、今文献中,涉及艾灸者分别为 9 条次、12 篇次,分列古、今诸法之第一、第六位,分占各自总条(篇)次的30.00% 和 4.98%,可见**古代比现代更多地采用灸法。**

艾灸所取穴位,**古代以阳面穴为多,**其中曲池列全身诸穴之首,达 5 穴次之多,其他诸穴仅 1 穴次。如《备急千金要方》载:"隐轸","举体痛痒如虫啮,痒而搔之,皮便脱落作疮,灸曲池二穴随年壮,发即灸之神良。"《灸法秘传》曰:"隐疹宜灸曲池。"《千金翼方》云："头痛瘾疹,灸天窗七壮。"《玉龙歌》道："如今瘾疹疾多般,好手医人治亦难,天井二穴多着艾,纵生瘰疬灸皆安。"**现代艾灸也多取阳面穴**,如石奕丽等治疗荨麻疹,选风池、合谷、曲池、足三里、尺泽、三阴交,用针刺加艾条温和灸;艾宙等则取肺俞、脾俞、肾俞等背俞穴,行提插补泻,多补少泻,加施温针灸各2壮。

关于艾灸方法,古人除了常规灸法外,还采用**"太乙神针"灸法**,即在艾条中加若干具有行气活血等作用的中药,并在穴位上铺数层布或纸,将艾条点燃后按在布或纸上。如《太乙神针》言:"癫疾,瘾疹,针曲池穴。"《太乙离火感应神针》载:肩髃治"风热瘾疹",均为用"太乙神针"之例。此外,上述"古今选取末部穴"中,《千金翼方》所载"当中指头以大艾炷灸蒿竿上,令蒿竿断,即上灸十指差"的具体操作似不十分明了,尚待探讨。

现代所用灸法,除了上述温针灸以外,**还用熏灸、直接灸、发泡灸等**。如陈丽仪等治疗慢性荨麻疹,熏灸神阙穴;陈耀南治疗风热瘾疹,取中脘、肩髃穴施直接灸各3壮,有实热、阴虚血热及女子行经期间皆先针刺内关、曲池、合谷(经期不用),再施灸;魏晓日治疗获得性寒冷性荨麻疹,取大椎、身柱、命门、肺俞、脾俞、外关、曲池、足三里、三阴交,用明灸发疱疗法。此外,乔正中治疗荨麻疹,用火针疗法,取足三里、曲池、脐周四穴、肺俞、血海,火针与灸法有相似之处。

但是,宋代《太平圣惠方》载:"伏兔:身瘾胗","针入三分,禁灸"。可见古代有禁用灸法者。本病以热证为多,而历来有"**热证禁灸**"之说。如张仲景在《伤寒论》中即曰:"微数之脉,慎不可灸。"西医学认为,荨麻疹是过敏因子诱发的免疫性疾病,而用灸法,则可引起机体免疫功能的进一步亢进,使病情加重,因此笔者以为对于本病的实热证当慎用灸法;但对于本病之虚证、寒证当可用灸法,如上述魏晓日之灸即为例;而上述陈耀南对于热证则先用针刺泻法,然后再施灸。

2. **古今均用针刺**　针刺对人体免疫功能可起调节作用,对亢进者可以抑制,对低下者可以激发,故临床常用以治疗本病。在本病的古、今文献中,涉及针刺者分别为 8 条次、79 篇次,分列古、今诸法之第二、第一位,分占各自总条(篇)次的 26.67% 和 32.78%,可见**现代比古代更多地采用针刺疗法**,此当现代针具进步之故。

古代针刺所取穴位也以曲池、肩髃等关节阳部穴为多,**所用方法则以泻法为多**。如《马丹阳天星十二穴歌》道:"曲池:遍身风疹癣,针后即时痊。"《铜人腧穴针灸图经》载:肩髃治"瘾胗","刺即泄肩臂热气"。《循经考穴编》载:内庭"亦治瘾疹","并宜泻之"。《医宗金鉴》道:"天井主泻瘰疬疹。"《磐石金直刺秘传》曰:"风毒隐疹,遍身搔痒,抓破成疮:曲池(灸,针泻)、绝骨(灸,针泻)。"后者是针泻与灸法相结合。此外,古代也有采用补泻结合者,如《神应经》曰:"偏风瘾疹","曲池(先泻后补)"。但在本病的古代文献中,未检得采用补法者,这也从一个侧面显示,本病以实证为多。

现代针刺的部位,除了取关节部等常规穴外,**还采用浅刺法**,刺及体表浅层,包括半刺及沿皮透刺法。此当是本病病位在皮肤之缘故。如杨成琴治疗荨麻疹,取背部膀胱经两线用半刺法;张和平等则取神道透至阳,用粗针沿皮透刺,留针 2~8 小时;詹光宗等治疗慢性荨麻疹,取风门透刺至督俞,肝俞透刺至气海俞,上脘透刺至水分,阴交透刺至中极,天枢透刺至水道等,用电针刺激。

现代针刺亦采用补泻手法,且亦以泻法为多,此与古代相合。如颜幼斋治疗九年风疹块,取脾俞、曲池、委中,用针刺捻转泻法;姜淑明治疗荨麻疹,先取风池、风门,用针刺泻法不留针,然后取曲池、外关、合谷、风市、血海、足三里、阴陵泉、三阴交,用针刺泻法,留针 15 分钟;楼百层则取合谷、曲池、血海、三阴交、风门等,用针刺捻转泻法。现代也有用补泻结合者,如宋玉华等治疗慢性顽固性荨麻疹,取曲池、血海、风市、外关、膈俞、风门、肺俞用捻转泻法,取照海、肾俞、肝俞、脾俞用捻转补法,取中脘、天枢、三阴交、足三里、公孙用平补平泻法。**但现代也有重用补法者,这与古代有所不同。**如于书庄治疗本病之表里两虚证,取大椎、大肠俞、委中、天枢、足三里、曲池,用针刺热补法;艾宙等治疗慢性荨麻疹,取曲池、合谷、血海、足三里、三阴交,用提插补泻针刺手法,多补少泻。

现代针刺还有采用强刺激者。如沈中秋等治疗荨麻疹,针刺曲池、血海、三阴交,行提插捻转强刺激;蔡明华则取曲池,用大幅度高频率提插捻转泻法,取风池、血海,用平补平泻手法。现代还有人**在发病前针刺,留针至病后**。如蔺云桂根据发病部位,在三阴交、阴陵泉、血海、箕门、内关、天枢、章门、膻中、风池中选穴,在发病前1小时针刺,留针至发病后半小时起针,用先泻后补法。

3. 古今均用刺血　本病是热毒(过敏因子)壅阻所致,因此古今均用刺血法,以将热毒逐出体外。在本病的古、今文献中,涉及刺血者分别为3条次、28篇次,分列古、今诸法之第三、第四位,分占各自总条(篇)次的 10.00% 和 11.62%,可见古今百分比相近。古代刺血多取委中,如《磐石金直刺秘传》刺"委中(出血)"治"风毒隐疹,遍身搔痒,抓破成疮"。此外,《医心方》刺血还取瘾疹局部:"痱瘰、隐疹皆风肿,治之方","以铍刀决破之,出毒血便愈"。此处采用的刺血工具是"铍刀"。

现代用刺血治疗荨麻疹亦取关节部及病变部位的穴位。如宋玉华等取委中、尺泽,用三棱针点刺放血;王金全等取曲泽、委中,用点刺放血法;刘桂彩等取后溪穴,予以点刺放血;丛秀英取曲池、足三里、合谷、血海、皮肤云片状风团处,用循经点刺拔罐法,取曲泽、委中,用点刺放血。此外,现代还常采用**刺络拔罐法**以出血,这在古代本病文献中未见记载。如喻喜春取委中、曲泽、肝俞、膈俞、阿是穴等用点刺放血或刺络拔罐法;刘志国取大椎、血海、曲池、风市、委中、膈俞、风门,予以刺络拔罐泻血疗法;章东萍治疗皮肤药物过敏,取患部,用梅花针刺络拔罐,吸出大量水液、白色泡沫和暗红色血块。

4. 现代发展的方法 现代还采用穴位注射、电针、拔罐、埋藏、敷贴、器械、推拿、皮肤针、挑治、小针刀,以及微针系统等方法。这些在古代是没有的。

（1）**穴位注射**:如宗芳等治疗荨麻疹,取血海、足三里、曲池、三阴交,注入徐长卿注射液;李复明则取肺俞穴,注入维生素 C 与地塞米松;于德茹等取曲池、血海,注入转移因子;李占东等疗顽固性荨麻疹,取曲池、血海、三阴交,注入当归注射液;田增光治疗慢性荨麻疹,取曲池穴,注入复方丹参注射液;刘汉利等则取双侧曲池穴与足三里,上下交替使用针刺与注入苯海拉明;张苏玲等取曲池、血海、三阴交等穴,注入康宁克通-A(曲安奈德注射液)加利多卡因;魏玲等取曲池、血海、大椎、膈俞、三阴交、足三里、肺俞,注入西咪替丁加利多卡因;林凌取曲池、血海、大椎、三阴交、足三里、大肠俞,注入患者自体血;韩春玉等取血海、大肠俞,亦注入患者自体血;陈可治疗冷性荨麻疹,取曲池、血海、三阴交等穴,注入青霉素。

（2）**电针**:如杜红治疗荨麻疹,取双侧曲池、血海、足三里,将针刺入并接以半导体间动电刺激器,采用疏密波;杨成琴则取血海、足三里用提插补法,曲池、风池用提插泻法,并接电针;鲍春玲等治疗慢性荨麻疹,独取曲池穴,用电针刺激。

（3）**拔罐**:如赵延红治疗顽固性荨麻疹,取膈俞、血海,予以拔罐;梁清湖则在病变局部拔火罐;詹光宗等治疗慢性荨麻疹,取大椎、风门、肝俞、阴交、天枢,拔火罐;刘天峰治疗荨麻疹,取神阙穴,施拔罐疗法;刘光荣则取神阙穴,用火罐疗法,每次留罐 5~10 分钟,连拔三回,以出瘀斑或起泡为佳;黄志刚等取背部督脉及膀胱经,用走罐法;王桂芳治疗急性荨麻疹,用梅花针叩刺大椎及脊柱两旁,并予以拔罐走罐出血。

（4）**埋藏**:如梅荣军等治疗荨麻疹,取神道-至阳间反应点,用点穴加埋针疗法;裴永良等则取膻中穴,埋入羊肠线;张贻锦治疗慢性荨麻疹,疹在上半身取曲池,下半身取足三里,埋入羊肠线;岳代荣等则取曲池、血海、足三里,埋入用中药"脱敏煎"(含银柴胡、乌梅、防风、五味子、蝉蜕、当归、浮萍、麻黄、黄芩、甘草)浸泡过的肠线;李荣农治疗慢性荨麻疹之风寒型取足三里、肾俞、大椎、关元,脾胃型取足三里、上巨虚、血海、合谷,血热型取曲池、合谷、三阴交,血瘀型取委中、血海、膈俞,埋入猪鬃。

(5)**敷贴**:如朱越洋治疗荨麻疹,取曲池、大椎、悬钟、梁丘,敷贴"消疹散"(含蝉衣、细辛、防风、冰片,将药末置于麝香虎骨膏中);刘天骥等治疗小儿慢性荨麻疹,取双侧血海、风市、曲池,敷贴自制"脱敏膏"(含川芎、羌活、肉桂、地龙等),冬季加悬灸;杨敬新治疗慢性荨麻疹,取合谷、曲池、三阴交、足三里、血海、大椎、肩俞,贴敷中药块(含黄芪、党参、白术、赤芍、紫草、知母、郁金、石膏、大黄、甘草);赵飞等则取病变局部用中药(地肤子、苦参、荆芥、防风)煎汤热敷。

(6)**器械**:如李枫等治疗慢性荨麻疹,取三阴交、血海、足三里、曲池,用氦-氖激光照射;赵裕延治疗荨麻疹,取血海、曲池、风门等穴,将NHⅢ型激光内灸仪针刺入照射;王建良则取三阴交、委中、曲池、合谷、膈俞、血海、商丘、足三里,用针刺泻法加TDP照射。

(7)**推拿**:如刘霞等治疗荨麻疹,取神阙穴,施拔罐配合一指禅推拿疗法;彭杰等则取颈部及背部明显压痛点,予相关椎体的手法复位。

(8)**皮肤针**:如石奕丽等治疗荨麻疹,选肺俞、大椎、风市、血海穴,用梅花针叩刺拔罐;王雪峰等则取血海,用梅花针叩刺加拔罐。

(9)**挑治**:如赖新生治疗荨麻疹,取肺俞、脾俞、肾俞、血海、三阴交,用挑刺法。

(10)**小针刀**:如彭杰等治疗荨麻疹,取颈部及背部明显压痛点,用针刀松解术,然后拔罐去除瘀血。

（11）**微针系统**：治疗本病的微针系统包括耳穴、头针、腕踝针、腹针等。

1）**耳穴**：如黎进齐治疗顽固性荨麻疹，取耳穴肺、风溪、肾上腺、内分泌、对屏尖、心，用针刺法；许平东治疗荨麻疹，取耳穴神门、风溪、肺、肾上腺、内分泌，用针刺强刺激泻法，并用油菜籽贴压；赵泳洲则取耳穴心、神门、肺、抗过敏区、皮质腺、脾、胃、耳尖，用王不留行贴压；彭世桥治疗慢性荨麻疹，取耳穴肺、脾、神门、内分泌、肾上腺，贴压药粒急性子；何继红则取耳穴荨麻疹区、肺区、脾区、肾上腺、皮质下、神门、内分泌，用王不留行贴敷，并取耳背静脉放血。

2）**头针**：如朱明清针刺头穴顶颞后斜线，用泻法，留针12小时。

3）**腕踝针**：如邵德治疗荨麻疹，病变在上取腕踝针上1或上2，病变在下取下1或下6，用针在皮下向心方向刺入2寸。

4）**腹针**：如陈丽仪等治疗慢性荨麻疹，取薄氏腹针引气归元方（中脘、下脘、气海、关元）为主穴，腹四关（滑肉门、外陵）、调脾气（大横）为配穴，用薄氏针刺法，只捻转不提插，并熏灸神阙穴。

【结语】

根据上述对古今文献的统计与分析结果，兹提出治疗瘾疹的参考处方如下（无下划线者为古今均用穴，下划曲线者为古代所用穴，下划直线者为现代所用穴）：①四肢关节部穴曲池、合谷、委中、肩髃、天井、阳溪、曲泽、内庭、环跳、血海等；②四肢阳面祛风穴悬钟、手三里、风市、外关等；③下肢脾胃经穴足三里、三阴交等；④头项与上背部穴大椎、风池、肺俞、膈俞、大肠俞、脾俞等；⑤小腹部穴神阙、天枢，以及中脘等。临床可根据病情，在上述处方中选用若干相关穴位。对于与风、热相关者，则可多取上肢关节部穴。临床可用艾灸，包括"太乙神针"、温针灸、熏灸、直接灸、发泡灸等，对于热证当慎用灸法；也可采用针刺，包括浅刺、强刺激,可在发病前针刺,对实证多施泻法;还可采用刺血之法,包括刺络拔罐;又可采用穴位注射、电针、拔罐、埋藏、敷贴、器械、推拿、皮肤针、割治挑治、小针刀、微针系统(含耳穴、头针、腕踝针、腹针)等方法。

历代文献摘录

[古代文献摘录](含同时代外国文献)

《素问·四时刺逆从论》:"少阴有余,病皮痹隐轸。"

《针灸甲乙经》(卷八·第一下):"隐疹头痛,面皮赤热,身肉尽不仁,天突主之。"

《备急千金要方》(卷二十二·第五):"隐轸……举体痛痒如虫啮,痒而搔之,皮便脱落作疮,灸曲池二穴随年壮。发即灸之,神良。"

《备急千金要方》(卷三十·第三):"委中……于此刺出血,久固宿疹亦皆立已。"

《千金翼方》(卷十七·第三):"瘾疹……灸法,以一条艾蒿长者,以两手极意寻之着壁,立两手并蒿竿拓著壁,伸十指,当中指头以大艾炷灸蒿竿上,令蒿竿断,即上灸十指差,于后重发,更依法灸,永差。"

《千金翼方》(卷二十八·第五):"头痛瘾㽏,灸天窗七壮。"

《太平圣惠方》(卷九十九):"伏兔……身瘾胗……针入三分,禁灸。"[原出《铜人针灸经》(卷五)]"承筋……身瘾胗。"[原出《铜人针灸经》(卷六)]

《铜人腧穴针灸图经》(卷四·肩膊部):"肩髃……瘾胗……刺即泄肩臂热气。"

《琼瑶神书》(卷三·治病手法歌):"内庭……瘾疹咽喉[原作赤,据《针灸聚英》改]痛。"

《圣济总录》(卷一百九十二·治五脏中风法):"风瘙身体瘾胗,灸曲池二穴。"

《扁鹊神应针灸玉龙经》(磐石金直刺秘传):"风毒隐疹,遍身搔痒,抓破成疮:曲池(灸、针泻)、绝骨(灸、针泻)、委中(出血)。"

《神应经》(手足腰胁部):"偏风瘾疹,喉痹,胸胁膜[原作填,据《针灸大成》改]满,筋缓,手臂无力,皮肤枯燥:曲池(先泻后补)、肩髃、手三里。"

《神应经》(疮毒部):"热风瘾疹:肩髃、曲池、曲泽、环跳、合谷、涌泉。"

《针灸大全》(卷一·马丹阳天星十二穴歌):"曲池……遍身风疹癣,针后即时瘥[《针灸大成》作瘳]。"[原出《琼瑶神书》(卷三·治病手法歌)]

《针灸聚英》(卷四上·玉龙赋):"天井治瘰疬瘾疹。"

《针灸聚英》(卷四上·百证赋):"肩髃阳溪,消瘾风之热极。"

《针灸大成》(卷三·玉龙歌):"如今瘾疹疾多般,好手医人治亦难,天井二穴多着艾,纵生瘰疬灸皆安。"[原出《扁鹊神应针灸玉龙经》]

《类经图翼》(卷七·手少阳):"天井……泻一切瘰疬、疮肿、瘾疹。"

《循经考穴编》(足阳明):"内庭……亦治瘾疹……并宜泻之。"

《循经考穴编》(足太阴):"三阴交……疮疡瘾疹。"

《太乙神针》(正面穴道证治):"伤寒余热不尽,举体痛痒如虫啮,皮脱,瘾疹,癫疾,瘾疹,针曲池穴。"

《医宗金鉴》(卷八十五·手部主病):"阳溪主治诸热证,瘾疹痂疥亦当针。""天井主泻瘰疬疹。"

《针灸逢源》(卷五·瘾疹疥癣):"瘾疹皮肤枯燥……肩髃、曲池、合谷、曲泽、手三里、环跳。"

《太乙离火感应神针》:"肩髃……风热瘾疹。"

《神灸经纶》(卷四·外科证治):"瘾疹:曲池、阳溪、天井。"

《针灸集成》(卷二·疮肿):"热风瘾疹:曲池、曲泽、合谷、列缺、肺俞、鱼际、神门、内关。"

《灸法秘传》(疹病):"隐疹宜灸曲池。"

[外国文献]

《医心方》(卷十六·第五):"痱瘰、隐疹皆风肿,治之方……以铍刀决破之,出毒血便愈。"

[现代文献题录]

(限本节引用者,按首位作者首字的汉语拼音排序)

艾宙,张倩如,邹婷,等.针刺治疗慢性荨麻疹50例及其对血清补体 C_3 的影响.中国针灸,2003,23(11):641.

艾宙,张倩如,刘媛媛,等.温针灸治疗慢性瘾疹的疗效观察.针灸临床杂志,2006,22(12):47-48.

鲍春玲,宋春华,张树源,等.针刺曲池穴治疗慢性荨麻疹56例.针灸临床杂志,2005,21(10):45-46.

蔡明华.荨麻疹验案.中国针灸,1997,17(12):743.

陈可.穴位注射青霉素治疗冷性荨麻疹36例.上海针灸杂志,1994,13(2):70.

陈丽仪,郭元琦.薄氏腹针治疗慢性荨麻疹近期疗效观察.中国针灸,2005,25(11):768-770.

陈全新.体穴缓解瘙痒 耳穴控制复发 // 胡熙明.针灸临证指南.北京:人民卫生出版社,1991:570.

陈耀南.灸中脘肩髃治疗荨麻疹.中医杂志,1991,32(10):22-23.

丛秀英.循经点刺拔火罐治疗荨麻疹临床观察.黑龙江中医药,1989,18(4):38-39.

杜红.电针治疗荨麻疹.四川中医,1989,7(6):封底.

高博.针刺加火罐治疗荨麻疹体会.甘肃中医,2005,18

（12）:34.

韩春玉,王福胜,于德茹.自血穴位注射治疗慢性荨麻疹.中国针灸,2004,24（8）:568.

何继红,王世彪.耳穴治疗慢性荨麻疹90例临床总结.新疆中医药,1991,9（3）:24.

黄志刚,尤斌.针刺加拔罐治疗慢性荨麻疹78例.福建中医药,2003,36（6）:16.

姜淑明.祛风清热　调和营卫//胡熙明.针灸临证指南.北京:人民卫生出版社,1991:576.

靳桂枝,梅山良彦.荨麻疹的有效良方.黑龙江中医药,1991,20（3）:45.

赖新生,司徒铃,靳瑞,等.针灸治疗Ⅰ型变态反应疾病疗效观察.中医杂志,1992,33（4）:34.

黎进齐.耳针治疗顽固性荨麻疹.中国针灸,2000,20（12）:759.

李枫,罗金凤.氦氖光针治疗慢性荨麻疹10例.广西中医药,1984,7（6）:49.

李复明.穴位注射治疗荨麻疹.中国针灸,2000,20（12）:759.

李丽梅,丁杰.腧穴拔罐治疗荨麻疹.四川中医,1999,17（2）:50.

李荣农.穴位埋鬃治疗慢性荨麻疹.中医外治杂志,1999,8（4）:41.

李世珍.证分四型　针泻为主//胡熙明.针灸临证指南.北京:人民卫生出版社,1991:575.

李占东,龚有发.穴位注射治疗顽固性荨麻疹32例.中国针灸,1997,17（2）:91.

梁清湖.顽固性皮疹　拔火罐甚效//胡熙明.针灸临证指南.北京:人民卫生出版社,1991:579.

林凌.自血穴位注射治疗慢性荨麻疹疗效观察.中国针灸,

1994,14(2):19.

蔺云桂.取效三关键　部位时间和手法 // 胡熙明.针灸临证指南.北京:人民卫生出版社,1991:572.

刘光荣.神阙穴火罐疗法治疗荨麻疹30例.上海针灸杂志,1991,10(3):21.

刘桂彩,纪瑞玲.后溪穴放血治疗荨麻疹20例.中国针灸,1984,4(2):48.

刘汉利,张敬翠,陈东业,等.针刺加穴位注射治疗慢性荨麻疹35例.山东中医杂志,2004,23(1):32.

刘天峰.神阙穴拔罐治疗荨麻疹.中医杂志,1986,27(12):43.

刘天骥,刘秀顺.脱敏膏穴位贴敷治疗小儿慢性荨麻疹96例.上海中医药杂志,1995,29(10):36.

刘霞,陶硕.神阙穴拔罐配合一指禅法治疗荨麻疹100例.陕西中医,2004,25(11):1026.

刘志国.泻血疗法治疗荨麻疹.上海针灸杂志,1987,6(3):46.

楼百层.祛风活血　疏通经络 // 胡熙明.针灸临证指南.北京:人民卫生出版社,1991:574.

吕景山.吕景山临证经验 // 陈佑邦,邓良月.当代中国针灸临证精要.天津:天津科学技术出版社,1987:105.

梅荣军,盛国斌,王积伟.神道—至阳穴区反应点点穴加埋针治疗荨麻疹36例.针灸临床杂志,1994,10(3):36.

彭杰,彭月英.针刀松解为主综合治疗荨麻疹32例.中医外治杂志,2005,14(6):14.

彭世桥.耳穴埋药治疗慢性荨麻疹50例.云南中医杂志,1991,12(5):6.

乔正中.火针治疗荨麻疹 // 胡熙明.针灸临证指南.北京:人民卫生出版社,1991:578.

裘永良,杨月琴.膻中穴埋线治疗荨麻疹三十四例观察.浙江中医杂志,1982,17(10):462.

邵德.腕踝针治疗荨麻疹.针灸临床杂志,1994,10(2):53.

沈中秋.刺络放血为主治疗荨麻疹296例.中国针灸,2005,25(12):849.

师丽岩.刺血拔罐法治疗荨麻疹.中国针灸,2000,20(12):760.

石奕丽,何立.针灸扣刺拔罐治疗慢性荨麻疹46例.陕西中医,2003,24(7):648.

宋玉华,王萌,陈权.针刺治疗慢性顽固性荨麻疹.中国针灸,2000,20(12):759.

孙桂霞,张淑宁,刘静.神阙穴为主拔罐治疗荨麻疹110例.中国针灸,1991,11(2):2.

唐春蕾,刘新国,刘丽君.针刺治疗慢性荨麻疹80例.中国针灸,2005,25(4):252.

田增光.曲池穴注射复方丹参注射液治疗慢性荨麻疹60例.辽宁中医杂志,1994,21(2):89.

王桂芳.中西医结合治疗急性荨麻疹31例临床分析.上海针灸杂志,1998,17(3):18.

王建良.针刺加TDP照射治疗瘾疹60例.中国民间疗法,2007,15(5):56.

王金全,邱少英.针刺与中药治疗顽固性瘾疹.针灸临床杂志,1996,12(2):47.

王雪峰,万青.梅花针加拔罐治疗荨麻疹120例.中国针灸,1996,16(10):42.

王元.针刺治疗荨麻疹32例.上海针灸杂志,2005,24(5):18.

魏玲,苑贵毕.穴位注射治疗慢性荨麻疹临床疗效观察.中国针灸,2001,21(12):715.

魏晓日.发泡灸的临床应用研究.针灸临床杂志,1997,13(10):30.

肖燕榕．针刺血海穴治疗慢性荨麻疹 23 例．上海针灸杂志，1995，14（5）：206．

许平东．油菜子耳穴贴压 // 胡熙明．针灸临证指南．北京：人民卫生出版社，1991：576．

闫和利，辛万和，曹凡．针刺治疗急性荨麻疹．针灸临床杂志，1997，13（2）：11．

颜幼斋．九年风疹块　5 次即治愈 // 胡熙明．针灸临证指南．北京：人民卫生出版社，1991：577．

杨成琴．半刺背俞穴加电针体穴配合耳压治疗慢性荨麻疹 65 例．陕西中医，2005，26（4）：353-354．

杨敬新，赵文立，杨秀英，等．中药贴穴治疗慢性荨麻疹 287 例．中华皮肤科杂志，1991，24（3）：173．

姚学英．针刺治疗顽固性荨麻疹 42 例．上海针灸杂志，2000，19（2）：48．

于书庄．于书庄临证经验 // 陈佑邦，邓良月．当代中国针灸临证精要．天津：天津科学技术出版社，1987：7．

喻喜春．刺络放血治风疹块 // 胡熙明．针灸临证指南．北京：人民卫生出版社，1991：573．

岳代荣，李燕萍，龚一云．中药浸泡肠线穴位埋植治疗慢性荨麻疹．云南中医中药杂志，2000，21（5）：42．

詹光宗，钟新民．电针透刺、火罐、中药内服治疗慢性荨麻疹．中国针灸，2000，20（12）：760．

张和平．粗针治疗荨麻疹 52 例．上海针灸杂志，1994，13（2）：69．

张苏玲，陈可．穴位注射治疗慢性荨麻疹 44 例．上海针灸杂志，1996，15（3）：25．

张贻锦．羊肠线穴位埋植治疗慢性荨麻疹 107 例．中医函授通讯，1997，16（5）：7．

章东萍．梅花针加拔罐的临床举隅．新中医，1997，29（10）：25．

赵飞,王健.针刺、拔罐配合中药外用治疗荨麻疹 53 例.针灸临床杂志,2006,22(12):22-23.

赵延红.针刺加穴位注射治疗顽固性荨麻疹 32 例疗效观察.新中医,2005,37(3):56-57.

赵泳洲,李兰敏.耳穴贴压治疗荨麻疹 121 例.中国针灸,1993,13(1):27.

赵裕延,于庆祥,王忠友.激光灸治疗荨麻疹 55 例.针灸学报,1989,5(3):25.

郑卓人.郑卓人临证经验 // 陈佑邦,邓良月.当代中国针灸临证精要.天津:天津科学技术出版社,1987:253.

周玲.针刺加拔罐治疗瘾疹 54 例.云南中医中药杂志,2004,25(4):29.

朱明清.顶颞后斜线　留针 12 小时 // 胡熙明.针灸临证指南.北京:人民卫生出版社,1991:577.

朱越洋,马锦森."消疹散"外治荨麻疹 52 例.江苏中医,1994,15(3):19.

宗芳,陈海林,王全权.穴位注射治疗荨麻疹的疗效观察及护理.上海针灸杂志,2004,23(3):30.

第二十节　疣

疣是指皮肤上浅表的小赘生物。古代针灸文献中凡有疣字者，本节均予以收录。中医学认为本病病因是风热、肝火、血虚等，致使气血凝滞，郁于肌肤。西医学认为疣是由病毒所致，一般分为寻常疣、扁平疣、传染性软疣、掌跖疣、丝状疣等。涉及本病的古代针灸文献共 11 条，合 11 穴次；现代针灸文献共 195 篇，合296 穴次。可见古代治疗本病的记载不多，根据现代统计学的观点，难以对其进行统计分析；但鉴于本病在现代临床上较为多见，本节仍予以讨论比较，但其结果不一定可靠，仅供参考。将古今文献的统计结果相对照，可列出表 20-1~ 表 20-4（表中数字为文献中出现的次数）。

表 20-1　有关经脉的古今对照表

经脉	古代（所用穴次）	现代（常用穴次）
相同	经外奇穴 5	经外奇穴 87
不同	小肠经 5、肺经 1	大肠经 41、胃经 26、脾经 25、膀胱经 25、肝经 21、胆经 19、三焦经 17

表 20-2　有关部位的古今对照表

部位	古代（所用穴次）	现代（常用穴次）
相同	臂阳 4、手背 2、头部 1	臂阳 44、头部 25、手背 22
不同	手掌 1	上背 29、腿阴 25、足阴 25、腿阳 23

表 20-3　有关穴位的古今对照表

穴位		古代（所用穴次）	现代（常用穴次）
相同		天应 3	天应 71
相似	臂阳	支正 4	曲池 22、外关 12、养老 6
	手背	阳谷 1、中魁 1	合谷 14、中渚 4
	头部	枕部奇穴 1	风池 8
不同	手阴	少商 1	
	背部		肺俞 8、大椎 5、脾俞 4
	腿阴		血海 16、三阴交 8
	足阴		太冲 11、行间 7、太溪 5
	腿阳		足三里 18
	足阳		丘墟 6

表 20-4　治疗方法的古今对照表

方法	古代（所用条次）	现代（所用篇次）
相同	灸法 5、针刺 1、敷贴 1	针刺 31、灸法 21、敷贴 2
不同		耳穴 39、穴位注射 23、火针 17、刺血 10、器械 9、皮肤针 5、埋藏 5、电针 4、挑治 2

　　根据以上各表,可对疣的古今针灸治疗特点作以下比较分析。

【循经取穴比较】

　　统计结果显示,治疗本病所取经脉较为分散,此当本病的发病部位较为广泛,并不集中在某一处之故,临床则根据病变部位所涉经脉,选取相应穴位。

1. **古今均取经外奇穴**　根据临床经验的积累,医者治疗本病多取经外奇穴,在古、今文献中,分别为5、87穴次,同列循经取穴的第一位(古代与小肠经并列),分占各自总穴次的45.45%、29.39%。就穴位而言,表20-3显示,**古今均常取病变局部天应穴**,这是相同的(在本文中,天应穴归入经外奇穴);**古代还取中魁、枕部奇穴,现代则取夹脊穴**,这有所不同。

2. **古代选取小肠经、肺经穴**　古代选用小肠经、肺经穴,分别为5、1穴次,分列循经取穴的第一(并列)、第二位,分占古代总穴次的45.45%、9.09%,**所用穴为支正、阳谷、少商**。而现代取小肠经、肺经分别为12、0穴次,分列现代循经取穴的第八、第十四位,分占现代总穴次的4.05%、0.00%,均未被列入常用经脉。

3. **现代选取大肠经、三焦经穴**　现代选用大肠经、三焦经分别为41、17穴次,分列循经取穴的第二、第七位,分占现代总穴次的13.85%、5.74%,**常用穴为曲池、合谷、外关、中渚**。而古代取大肠、三焦经均为0穴次,不如现代。

4. **现代选取足三阳经穴**　现代也选用足三阳经穴,其中胃经、膀胱经、胆经分别为26、25、19穴次,分列循经取穴的第三、第四(并列)、第六位,分占现代总穴次的8.78%、8.45%、6.42%,**常用穴为足三里、肺俞、脾俞、风池、丘墟**。而古代取足三阳经均为0穴次,不如现代。

5. **现代选取脾经、肝经穴**　现代又选取脾经、肝经穴,分别为25、21穴次,分列循经取穴的第四(并列)、第五位,分占现代总穴次的8.45%、7.09%,**常用穴为血海、三阴交、太冲、行间**。而古代取脾、肝经亦皆为0穴次,不如现代。

【分部取穴比较】

统计结果显示,治疗本病的取穴部位亦较分散,并不集中在某些部位,此亦本病的发病部位广泛之故。

1. **古今均取病变局部天应穴** 病变局部当是气血凝滞,病毒集中的部位,取其穴当可行气活血,抑制或消灭病毒。因此,表 20-3 显示,古、今治疗本病均取**病变局部天应穴**,分别为 3、71 穴次,分列古今诸穴第二、第一位,分占各自总穴次的 27.27%、23.99%,十分突出。如唐代《备急千金要方》曰:"疣目,着艾炷疣目上,灸之三壮即除。"现代熊正龙治疗扁平疣,取皮损局部,用艾条温和灸;彭建东等治疗跖疣,取母疣,施小艾炷直接灸;周菊明治疗多发性寻常疣,取母疣中央,用针垂直刺至根部,反复数次,再朝疣四方各重复刺数次;黄高敏等治疗寻常疣,取疣体中央和边缘,分别将针垂直和斜刺进入基底部,做重力提插捻转,出针后挤出血液。

2. **古今均取上肢阳面穴** 对于面部和上肢部的疣,古今多取上肢阳面(含臂阳、手背)穴,由表 20-2 可得表 20-5。

表 20-5 上肢阳面穴次及其分占古、今总穴次的百分比和其位次对照表

	古代	现代
臂阳	4(36.36%,第一位)	44(14.86%,第一位)
手背	2(18.18%,第二位)	22(7.43%,第五位)

就穴位而言,表 20-3 显示,在臂阳面,古代选取**支正**,现代选取**曲池、外关、养老**,这是相似的。其中,支正在古代共计 4 穴次,列全身诸穴之首,十分突出。该穴为小肠经之络穴,通心经。凡与小肠经及心经相关的疣,皆可取支正治疗。秦汉时期《灵枢经·经脉》已载:支正主"虚则生肬,小者如指痂疥"。此后医著多有承袭,故穴次较高。现代亦有选用支正者,如安华治疗疣,取支正穴,用针刺泻法,使针感沿经上下传导,或达病所;李艳梅治疗青年扁平疣,用棉棒按揉支正穴或其周围酸胀点。但现代支正穴的次数不高,未被列入常用穴。现代取臂阳面其他穴者,如郭克

675

栩等治疗扁平疣取曲池、外关,注入板蓝根注射液;冯桥等治疗寻常疣,取养老、外关等,用药条施温和灸。

在手背面,古代选取**阳谷、中魁**,现代选取**合谷、中渚**。如晋代《针灸甲乙经》取阳谷治疗"痂疥,生疣"。《东医宝鉴》载:"赘疣诸痣灸奇穴","手之左右中指节,屈节尖上宛宛中"(此穴当为中魁穴)。现代苏仁强等治疗扁平疣,取曲池、合谷等,用针刺泻法;任昶等则取中渚、合谷、曲池等,用针刺捻转平补平泻法。此外,现代陈汉章等治疗扁平疣,针刺拇指、踇趾大骨空穴。大骨空与中魁均在指(趾)间关节部,其中是否有内在联系? 似可探索。

3. 古今均取头部穴　对于生在头面部之疣,临床多取头部穴,在古、今文献中,分别为 1、25 穴次,同列各部的第三(与臂阴面并列)位,分占各自总穴次的 9.09%、8.45%。就穴位而言,**古代选取项部奇穴,现代则取风池等**,这是相似的。如宋代《医说》载:"有富室儿鼻端生赘如拳石,缀鼻根蒂如筋,痛楚危呕,公为脑后下针,疣赘应手而落。"("脑后"在本文中归入项部奇穴)现代赵波涛等治疗面部扁平疣,取风池等,注入干扰素 α-2b;周建华治疗扁平疣,取印堂、风池等,用针刺平补平泻法;苏仁强等则取风池、太阳、阳白等,用针刺泻法。

4. 古代选取手阴面穴　古代也选用手阴面穴,共 1 穴次,列各部的第三(与头部并列)位,占古代总穴次的 9.09%,**所用穴为少商**。如《针灸则》载:少商主"目疣崖目"。而现代取手阴面穴亦为 1 穴次,但列现代各部的第十三位,占现代总穴次的 0.34%,未被列入常用部位。

5. 现代选取背部穴　中医学认为,本病的发生与脏腑相关,而西医学认为其与内分泌相关,因此现代本病临床选取相关脏腑的背部穴,其中上背部共计 29 穴次,列各部的第二位,占现代总穴次的 9.80%,**常用穴为肺俞、大椎、脾俞**。如史红斐治疗脾胃虚弱、肝虚血燥之扁平疣,取 T_3 夹脊穴、T_4 夹脊穴、脾俞、肺俞等穴,用针刺,取大椎、身柱、肺俞、肝俞、脾俞、膈俞等穴,予以拔罐;李坚将等治疗面部扁平疣,取背俞穴肺俞、心俞、脾俞、肝俞、肾俞,用针刺提插泻法加走罐,结果不但改善了症状,而且提高了血清T淋巴细胞亚群值,促进了细胞免疫功能,增强抗病毒能力;柳典花等治疗丝状疣,取督脉大椎、陶道、身柱、神道、灵台等穴,用三棱针施挑治法。而古代取背部为 0 穴次,不如现代。

6. 现代选取下肢阴部穴 本病与中医的肝、脾、肾,与西医的内分泌相关,因此现代也选用下肢阴部穴,其中腿阴、足阴均为 25 穴次,并列为各部的第三位,同占现代总穴次的 8.45%,**常用穴为血海、三阴交、太冲、行间、太溪**。如周建华治疗扁平疣,取血海等穴,用针刺平补平泻法;杨武宏等则取三阴交等穴,注入板蓝根;史红斐取三阴交、太冲等穴,用针刺;李清取血海等穴,用针刺平补平泻,行间、内庭用泻法,三阴交用补法;皮先明治疗跖疣,取太溪穴,注入维生素 B_1、维生素 B_{12}、普鲁卡因混合液。而古代取下肢阴部为 0 穴次,不如现代。

7. 现代选取腿阳面穴 对于生在下肢,或与脾胃及其经脉相关的疣,现代也选用腿阳面穴,共计 23 穴次,列各部的第四位,占现代总穴次的 7.77%,**常用穴为足三里**。如王亚范等治疗面部扁平疣,取足三里等穴,用针刺平补平泻手法;赵波涛等亦取足三里等穴,注入干扰素 α-2b;冯伟民治疗扁平疣,取足三里等穴,注入板蓝根注射液。此外,表 20-3 显示,现代还选取足阳部**丘墟穴**,如冯桥治疗扁平疣,取丘墟、外踝点等穴,用壮医药线点灸。但现代足阳部共计 11 穴次,未被列入常用部位。而古代取腿阳部与足阳部均为 0 穴次,不如现代。

【辨证取穴比较】

与本病相关的古代文献较少,其中未见与辨证取穴相关的内容。而在本病的现代报道中,则有根据辨证取穴者。如徐之珍治疗面部扁平疣,取病变局部,用围刺法,配印堂、颧髎,用针刺,风热加风池、曲池、合谷、足三里、三阴交;肝郁加中渚、太冲。任昶等治疗扁平疣,用针直刺阿是穴到一定深度,不时捻转,取足三里、血海、中渚、合谷、曲池,用针刺捻转平补平泻法,风热加风池、商阳;肝热加行间、侠溪;血虚加肝俞、膈俞;脾虚湿盛加脾俞、中脘。陶昆则取耳穴肺、神门、内分泌、肝、病变部相应之穴,配皮质下、肾上腺,肝郁加胆,湿热加脾、三焦,血虚加心,丘疹色褐加肾,丘疹红加风溪,将揿针刺入,外贴胶布固定,或用王不留行贴压。这些辨证取穴的方法,当是受内科处方之影响。

【针灸方法比较】

1. 古今均用艾灸　艾灸具温阳补气之功,可扶正祛邪,其热性刺激又可加强血液循环,打破气血凝滞的病理环节;现代研究证实,艾灸能提高人体免疫能力,可抑制或消灭病毒。因此,在本病临床上,艾灸得到广泛应用。在古、今文献中,分别为5条次、21篇次,分列古、今诸法之第一、第四位,分占各自总条(篇)次的45.45%和10.77%。

古代用灸法者,如前面病变局部天应穴段落中,《备急千金要方》曰:"着艾炷疣目上,灸之三壮";前面上肢阳面穴段落中,《医宗金鉴》道:"赘疣诸痣灸奇穴","手之左右中指节"。又如《东医宝鉴》云:"疣目,支正灸之即差。"《针灸逢源》言:"疣痣","亦有只灸一壮,以水滴之自去者"。后者在灸后还要用水滴之,亦可供临床参考。

现代艾灸采用**麦粒灸、艾条灸、雀啄灸、药条灸、药线灸、线香灸、灯心灸、香烟灸、铺棉灸、土纸熏灸、隔蒜灸、隔姜灸、隔膏药灸**等方法。如钟泽鑫治疗寻常疣,取母疣,施麦粒灸10~15壮,翌日化脓;盛益国则取疣体局部,用艾条熏灸;曹毅等治疗跖疣,取阿是穴,用艾条雀啄灸,用鸡眼散封包;冯桥等治疗寻常疣,取养老、外关、丘墟、外踝点、母疣,用药条(含马齿苋、大青叶、板蓝根、白芷、艾绒等)施温和灸;冯桥治疗扁平疣,取行间、太冲、养老、外关、丘墟、外踝点,用壮医药线点灸,取母疣,用重法施灸;魏明丰等治疗寻常疣,取疣体顶端,用卫生香施雀啄灸或点灸,灸至有热传入,或按压疣体有轻浮感;唐喜云治疗疣状表皮发育不良,取疣体顶端,施灯心草灸;许素琴治疗寻常疣,取疣体局部,用香烟熏灸;刁锦蓉治疗扁平疣,取患病皮肤表面,用铺棉灸,将棉花纤维展开平铺;周世雁亦取患部,用土纸熏灸;高志银治疗寻常疣,取疣体局部,用隔蒜艾条灸,使发泡;林克则取发病早且较大的疣,施艾炷隔姜灸;石红乔治疗跖疣,取皮损局部,外贴麝香壮骨膏灸,用艾条施隔膏灸。由上可知,现代亦有用艾灸**促使化脓或发泡者**。

2. 古今均用针刺 针刺通过经络,或神经、血管、淋巴等组织,激发了体内潜在的生理功能,对机体产生良性调整作用。因而在本病的古、今文献中,涉及针刺者分别为 1 条次、31 篇次,同列古、今诸法之第二位,分占各自总条(篇)次的 9.09% 和 15.90%。前面头部穴段落中,《医说》"脑后下针,疣赘应手而落",即为古代针刺之例。

现代针刺则采用**直接刺、齐刺、扬刺、围刺、十字刺等方法**。如苏敬译等治疣,取母疣,于其平面横、直径交点垂直进针,刺至疣底部,予重力快速捻转提插泻法,出针时放血 1~2 滴;王世彪等治疗顽固性寻常疣,用三棱针自疣顶部刺至基底部,再沿四周挑刺 3~7 针,大幅度捻转后拔出;张艳华等治疗寻常疣、跖疣,取疣顶部,用针直刺至基底部,疣大者则用齐刺法或扬刺法,出针时摇大针孔,挤出血液;周建华治疗扁平疣,取疣基底部四周,用围针法;许万松等亦取疣基底部,从一侧刺入至对侧透出,然后呈"十"字交叉再透刺 1 针,出针时摇大针孔,使出血为宜;布赫则取大骨空穴,用针向心性斜刺,施捻转泻法。由上可知,**治疗本病以泻法为多,且常使血运——疣营养血管发生栓塞及出血**,从而达到治疗效果。此外,现代**亦有采用补法者**,但不多,如陈杰治疗扁平疣,取足三里,行捻转补法。现代有人认为治疗本病**宜用浅**

刺法,此当本病发于皮肤之故,似有一定道理,如段晓荣等介绍张沛霖治疗扁平疣经验,取耳周及前颞部穴位耳门、听宫、翳风、完骨、颔厌,配合手少阳经外关、阳池、中渚,肺经太渊、列缺,采用浅刺法,并认为针刺过深反而疗效不好。

3. 古今均用敷贴　穴位敷贴通过皮肤吸收药物成分,以发挥治疗作用。本病临床亦用之,在古、今文献中,分别为 1 条次、2 篇次,分列古、今诸法之第二(并列)、第十(并列)位,分占各自总条(篇)次的 9.09% 和 1.03%。

如元代《卫生宝鉴》语:"灸瘤子法:治果报面生疣瘤,上用艾丸灸十壮,即用醋磨雄黄,涂纸上,剪如螺蛳靥大,贴灸处,用膏药重贴,二日一易,候痒挤出脓如绿豆粉,即愈。"现代阎宝山治疗扁平疣,取疣的顶端,用针刺破后敷涂半斑膏(含生半夏、斑蝥、稀盐酸等);蔡方春等治疗寻常疣和扁平疣,在针刺患处后敷涂矾香膏(含明矾、降香等);王世彪等治疗顽固性寻常疣,在疣部针刺后,搓搽苦菜汁;陈传民等治疗跖疣,在穴位注射的同时,用地肤子、明矾配制的酊剂外擦疣体。上述雄黄、半夏、斑蝥、明矾皆为有毒之物,能攻毒杀虫,苦菜(败酱草)、地肤子能清热解毒,盐酸具有腐蚀性。上述诸药均可抑制或消灭病毒,而降香则能理气散瘀。

4. 现代发展的方法　现代治疗本病还采用耳穴、穴位注射、火针、刺血、皮肤针、埋藏、器械、电针、挑治等方法。这些在古代文献中则未见到,当属现代针灸工作者的发展。

(1)耳穴:本病与人体内分泌相关,而耳穴疗法对内分泌疾病有效,在临床上使用又十分方便,故治疗本病常用之。涉及耳穴的文献共 39 篇次,列现代诸疗法之首,令人瞩目。具体操作包括**贴压、针刺、刺血、激光照射**等。如赵庆孚等治疗多发性寻常疣,取耳穴肺、枕、内分泌和肾上腺,用王不留行贴压;倪赛男等治疗扁平疣,取耳穴肺、神门、肾上腺、大肠、皮质下,及病变部位相应穴位,用王不留行贴压;陈巩荪则取耳穴神门、肺、胸、尿道,埋皮内针,取神门、肺,用丸压;陈汉章取耳穴肺、内分泌、枕、肝、相应部位等穴,用针刺,或用耳珠或王不留行贴压;张月桂取耳后浅静脉,用三棱针刺络放血;张子兴等取耳垂,点刺出血;吕华杰等取耳穴肺、内分泌,用激光照射。

（2）**穴位注射**:在现代本病临床上,穴位注射所用的药品有**板蓝根、川芎、防风、干扰素、转移因子、胸腺肽、聚肌胞、肾上腺素、维生素 B 等**。如胡育元治疗扁平疣,取肺俞、曲池、肝俞、足三里,注入板蓝根注射液,另寻找母疣,在其基底部注射聚肌胞注射液;高振明则取血海、风池,注入川芎和防风注射液;黄高敏等治疗寻常疣,取母疣,注入 α-干扰素;吴菊卿治疗面部扁平疣,取合谷穴,注射转移因子 4ml;王华治疗趾疣,取太溪,注入胸腺肽;王英杰等治疗手部多发性寻常疣,取支正、疣体局部,注入聚肌胞注射液;陈传民等治疗跖疣,取太溪、昆仑,注入普鲁卡因肾上腺素;沃美贞等治疗扁平疣,取颌下、太阳、颊车、迎香、合谷、内关、外关等穴,注入维生素 B_{12} 加利多卡因。

（3）**火针**:火针可以提高机体免疫力,又可以烧杀病毒,现代亦用之。所治疗者除了扁平疣外,**还治疗寻常疣、丝状疣、尖锐湿疣等,除了点刺、直刺外,还用于烙割**。如李丽红治疗寻常疣,取母疣,用火针从疣中心刺入根部,再用火针在疣四周边缘散刺;戴玉勤等治疗疣,取疣体中心,用烧红的三头火针刺入直至基底部;王文贵治疗赘疣,将赘疣向外提拉,用烧红的铍针将其根基烙割,再用火针点刺剩余的根基;徐宇航治疗丝状疣,从疣旁进针沿皮下平刺穿过疣,用酒精棉灼烧针尾 10 次后出针;朱士涛治疗尖锐湿疣,取湿疣顶端,用火针焠刺至基底部。现代也有取**远道穴而采用火针者**,如尚秀葵治疗上肢、面部、颈部的扁平疣,取偏历穴,以火针刺 3 次;刘嘉玲治疗扁平疣,用火针刺支正穴。

（4）**刺血**:现代刺血所用工具除普通针以外,**还用三棱针、刀片、梅花针、头皮针等**。如高志源治疗跖疣,取疣表面,用针从 3 个方向刺至基底部,使其表面出血;蔡方春等治疗寻常疣和扁平疣,用三棱针刺破疣的基底部,对母疣则用刀片削过表面角质,点破出血;侯玉华等治疗扁平疣,取母疣,用梅花针叩刺出血;李唯琼亦取病灶局部,用毫针或梅花针点刺,刺出组织液;王艳平则取耳背静脉,用头皮针抽出血液 2ml;徐昌泰取耳背静脉,用尖头刀挑破放血。现代还有**取远道穴放血**,以活血祛瘀、扶正祛邪者,如陈纯涛等治疗扁平疣,取肺俞、膈俞、脾俞,用刺络拔罐法。

（5）**皮肤针**:如宿修英等治疗扁平疣,取背部膀胱经,用皮肤针叩刺至潮红而不出血;张波则取皮损局部,用梅花针循经叩刺;阎宝山取疣的顶端,用梅花针叩打至微出血;傅少岩取背部脊柱两旁,重点是第 1~5 胸椎两侧,用梅花针叩刺,再取病变局部,重复弹刺,至渗血为止。

（6）**埋藏**:如林忆平治疗扁平疣,取耳穴肺、脾、内分泌、皮质下、神门及相应部位,埋入揿针;邱再晶亦取耳穴肺、肾、皮质下,埋入揿针。除埋针外,现代还**埋藏切割下的疣体**。如刘桂荣等治疗面部扁平疣,取臂臑穴,埋入被切下的单发成熟的扁平疣;吴祖兰等治疗扁平疣,取三角肌下端,切开埋入切取下的典型疣体,余下疣体用火针点灼。后一例则为埋藏与火针相结合。

（7）**器械**:如现代本病临床所用器械有**超短波机、TDP、激光仪**等。如王喜宽治疗寻常疣,用手捏起疣的基底部,用超短波电热针刺;李成芳等亦取疣体局部,用自制针结合超短波治疗机治疗;陈杰治疗扁平疣,取疣顶部,用针直刺至基底部,并用扬刺法加 TDP 照射;方佩芳则取耳穴神门、肺、心、皮质下,用 He-Ne 激光照射。

（8）**电针**:如王守祥等治疗寻常疣,取疣局部,用齐刺法,或扬刺法,或围刺法,针尖透至基底部,取相对 2 针通疏密电波;李晖则取最初出现的第 2 个疣的顶端,用针刺入穿透基底部后捻转 30 次,接直流感应电疗仪的阳极,取大椎或腰阳关,接阴极;刘良杰治疗寻常疣、跖疣,取"母疣"为主穴,接电针正极,循经取邻近一穴为配穴,接负极;李芝荣治疗扁平疣,取手大骨空,用针刺,通电,用锯齿波。

（9）**挑治**:如柳典花等治疗丝状疣,取督脉大椎、陶道、身柱、神道、灵台、肩外俞、肾俞、三阴交、外关及病变局部,用三棱针施挑治法。

【结语】

根据上述对古今文献的统计与分析结果,兹提出治疗疣的参考处方如下(无下划线者为古今均用穴,下划曲线者为古代所用穴,下划直线者为现代所用穴):①病变局部天应穴;②上肢阳面穴支正、阳谷、中魁、曲池、外关、养老、合谷、中渚等;③下肢阴部穴血海、三阴交、太冲、行间、太溪等;④下肢阳部穴足三里、丘墟等;⑤上背部穴肺俞、大椎、脾俞、夹脊等;⑥头部奇穴、风池等;⑦手阴面穴少商。临床可根据病情,在上述处方中选用若干相关穴位。

临床可采用灸法,包括麦粒灸、艾条灸、雀啄灸、药条灸、药线灸、线香灸、灯心灸、香烟灸、铺棉灸、土纸熏灸、隔蒜灸、隔姜灸、隔膏药灸等;也可采用针刺,包括直接刺、齐刺、扬刺、围刺、十字刺、浅刺等,以泻法为多;还可采用敷贴、耳穴、穴位注射、火针、刺血、皮肤针、埋藏、器械、电针、挑治等方法。

历代文献摘录

［古代文献摘录］(含同时代外国文献)

《灵枢经·经脉》:"支正……虚则生肬,小者如指痂疥。"

《针灸甲乙经》(卷七·第一下):"痂疥,生疣……阳谷主之。""虚则生疣,小者痂疥,支正主之。"

《备急千金要方》(卷十三·第一):"支正……虚则小肠寒,寒则生疣,疣则阴病,阴脉反小于寸口,过于一倍。"

《备急千金要方》(卷二十三·第四):"疣目,着艾炷疣目上,灸之三壮,即除。"

《医说》(卷二·针鼻生赘):"有富室儿鼻端生赘如拳石,缀鼻根蒂如筋,痛楚危亟,公为脑后下针,疣赘应手而落。"

《卫生宝鉴》(卷十三·疣瘤疥癣):"灸瘤子法:治果报面生疣瘤,上用艾丸灸十壮,即用醋磨雄黄,涂纸上,剪如螺蛳厴大,贴灸处,用膏药重贴,二日一易,候痒挤出脓如绿豆粉,即愈。"

《医宗金鉴》(卷八十六·灸赘疣):"赘疣诸痣灸奇穴,更灸紫白二癜风,手之左右中指节,屈节尖上宛宛中。"[原出《东医宝鉴》(外形篇·卷三)]

《针灸逢源》(卷五·瘤赘):"疣痣……亦有只灸一壮,以水滴之自去者。"

[外国文献]

《东医宝鉴》(外形篇三·肉):"疣目,支正灸之即差。"

《针灸则》(七十穴·手足部):"少商……目疣崔目。"

[现代文献题录]

(限本节引用者,按首位作者首字的汉语拼音排序)

安华. 针刺支正穴治疗疣症 76 例临床观察. 中国针灸,1995,15(1):33.

布赫. 针刺大骨空穴治疗扁平疣. 中国针灸,2007,27(1):34.

蔡方春,周富明. 矾香膏治疗寻常疣和扁平疣 68 例. 浙江中医杂志,1995,30(6):259.

曹毅,马泽云,陶茂灿. 艾灸治疗跖疣的临床观察. 浙江中医学院学报,2004,28(2):57.

陈传民,马家合. 穴位注射加酊剂外擦治疗跖疣 11 例. 中医外治杂志,2000,9(4):50.

陈纯涛,黄蜀,张颜. 火针配合刺络拔罐治疗扁平疣临床观察．四川中医,2005,23(5):85.

陈巩荪．扁平疣的耳穴治疗//胡熙明．针灸临证指南．北京:人民卫生出版社,1991:651.

陈汉章．临床解惑．中医杂志,1991,32(1):57.

陈杰．扬刺法加 TDP 照射治疗扁平疣100例．四川中医,2004,22(7):93.

戴玉勤,王湃．火针治疗疣、痣58例．中国针灸,1989,9(2):51.

刁锦蓉．铺棉灸在临床治疗皮肤病中的运用．针灸临床杂志,1999,15(7):57.

段晓荣,何梅光．张沛霖导师针刺治疗扁平疣经验．针灸临床杂志,2006,22(2):28.

方佩芳．He-Ne 激光耳穴照射治疗扁平疣25例疗效观察．中级医刊,1984,19(3):41.

冯桥．壮医药线点灸配合西药治疗扁平疣疗效观察．上海针灸杂志,2000,19(5):17.

冯桥,刘佐文．药条灸治疗寻常疣临床观察．河北中医,2000,22(5):375.

冯伟民．耳穴压籽合板兰根穴注治疗扁平疣．浙江中医学院学报,1992,16(2):51.

傅少岩．梅花针治疗扁平疣．中国针灸,1981,1(3):43.

高振明．川芎防风注射液治疗扁平疣14例．湖北中医杂志,1982,4(1):30.

高志银．发泡灸治疗寻常疣．中国针灸,1999,19(3):190.

高志源．针刺治疗跖疣37例．黑龙江中医药,1991,20(1):43.

郭克栩,蒋希林．穴位注射结合外敷治疗扁平疣．河南中医,2000,20(4):63.

侯玉华,孙红卫．梅花针叩刺治疗扁平疣72例．山东中医杂志,1998,17(12):552.

胡育元.穴位注射为主治疗扁平疣30例.中国针灸,2000,20(4):236.

黄高敏,胡灿,刘宁.针刺加α-干扰素局部封闭治疗寻常疣32例.中国民间疗法,2006,14(8):59.

李成芳,王喜宽.自制针结合超短波治疗机治疗寻常疣367例.针灸临床杂志,2007,23(3):31.

李珲.针刺配合直流电治疗寻常疣.湖北中医杂志,2003,25(12):44.

李坚将,刘辉,李东.针刺背俞穴加走罐治疗面部扁平疣及对血清T淋巴细胞亚群的影响.湖南中医药大学学报,2009,29(6):60.

李丽红.火针散刺治疗寻常疣28例.针灸临床杂志,2000,16(1):22.

李清.针刺配合刺络疗法治疗扁平疣26例.湖北中医杂志,2010,32(11):59.

李唯琼.针刺加中药熏洗治疗扁平疣32例.针灸临床杂志,2001,17(6):30.

李艳梅.耳穴贴压配按揉支正穴治疗青年扁平疣.中国针灸,1999,19(3):189.

李芝荣.针刺治疗扁平疣12例.云南中医杂志,1983,4(5):31.

林克.艾炷隔姜灸治疗寻常疣40例.中国针灸,2004,24(9):664.

林忆平.耳针治疗扁平疣21例.云南中医药杂志,1997,18(2):26.

刘桂荣,黄淑侠.中药及穴位埋藏治疗面部扁平疣48例.中国民间疗法,1999,7(12):27.

刘嘉玲.火针治疗扁平疣.针灸临床杂志,1994,10(6):29.

刘良杰．电针治疗寻常疣、跖疣38例．中国针灸，1985，5（1）：27.

柳典花，林云虎．督脉挑治治疗丝状疣30例．中医外治杂志，1998，7（3）：34.

吕华杰，迟振荣．激光照射耳穴治疗扁平疣54例．中国针灸，2001，21（9）：532.

倪赛男，浦玉生．按压耳穴治疗扁平疣50例．浙江中医杂志，1988，23（8）352.

彭建东，郑红彦，胡晓丽．小艾柱直接灸治疗跖疣23例．中医外治杂志，2009，18（3）：56.

皮先明．太溪穴位注射治疗跖疣78例．中国针灸，2001，21（12）：749.

邱再晶．撳针治疗青年扁平疣102例．中国针灸，1983，3（3）：35.

任昶，高永辉．治疗扁平疣临床观察．针刺研究，2005，30（2）：113.

尚秀葵．火针偏历穴治疗扁平疣．中国针灸，1999，19（3）：189.

盛益国．薰灸治疗寻常疣12例．上海针灸杂志，2000，19（3）：47.

石红乔．艾条隔麝香壮骨膏灸治疗跖疣48例．山西中医，2002，18（4）：41.

史红斐．耳体针结合拔罐治疗扁平疣14例．上海针灸杂志，2001，20（2）：30.

苏敬译，涂均成．针刺治疣90例临床观察．中国针灸，1986，6（4）：13.

苏仁强，李汉源．去疣方配合针灸治疗扁平疣疗效观察．湖北中医杂志，2005，27（5）：39.

宿修英，隋峰，张淑杰．中药结合皮肤针治疗扁平疣48例．

中医药信息,2001,18(4):57.

唐喜云.灯火灸法治疗疣状表皮发育不良1例.中医外治杂志,2008,17(5):26.

陶昆.耳穴疗法治疗扁平疣270例临床观察.上海针灸杂志,1995,14(5):204.

王华.胸腺肽穴位注射治疗趾疣40例.湖北中医杂志,2009,31(10):66.

王世彪,何继红.针刺结合苦菜汁搓搽治疗顽固性寻常疣50例.浙江中医杂志,1990,25(11):502.

王守祥,田永飞,苏代祥.局部围刺加电针治疗手足寻常疣28例.中国针灸,2009,29(12):976.

王文贵.火针治疗赘疣.中国针灸,1988,8(6):55.

王喜宽.超短波电疗寻常疣186例.中国针灸,1993,13(3):18.

王亚范,于智杰.针刺治疗扁平疣1例.吉林中医药,1995,5(2):28.

王艳平.耳廓放血治疗扁平疣68例.中国民间疗法,2002,10(6):18.

王英杰,秦济平,李茂峰.穴位注射聚肌胞治疗手部多发性寻常疣43例.山东中医杂志,2006,25(5):333.

魏明丰,王秀馥,赵焕琴."香"灸治疗寻常疣临床观察.针刺研究,1992,17(4):256.

沃美贞,魏萍.穴位注射维生素B_{12}治疗扁平疣.中国针灸,1999,19(3):190.

吴菊卿.合谷穴注射转移因子治疗面部扁平疣30例.中国针灸,2003,23(5):281.

吴祖兰.火针加自体疣埋植治疗扁平疣74例.中医外治杂志,2006,15(6):51.

熊正龙.温和灸治疗扁平疣52例.中国民间疗法,1999,7

（12）:8.

徐昌泰．耳背静脉放血治疗扁平疣100例．中医杂志,1984, 25（12）:8.

徐宇航．平刺烧针法治疗丝状疣19例．中国针灸,2006,26 （10）:696.

徐之珍．围刺结合体针治疗扁平疣38例．针灸临床杂志, 1999,15（4）:37.

许素琴．烟草灸治疗寻常疣30例．针灸临床杂志,2005,21 （2）:43.

许万松,徐彬．交叉透刺治疗扁平疣．中国针灸,1999,19 （3）:189.

阎宝山．半斑膏治疗扁平疣．河南中医,1983,3（6）:29.

杨武宏,芮静营．穴位注射板蓝根治疗扁平疣21例．中国针 灸,1996,16（10）:44.

张波．梅花针配合中药面膜治疗扁平疣80例．云南中医学 院学报,2000,23（1）:46.

张艳华,朱凤贤．针刺配合耳穴压豆法治疗寻常疣、跖疣48 例．辽宁中医杂志,2001,28（12）:751.

张月桂．耳后刺络放血治疗扁平疣100例疗效观察．新疆中 医药,1995,13（2）:29.

张子兴,何玉香．消疣汤配合耳垂点刺治疗扁平疣．中国民 间疗法,2003,11（12）:12.

赵波涛,庞卫阳．重组人基因干扰素α-2b穴位注射联合中 药熏蒸治疗面部扁平疣56例．浙江中医杂志,2013,48（10）:734.

赵庆孚,裴巧如．耳压疗法治疗多发性寻常疣130例．中国 中西医结合杂志,1993,13（9）:565.

钟泽鑫．麦粒灸治疗寻常疣40例．针灸临床杂志,1999,15 （7）:59.

周建华．体针结合围针治疗扁平疣92例临床观察．河北中医,2006,28(6):454.

周菊明.针刺母疣法治疗多发性寻常疣102例.新中医,1994,26(7):37.

周世雁.扁平疣治验.云南中医杂志,1990,11(2):37.

朱士涛.焠刺法治疗尖锐湿疣.云南中医杂志,1990,11(2):22.

第二十一节　乳痈

乳痈是指由热毒侵犯乳房而引起的急性疾病,常表现为乳房局部的红肿热痛。古代针灸文献中凡有吹乳、吹奶、乳疖等描述字样的内容,本节亦予收入。中医学认为,本病病因包括乳汁郁积、肝郁胃热、感受外邪等,临床多表现为实热证。西医学认为,本病与现代乳腺炎相当,多由乳汁淤积、细菌入侵所致。涉及本病的古代文献共80条,合134穴次;现代文献共219篇,合600穴次(本节引用的现代文献所治疗的多数是未化脓之乳腺炎,若是已化脓者,则予以说明)。将古今文献的统计结果相对照,可列出表21-1~表21-4(表中数字为文献中出现的次数)。

表 21-1　常用经脉的古今对照表

经脉	古代(穴次)	现代(穴次)
相同	胃经35、胆经14、小肠经13、膀胱经8	胃经141、胆经73、膀胱经48、小肠经25
相异	肾经10、肺经8	大肠经48、心包经46、任脉46、肝经42、督脉29

表 21-2　常用部位的古今对照表

部位	古代(穴次)	现代(穴次)
相同	胸脘57、关节34、小腿16、上背7	胸脘200、关节167、小腿69、上背83
相异	末端14	前臂44

表 21-3　常用穴位的古今对照表

穴位		古代（穴次）	现代（穴次）
相同		少泽 13、乳根 11、足三里 9、足临泣 8、下巨虚 5、膺窗 3、膻中 3	乳根 49、足三里 47、膻中 44、少泽 19、足临泣 9、膺窗 8、下巨虚 6
相似	胸脘	中府 3、乳中 3、神封 3	阿是穴 70、期门 13
	关节	列缺 3、大陵 3、委中 3	肩井 56、曲池 22、合谷 21、太冲 21、行间 8、梁丘 7、内庭 5
不同	上背		大椎 12、膏肓俞 11、膈俞 8、夹脊 7、天宗 6、至阳 6
	前臂		内关 33
	小腿		丰隆 9、三阴交 5

表 21-4　治疗方法的古今对照表

方法	古代（条次）	现代（篇次）
相同	艾灸 17、针刺 10、刺血 9、熨法 2、火针 1	针刺 87、艾灸 18、刺血 18、火针 6、熨法 1
不同		拔罐 40、器械 27、推拿 26、穴位注射 12、电针 10、贴敷 8、刮痧 4、耳穴 3、腕踝针 3、挑治 2、热敷 1、头针 1

　　根据以上各表,可对古今针灸治疗乳痈的特点作以下比较分析。

【循经取穴比较】

　　1. 古今均取足三阳经穴　《灵枢经·经脉》曰:胃经循行"从缺盆下乳内廉";胆经"从缺盆下腋,循胸,过季胁";膀胱经"循肩髆内,挟脊抵腰中"。可见胃经、胆经行经胸部,与乳房相关;而膀胱经则行于背部,通过背俞穴与胸乳相联,因此本病临床常取足三阳经穴。统计结果见表21-5。

表21-5 足三阳经穴次及其分占古、今总穴次的百分比和其位次对照表

	古代	现代
胃经	35（26.12%，第一位）	141（23.50%，第一位）
胆经	14（10.45%，第二位）	73（12.17%，第二位）
膀胱经	8（5.97%，并列第五位）	48（8.00%，并列第三位）

由表21-5可见，足三阳经的百分比，古今各自分别相近，古代取胃经穴似比现代略多，而现代取胆、膀胱经穴似比古代略多。就穴位而言，表21-3显示，**古今均取乳根、足三里、下巨虚、膺窗、足临泣，这是相同的**；古代还取乳中，这是相似的；**古代又取膻中膀胱经穴委中，现代则取下肢胃经穴丰隆、梁丘、内庭，以及上背部胆经穴肩井，膀胱经穴膏肓、膈俞，这些是不同的**。

2. **古今均取小肠经穴** 小肠经循行"入缺盆，络心，循咽，下膈"（《灵枢经·经脉》），与胸乳部相关，因此本病临床亦取小肠经穴，在古、今文献中分别为13、25穴次，分列诸经的第三、第七位，分占各自总穴次的9.70%、4.17%，可见**古代比现代更重视小肠经穴**。就穴位而言，**古今均常取少泽，这是相同的；现代又取天宗，古代取之不多，这是不同的**。古代取少泽达13穴次，列古代全身诸穴之首，十分瞩目，致使小肠经穴次较高，而现代不如。

3. **古代选取肾、肺经穴** 《灵枢经·经脉》曰：肾经循行"从肺出络心，注胸中"，肺经"还循胃口，上膈属肺"。可见，两经皆与胸乳部相关，因此古代选用肾、肺经分别为10、8穴次，分列诸经的第四、五（并列）位，分占古代总穴次的7.46%、5.97%，**常用穴为神封、中府、列缺**。而现代取肾、肺经分别为3、5穴次，分列现代诸经的第十一、第九位，分占现代总穴次的0.05%、0.83%，均未被列入常用经脉，不如古代。

4. **现代选取大肠、心包经穴** 《灵枢经·经脉》曰：肺经"上膈属肺"，心包经"循胸出胁，下腋三寸，上抵腋"。可见，两经均与胸乳部相关。又本病多为胸乳部实热证，而阳明多气多血，取手阳明大肠经则可泻其实热，因此现代选用大肠、心包经穴分别为48、46穴次，分列诸经的第三（并列）、第四（并列）位，分占现代总穴次的8.00%、7.67%，**常用穴为曲池、合谷，内关**。表21-3显示，古代也选取心包经**大陵穴**，但古代取大肠、心包经分别为3、4穴次，分列古代诸经的第七（并列）、第六位，分占古今总穴次的2.44%、2.99%，均未被列入常用经脉，不如现代。

5. **现代选取任脉、督脉穴** 任脉行经胸部正中，与胸乳相关；督脉行于背部正中，通过膀胱经背俞穴与胸乳相联。因此，现代选用任脉、督脉分别为46、29穴次，分列各部的第四（并列）、第五位，分占各自总穴次的7.67%、4.83%，**常用穴为膻中、大椎、至阳**。而古代虽然也取膻中穴，但古代取任脉、督脉分别为3、0穴次，分列古代诸经的第七（并列）、第九位，分占古代总穴次的2.24%、0.00%，均未被列入常用经脉，不如现代。

6. **现代选取肝经穴** 肝经"上贯膈"（《灵枢经·经脉》），行经胸部，与乳房相关，因此现代选用肝经共42穴次，列诸经的第五位，占现代总穴次的7.00%，**常用穴为太冲、行间**。而古代取肝经穴为3穴次，列古代诸经的第七（并列）位，占古代总穴次的2.24%，未被列入常用经脉，不如现代。

【分部取穴比较】

1. **古今均取胸脘部穴** 本病病位在胸部，因此古、今治疗均多取胸脘部穴，分别为57、200穴次，同列各部的第一位，分占各自总穴次的42.54%、33.33%，可见**古代比现代更重视胸脘部穴**。就穴位而言，表21-3显示，**古今均取乳根、膺窗、膻中，这是相同的**；古代还取中府、乳中、神封，现代则取阿是穴、期门，这是相似的。

古代取胸脘部穴者,如《针灸甲乙经》曰:"乳痈,凄索寒热,痛不可按,乳根主之。""乳痈,洒淅恶寒,神封主之。"《针灸大全》取中府、膻中等治"乳痈红肿痛,小儿吹乳"。《东医宝鉴》言:"乳痈,取膺窗、乳中、乳根、巨虚下廉、太冲、复溜。"

现代取胸脘部穴者,如李自清等治疗化脓性乳腺炎,取膻中、乳根、天溪、膺窗、神封等穴,用针刺;贺普仁治疗乳痈,取病变局部,用刺血;周舜权亦取病灶局部,用艾条温和灸;黄丽梅点按揉健侧之期门、天池等穴。又如汪洁取"左右宜"(左右乳根穴外开3cm),针刺 1.5~2.4cm,取灵墟穴,斜刺 1.5~2.4cm,其中"左右宜"与灵墟亦在胸部。

2. 古今均取上背部穴 上背部背俞穴与胸相联,因此古、今治疗本病亦取上背部穴,分别为 7、83 穴次,分列各部的第五、第三位,分占各自总穴次的 5.22%、13.83%,可见**现代比古代更多取上背部穴**,此当是现代受神经学说影响的缘故。就穴位而言,**现代取上背部大椎、膏肓、膈俞、夹脊、至阳、天宗**;古代虽然也取上背部穴(如骑竹马穴等),但穴次分散,故表 21-3 中未有显示,这是古今不同的。

古今取上背部穴者,如明代《类经图翼》语:"骑竹马灸法","妇人乳痈,皆可治之"。《针方六集》载:肓门主"妇人乳痈"。现代李建山治疗乳腺炎,取大椎及与患侧乳房相对应的背部(膏肓周围)穴,予刺络拔罐;许志新等则取患侧附分、魄户、膏肓、神堂、譩譆,用三棱针点刺放血,如有发热,加大椎、陶道;李一新取背部膀胱经,施行走罐,取肺俞、膈俞、肝俞、胃俞,予以留罐;吴晓林等取夹脊穴,用刮痧法,再用针刺泻法;王凤荣等取灵台、至阳,用三棱针点刺拔罐出血;朱素琴等治疗本病之无脓或化脓者,均取天宗穴,用三棱针点刺出血,左病取右,右病取左,而且本案还采用了**交叉取穴法**,值得注意。

现代还常取上背部经外奇穴,如李世珍治疗本病,取背部与乳头相对应的阿是穴,点刺出血;梁国玉等则取背部肩胛骨内侧缘中点,用针向脊柱的上、中、下方向分别斜刺 1.5 寸,摇大针孔出针,然后拔罐出血;刘西安等取患者背部肩胛区淡红色反应点,用三棱针点刺,挤压出少量血液;司荣和在患侧厥阴俞附近用拇指点穴,如患者乳腺压痛消失,即取穴正确,用针刺。

3. **古今均取关节部穴**　经络与血脉在关节部形成曲折,致使本病之热毒常在此停滞积聚,因此古、今治疗本病常取关节部穴,分别为 34、167 穴次,同列各部的第二位,分占各自总穴次的 25.37%、27.83%,可见现代百分比略高于古代。就穴位而言,**古今均取足临泣,这是相同的**;古代还取列缺、大陵、委中,现代则取肩井、曲池、合谷、太冲、行间、梁丘、内庭,这是相似的。

古代取关节部穴者,如《玉龙经·针灸歌》曰:"月闭乳痈临泣妙。"《八法八穴歌》道:"列缺乳痈多散。"《针方六集》载:大陵主"妇人乳痈"。《神应经》取侠溪、鱼际、委中、足临泣等穴治疗"乳痈"。此外,《百证赋》道:"肩井乳痈而极效。"亦为例。

现代取关节部穴者,如贺普仁治疗乳痈,取曲池、足临泣,用针刺;王庆华则取肩井,沿皮刺向肩峰;宫俊德取患侧曲池,以毫针刺入 1.5~2 寸,快速捻转提插施强刺激,使针感传至患侧肩部;汪洁取合谷穴,予大幅度针刺捻转;刘英才等取双侧合谷、梁丘、太冲,均用针刺泻法;由福山取鱼际、行间等,用火针点刺;李栋林取梁丘、太冲等,用针泻;钱志云取内庭等,用针刺泻法。

4. **古今均取小腿部穴**　本病多取胃经等经穴,而这些经脉行经小腿部,因此在古、今文献中小腿部分别为 16、69 穴次,分列各部的第三、第四位,分占各自总穴次的 11.94%、11.50%,古今百分比相近。就穴位而言,**古今均取小腿阳面胃经足三里、下巨虚,这是相同的**;现代还取丰隆,这是相似的;**现代又取小腿阴面三阴交,古代取之不多,这是不同的**。

古今取小腿部穴者,如《针灸甲乙经》载:"乳痈有热,三里主之。""乳痈惊痹","巨虚下廉主之"。《神应经》取巨虚下廉、足三里等治疗"乳痈"。现代柯元荣治疗本病,单取足三里,用针刺中等强度泻法;李建山治疗本病胃热者,刺膺窗、下巨虚、丰隆等穴;孙毓等取足三里、三阴交等穴,用针刺平补平泻法。又如柴权亮点按乳炎灵穴(足三里直下 1.5 寸)等穴,强度以患者忍受为度,该穴亦在小腿部。

5. **古代选取末端部穴** 热毒之邪受正气所逐,往往被赶至远心端,即末端部,而该部的血管管径又细,致使热毒积滞,取该处穴则可逐邪外出,因此古代选用末端部穴共 14 穴次,列诸经的第四位,占古代总穴次的 10.45%。**常用穴为少泽**,而该穴又是治疗乳疾的经验穴,故多取之。如《针灸大全》取少泽、大敦等治"乳痈红肿痛,小儿吹乳"。《针方六集》载:少泽主"乳痈痛,乳汁不通"。《针灸内篇》:少泽治"一切乳疖痈症"。虽然现代也常选用少泽等末端部穴(如祝春燕等治疗急性乳腺炎,取少泽穴点刺放血;袁菲取少商,点刺放血;黄丽梅取患侧涌泉穴,用针直刺),但现代取末端穴共 23 穴次,列现代各部的第六位,占现代总穴次的 3.83%,未被列入常用部位,不如古代。

6. **现代选取前臂部穴** 因治疗本病选用心包、大肠等经穴,而这些经脉行经臂部,因此现代选用臂部穴共 44 穴次,列各部的第五位,占现代总穴次的 7.33%,其中**常用穴为心包经内关**。如张应勤治疗本病,取内关穴,用针刺,施捻转提插手法;蔡艾香亦取内关,针刺 0.5~1 寸,使针感传至肘、腋和胸部;柴权亮则点按内关,强度以患者忍受为度。现代还常取前臂阴面心包经其他穴,如邓曙光取郄门穴,注入复方丹参注射液;王炳炎则取健侧郄上穴(在腕横纹与肘横纹连线上中 1/3 交界处两筋之间,按之有酸痛者),注入丹参注射液;谢伯合治疗化脓或非化脓性乳腺炎,自大陵至曲泽之手厥阴心包经上每隔 1 寸取 1 穴,共计 7 穴,用三棱针点刺放血,每穴挤出 1~3 滴血。现代还取前臂部其他穴,如张玉璞治疗本病,取大肠经曲池、手三里等穴,用针刺迎随泻法。而古代取臂部穴共 3 穴次,列古代各部的第六位,占古代总穴次的 2.24%,未被列入常用经脉,不如现代。

【辨证取穴比较】

本病以实热证为多,故在本病的古代文献中,**与热相关者达8条之多**。如前述《针灸甲乙经》曰:"乳痈有热,三里主之。"又如《针灸逢源》云:"乳痈","焮热痛甚者,并宜隔蒜灸"。《针灸治疗实验集》载:"乳痈","忽来恶寒热,热度至三十八度、三十九度","遂于乳根、三里各针泻一次","当晚复灸乳根、步廊、肝俞各三壮,一觉醒来,诸症全消"。可见清热选取腿阳、胸脘、上背等部穴,**符合上述总体取穴特点**,并无特异之处。

在本病的古代文献中,尚有其他类型者并不多的数条。其中**与寒相关者**,如《针灸甲乙经》言:"乳痈,洒淅恶寒,神封主之。"其取胸部穴。**与风、与痰相关者**,如《玉龙歌》道:"妇人吹乳痛难消,吐血风痰稠似胶,少泽穴内明补泻,应时神效气能调。"其取末端部穴少泽。**与气相关者**,如《针灸内篇》述:神封治"气逆,乳痈";《琼瑶神书》语:申脉主"顽麻吹乳气冲腰",其取胸部、关节部穴。**与瘀相关者**,如《针灸捷径》称:足三里主"胸中瘀血,乳痈",其取腿阳面足三里。总之,对上述其他类型的取穴,**亦符合上述本病总体取穴特点**,并无显著差异。

现代采用辨证取穴者,如李建山治疗急性乳腺炎,取患侧乳房痛肿部位及其相对应的背部(膏肓周围)和大椎,用三棱针点刺拔罐出血,胃热者加刺膺窗、下巨虚、丰隆、温溜,气郁者加刺期门、行间、内关、天池、肩井。梁肇萍治疗本病,取患侧肩井、膻中、乳根、库房,用针刺泻法,使针感达乳房,肝郁者加取太冲、三阴交,胃热者加取大椎、曲池、足三里。熊修安等取乳房肿块四周,用针多点斜刺至肿块底部,接电针疏密波,胃热加足三里、丰隆,气郁加膻中、太冲,恶寒发热加曲池、合谷。**可见,现代分型与取穴受内科脏腑辨证影响,与古代针灸临床有所不同**。

现代还采用分期治疗。如师怀堂治疗乳痈郁乳期,取膻中、乳根、少泽,用针刺;成脓期,取脓肿部中央,用火针点刺排脓,加拔火罐;溃疡期,针刺足三里、合谷、膻中等。李世珍治疗郁乳期,针泻内庭、太冲,点刺少泽;酿脓期,针泻合谷、内庭、三阴交。徐慧卿治疗乳腺炎之早期,取至阳、灵台、患侧天宗,用针刺泻法,并施刺络拔罐出血,将大黄、黄柏、金银花煎汁,冲入芒硝,用毛巾醮湿热敷;脓肿期,取患侧天宗,施刺络拔罐,取病灶局部,用火针点刺,并用隔蒜灸;溃脓期,取疮口周围,用火针点刺后拔罐,用消毒纱布外敷,用艾条悬灸。

【针灸方法比较】

1. 古今均用灸法　本病由热毒入侵、乳汁郁积所致。艾灸既可振奋人体阳气,扶正祛邪(即提高人体免疫力,抗菌消炎),又可扩张血管,加强血液循环,疏通郁结的乳汁。因此,在本病的古、今文献中,涉及灸法者分别为 17 条次、18 篇次,分列古、今诸法之第一、第五(并列)位,分占各自总条(篇)次的 21.25% 和 8.22%,可见**古代比现代更重视灸法**,此与古代重灸、现代重针的状况相合。

古代用灸法者,如《肘后备急方》言:"葛氏治始发诸痈疽发背及乳方,初起焮赤忽痛,不早治杀人,使速消方,皆灸其上百壮。"《丹溪心法》语:"乳痈","若加以艾火两三壮于肿处,其效尤捷,不可辄用针刀,必至危困"。可见,古人认为对于本病**尤宜多用灸法**。同时古人又提出**慎用砭法的观点**,此将在下述刺血排脓段落中讨论。

就艾灸的取穴而言,古今均多**取胸部病灶穴**,这是相同的,上述所灸即为古代之例。又如清代《医宗金鉴》道:"膺肿乳痈灸乳根。"近代《周氏经络》载:乳中治"痈亦可灸"。《针灸秘授全书》称:"乳痈:初生时灸痛处。"亦为例。现代袁菲治疗急性乳痈,取膻中、乳根、阿是穴等穴,用艾条灸烤;汤红亦取病变局部,用艾条灸至潮红;梁肇萍用艾条在乳部施回旋灸法,硬块明显处施温和灸;石信箴取局部硬结,用艾条或热灸仪灸之;李颖取阿是穴(乳房硬结疼痛处)、乳根,用绿豆大艾炷直接灸。

古今艾灸也**循经选取远道穴**,这也是古今相合的。如明代《类经图翼》称:"乳痈、乳疽、乳岩、乳气、乳毒、侵囊(近膻中者是):肩髃、灵道(二七壮)、温溜(小人七壮,大人二七壮)、足三里、条口、下巨虚(各二七壮)。"清代《针灸集成》谓:"乳痈:足临泣、神门、太溪、下三里、内关、膈俞、骑竹马穴各七壮。"现代侯桂英治疗乳痈,取肩井、乳根、曲池、合谷、手三里、足三里,用艾条温和灸。

古人艾灸还**取背部穴**,如前面取上背部穴段落中,《类经图翼》采用"骑竹马灸法",即为例。又如《名家灸选三编》曰:"治妒乳、乳核、乳痈、乳岩,一切乳病法(石原氏传):先假点记膏肓穴,斜向内下一寸余,指头陷没极酸疼者是穴(大概膏肓之下一寸,又向内一寸之处是也),左患者灸左,右患者灸右。"此穴为上背部奇穴,且采用左病灸右、右病灸左的**交叉取穴法**,令人瞩目,可供参考。而现代灸背部穴治疗本病的报道不多。

就针灸方法而言,古今均**采用隔蒜灸**,这是相同的。大蒜有解毒杀菌的功效,故可用以抗菌消炎。如明代《外科理例》载:"乳痈","乳内肿一块如鸡子大,劳则作痛,久而不消","更隔蒜灸"。现代邓曙光治疗急性乳腺炎,取阿是穴及乳根穴,用绿豆大的艾炷,施隔蒜灸;常莲芝等亦取肿块局部,将分许厚的蒜片放其上,用蚕豆大的艾炷灸之,直至局部红晕为度,乳汁即可自行外溢;赵巧梅取局部肿块处施以隔蒜灸,至局部发红为度。

此外,**古代还采用隔豆豉灸,现代则采用温针灸**,这是古今不同的。豆豉具宣郁调中的作用,古人用以治疗疮口不合者。如《外科理例》又载:"一妇乳痈,气血颇实,但疮口不合,百法不应","豆豉饼灸而愈"。温针灸则是针刺与艾灸的相结合,现代临床常用之,如鞠琰莉等治疗非哺乳性乳腺炎(化脓或非化脓),取乳房肿块处,用围刺温针法。

2. 古今均用针刺 针刺可通过经络和穴位调节气血及相关

脏腑、组织的功能,发挥扶正祛邪的作用,因此在本病的古、今文献中,涉及针刺者分别为 10 条次、87 篇次,分列古、今诸法之第二、第一位,分占各自总条(篇)次的 12.50% 和 39.73%,可见**现代比古代更多地采用针刺**,此当为现代针具进步的缘故。

古今均认为,用针刺治疗本病取效迅速,故当采用之。如元代《卫生宝鉴》言:"治乳痈肿痛,诸药不能止痛者,三里穴针入五分,其痛立止如神。"现代张德林取患侧厥阴俞,捻转进针5~7分,得气后乳腺疼痛及压痛可立刻消失。

本病以实证为多,**古今均多用泻法**,这是相同的。如明代《医学纲目》语:"乳痈:乳中穴(在乳下中,针入一分,沿皮向后一寸半,灸,泻)。"《针方六集》记:少泽主"乳痈,单泻"。《循经考穴编》载:中府"治妇人吹乳甚验,皆宜泻之"。现代李历城治疗乳痈,取内关,施针刺逆经泻法,用力捻转提插,出针时摇大针孔;方针取双侧悬颅穴,用毫针向后平刺 0.5~0.8 寸,用快速捻转强刺激泻法;周友龙先取双侧足三里,用针刺,再取患侧乳根,沿皮横刺,使针感扩散到整个乳房,最后针刺膈俞穴,均用泻法。

古今也有采用补泻结合者。如宋代《琼瑶神书》云:"少泽二穴:治乳痈、产母无乳,先泻,后补提。"现代李自清等取华佗夹脊胸 2~ 胸 6,用针刺入 1~3 寸,施捻转提插先泻后补法。

此外,**古代还有用补法者**。如《循经考穴编》曰:少泽主治"若妇人乳痈肿痛,补之,使吐痰或晕,即效"。至于如何判断虚实,从而采用补法或补泻结合之法,尚可探讨。

现代治疗本病还采用透刺、豹文刺、围刺、捻捣、配合局部按摩等方法。如石信箴治疗乳腺炎,取神道,用粗针头刺入透至椎下;周舜权则取病灶局部,施以豹文刺(肿块四周各 1 针);曲惠珍等取肿块局部,用围刺法,针尖达到肿块内部;韩冰取背部和乳头相对处阿是穴,用针刺入,施捻捣手法,使患者有麻胀感觉;张应勤取内关穴,用针刺捻转提插法,在行针过程中令患者轻轻按压肿块。而在本病的古代文献中,未见有如此具体的操作记载。

现代重视针刺感应,如汪洁治疗本病,针刺膻中穴使针感达到乳根穴,针刺乳根穴使针感到达全乳,针刺消块穴(前腋缝尖端)使患部有电击感;高殿奎等取患侧肩井穴,用针刺泻法,施快速捻转强刺激,使患侧肩部或胸部或上肢出现针感;冯立平介绍乔厚诚经验,先针刺患侧内关穴,使针感向上传导至胸部,然后从乳房上方至乳头用手反复梳理数次,并寻肿块,将针从肿块下方呈 45° 角斜刺进入皮下,将针捻入硬结内留针,且本案在出现感应后,还将针留置在结块中,可供参考。在本病的古代文献中,未见有如此明确的针刺感应记载。

此外,宋代《琼瑶神书》道:"妇人吹乳肿不消,大阴针入升阳饶,少泽穴内摇补后,吐得风涎疾便消。"其中"升阳""摇补"如何操作? 似不明了,在《玉龙歌》中已改为"明补泻"。

3. 古今均用刺血排脓 本病由热毒侵犯所致,而刺血排脓则可将热毒逐出体外,因此在古、今文献中分别为 9 条次、18 篇次,分列古、今诸法之第三、第五(并列)位,分占各自总条(篇)次的 11.25% 和 8.22%,可见古代似比现代更多地采用刺血排脓法,此当现代排脓常被归入外科的缘故。

古今均在脓肿局部采用**针刺排脓**。如明代《外科理例》记:"一妇患此(乳痈),脓成畏针,病势渐盛,乃强针之,脓出三碗许。"又载:"一妇乳痈脓成,针刺及时,不月而愈。"现代石信箴取成脓者局部波动处,用锋针深刺后拔火罐排脓;金远林治疗乳痈成脓期,取脓肿局部,施局麻后,将三棱针直刺脓腔中央,继以拔罐吸出脓液;彭焱萍治疗化脓性乳腺炎,用注射器抽出脓液。

古人又认为须在脓成后方可采用针刺排脓法。如前面"古今均用灸法"中《丹溪心法》曰:"不可辄用针刀,必至危困"。又《外科理例》曰:"宜脓大软方开。"《薛氏医案》云:乳痈"若脓一成,即针之,以免遍溃诸囊之患"。笔者揣测,过早刺破病灶,机体建立的炎症防御体系被破坏,使病情恶化。若"脓成",即邪毒已被正气驱逐至患部,受到包围,化作脓液,并将通过溃破被排出,此时刺破排脓,则可助正气一臂之力,逐邪外出。若脓未成熟,则只有部分邪毒被驱逐到患部,其他邪气尚留滞或潜伏在人体其他各处,此时刺破患部皮肤,排出的仅是在患部表面之邪,在其他部位或患部深处的邪毒并未被排出;而皮肤一旦被刺破,皮肤的修复机制立即被启动,生发层的上皮细胞即分化繁殖,封闭疮口,以防外邪入侵;伤口的封闭使邪毒无法外出,转而攻内,侵犯脏腑,故脓未成熟时不宜针之。

现代更多的是采用**针刺放血法**,其中多数用于尚未化脓之乳腺炎,而古代用刺血的记载不多,这也是古今不同的。现代所取穴位包括胸乳局部、上背部与四肢部穴,如王桂英用梅花针在局部叩打出血,再拔上火罐;罗广明等取局部肿块下方之静脉,用三棱针快速点刺出血,再拔罐;郭秀玲等取膏肓,用三棱针点刺出血,用闪火拔罐;张秀荣在肩胛区找到浅红色反应点,用三棱针点刺,挤出少量血液;周友龙取患侧少泽,方针取双侧少冲穴,李历城取商阳、厉兑、关冲、足窍阴,均用三棱针点刺放血;邓曙光取病灶附近及曲泽附近的瘀阻静脉,用三棱针点刺出血,加拔罐。

现代也有人认为,对于化脓或非化脓性乳腺炎均可采用刺血疗法,如前面“现代选取前臂部穴”中已述,谢伯合自大陵至曲泽之手厥阴心包经上每隔1寸取1穴,点刺放血,对于未化脓与已化脓者均有效。又如喻喜春治疗本病,取膻中、心俞、天枢,用三棱针点刺放血拔罐,再用三棱针点刺商阳、腘窝络脉放血,认为对于早期乳腺炎可促使其消散,对于中晚期可加速其化脓,经引流而愈。

4. 古今均用火针　火针是针刺与烧灼相结合的产物,可达到较深的烧灼深度,提高治疗效果。如民国初期《金针百日通》言:“乳痈乳结初发之际,用以火针,量其深浅,刺其硬根,若乳岩当在数年之前,便有结核”,“余用火针,针入结核,以杀病根,庶乎可愈”。可见,前人还用火针治疗“乳岩”,亦可供现代参考。

现代用火针治疗本病,不但用于**消肿**,也用于**排脓**,还用于**收**

口。如郑学良治疗急性乳腺炎,取肝俞、胃俞、膻中、乳根,炎症区域取 1~2 个压痛点,将电火针接通电源烧红,对准腧穴快刺疾出,一般刺入 2~3mm(此处电火针,当是对古代火针的发展);由福山则取阿是穴,用火针刺入,如病灶结块坚硬须留针片刻,取乳根、肩井、足三里,用火针刺后留针 3~5 分钟,取膻中、鱼际、少泽、行间等穴,用火针点刺;张淑芬等取患处,将烧红的火针对准乳房红肿之中心点快速刺入,对已成脓者,则选脓肿波动处的低垂位刺入,并摇大其孔以利排脓;师怀堂治疗乳痈成脓期,用火针点刺化脓部中央,加拔罐连拔 3 次;樊春英等治疗化脓性乳房炎,取脓肿局部,用空针刺入脓腔抽取脓液,以确定脓液的存在与穿刺角度,将手枪式电热针烧红后直刺脓腔,转动一下火针,拔出火针,挤压脓腔,使脓液充分流出;贺普仁治疗乳痈溃后久不收口,取疮口局部,用火针点刺。

5. 古今均用熨法、现代还用热敷　熨法、热敷同属热疗范畴,虽然其温度较灸法为低,但其治疗面积较大,亦可取得与灸法相似的效果,而无烫伤之虞。**古今用熨法者**,如宋代《千金宝要》记:"乳痈","柳根削取上皮,捣令熟,熬令温,盛练袋中熨乳上,干则易之,一宿即愈"。明代《寿世保元》载:"妇人吹乳乳痈,肿痛不可忍,用连根葱捣烂,铺乳患处,上用瓦罐盛火,盖在葱上,一时蒸热,汗出立愈。"现代何宗宝治疗急性乳腺炎,用葱熨法。**现代用热敷者**,如许志新等用热毛巾于局部湿热敷,用震荡法排空滞流乳汁;钱志云取阿是穴及乳部位用毛巾热敷。

6. 现代发展的方法　现代还采用拔罐、器械、推拿、穴位注射、电针、贴敷、刮痧、挑治,以及微针疗法(含耳穴、腕踝针、头针等)。这些在古代采用不多,当是现代针灸工作者的发展。

(1) **拔罐**:如梁肇萍治疗本病,以乳中为中心拔罐;张世允取乳房和腋下淋巴结硬结,施予拔罐;魏汉菊取病灶局部,用 TDP 照射,再予拔罐,吸出堵塞的乳汁;钱志云取阿是穴(肿块、硬结处)及乳头拔罐,使输乳孔喷乳;孙书彦取患侧肩井、期门与乳房肿块相对应的背部拔罐。

（2）**器械**：如张会娟等治疗乳痈，取病乳局部，用氦-氖激光照射；李玉坤等则取乳房硬结处，用散刺法，配合微波理疗；陈素梅取背部肩胛区粟粒状红色小点和肩井穴，用针刺捻转手法，加超短波治疗；祝春燕等取乳房肿胀处，用音频电疗仪治疗；唐华生取阿是穴，用经络治疗仪刺激，使局部出现麻震感，取患侧肩井，使麻感传至整个乳房；赵邦莲等按子午流注纳甲法取穴，并在乳根、膻中、足临泣、太冲、肩井、期门、少泽、阿是穴处用锟针仪探测阳性反应点，然后在反应点上进行点按刺激。

运用针灸器械，现代不但治疗乳腺炎中未化脓者，也有治疗已化脓者。下述 3 案所治者，均包括化脓和非化脓者。其中张育勤等取膻中、乳根、肩井、少泽、阿是穴、足三里、梁丘、合谷，用 741 型氦-氖激光器照射；宫淑娟取病灶包块部，用电疗机的感应电两极进行左右上下刺激；鞠琰莉等治疗非哺乳性乳腺炎，在患侧乳房与对应背部用电极板，施超短波治疗。

（3）**推拿**：如李历城治疗乳痈，用推拿法，挤压乳头，自乳头由下而上推揉，自乳部硬结处由上而下推揉；黄继发提捏健侧腋窝前上方之大筋 2 次，使患者感酸胀即可，以后嘱患者自己按摩硬结处，并挤出乳汁；杨金安用一手握住患者患侧手腕，并使该臂平行伸直，然后用一足大趾依次蹬压患侧极泉、乳根、膺窗三穴，用另一手牵拉患者患侧手指；吴德秀等取肩井、肺俞、内关、膺窗、乳根及背部压痛点，用食指或中指顶压，使局部有胀感或向乳房放散，然后四指并拢拍击患侧上臂内侧肌肉附着处，至局部充血。

（4）**穴位注射**：如王淑珍等治疗急性乳腺炎，取患侧内关、足三里，注入复方丹参注射液；魏凤英则取"乳通穴"（大陵与曲泽连线上，肘横纹下 4 寸），注入 10% 葡萄糖溶液 8ml；朱润厚等取郄门穴，注入生理盐水；黄理先取患侧肩井，注入盐酸普鲁卡因与安乃近混合液。

（5）**电针**：如汤红治疗本病，取膻中、阿是穴（肿块边缘）、乳根,行电针刺激;吴晓梅等则取背部 T_{2-6} 夹脊穴,配以乳根、膻中,用电针治疗;彭焱萍治疗化脓性乳腺炎,取病灶周围,用围刺法,接电针治疗仪。

(6)**贴敷**:如师怀堂治疗乳痈郁乳期,取乳房局部,外敷芒硝;徐昌陵亦取乳痈局部,用鲜蒲公英外敷;周磊等取患处,外敷仙人掌;乔长玉取乳房红肿硬结处,外敷止痛消炎膏;周春辉取膺窗、梁丘、足三里、丰隆、天池、内关、期门、肩井、膈俞,敷贴代针丸(含吴茱萸、五倍子、公丁香、灵磁石、白芥子、冰片、麝香)。

(7)**刮痧**:如吴晓梅等治疗反复发作性乳腺炎,取背部 T_{2-6} 夹脊穴,配以乳根、膻中,用刮痧法;王凤荣等则沿督脉走罐刮痧至命门,反复数遍。

(8)**挑治**:如吴启海治疗本病,于健侧肩胛骨下找到针尖大痣点,用三棱针刺入皮下组织,挑断白色筋状物;张会娟等取病乳局部,在背部神道、灵台、至阳三处寻找一最敏感穴位(阿是穴),刺破表皮 0.2~0.3cm,再深入皮下,挑断白色纤维状物 10 条左右。

(9)**微针系统**:治疗本病的微针系统包括耳穴、腕踝针、头针等。如李一新取耳穴胸、胃、肝、内分泌、肾上腺、神门,用王不留行贴压,取耳尖,用三棱针点刺放血;韩发祥则取同侧对耳轮中区乳腺穴(或此区敏感点),注入注射用水呈一丘疹;匡仲梁等治疗化脓或非化脓性乳腺炎,取患侧腕踝针上 2 区,用针刺,留针 1~3 小时;李兰荣等治疗急性乳腺炎,取腕踝针上 2 区,用针刺,平向肘部刺入 1.5 寸,配合刺膻中;方云鹏则取伏象相应区,用针刺;孔尧其则取头针额旁 2 线、额顶线中 1/3、顶枕线上 1/3,用针刺抽气法,针刺时配合按摩乳房肿块与背部压痛点,留针 1 天。

【结语】

根据上述对古今文献的统计与分析结果,兹提出治疗乳痈的参考处方如下(无下划线者为古今均用穴,下划曲线者为古代所用穴,下划直线者为现代所用穴):①胸脘部穴乳根、膺窗、膻中、中府、乳中、神封、阿是穴、期门等;②上背部穴大椎、膏肓俞、膈俞、夹脊、天宗、至阳等;③关节部穴足临泣、列缺、大陵、委中、肩井、曲池、合谷、太冲、行间、梁丘、内庭等;④末端部穴少泽等;⑤小腿部穴足三里、下巨虚、丰隆、三阴交等;⑥前臂部穴内关等。临床可根据病情及分期,在上述处方中选用若干相关穴位。

治疗本病可多用艾灸,包括隔蒜灸、隔豆豉灸和温针灸;亦可采用针刺,包括透刺、豹文刺、围刺、捻捣等,多用泻法,要重视针刺感应;对于未成脓者,可用刺血法;对于脓已成熟者,可用针刺排脓法;还可采用火针以消肿、排脓、收口;又可采用熨法、热敷,以及拔罐、器械、推拿、穴位注射、电针、贴敷、刮痧、挑治,以及微针系统(含耳穴、腕踝针、头针)等方法。

历代文献摘录

[元代及其以前文献摘录]

《针灸甲乙经》(卷九·第三):"胸中满痛,乳肿[前六字,一本无],溃痈……天[原作太,据《黄帝明堂经辑校》改]溪主之。"

《针灸甲乙经》(卷九·第四):"乳痈,洒淅恶寒,神封主之。"

《针灸甲乙经》(卷十二·第十):"[一本有'胸胁肿痛,乳痈'六字]寒热短气,卧不安,膺窗主之。""乳痈,凄索寒热,[一本有'痛不'二字]可按[一本作搔],乳根主之。""乳痈有热,三里主之。""乳痈惊痹……巨虚下廉主之。"

《肘后备急方》(卷五·第三十六):"葛氏治始[一本作疗乳]发诸痈疽发背及乳方,[一本有'初起焮赤忽痛,不早治杀人,使速消方'十五字]皆[一本作比]灸其上百壮。"

《备急千金要方》(卷三十·第八):"神封、膺窗,主乳痈,寒热短气,卧不安。""天溪、侠溪,主乳肿痛溃。"

《铜人腧穴针灸图经》(卷五·足少阳):"[足]临泣……

乳痈。"

《琼瑶神书》(卷二·一百九十四):"妇人吹乳肿不消,大阴针入升阳饶,少泽穴内摇补后,吐得风涎疾便消。"

《琼瑶神书》(卷三·四十六):"少泽二穴:治乳痈、产母无乳,先泻,后补提。"

《琼瑶神书》(卷三·六十四):"申脉……顽麻吹乳气冲腰。"

《千金宝要》(卷二·第八):"乳痈……柳根削取上皮,捣令熟,熬令温,盛练袋中熨乳上,干则易之,一宿即愈。"

《卫生宝鉴》(卷十八·产后扶持):"针法:治乳痈肿痛,诸药不能止痛者,三里穴针入五分,其痛立止如神。"

《针经指南》(流注八穴):"申脉……吹奶(胃)。""列缺……乳痈肿痛(胃)。"

《丹溪心法》(卷五·八十五):"乳痈……若加以艾火两三壮于肿处,其效尤捷,不可辄用针刀,必至危困。"

《格致余论》(乳硬论):"乳房……痈疖……若加以艾火两三壮于肿处,其效尤捷,彼庸工喜于自炫,便用针刀引惹拙痛,良可哀悯。"

《扁鹊神应针灸玉龙经》(六十六穴治证):"少泽……乳痈。"

《扁鹊神应针灸玉龙经》(针灸歌):"月闭乳痈临泣妙,瘕聚膀胱即莫抛。"

[明代文献摘录](含同时代外国文献)

《神应经》(妇人部):"乳痈:下廉、三里、侠溪、鱼际、委中、足临泣、少泽。"

《针灸大全》(卷四·八法主治病症):"列缺……乳痈红肿痛,小儿吹乳:中府二穴、膻中一穴、少泽二穴、大敦二穴。"

《针灸捷径》(卷之上·足阳明胃经):"[足]三里……胸中瘀血,乳痈。"

《针灸聚英》(卷一下·足少阳):"地五会……乳痈。"

《针灸聚英》(卷四上·百证赋):"肩井乳痈而极效。"

《针灸聚英》(卷四下·八法八穴歌):"吹乳耳聋鼻衄……申脉。""列缺乳痈多散。"

《外科理例》(卷一·论脓四十):"痈、疽、疮、疖……脓成……浅者宜砭,深者宜针,手足指梢及乳上,宜脓大软方开。""一妇乳痈脓成,针刺及时,不月而愈。"

《外科理例》(卷四·乳痈一百七):"一妇脓成不溃,胀痛,予欲针之……痛极始针,涌出败脓三四碗。""一妇肿而不作脓……脓成,针之,旬日而愈。""一妇患此,脓成畏针,病势渐盛,乃强针之,脓出三碗许。""一妇乳痈脓成,针刺之及时,不月而愈。""一妇郁久,右乳内肿硬……隔蒜灸。""一妇乳内肿一块如鸡子大,劳则作痛,久而不消……更隔蒜灸。""若脓成……必针而后愈。""一妇乳痈,气血颇实,但疮口不合,百法不应……豆豉饼灸而愈。""若加艾火两三壮于痛处,尤妙,粗工便用针刀,必惹崛病。"

《名医类案》(卷十·乳痈):"一儒者两胁作胀,两乳作痛,服流气饮、瓜蒌散,半载后左胁下结一块如核,肉色不变……脓将成矣,又服月余,针之出脓碗许。"

《薛氏医案》(外科发挥·卷八·乳痈):"若脓一成,即针之,以免遍溃诸囊之患。"

《医学入门》(卷一·治病要穴):"乳根:主膺肿,乳痈,小儿龟胸。"

《医学纲目》(卷十九·乳痈乳岩):"(怪穴)乳痈:乳中穴(在乳下中,针入一分,沿皮向后一寸半,灸泻)。"

《杨敬斋针灸全书》(下卷):"妇人乳痈肿痛:肩井、乳根、鱼际、合谷、少泽、临泣、太溪。"[原出《针灸捷径》(卷之下)]

《针灸大成》(卷三·玉龙歌):"妇人吹乳痛难消,吐血风痰稠似胶,少泽穴内明补泻,应时神效气能调。"[原出《扁鹊神应针灸玉龙经》]

《针灸大成》(卷九·治症总要):"第一百三.乳痈:针乳疼处、膻中、大陵、委中、少泽、俞府。"

《寿世保元》(卷十·单品杂治):"妇人吹乳乳痈,肿痛不可忍,用连根葱捣烂,铺乳患处,上用瓦罐盛火,盖在葱上,一时蒸热,汗出立愈。"

《针方六集》(纷署集·第九):"育门……妇人乳痈。"

《针方六集》(纷署集·第十五):"或中……乳痈之近少阴者。"

《针方六集》(纷署集·第十六):"气户……乳痈。"

《针方六集》(纷署集·第十七):"中府……妇人乳痈。""周荣……乳痈之近太阴者。"

《针方六集》(纷署集·第二十四):"大陵……妇人乳痈……(灸此穴良)。"

《针方六集》(纷署集·第二十八):"少泽……乳痈痛,乳汁不通。"

《针方六集》(兼罗集·第五十):"少泽……乳痈,单泻。"

《类经图翼》(卷十·奇俞类集):"骑竹马灸法……妇人乳痈,皆可治之。"[原出《古今医统大全》(卷七·骑竹马灸)]

《类经图翼》(卷十一·外科):"乳痈、乳疽、乳岩、乳气、乳毒、侵囊(近膻中者是):肩髃、灵道(二七壮)、温溜(小人七壮,大人二七壮)、足三里、条口、下巨虚(各二七壮)。""条口:乳痈。"

《循经考穴编》(手太阴):"中府……治妇人吹乳甚验,皆宜泻之。"

《循经考穴编》(足阳明):"乳根……乳痈乳疬。"

《循经考穴编》(手太阳):"少泽……若妇人乳痈肿痛,补之,使吐痰或晕,即效。"

《循经考穴编》(足少阴):"幽门……妇人乳汁不通,乳痈乳疬。"

[**外国文献**]

《东医宝鉴》(外形篇三·乳):"乳痈,取膺窗、乳中、乳根、巨虚下廉、太冲、复溜。"

［清代及民国前期文献摘录］（含同时代外国文献）

《医宗金鉴》（卷八十五·胸腹部主病）："膺肿乳痈灸乳根。"

《医宗金鉴》（卷八十五·足部主病）："［足临泣］……连及胸胁乳痈疡。"

《周氏经络大全》（经络分说·十二）："乳中……痛亦可灸。"

《针灸逢源》（卷五·痈疽门）："乳痈……焮热痛甚者，并宜隔蒜灸。"

《针灸内篇》（手太阳小肠络）："少泽……一切乳疬痈症。"

《针灸内篇》（足少阴肾经络）："神封……气逆，乳痈。"

《针灸内篇》（足少阳胆经络）："［足］临泣……乳痈。""地五会……内损吐血，乳痈。"

《针灸内篇》（足阳明胃经络）："气户……乳痈。""乳根……乳痈，寒热。"

《针灸集成》（卷二·乳肿）："乳痈：足临泣、神门、太溪、下三里、内关、膈俞、骑竹马穴各七壮。"

《针灸秘授全书》（乳痈）："乳痈：初生时灸痛处、膻中、大陵、少泽、刺委中（禁灸）、三里、下廉、临泣。"

《针灸简易》（穴道诊治歌·前身部）："乳根……主治胸肿乳痈症。"

《针灸治疗实验集第一期》（41）："乳痈……忽来恶寒热，热度至三十八度、三十九度，全身违和，食欲不振，次日拂晓，寒退热低，左乳房内生硬结大如碗圆一块，肿胀潮红，痛不堪言，小孩吸乳，痛叫欲哭。遂于乳根、三里各针泻一次，越数时，痛虽未平，红肿已消，胀亦稍舒，当晚复灸，乳根、步廊、肝俞各三壮，一觉醒来，诸症全消，惟硬结尚有如小桃核大，过二三日，无形消失，体健亦如常人。"

《针灸治疗实验集第一期》（47）："乳痈……杨氏，年念五岁，右乳根结块坚硬，红肿胀痛，形寒发热，大有作脓之势……余为之针足三里、乳根、太冲三次,一次而肿退块消,其收效之速,殊出鄙人意料之外。"

《金针百日通》(百病论治·乳痈乳疽及乳岩乳结):"妇人乳痈乳疽乳岩乳结,为恶症也……当其乳痈乳结初发之际,用以火针,量其深浅,刺其硬根,若乳岩当在数年之前,便有结核……余用火针,针入结核,以杀病根,庶乎可愈。"

[外国文献]

《名家灸选三编》(妇人·乳病):"治妒乳、乳核、乳痈、乳岩,一切乳病法(石原氏传):先假点记膏肓穴,斜向内下一寸余,指头陷没极酸疼者是穴(大概膏肓之下一寸,又向内一寸之处是也),左患者灸左,右患者灸右。"

[现代文献题录]

(限本节引用者,按首位作者首字的汉语拼音排序)

蔡艾香. 针刺治疗急性乳腺炎 86 例. 上海针灸杂志,1995,14(5):213.

柴权亮. 点穴加拔罐治疗急性乳腺炎 28 例. 山西中医,1994,10(4):51.

常莲芝,唐克雄. 隔蒜灸治疗急性乳腺炎. 新疆中医药,1985,3(2):19.

陈素梅. 针灸加超短波治疗急性乳腺炎 51 例. 中医杂志,2008,49(1):37.

邓曙光. 急性乳腺炎 135 例治疗经验. 中国针灸,2005,25(4):296.

樊春英,胡承晓. 火针排脓治疗化脓性乳房炎 130 例临床小结. 天津中医药,2004,21(1):33.

方云鹏. 方云鹏临证经验 // 陈佑邦,邓良月. 当代中国针灸临证精要. 天津:天津科学技术出版社,1987:39.

方针. 针刺少冲、悬颅治疗急性乳腺炎. 四川中医,1994,12

(7):56.

　　冯立平.舒张法治疗急性乳腺炎——乔厚诚老中医经验介绍.上海针灸杂志,1990,9(3):22.

　　高殿奎,苏明君,刘长安,等.针刺肩井一穴治疗急性乳腺炎393例疗效观察.中国针灸,1985,5(1):13.

　　宫俊德.针刺按摩曲池治愈乳痈79例.中国针灸,1987,7(6):55.

　　宫淑娟.电兴奋治疗乳腺炎疗效观察.针灸临床杂志,1999,15(5):25.

　　郭秀玲,汪秀娟,左立云.点刺放血拔罐法治疗乳痈的疗效观察.针灸临床杂志,1992,8(2):34.

　　韩冰.针刺和拔火罐综合治疗乳痈.中医药学报,1988,16(2):31.

　　韩发祥.耳针治疗缺乳耳封治疗急性乳腺炎.中原医刊,1989,16(3):21.

　　何宗宝.葱熨法治疗急性乳腺炎5例.针刺研究,1997,22(3):229.

　　贺普仁.消瘀滞　通乳络//胡熙明.针灸临证指南.北京:人民卫生出版社,1991:545.

　　侯桂英.灸治乳痈30例.中医外治杂志,2001,10(5):42.

　　黄继发.针刺加捏筋治疗乳汁郁结性乳腺炎.中医杂志,1981,22(2):42.

　　黄丽梅.针刺涌泉加点穴治疗乳痈32例.广西中医药,1995,18(4):44.

　　金远林.刺脓拔罐术治疗成脓期乳痈36例.四川中医,1999,17(2):51.

　　鞠琰莉,韦伟.温针加超短波治疗非哺乳性乳腺炎16例.中国针灸,2009,29(4):325.

　　柯元荣.针刺足三里治疗急性乳腺炎.浙江中医杂志,1983,

18（3）：118.

　　孔尧其．头针治疗乳痈临床观察．中国针灸，1997，17（4）：219.

　　匡仲梁，韩春海，卞占先．腕踝针治疗急性乳腺炎46例疗效观察．中医杂志，1982，23（2）：48.

　　李栋林．针刺治愈急性乳腺炎50例．中国针灸，1985，5（5）：37.

　　李健山．刺络拔罐法治疗急性乳腺炎临床观察．针灸临床杂志，1993，9（4）：41.

　　李兰荣，江瑜．腕踝针为主治疗急性乳腺炎初期60例临床观察．辽宁中医杂志，2007，34（3）：353.

　　李历城．消痈方有良效//胡熙明．针灸临证指南．北京：人民卫生出版社，1991：545.

　　李世珍．针灸对郁乳期收效良好//胡熙明．针灸临证指南．北京：人民卫生出版社，1991：546.

　　李一新．耳压加火罐治疗急性乳腺炎45例．针灸临床杂志，2002，18（5）：36.

　　李颖．艾灸治疗急性乳腺炎258例．中国针灸，1998，18（11）：682.

　　李玉坤，舒龙云，郑丽霞．针灸、微波合用治疗急性乳腺炎56例．针灸临床杂志，2000，16（3）：45.

　　李自清，张凤艳，任利龙，等．针刺拔罐抽脓治疗乳痈553例临床分析．中国针灸，1990，10（6）：11.

　　梁国玉，关兵．刺血拔罐法治疗急性乳腺炎35例．辽宁中医杂志，1990，14（7）：41.

　　梁肇萍．针灸拔火罐治疗急性乳腺炎32例．上海针灸杂志，1988，7（1）：22-23.

　　刘西安，张振亭．三棱针背部挑刺治疗乳痈512例．湖北中医杂志，1986，8（1）：12.

　　刘英才．针罐药结合治疗乳痈10例．实用中西医结合杂志，

1992,5（5）:309.

罗广明,李佛兰.刺血疗法治疗急性乳腺炎62例.中国针灸,1992,12（4）:12.

彭焱萍.电针治疗感染性伤口的疗效观察.湖北中医杂志,2000,22（12）:42.

钱志云.针刺、拔罐、热敷、按摩治疗急性乳腺炎148例临床观察.针灸临床杂志,1997,13（1）:22.

乔长玉.耳压加外敷治疗急性乳腺炎.针灸临床杂志,1992,8（6）:19.

曲惠珍,吕少鹏.局部围刺为主治疗急性乳腺炎60例.中国针灸,2001,21（8）:503.

师怀堂.分期治疗三法//胡熙明.针灸临证指南.北京:人民卫生出版社,1991:544.

石信箴,阎蕙质.针灸按摩治疗乳腺炎.山西中医,1992,8（2）:51.

司荣和.针刺治疗急性乳腺炎40例报道.河北中医,1993,15（4）:22.

孙书彦.电针配合拔罐治疗急性乳腺炎40例.中国中医急症,2009,18（5）:713.

孙毓,苗红,张志刚.针灸及挑治综合治疗急性乳腺炎58例.上海针灸杂志,1998,17（4）:25.

汤红.针灸治疗急性乳腺炎35例.新中医,1995,27（3）:34.

唐华生.用经络治疗仪治疗急性乳腺炎58例.中国针灸,1993,13（5）:19-20.

汪洁.针刺治疗急性乳腺炎105例.中华理疗杂志,1992,15（1）:19.

王炳炎.丹参注射液郗上穴注射治疗急性乳腺炎60例.中国中西医结合杂志,1993,13（5）:295.

王凤荣,李秋平.督脉刮痧配刺血治疗急性乳腺炎的临床研究.上海针灸杂志,2006,25(8):22.

　　王桂英.梅花针点刺拔火罐治疗急性乳腺炎30例.内蒙古中医药,1989,8(1):26.

　　王庆华.点刺至阳穴治乳痈.针灸临床杂志,2005,21(5):54.

　　王淑珍,张玉坷,王艳玲.内关、足三里穴位注射治疗急性乳腺炎86例.针灸临床杂志,1994,10(5):21.

　　魏凤英.穴位注射治疗急性乳腺炎168例.中国针灸,1997,17(6):374.

　　魏汉菊.拔罐为主治疗急性乳腺炎11例.中国针灸,1997,17(2):80.

　　吴德秀,刘培珍.指针治疗乳痈120例.中国针灸,1988,8(2):19.

　　吴启海.挑痣疗法治疗乳痈.湖北中医杂志,1982,4(3):41.

　　吴晓林,吴晓梅.夹脊穴针刺加刮痧治疗反复发作性乳腺炎62例.中国针灸,2003,23(9):535.

　　吴晓梅,吴晓林.针刺夹脊穴加刮痧治疗反复发作性乳腺炎62例.中医外治杂志,2006,15(3):57.

　　谢伯合.针刺加前臂放血治疗急性乳腺炎124例.中国针灸,1986(4):7.

　　熊修安,姚启明,时长英.电针治疗急性乳腺炎134例疗效观察.中国针灸,1999,19(10):597.

　　徐昌陵.中药和针刺治疗乳痈104例.江苏中医杂志,1987,8(11):13.

　　徐慧卿.针灸配合中药外敷治疗急性乳腺炎.上海针灸杂志,2000,19(5):27.

　　许志新,周爱环,李春华.穴位放血治疗急性乳腺炎1000例临床总结.中国针灸,1981,1(3):5.

　　杨金安.蹬拉疗法治疗急性乳腺炎266例.中国针灸,1989,9(1):33.

由福山．火针治疗急性乳腺炎30例．针灸学报，1991，7（1）：36.

喻喜春．刺络放血　清热消肿 // 胡熙明．针灸临证指南．北京：人民卫生出版社，1991：548.

袁菲．艾灸治疗急性乳痈．山东中医杂志，2006，25（8）：509.

张德林．针刺治疗急性乳腺炎42例．中西医结合杂志，1984，4（4）：239.

张会娟，邵传波，刘敏，等．激光结合挑刺治疗乳痈74例．上海针灸杂志，1993，12（2）：69.

张世允．皮肤针配合火罐治疗急性乳腺炎50例．中国针灸，1988，8（3）：33.

张淑芬，张祥．火针治疗急性乳腺炎110例．针灸学报，1990，6（1）：6.

张秀荣．三棱针点刺治疗急性乳腺炎258例．上海针灸杂志，1993，12（2）：65.

张应勤．针刺内关穴治疗急性乳腺炎70例．中国针灸，1986，6（3）：8.

张玉璞．针刺治疗乳腺炎80例小结．北京中医，1992，11（2）：35.

张育勤，常秀兰．氦-氖激光穴位照射治疗急性乳腺炎30例．中医杂志，1982，23（7）：28.

赵邦莲，刘爱滨，李伯莹，等．鍉针仪治疗急性乳腺炎30例的临床报告．北京中医，1986，5（4）：35.

赵巧梅．针灸治疗急性乳腺炎42例．中国针灸，1996，16（8）：422.

郑学良．电火针治疗乳痈．针灸临床杂志，1993，9（6）：18.

周春辉．穴位贴敷治疗急性乳腺炎初期44例疗效观察．云南中医中药杂志，2003，24（5）：31.

周磊，牟艳．仙人掌外敷配合针刺治疗急性乳腺炎48例．中医外治杂志，2005，14（5）：8.

周舜权．豹文刺治疗急性乳腺炎．上海针灸杂志,1988,7（1）:46.

周友龙．针刺治疗乳痈44例．针灸学报,1990,6（1）:31.

朱润厚,张良明．郄门穴注射生理盐水治疗乳痈．四川中医,1987,5（3）:44.

朱素琴,刘凤仙,刘明兆．天宗穴刺血治疗急性乳腺炎40例．河南中医,1995,15（4）:251.

祝春燕,李军．少泽穴点刺放血配合音频治疗急性乳腺炎68例．山东中医杂志,2000,19（4）:221.

第二十二节 乳核

乳核是指乳房肿块。古代针灸临床文献中凡有乳内结核、乳岩、乳疬等描述字样的内容，本节亦予收入。中医学认为，本病多由情志内伤，思虑伤脾，肝火郁结，肾气不充，冲任失调，气滞痰凝等原因所致。西医学认为，本病与乳腺增生、乳房良性或恶性肿瘤等相关，其病因与内分泌紊乱有一定关系。涉及本病的古代针灸文献共9条，合14穴次；现代针灸文献共计106篇，合694穴次（其中以乳腺增生为多，包括良性肿瘤，而乳腺恶性肿瘤则较少）。上述数据显示，古代治疗本病的记载不多，根据现代统计学的观点，难以对其进行统计分析；但鉴于本病在现代临床上较为多见，本节仍予以讨论比较，但其结果不一定可靠，仅供参考。将古今文献的统计结果相对照，可列出表22-1~表22-4（表中数字为文献中出现的次数）。

表 22-1　有关经脉的古今对照表

经脉	古代（所用穴次）	现代（常用穴次）
相同	胃经6、奇穴4、大肠经2	胃经170、大肠经47、奇穴29
不同	小肠经1、心经1	膀胱经102、任脉78、肝经74、脾经53、胆经47、肾经33

表 22-2　有关部位的古今对照表

部位	古代（所用穴次）	现代（常用穴次）
相同	胸腔5、腿阳4、上背1	胸腔175、上背128、腿阳83
不同	臂阳2、臂阴1	足阴87、腿阴54、手背41

表 22-3　有关穴位的古今对照表

穴位		古代（所用穴次）	现代（常用穴次）
相同		天应 3、足三里 2、乳根 1	足三里 55、乳根 44、天应 26
相似	乳部	乳中 1	膻中 57、屋翳 39
	背部	肩中俞 1、背部奇穴 1	肝俞 37、肩井 29、肾俞 29、脾俞 23、天宗 23
	足阳明	条口 1、下巨虚 1	丰隆 14
	手阳明	温溜 1、肩髃 1	合谷 38
相异	上肢	灵道 1	外关 16
	下肢		太溪 29、太冲 50、三阴交 44、阳陵泉 9
	腹部		期门 15、关元 9

表 22-4　治疗方法的古今对照表

方法	古代（所用条次）	现代（所用篇次）
相同	艾灸 4、火针 1	艾灸 10、火针 4
不同	熨法 1	针刺 48、电针 22、器械 14、耳穴 12、敷贴 8、穴位注射 6、推拿 3、拔罐 2、挑割 2、刺血 2、埋藏 2、刮痧 1

　　根据以上各表，可对乳核的古今针灸治疗特点作以下比较分析。

【循经取穴比较】

　　1. 古今均取阳明经穴　据《灵枢经·经脉》所载，足阳明胃经"从缺盆下乳内廉"，与乳相联；而手阳明大肠经与胃经为同名经，两经相联于鼻旁，因此亦可治疗乳房疾病（表 22-5）。

表 22-5　胃经、大肠经穴次及其分占古、今总穴次的百分比和其位次对照表

	古代	现代
胃经	6（42.86%，第一位）	170（24.50%，第一位）
大肠经	2（14.29%，第三位）	47（6.77%，并列第六位）

就穴位而言，**古今均常取胃经足三里、乳根，这是相同的**；古代还取胃经乳中、条口、下巨虚，现代则取屋翳、丰隆；古代取大肠经温溜、肩髃，现代则取合谷，这些是相似的。现代党凤鸣等治疗乳腺增生，在手足阳明经肘膝以下的隐性循经感传线上选取阳性点，包括曲池、手三里、上廉、下廉、温溜、足三里、上巨虚、下巨虚、条口、丰隆等，上午针大肠经1穴，下午针胃经1穴，用平补平泻法，使针感达到腕、指，或踝、跖，然后通电连续波，即为现代循经取穴之例。

2. **古今均取经外奇穴**　根据临床经验的积累，古今治疗本病均取经外奇穴，在古、今文献中，分别为4、29穴次，在循经取穴中分列第二、第八位，分占各自总穴次的28.57%、4.18%。就穴位而言，**古今均常取天应穴，这是相同的**；古代还取背部奇穴，现代取之不多。

3. **古代选取小肠、心经穴**　《灵枢经·经脉》载：小肠经"入缺盆，络心"，心经"起于心中，出属心系"。可见，两经均与胸部相联，故与乳相关，因而古代亦选用小肠经、心经穴，两经均为1穴次，并列为古代循经取穴的第四位，均占古代总穴次的7.14%，**所用穴为灵道、肩中俞**。表22-3显示，现代也取小肠经天宗穴，但现代取小肠经、心经分别为25、0穴次，分列现代循经取穴的第九、第十四位，分占现代总穴次的3.60%、0.00%，均未被列入常用经脉。

4. **现代选取膀胱经、胆经穴**　膀胱经通过背俞穴与胸乳部相联，胆经"循胸，过季胁"，与乳部相关，因此现代也选用膀胱

经、胆经穴,分别为 102、47 穴次,分列现代循经取穴的第二、第六(并列)位,分占现代总穴次的 14.70%、6.77%,**常用穴为肝俞、肾俞、脾俞、肩井、阳陵泉**。而古代取膀胱经、胆经均为 0 穴次。

5. 现代选取任脉与肝、脾、肾经穴 任脉与肝、脾、肾经均行经胸部,又肝主疏泄、脾主运化,肾主生殖,而任脉则为阴脉之海,且该四经当与现代内分泌相关,因此现代治疗本病又取上述四经穴,分别为 78、74、53、33 穴次,分列循经取穴的第三、第四、第五、第七位,分占现代总穴次的 11.24%、10.66%、7.64%、4.76%,**常用穴为膻中、关元、期门、太冲、三阴交、太溪**。而古代取上述四经均为 0 穴次。

【分部取穴比较】

1. 古今均取胸脘部穴 根据局部取穴的原则,治疗本病多取胸脘部穴,在古、今文献中,分别为 5、175 穴次,同列各部的第一位,分占各自总穴次的 35.71%、25.22%。就穴位而言,表 22-3 显示,**古今均取天应、乳根,这是相同的**;古代还取乳中,现代则取膻中、屋翳,这是相似的;**现代又取脘部期门穴**,古代未见记载,**这是不同的**。此外,现代还取小腹部关元等穴,而古代文献中未见记载,这也是古今不同的。

古代取胸脘部穴者,如《外科理例》载:"一妇久郁,右乳内结三核,年余不消,朝寒暮热,饮食不甘,此乳岩也","以木香饼灸之"。《循经考穴编》曰:乳根治"乳痈乳疬"。《针灸内篇》云:乳中治"乳岩不治"。

现代取胸脘部及关元穴者,如司海军治疗乳腺增生,取阿是穴,用电针疏密波;王秀梅等则取乳根、膻中、期门等穴,用针刺泻法;稽怀珠等取膻中、屋翳等穴,用针刺,取乳房部肿块局部,用围刺;胡晓靖取屋翳、乳根,针尖沿乳腺分布方向刺向乳头,用电针连续波;于荣取关元、期门、中极、气海等,施以针刺平补平泻手法;张丽芬等取灵墟、神封、步廊、期门、子宫、归来等穴,用针刺捻转补泻法。

2. 古今均取上背部穴 根据中医气街学说,胸脘与上背部相联;根据西医神经学说,控制胸乳部的神经从背部脊髓 T_{2-6} 节段发出,因此本病临床常取上背部穴,在古、今文献中,分别为 2、128 穴次,分列各部的第三、第二位,分占各自总穴次的 14.29%、18.44%。就穴位而言,古代选取**肩中俞**和背部奇穴,现代则取**肝俞、肩井、脾俞、天宗**,这是相似的;表 22-3 显示,现代还取下背部**肾俞等穴**,而古代记载不多。

古代取上背部穴者,如《针灸内篇》载:肩中俞治"小儿奶病"。《名家灸选三编》记:"治妒乳、乳核、乳痈、乳岩,一切乳病法(石原氏传):先假点记膏肓穴,斜向内下一寸余,指头陷没极酸疼者是穴(大概膏肓之下一寸,又向内一寸之处是也),左患者灸左,右患者灸右。"

现代取上背部穴及肾俞者,如刘瑶治疗乳癖,取肝俞、膈俞、脾俞等穴,用针刺;薛海峰则取肩井、天宗、肝俞等穴,用针刺,虚补实泻;陶成兰取脾俞、膈俞、天宗、灵台、至阳等穴,以三棱针挑刺,肝气郁结加肝俞、胆俞,痰浊凝结加肺俞,肝肾阴虚加肾俞、三焦俞;张丽芬等取肾俞、命门、风府等穴,用针刺捻转补泻法。

3. 古今均取腿阳面穴 前面已述,治疗本病选取胃经、胆经穴,而该二经循行经腿阳面,因此在本病古、今文献中,腿阳面分别为 4、83 穴次,分列各部的第二、第四位,分占各自总穴次的 28.57%、11.96%。就穴位而言,**古今均常取胃经足三里,这是相同的**;古代还取条口、下巨虚,现代则取丰隆,这是相似的;**现代又取胆经阳陵泉**,而古代取之不多,**这是不同的**。

古代取腿阳面穴者,如《名家灸选三编》称:"治乳核乳岩未溃者法:灸足三里,初七壮,续每日灸三壮。"《类经图翼》谓:"乳痈、乳疽、乳岩、乳气、乳毒、侵囊(近膻中者是):肩髃、灵道(二七壮)、温溜(小人七壮,大人二七壮)、足三里、条口、下巨虚(各二七壮)。"

现代取腿阳面穴者,如刘亚平等治疗乳腺增生,取足三里,直刺 2 寸,用平补平泻法,以酸胀为度;王秀梅等则取丰隆、足三里等穴,用针刺泻法;李一新亦取足三里、丰隆等穴,但用电针刺激;陈作霖取足三里、阳陵泉等穴,用针刺;刘颖治疗肝郁痰凝型乳腺增生病,取阳陵泉、丰隆、足三里等穴,用埋线疗法。

4. 古代选取臂部穴　前面已述,古代治疗本病选取大肠、小肠、心等经脉之穴,而这些经脉循行于上肢,因此在古代文献中,臂阳、臂阴分别为 2、1 穴次,分列古代各部的第四、第五位,分占古代总穴次的 14.29%、7.14%,**常用穴为温溜、肩髃、灵道**。如上述"古今均取腿阳面穴"中,《类经图翼》取"肩髃、灵道(二七壮)、温溜(小人七壮,大人二七壮)",即为例。虽然现代也选取**外关**等臂部穴,如杜边军等治疗本病,取外关、阳陵泉等穴,用针刺捻转泻法;郭诚杰等治疗本病之胸闷者,针刺外关穴。但现代取臂阳、臂阴面分别为 25、8 穴次,分列现代各部的第八、第十位,分占现代总穴次的 3.60%、1.15%,未被列入常用部位。

5. 现代选取下肢阴部穴　因为现代治疗本病选取肝、脾、肾经穴,而该三经循行于下肢阴部,因此在现代文献中,足阴、腿阴分别为 87、54 穴次,分列现代各部的第三、第五位,分占现代总穴次的 12.54%、7.78%,**常用穴为太溪、太冲、三阴交**。如张丽芬等治疗乳腺增生,取太溪、三阴交、太冲等穴,用针刺捻转补泻法;陈作霖则取太冲、三阴交、血海、蠡沟等穴,用针刺;于荣取太冲、曲泉、太溪、血海、三阴交、行间等,施以针刺平补平泻手法;李一新取血海、三阴交、太溪、太冲等穴,用电针刺激。而古代取下肢阴部为 0 穴次。

6. 现代选取手背部穴　由于现代治疗本病选取大肠等经穴,而这些经脉循行于手背部,因此在现代文献中,手背部共 41 穴次,列各部的第六位,占现代总穴次的 5.91%,**常用穴为合谷**。如郭诚杰、刘丽军、郭英民等治疗乳腺增生,均取合谷等穴,用针刺；付美琴则取四关（合谷、太冲）等穴，用针刺提插捻转泻法；稽怀珠等取合谷、内关等穴，用针刺。而古代取手背为 0 穴次。

【辨证取穴比较】

本病的古代文献较少，其中未见与辨证取穴相关的内容。而在现代本病报道中，用辨证取穴者较多，如郭诚杰等治疗乳腺增生，取屋翳、膻中、合谷、肩井、天宗、肝俞，用针刺，肝火旺盛去合谷加太冲、侠溪，肝肾阴虚去肝俞加太溪，气血两虚去肝俞、合谷加脾俞、足三里，月经不调去合谷加三阴交，胸闷去合谷加外关；刘丽军等则对上述郭氏处方进行加减，并予通电治疗，结果表明，经后第 6~8 天、13~15 天、22~27 天为最佳治疗时机，并发现电针治疗后血浆泌乳素（PRL）明显下降，其疗效可能与减少对卵泡刺激素（FSH）的拮抗作用有关，这些是对郭氏经验的发展。又如袁硕等亦取乳根、膺窗、膻中、期门，用针刺泻法，气滞痰凝加丰隆、足三里，气滞血瘀加膈俞，肝郁化热加太冲，经期停针。再如谈坚明等取肾俞、乳根、足三里、膻中，注入当归注射液，肾阳虚加腰阳关，痰凝加丰隆，急躁失眠、月经不调加三阴交，胸胁不适加期门、太冲，并观察发现，本法对肝郁气滞型疗效明显优于冲任失调型。上述辨证取穴的报道可供临床取穴参考。

【针灸方法比较】

1. **古今均用艾灸**　艾灸具温阳补气之功，从而激发体内潜在生理功能，增强自身内分泌调节机制，又可加强血液循环，起到活血化瘀的作用。因此，在本病的古、今文献中，涉及艾灸者分别为 4 条次、10 篇次，分列古、今诸法之第一、第五位，分占各自总条（篇）次的 44.44% 和 9.43%。

艾灸的取穴与上述总体取穴特点相合，包括乳房局部、背部穴，及远道四肢穴。其中**灸乳房局部者**，如上述取胸脘部穴段落中，《外科理例》"以木香饼灸之"。**灸背部穴者**，如上述取上背部穴段落中,《名家灸选三编》灸膏肓俞"斜向内下一寸余,指头陷没极酸疼者是穴(大概膏肓之下一寸,又向内一寸之处是也)"。此穴当在督俞穴外侧。**灸四肢远道穴者**,如上述取腿阳面穴段落中,《名家灸选三编》"灸足三里,初七壮,续每日灸三壮",《类经图翼》灸"灵道(二七壮)、温溜(小人七壮,大人二七壮)、足三里、条口、下巨虚(各二七壮)"。

　　艾灸除用常规灸法外,上述《外科理例》采用**隔木香饼灸**;木香性温,有行气止痛作用。而在《名医类案》中,该案采用的是**"以木香饼熨之"**。熨法与艾灸同属热疗范畴,作用相似,但其加热的面积比一般艾灸者大。此外,《名家灸选三编》灸足三里,"初七壮,续每日灸三壮",可见**需要每日坚持灸疗**。

　　现代灸治本病则采用**艾条灸、雀啄灸、温针灸、药线灸**等方法。如周海进治疗乳腺增生,取肿块四周及中央为5个灸点,用艾条各灸40分钟,再灸配穴(阴陵泉、足三里、肝俞、太冲中选2~3个);于荣亦取肿块局部,施以雀啄灸;吴雪梅等则取鱼际处压痛点或结节处,用针刺强刺激手法,使乳房胀,然后施温针灸;唐伟球取患处梅花穴(肿块四周穴,中心一穴),用药线点灸,配合灸膻中、期门、丰隆、足三里等;陈焕梅还发现,以药线点灸治疗患者的远期疗效比较巩固,与病情轻重、病程长短无关。

　　2. 古今均用火针　火针乃针刺与烧灼相结合的方法,兼有针刺与艾灸的作用,因此在本病临床上亦被采用,在古、今文献中分别为1条次、4篇次,分列古、今诸法之第二(并列)、第八位,分占各自总条(篇)次的11.11%和3.77%。如民国初期《金针百日通》载:"乳岩当在数年之前,便有结核","余用火针,针入结核,以杀病根,庶乎可愈"。现代徐德厚等治疗乳腺增生,用中粗火针在肿块中央直刺,从肿块四周向中央斜刺;李伟等亦取病灶肿块中心及周边,以火针点刺;马新平等也取病灶局部,用火针快速点刺2~3针,深度0.5~1寸左右,然后拔火罐,配乳根、库房、膻中、期门,气滞痰凝加丰隆、手三里,气滞血瘀加膈俞;师祚等则取双肘尖穴,用火针快速点刺。

3. **现代多用针刺** 针刺通过经络,或神经、血管、淋巴等组织,亦可激发体内潜在的生理功能,对机体产生良性调节作用,因此现代治疗本病常用针刺,共计48篇次,列诸法之首,占总篇次的45.28%,显示现代采用针刺之广泛,此当现代针具进步的缘故。而在本病古代文献中,未见明确用针刺治疗的记载,此可能是古代本病文献较少的缘故。

现代针刺常根据虚实**采用补泻手法**。如郭诚杰等治疗乳腺增生,取屋翳、膻中、合谷、肩井、天宗、肝俞,用针刺,虚者用小幅度低频率提插捻转之补法,实者用大幅度高频率提插捻转之泻法;袁硕取膻中、膈俞、乳根、阳陵泉、血海、膺窗,用针刺提插捻转泻法;王惠芬等取屋翳、膻中、乳根、肝俞、期门,用针刺泻法,肝气郁结加泻行间,肝肾阴虚加补肾俞、水泉、蠡沟,痰浊凝结加取丰隆、脾俞,用平补平泻;吕大鸣等在经期前取膻中、乳根、足三里、三阴交、阿是穴等,用针刺泻法,经期后取肝俞、膻中、太溪、三阴交等穴,用针刺补法,均为例。

现代还有人**采用针刺强刺激**,也有人重视针刺感应。如王玉慧治疗乳腺增生,取肺俞、厥阴俞、心俞,采用针刺强刺激;梁清湖取太冲,用针刺泻法,使气上传,取足三里,施针刺重刺激,行泻法;戴玉勤取膺窗、乳根,上下平针对刺,使针感到乳房,取足三里,使针感向上传导,取太冲,用提插捻转泻法,使针感到足背,取三阴交,使针感到达小腿及足,然后通电用连续波,频率150次/min;刘亚平等取乳根,向乳房平刺进针0.5寸,用平补平泻法使针感传至整个乳房,取天井穴,直刺1寸,用提插泻法,使针感传至腋下。

现代又有人采用一些特殊针法,包括围刺、圆利针、腹针等。如王喜宽治疗乳腺增生,采用围刺法,即取乳房肿块局部为主穴,中心刺1针,四周向结节中心针4针,施平补平泻手法;李淑荣等亦取乳房四周膺窗、乳根、神封、天溪四穴,用针向乳头方向斜刺,并接电针仪;孙治东等则用圆利针治疗,取灵台透至阳行皮下透刺,做扇形摆动,取天宗用"合谷刺"法,深至肩胛骨,取乳根穴以快速垂直进针至皮下浅筋膜层,将针体与皮肤成 15°~30° 角推进入皮下,针尖朝向增生部位,做 90°~180° 左右扇形摆动 2~3 个回合,取三阴交直刺;李一新采用腹针疗法,取中脘、下脘、气海、关元,刺至地部,取滑肉门、天枢(均双侧),刺至人部,经期停止治疗。

现代还有人通过实验研究证实针刺对本病的疗效。如郭诚杰等治疗 E_2 所致大白鼠乳腺增生,结果表明,其 E_2 浓度降低,而孕酮、睾酮含量升高;修贺明等治疗 E_2 造模的小鼠,结果表明针刺可抑制其乳腺增生;刘丽军等治疗乳腺增生模型小鼠,结果显示针刺可提高 NK 细胞活性,对预防乳腺增生病癌变有积极意义,这些为针刺治疗本病提供了有力的依据。

4. **现代发展的方法** 现代又采用了电针、器械、耳穴、敷贴、穴位注射、推拿、拔罐、挑割、刺血、埋藏、刮痧等疗法。这些在古代未见记载,当是现代针灸工作者的发展。

（1）**电针**:如郭英民、刘丽军等治疗乳腺增生,取屋翳、膻中、合谷等穴,用针刺得气后接电针连续波;温秀兰等则取光明、足三里、合谷等穴,用电针刺激;卢文等取膻中、气海、肩井、气户等穴,用电针和埋线治疗,结果发现,第一疗程时电针者的疗效较好,而第二疗程后埋线者的疗效较好。现代也有人通过实验研究,证实了电针对本病的疗效,并探索了其作用机制,如龚东方等发现,电针治疗后,患者血清 E_2 下降、P 上升,提示下丘脑-垂体-卵巢轴内分泌功能得到改善;冀萍等亦证实电针可调整下丘脑-垂体-卵巢轴内分泌功能,降低乳腺组织对雌激素的敏感性,从而抑制增生细胞复制,使增生的乳腺组织恢复正常。

（2）**器械**:如张菊香治疗乳腺增生,取乳根、屋翳、肩髃、天宗、合谷、三阴交,用 RL-1 乳腺增生治疗仪进行脉冲电刺激;唐克雄等则取阿是穴、足三里、内关、乳根、太冲、太溪等穴,用经络导平仪治疗；王广等取增生局部，用射频温控电热针治疗；牟巧花取膻中、乳根、阿是穴，以 KS 光灸（光热复合）照射；侯魁等取膻中、乳根、增生局部中央，用针刺平补平泻，并用 LRI-3 型电子针灸治疗仪予冷冻疗法；洪婷婷针泻阿是穴、乳根，针补内关，肝火旺加泻太冲，配合用 SIL-2 电脑红外仪治疗。

（3）**耳穴**：如张和媛治疗乳癖，取耳穴肝、胃、乳腺、内分泌，用毫针刺或丸压法；方锦銮则取耳穴交感、胸、内分泌、肝、皮质下，用王不留行贴压；沈志忠亦取耳穴交感、内分泌、皮质下、乳腺、垂体、卵巢、子宫、肝等，用王不留行贴压。

（4）**敷贴**：如金肖青等治疗乳腺增生，取乳根、阿是穴，贴敷中药药饼（含三棱、莪术、冰片、急性子、蒲公英、皂角刺、乳香、没药、瓜蒌、阿魏）；牛博真等则取气海、关元及乳部阿是穴，外敷中药制成的薄片（含三棱、莪术、制南星、冰片）；徐德厚等取屋翳、乳根、灵虚、天池、胸乡、神封、膏肓、膈俞、风门、肝俞及肿块部位，外敷中药药泥（含炮山甲、姜黄、急性子、天葵子、乳香、朱砂莲、透骨草、金果榄、威灵仙、蜈蚣、蜂蜜等）。

现代还有在敷贴时**加用红外照射**者，如陈友义等取病变乳房局部，外敷中药糊（含黄药子、赤商陆、山慈菇、威灵仙、蛇莓等），并用远红外灯照射。现代还有**采用或加用磁贴**者，如吴耀持等取神阙及乳腺增生处，贴置古神磁贴；王小平等取阿是穴（左右乳房各选 1 处）、神阙，晚上睡前贴敷中药膏（含炙香附、延胡索、水蛭、鹿角等，中央置入磁板 1 枚）；王翠兰等取阿是穴、乳根、期门、膻中、气户、足三里，贴敷乳腺磁贴（含郁金、柴胡、天冬等 13 味中药）。现代还有用**贴敷发泡（天灸）**者，如汪慧敏治疗乳腺纤维囊肿，取肿块局部，贴敷中药药糊（含乳香、皂角、山慈菇、白芷、鹿角霜），又取双侧肩井穴，外敷白芥子末，令其发泡。

（5）**穴位注射**：如金肖青等治疗乳腺增生，取肝俞、膈俞，注入丹参注射液；陈友义等则取水道、丰隆、三阴交、天枢、足三里、太冲，注入复方丹参与柴胡混合注射液；谈坚明等取肾俞、乳根、足三里、膻中,注入当归注射液;刘忠等选取胃、肝、肾、脾、心、心包诸经的双侧合穴,即足三里、曲泉、阴谷、阴陵泉、少海、曲泽,注入丹参与维生素 B_{12} 混合液。

（6）**推拿**:如许向东等治疗乳腺增生,取双侧天宗、肝俞、脾俞,用弹拨法;杜琳等则取关元,用震法,取心俞、肝俞、脾俞、胃俞、三焦俞、肾俞,用点按法;胡东辉等取双侧肺俞、肝俞、天宗、乳根、章门,用按揉法,取肿块局部,用颤抖法,取整个乳房,用揉搓法。

（7）**拔罐**:如陈作霖治疗乳癖,取背俞穴用拔罐;前面火针段落中,马新平等取病灶局部,用火针快速点刺,然后拔火罐,亦为例。

（8）**挑割**:如韩国刚治疗乳癖,取肩井穴和至阳附近红色反应点,用手术刀片纵向切开 2~3mm 的切口,用三棱针深入穴内,挑起白色的皮下纤维,用手术刀片切断,挑尽为止,于穴上加罐拔吸,至恶血流尽为止;李造坤等则取肩井、大椎、肝俞,施以类似挑治的"截根法";景维廉等取膻中穴,用割脂疗法。

（9）**刺血**:如梁清湖治疗乳癖,取肿块局部,用扬刺法,即中心1针,四周各1针刺入肿块基底部,施捻转提插,有热感受即止,疾进疾出,刺出其血或内容物;李梦楠治疗乳腺增生,取天宗穴,用刺络拔罐法。上述挑治中,韩国刚拔罐吸恶血,亦为例。

（10）**埋藏**:如郭英民治疗乳腺增生,取患侧屋翳,埋入环型皮内针;李润霞等则取膻中、天宗、期门、屋翳、肩井、肝俞,埋植羊肠线法;刘绍亮等取膻中、足三里、丰隆、乳根,埋植药线(含全虫、蜈蚣、水蛭、壁虎、生草乌、穿山甲、川芎、三棱、莪术、夏枯草、通草);前面电针段落已述,卢文等取膻中、气海、肩井、气户等穴,用埋线治疗,并发现第二疗程后埋线者的疗效较好。

（11）**刮痧**:如孟宪凯等治疗乳腺增生,取背部乳房对应部位,用刮痧法,然后拔罐起泡,并刺破水泡。

【结语】

根据上述对古今文献的统计与分析结果,兹提出治疗乳核的参考处方如下(无下划线者为古今均用穴,下划曲线者为古代所用穴,下划直线者为现代所用穴):①胸脘部穴天应、乳根、乳中、膻中、屋翳、期门等;②上背部穴肩中俞、背部奇穴、肝俞、肩井、肾俞、脾俞、天宗等;③腿阳面穴足三里、条口、下巨虚、丰隆、阳陵泉等;④上肢部穴温溜、肩髃、灵道、合谷、外关等;⑤下肢阴部穴太溪、太冲、三阴交等。临床可根据病情,在上述处方中选用若干相关穴位,也可考虑选取小腹部关元等穴。

临床可用艾灸,包括熨法、艾条灸、雀啄灸、温针灸、药线灸等;也可采用针刺,包括补泻手法,以及围刺、圆利针、腹针等方法,可采用强刺激,重视针刺感应;还可采用火针、电针、器械、耳穴、敷贴、穴位注射、推拿、拔罐、挑割、刺血、埋藏、刮痧等疗法。

历代文献摘录

［古代文献摘录］(含同时代外国文献)

《外科理例》(卷四·一百七):"一妇久郁,右乳内结三核,年余不消,朝寒暮热,饮食不甘,此乳岩也……更以木香饼灸之。"

《名医类案》(卷十·乳痈):"一妇人右乳内结三核,年余不消,朝寒暮热,饮食不甘,此乳岩,以益气养荣汤百余剂,血气渐复,更以木香饼熨之,年余而消。"

《类经图翼》(卷十一·外科):"乳痈、乳疽、乳岩、乳气、乳毒、侵囊(近膻中者是):肩髃、灵道(二七壮)、温溜(小人七壮,大人二七壮)、足三里、条口、下巨虚(各二七壮)。"

《循经考穴编》(足阳明):"乳根……乳痈乳疬。"

《针灸内篇》(手太阳小肠络):"肩中[俞]……治小儿奶疬。"

《针灸内篇》(足阳明胃经络):"乳中……治乳疬初起,乳岩不治。"

《金针百日通》(百病论治·乳痈乳疽及乳岩乳结):"妇人乳痈乳疽乳岩乳结,为恶症也……当其乳痈乳结初发之际,用以火针,量其深浅,刺其硬根,若乳岩当在数年之前,便有结核……余用火针,针入结核,以杀病根,庶乎可愈。"

[外国文献]

《名家灸选三编》(妇人·乳病):"治乳核乳岩未溃者法(《试效》):灸足三里,初七壮,续每日灸三壮。""治妒乳、乳核、乳痈、乳岩,一切乳病法(石原氏传):先假点记膏肓穴,斜向内下一寸余,指头陷没极酸疼者是穴(大概膏肓之下一寸,又向内一寸之处是也),左患者灸左,右患者灸右。"

[现代文献题录]

(限本节引用者,按首位作者首字的汉语拼音排序)

陈焕梅.壮医药线点灸治疗乳腺增生142例远期疗效总结.中国民族民间医药杂志,1996,2(5):5-6.

陈友义.中医外治法治疗乳腺增生的临床研究.中华中医药杂志,2009,24(12):1652-1655.

陈作霖.陈作霖临证经验//陈佑邦,邓良月.当代中国针灸临证精要.天津:天津科学技术出版社,1987:236.

戴玉勤.治乳癖重疏肝和胃//胡熙明.针灸临证指南.北京:人民卫生出版社,1991:436.

党凤鸣,白立榜.隐性循经感传线治疗乳腺增生的临床应用.上海针灸杂志,1995,14(5):212.

杜边军,冯东.针刺配合中药乳癖内消饮治疗乳腺增生症86例的临床观察.针灸临床杂志,2004,20(7):33.

杜琳,杜玉堂.针灸结合按摩治疗乳腺增生病58例疗效观察.针灸临床杂志,2003,19(4):13.

方锦鎏．耳穴贴压配合中药治疗乳腺增生病疗效观察．中国针灸,1997,17(4):229-230.

付美琴．针药并用治疗乳腺增生69例．新疆中医药,2000,18(3):32.

龚东方,杨海燕,李素荷．针药结合治疗乳腺增生症的临床观察与研究．针刺研究,1997,22(4):271-274.

郭诚杰,王长海．针刺对E_2所致大白鼠乳腺增生病疗效的实验观察．中国针灸,1991,11(1):33.

郭诚杰．针刺治疗乳腺增生病500例疗效观察．中国针灸,1986,6(4):2.

郭英民,郭诚杰．电针治疗乳腺增生260例疗效观察．中国针灸,1992,12(6):13.

郭英民,郭诚杰．皮内针治疗乳腺增生40例临床疗效观察．针灸临床杂志,1993,9(2-3):14.

韩国刚．肩井穴挑刺为主治疗乳癖31例．中国针灸,2009,29(1):28.

洪婷婷．针刺配合SIL-2电脑红外仪治疗乳腺小叶增生症30例．福建中医药,2000,31(4):22-23.

侯魁,董治良．冷冻针治疗妇女乳腺增生90例疗效观察．中国针灸,1984,4(5):15.

胡东辉,王焱．针刺配合推拿治疗乳癖42例．针灸临床杂志,2005,21(9):35.

胡晓靖．针药并治乳腺增生30例．针灸临床杂志,1999,15(7):32-33.

稽怀珠,王溪军,董丽华,等．针刺治疗乳腺增生病50例．针灸临床杂志,1997,13(9):20.

冀萍,宋翠英,王中香,等,．针刺对乳腺纤维性囊肿患者下丘脑-垂体-卵巢轴周期节律的影响．中国针灸,1998,18(3):137.

金肖青,杨丹红．穴位注射加贴敷治疗乳腺增生的临床研究.中国针灸,1998,18(5):265-266.

景维廉,谭金国,陆金亮.膻中穴割脂治疗乳癖150例.中国针灸,1999,19(11):676.

李梦楠.天宗穴刺络拔罐治疗乳腺增生20例.针灸临床杂志,2011,27(2):45-46.

李润霞,宋淑萍,李世忠.穴位埋线治疗乳腺增生42例.中国针灸,2011,31(4):366.

李淑荣.电围针治疗乳腺增生80例.中国针灸,2001,21(5):261.

李伟,鞠晓燕,石绍伟.火针治疗乳癖32例.中国民间疗法,2000,18(3):12-13.

李一新.针刺配合腹针治疗乳腺增生病53例.上海针灸杂志,2010,29(2):115.

李造坤,李俊伟.截根治疗乳腺增生症64例临床体会.中国针灸,2000,20(9):536.

梁清湖.多针重刺　消肿散结//胡熙明.针灸临证指南.北京:人民卫生出版社,1991:436.

刘丽军,李全发,杜冬,等.择日电针治疗乳腺增生病的临床观察.中国针灸,1996,16(4):7-8.

刘丽军,徐铮,修贺明,等.针刺对乳腺增生病模型小鼠自然杀伤细胞活性的影响.中国针灸,1997,17(5):297-298.

刘绍亮,冀法欣,刘国光.穴位埋线治疗乳腺小叶增生120例.中国针灸,1999,19(4):216.

刘亚平,李艳萍,侯广云,等.针药合用治疗乳腺增生的临床疗效观察.针灸临床杂志,2012,28(1):30-31.

刘瑶.针药并用治疗乳癖40例临床观察.贵阳中医学院学报,2000,22(1):46-47.

刘颖,阮利元,杨琴.穴位埋线治疗肝郁痰凝型乳腺增生病150例.上海针灸杂志,2010,29(1):52.

刘忠,赵丽云,冀晓丽.合穴治疗乳腺囊性增生108例.中国针灸,1996,16(10):47.

卢文,房忠女.穴位埋线与电针治疗乳腺增生病对照观察.中国针灸,2010,30(3):203.

吕大鸣,贾桂芹,陈双文.针刺配合中药治疗乳腺增生病39例.中国针灸,1996,16(6):5.

马新平,由福山.火针治疗乳腺增生25例疗效观察.针灸临床杂志,1994,10(3):39.

孟宪凯,庄绪霞.刮痧拔罐治疗乳腺增生病.针灸临床杂志,1997,13(4-5):33-34.

牟巧花.中药内服配合KS光灸体穴治疗乳腺增生症75例.黑龙江中医药,1998,27(5):14.

牛博真,李艳慧.穴位贴敷法治疗乳腺增生病疗效观察.中国针灸,2008,28(3):179-182.

沈志忠.耳压治疗乳腺小叶增生症35例.江苏中医,1989,10(8):31.

师祚,罗高国.火针结合体针治疗乳腺增生.针灸临床杂志,2011,27(4):24-25.

司海军,刘磊.针灸治疗乳腺囊性增生症186例.针灸临床杂志,2009,25(8):17.

孙治东,王娟娟.圆利针治疗乳腺增生症56例.中国针灸,2010,30(3):217.

谈坚明,冯燕萍.穴位注射治疗乳腺增生96例分析.中国针灸,1996,16(7):27-28.

唐克雄,郑燕娜.导平治疗乳腺增生病30例.上海针灸杂志,1997,16(4):15.

唐伟球.药线点灸疗法治疗乳癖100例.广西中医药,1997,20(2):37.

陶成兰.针挑疗法治疗乳癖32例.中国针灸,1997,17(7):

430.

汪慧敏.贴敷加天灸治疗乳腺纤维囊肿.浙江中医杂志,1997,32(8):374.

王翠兰,姚远.内治与外治相结合治疗乳腺增生247例.黑龙江中医药,2009,38(1):32-33.

王广,滕占庆,李乃卿.射频温控电热针治疗乳腺增殖症40例临床观察.中西医结合杂志,1988,8(6):359.

王惠芬,崔玉滢.针药并用治疗乳腺增生54例.针灸临床杂志,1993,9(2-3):30.

王宽喜.围刺法治疗乳腺增生病133例.中国针灸,1997,17(11):697.

王小平,王群,粟文娟.中药穴位贴敷治疗乳腺增生疗效观察.上海针灸杂志,2010,29(8):506-508.

王秀梅,李素银.中药加针刺治疗乳腺增生病89例.四川中医,1997,15(3):39-40.

王玉慧,于己和.针刺背俞穴治疗乳腺囊性增生病36例.针灸临床杂志,1996,12(9):40.

温秀兰,张磊昌.针刺加耳穴贴压法治疗乳腺小叶增生82例.针灸临床杂志,1998,14(10):9.

吴雪梅,杨金茹.温针灸鱼际穴治疗乳腺增生68例.辽宁中医杂志,2000,27(6):274.

吴耀持.古神脐疗磁贴治疗乳腺增生40例.上海针灸杂志,1996,15(2):44-45.

修贺明,刘丽军,徐铮,等.针刺对小白鼠实验性乳腺增生病抑制作用的病理形态定量研究.中国针灸,1997,17(9):559-561.

徐德厚.火针加中药穴位贴敷治疗乳腺增生65例.中国民间疗法,2009,17(1):21.

许向东,刘东,谢静华.针刺配合按摩治疗乳腺增生36例临床观察.吉林中医药,2003,23(12):38.

薛海峰.针刺治疗乳腺增生 120 例.河南中医,2007,27(6):62.

于荣.针灸治疗乳房肿块 58 例.中国针灸,1997,17(10):615.

袁硕.袁硕临证经验//陈佑邦,邓良月.当代中国针灸临证精要.天津:天津科学技术出版社,1987:332.

张和媛.张和媛临证经验//陈佑邦,邓良月.当代中国针灸临证精要.天津:天津科学技术出版社,1987:204.

张菊香.RL-L 乳腺增生治疗仪治疗乳腺增生 30 例.陕西中医,1994,15(12):555.

张丽芬,宋阿凤,王志华,等.调肾疏肝法对乳腺增生患者内分泌免疫功能的影响.中国针灸,2008,28(9):648-652.

周海进.灸疗乳腺增生 52 例.北京中医,1993,12(3):37.

第二十三节　瘰疬

瘰疬是指发生于颈项部的慢性化脓性疾病,以结核多枚、累累如串珠状为特征,亦有发生于耳前、耳后、颌下、锁骨上窝、腋下等部位者。古代针灸文献中凡描述为瘰、疬、疬疬、历疬、历疡、鼠疮、鼠瘤、项核、马刀挟瘿、联珠疮等字样的内容,以及发生于前述部位的瘘、漏,本节均予收入。中医学认为,本病之内因包括肝气郁结、脾失健运、痰热内生,或肺肾阴亏、痰火凝结等,外因则为邪毒乘虚侵入,表现出实证和虚证,而实证可与寒、热、风、气、瘀、痰等因素相关。西医学认为,本病为颈部及其附近的淋巴结结核,由结核杆菌感染所致。涉及本病的古代针灸文献共 211 条,合 403 穴次;现代针灸文献共 41 篇,合 161 穴次。将古今文献的统计结果相对照,可列出表 23-1~ 表 23-4(表中数字为文献中出现的次数)。

表 23-1　常用经脉的古今对照表

经脉	古代(穴次)	现代(穴次)
相同	奇穴 162、三焦经 63、大肠经 46、胆经 41、胃经 28	奇穴 72、大肠经 23、三焦经 10、胃经 6、胆经 6
不同		膀胱经 29

表 23-2　常用部位的古今对照表

部位	古代(穴次)	现代(穴次)
相同	患部 140、臂阳 123、上背 41、腿阳 16	上背 68、臂阳 37、患部 32、腿阳 7
不同	胸脘 17	

表 23-3　常用穴位的古今对照表

穴位		古代（穴次）	现代（穴次）
相同		天应 67、天井 29、肘尖 25、肩井 15、曲池 12、足三里 7、大椎 7	天应 29、曲池 8、天井 7、肘尖 6、足三里 4、大椎 4、肩井 3
相似	臂部	肩髃 9、外关 7、手五里 6、支沟 6	臂臑 6、手三里 4
	患部	翳风 15、大迎 7、缺盆 7、风池 6	（天应）
	上背	（肩井、大椎）	膈俞 8、肝俞 7、胆俞 5、结核穴 5、夹脊 4、结核穴下 4
相异	胸部	天池 6	
	手足	足临泣 8、合谷 6	

表 23-4　治疗方法的古今对照表

方法	古代（条次）	现代（篇次）
相同	灸法 109、针刺 17、刺血排脓 12、敷贴 6、火针烙法 4	针刺 19、火针烙法 17、灸法 12、敷贴 3、刺血排脓 2
不同	熨法 2、按摩 1	挑刺割治 11、拔罐 3、皮肤针 1、器械 1

　　根据以上各表,可对瘰疬的古今针灸治疗特点作以下比较分析。

【循经取穴比较】

　　1. 古今均取经外奇穴　瘰疬局部的天应穴当是邪毒(结核杆菌)集中之处,取之则可抑制、驱逐或消灭这些邪毒,而在本文中天应穴被归入经外奇穴;又本病在古代临床上属危重之证,古代医家在救治过程中尝试采用了各种方法,选用了各种穴位,包括许多经外奇穴。因此在古、今文献中,经外奇穴分别达 162、72 穴次,同列循经取穴的第一位,分占各自总穴次的 40.20%、44.72%,现代百分比略高于古代。就穴位而言,**古今均常取天应、肘尖,这是相同的**;现代还取结核穴、夹脊穴等,这是相似的。

2. **古今均取手足少阳经穴**　本病多生于颈项部,尤以侧面为多,而手、足少阳行经颈侧面,因此治疗本病多取手少阳三焦经、足少阳胆经穴。统计结果见表 23-5。

表 23-5　手、足少阳经穴次及其分占古、今总穴次的百分比和
其位次对照表

	古代	现代
三焦经	63(15.63%,第二位)	10(6.21%,第四位)
胆经	41(10.17%,第四位)	6(3.73%,并列第五位)

表 23-5 显示,**古代比现代更重视手、足少阳经穴**。此外,表 23-5 又显示,古今三焦经的穴次均高于胆经,此当手经比足经离颈部更近,联系更紧密的缘故。就穴位而言,**古今均常取三焦经天井,胆经肩井,这是相同的**;古代还取三焦经翳风、外关、支沟,胆经足临泣、风池、阳辅等,而现代取之不多,这是不同的,显示古代更重视循经取穴。

3. **古今均取手足阳明经穴**　本病亦有生于颈前部者,而手、足阳明经行于颈前,因此治疗本病亦取手阳明大肠经、足阳明胃经穴。统计结果见表 23-6。

表 23-6　手、足阳明经穴次及其分占古、今总穴次的百分比和其位次对照表

	古代	现代
大肠经	46(11.41%,第三位)	23(14.29%,第三位)
胃经	28(6.95%,第五位)	6(3.73%,并列第五位)

表 23-6 显示,现代似比古代更重视大肠穴,古代似比现代更重视胃经穴;此外,古今大肠经的穴次均高于胃经,此亦手经比足经离颈部更近的缘故。就穴位而言,**古今均常取大肠经曲池、手三里、臂臑,胃经足三里,这是相同的;古代还取大肠经肩髃、合谷、手五里,胃经大迎、缺盆等,而现代取之不多,这是不同的。**

4. **现代选取膀胱经穴** 现代比古代更明确地认识到,本病与肺结核相关,因此比古代更多选取治疗肺结核的背俞穴,致使足太阳膀胱经穴达 29 穴次,列现代循经取穴的第二位,占现代总穴次的 18.01%,**常用穴为膈俞、肝俞、胆俞等。**而古代取膀胱经穴为 4 穴次,列古代循经取穴的第十二位,占古代总穴次的 0.99%,未被列入常用经脉,不如现代。

【分部取穴比较】

1. **古今均取瘰疬局部穴** 前面已述,瘰疬局部是邪毒集中之处,因此治疗多取该部穴。在本病古、今文献中,瘰疬局部分别为 140、32 穴次,分列各部的第一、第三位,分占各自总穴次的 34.74%、19.88%,可见**古代比现代更重视取病变局部穴。**就穴位而言,**古今均常取天应穴,这是相同的;古代还取翳风、大迎、缺盆、风池等,现代取之不多,这是不同的。**

古今取瘰疬局部穴者,如元代《世医得效方》曰:"瘰疬","以蒜片贴有病上,七壮一易蒜,多灸取效"。明代《玉龙歌》道:翳风"亦治项上生瘰疬,下针泻动即安然"。晋代《针灸甲乙经》云:"寒热颈瘰疬,大迎主之。"元代《玉龙经·针灸歌》道:"瘰疬当求缺盆内。"明代《医学入门》言:"治瘰疬","灸风池尤妙"。现代陈学勤、李世珍等治疗瘰疬,均取结核局部,用火针;王根君等亦取结核局部,用毫针围刺。

2. **古今均取臂阳面穴** 前面已述,治疗本病选取手少阳、手阳明经穴,而该两经循行于臂阳面,因此在本病的古、今文献中,臂阳面分别为 123、37 穴次,同列各部的第二位,分占各自总穴次的 30.52%、22.98%,可见**古代比现代更重视臂阳面穴**,此当是古代更重视循经取远道穴的缘故,换言之,古代更重视经络理论。就穴位而言,**古今均常取天井、肘尖、曲池**,这是相同的;古代还取肩髃、外关、手五里、支沟,现代则取手三里、臂臑,这是相似的。

　　古代取臂阳面穴者,如《玉龙歌》道:"天井二穴多着艾,纵生瘰疬灸皆安。"《针方六集》语:肘尖"与肩髃并灸,治瘰疬"。《丹溪心法》谓:"治瘰疬","初生时灸曲池,男左女右"。《医宗金鉴》称:外关治疗"瘰疬结核连胸颈"。《百证赋》道:"五里臂臑,生病疮而能治。"《针灸逢源》述:"瘰疬","肩髃、曲池、合谷、支沟、天井、少海","凡毒深者,灸后再二三次报之"。

　　现代取臂阳面穴者,如王金祥等治疗瘰疬,取肩井、天井、手三里等,用火针刺;梁毅然治疗瘰疬,取肘尖,用灸法;于汇川治疗瘰疬,取曲池,用 6 寸金针透臂臑。

　　3. 古今均取上背部穴　　前面已述,本病与肺结核相关,因此临床亦取上背部穴,在古、今文献中,分别为 41、68 穴次,分列各部的第三、第一位,分占各自总穴次的 10.17%、42.24%,显示**现代比古代更重视取上背部穴**,此当是现代更明确地认识到本病与肺结核密切相关的缘故。就穴位而言,**古今均常取肩井、大椎,这是相同的;现代又取膈俞、肝俞、胆俞、夹脊穴及其他奇穴,而古代取之不多,这是不同的。**

　　古今取上背部穴者,如唐代《备急千金要方》曰:"九漏,灸肩井二百壮。"民国初期《针灸秘授全书》云:"瘰疬:初生时灸之,灸风池、重肘尖、重风门、翳风、大椎。"现代王金祥等治疗瘰疬,取肩井、四花、结核点等,用火针刺;张莉等则取大椎、$T_{3\sim5}$ 夹脊穴,以及"结核穴"(大椎旁 4 寸)和其下 4 寸,共计 11 穴,用银质粗针横刺,出针后拔罐;孙冠兰取肺俞、厥阴俞、心俞、督俞、膈俞、肝俞、胆俞等,用针挑法。此外,古代还取上背部经外奇穴,详见下文艾灸取穴的相关段落。

4. **古今均取腿阳面穴** 前面已述,治疗本病选取足三阳经穴,而该三经循行经腿阳面,因此在古、今文献中,腿阳面分别为 16、7 穴次,分列为各部的第五、第四位,分占各自总穴次的 3.97%、4.35%,古今百分比相近。就穴位而言,**古今均常取足三里,这是相同的**。如清代《针灸逢源》言:"足三里:病疮出于颏下,取足阳明。"现代陈学勤治疗瘰疬,取足三里、三阴交、关元,用针刺;王金祥等则取手三里、足三里等,用火针刺。

5. **古代选取胸部穴** 本病与肺痨相关,因此古代也选用胸部穴,共计 17 穴次,列各部的第四位,占古代总穴次的 4.22%,**常用穴为天池**。如《千金翼方》语:"颈漏灸天池百壮。"而现代取胸部穴为 2 穴次,列现代各部的第六(并列)位,占现代总穴次的 1.24%,未被列入常用部位,不如古代。

此外,表 23-3 显示,古人还选取足临泣、合谷,表明古人对手足阳经远道穴的重视。如《医学纲目》曰:"腋下肿,马刀挟瘿,善自啮舌颊,天牖中肿,寒热:临泣、丘墟、太冲。"《针灸大全》云:"右耳根肿核者,名曰蜂巢病:翳风二穴、颊车二穴、后溪二穴、合谷二穴。"这些亦可供现代临床选穴参考。

【辨证取穴比较】

对于本病之各种类型,**古人均取病变局部天应穴**,此与总体取穴特点相吻合。其中与寒相关者,如《外科理例》记:"一妇久患瘰疬不消,自汗恶寒","疮口不敛,灸以豆豉饼"。与热相关者,如《外台秘要》载:"又疗鼠瘘发于颈,无头尾如鼷鼠,使人寒热","先灸作疮,后与药良"。与风相关者,如《重楼玉钥》谓:"瘰疬风","是症自面生起红肿如小疖毒,渐至满头俱浮肿生核,可用破皮针逐个针出微血"。与气相关者,如《针灸甲乙经》称:天牖主"寒热,瘰疬绕颈,有大气"。与瘀、痰相关者,如《灸法秘传》记:"瘀血疼痛,痰核病串,无名肿毒,皆于患处灸之,使痛者灸至不痛,不痛者灸至痛,即愈。"与虚相关者,如《外科理例》载:"瘰病","大抵此症原属虚损","更以隔蒜灸之,多自消,如不消,即以琥珀膏贴之,候有脓则针之"。

对于本病兼有"寒热"者,古人多取手三阳之穴,包括手五里、臂臑、肩贞、臑俞、肩中俞、臑会等,此与上述总体取穴特点亦相吻合。如《备急千金要方》述:"大迎、五里、臂臑,主寒热,颈瘰疬。"《针灸甲乙经》称:肩贞主"寒热项疬适"。《西方子明堂灸经》谓:臑会主"寒热病,瘰疬"。

此外,对于各类型的取穴,似还有以下倾向。**治疗与寒相关者,古人还取下肢足三阴经穴**,此当足三阴主阴的缘故。如《备急千金要方》曰:"诸恶漏中冷息肉,灸足内踝上各三壮。"**治疗与热相关者,还取大椎、背部与关节部穴**,此当该部阳气旺盛的缘故。如《针方六集》载:大椎主"瘰疬、诸虚潮热"。《医学入门》称:骑竹马穴主"瘰疬疬风,诸风,一切无名肿毒,灸之疏泻心火"。《外科理例》叙:"一妇久溃发热,月经过期且少","更灸前穴(肘尖、肩尖)而痊"。**治疗与虚相关者,还取肩井穴**。该穴为手足少阳、足阳明、阳维之会,连入五脏(见《针灸大成》),为真气所聚之处(见《玉龙歌》)。如《针灸聚英》:肩井主"肾虚腰痛,九漏气"。**治疗与气相关者,还取与肝相关之穴**,此当肝主疏泄的缘故。如《类经图翼》:肝俞"治气痛项疬吐酸"。

而在现代本病临床上,采用辨证施治的报道不多。

【针灸方法比较】

1. **古今均用灸法**　艾灸属热性刺激,可以益气壮阳,提高人体免疫能力,故可用于抵抗结核杆菌,因而本病临床常用之。如《罗遗编》云:"颈生瘰疬十余核,浓水不干,百法不效,余怜其父一子,许以可治,次日以艾灸十余处,连用二次,不一七而全消矣。"《续名医类案·瘰疬》记:"有一小鬟,病疮已破,传此法于本州一漕官,早灸,晚间脓水已干,凡两灸遂无恙。""骆安之妻患四五年,疮痂如田螺,屦不破退,辰时著艾,申后即落,所感颇深,凡三作三灸,遂除安矣。"《外科理例》叙:"瘰疬","常治二三年不愈者,连灸三次,兼用托里药,即愈"。在本病的古、今文献中,涉及艾灸者分别为 109 条次、12 篇次,分列古、今诸法之第一、第三位,分占各自总条(篇)次的 51.66% 和 29.27%,可见**古代比现代更多采用灸法**。

(1) **艾灸取穴**:古人艾灸**多取病变局部穴**,共计 73 穴次,占艾灸总穴次的 39.46%,列艾灸各部穴之首。如《备急千金要方》言:"诸漏,灸瘘周四畔,差。"《外台秘要》语:"又疗鼠瘘发于颈","先灸作疮,后与药良"。《丹溪心法》述:"治瘰疬","每核灸七壮,口中觉烟起为度,脓尽即安"。现代治疗瘰疬亦有灸病变局部穴者,如李世珍取阿是穴,用艾条灸;陈学勤取结核局部,用温针灸,或温灸,或隔蒜灸。他们的治疗取穴与古代相一致。

除了病变局部穴以外,古人艾灸又**循经灸远道穴**。如马王堆《足臂十一脉灸经》载:"缺盆痛,瘘","诸病此物者,皆灸少阳脉"。《类经图翼》述:"疬疮出于颊下,及颊车边者,当于手足阳明经取穴治之,然肩髃、曲池二穴亦妙,合谷、足三里各七壮。"

在循经远道穴中,古人**常灸上肢穴**,此当手六经与颈项肩腋胸关系密切的缘故。如《神灸经纶》曰:"瘰疬:间使(灸五壮,左灸右,右灸左)、外关(灸三壮,结核同治)。" 在上肢部古人又常取奇穴,如《神农皇帝真传针灸图》云:"鼠疮,灸","用线比本人手五指,将线摺齐,手中指套起,比至手掌后,线尽处灸之"。《东医宝鉴》言:"瘰疬","于掌后手腕尽处横纹量起,向臂中心直上三寸半是穴,灸三壮,即效"。《医学入门》语:"瘰疬","用秆心比患人口两角为则,折作两段,于手腕窝中量之,上下左右四处尽头是穴,灸之亦效"。《寿世保元》称:"瘰疬已破,以男左女右,手搦拳,后纹尽处,豌豆大艾炷灸三壮,三四日已。" 现代治疗瘰疬亦有灸上肢穴者,如杨丁林用艾条熏灸手三里、中府等穴,灸至皮肤潮红为止,这与古代灸上肢穴相合。

在上肢穴中,古人**重视灸取关节部穴**,共计 52 穴次,占艾灸总穴次的 28.11%。因为在关节部经脉、血脉形成转折,病邪往往滞留于此,故治疗本病亦于此处取穴。其中古代**以肘部穴为多**,常用穴为肘尖、天井、曲池等。如《世医得效方》谓:"瘰疬","以手仰置肩上,微举肘取之,肘骨尖上是穴,随患处左即灸左,右即灸右,艾炷如小箸头大,再灸如前,不过三次,永无恙"。《奇效良方》载:"肘尖二穴,在手肘骨尖上,是穴屈肘得之,治瘰疬,可灸七壮。"《玉龙歌》道:"如今瘰疬疾多般,好手医人治亦难,天井二穴多着艾,纵生瘰疬灸皆安。"现代治疗瘰疬亦有灸肘关节部穴者,如王乐亭取肘尖穴,用艾炷灸;陈学勤取天井,用艾灸,这些是对古人经验的继承。

古人又灸取肩关节部穴,常用者为肩井、肩部奇穴、肩髃等。如《备急千金要方》叙:"九漏,灸肩井二百壮。"《类经图翼》述:"后腋下穴:《千金》云,治颈漏,灸背后两边腋下后文头,随年壮。"《续名医类案》载:"缪仲淳治朱文学鏬患瘰,为灸肩井、肘尖两穴,各数壮而愈。"《古今医统大全》(瘰疬)记:"天井、肩井、曲池(各灸五壮)、肘尖。"后两案则为兼取肘部与肩部穴。而在现代本病临床上,灸取肩关节部穴的报道不多。

古代也有**灸取下肢膝、踝关节部穴者**。如《千金翼方》曰:"历疡著颈及胸前方","灸法,五月五日午时,灸膝外屈脚当文头,随年壮,两处灸,一时下火,不得转动"。《备急千金要方》云:"诸恶漏中冷息肉,灸足内踝上各三壮。"而现代邵康吉治疗瘰疬,取足外踝尖上 3 寸半,左右交叉取穴,用隔姜灸发泡,贴淡膏药。该穴亦在踝关节附近,与古代有相似之处。

古代**还有灸背部穴者**,共计 23 穴次,占艾灸总穴次的 12.43%,列艾灸各部穴的第三位。如《针灸集成》言:"百劳","治瘰疬,灸七壮,神效"。(百劳或为大椎穴)在背部古人艾灸以奇穴为多,此当是临床经验所得。如《医学入门》语:"骑竹马穴","瘰疬","灸之疏泻心火"。《古今医统大全·瘰疬》记:"针灸法","以线系项,垂下至乳头,用铜钱记,丢过背脊心是穴,灸五壮"。《针灸集成》称："瘰疬"，"以绳子周回病人项，还至起端处截断，将此绳一头从大椎上垂下脊骨，绳头尽处点记，又量患人口吻如一字样，中折墨记，横布脊点上，两端尽处灸百壮，大效"。《针灸治疗实验集》谓："灸瘰疬"，"以绳一，自姝之中指起，沿手背直腕臂上至肘骨之中央而止，断之，即以此绳自姝坐之椅面上贴近脊骨而上，至绳尽处，彼以爪掐一指痕"，"以口角之阔度，对折横量背之爪痕处，约去脊各开一寸光景，仍以爪切一字纹，即以艾绒圆直径约有五分左右，置于十字纹上灸之，左右各一丸"。而现代治疗瘰疬则灸背部膀胱经背俞穴，如袁志明等取至阳、膈俞，用灸盒熏灸40分钟，此与古代灸背部奇穴有相合之处。

古代艾灸**还有交叉取穴**者，即左病取右，右病取左，此当人体左右相对称，经络又互相交错的缘故。如《针灸甲乙经》语："寒热颈病适，咳嗽呼吸难，灸五里，左取右，右取左。"《医学入门》称："间使"，"如瘰疬久不愈，患左灸右，患右灸左，效"。《医学入门》叙："肘尖穴：治瘰疬，左患灸右，右患灸左，如初生时，男左女右，灸风池尤妙。"《医宗金鉴》道："肘尖端处是奇穴，男女瘰疬堪灸也，左患灸右右灸左，并灸风池效更捷。"现代治疗瘰疬也有灸取健侧穴者，如上述邵康吉灸足外踝尖上3寸半，左右交叉取穴，即为例。

古人艾灸取穴还有**先后次序**，认为当先灸新出现的病核，后灸早出现的病核，直至最早出现者。如《针灸捷径》曰："瘰疬疮证：凡灸其疮，先尾起，灸至母止。"《类经图翼》云："瘰疬隔蒜灸法，用独蒜片，先从后发核上灸起，至初发母核而止，多灸自效。"《医宗金鉴》道："瘰疬隔蒜灸法宜，先从后发核灸起，灸至初发母核止，多着艾火效无匹。"而在现代本病临床上，类似报道较少。

（2）**艾灸方法**：古人施灸除用艾绒外，**还用麻花、桑木、雄黄、巴豆、穿山甲、斑蝥、乌桕叶、硫黄等作为灸材**。如《千金翼方》言："颈漏"，"七月七日，日未出时采麻花，五月五日取艾，等分合作炷，灸漏上百壮"。《薛氏医案》语："桑木灸法"，"阴疮瘰疬"，

"未溃则拔毒止痛，已溃则补接阳气，诚良方也，用桑木燃着，吹熄焰，用火灸患处，每次灸片时，以瘀肉腐动为度"。《针灸集成》称："瘰疬"，"联珠疮：百劳三七壮至百壮，肘尖百壮，又先问审知初出核，以针贯核正中，即以石雄黄末和熟艾作炷，灸核上针穴三七壮，诸核从此亦消矣"。《医心方》谓："治鼠瘘方"，"巴豆去心皮，以和艾作炷，灸疮上"。《寿世保元》载："治瘰疬，用穿山甲、熟艾、斑蝥，上为末，和匀作炷，如黄豆大，每一齿伤处，用乌柏叶贴疮口，灸十四壮，如无乌柏叶，以干人粪薄薄贴之。"《太平圣惠方》记："灸峰瘘法，上以硫黄随多少细研，每用如豆许大，安纸上，燃烛烧，令汁出，着疮口中，须臾间有气似蜂儿出，即差。"上述药物中雄黄、巴豆、斑蝥、硫黄均能以毒攻毒；穿山甲可消肿排脓；麻花可治瘰疬；桑木、乌柏叶有抗菌作用。上述巴豆、斑蝥还可刺激皮肤起泡，从而激发人体自身的免疫功能。而在现代本病临床上，用艾绒以外的药物作灸材者不多。

　　灸治本病，古人**多施隔蒜灸**，共计 12 条目，十分瞩目，此当大蒜可解毒杀菌之故。如《备急千金要方》述："灸一切瘰疬在项上及触处"，"以独头蒜截两头，留心，大作艾炷，称蒜大小，帖疬子上，灸之"。《薛氏医案》载："灸瘰疬未成脓者，用大蒜切片，如三钱厚，安患处，用艾壮于蒜灸之，至三壮换蒜，每日灸十数蒜片，以拔郁毒"。《寿世保元》叙："用大蒜捣烂成膏，涂四围，留疮顶，以艾炷灸之，以爆为度，如不爆难愈，宜多灸百余壮，无不愈者"，"瘰疬，皆效"。现代治疗瘰疬亦有用隔蒜灸者，如陈学勤取结核局部，用隔蒜灸，此是对古人经验的继承。

　　对于疬疮溃破，灸不愈合者，古人则**施以隔豆豉灸**。豆豉解表宣郁，用于灸法则可敛疮。如《薛氏医案》载：瘰疬"如破久不合，内有核，或瘀肉"，"更用江西豆豉为末，唾津和为饼，如前灸之，以助阳气"。瘰疬"如口不敛者，更用豆豉饼、琥珀膏"。《续名医类案·瘰疬》曰："一妇患此，气血不弱"，"而疮口不敛，更以十全大补汤及灸以豆豉饼，始痊"。在现代本病临床上，少见用隔豆豉灸的报道。

古人**还用其他药物作为隔物灸的材料**,包括能以毒攻毒的商陆、虾蟆皮、铅粉、雄黄、轻粉;可消肿的葶苈子、槐皮;可行气通络的麝香等。如《千金翼方》云:"颈漏,捣生商陆根作饼子,如大钱,厚三分,贴漏上,以艾灸之。""颈漏","葶苈子、豉,上二味合捣大烂,熟作饼子如上,以一饼子当孔上贴,以艾炷如小指大,灸上三壮一易,三饼九炷"。《类经图翼》言:"用癞虾蟆一个,破去肠,覆疬上,外以真蕲艾照疬大小为炷,于虾蟆皮上当疬灸七壮或十四壮,以热气透内方住,亦从后发者先灸,至初发者而止。"《东医宝鉴》语:"治瘰疬溃烂,臭不可闻。铅粉、雄黄各一钱,轻粉五分,麝香二分。上为末,用槐皮一片,将针密密刺孔,置疮上,上掺药一撮,以炭火炙热,其药气自然透入疮中,痛热为止,二三次全愈。"这样的隔物灸在现代本病临床上亦为少见。

发泡灸与化脓灸能大大激发人体免疫力,以抗击结核杆菌,因此古人亦采用之。如《扁鹊心书》谓:"瘰疬","于疮头上,灸三七壮,以麻油润百花膏涂之,灸疮发过愈"。其中"灸疮发"即灸疮化脓。《针灸治疗实验集》称:"老妪嘱归后,须将灸起之泡刺破,流去其水,复以抹菜油之纸。"现代治疗瘰疬亦有采用化脓灸者,如黄冬娥等取双侧膈俞,施化脓灸;蔺云桂取肘尖,施瘢痕灸法,这是对古代化脓灸的继承。

灯火灸是对穴位做瞬时点灸,其作用与直接灸相似,但操作迅速,痛苦少,不留瘢痕,适用于患有本病的儿童。如《针灸逢源》记:"瘰疬","用灯火燋法,如瘰在左则燋左边,瘰在右则燋右边,前自颈上耳脚下起,离六分地一点一点,直下乳,次过腋,环至肺俞穴,到颈上耳后止,在瘰上周围亦燋,第二次,照原路空处补之便愈"。现代治疗本病有用火柴灸者,如马跃东取耳穴颈,用火柴灸,症状重者加肘尖,此与古代灯火灸相类似。

古人治疗本病还采用**"太乙神针"**,这是点燃加入了若干中药的艾条,将其按在盖有数层布或纸的穴位上,以发挥药物与艾灸的双重作用,而对人体肌肤的损伤小。如《太乙神针》取手三里以治疗"瘰疬",即采用本法。而在现代临床上,用该法治疗本病的报道较少。

古今还将艾灸与其他方法结合起来,以期提高治疗效果。如《奇效良方》载:"治瘰疬:右先於疮上灸三壮,然后用药溃作疮口,用新活鳝鱼截长一指大,批开,就掩在疮口上。"《外台秘要》载有"疗瘰生肉膏方":将桑薪灰、石灰、鱼目、薤白"入药孔里","随瘘根而灸两处,每处与四十壮,唯勿灸瘘孔,随深浅去脓"。上述两例是艾灸与敷贴相结合,其中民间验方可供临床参考。又《外科理例》称:"瘰疬","以隔蒜灸之,多自消,如不消,即以琥珀膏贴之,候有脓则针之"。这是艾灸、敷贴与刺血排脓相结合。此外,前面化脓灸段落已述,现代蔺云桂施灸,此外还取瘰疬结核,用齐刺法,这是艾灸与针刺相结合。

瘰疬的出现,显示结核杆菌的感染已较严重,在体内分布较广,因此需要较大的灸量。如《外台秘要》谓:"瘰疬右,灸右肩头三指度以下指,灸炷皆如鸡子大,良,若不能堪者,可如中黄亦可。"《灸法秘传》曰:"痰核疬串,无名肿毒,皆于患处灸之,使痛者灸至不痛,不痛者灸至痛,即愈。"上述艾炷如鸡蛋大,或如蛋黄大,艾灸"使痛者灸至不痛,不痛者灸至痛"均显示灸量之大。而现代除了化脓灸以外,其他有关大剂量艾灸的报道较少。

此外,**现代还采用艾条灸、灸盒灸、温针灸等方法**。这些在古代文献中则未见记载。如前面艾灸取穴段落所述,杨丁林取手三里、中府等穴,用艾条熏灸;袁志明等取至阳、膈俞,用灸盒熏灸;陈学勤取结核局部,用温针灸,或温灸。

2. 古今均用针刺　针刺通过经络,或神经、血管、淋巴等组织,可激发体内潜在的生理功能,对机体产生良性调节作用,因此在本病的古、今文献中,针刺分别为 17 条次、19 篇次,分列古、今诸法之第二、第一位,分占各自总条(篇)次的 8.06% 和 46.34%,可见**现代比古代更多采用针刺**,此当针具进步,以及神经学说影响的结果。

古代有**针刺瘰疬局部者**，如《千金翼方》云："针瘰疬，先挂针皮上，三十六息推针入内之，追核大小勿出核，三上三下乃拔出针。"即先针刺入皮，根据瘰疬之大小缓缓推进，时间达36次呼吸（折合约2分钟），但不能刺穿，再进行三上三下的提插操作，然后出针，此法可供临床参考。又如《医宗金鉴》道：翳风"兼刺瘰疬项下生"，翳风在颈项部，亦属针刺的局部取穴。现代针刺瘰疬局部者，如赵国志等治疗瘰疬，取病变局部，从上下左右各刺1针，针尖达到病变中心；于汇川等取结核局部，用毫针围刺。这些是对古人针刺局部穴的继承。

古人也**循经针刺远道穴**，如《周氏经络大全》载：手三里治"瘰疬，针此穴"。《针灸治疗实验集》记："患瘰疬四五月"，"先针翳风，留捻泻手法，再针泻天井，留捻少海穴，两旬后效"。现代循经针刺远道穴者，如许式谦治疗瘰疬，取结核局部，以及天井、极泉、曲池、少海，用毫针点刺，这与古人也是相合的。

因本病多由外邪入侵所致，以实证为多，因此**古人多用泻法**，统计达6条之多。如《玉龙歌》道：翳风"亦治项上生瘰疬，下针泻动即安然"。《针方六集》载：天井"瘰疬未破者，单泻"。《针灸治疗实验集》记："年三岁，耳后项部初生一核"，"确系瘰疬"，"便针翳风穴，留捻泻法"，"两月后完全消灭无形"。现代治疗瘰疬也有用泻法者，如李世珍取阿是穴，每核1针，用针刺泻法，配合泻天井、足临泣、手三里、合谷、少海，此与古代用泻法相吻合。

对于虚实夹杂者，古人则采用补泻结合的方法。如《针方六集》载：翳风治疗"一切瘰疬，先泻后补，应穴合谷"。天井治疗"瘰疬"，"已破者，先泻后补"。但笔者未检得古代纯用补法者，而现代治疗本病纯用补法者也不多，这从一个侧面显示，本病以实证为多。

此外，民国初期《针灸秘授全书》在"蟠蛇病"条目下云："缺盆禁针，凡不得已而针时，须当心，倘病家晕针坠地，即补足三里以扶三焦,自然清明,到此时切勿惊惶。"此文介绍针刺引起晕针(或气胸?)时的应对方法,即针刺足三里,用补法。

现代治疗瘰疬还选用金针、银质针、圆利针等针具,而在古代则未见类似记载。如现代王乐亭取曲池,用金针透臂臑,用拇指刮针柄以加强刺激,用泻法;姜淑明取背部11针,即大椎、T_{3-5}两旁夹脊穴,以及"结核穴"(大椎旁4寸)和其下4寸,共计11穴,用银质粗针横刺,出针后拔罐;彭静山取肝俞或胆俞,用手指捏起皮肉,用粗圆利针由上而下刺向脊椎,刺入1寸5分。

现代还采用透刺与催气手法。如冯润身治疗瘰疬,取天井,用针透刺臂臑,若透达肩髃则疗效更好;于汇川取曲池,用6寸金针透臂臑,速去缓退,以拇指刮针柄,用手法行气催气;王根君等亦取曲池,用毫针透刺至臂臑,用指甲刮针柄,据虚实施捻转补泻手法后,捏紧针柄,不使回转。而古代亦未见类似记载。

3. 古今均用刺血排脓　刺血排脓可将火热邪毒逐出体外。如清代《重楼玉钥》言:"瘰疬风","是症自面生起红肿如小疖毒,渐至满头俱浮肿生核,可用破皮针逐个针出微血"。《续名医类案》记:"瘰疬,环头及腋凡十九窍,窍破白沈出","剔窍贯深二寸"。宋代《医心方》语:"痱瘰、隐疹皆风肿,治之方","以鈹刀决破之,出毒血便愈"。在本病的古、今文献中,涉及刺血排脓者分别为12条次、2篇次,分列古、今诸法之第三、第六位,分占各自总条(篇)次的5.69%和4.88%,古今百分比相近。

古人刺血排脓多在脓成后进行。如《外科理例》称:"瘰疬","一人项下患毒脓已成","予密针之,脓出即睡觉而思食"。"瘰疬","一儿甫周岁,项患胎毒,予俟有脓刺之,脓出碗许"。《薛氏医案》谓:瘰疬"俟有脓,即针之"。对于脓未成熟者,古人则予中药或艾灸治疗,俟脓成熟方针之。如《名医类案·瘰疬》记:"一妇人项核肿痛","未成脓者,灸肘尖,调经解郁,及隔蒜灸多日,稍有脓即针之"。关于脓成后方刺血的原因,请参阅"疔疮"一节相关段落。

古人还将刺血排脓与敷贴相结合,以期提高疗效。如《东医宝鉴》曰:"凡瘰疬马刀","脓已成也,可以针决核中,用追毒蚀肉锭子纴之,用膏贴之"。敦煌医书《吐番医疗术》云:"瘰疬,喉部下巴长瘤疼痛","溃脓扩散,应切开肿物,挤出脓血,伤口用熊胆、白卤、羌花、溪岸银莲花、肉桂、绣球藤诸药混在一起,敷于伤口,脓必可排出;如仍不愈,可用刺血疗法"。

古人刺血排脓后还予引流,以求排毒务尽,防止余邪复燃。如《续名医类案》言:"颈内瘰疬数个,两腋恶核三个,又大腿患一毒,不作痛痒","此石疽也","于筋络处,先以银针穿之,后以刀阔其口,以纸针塞入口内,次日两次流水斗余"。

现代治疗本病亦有用刺血排脓者,如朱应超等取已液化的淋巴结核中央,用火针刺,形成孔道排出脓液,并将药捻(含陈醋、猪胆汁、红粉、轻粉、漳丹)填入孔道;康维清取结核肿块,用火针刺,排出脓液后,用药线引流。这些是对古代刺血排脓的继承。

4. 古今均用敷贴 敷贴疗法通过穴位皮肤对药物成分的吸收以取效,临床亦用以治疗本病,在本病的古、今文献中,涉及敷贴者分别为 6 条次、3 篇次,分列古、今诸法之第四、第五位,分占各自总条(篇)次的 2.84% 和 7.32%,现代百分比高于古代。

古代用敷贴疗法者,如《奇效良方》用"神仙太乙膏"(由玄参、白芷、当归、赤芍、肉桂、大黄、生地黄等制成)治疗"久远瘰疬","盐汤洗贴"。《神农皇帝真传针灸图》语:"瘰疬疮","杏仁七个,去皮捣烂如泥,用芝麻油调匀,搽疮上"。《薛氏医案》载:"瘰疬","以琥珀膏贴之;俟有脓,即针之"。《针灸秘授全书》记:"消瘰方:蓖麻子二钱、没药二钱、大风子二钱、松香二钱、木鳖子二钱、乳香二钱,捣作饼贴之。"《医心方》谓:"治瘰疬方:尖针针疬子,令穿通,以石流黄如豆大安针孔中,烧针箸令赤,烁之,药流入疮中,其疮瘥即消,极验也。"(后者将硫黄填入疮中,还用火针烙法熔解,此为敷贴与火针相结合)上述诸药中的硫黄、蓖麻子、木鳖子、松香可解毒拔毒;熊胆、玄参、生地、赤芍、大黄能清热降火;没药、乳香、当归、肉桂活血通脉;白芷祛风;杏仁宣肺;大风子抗结核;琥珀膏消瘰疬。

现代用敷贴疗法者,如孙树枝等治疗淋巴结核,取病变局部,用自制斑蝥雄黄膏敷贴32小时,用针刺破水泡;又上述刺血排脓段落中,朱应超、康维清等在刺脓后还用药物引流,亦可视为敷贴。

5. 古今均用火针烙法　火针烙法是将针具或烙具烧红,以刺烙瘰疬结核,其高温不但可以助阳益气,增强人体免疫力,而且可以直接烧杀结核杆菌。在本病的古、今文献中,涉及火针烙法者分别为4条次、17篇次,分列古、今诸法之第五、第二位,分占各自总条(篇)次的1.90%和41.46%,可见**现代比古代更多地采用火针烙法**,此当是现代临床经验积累的缘故。

古代用火针烙法者,如《续名医类案》记:"瘰疬,环头及腋凡十九窍,窍破白沈出,将死矣,汉卿为剔窍贯深二寸,其余烙以火,数日结痂愈。"(其中"沈"乃"汁"之意)《东医宝鉴》载:"瘰疬马刀","自溃者,犹如木果之腐熟,肉虽溃而核犹存,故脓水淋漓,久难得愈。治法,用针烙烧赤,烙去其破核犹存者,并肉溃处。"《丹溪手镜》述:"瘰疬","用火针刺核,即用追毒膏,点苎线头上,内针孔"。《东医宝鉴》叙:"瘰疬马刀","以火针刺入核中,纳蟾酥膏于中,外用绿云膏贴之"。后两例在火针烙刺后还敷以药物。又《医心方》载"治鼠瘘方":"结核未破者,用大针针之,无不瘥。"其中"大针"若为火针,则亦为火针治疗本病之例。

现代用火针烙法者,如邵经明治疗瘰疬,取瘰疬结节,用火针刺入,稍加捻动,立即拔出;郭效宗治疗瘰疬,取患部,以及有效点(如天柱、大杼、百劳等),用火针刺;师怀堂治疗瘰疬,取结核局部用火针刺,取肝俞、胆俞、膈俞用火针点刺;贺普仁治疗瘰疬,取肘尖穴,以及曲池、肩井,用针刺,取结核用火针点刺。这些是对古代火针烙法的继承。又,梁毅然治疗瘰疬,取病核,用火针(每核1针,用酒精灯火各烧3次,使针体发红白),这是在将针刺入后再用火烧,与前面将针烧红后再刺入有所不同。此外,彭静山治疗瘰疬,取结核处,将火针烧一下即刺入包块中,不把针烧红,以免烫伤皮肤,每次烫数下即可。可见,彭静山主张不将针烧红,亦可供临床参考。

6. 古代采用熨法、按摩　熨法属于热疗范畴,与艾灸有相似之处,具益气助阳、抵抗邪毒之功,古代亦将其用于本病。如《千金宝要》曰:"鼠漏,肿核未成脓,以柏叶着肿上,熬盐着叶上熨之,令热气下,即消。"《外科理例》云:"香附饼:治瘰疬","用香附为末,酒和,量疮大小,作饼覆患处,以熨斗熨之"。其中,柏叶凉血散毒,香附有抗菌消炎作用。又敦煌医书《吐番医疗术》言:"瘰疬,喉部下巴长瘤疼痛","用砌坟之石块,烧热后置于患处,也能治愈"。此当也属熨法。而在现代临床上,未见用熨法治疗本病的报道。

古代还有采用按摩方法的记载。如《医心方》语:"疗瘰疬,唯须以员针针之,小者即消,大者即熟,然后出脓便瘥,隔日一针。"此处"员针"当为按摩工具。如《灵枢经·九针十二原》载:员针"针如卵形,揩摩分间,不得伤肌肉"。按摩可以活血祛瘀,亦可提高人体免疫力,从而达到治疗本病的效果。而在现代本病临床上,少见用员针按摩者。

7. 现代采用挑刺割治　现代临床治疗本病还有采用挑刺割治者,共计 11 篇次,列现代诸法之第四位,占现代总篇次的26.83%。而在本病的古代文献中,未见用挑刺割治者,故本法为现代针灸工作者的发展。

现代用挑刺者,如何晶莹治疗颈淋巴结结核,取背俞穴,用挑刺法;王登亮取华佗夹脊穴,用挑治;黄冬娥等在背部颈 7 至胸 7 之间寻找阳性反应点,用三棱针施挑刺法。又,杨晓宁等取三角肌下缘,将三棱针垂直刺入 1~1.5 寸,滑拨数次,犹如拨动琴弦,此与挑刺有相似之处。

现代用割治者,如师怀堂治疗瘰疬,取肝俞、胆俞、膈俞,用锋钩针钩割,配合拔罐;刘桂芳取肝俞、膈俞,用割治法,切开皮肤,挑断肌纤维;方湘治等取魄户、膏肓、骑竹马,在皮肤上做切口,用钩针钩出纤维样物,并予切断;裴廷辅等取肺俞至肾俞的背俞穴,用切割挑刺法,配天井、肩井、臂臑、气舍、缺盆、少海、极泉,用划拨挑刺;解占海取涌泉,用小切口割治法。

8. 现代采用皮肤针、拔罐、器械(TDP)等方法 如许式谦治疗瘰疬,取创口及其局部、颈项背部,用梅花针叩刺;上述银质针段落中,姜淑明用银质粗针刺背部11穴后拔罐;上述挑刺割治段落中,师怀堂取肝俞、胆俞、膈俞,用锋钩针钩割后,予以拔罐;上述针刺段落中,赵国志等针刺病变局部,并用TDP照射,均为例。而在本病的古代文献中未见同类记载,故是现代临床的发展。

【结语】

根据上述对古今文献的统计与分析结果,兹提出治疗瘰疬的参考处方如下(无下划线者为古今均用穴,下划曲线者为古代所用穴,下划直线者为现代所用穴):①病变局部穴天应,以及翳风、大迎、缺盆、风池等;②臂阳面穴天井、肘尖、曲池、肩髃、外关、手五里、支沟、臂臑、手三里等;③上背部穴肩井、大椎、膈俞、肝俞、胆俞、结核穴、夹脊、结核穴下奇穴等;④腿阳面穴足三里等;⑤胸脘部穴天池等。此外,还可考虑选取手足部远道穴足临泣、合谷等。临床可根据病情,在上述处方中选用若干相关穴位。

治疗与寒相关者,还可取下肢足三阴经穴;与热相关者,还可取大椎、背部与关节部穴;与虚相关者,还可取肩井穴;与气相关者,还可取与肝相关之穴。

临床可采用灸法,包括隔蒜或隔豆豉等隔物灸、发泡灸、化脓灸、灯火灸、火柴灸、"太乙神针"灸、艾条灸、灸盒灸、温针灸等,灸量宜大;亦可采用针刺,用透刺与催气手法,多用泻法,还可选用金针、银质针、圆利针等针具;在瘰疬脓成后,可用刺血排脓法。

此外,还可采用敷贴、火针烙法、熨法、按摩,以及挑刺割治、皮肤针、拔罐、器械等方法。

历代文献摘录

[元代及其以前文献摘录](含同时代外国文献)

《足臂十一脉灸经》:"足少阳脉……瘘。"

《素问·骨空论》:"鼠瘘寒热,还刺寒府。"

《灵枢经·经筋》:"手太阳之筋……颈筋急则为筋瘘颈肿。寒热在颈者,治在燔针劫刺之,以知为数,以痛为输,其为肿者,复而锐之。"

《针灸甲乙经》(卷七·第一中):"寒热,瘰疬绕颈,有大气……天牖主之。"

《针灸甲乙经》(卷八·第一下):"寒热颈瘰疬,大迎主之。""寒热项疬适……肩贞主之。""寒热病……肩中俞主之。""寒热病适,胸中满,有大气,缺盆中满痛者死,外溃不死……缺盆主之。""寒热颈疬适……灸五里,左取右,右取左。""寒热颈疬适……臂臑主之。"

《备急千金要方》(卷二十三·第一):"九漏,灸肩井二百壮。""漏,灸鸠尾骨下宛宛中,七十壮。""诸漏,灸瘘周四畔,差。""诸恶漏中冷息肉,灸足内踝上各三壮。""灸一切瘰疬在项上及触处,但有肉结凝似作瘘及痛疖者方,以独头蒜截两头,留心,大作艾炷,称蒜大小,帖病子上,灸之。""一切瘰疬灸两胯里,患病处宛宛中,日一壮,七日止,神验;又灸五里、人迎各三十壮;又灸患人背两边腋下后文上,随年壮;又灸耳后发际直脉七壮。"

《备急千金要方》(卷三十·第六):"大迎、五里、臂臑,主寒热,颈瘰疬。""天突、章门、天池、支沟,主漏。""天突、天窗,主漏颈痛。"

《千金翼方》(卷十七·第四):"治白癞白驳浸淫历痈著颈及胸前方……灸法,五月五日午时,灸膝外屈脚当文头,随年壮,两处灸,一时下火,不得转动。"

　　《千金翼方》(卷二十四·第二):"颈漏,捣生商陆根作饼子,如大钱,厚三分,贴漏上,以艾灸之,饼干热则易之,可灸三四升艾,便差。一法,葶苈子、豉,上二味合捣大烂,熟作饼子如上,以一饼子当孔上贴,以艾炷如小指大,灸上三壮一易,三饼九炷,日三,隔三日一灸。一法,凡是一名瘰疬有结核欲作痈节者,以独棵蒜去两头,灸之如前法,日灸三度差。一法,七月七日,日未出时采麻花,五月五日取艾,等分合作炷,灸漏上百壮。"

　　《千金翼方》(卷二十八·第五):"白癞、白驳、浸淫、疬疡,著头及胸前,灸两乳间,随年壮。"

　　《千金翼方》(卷二十八·第六):"针瘰疬,先拄针皮上,三十六息推针入内之,追核大小勿出核,三上三下乃拔出针。""颈漏灸天池百壮。""颈漏……又灸章门、临泣、支沟、阳辅各百壮。"

　　敦煌医书《吐番医疗术》P·T1057:"因长肉瘤或咽喉疼痛者[此句一本译作'瘰疬,喉部下巴长瘤疼痛']……用砌坟之石块,烧热后置于患处,也能治愈;如果以上方法无效,而致溃脓扩散,应切开肿物,挤出脓血,伤口用熊胆、白卤、羌花、溪岸银莲花、肉桂、绣球藤诸药混在一起,敷于伤口,脓必可排出;如仍不愈,可用刺血疗法。"

　　敦煌医书《杂证方书第八种》:"头下生瘰疬方……五月五日午时,灸膝外屈脚当纹头,随年壮,两边灸了时,脚一定不得动。"

　　《外台秘要》(卷二十三·鼠瘘及瘰疬方):"范汪疗鼠瘘瘰疬方……瘰疬右,灸右肩头三指度以下指,灸炷皆如鸡子大,良,若不能堪者,可如中黄亦可,已试有良验。"

　　《外台秘要》(卷二十三·九瘘方):"又疗鼠瘘发于颈,无头尾如鼹鼠,使人寒热……先灸作疮,后与药良……(《刘涓子》《备急》《古今录验》、文仲同)。"

《外台秘要》(卷二十三·诸瘘方):"又疗瘘生肉膏方:桑薪灰……石灰……鱼目……薤白,入药孔里……若深四寸,随瘘根而灸两处,每处与四十壮,唯勿灸瘘孔,随深浅去脓。"

《外台秘要》(卷三十九·第八):"臑俞……寒热,颈历适,肩痛,不可举臂。"

《太平圣惠方》(卷六十六·治蜂瘘诸方):"灸峰瘘法,上以硫黄随多少细研,每用如豆许大,安纸上,燃烛烧,令汁出,着疮口中,须臾间有气似蜂儿出,即差。"

《铜人腧穴针灸图经》(卷五·手阳明):"[手]三里……颊颔肿,瘰疬。"

《琼瑶神书》(卷三·四十四):"天井二穴:治瘰疬证,针一寸,灸七壮。"

《琼瑶神书》(卷四·流注六十穴道):"天井……瘰疬灸无赛。"

《西方子明堂灸经》(卷二·手太阴):"臑会……寒热病,瘰疬。"

《扁鹊心书》(卷上·窦材灸法):"瘰疬……于疮头上,灸三七壮,以麻油润百花膏涂之,灸疮发过愈。"

《针灸资生经》(卷七·瘰疬):"有同舍项上患疬……以艾灸之而除根,有小儿耳后生疬,用药傅不效,亦灸之而愈云。"

《千金宝要》(卷五·第十六):"鼠漏,肿核未成脓,以柏叶着肿上,熬盐着叶上熨之,令热气下,即消。"

《世医得效方》(卷十九·瘰疬):"瘰疬……以手仰置肩上,微举肘取之,肘骨尖上是穴,随患处左即灸左,右即灸右,艾炷如小箸头大,再灸如前,不过三次,永无恙。""瘰疬……以蒜片贴有疬上,七壮一易蒜,多灸取效。"

《丹溪手镜》(卷下·二十一):"瘰疬……周用火针刺核,即用追毒膏,点苎线头上,内针孔。"

《丹溪心法》(卷五·八十六):"疬疮……外施艾灸,亦渐取效。""治瘰疬……每核灸七壮,口中觉烟起为度,脓尽即安,初生时灸曲池,男左女右。"

《扁鹊神应针灸玉龙经》(针灸歌):"瘰疬当求缺盆内。"

[外国文献]

《医心方》(卷十六·第五):"或痱瘰、隐疹皆风肿,治之方……以铍刀决破之,出毒血便愈。"

《医心方》(卷十六·第十三):"疗瘰疬,唯须以员针针之,小者即消,大者即熟,然后出脓便瘥,隔日一针。"《医门方》治瘰疬方:尖针针疬子,令穿通,以石流黄如豆大安针孔中,烧针箸[原作'筋',据义改]令赤,烁之,药流入疮中,其疮瘥即消,极验也。"

《医心方》(卷十六·第十八):"《葛氏方》治鼠瘘方……巴豆去心皮,以和艾作炷[原作柱,据义改],灸疮上。"《经心方》治鼠瘘方……结核未破者,用大针针之,无不瘥。"

[明代文献摘录](含同时代外国文献)

《神应经》(疮毒部):"瘰疬:少海(先推针皮上,候[原无此字,据《针灸大成》补]三十六息,推针入内,须定浅深[原无此四字,据《针灸大成》补],追核大小,勿出核,三十三下乃出针)、天池、章门、临泣、支沟、阳辅(百壮)、手三里、肩井(随年壮)。"

《针灸大全》(卷四·八法主治病症):"外关……项生瘰疬,绕颈起核,名曰蟠蛇疬:天井二穴、风池二穴、肘尖二穴、缺盆二穴、十宣十穴。""外关……瘰疬延生胸前,连腋下者,名曰瓜藤疬:肩井二穴、膻中一穴、大陵二穴、支沟二穴、阳陵泉二穴。""外关……左耳根肿核者,名曰惠袋疬:翳风二穴、后溪二穴、肘尖二穴。""外关……右耳根肿核者,名曰蜂巢疬:翳风二穴、颊车二穴、后溪二穴、合谷二穴。"

《奇效良方》(卷五十四):"治瘰疬:右先於疮上灸三壮,然后用药溃作疮口,用新活鳝鱼截长一指大,批开,就掩在疮口上。""神仙太乙膏[由玄参、白芷、当归、赤芍药、肉桂、大黄、生地黄等制成]……久远瘰疬,同上瘘疮,盐汤洗贴。"

《奇效良方》(卷五十五·奇穴):"肘尖二穴,在手肘骨尖上,是穴屈肘得之,治瘰疬,可灸七壮。""肩柱骨二穴,在肩端起骨尖上,是穴大治瘰疬,及治手不能举动,可灸七壮。"

《针灸集书》(卷上·瘰疬):"大迎、五里、臂臑、天牖,并治瘰疬,肩井穴随年壮,又灸足内踝上各三壮,又灸耳后发际直脉七壮。"

《针灸捷径》(卷之下):"瘰疬疮证:凡灸其疮,先尾起,灸至母止。""又灸疬疮:缺盆、翳风、肩井、肩髃、天府、天井、[足]三里,用草心在头顶上□一过,平尽处则灸中心,分□□□两肩头争火灸,又临泣二七壮,缺盆……不宜深针鼠尾。"

《针灸聚英》(卷一下·足少阳):"肩井……九漏。"

《针灸聚英》(卷二·杂病):"瘰疬疮:灸肩井、曲池、大迎。"

《针灸聚英》(卷四上·玉龙赋):"天井治瘰疬瘾疹。"

《针灸聚英》(卷四上·百证赋):"五里臂臑,生疬疮而能治。"

《针灸聚英》(卷四下·六十六穴歌):"瘰疬并风疹……当于天井寻。"

《外科理例》(卷三·瘰疬一百一):"海藻、昆布……何首乌……皂角刺……公蛇退……上五味为末,用猪项下刀口肉,烧熟醮药末吃,食后向患处一边侧卧一伏时,每核上灸七壮,烟从口中出为度,脓尽即安。""一妇久患瘰疬不消,自汗恶寒……疮口不敛,灸以豆豉饼。""一人久而不敛,脓出更清,面黄羸瘦,每侵晨作泻……灸以豆豉饼。""一人患而肿硬,久而不消,亦不作脓,服散坚毒药不应,令灸肘尖、肩[原作看,据义改]尖二穴。""一人尚硬,亦灸前穴[肘尖、肩尖]。""一妇久溃发热,月经过期且少……更灸前穴[肘尖、肩尖]而瘥。""常治二三年不愈者,连灸三次,兼用托里药,即愈。""一人肿硬不作脓,脉弦而数……隔蒜灸数次,月余而消。""张通府耳后发际患肿一块,无头,肉色不变,按之微痛……肿成刺之……灸以豆豉饼。""一儿宿痰失道,痛肿见于颈项,或臂膊胸背……隔蒜灸。""一儿甫周岁,项患胎毒,予俟有脓刺之,脓出碗许。""一人项下患毒脓已成……予密针之，脓出即睡觉而思食……又一人患此，及时针刺，数日而愈。”“大抵此症原属虚损……更以隔蒜灸之，多自消，如不消，即以琥珀膏贴之，候有脓则针之。”

《外科理例》（附方·五十一）：“香附饼：治瘰疬，流注，肿块，或风寒袭于经络，结肿或痛，用香附为末，酒和，量疮大小，作饼覆患处，以熨斗熨之。”

《神农皇帝真传针灸图》（计开病源灸法）：“鼠疮，灸：两肩尖二穴、三阴交二穴，上用线比本人手五指，将线摺齐，手中指套起，比至手掌后，线尽处灸之……如不愈，灸曲池二穴、合骨二穴、下三里二穴。”“瘰疬疮，灸：阳陵泉一穴、阳辅穴一穴，上用初鸡鸣为度，男左女右，依穴灸之。又方：杏仁七个，去皮捣烂如泥，用芝麻油调匀，搭疮上，如神效。”

《名医类案》（卷十·瘰疬）：“一妇人项核肿痛……未成脓者，灸肘尖，调经解郁，及隔蒜灸多日，稍有脓即针之……多服益气养荣汤，如不应，亦灸肘尖。”

《名医类案》（卷十·漏）：“其妻病鼠瘤，积年不瘥……遂灸头上三处，觉佳。”

《古今医统大全》（卷八十·瘰疬）：“针灸法……天井、肩井、曲池（各灸五壮）、肘尖。”“以线系项，垂下至乳头，用铜钱记，丢过背脊心是穴，灸五壮。”

《薛氏医案》（校注妇人良方·卷二十四·第十四）：“灸肩尖、肘尖二穴图（即肩髃、肘髎）：此穴治瘰疬之秘法……如取其穴，当以指甲掐两肘、两肩四所患处，觉酸麻，方是其穴。”

《薛氏医案》（女科撮要·卷上·瘰疬）：“瘰疬……如口不敛者，更用豆豉饼、琥珀膏。”

《薛氏医案》（外科发挥·卷一·溃疡）：“桑木灸法：治发背不起发，或瘀肉不腐溃，阴疮瘰疬，流注臁疮，顽疮恶疮，久不愈者，须急作此法，未溃则拔毒止痛，已溃则补接阳气，诚良方也，用桑木燃着，吹熄焰，用火灸患处，每次灸片时，以瘀肉腐动为度。”

《薛氏医案》(外科发挥·卷五·瘰疬):"一男子肿硬不作脓,脉弦而数……隔蒜灸数次。""常治先以调经解郁,更以隔蒜灸之,多自消;如不消,即以琥珀膏贴之;俟有脓,即针之。""若疮口不敛,宜用豆豉饼灸之,用琥珀膏贴之。""一妇患此……疮口不敛,更以十全大补汤,及灸以豆豉饼,始瘥。"

《薛氏医案》(外科经验方·瘰疬):"灸瘰疬未成脓者,用大蒜切片,如三钱厚,安患处,用艾壮于蒜灸之,至三壮换蒜,每日灸十数蒜片,以拔郁毒。""如破久不合,内有核,或瘀肉……更用江西豆豉为末,唾津和为饼,如前灸之,以助阳气。"

《医学入门》(卷一·治病要穴):"翳风:主耳聋及瘰疬。""间使……如瘰疬久不愈,患左灸右,患右灸左,效。"

《医学入门》(卷一·治病奇穴):"骑竹马穴……瘰疬疠风,诸风,一切无名肿毒,灸之疏泻心火。""肘尖穴:治瘰疬,左患灸右,右患灸左,如初生时,男左女右,灸风池尤妙。""瘰疬……用秆心比患人口两角为则,折作两段,于手腕窝中量之,上下左右四处尽头是穴,灸之亦效。"

《医学纲目》(卷十九·瘰疬马刀):"(扁)瘰疬:天井、肩井。""(撮)瘰疬:天井(半寸,灸七壮泻之)。""(东)腋下肿,马刀挟瘿,善自啮舌颊,天牖中肿,寒热:临泣、丘墟、太冲。""腋下肿,马刀挟瘿,喉痹:阳辅、申脉。"

《针灸大成》(卷三·玉龙歌):"翳风……亦治项上生瘰疬,下针泻动即安然。""天井二穴多着艾,纵生瘰疬灸皆安。"[上二条均原出《扁鹊神应针灸玉龙经》]

《针灸大成》(卷三·胜玉歌):"瘰疬少海天井边。"

《针灸大成》(卷九·治症总要):"第一百四十六.瘰疬结核:肩井、曲池、天井、三阳络、阴陵泉。"

《寿世保元》(卷十·灸法):"用大蒜捣烂成膏,涂四围,留疮顶,以艾炷灸之,以爆为度,如不爆难愈,宜多灸百余壮,无不愈者。又灸痘疔、蛇蝎蜈蚣犬咬、瘰疬,皆效。""瘰疬已破,以男左女右,手搦拳,后纹尽处,豌豆大艾炷灸三壮,三四日已。""癫狗咬伤,并治瘰疬,用穿山甲、熟艾、斑蝥,上为末,和匀作炷,如黄豆大,每一齿伤处,用乌桕叶贴疮口,灸十四壮,如无乌桕叶,以干人粪薄薄贴之。"

《针方六集》(神照集·第二十八):"肘尖……与肩髃并灸,治瘰疬。"[原出《东医宝鉴》(杂病篇·卷八)]

《针方六集》(纷署集·第七):"大椎……瘰疬、诸虚潮热。"

《针方六集》(纷署集·第十二):"天窗……一切瘰疬。"

《针方六集》(纷署集·第二十三):"天府……瘰疬。"

《针方六集》(纷署集·第二十七):"天井……瘰疬肿痛。"

《针方六集》(纷署集·第二十八):"小海……瘰疬脓痛。"

《针方六集》(兼罗集·第十):"翳风……一切瘰疬,先泻后补,应穴合谷。"

《针方六集》(兼罗集·第四十五):"天井……瘰疬未破者,单泻;已破者,先泻后补。"

《类经图翼》(卷六·手阳明):"肩髃……瘰疬。"

《类经图翼》(卷七·足太阳):"肝俞……一传治气痛项病吐酸。"

《类经图翼》(卷七·手少阳):"天井……泻一切瘰疬、疮肿。"

《类经图翼》(卷十·奇俞类集):"后腋下穴:《千金》云,治颈漏,灸背后两边腋下后文头,随年壮。"

《类经图翼》(卷十一·外科):"蜂窠疬自左边起,七七窍皆出脓:肩髃(七壮、九壮)、曲池(此二穴,乃治疬秘法也)、天池、天井(二七壮)、三间(三七壮)。""锥锐疬:右边生起,肩髃、曲池、天井。""盘蛇疬:延颈生者,肩尖(即肩髃)、肘尖(即曲池)、人迎(七壮)、肩外俞(二七壮)、天井(二七壮)、骑竹马穴(三七壮)。""瓜藤疬:胸前生者,肘尖、少海、骑竹马穴。""足临泣:颈腋俱治[瘰疬]。""疬疮出于颊下,及颊车边者,当于手足阳明经取穴治之,然肩髃、曲池二穴亦妙,合谷、足三里各七壮。"[本条原出《古今医统大全》(卷八十·瘰疬)]"瘰疬隔蒜灸法,用独蒜片,先从后发核上灸起,至初发母核而止,多灸自效。""用癞虾蟆一个,破去肠,覆疬上,外以真蕲艾照疬大小为炷,于虾蟆皮上当疬灸七壮或十四壮,以热气透内方住,亦从后发者先灸,至初发者而止,若虾蟆皮焦,须移易灸之,灸毕服煎药一剂⋯⋯不问已溃未溃,经灸必愈。"[本条原出《寿世保元》(卷十·灸法)]

《循经考穴编》(手少阴):"极泉⋯⋯马刀挟瘿。"

《循经考穴编》(手太阳):"小海⋯⋯主肩项瘰疬。""天窗⋯⋯喉痹鼠瘘。""天容⋯⋯瘰疬。"

《循经考穴编》(手厥阴):"天池⋯⋯马刀瘰疬。"

《循经考穴编》(手少阳):"天井⋯⋯主颈项瘰疬。"

《循经考穴编》(足少阳):"肩井⋯⋯痈疽瘿疬。""辄筋⋯⋯马刀瘿疬。"

[外国文献]

《东医宝鉴》(杂病篇八·诸疮):"凡瘰疬马刀⋯⋯脓已成也,可以针决核中,用追毒蚀肉锭子纴之,用膏贴之⋯⋯治法,以火针刺入核中,纳蟾酥膏于中,外用绿云膏贴之⋯⋯自溃者,犹如木果之腐熟,肉虽溃而核犹存,故脓水淋漓,久难得愈。治法,用针烙烧赤,烙去其破核犹存者,并肉溃处。""代灸散:治瘰疬溃烂,臭不可闻。铅粉、雄黄各一钱,轻粉五分,麝香二分。上为末,用槐皮一片,将针密密刺孔,置疮上,上糁药一撮,以炭火灸热,其药气自然透入疮中,痛热为止,二三次全愈。""瘰疬⋯⋯于掌后手腕尽处横纹量起,向臂中心直上三寸半是穴,灸三壮,即效⋯⋯肩尖、肘尖二穴(即肩髃、肘髎二穴),宜灸。"

［清代及民国前期文献摘录］(含同时代外国文献)

《经脉通考》(卷一·十三):"如瘰疬,灸肩井、曲池、大迎、肘骨尖。"

《太乙神针》(正面穴道证治):"手三里⋯⋯瘰疬。"

《医宗金鉴》(卷八十五·头部主病):"翳风……兼刺瘰疬项下生。"

《医宗金鉴》(卷八十五·手部主病):"间使……兼治瘰疬生项下,左右针灸自然平。""外关……瘰疬结核连胸颈。""天井主泻瘰疬疹。"

《医宗金鉴》(卷八十五·足部主病):"[足临泣]颈漏腋[原作腹,据义改]下马刀疮,连及胸胁乳痈疬。"

《医宗金鉴》(卷八十六·灸肘尖):"肘尖端处是奇穴,男女瘰疬堪灸也,左患灸右右灸左,并灸风池效更捷。"

《医宗金鉴》(卷八十六·灸瘰疬):"瘰疬隔蒜灸法宜,先从后发核灸起,灸至初发母核止,多着艾火效无匹。"

《罗遗编》(卷下·瘰疬隔蒜灸法):"余又治一幼年十七岁,颈生瘰疬十余核,浓水不干,百法不效,余怜其父一子,许以可治,次日以艾灸十余处,连用二次,不一七而全消矣。"

《续名医类案》(卷三十四·瘰疬):"生瘰疬,环头及腋凡十九窍,窍破白沈出,将死矣,汉卿为剔窍贯深二寸,其余烙以火,数日结痂愈。""有一小鬟,病疮已破,传此法于本州一漕官,早灸,晚间脓水已干,凡两灸遂无恙。""患四五年,疮痂如田螺,靥不破退,辰时著艾,申后即落,所感颇深,凡三作三灸,遂除安矣。""缪仲淳治朱文学鏄患瘰,为灸肩井、肘尖两穴,各数壮而愈。""一妇患此,气血不弱,亦服此丸,其核并消,而疮口不敛,更以十全大补汤及灸以豆豉饼,始瘥。""颈内瘰疬数个,两腋恶核三个,又大腿患一毒,不作痛痒,百余日后,日渐发大,形大如斗,按之如石,皮现青筋,常作抽痛。王视之曰:此石疽也……于筋络处,先以银针穿之,后以刀阔其口,以纸针塞入口内,次日两次流水斗余。"

《重楼玉钥》(玉钥·卷上·喉风三十六症):"瘰疬风……是症自面生起红肿如小疖毒,渐至满头俱浮肿生核,可用破皮针逐个针出微血。"

《串雅全书》(外篇·卷二·灸法门):"桑木灸……瘰疬、流注、臁疮、顽疮、恶疮，灸不溃，俱用此灸之，未溃则拔毒止痛，已溃则补接阳气，亦取其通关节，去风寒，火性畅达，出郁毒之意，干桑木劈成细片，扎作小把，燃火吹息患处，每吹片时，以瘀肉腐动为度，内服补托药，诚良方也。"

《周氏经络大全》(经络分说·八)："[手]三里……瘰疬，针此穴。"

《针灸逢源》(卷五·瘰疬)："瘰疬……肩髃、曲池、合谷、支沟、天井、少海、天池、大迎、足三里、渊液、阳辅、足临泣、太冲，以上凡毒深者，灸后再二三次报之，愈。""足三里：疬疮出于颊下，取足阳明。"

《针灸逢源》(卷五·幼科杂病)："瘰疬……用灯火燋法，如瘰在左则燋左边，瘰在右则燋右边，前自颈上耳脚下起，离六分地一点一点，直下乳，次过腋，环至肺俞穴，到颈上耳后止，在瘰上周围亦燋，第二次，照原路空处补之便愈，若只有核而摇得动者，不是瘰疬，初起红肿，便是痈疽，不可作瘰疬治。"

《针灸内篇》(手少阳三焦经)："臑会……治瘿瘤，瘰疬。""天井……治诸般瘰疬，未溃，单泻；已溃，先泻后补。""翳风……疬子。"

《针灸内篇》(手阳明大肠络)："[手]三里……颊肿，瘰疬。""[手]五里……寒热，瘰疬。""臂臑……治寒热，项急，瘰疬。"

《针灸内篇》(足少阳胆经络)："肩井……瘰疬。"

《针灸内篇》(足阳明胃经络)："大迎……瘰疬，颔肿。""缺盆……治瘰疬。"

《神灸经纶》(卷三·首部证治)："颈漏：临泣(灸三壮，一日禁灸)。"

《神灸经纶》(卷四·外科证治)："瘰疽，生耳下半寸，形如鸡子，脓长流，经年不瘥：天井……灸三七壮。""瘰疬：间使(灸五壮，左灸右，右灸左)、外关(灸三壮，结核同治)、天井(灸五壮)……不消者，用癞虾蟆一个，剥却皮，盖瘰疬上，用艾灸七壮，立消［其中癫虾蟆灸源于《名家灸选三编》］。"瘰疬……间使（治生耳后，入发际，微肿，硬如石，引头痛，灸二七壮）。"

《针灸集成》（卷一·诸药灸法）："桑枝灸法，治发背不起发不腐，桑枝燃著吹息火焰，以火头灸患处，日三五次，每次片时，取瘀肉腐动为度；若腐肉已去，新肉生迟，宜灸四围；如阴疮、臁疮、瘰疬、流注久不愈者，尤宜灸之（《入门》）。"［原出《薛氏医案》（外科枢要·卷四）］

《针灸集成》（卷一·别穴）："百劳……治瘰疬，灸七壮，神效。"

《针灸集成》（卷二·疮肿）："腋肿马刀挟缨：绝骨、神门，神效。"

《针灸集成》（卷二·瘰疬）："瘰疬……联珠疮：百劳三七壮至百壮，肘尖百壮，又先问审知初出核，以针贯核正中，即以石雄黄末和熟艾作炷，灸核上针穴三七壮，诸核从此亦消矣。""瘰疬，绕项起核，名蟠蛇疬：天井、风池、肘尖百壮，换治下三里、百劳、神门、中渚、外关、大椎灸。""又方，以绳子周回病人项，还至起端处截断，将此绳一头从大椎上垂下脊骨，绳头尽处点记，又量患人口吻如一字样，中折墨记，横布脊点上，两端尽处灸百壮，大效。"

《灸法秘传》［结尾处］："若遇跌打损伤，瘀血疼痛，痰核疬串，无名肿毒，皆于患处灸之，使痛者灸至不痛，不痛者灸至痛，即愈。"

《针灸秘授全书》（瘰疬）："瘰疬：初生时灸之，灸风池、重肘尖、重风门、翳风、大椎、肩髃、间使、人迎。""消瘰方：蓖麻子二钱、没药二钱、大风子二钱、松香二钱、木鳖子二钱、乳香二钱，捣作饼贴之。"

《针灸秘授全书》（蟠蛇疬）："蟠蛇疬，绕项起核也：天井、风池、肘尖、缺盆、大椎。""缺盆禁针，凡不得已而针时，须当心，倘病家晕针坠地，即补足三里以扶三焦，自然清明，到此时切勿惊惶。"

《针灸秘授全书》（惠袋疬）："惠袋疬，左耳根肿核也：翳风、后溪、肘尖、大椎。"

《针灸秘授全书》(瓜藤疬):"瓜藤疬,延及胸前也:肩井、膻中、大陵、支沟、阳陵泉、大椎。"

《针灸秘授全书》(蜂窝疬):"蜂窝疬,右耳根肿核也:翳风、颊车、合谷、大椎、后溪(若耳根红肿,除去后溪穴)。"

《针灸简易》(审穴歌):"耳聋瘰疬刺翳风。""瘰疬左右灸肘尖。"

《针灸简易》(穴道诊治歌·头部):"翳风穴在耳角边,主治瘰疬聋难堪,针三禁灸君须记,三焦经在手少阳。"

《针灸简易》(穴道诊治歌·手部):"肘尖在臂背后尖,瘰疬左患灸右良,右患灸左分男女,经属三焦手少阳。"

《针灸简易》(穴道诊治歌·杂症部):"瘰疬隔蒜灸如神,独蒜切片厚一分,始由后发核上灸,终烧母核多状灵。"

《针灸治疗实验集第一期》(28·一):"年四十岁,患瘰疬四五月……先针翳风,留捻泻手法,再针泻天井,留捻少海穴,两旬后效。"

《针灸治疗实验集第一期》(28·二):"年三岁,耳后项部初生一核,大如龙目果,不痛不痒,渐渐长大,继生三核,大小不等……确系瘰疬……便针翳风穴,留捻泻法……两月后完全消灭无形。"

《针灸治疗实验集第一期》(39·附):"患是病[瘰疬],颈中累累然……使妹解去其上衣而反穿之,并坦右臂伸之,妪以绳一,自妹之中指起,沿手背直腕臂上至肘骨之中央而止,断之,即以此绳自妹坐之椅面上贴近脊骨而上,至绳尽处,彼以爪掐一指痕……以口角之阔度,对折横量背之爪痕处,约去脊各开一寸光景,仍以爪切一字纹,即以艾绒圆直径约有五分左右,置于十字纹上灸之,左右各一丸,约五分钟手术即已,老妪嘱归后,须将灸起之泡刺破,流去其水,复以抹菜油之纸,禁忌生冷等物,许在半月之后瘰核消散,敝戚果于二十日左右全愈。"

[**外国文献**]

《针灸则》(七十穴·手足部):"温溜……瘰疬咽痛。"

［现代文献题录］

（限本节引用者，按首位作者首字的汉语拼音排序）

陈学勤．火针劫刺 针灸兼施 // 胡熙明．针灸临证指南．北京：人民卫生出版社，1991：539．

方湘治，方源．穴位截根术治疗浅表淋巴结结核 352 例．中国针灸，2001，21（2）：116．

冯润身．天井透臂臑 // 胡熙明．针灸临证指南．北京：人民卫生出版社，1991：533．

郭效宗．火针疗法 // 胡熙明．针灸临证指南．北京：人民卫生出版社，1991：535．

何晶莹，马淑英，陈笑文．针药结合治疗结节型颈淋巴结结核临床观察．黑龙江中医药，1994，23（3）：46．

贺普仁．肘尖穴治瘰疬甚效 // 胡熙明．针灸临证指南．北京：人民卫生出版社，1991：532．

黄冬娥，廖小七．化脓灸配合挑治治疗瘰疬 65 例．中医外治杂志，2002，11（5）：26．

姜淑明．背部十一针 // 胡熙明．针灸临证指南．北京：人民卫生出版社，1991：540．

康维清．火针治疗颈淋巴腺结核 48 例．中国针灸，1997，17（5）：280．

李世珍．辨证选穴 分期施治 // 胡熙明．针灸临证指南．北京：人民卫生出版社，1991：534．

梁毅然．针灸治疗瘰疬 48 例．针灸临床杂志，1994，10（4）：41．

蔺云桂．瘢痕灸法 // 胡熙明．针灸临证指南．北京：人民卫生出版社，1991：537．

刘桂芳．割肝俞穴治疗淋巴腺结核 211 例．中国针灸，1987，7（3）：45．

马跃东．耳穴火柴灸治疗颈淋巴结核 26 例．中国针灸，

2003, 23(8):472.

裴廷辅, 于锦岚, 夏玉卿. 挑刺治疗淋巴结结核 2000 例的临床研究. 中国针灸, 1989, 9(5):1.

彭静山. 火针与截根疗法 // 胡熙明. 针灸临证指南. 北京: 人民卫生出版社, 1991:531.

邵经明. 火针临床应用 // 胡熙明. 针灸临证指南. 北京: 人民卫生出版社, 1991:530.

邵康吉. 家传灸治法 // 胡熙明. 针灸临证指南. 北京: 人民卫生出版社, 1991:538.

师怀堂. 火针配拔罐 // 胡熙明. 针灸临证指南. 北京: 人民卫生出版社, 1991:541.

孙冠兰. 针挑治疗颈淋巴结结核 110 例. 针灸学报, 1992, 8(6):26.

孙树枝, 崔占义. 自制斑蝥雄黄膏天灸疗法治疗淋巴结结核 50 例. 针灸临床杂志, 2010, 26(11):42.

王登亮. 挑治华佗夹脊穴治疗淋巴结核 102 例. 江苏中医, 1995, 16(8):32.

王根君, 倪方利. 火针配合毫针围刺法、透穴法治疗瘰疬 20 例. 新中医, 1995, 27(2):31.

王金祥, 郑学良, 范毓贤. 火针治疗瘰疬 273 例临床疗效观察. 黑龙江中医药, 1984, 13(4):27.

王乐亭. 王乐亭临证经验 // 陈佑邦, 邓良月. 当代中国针灸临证精要. 天津: 天津科学技术出版社, 1987:19.

解占海. 涌泉小切口割治治疗颈淋巴结核 64 例. 中国针灸, 2000, 20(10):618.

许式谦. 毫针点刺法 // 胡熙明. 针灸临证指南. 北京: 人民卫生出版社, 1991:539.

杨丁林. 灸治瘰疬 13 例疗效观察. 中国针灸, 1984, 4(6):39.

杨晓宁, 刘自强, 罗丽彬. 三角肌下缘截根治疗颈淋巴结结核29例．中国针灸，1998，18（11）：650.

于汇川．六寸金针曲池透臂臑∥胡熙明．针灸临证指南．北京：人民卫生出版社，1991：542.

袁志明，徐清波．艾灸治疗瘰疬65例．中国针灸，2004，24（9）：623.

张莉，姜颖．背部十一针治疗瘰疬．新中医，1994，26（9）：33.

赵国志，段玉霞，解江滨．针刺加TDP照射治疗淋巴结核病．针灸临床杂志，1996，12（4）：50.

朱应超，马永福，何化忠．火针加药捻治疗颈淋巴腺结核280例报道．中国针灸，1987，7（2）：13.

第二十四节 瘿瘤

瘿瘤为颈前部喉结两侧的肿块或漫肿。古代文献中凡有瘿瘤、瘿气、瘿等描述字样的内容,本节均予以收录。中医学认为,瘿瘤的发病与水土因素有关,或由忧思抑郁,心火亢盛,肝郁不舒,脾失健运,致使气滞痰凝血瘀于颈部而成;临床可分为气滞、血瘀、痰凝、正虚等证型。西医学中的单纯性甲状腺肿、甲状腺功能亢进症(简称"甲亢")、甲状腺炎和甲状腺肿瘤等病症与本病相关。涉及本病的古代针灸文献共 67 条,合 123 穴次;现代针灸文献共 164 篇,合 452 穴次。将古今文献的统计结果相对照,可列出表 24-1~ 表 24-4(表中数字为文献中出现的次数)。

表 24-1   常用经脉的古今对照表

经脉	古代(穴次)	现代(穴次)
相同	大肠经 17、任脉 16、胃经 13	胃经 67、任脉 36、大肠经 31
不同	胆经 16、肺经 12、三焦经 10	膀胱经 74、心包经 60、脾经 37、督脉 20

表 24-2   常用部位的古今对照表

部位	古代(穴次)	现代(穴次)
相同	头面颈 32、胸脘 32、上背 9、臂阴 9	头面颈 120、臂阴 64、上背 53、胸脘 26
不同	臂阳 22	腿阳 47、腿阴 39

表 24-3　常用穴位的古今对照表

穴位		古代（穴次）	现代（穴次）
相同		天突 8、膻中 7、大椎 7、风池 4、曲池 3	风池 13、曲池 10、大椎 8、膻中 7、天突 7
相似（颈）		气舍 6、扶突 3、缺盆 4、天窗 3	阿是穴 32、气瘿穴 18、天柱 10、水突 8
不同	躯干	云门 3	心俞 11、肝俞 10、肾俞 8、脾俞 7
	头面	通天 4	睛明 8、丝竹空 8
	上肢	臑会 8、天府 7、肩髃 6、臂臑 3	内关 34、间使 21、合谷 16、神门 12
	下肢	中封 4、冲阳 3	足三里 39、三阴交 31、太溪 9、太冲 8

表 24-4　治疗方法的古今对照表

方法	古代（条次）	现代（篇次）
相同	艾灸 32、针刺 2、刺血 1、敷贴 1	针刺 49、艾灸 10、刺血 1、敷贴 1
不同		埋藏 7、穴位注射 5、耳针 4、挑治割治 4、器械 4、推拿 2、火针 2、拔罐 1

根据以上各表，可对瘿瘤的古今针灸治疗特点作以下比较分析。

【循经取穴比较】

1. 古今均取手足阳明经穴　本病病位在颈前部喉结两侧，而手足阳明经均循行经颈部，其中手阳明大肠经"从缺盆上颈贯颊"，足阳明胃经"从大迎前下人迎，循喉咙，入缺盆"（《灵枢经·经脉》),故本病临床选取该两经穴(表 24-5)。

表 24-5 大肠、胃经穴次及其分占古、今总穴次的百分比和其位次对照表

	古代	现代
大肠经	17(13.82%,第一位)	31(6.86%,第六位)
胃经	13(10.57%,第三位)	67(14.82%,第二位)

表 24-5 显示,**古代比现代更重视大肠经穴,现代比古代更重视胃经穴**。就穴位而言,表 24-3 显示,**古今均取曲池穴,这是相同的**。古代还取项部扶突、气舍、缺盆等;现代则取水突等,这是相似的。**古代又取肩部肩髃、臂臑等,现代则取手背部合谷等;古代选取足背部冲阳等,现代则多取腿阳面足三里**(其中不少用于配伍)**等,这些是不同的**。由于古代多取肩部穴,现代多取足三里等,致使古代大肠经穴次百分比较高,现代胃经穴次百分比较高。

2. **古今均取任脉穴** 任脉循行于人体躯干前正中线,经颈前部,故本病临床亦取任脉穴,在古、今文献中,分别为 16、36 穴次,分列诸经的第二(与胆经并列)、第五位,分占各自总穴次的 13.01%、7.96%,此又显示**古代比现代更重视任脉穴**,可见古代重视循经取穴,而现代由于多取病变局部等穴,致使现代任脉穴次百分比相对降低。就穴位而言,**古今均取天突、膻中,这是相同的**。

3. **古代选取手足少阳经穴** 手足少阳经循行经过颈两侧,其中足少阳胆经"循颈行手少阳之前",手少阳三焦经"从膻中上出缺盆,上项"(《灵枢经·经脉》),因此在本病的古代文献中,足、手少阳经分别为 16、10 穴次,分列古代诸经的第二(与任脉并列)、第五位,分占古代总穴次的 13.01%、8.13%,**常用穴为风池、臑会等**。虽然现代也取风池等少阳经穴,但现代取足、手少阳经分别为 18、15 穴次,分列现代诸经的第八、第九(并列)位,分占

现代总穴次的 3.98%、3.32%，未被列入常用经脉，不如古代。此当也是现代多取甲状腺局部等穴之故，致使手足少阳经穴次的百分比相对降低。《灵枢经·经脉》曰："胆足少阳之脉"主"马刀侠瘿"；《针灸大成》云：足少阳井穴治疗"颈项瘿瘤强硬"；胆经的原络配穴治疗"颈项瘿瘤坚似铁"；《医宗金鉴》道："胆经原络应刺病"治疗"太息马刀侠瘤瘿"，均为古代取足少阳经之例。

4. **古代选取肺经穴**　肺经循行"从肺系横出腋下"（《灵枢经·经脉》），其中"肺系"包括气管、喉咙等组织，与颈部相近，因此古代也选用肺经穴，共计 12 穴次，列诸经的第四位，占古代总穴次的 9.76%，**常用穴为天府、云门等**，属邻近取穴。而现代更多地选取病变局部等穴，取肺经穴并不多，仅 9 穴次，列现代诸经的第十一位，占现代总穴次的 1.99%，未被列入常用经脉，不如古代。

5. **现代选取膀胱经穴**　本病的发生与心、肝、脾、肾等内脏相关，而膀胱经背俞穴与脏腑相联。本病往往有突眼等眼部症状，而膀胱经"起于目内"，因此现代治疗本病也选用膀胱经穴，共计 74 穴次，列诸经的第一位，占现代总穴次的 16.37%，**常用穴为心俞、天柱、肝俞、睛明、肾俞、脾俞等**。而古代取膀胱经为 6 穴次，列古代诸经的第六位，占古代总穴次的 4.88%，未被列入常用经脉，不如现代，可见古代对于内脏及目与本病的关系重视不够。

6. **现代选用心包经、脾经穴**　心神抑郁、心气不足、心火亢盛，脾失健运、气滞痰凝，均可导致本病，因此现代也选用心包经、脾经穴，分别为 60、37 穴次，分列现代诸经的第三、第四位，分占现代总穴次的 13.27%、8.19%，**常用穴为内关、间使、三阴交等**。而古代取心包经、脾经均为 0 穴次，远不如现代，可见古代针家对心、脾在本病发生中的作用认识不足。

【分部取穴比较】

1. **古今均取头面颈项部穴**　本病位于颈部，致使头面颈项部穴次较高,在古、今文献中,分别为 32、120 穴次,同列各部之首,分占各自总穴次的 26.02%、26.55%,百分比相近。就穴位而言,表 24-3 显示,**古今均取颈项部天突、风池,这是相同的**;古代还取气舍、扶突、缺盆、天窗等,现代则取阿是穴、气瘿穴、天柱、水突等,这是相似的;**古代又取头部通天等**(当属循经取穴),**现代则取面部睛明、丝竹空等**(治疗突眼),这有所不同。

　　古代取头面颈项部穴者,如《备急千金要方》曰:"瘿灸天瞿(即天突)三百壮。""诸瘿","灸风池百壮","又灸两耳后发际一百壮"。"瘿气面肿,灸通天五十壮。"《针灸甲乙经》云:"瘤瘿,气舍主之。"《类经图翼》载:扶突主"项瘿";天窗主"颈瘿肿痛"。《针方六集》载:缺盆主"项瘿";又曰:治"瘿等症",取"瘿俞一穴,在廉泉穴下,近喉结骨上是穴"。又如《百证赋》道:"瘿气须求浮白。"浮白也在头部。

　　现代取头面颈项部穴者,如楼百层治疗甲状腺腺瘤,针刺水突、天鼎、天突,用平补平泻手法;王晓燕治疗突眼性甲状腺肿,针刺风池、阳白、攒竹、丝竹空等穴;栗蕊等则针刺人迎、攒竹、睛明、丝竹空;郭效宗等治疗良性甲状腺结节,针结节中央 1 针,周围 4~8 针,并针天柱、大杼等穴;何金森等治疗甲亢,针刺气瘿穴(相当于水突穴,视甲状腺肿大程度有所出入)等穴,用捻转提插补泻法。

　　2. 古今均取胸脘、上背部穴　　胸脘、上背与颈项部相近,因而古今治疗本病也取胸部与上背部穴(表 24-6)。

表 24-6　胸脘、上背穴次及其分占古、今总穴次的百分比和其位次对照表

	古代	现代
胸脘	32(26.02%,并列第一位)	26(5.75%,第六位)
上背	9(7.32%,并列第三位)	53(11.73%,第三位)

表 24-6 显示，**古代比现代更重视胸脘部穴，现代比古代更多选取上背部穴**。就穴位而言，**古今均取膻中、大椎，这是相同的**；**古代还取胸部云门等**，此为邻近取穴，而**现代则取上背部心俞、肝俞、脾俞等**，显示今人重视内脏与本病的关系，这是古今不同的。

古代取胸脘、上背部穴者，如唐代《千金翼方》载："瘿恶气，灸胸堂（即膻中）百壮。""灸瘿法：大椎百壮，大椎两边相去各一寸半，小垂下各三十壮。"《备急千金要方》称："瘿上气胸满，灸云门五十壮。"

现代取胸脘、上背部穴者，如胡国胜等治疗桥本甲状腺炎，王晓燕治疗慢性淋巴细胞性甲状腺炎，均取膻中、中脘等穴，用隔药饼灸；陈钦等治疗甲亢，针刺复溜、照海、膻中等穴；马朱红治疗毒性弥漫性甲状腺肿所致胫前黏液性水肿，针刺华佗夹脊穴（T_1~S_2）、大椎、肾俞等穴；伍锐敏治疗甲亢，根据脏腑辨证，分别针刺心俞、肝俞、脾俞、肾俞等穴；赵宇翔等治疗甲状腺功能减退症，针刺脾俞、肾俞、心俞、足三里等穴，用补法。上述案例及表 24-3 显示，**现代还取下背部肾俞穴**，此当本病发生与肾亦相关之故。

3. 古今均取臂阴面穴 前面已述，古代多取肺经穴，现代多取心包经穴，致使臂阴面穴次较高，在古、今文献中，分别为 9、64穴次，分列古今各部的第三（与上背并列）、第二位，分占各自总穴次的 7.32%、14.16%，此又显示**现代比古代更多地选取臂阴面穴**。就穴位而言，**古代选取天府等，现代则取内关、间使、神门等，这些是不同的**，显示现代重视心神在本病发生中的作用，而古代重视不够。

古今取臂阴面穴者，如唐代《备急千金要方》曰："瘿恶气灸天府五十壮。"现代傅莉萍等治疗甲亢，针刺间使、内关、神门等穴，采用提插补泻法；王晓燕治疗突眼性甲状腺肿，针刺内关、神门等穴；胡军等、陆焱垚等分别治疗甲亢，均取气瘿、内关、间使等穴,用提插捻转补泻针刺法,结果显示,不但症状得到改善,而且甲状腺激素含量下降,T淋巴细胞亚群数趋向正常,为针灸疗效提供了实验室依据,这是古代所没有的。

4. 古代选取臂阳面及肩部穴　本病多取手阳明、手少阳穴,因此在古代文献中臂阳面穴次较高,共计22穴次,列各部的第二位,占古代总穴次的17.89%,**常用穴为臑会、肩髃、臂臑、曲池等**。这些穴位多数在上臂与肩部,与颈椎病变部位相近。如《针灸甲乙经》曰:"瘿,天窗及臑会主之。"《备急千金要方》载:"诸瘿:灸肩髃","又灸头冲,头冲在伸两手直向前令臂着头对鼻所注处灸之,各随年壮(《千金翼方》注:一名臂臑)"。《千金翼方》又云:治"瘿",灸"肘外屈横文外头,据此是曲池穴"。而现代虽然也取曲池穴,如徐建钟等治疗甲状腺结节,取曲池透臂臑,用金针透刺,以两臂发热为度;伍锐敏治疗甲亢,针刺合谷、曲池等穴。但现代取臂阳面共17穴次,列现代各部的第九位,占现代总穴次的3.76%,未被列入常用部位,不如古代。

上述取臂阴面穴段落中,《备急千金要方》取天府穴治"瘿,恶气",此穴虽属臂阴面,但邻近肩部。又《千金翼方》谓:"灸瘿法:又垂两手两腋上文头各灸三百壮。"此穴亦位于臂阴面,但也属肩部。总之,**古人多取肩部及其附近穴**。

5. 现代选取腿部穴　今人重视本病与内脏的关系,因此常取脾、胃等经在腿部的穴位,致使现代腿部阳面和阴面穴分别达47、39穴次,分列现代各部的第四、第五位,分占现代总穴次的10.40%、8.63%,**常用穴为足三里、三阴交等**。如吴泽森等治疗内分泌性突眼症,针刺上天柱、足三里、三阴交等穴;植兰英治疗瘿瘤,针刺内关、合谷、足三里、三阴交等穴;伍锐敏治疗甲亢,针刺三阴交、足三里等穴;宫星等还进行了动物实验研究,选用甲状腺功能低下的大鼠,取双侧"足三里",用电针刺激,结果显示 T_3、睾酮、下丘脑 B-EP 得以提高,cAMP 降低,为临床取穴提供了佐证,这在古代是没有的。而古代取腿阳面、腿阴面分别为1、2穴次,分列古代各部的第七、第六位,分占古代总穴次的 0.81%、1.62%,未被列入常用部位,不如现代。

6. **关于足部与手背部穴** 表 24-3 显示,古今还取足部的相关穴位,此当本病与脾、胃、肝、肾等内脏相关之故。统计结果见表 24-7。

表 24-7 足部穴次及其分占古、今总穴次的百分比和常用穴位对照表

	古代	现代
足阳	6(4.88%)冲阳	0(0.00%)
足阴	4(3.25%)中封	22(4.88%)太溪、太冲

古今取足部穴者,如唐代《备急千金要方》言:"瘿,灸中封随年壮。"明代《医学纲目》谓:"瘿瘤","冲阳(随年壮)"。现代傅莉萍等治疗甲亢,针刺太溪、复溜、太冲、照海等穴,采用提插补泻法;张泳南等治疗青少年地方性甲状腺肿大,取足三里、太溪、手三里等穴,用平补平泻针刺法;孙克兴等治疗突眼症,针刺三阴交、太冲等穴,结果提示,配合远道穴比单纯取局部穴的效果好。但无论是古代,还是现代,足之阴部、阳部的穴次尚不够高,均未被列入常用部位。

表 24-3 显示,**现代还取手背部合谷穴**,共 16 穴次。如韩国瑞、刘祖焜治疗甲状腺肿,均针刺合谷、曲池等穴;张宗震则针刺外关、合谷等穴;翟完玉治疗地方性甲状腺肿,针刺曲池、合谷等穴。但现代取手背部仅此 16 穴次,未被纳入常用部位。而古代取手背部仅 2 穴次,亦未被纳入常用部位。

【辨证取穴比较】

运用计算机对古代针灸文献进行检索,在瘿瘤文献中未找到与寒、热、瘀、痰相关者,唯检得与气、虚相关的若干记载,内容如下。

1. **与气相关** 根据气滞所在的部位,古人选取邻近或相关经络之穴,此与上述总体取穴特点相一致。如《外台秘要》载:臑会主"项瘿气瘤,臂痛气肿";《针方六集》记:消泺主"肩肿痛,臂痛不能举,项瘿气瘤";通天主"项有大气,瘿瘤"。又,膻中为气会,肺主气,肝有疏泄理气功能,故也**取膻中及与肺、肝相关之穴**。如《医宗金鉴》道:膻中穴主"咳嗽哮喘及气瘿";《备急千金要方》云:"瘿,上气短气,灸肺俞百壮。""瘿,上气胸满,灸云门五十壮。"《神灸经纶》称:中封"治气瘿,兼灸膻中七壮"。

2. **与虚相关** 在古代相关文献中,与虚相关者仅得两条,录以备考。《太平圣惠方》谓:臂臑主"劳瘿,臂细无力,手不得向头"。《备急千金要方》载:"瘿劳气灸冲阳随年壮。"《千金翼方》在此注曰:"在肘外屈横文外头,曲池穴也。"可见,本病其他古代文献中所述之冲阳也有可能是指曲池。

现代对本病进行辨证施治者。如葛宝和介绍陈乃明治疗甲亢的经验,取太冲、肾俞、肝俞、大椎、颈部夹脊、肿大的甲状腺局部等,采用针刺补泻法,肝郁火旺加曲泉、期门,阴虚阳亢加阴陵泉,气阴两虚加气海。金舒白等治疗甲亢之瘿气郁结(甲状腺弥漫性肿大),针"平瘿穴"(后项部第4、5颈椎间旁开7分许);心肝火上旺(突眼),针"上天柱"(在天柱穴上5分);心肾阴虚泻间使、神门,补复溜;胃强脾弱泻间使、内关、合谷,补足三里。何金森等治疗甲亢,用捻转提插针刺补泻法,阴虚火旺者,泻间使、内关、太冲,补三阴交、太溪;气阴两虚者,补内关、足三里、关元、三阴交、复溜;甲状腺肿,加气瘿穴;突眼,加攒竹、瞳子髎、风池、上天柱。可见,**现代临床对本病的辨证施治比古代更加明确和细致,同时还根据症状进行配穴**。又如沐榕等治疗甲亢稳定期浸润性突眼症患者,针刺上天柱、风池、内关、太冲,上睑收缩,闭合不全加攒竹、阳白、丝竹空;眼结膜充血加太阳、蠡沟;畏光流泪加睛明、三阴交;上睑下垂加足三里;复视加睛明、太溪,此亦为根据症状配穴。

【针灸方法比较】

1. **古今均用艾灸** 瘿瘤属内分泌疾病,而艾灸对人体内分泌的调节作用较大,因此古、今治疗本病常用灸法,分别为 32 条次、10 篇次,分列古、今诸法之第一、第二位,分占各自总条(篇)次的 47.76% 和 6.10%,此又可见**古代比现代更多采用灸法**。笔者揣测由于对灸法的作用认识不足,而灸法操作较针刺繁复,还可能产生烫痛,留有瘢痕,因此现代使用灸法的百分比不高,但对于针刺治疗乏效者,古人的灸法思路尚可借鉴参考。

(1)**艾灸的取穴**:古代艾灸治疗本病以近道穴为多,常用者为膻中、天府、肩髃、冲阳、风池、天突等。如前面"分部取穴比较"中,《千金翼方》"灸胸堂(即膻中)";《备急千金要方》中"灸天府","灸肩髃","灸风池百壮","灸天瞿(即天突)",均为例。又如《针灸简易》道:膻中治"气瘿灸七勿针刺,艾灸七状病自隆"。《医学纲目》云:"瘿瘤","天府(七七壮)、冲阳(随年壮)"。《古今医统大全》曰:"天突:治一切瘿瘤初起者灸之妙。""臑会、天府、冲阳、气舍,以上穴治瘿瘤,并灸。"均为例。

此外,古人还灸头部、胸脘、上背、臂部、足部的其他穴。如《备急千金要方》言:"通天主瘿,灸五十壮,胸堂、羊矢灸一百壮。"《神农皇帝真传针灸图》语:"治疱瘿气方,灸:百会一穴、百劳一穴、肩井二穴、曲池二穴。"又前面所述《备急千金要方》"灸肺俞百壮","灸云门五十壮";《千金翼方》"大椎百壮";《神灸经纶》灸"中封","兼灸膻中七壮",亦为例。

唐宋时代治疗本病又灸经外奇穴,所取穴位除前述"耳后""大椎两边""腋上文头"等以外,《圣济总录》还记载:"诸瘿","将患人男左女右,以绳量手中指,从指端齐,绳头向下至指下横纹上,截绳头中屈,从横纹直下,点绳头,灸七壮"。此绳若向远心端量,穴在劳宫附近;若向近心端量,穴在间使附近。

现代灸治本病则以背部穴为多,其次为颈项与胸腹部穴,再次为四肢部穴；常用穴为大椎、足三里、肾俞、膻中、中脘、关元、命门、瘿瘤局部等。如植兰英治疗瘿瘤，取瘿瘤局部、肩井、心俞、肝俞、膈俞、脾俞，挑针后施予温和灸；王晓燕治疗慢性淋巴细胞性甲状腺炎，取大椎、命门、膻中、中脘、关元、肾俞、足三里，用隔药饼灸；赵宇翔等治疗甲状腺功能减退症，取足三里，用针刺加艾灸法。

（2）艾灸的方法

1）古代艾灸方法：古代采用"横三间寸灸"，即"一寸有三灸，灸有三分，三壮之处即为一寸"（《备急千金要方》卷二十九《灸例》），这是加大灸量的一种方法，因本病病因复杂，且常常迁延日久，故用此法以求奏效。如《备急千金要方》灸天瞿，《千金翼方》灸大椎，均曰"横三间寸灸之"。

除了用艾叶作灸材外，**古人还用野蒲卜叶和火麻叶作灸材**。如《名家灸选三编》载："治瘿瘤法（一医传）：野蒲卜叶阴干，捣如艾，灸之。""又法（俗传）：火麻叶阴干，捣如艾，灸上。"上述两种植物叶子用作灸材的原因尚不明了，可作探讨。

古人灸后还用腐蚀性药物外敷，以使邪毒泄出，肿痛消退。如《名家灸选三编》曰："治瘿瘤"，"凡治瘤轻者，以上灸法俱效；深者，先行灸法，次贴腐药"。

古人又**根据男女、左右的不同予以施灸**。如《备急千金要方》谓："诸瘿：灸肩髃，左右相对宛宛处，男左十八壮、右十七壮，女右十八壮、左十七壮。"《针灸捷径》《古今医统大全》《东医宝鉴》也有类似记载。临床上男女、左右灸量是否有如此差别？尚待研究。

古人还**根据日期、时辰的不同予以施灸**。上述"艾灸的取穴"中，《圣济总录》灸掌中，其后又语："五年以后，量加壮数，须三月三日午时下灸，无不差者。"三月三日的午时为阳气旺盛之时，于此时艾灸是否有特别好的疗效？尚待临床和科研加以检验。

2）**现代艾灸方法**：现代灸治本病采用**着肤灸、实按灸法、温针灸、灯心草灸、药线点灸、艾盒灸、隔药饼灸、温和灸等**。如廖方正治疗甲亢，取大杼、风门、肺俞、风府、大椎、身柱、风池，用着肤灸和实按灸法，或配合温针灸；朱红梅治疗甲亢，取甲状腺凸点及周围四点，颈夹脊、风池、大椎、肺俞、肝俞、肾俞，耳上阿是穴、膻中、天突、三阴交、内关、足三里等穴，用灯心草或壮医药线点灸；马朱红治疗毒性弥漫性甲状腺肿所致胫前黏液性水肿，取肾俞穴，用艾盒灸；上述艾灸取穴段落中，王晓燕用隔药饼灸，药饼含附子、肉桂、五灵脂、乳香；又胡国胜等治疗自身免疫性甲状腺炎，取穴膻中、中脘、关元，或大椎、肾俞、命门，用隔附子饼灸，饼下还加益气温阳和活血化瘀的中药粉末，结果显示在减轻甲状腺肿、消除结节、改善甲状腺质地及降低血清甲状腺抗体结合率方面均有疗效，为临床提供佐证，这在古代是没有的。

2. **古今均用针刺**　本病属内分泌疾病，针刺通过对神经的刺激亦可调节内分泌，故临床亦用针刺。在本病的古、今文献中，涉及针刺者分别为 2 条次、49 篇次，分列古、今诸法之第二、第一位，分占各自总条（篇）次的 2.99% 和 29.88%，可见古今均采用针刺，但**现代针刺的百分比远高于古代，亦远高于现代的艾灸**，此当是现代针具进步的缘故，其形状、粗细与质量均有很大提高，因此更多地被现代临床所采用。

古代采用针刺者，如前述《循经考穴编》"扶突"穴条下称："若刺瘿肿，可横针一寸五分"。《续名医类案》载："陶氏佃民有病瘿者，匆遽间削竹为锐，铦刺之，瘿穿气溢，颈复完，复荷担而起，一无所苦。"可见古代多刺瘿瘤局部，即刺现代的甲状腺体。

现代针刺则采用旁刺、齐刺、合谷刺、扬刺、围刺、缪刺、"五十营针刺循环疗法"和"子母补泻"等方法，要求"气至病所"。如金舒白等治疗单纯性甲状腺肿，取气瘿穴（以水突为中心，根据肿块大小，位置稍有出入），对双侧肿大者采用"旁刺"，对单侧肿大者采用"齐刺",对单侧较小肿块者用"合谷刺",配合针合谷、列缺,做紧提慢按的泻法;邵素菊介绍邵经明治疗瘿气,取瘿气肿块局部,用扬刺法或围刺法,施捻转运气法;张文仙等治疗良性甲状腺结节,取结节最高处向中心刺入1针,再在其四周扎4~8针,每针均以穿透结节为度,进针后做提插和捻转各3次,配合加刺曲骨、横骨,右病取左、左病取右;袁民等治疗甲亢,采用"五十营针刺循环疗法",取中脘、太渊、合谷、三阴交、神门、太溪、大陵、太冲、关元,顺着经气流注的方向,按迎随补泻法依次进针;何金森则根据经络所属脏腑,采用针刺"子母补泻"法,泻间使、内关、神门,补三阴交、太溪、照海、复溜;吴泽森治疗甲亢性突眼,取上天柱、风池,用针刺,使针感到达眼眶;王晓燕针刺风池亦要求"气至病所"。上述案例显示,现代针刺不仅取瘿瘤局部,还取肢体远道穴位,这与古代不同。

3. 古今均用刺血　在本病的古、今文献中,涉及刺血者分别为1条次、1篇次,可见古今虽用刺血,但记载均不多,这是相同的。如明代《针灸大全》治"五瘿等症",刺"十宣十穴(出血)"。现代王淑贞治疗甲亢,用三棱针挑刺腺体2~3个点出血,从而取得疗效。可见古代刺血取的是远道穴,而现代取的是瘿瘤局部穴,这是不同的,也与上述针刺的取穴相左。

4. 古今均用敷贴　在本病的古、今文献中,涉及敷贴者分别为1条次、1篇次,可见古今采用敷贴者亦不多。古代用敷贴者,即前面"灸后敷药"中《名家灸选三编》所称"先行灸法,次贴腐药"。现代用敷贴者,如李春辉等治疗瘿病,取气瘿穴或阿是穴,外敷道光散(含何首乌、生乌蔹莓、梅片、莪术、三棱等)合鲜鸡肝所调成的泥。

5. 现代发展的方法　现代还采用埋藏、穴位注射、耳针、挑治割治、器械、推拿、火针、拔罐等方法。这些在古代文献中未见记载。

1)埋藏:如曹金梅等、田元生等分别治疗甲亢,均取双侧肝俞、心俞等穴,用羊肠线埋藏法;张德基等则取气瘿(甲状腺局部)、间使、手三里、足三里、三阴交、肾俞、肝俞、太溪,也用穴位埋线疗法;廖小平等亦取大椎、足三里、人迎等穴,用埋线疗法。

2)**穴位注射:**如朱慧宝治疗内分泌性突眼,取双侧上天柱,注入醋酸氢化可的松、透明质酸酶,使针感到达眼部及周围或额顶;杨澍玉治疗甲亢,取太冲穴,注入灭菌的注射用水;赵立明治疗甲亢性心脏病,取内关、心俞、至阳、$C_{3\sim5}$及甲状腺局部,注入当归注射液加利多卡因;熊源清治疗甲状腺疾病,取前曲泽(曲泽下 1 寸),注入当归注射液。

3)**耳穴:**如常玲治疗甲亢,取耳穴神门、内分泌、皮质下,用针刺,心悸者加心、肾,汗多者加肺,易怒突眼者加肝,尿频加肺、肾,易饥加胃;罗明治疗甲亢突眼,取耳穴肝、肾、内分泌、脾、目 1、目 2,用王不留行贴压;郭海燕治疗甲亢,取耳穴轮 1~6、耳门、内分泌、甲状腺点等,用无尖圆头针按摩。

4)**挑治割治:**如黄柳和治疗甲亢,取颈部肿块阿是、喉 2~4、喉 6、喉 7(喉部奇穴)、肝俞、鸠尾,施割脂埋线;植兰英治疗瘿瘤,取瘿瘤局部、肩井、心俞、肝俞、膈俞、脾俞,用针挑疗法。

5)**器械:**如葛通远等治疗甲亢突眼,取双侧扶突、耳门、睛明,用激光照射;王海等治疗甲亢,取甲周五穴(奇穴),用氦-氖激光照射;王铭鼎则取甲状腺外侧,配合太阳、内关、神门,用电脉冲理疗仪的电极板代替针刺;杨成珍等治疗甲亢,应用声电锟针激发循经感传,使气至病所。

6)**推拿:**如赵立明等治疗颈椎性甲亢,取颈后部与侧部,用揉捏手法,并施颈椎旋转复位。

7)**火针:**如师怀堂治疗甲状腺囊肿、冷结节,用火针刺病变局部;成振祥治疗地方性甲状腺肿,用火针穿刺其结节;上述灸法段落中廖方正治疗甲亢,取大杼、风门、肺俞、风府、大椎、身柱、风池,亦采用火针。

8)**拔罐:**如黄爱民治疗甲状腺囊肿,取囊肿局部,用扬刺或齐刺法,并施以带针拔罐,起罐后用泻法出针。

【结语】

根据上述对古今文献的统计与分析结果,兹提出治疗瘿瘤的参考处方如下(无下划线者为古今均用穴,下划曲线者为古代所用穴,下划直线者为现代所用穴):①颈项部穴天突、大椎、风池、气舍、扶突、缺盆、天窗、阿是穴、气瘿、天柱、水突等;②头面部穴通天、睛明、丝竹空等;③胸脘部穴膻中、云门等;④背部穴心俞、肝俞、肾俞、脾俞等;⑤肩臂部穴曲池、臑会、天府、肩髃、臂臑等;⑥前臂阴面穴内关、间使等;⑦手足部穴中封、冲阳、合谷、神门、太溪、太冲等;⑧腿部穴足三里、三阴交等。临床可根据病情,在上述处方中选用若干相关穴位。对于气瘿则可取膻中及与肺、肝相关之穴。临床可用艾灸、针刺、刺血、敷贴,以及埋藏、穴位注射、耳针、挑治割治、器械、推拿、火针、拔罐等方法。

历代文献摘录

[元代及其以前文献摘录]

《灵枢经·经脉》:"胆足少阳之脉……是主骨所生病者……马刀侠瘿。"

《针灸甲乙经》(卷十二·第九):"瘿,天窗及臑会主之。""瘤瘿,气舍主之。"

《备急千金要方》(卷二十四·第七):"瘿,上气短气,灸肺俞百壮。""瘿,上气胸满,灸云门五十壮。""瘿,恶气,灸天府五十壮。""瘿,劳气,灸冲阳随年壮[《千金翼方》补:'在肘外屈横文外头,曲池穴也']。""瘿,灸天瞿三百壮,横三间寸灸之。""瘿气面肿,灸通天五十壮。""瘿,灸中封随年壮。""诸瘿,灸肩髃……又灸风池百壮……又灸两耳后发际一百壮,[《千金翼方》补:'又大椎百壮,大椎两边相去各一寸半小垂下各三十壮']又灸头冲,头冲在伸两手直向前,令臂着头,对鼻所注处,灸之,各随年壮[《千金翼方》:'颈冲,一名臂臑']。"

《备急千金要方》(卷三十·第六):"天府、臑会、气舍,主瘤瘿气,咽肿。""通天主瘿,灸五十壮,胸堂、羊矢灸一百壮。"

《千金翼方》(卷二十八·第七):"灸瘿法……又垂两手,两腋上文头各灸三百壮,针亦良。""瘿恶气,灸胸堂百壮。""灸瘿法……又灸大椎,横三间寸灸之。"

《外台秘要》(卷二十三·灸瘿法):"又灸瘿法:灸耳后发际,有一阴骨,骨间有一小穴,亦有动脉,准前灸,大效。"

《外台秘要》(卷三十九·第二):"臑会……项瘿气瘤,臂痛气肿。"

《外台秘要》(卷三十九·第四):"浮白……颈项痛肿,不能言及瘿气。"

《太平圣惠方》(卷九十九):"臂脑……劳瘿。"[原出《铜人针灸经》(卷五)]

《圣济总录》(卷一百九十四·治瘿气):"诸瘿……又将患人男左女右,以绳量手中指,从指端齐,绳头向下至指下横纹上,截绳头中屈,从横纹直下,点绳头,灸七壮。"

《世医得效方》(卷十九·项瘿):"灸法:治诸瘿,灸大空穴三七壮。"

[明、清代及民国前期文献摘录](含同时代外国文献)

《针灸大全》(卷四·八法主治病症):"列缺……五瘿等症……扶突二穴、天突一穴、天窗二穴、缺盆二穴、俞府二穴、臑俞一穴(喉上)、膻中一穴、合谷二穴、十宣十穴(出血)。"

《针灸捷径》(卷之下):"瘿气肿满:缺盆、天突、风池、肩髃、肺俞、天府、臑会,凡灸此疾,肩上男左十八壮、右灸十七壮,女右十八壮、左十七壮。"

《针灸聚英》(卷一上·手太阴):"中府……飞尸遁疰,瘿瘤。"

《针灸聚英》(卷一上·手太阳):"天容……瘿。"

《针灸聚英》(卷一下·督脉):"脑户……瘿瘤。"

《针灸聚英》(卷一下·任脉):"天突……瘿瘤。"

《针灸聚英》(卷四上·百证赋):"瘿气须求浮白。"

《神农皇帝真传针灸图》(计开病源灸法):"治疤瘿气方,灸:百会一穴、百劳一穴、肩井二穴、曲池二穴。"

《古今医统大全》(卷六十七·瘿瘤候):"天突:治一切瘿瘤初起者,灸之妙。""瘿瘤……肩髃,男左灸十八壮、右十七壮,女右灸十八壮、左十七壮。""臑会、天府、冲阳、气舍,以上穴治瘿瘤,并灸。"

《医学入门》(卷一·治病要穴):"膻中……瘿气。"

《医学纲目》(卷十九·瘿瘤):"瘿瘤……天府(七七壮)、冲阳(随年壮)。"

《针灸大成》(卷五·十二经井穴):"足少阳井……缺盆腋肿,汗多,颈项瘿瘤强硬。"

《针灸大成》(卷五·十二经治症主客原络):"颈项瘿瘤坚似铁……丘墟、蠡沟。"

《针灸大成》(卷七·足少阳):"阳辅……挟瘿。"

《针方六集》(神照集·第二十八):"瘿俞一穴,在廉泉穴下,近结喉骨上是穴……瘿等症。"

《针方六集》(纷署集·第三):"通天……项有大气,瘿瘤。"

《针方六集》(纷署集·第五):"[头]窍阴……项毒瘿气。"

《针方六集》(纷署集·第十二):"天鼎……项瘿。"

《针方六集》(纷署集·第十三):"缺盆……项瘿。"

《针方六集》(纷署集·第二十七):"四渎……项瘿。""消泺……项瘿气瘤。"

《类经图翼》(卷六·手阳明):"扶突……项瘿。"

《类经图翼》(卷六·手太阳):"天窗……颈瘿肿痛。"

《类经图翼》(卷八·足少阳):"完骨……瘿疾。"

《类经图翼》(卷十一·外科):"瘿瘤……肩髃、天突、通天、风池(百壮)、大椎、气舍(灸五壮)、云门、臂臑、臑会(五壮)、天府(五七壮)、曲池、中封、冲阳(三壮)。"

《循经考穴编》(手阳明):"扶突……若刺瘿肿,可横针一寸五分。"

《循经考穴编》(足阳明):"缺盆……主咳喘瘿瘤。"

《循经考穴编》(足少阳):"肩井……瘿疬。""辄筋……马刀瘿疬。"

《医宗金鉴》(卷七十九·十二经表里原络总歌):"胆经原络应刺病……太息马刀侠瘿瘿。"

《医宗金鉴》(卷八十五·胸腹部主病):"膻中穴主灸……气瘿。"

《医宗金鉴》(卷八十五·足部主病):"中封……鼓胀瘿气随年灸。"

《续名医类案》(卷三十四·疣):"陶氏佃民有病瘿者,匆遽间削竹为锐,铦刺之,瘿穿气溢,颈复完,复荷担而起,一无所苦。"

《针灸逢源》(卷五·瘤赘):"瘿瘤……风池(灸百壮)、大椎、天突、肩髃、气舍、臑会、云门、天府。"

《针灸内篇》(手少阳三焦经):"臑会……治瘿瘤、瘰疬。"

《针灸内篇》(足阳明胃经络):"气舍……瘿瘤。"

《太乙离火感应神针》:"上脘……瘿痛风搐咳喘。"

《神灸经纶》(卷四·外科证治):"曲池:治血肉筋气石耳后五瘿。""中封:治气瘿,兼灸膻中七壮。"

《针灸简易》(穴道诊治歌·前身部):"膻中……气瘿灸七勿针刺,艾灸七状病自隆。"

[外国文献]

《东医宝鉴》(杂病篇八·诸疮):"治瘿,灸天突三七壮,又灸肩髃,男左十八壮、右十七壮,女右十八壮、左十七壮,妙。"

《名家灸选三编》(疮疡病)："治瘿瘤法(一医传)：野蒲卜叶阴干,捣如艾,灸之。又法(俗传)：火麻叶阴干,捣如艾,灸上。凡治瘤轻者,以上灸法俱效；深者,先行灸法,次贴腐药。"

［现代文献题录］

（限本节引用者,按首位作者首字的汉语拼音排序）

曹金梅,门艳丽,范军铭．肝俞、心俞埋线为主治疗甲亢262例临床观察．中国针灸,2003,23(9)：515.

常玲．耳针治疗甲状腺机能亢进20例．中国针灸,1997,17(11)：665.

陈钦,刘小玲,龙艳．栀子清肝汤配合针刺治疗甲状腺功能亢进症115例疗效观察．河北中医,2006,28(5)：334.

成振祥．针刺治疗地方性甲状腺肿的疗效分析．中医杂志,1965,11(12)：22.

傅莉萍,沈小珩,宋伟．针药结合治疗甲状腺机能亢进症临床观察．上海针灸杂志,1999,18(2)：7.

葛宝和．陈乃明教授针刺治疗甲状腺功能亢进的经验．中国针灸,2000,20(3)：179.

葛通远,杜炯,史秀琴．激光照射穴位治疗突眼性甲亢及其机理的探讨．中国针灸,1986,6(3)：20.

宫星,董晓彤,王双昆,等．电针对甲状腺功能低下大鼠神经内分泌的调节作用．中国针灸,1999,19(1)：40.

郭海燕．耳穴按摩治疗甲状腺功能亢进32例．中国针灸,1999,19(11)：672.

郭效宗,李传杰,高滨华,等．针刺治疗良性甲状腺结节65例临床观察．中医杂志,1984,25(5)：57.

韩国瑞．针刺治疗单纯性甲状腺肿102例临床报道．中国针灸,1988,8(1)：14.

何金森,金舒白,陈汉平,等．针刺对甲状腺机能亢进症患者植物神经功能状态的调节作用．中医杂志，1996，37（6）：366．

何金森，金舒白，马寄晓，等．针刺"气瘿穴"治疗甲亢甲状腺肿的临床疗效分析．上海针灸杂志，1988，7（2）：1．

何金森，金舒白，严华，等．应用子母补泻法针刺治疗甲状腺机能亢进症的临床观察．中医杂志，1984，25（9）：61-63．

胡国胜，陈汉平，侯永健，等．隔药灸治疗桥本氏甲状腺炎临床观察．中医杂志，1992，33（5）：30-32．

胡军．针药结合治疗甲亢的免疫学观察．上海针灸杂志，1992，11（1）：36．

黄爱民．针刺拔罐配合中药治疗甲状腺囊肿17例．四川中医，2003，21（12）：83．

黄柳和．挑筋割脂埋线法治疗甲亢．中国针灸，1995，14（1）：28．

金舒白，恒建生，彭正令，等．针刺治疗甲状腺病228例经验总结．中国针灸，1982，2（1）：14．

李春辉，王雪玲，李素荷．中药穴位外敷内服治疗瘿病58例．新中医，1994，26（8）：37．

栗蕊．针刺治疗甲状腺机能亢进症112例临床疗效分析．黑龙江中医药，1983，12（3）：57-58．

廖方正．灸法治疗甲状腺机能亢进症30例临床观察．成都中医学院学报，1987，10（3）：23．

廖小平，周波，杨安生，等．穴位埋线治疗甲状腺机能亢进症47例．中国中西医结合杂志，1998，18（5）：272．

刘祖焜．针刺治疗甲状腺肿的经验介绍．中医杂志，1960，6（6）：23．

楼百层．楼百层临证经验//陈佑邦，邓良月．当代中国针灸临证精要．天津：天津科学技术出版社，1987：429．

陆焱垚，何金森，陈汉平，等．针药结合治疗甲亢对甲状腺激素含量和T淋巴细胞亚群数变化的观察．中国针灸，1997，17（8）：457．

罗明.针刺治疗内分泌突眼症 50 例.针灸临床杂志,2002,18(2):14.

马朱红.针灸治疗毒性弥漫性甲状腺肿所致胫前粘液性水肿 14 例.中国针灸,2002,22(11):752.

沐榕,陈美爱,邱登科.针刺为主治疗甲状腺机能亢进稳定期浸润性突眼症的临床观察.中国中西医结合杂志,2000,20(3):227.

邵素菊.邵经明针灸治疗瘿气经验介绍.上海针灸杂志,1996,15(1):8.

师怀堂.师怀堂临证经验//陈佑邦,邓良月.当代中国针灸临证精要.天津:天津科学技术出版社,1987:88.

孙克兴,庞熠,魏建子,等.针药结合治疗 Graves 病眼征的临床观察.上海针灸杂志,2000,19(3):5.

田元生,杨维乾,曹金海.穴位埋线配合中药治疗甲亢 138 例疗效观察.中国针灸,2002,22(9):585.

王海,王韬.针刺加氦-氖激光照射甲周五穴治疗甲亢的临床观察.针灸学报,1992,8(4):11.

王铭鼎.电脉冲治疗甲状腺功能亢进 83 例.湖北中医杂志,1985,7(2):43.

王淑贞.穴位电按摩局部针刺治疗甲状腺机能亢进症 20 例.人民军医,1991(6):56.

王晓燕.隔药饼灸治疗慢性淋巴细胞性甲状腺炎.中国针灸,2003,23(1):6.

王晓燕.针刺治疗突眼性甲状腺肿临床疗效观察.中国针灸,2002,22(1):13.

吴泽森,金舒白,张时宜,等.针刺治疗内分泌性突眼症的临床研究.上海中医药杂志,1983,17(4):7-9.

伍锐敏.针药并用治疗甲状腺机能亢进症.中医杂志,1984,25(12):52.

熊源清.针刺结合药物穴位注射 // 胡熙明.针灸临证指南.北京:人民卫生出版社,1991:553.

徐建钟,王家骥.金针治疗甲状腺结节 30 例临床观察.中国针灸,1998,18(7):417.

杨成珍.声电授针治疗甲状腺功能亢进症临床观察.针灸学报,1993,9(增刊):10-12.

杨澎玉.太冲穴注射治疗甲亢 15 例.针灸学报,1990,6(1):31.

袁民,王瑞华,傅莉萍.五十营针刺疗法治疗甲状腺机能亢进症.中国针灸,2000,20(12):719.

翟完玉.针灸治疗地方性甲状腺肿一点经验.中医杂志,1959,5(7):68.

张德基,张俊,张莺,等.穴位埋线结合小剂量药物治疗甲亢 35 例.中国针灸,2002,22(10):674.

张文仙,郭效宗.56 例单发良性甲状腺结节的针刺治疗.中医杂志,1991,32(9):41.

张泳南,刘智艳,徐占英.针药结合治疗青少年地方性甲状腺肿大 78 例临床研究.中国针灸,1999,19(3):143.

张宗震.针灸治疗气瘿症的介绍.江苏中医,1957(4):36.

赵立明.针药结合治疗甲状腺机能亢进性心脏病 155 例.针灸临床杂志,2004,20(8):32.

赵立明,赵光毅.针药与手法结合治疗颈椎性甲状腺机能亢进症 21 例疗效观察.针灸临床杂志,2003,19(1):11.

赵宇翔,王旭,赵晓光,等.针灸治疗甲状腺机能减退 26 例.上海针灸杂志,2005,24(1):25.

植兰英.针挑疗法为主治疗瘿瘤 12 例.上海针灸杂志,2002,21(1):35.

朱红梅.灯心草灸配合壮药治疗甲状腺功能亢进症 30 例临床观察.河北中医,2001,23(9):653.

朱红梅.壮医药线点灸对中药内服治疗甲状腺机能亢进症增效作用的临床观察.四川中医,2009,27(8):116.

朱慧宝.穴位注射治疗内分泌性突眼50例临床观察.中国针灸,1987,7(3):7.

附录　主要引用书目

1. 马继兴. 马王堆古医书考释. 长沙:湖南科学技术出版社,1992.
2. 南京中医学院医经教研组. 黄帝内经素问译释. 2版. 上海:上海科学技术出版社,1981.
3. 河北医学院. 灵枢经校释. 北京:人民卫生出版社,1982.
4. 凌耀星. 难经语译. 北京:人民卫生出版社,1990.
5. 汉·张机. 伤寒论(校注本). 上海:上海人民出版社,1976.
6. 汉·张仲景. 金匮要略. 上海:上海科学技术出版社,1985.
7. 晋·王叔和. 脉经(影印本). 北京:人民卫生出版社,1956.
8. 山东中医学院. 针灸甲乙经校释. 北京:人民卫生出版社,1980.
9. 晋·葛洪. 葛洪肘后备急方(排印本). 北京:人民卫生出版社,1963.
10. 晋·刘涓子. 刘涓子鬼遗方(点校本). 北京:人民卫生出版社,1986.
11. 北齐·师道兴. 龙门石刻药方(校注本). 济南:山东科学技术出版社,1993.
12. 隋·巢元方. 诸病源候论(影印本). 北京:人民卫生出版社,1955.
13. 隋·杨上善. 黄帝内经太素(排印本). 北京:人民卫生出版社,1965.
14. 唐·孙思邈. 备急千金要方(影印本). 北京:人民卫生出版社,1955.
15. 唐·孙思邈. 千金翼方(影印本). 北京:人民卫生出版社,1955.
16. 唐·孙思邈. 孙真人海上方(点校本). 北京:人民卫生出版社,1986.
17. 丛春雨. 敦煌中医药全书. 北京:中医古籍出版社,1994.(含《火灸疗法》《吐番医疗术》《灸法图》《新集备急灸经》《杂证方书》等)
18. 唐·王焘. 外台秘要(影印本). 北京:人民卫生出版社,1955.
19. 宋·佚名. 铜人针灸经(影印本). 当归草堂本,1884.(上海中医药大学馆藏)
20. 宋·王怀隐,等. 太平圣惠方(排印本). 北京:人民卫生出版社,1958.
21. [日]丹波康赖. 医心方(点校本). 北京:华夏出版社,1993.
22. 宋·王惟一. 新刊补注铜人腧穴针灸图经(影印本). 北京:人民卫生出版社,1955.

23. 宋·沈括,苏轼. 苏沈良方(点校本). 上海:上海科学技术出版社,2003.

24. 宋·琼瑶真人. 针灸神书(点校本). 北京:中医古籍出版社,1987.

25. 宋·赵佶. 圣济总录(排印本). 北京:人民卫生出版社,1962.

26. 宋·庄绰. 灸膏肓俞穴法(校注本). 上海:上海中医学院出版社,1989.

27. 宋·佚名. 西方子明堂灸经(校注本). 上海:上海中医学院出版社,1989.

28. 金·阎明广. 子午流注针经(校订本). 上海:上海中医学院出版社,1986.

29. 宋·许叔微. 普济本事方(排印本). 上海:上海科学技术出版社,1959.

30. 宋·许叔微. 许叔微伤寒论著三种(排印本). 上海:商务印书馆,1956.

31. 宋·窦材. 扁鹊心书(点校本). 北京:中医古籍出版社,1992.

32. 宋·王执中. 针灸资生经(排印本). 上海:上海科学技术出版社,1959.

33. 宋·郭思. 千金宝要(点校本). 北京:人民卫生出版社,1986.

34. 金·刘完素. 素问病机气宜保命集(排印本). 北京:人民卫生出版社,
1959.

35. 宋·张杲. 医说(影印本). 上海:上海科学技术出版社,1984.

36. 宋·闻人耆年. 备急灸方(影印本). 北京:中国书店,1987.

37. 金·张子和. 儒门事亲(排印本). 上海:上海科学技术出版社,1959.

38. 金·李杲. 兰室秘藏(排印本). 北京:中医古籍出版社,1986.

39. 金·李杲. 内外伤辨(校注本). 南京:江苏科学技术出版社,1982.

40. 湖南省中医药研究所.《脾胃论》注释. 北京:人民卫生出版社,1976.

41. 元·罗天益. 卫生宝鉴(排印本). 北京:人民卫生出版社,1963.

42. 元·窦桂芳. 针灸四书(排印本). 北京:人民卫生出版社,1983.

43. 元·杜思敬. 济生拔粹(影印本). 长沙:商务印书馆,1938.

44. 元·危亦林. 世医得效方(排印本). 上海:上海科学技术出版社,1964.

45. 元·朱丹溪. 丹溪手镜(校点本). 北京:人民卫生出版社,1982.

46. 元·朱震亨. 丹溪心法(排印本). 北京:中国书店,1986.

47. 茹古香,薛凤奎,李德新. 十四经发挥校注. 上海:上海科学技术出版社,
1986.

48. 元·王国瑞. 扁鹊神应针灸玉龙经(点校本). 北京:中医古籍出版社,
1990.

49. 明·刘纯. 医经小学(排印本)// 裘吉生. 珍本医书集成. 上海:上海科学技术出版社,1985.

50. 明·陈会. 神应经(点校本). 北京:中医古籍出版社,1990.

51. 明·徐凤. 针灸大全(点校本). 北京:人民卫生出版社,1987.

52. 明·方贤. 奇效良方(排印本). 北京:商务印书馆,1959.

53. 明·夏英.灵枢经脉翼(影印本).北京:中医古籍出版社,1984.

54. 明·杨珣.针灸集书(排印本)//黄龙祥.针灸名著集成.北京:华夏出版社,1996.

55. 明·佚名.针灸捷径(点校本)//郑金生.海外回归中医善本古籍丛书.北京:人民卫生出版社,2003.

56. 明·俞弁.续医说(影印本).上海:上海科学技术出版社,1984.

57. 明·高武.针灸节要(影印本).上海:上海书店,1986.

58. 明·高武.针灸聚英(排印本).上海:上海科学技术出版社,1961.

59. 明·汪机.外科理例(排印本).北京:人民卫生出版社,1963.

60. 明·汪机.针灸问对(点注本).南京:江苏科学技术出版社,1985.

61. 明·佚名.神农皇帝真传针灸图(点校本)//郑金生.海外回归中医善本古籍丛书.北京:人民卫生出版社,2003.

62. 明·江瓘.名医类案(影印本).北京:人民卫生出版社,1957.

63. 明·徐春甫.古今医统大全(点校本).北京:人民卫生出版社,1991.

64. 明·薛己.薛氏医案(排印本).北京:中国中医药出版社,1997.(含《保婴撮要》《钱氏小儿直诀》《女科撮要》《外科发挥》《外科心法》《外科枢要》《外科精要》《痈疽神秘验方》《外科经验方》《正体类要》《疠疡机要》》)

65. 明·李梴.医学入门(校注本).南昌:江西科学技术出版社,1988.

66. 明·楼英.医学纲目(点校本).北京:人民卫生出版社,1987.

67. 王罗珍.奇经八脉考校注.上海:上海科学技术出版社,1990.

68. 明·葆光道人,等.秘传眼科龙木论(排印本).北京:人民卫生出版社,1958.

69. 明·徐师曾,等.经络全书(点校本).北京:中医古籍出版社,1992.

70. 明·陈言.杨敬斋针灸全书(影印本).上海:上海卫生出版社,1957.

71. 黑龙江省祖国医药研究所.针灸大成校释.北京:人民卫生出版社,1984.

72. 明·张三锡.经络考(点校本).北京:中医古籍出版社,1992.

73. [朝]许浚,等.东医宝鉴(影印本).北京:人民卫生出版社,1982.

74. 明·龚廷贤.寿世保元(排印本).上海:上海科学技术出版社,1959.

75. 施土生.针方六集校释.北京:中国医药科技出版社,1991.

76. 明·翟良.经络汇编(点校本).北京:中医古籍出版社,1992.

77. 明·施沛.经穴指掌图书(点校本)//郑金生.海外回归中医善本古籍丛书.北京:人民卫生出版社,2003.

78. 明·张介宾.类经图翼(排印本).北京:人民卫生出版社,1965.

79. 明·佚名.循经考穴编(排印本).上海:上海科学技术出版社,1959.

80. 明·佚名.针灸六赋(影印本).北京:中医古籍出版社,1988.

81. 明·佚名.明抄本十四经络歌诀图(排印本).西安:西北大学出版社,1985.

82. 清·佚名.凌门传授铜人指穴(影印本).北京:中医古籍出版社,1985.

83. 清·李潆.身经通考(点校本).北京:中医古籍出版社,1993.

84. 清·陈士铎.石室秘录(点校本).北京:中国中医药出版社,1991.

85. 清·邱时敏.太乙神针(排印本).上海:国光印书局,1932.

86. 清·吴谦,等.医宗金鉴(排印本).北京:人民卫生出版社,1963.

87. [日]菅沼周圭.针灸则(排印本).宁波:东方针灸书局,1936.

88. 清·陈廷铨.罗遗编(影印本).北京:中医古籍出版社,1984.

89. 清·魏之琇.续名医类案(点校本).北京:人民卫生出版社,1997.

90. 清·郑梅涧.重楼玉钥(影印本).北京:人民卫生出版社,1956.

91. 清·赵学敏.串雅全书(校注本).北京:中国中医药出版社,1998.

92. 清·李守先.绘图针灸易学(影印本).北京:中国书店,1985.

93. 清·叶茶山.采艾编翼(影印本).北京:中医古籍出版社,1985.

94. 清·李学川.针灸逢源(影印本).上海:上海科学技术出版社,1987.

95. 清·林屋江上外史.针灸内篇(影印本).北京:中医古籍出版社,1984.

96. [日]平井庸信.名家灸选三编(刻印本).东京:医道的日本社,1943(昭和十八年).

97. 清·萧晓亭.疯门全书(排印本).上海:科技卫生出版社,1959.

98. 清·虚白子.太乙离火感应神针(木刻本,太极轩).1892.(上海中医药大学馆藏)

99. 清·吴亦鼎.神灸经纶(影印本).北京:中医古籍出版社,1983.

100. 清·苏元篪.针灸便用(木刻本,永怡堂藏版).1914.(上海中医药大学馆藏)

101. 清·孔广培.太乙神针集解(木刻本).1872.(上海中医药大学馆藏)

102. 清·夏春农.疫喉浅论(影印本).耕心山房,1912.(上海中医药大学馆藏)

103. 清·廖润鸿.勉学堂针灸集成(点校本).北京:人民卫生出版社,1994.

104. 清·张镜.刺疔捷法(石印本).1914.(上海中医药大学馆藏)

105. 清·雷少逸.灸法秘传(排印本)//陆拯.近代中医珍本集:针灸按摩分册.杭州:浙江科学技术出版社,1994.

106. 清·佚名.针灸摘要(点校本).北京:中医古籍出版社,1993.

107. 清·佚名.绘图痧惊合璧(石印本).上海:鸿文书局,1917.

108. 清·王崇一.针法穴道记(石印本).上海:上海中医书局,1936.

109. 清·佚名.育麟益寿万应神针(排印本).(上海中医药大学馆藏)

110. 清·王君萃.小儿烧针法(排印本)//新安医籍丛刊:针灸类.合肥:安徽科学技术出版社,1992.

111. 民国·顾鸣盛.西法针灸(排印本).上海:中华书局,1915.

112. 民国·项耐安.项氏耐安延寿针灸图(排印本).1930.(上海中医药大学馆藏)

113. 民国·周复初.针灸秘授全书(排印本).宁波:东方针灸学社,1930.(上海中医药大学馆藏)

114. 民国·承淡安.针灸治疗实验集(排印本).苏州:中国针灸学研究社,1931.

115. 民国·温主卿.中国简明针灸治疗学(原名针灸简易)(石印本).上海:万有书局,1931.

116. 民国·王可贤.金针百日通(排印本).宁波:东方针灸学社,1934.

117. 民国·方慎庵.金针秘传(排印本).北京:人民卫生出版社,2008.

118. 盛燮荪,李栋森,李锄.校注经学会宗.北京:人民卫生出版社,1995.

119. 余茂基.周氏经络大全注释.上海:上海科学技术出版社,1998.

06枪